Philippe Ariès:
Geschichte des Todes

Deutscher
Taschenbuch
Verlag

dtv

Aus dem Französischen von Hans-Horst Henschen und Una Pfau
Titel der Originalausgabe: L'homme davant la mort.

Oktober 1982
Deutscher Taschenbuch Verlag GmbH & Co. KG.,
München

Umschlaggestaltung: Celestino Piatti
Vorlage: »Tödlein«, Elfenbeinrelief, Frankreich,
zweite Hälfte des 16. Jahrhunderts (Bayerisches Nationalmuseum)
Gesamtherstellung: C. H. Beck'sche Buchdruckerei,
Nördlingen
Printed in Germany · ISBN 3-423-04407-1

Das Buch

In zwanzigjähriger Forschungsarbeit hat Ariès eine Fülle archäologischer, literarischer und liturgischer Quellen gesichtet, Sterberiten und Bestattungsbräuche untersucht, die Geschichte der großen städtischen Friedhöfe studiert und zahlreiche Testamente durchforscht. Entstanden ist, wie der französische Originaltitel ›L'homme devant la mort‹ besagt, eine Geschichte der Einstellungen des Menschen zum Tod und zum Sterben.
Fast zwei Jahrtausende lang – »von Homer bis Tolstoi« – ist im Abendland die Grundeinstellung der Menschen zum Tod nahezu unverändert geblieben. Der Tod war ein vertrauter Begleiter, ein Bestandteil des Lebens, er wurde akzeptiert und häufig als eine letzte Lebensphase der Erfüllung empfunden. Seit dem 19. Jahrhundert hat sich ein entscheidender Wandel vollzogen. Der Tod ist für den heutigen Menschen angsteinflößend und unfaßbar, und er ist außerdem in der modernen, leistungsorientierten Gesellschaft nicht eingeplant. Der Mensch stirbt nicht mehr umgeben von Familie und Freunden, sondern einsam und der Öffentlichkeit entzogen, um den »eigenen Tod« betrogen.

Der Autor

Philippe Ariès, geb. 1914, gehört zur französischen Historikerschule der »Annales«, die Methoden der Soziologie und der Geschichte zu verbinden trachtet und sich um die Erforschung der »civilisations« und der »mentalités« bemüht. Wichtigste Werke: ›Les traditions sociales dans les pays de France‹ (1943); ›Le temps de l'histoire‹ (1954); in deutscher Übersetzung erschienen die ›Geschichte der Kindheit‹ (1975; dtv 4320) und ›Studien zur Geschichte des Todes im Abendland‹ (1976; dtv 4369).

FÜR PRIMEROSE

in utroque tempore semper una

Vorbemerkung

Das Folgende ist nicht als Einleitung aufzufassen. Die eigentliche Einleitung dieses Buches ist bereits 1975 erschienen, zu Anfang der *Essais sur l'histoire de la mort en occident* [dt. *Studien zur Geschichte des Todes im Abendland*, 1976], eines Textes, in dem ich mich zu erklären bemüht habe, warum meine Wahl gerade auf dieses Thema fiel, welches mein Ausgangspunkt war, wie ich dann später über diesen Ausgangspunkt diesseits und jenseits – von Jahrhundert zu Jahrhundert – hinausgetrieben wurde und welche methodischen Schwierigkeiten mir eine derart angewachsene Aufgabe aufbürdete. Ich brauche nicht darauf zurückzukommen: es mag genügen, den interessierten Leser darauf zu verweisen.

Dieser vor der Zeit veröffentlichten Einleitung hatte ich den Titel »Geschichte eines Buches, das kein Ende findet« gegeben, und um die jetzt hier vorliegende Arbeit handelte es sich. Ich vermochte ihr Ende damals so wenig abzusehen, daß ich mich entschloß, die ersten Aufsätze, Annäherungsversuche an den Gesamtkomplex, ohne weiteres Zögern zu publizieren. Ich zweifelte nicht daran, daß ein glücklicher Umstand mir bald die Möglichkeit eröffnen würde, die Gangart zu beschleunigen und das Projekt schneller abzuschließen, als ich dachte. Im Januar 1976 wurde ich, dank der Vermittlung meines Freundes O. Ranum, für sechs Monate im *Woodrow Wilson International Center for Scholars* aufgenommen, und während dieses Aufenthalts konnte ich meine ganze Zeit und alle Energie meinem Thema widmen und endlich ein Buch beenden, das mich seit etwa fünfzehn Jahren in Anspruch nahm.

Bekanntlich gibt es in den Vereinigten Staaten einige hervorragende Abteien von Thelema, in denen die Wissenschaftler, ihrer Alltagsverpflichtungen ledig, wie Mönche im Kloster ganz und gar in ihrem Arbeitsprojekt aufgehen können.

Das *Woodrow Wilson International Center* ist eine dieser weltlichen Abteien. Es ist in einem phantastischen, aus rotem Sandstein errichteten Schloß untergebracht, dessen Neo-Tudor-Stil zur weltabgewandten Konzentration einlädt und, als ganz einzigartige Besonderheit, ein wirkliches Grabmal birgt, das des Gründers des *Smithsonian Institute.* Das Fenster meiner geräumigen Zelle, halb von wildem Wein umwuchert, öffnete sich auf den gigantischen grünen Rasenteppich – *The Mall* –, der das Zentrum Washingtons deckt. Dort wachen J. Billington, der Direktor, Fran Hunter, der gute Hausgeist, und die Verwaltungsangestellten, Sekretäre und Bibliothekare über die Ruhe und das Wohlbefinden der *fellows.*

Die Strenge dieser Abgeschiedenheit wurde durch die menschliche Wärme gemildert, über deren Geheimnis allein Amerika zu verfügen scheint – eine menschliche Wärme, wie sie nicht nur ernsthafte Freundschaften, sondern sogar kurzlebigere Zufallsbekanntschaften aufkommen lassen. Man muß ein wenig auf Reisen herumgekommen sein, um den Seltenheitswert dieser Art von Empfang richtig einzuschätzen.

Als ich Washington verließ, hatte ich nur noch den Schluß, für den ich ein wenig rückblickenden Abstand gewinnen wollte, die Anmerkungen und Fußnoten und die Danksagung zu schreiben.

Dieses Buch verdankt viel den Freunden und Kollegen, die sich für meine Untersuchungen interessiert haben und mir Material, Hinweise auf Örtlichkeiten, Denkmäler, Inschriften und Texte, Literatur und Zeitungsausschnitte zukommen ließen – insbesondere den Damen N. de La Blanchardière, M. Bowker, N. Castan, L. Collodi, M. Czapska, A. Fleury, H. Haberman, C. Hannaway, J.-B. Holt, D. Schnaper, S. Straszewska, M. Wolff-Terroine; und den Herren J. Adhémar, G. Adelman, S. Bonnet, P.-H. Butler, Y. Castan, B. Cazes, A. Chastel, P. Chaunu, M. Collart, M. Cordonnier, J. Szapski, P. Dhers, J.-L. Ferrier, P. Flamand, J. Glénisson, J. Godechot, A. Gruys, M. Guillemain, P. Guiral, G.-H. Guy, O. Hannaway, C. Jelinski, Ph. Joutard, M. Lanoire, P. Laslett, I. Lavin, F. Lebrun, G. Liebert, O. Michel, R. Mandrou, M. Mollat, L. Posfay, O. Ranum, D.-E. Stannard, B. Vogler und M. Vovelle.

Das Manuskript ist mit großer Sorgfalt von Annie François durchgesehen worden.

Dieser Liste muß ich die Namen einiger Autoren hinzufügen, die mich besonders beeinflußt haben oder denen ich spezielle Kenntnisse verdanke: F. Cumont, É. Mâle, E. Morin, E. Panofsky und A. Tenenti.

Wie man sieht, war der Weg lang; zahlreich aber waren auch die hilfreichen Hände. Nach einer ermüdenden Reise erreicht das Buch jetzt seinen Hafen. Mögen dem Leser die Unsicherheiten der Wegstrecke nicht mehr zu Bewußtsein kommen.

Erstes Buch

DIE ZEIT DER RUHENDEN

Erster Teil
Wir sterben alle

1. Der gezähmte Tod

Das Bild des Todes, das wir als Ausgangspunkt unserer Analysen wählen, ist das des frühen Mittelalters – grob vereinfacht: der Tod Rolands. Es ist jedoch noch älter: es ist der zeitlose Tod der langen Spannen der ältesten Geschichte, vielleicht sogar der Vorgeschichte. Dieses Bild hat das Mittelalter andererseits aber auch überlebt, und wir begegnen ihm wieder beim Holzfäller La Fontaines, bei den Bauern Tolstois, sogar noch bei einer alten englischen Dame mitten im 20. Jahrhundert. Die Originalität des frühen Mittelalters beruht jedoch darauf, daß das aristokratische Ritterum damals die Bilderwelt der volkstümlichen, mündlich überlieferten Kulturen einer Gesellschaft von gebildeten Klerikern aufdrängte, die sich als Erben und Neubegründer des gelehrten Altertums verstanden. Der Tod Rolands ist zum Tod des Heiligen geworden – nicht aber zum außergewöhnlichen Tode des Mystikers wie bei Galaad oder König Méhaigné. Der mittelalterliche Heilige ist von den gebildeten Geistlichen bei der profanen, ritterlichen Kultur entlehnt worden, die ihrerseits wiederum volkstümlichen Ursprungs ist. (1)

Die Bedeutung dieser Literatur und dieser Epoche liegt also darin, daß sie mit aller Deutlichkeit, in leicht zugänglichen Texten, eine charakteristische Einstellung zum Tode zu erkennen gibt, die Einstellung einer sehr alten und sehr dauerhaften Zivilisation, die bis in die Vorzeit zurückreicht und sich in ihren letzten Ausläufern bis heute erstreckt. Auf ebendiese traditionelle Einstellung werden wir uns in diesem Buch fortgesetzt zu beziehen haben, um jede der Veränderungen zu verstehen, deren Geschichte wir hier zu entwerfen versuchen.

Sein Ende nahe fühlend...

Fragen wir zunächst ganz naiv, wie denn die Ritter in der *Chanson de Roland*, in den *Romans de la Table ronde*, in den Tristan-Epen eigentlich sterben...

Sie sterben durchaus nicht beliebig: Der Tod wird von einem durch Brauch und Herkommen geregelten, verbindlich beschriebenen Ritual bestimmt. Der gewöhnliche, normale Tod fällt den Einzelnen nicht aus dem Hinterhalt an, selbst wenn er – etwa im Falle einer Verwundung – als tödlicher Unfall auftritt, nicht einmal, wenn er Folge allzu großer emotionaler Verstörung ist, wie das zuweilen vorkommt.

Der entscheidende Zug ist der, daß er Zeit zur Vorahnung läßt. »›Lieber, guter Herr, gedenkt Ihr denn so bald zu sterben?‹ – ›Ja, antwortet Gauvain (Gâwân), so erfahrt denn, daß ich nurmehr zwei Tage leben werde.‹« (2) Weder der »Arzt«, der »Helfer«, noch die Gefährten (noch die Priester, die in diesen Texten abwesend und noch unbekannt sind) wissen das so genau wie er. Der Todgeweihte allein ermißt die Frist, die ihm noch verbleibt. (3)

König Ban hat einen schlimmen Sturz vom Pferd getan. Zugrundegerichtet, von seinen Ländereien und seinem Schloß vertrieben, flieht er mit seiner Frau und seinem Sohn. Er hält inne, um aus der Ferne sein brennendes Schloß zu betrachten, »das sein ganzer Trost war«. Er gibt sich seinem Kummer hin: »König Ban war so in tiefes Nachdenken versunken. Er legte seine Hände auf die Augen, und ein derart starker Kummer schüttelte und bedrängte ihn, daß er, ohne Tränen vergießen zu können, vom Überschwang seines Herzens überwältigt wurde und in Ohnmacht fiel. So hart stürzte er von seinem Zelter, daß ...«; man verlor damals häufig das Bewußtsein, und die rauhen Krieger, so unerschrocken und tapfer sie auch waren, sanken bei jeder Gelegenheit besinnungslos hin. Diese männliche Empfindsamkeit erhält sich bis ins Barock. Erst nach dem 17. Jahrhundert kam es zu dem bedeutsamen Umschwung, daß sich der Mensch, d. h. der Mann, gehalten fühlte, seine Emotionen zu bemeistern. Im Zeitalter der Romantik war die Ohnmacht dann den Frauen vorbehalten, die verschwenderisch damit umgingen. Heute hat sie keine andere Bedeutung als die eines klinischen Signals.

Als König Ban zu sich kommt, bemerkt er, daß das rote Blut ihm aus Mund, Nase und Ohren quillt. »Er richtete seinen Blick zum Himmel und sprach, wie er's verstand: ›Hergott, steht mir bei, denn ich sehe und ich weiß, daß mein Ende nahe ist.‹« *Ich sehe und ich weiß.*

Olivier und Turpin fühlen beide, daß der Tod sie bedroht, und bringen, unabhängig voneinander, ihre Angst in nahezu identischen Formulierungen zum Ausdruck: »Roland fühlt, daß der Tod ihn ganz übermannt. Vom Kopfe steigt er nieder nach dem Herzen.« Er *fühlt*, »daß seine Zeit gekommen ist«.

Von einer vergifteten Waffe verwundet, *fühlte* Tristan, »daß sein Leben dahinschwand, er verstand, daß er werde sterben müssen«. (4)

Die frommen Mönche gebärdeten sich nicht anders als die heldenmütigen Ritter. In Saint-Martin in Tours fühlte, einem Bericht Raoul Glabers zufolge, der sehr ehrwürdige Mönch Hervé nach vier Jahren Klausnerdasein, daß er bald die Welt werde verlassen müssen, und zahlreiche Pilger kamen in der Hoffnung auf ein Wunder zuhauf. Ein anderer Mönch, medizinisch erfahren, mußte die Brüder, die er umsorgte, zur Eile antreiben: »Er wußte, daß sein Ende nahe war.« (5) Eine im Musée des Augustins in Toulouse aufbewahrte Inschrift aus dem Jahre 1151 (6) berichtet, daß auch der Großsakristan von Saint-Paul in Narbonne wußte, daß es ans Sterben ging: »*Mortem sibi instare cernerat tamquam obitus sui prescius*« (Er erkannte, daß der Tod ihm bevorstand, und sah das nahe Ende gleichsam voraus). Im Kreise seiner Mönche machte er sein Testament, beichtete, ging zur Kirche, um das *corpus Domini* zu empfangen, und starb dort.

Manche Vorahnungen hatten den Charakter des Wunderbaren; insbesondere eine trog nie – die Erscheinung eines Verstorbenen, und sei es im Traum. Die Witwe König Bans (7) ist nach dem Tode ihres Gatten und nach dem rätselhaften Verschwinden ihres Sohnes ins Kloster eingetreten. Jahre vergehen. Eines Nachts sieht sie im Traum ihren Sohn und ihre Neffen, die man in einem schönen Garten verschollen glaubt: »Da verstand sie, daß Gott, Unser Herr, sie erhört hatte, und daß sie würde sterben müssen.«

Raoul Glaber (8) erzählt, daß ein Mönch namens Gaufier eine Vison hatte, während er in der Kirche betete. Er sah einen Zug gemessen schreitender, weißgekleideter mit Purpurstolen geschmückter Männer, an dessen Spitze ein Bischof ging, das Kreuz in den Händen. Der näherte sich dem Altar und zelebrierte die Messe. Er gab dem Bruder Gaufier zu verstehen, daß sie in Kämpfen gegen die Sarazenen gefallene Kreuzritter seien und ins Land der Seligen zögen. Der Propst des Klosters, dem der Mönch von seiner Vision berichtete, »ein Mann von tiefer Gelehrsamkeit«, bedeutete ihm: »Mein Bruder, suchet Trost im Herrn, aber da Ihr gesehen habt, was Menschen selten zu sehen gewährt wird, müßt Ihr den Tribut allen Fleisches zahlen, damit Ihr das Schicksal derer teilen könnt, die Euch erschienen sind.« Immer sind die Toten inmitten der Lebenden gegenwärtig, an bestimmten Orten und zu bestimmten Zeiten. Aber ihre Gegenwart ist sinnlich wahrnehmbar nur für die, die dem Tode nahe sind. So wußte der Mönch, daß sein Ende gekommen war: »Die anderen Brüder, eilig zusammengerufen, statteten ihm den in solchen Fällen herkömmlichen Besuch ab.

Gegen Ende des dritten Tages, als die Nacht herniedersank, verließ seine Seele seinen Leib.«

Allerdings ist es wahrscheinlich, daß die hier von uns getroffene Unterscheidung zwischen natürlichen Zeichen und übernatürlichen Fingerzeigen anachronistisch ist: die Grenze zwischen dem Natürlichen und dem Übernatürlichen war damals fließend. Nicht weniger bemerkenswert ist, daß die Zeichen eines nahen Todes, auf die man sich am häufigsten berief, im Mittelalter Zeichen waren, die wir heute natürliche nennen würden: banale, unmittelbar einleuchtende Wahrnehmungen geläufiger und vertrauter Züge des Alltagslebens. Erst später, in modernen, aufgeklärten Epochen haben Beobachter, die durchaus nicht mehr daran glaubten, auf den wundersamen Charakter der Vorahnungen hingewiesen, die hinfort für volkstümlichen Aberglauben gehalten wurden.

Dieser Vorbehalt tritt seit Anfang des 17. Jahrhunderts in Erscheinung, so etwa in einem Text von Gilbert Grimaud (9), der die Realität der Erscheinung Verstorbener durchaus nicht bestreitet, sondern erklärt, warum sie Angst einflößen: »Was diese Furcht noch verstärkt, ist der Glaube des Pöbels, wie man ihn sogar noch in den Schriften des Abtes Pierre von Cluny antrifft, daß nämlich solche Erscheinungen Vorboten des nahen Todes derer sind, denen sie zuteil werden.« Es ist also nicht die verbreitete und allgemeine Auffassung, auch nicht die der gebildeten Minderheit: es handelt sich um den Glauben des Pöbels.

Im Zuge der Dichotomie, die die *litterati* von der traditionellen Gesellschaft isolierte, wurden die Todesvorzeichen einem volkstümlichen Aberglauben gleichgestellt, sogar von Autoren, die sie für poetisch und ehrwürdig hielten. Nichts ist in dieser Hinsicht bezeichnender als die Art und Weise, wie Chateaubriand sich – in *Le Génie du christianisme* – dazu äußert, nämlich wie zu einem artigen volkstümlichen Brauch: »Der Tod, so poetisch, weil er an Dinge der Unsterblichkeit rührt, so rätselhaft aufgrund seines Schweigens, konnte über hundert Arten, sich anzukündigen, gebieten«, aber – wie er ausdrücklich hinzufügt – »*für das Volk*«; naiver ließ sich nicht eingestehen, daß die gebildeten Klassen die Vorzeichen des nahen Todes eben nicht mehr wahrzunehmen imstande waren. Zu Beginn des 19. Jahrhunderts glaubten sie nämlich nicht mehr wirklich an Dinge, die sie für bloß pittoresk, ja für faszinierend zu halten begannen. Für Chateaubriand sind die »hundert Arten, sich anzukündigen«, allesamt wundersam: »Bald ließ sich ein nahe bevorstehender Tod aus dem Läuten einer Glocke erschließen, die von selbst anschlug, bald hörte der vom Tode Gezeichnete drei dumpfe Schläge an die Wand seines Zimmers.«

In Wirklichkeit hat dieses wundersame Vermächtnis aus Zeiten, in denen die Grenze zwischen Natürlichem und Übernatürlichem fließend war, den romantischen Beobachtern den durchaus positiven, tief im Alltagsleben verwurzelten Charakter der Todesahnung verdeckt. Daß der Tod sich ankündigte, war ein vollkommen natürliches Phänomen, selbst wenn es von Wundern begleitet war.

Ein italienischer Bericht aus dem Jahre 1490 macht deutlich, wie spontan diese deutliche Erkenntnis des nahen Todes war, wie natürlich und in ihren Ursprüngen dem Wunderbaren – übrigens auch der christlichen Frömmigkeit – durchaus fremd. Das Folgende ereignet sich in einem moralischen Klima, das dem der *chansons de geste* sehr fernsteht, in einer Handelsstadt der Renaissance. In Spoleto lebt ein hübsches Mädchen, jung, lebensfroh, den ihrem Alter gemäßen Zerstreuungen sehr zugetan. Da befällt sie eine Krankheit. Wird sie sich ans Leben klammern, ohne sich des Schicksals bewußt zu werden, das ihrer harrt? Ein anderes Verhalten schiene uns heute grausam, widernatürlich, und die Familie und der Arzt würden zweifellos zusammenarbeiten, um ihr diese Illusion aufrechtzuerhalten. Die *juvencula* des 15. Jahrhunderts aber hat sofort begriffen, daß es ans Sterben geht (*cum cerneret, infelix juvencula, de proxima sibi imminere mortem*). Sie hat den nahen Tod gesehen. Sie bäumt sich auf, aber dieses ihr Aufbäumen hat durchaus nicht die Bedeutung einer Verweigerung des Todes (davon hat sie nicht einmal eine Vorstellung), sondern die einer Herausforderung Gottes. Sie läßt sich in ihre prächtigsten Gewänder kleiden wie zur Hochzeit und weiht sich dem Teufel. (10)

Wie der Sakristan von Narbonne hat das junge Mädchen in Spoleto den Tod *gesehen.*

Es kam sogar vor, daß die Ankündigung weiter ging als die Vorahnung und daß das ganze Geschehen, bis zum Ende, nach einem vom Sterbenden selbst entworfenen Zeitplan ablief. Zu Beginn des 18. Jahrhunderts kolportierte man Berichte wie diesen: »Ihr Tod [Madame de Rhert] ist nicht weniger erstaunlich als ihr Leben. Sie selbst hat ihr Leichenbegräbnis vorbereiten, ihr Haus in Schwarz hüllen und im voraus Messen für die Ruhe ihrer Seele lesen lassen [wir werden im vierten Kapitel sehen, daß diese Art von Frömmigkeit sehr verbreitet war] und ihre Angelegenheiten geordnet – und dies alles, ohne daß ihr das Geringste fehlte. Als sie schließlich alle notwendigen Anordnungen getroffen hatte, um ihrem Gatten alle Besorgnisse zu ersparen, mit denen er ohne diese ihre Voraussicht belastet gewesen wäre, *starb sie am Tag und zur Stunde, die sie bezeichnet hatte.*« (11)

Natürlich verfügten nicht alle über eine derartige Voraussicht, aber jedermann wußte wenigstens, wann es ans Sterben ging, und ohne Zweifel hat dieses spontane Erkennen sprichwörtliche Formen angenommen, die sich von Jahrhundert zu Jahrhundert weitervererbten. »Sein Ende nahe fühlend«, heißt es noch vom Landmann La Fontaines.

Sicher wollten manche diese Zeichen, diese Fingerzeige nicht wahrhaben:

Que vous êtes pressante, O déesse cruelle!

Moralisten und Satiriker bemühten sich, die Phantasten lächerlich zu machen, die glaubten, die Gewißheit des nahen Todes in den Wind schlagen und die natürliche Ordnung hintergehen zu können. Sie wurden im 17. und 18. Jahrhundert allerdings immer häufiger, und wenn man La Fontaine Glauben schenken darf, rekrutierten sich diese Scharlatane vor allem aus den Kreisen der Alten.

Le plus semblable aux morts meurt le plus à regret.

Die Gesellschaft des 17. Jahrhunderts ging mit diesen Greisen (von fünfzig Jahren!) nicht zimperlich um und verspottete schonungslos eine Anklammerung ans Leben, die uns heute nur allzu verständlich erscheint:

La mort avait raison. [...]
Allons, vieillard, et sans replique.

Sich den Vorankündigungen des Todes verweigern, heißt sich der Lächerlichkeit aussetzen: Sogar der verstiegene Don Quichote, in Wirklichkeit weniger närrisch als die Greise La Fontaines, versuchte in den Träumen, in denen er sein Leben verzehrte, durchaus nicht, dem Tode zu entfliehen. Im Gegenteil, die Vorzeichen des Todes bringen ihn zur Vernunft: »Liebe Nichte«, sagt er sehr einsichtig, »ich fühle mich dem Tode nahe.« (12)

Daß der Tod sich ankündigt, dieser die Jahrhunderte überdauernde Glaube hat sich in den volkstümlichen Mentalitäten lange erhalten. Tolstoi gebührt das Verdienst, ihn wiederentdeckt zu haben, vertraut wie er war

Que vous êtes ... Wie aufdringlich Ihr seid, grausame Göttin! (La Fontaine, *Fables choisies, mises en vers*, VIII, 1. Hier und im folgenden wird die Übersetzung von Ernst Dohm, München 1978, zitiert.)

Le plus semblable... Am wenigsten gern stirbt, wer schon dem Tode angehört. (Ebenda.)

La mort avait raison... Der Tod hatt' recht. [...] Drum fort jetzt, Alter, ohne Wimmern! (Ebenda.)

mit dem Tod und den Mythen des Volkes. Auf seinem Sterbelager, in einem Provinzbahnhof, seufzte er: »Und die Muschiks? Wie sterben denn die Muschiks?« (13) Nun, die Muschiks starben wie Roland, die junge Besessene von Spoleto oder der Sakristan von Narbonne: sie *wußten* es.

In *Drei Tode* (14) ringt ein alter Postkutscher, in der Küche einer Herberge, neben dem großen Kachelofen, mit dem Tode. In einem Zimmer nebenan ergeht es der Frau eines reichen Geschäftsmannes nicht anders. Während der nahe Tod der reichen Kranken aber, aus Angst, sie zu erschrecken, zunächst verheimlicht, dann jedoch nach romantischer Manier als großes Schauspiel inszeniert wird, hat der Postkutscher in der Küche sofort verstanden, worum es geht. Einer gutherzigen Frau, die ihn freundlich fragt, wie es um ihn stehe, antwortet er: »Der Tod ist da, das ist es«, und niemand versucht, ihn zu täuschen.

Nicht anders bei einer alten französischen Bäuerin, der Mutter von Pouget, dessen Biographie Jean Guitton aufgezeichnet hat: »Im Alter von vierundsiebzig Jahren bekam sie eine *colerine* [Halsgeschwulst]. Nach vier Tagen: ›Geht und holt mir den Herrn Pfarrer.‹ Der Pfarrer kam und wollte ihr die Letzte Ölung geben. ›Noch nicht, Herr Pfarrer, ich werde Sie benachrichtigen, wenn es soweit ist.‹ Und zwei Tage später: ›Geht und sagt dem Herrn Pfarrer, er soll mir die Letzte Ölung bringen!‹«

Ein Onkel desselben Pouget ist sechsundneunzig Jahre alt. »Er war taub und blind, fortwährend betete er. Eines Vormittags sagte er: ›Ich weiß nicht, was mir fehlt, ich fühle mich hinfällig wie nie zuvor, holt mir doch den Pfarrer.‹ Der Pfarrer kam und versorgte ihn mit den Sterbesakramenten. Eine Stunde später war er tot.« (15) Und Jean Guitton kommentiert: »Man sieht, wie die Pougets in diesen alten Zeiten [1874!] aus dieser in die andere Welt hinübergingen, als praktische und einfache Leute, als *Beobachter der Zeichen* [Hervorhebung Ph. A.], und zwar zunächst an sich selbst. Sie hatten es mit dem Sterben nicht eilig, aber wenn sie ihre Stunde nahen fühlten, starben sie, nicht zu früh und nicht zu spät, ganz wie es sich gehörte, als Christen.« Aber auch andere, Nicht-Christen, starben ebenso einfach.

Mors repentina

Damit der Tod sich auf diese Weise ankündigen konnte, durfte er nicht plötzlich eintreten, als *mors repentina*. Wenn er sich nämlich nicht im voraus bemerkbar machte, hörte er auf, zwar furchtbare, aber doch wohl oder übel erwartete und willig hingenommene Notwendigkeit zu sein. Er setzte dann die Ordnung der Welt, an die jedermann glaubte, außer Kraft, absurdes Instrument eines zuweilen als Zorn Gottes sich verkleidenden Zufalls. Ebendeshalb wurde die *mors repentina* als schimpflich und beschämend aufgefaßt.

Als Gaheris, vergiftet von einer Frucht, die Königin Gueniève (Ginevra) ihm in aller Unschuld anbietet, hinscheidet, wird er »mit allen Ehren bestattet, wie es einem solchen Edelmann gebührt«. Sein Angedenken aber wird mit einem Bann belegt. »König Artus und alle Angehörigen seines Hofstaates hatten so viel Kummer von einem so *häßlichen und gemeinen* Tod, daß sie untereinander kaum darüber sprachen.« Wenn man sich die stürmische Heftigkeit der Trauerbekundungen der Zeit bewußt hält, ermißt man die Bedeutung dieses Schweigens, das von heute sein könnte. In dieser mit dem Tode so vertrauten Welt war der plötzliche Tod häßlich und gemein; er flößte Angst ein – ein fremdartiges und schreckliches Phänomen, über das man nicht zu sprechen wagte.

Heute, da wir den Tod aus dem Alltagsleben verbannt haben, wären wir umgekehrt angesichts eines unerwarteten und absurden tödlichen Unfalls wohl eher bewegt und würden die sonst gültigen Verbote aus diesem ungewöhnlichen Anlaß vielleicht aufheben. Der häßliche und gemeine Tod ist im Mittelalter nicht nur der plötzliche und absurde Tod wie der von Gaheris, sondern auch der heimliche Tod ohne Zeugen oder Zeremonien, der Tod des Reisenden unterwegs, des im Fluß Ertrunkenen, des Unbekannten, dessen Leichnam am Feldrain aufgefunden wird, oder sogar der des zufällig vom Blitz getroffenen Nachbarn. Es verschlägt wenig, daß er schuldlos war: sein plötzlicher Tod belastet ihn mit einem Fluch. Das ist eine sehr alte Vorstellung. Vergil läßt im erbärmlichsten Winkel der Unterwelt die Unschuldigen hausen, »die man auf falsche Anklag' dem Tod in die Hände geliefert« und die wir, als Moderne, rehabilitieren würden. Sie teilen das Schicksal der »Schatten weinender Kinder: Die, an der Schwelle des süßen Lebens, verstorben sind, die der Tod der säugenden Brust der Mutter entriß«. Freilich bemühte sich das Christentum, den alten Glauben zu bekämpfen, der den plötzlichen Tod mit Ehrlosigkeit brandmarkte, aber mit Zurückhaltung und Kleinmut. Im 13. Jahrhundert bringt der Liturgist Gulielmus Durandus, Bischof von Mende, diese Verlegenheit zum Ausdruck. Er meint, daß der plötzliche Tod nicht bedeutet, »aus irgendeiner offenkundigen Ursache gestorben zu sein, sondern einzig nach dem unergründlichen Ratschlusse Gottes«. Der Tote darf also nicht als Verdammter gelten. Er muß christlich bestattet werden, aus Mangel an Beweisen: »Wo man einen toten Menschen findet, soll man ihn ins Leichentuch hüllen und beisetzen, gerade wegen des Zweifels, in dem man sich über seine Todesursache befindet.« (16) In der Tat: »Der Gerechte ist erlöst, wann immer er auch das Leben lassen muß.« Und doch ist Durandus versucht, dieser grundsätzlichen Aussage zum Trotz, sich der herrschenden Meinung zu beugen. »Wenn jemand plötzlich stirbt, der eines der üblichen Spiele wie Ball oder Kugel gespielt hat, so kann er auf dem Friedhof bestattet werden, weil er niemandem übeltun wollte.« *Er kann*: also nur ein Ermessensspielraum, und manche Kirchenrechtler machten denn auch Einschränkungen: »Weil er mit den Zerstreuungen dieser Welt befaßt war, sagen einige, daß er ohne Gesang von Psalmen und ohne die anderen Bestattungszeremonien beigesetzt werden soll.«

Wenn man andererseits angesichts des Todes eines ehrbaren Spielers auch Bedenken äußern kann, so ist kein Zweifel mehr am Platze beim Tode eines Menschen durch Hexerei. Das Opfer kann nicht von Schuld freigesprochen werden, es ist zwangsläufig entweiht durch die »Niedrigkeit« seines Todes. Gulielmus Durandus stellt ihn einem Menschen gleich, der bei einem Ehebruch, bei einem Diebstahl oder einem heidnischen Spiel vom Tode ereilt wird, d. h. bei allen Spielen mit Ausnahme des ritterlichen Turniers (nicht alle kanonischen Texte behandeln das Ritterturnier allerdings mit derselben Nachsicht [17]). Wenn die volkstümliche Verdammung, die die Opfer eines Mordes traf, ihnen auch nicht mehr die christliche Bestattung verweigerte, erlegte sie ihnen zuweilen doch die Zahlung einer Art Buße auf: Die Ermordeten waren Gezüchtigte. Ein Kanoniker, L. Thomassin, schreibt in einem Bericht aus dem Jahre 1710, daß bei den Erzpriestern von Ungarn im 13. Jahrhundert der Brauch gegolten habe, »einen Geldbetrag auf alle die zu erheben, die unglücklicherweise ermordet oder getötet worden waren, durch Schwert, Gift oder ähnliche Mittel, bevor man ihnen die Erdbestattung freigab«. Und er fügte hinzu, daß es im Jahre 1279 eines Konzils in Buda bedurft habe, um der ungarischen Geistlichkeit verständlich zu machen, »daß dieser Brauch sich nicht auch auf die erstrecken durfte, die zufällig bei Unfällen, Feuersbrünsten, Einsturz von Gebäuden oder ähnlichen Mißgeschicken zu Tode gekommen waren, sondern daß man ihnen eine kirchliche Bestattung zuteilwerden lassen sollte, vorausgesetzt daß sie vor ihrem Tode Zeichen von Bußfertigkeit zu erkennen gegeben hatten«. Und Thomassin kommentiert, als Mensch des 18. Jahrhunderts, Bräuche, die in seinen Augen fraglos verblüffend waren, folgendermaßen: »Man muß annehmen, daß dieses Konzil sich damit zufriedengab, sich der fortschreitenden Ausbreitung dieser Erpressung zu widersetzen, weil es sie doch nicht mehr vollständig ausrotten zu können glaubte.« Das volkstümliche Vorurteil bestand zu Beginn des 17. Jahrhunderts noch immer fort: In den Totengebeten für Heinrich IV. fühlten sich die Prediger verpflichtet, den König angesichts der schimpflichen Umstände seines Todes unter dem Messer seines Mörders François Ravaillac zu rechtfertigen.

A fortiori schambesetzt war der Tod der Verurteilten: Bis zum 14. Jahrhundert verweigerte man ihnen sogar die Wiederaufnahme in den Schoß der Kirche; sie mußten Verfluchte in der anderen Welt ebenso bleiben wie in dieser. Den Bettelmönchen gelang es schließlich – mit Unterstützung des Papsttums –, von den weltlichen Mächten das Recht zugesprochen zu bekommen, den zum Tode Verurteilten bei der Hinrichtung beizustehen: Immer begleitete einer von ihnen die Opfer zum Schafott.

Dagegen erstreckte sich in einer auf ritterliche und militärische Leitbilder gegründeten Gesellschaft der Argwohn, der den plötzlichen Tod begleitete, nicht auch auf die heldenmütigen Opfer kriegerischer Auseinandersetzungen. Zunächst ließ die Agonie des inmitten seiner Gefährten im Einzelkampf gefallenen Ritters ihm noch Zeit, die üblichen, wenn auch verkürzten Zeremonien abzuhalten. Schließlich wurde der Tod Rolands, der Tod des Ritters überhaupt, von den Geistlichen ebenso wie von den Laien als der Tod des Heiligen aufgefaßt. Dennoch wird bei den Liturgisten des 13. Jahrhunderts eine andersartige Einstellung sichtbar, die einem neuen, ritterlichen Leitbildern durchaus fernstehenden Ideal von Frieden und Ordnung entspricht. Sie haben bestimmte Todesfälle von Rittern jenen beargwöhnten Todesarten des alten Volksglaubens gleichgestellt. Für sie ist der Tod des kriegerischen Helden nicht mehr Vorbild des heilsamen Todes – oder doch nur unter ganz bestimmten Bedingungen. »Der Friedhof und die Totenmesse«, schreibt Gulielmus Durandus, »werden ohne Vorbehalt dem Verteidiger des Rechts und dem Krieger zugebilligt, der in einem Krieg fällt, *dessen Gründe gerecht waren.*« Diese Einschränkung ist sehr schwerwiegend und hätte weitreichende Konsequenzen nach sich ziehen können, wenn in den zur selben Zeit entstehenden Staaten die Soldaten der weltlichen Kriege nicht sogleich an dem von Durandus den Kreuzzügen vorbehaltenen Privileg partizipiert hätten – und zwar dank der beständigen Beihilfe der Kirche –, bis hin zum Ersten Weltkrieg.

Aufgrund ebendieser Abneigung der Kleriker gegen den plötzlichen Tod beschwor Gulielmus Durandus – trotz der fortschreitenden Entwicklung einer eher moralischen und vernünftigeren Mentalität – gleichwohl noch immer die alten Glaubensvorstellungen der Verunreinigung heiliger Stätten durch die Säfte des menschlichen Körpers, durch Blut oder Samen: »Man trägt die, die getötet worden sind, nicht in die Kirche, aus Angst, daß ihr

Blut die Fliesen des Tempels Gottes beschmutzt.« Die Messen und das *Libera* wurden also in Abwesenheit der sterblichen Hülle des Verschiedenen gesprochen.

Der außergewöhnliche Tod des Heiligen

Der derart angekündigte Tod wird nicht als Seelenheil aufgefaßt, wie es Jahrhunderte einer christlichen Literatur glaubhaft zu machen suchten, von den Kirchenvätern bis zu den gottesfürchtigen Humanisten: Der gewöhnliche und ideale Tod des Mittelalters ist kein im spezifischen Sinne christlicher Tod. Seit nämlich der auferstandene Christus über den Tod triumphiert hat, ist der Tod in dieser Welt der wirkliche Tod, und der physische Tod bedeutet Zugang zum ewigen Leben. Deshalb ist der Christ verpflichtet, sich freudig den Tod zu wünschen, als eine Art Wiedergeburt.

Media vita in morte sumus (Mitten wir im Leben sind von dem Tod umfangen), schreibt Notker im 9. Jahrhundert. Und wenn er hinzufügt: *Amarae morti ne tradas nos* (dem bittern Tode überlaß' uns nicht), so ist der bittere Tod der Tod in Sünde und nicht der physische Tod des Sünders. Diese frommen Gefühle sind der weltlichen Literatur des Mittelalters zweifellos nicht völlig fremd, und wir begegnen ihnen auch in den *Romans de la Table ronde*, bei König Méhaigné, dem die Ölung mit dem Blut des Grals »Seh- und Körperkraft« und das Heil der Seele zugleich wiedergibt. »Der alte König richtete sich im Bette auf, Schultern und Brust nackt bis zum Nabel, und streckte die Arme gen Himmel: ›Lieber, guter Herr Jesus Christus‹, sagte er, ›jetzt [da ich Vergebung der Sünden und das Abendmahl erhalten habe] flehe ich Dich an, mich heimsuchen zu kommen, denn ich könnte nicht in größerer Glückseligkeit hinscheiden als gerade jetzt; ich bin nur noch Rosen und Lilien [gemäß der alten Vorstellung, daß der Körper des Heiligen den Verunstaltungen der Verwesung nicht anheimfällt].‹ Er nahm Galaad in seine Arme, umschlang ihn, drückte ihn an seine Brust, und im selben Augenblick tat Unser Herr kund, daß er sein Gebet erhört habe, denn seine Seele verließ den Leib.«

Weiter: Am selben Tage, da Galaad (18) die Vision des Grals hatte, »begann er zu zittern, und die Arme gen Himmel streckend, sprach er: ›Herr, inständig danke ich Dir, daß Du mir meinen Wunsch erfüllt hast! Ich sehe hier Anfang und Ursache der Dinge. Und jetzt flehe ich Dich an, mir zu erlauben, aus diesem irdischen Leben ins himmlische hinüberzugehen.‹ Demütig empfing er das *corpus Domini.* [...] Dann küßte er Perceval und sprach zu Bohan: ›Bohan, grüßt mir Ritter Lancelot, meinen Vater, wenn Ihr ihn seht.‹ Wonach er wieder an der Silbertafel niederkniete, und bald darauf verließ seine Seele den Leib.«

Das ist der singuläre und außergewöhnliche Tod eines Mystikers, den das nahende Ende mit »himmlischer« Freude erfüllt. Es ist nicht der weltliche Tod der *geste* oder des *roman*, nicht der gewöhnliche Tod.

Auf dem Sterbebett: Die vertrauten Todesrituale

Der Sterbende, der sein Ende nahen fühlte, traf seine Verfügungen. In einer so vom Wunderbaren geprägten Welt wie der der *Romans de la Table ronde* war der Tod selbst eine ganz einfache Sache. Als Lancelot, verwundet und im wüsten Wald verirrt, gewahr wird, »daß alle Kraft seinen Körper verlassen hat«, sieht er ein, daß es ans Sterben geht; er legt seine Waffen ab, streckt sich ruhig auf dem Boden aus, die Arme auf der Brust gekreuzt, und schickt sich an zu beten. König Artus liegt wie tot da, die Arme auf der Brust verschränkt. Dennoch hat er noch so viel Kraft, seinen Mundschenken »so stark an seine Brust zu drücken, daß er ihm arg zusetzte, ohne es zu merken, und ihm brach das Herz«. Der Tod entgeht dieser sentimentalen Hyperbel: Immer wird er mit Ausdrücken beschrieben, deren Einfachheit einen Gegensatz zur empfindsamen Gefühlsintensität des Kontextes bildet. Als Isolde bei Tristan anlangt und ihn tot vorfindet, streckt sie sich in seiner Nähe aus und wendet sich gen Osten. Der Erzbischof Turpin erwartet seinen Tod: »Mitten auf der Brust hat er seine schönen weißen Hände gekreuzt.« (19) Das ist die gewöhnliche Stellung der Ruhenden: Der Sterbende soll, gemäß Gulielmus Durandus, auf dem Rücken liegen, damit sein Gesicht dem Himmel zugekehrt ist. Auch für den ins Grab Gebetteten ist für lange Zeit diese Orientierung nach Osten, nach Jerusalem, verbindlich gewesen. »Man soll den Toten derart betten, daß sein Kopf nach Westen und seine Füße gen Osten weisen.« (20)

So hergerichtet, kann der Sterbende den letzten Akten des vorgeschriebenen Zeremoniells Genüge tun. Es beginnt mit dem traurigen, aber zurückhaltenden Gedenken an geliebte Dinge und Wesen, mit dem auf wenige entscheidende Bilder reduzierten kurzen Abriß des Lebens. Roland »begann sich an mancherlei Dinge zu erinnern«. Zunächst »an manche Länder, die der Held erobert hatte, an das holde Frankreich, an die Männer seiner Familie, an Karl den Großen, seinen Herrn, der ihn erzog, seinen Meister und seine Gefährten«. Kein Gedanke an Aude, seine Braut, die gleichwohl tot hinstürzt, als sie von seinem grausamen Ende erfährt, noch an seine leiblichen Eltern. Man vergleiche diese letzten Eindrücke des mittelalterlichen Ritters mit denen von Soldaten der großen Kriege unserer Zeit, die gewöhnlich nach der Mutter riefen, bevor sie den Geist aufgaben. Roland dagegen hält noch an der Schwelle des Todes das Andenken an Güter, die er besessen, Länder, die er erobert hat und wie lebende Wesen betrauert, an die Gefährten, die Männer seiner Familie und den Herrn fest, der ihn erzogen und dem er gedient hat. »Er kann sich der Tränen und Seufzer nicht erwehren.« Nach diesem seinem Herrn sehnt sich auch Turpin: »Mein eigener Tod bedrängt mich hart. Ich werde den gewaltigen Kaiser nie mehr sehen.« Die *Romans de la Table ronde* gönnen Frau und Kindern mehr Raum; die Eltern jedoch werden immer ausgespart. König Bans Herz »pochte so stark beim Gedanken an seine Frau und seinen Sohn, daß die Augen ihm feucht wurden, die Pulse schlugen und das Herz in der Brust ihm brach«.

Schon diese flüchtige Schilderung erlaubt es, in der mittelalterlichen Abschiedsklage die Vieldeutigkeit eines volkstümlichen und traditionellen Todesgefühls zu erfassen, das alsbald in der gebildeten Schriftkultur Ausdruck gefunden hat: *contemptus mundi* der mittelalterlichen Spiritualität, sokratische Weltabwendung oder stoische Verhärtung der Renaissance.

Zweifellos läßt sich der Sterbende vom Rückblick auf das Leben, die besessenen Güter und die geliebten Wesen rühren. Aber seine schmerzliche Abschiedsklage überschreitet nie eine bestimmte Intensität, die im Vergleich zur üblichen Pathetik der Epoche sehr gering ist. So wird es noch in anderen Zeiten sein, die sich – wie das Barock – ebenfalls überschwenglich auszudrücken liebten.

Der bedauernde Rückblick auf das Leben geht also ohne Widerspruch mit der schlichten Hinnahme des nahen Todes einher. Er steht mit der Todesvertrautheit in engem Zusammenhang, in einem Verhältnis, das über die Zeiten hin konstant bleibt.

Auch Achilles verweigert sich dem Tode nicht, aber sein Schatten murrt noch in der Unterwelt: »Preise mir jetzt nicht tröstend den Tod, ruhmvoller Odysseus./ Lieber möcht' ich fürwahr dem unbegüterten Meier,/ Der nur kümmerlich lebt, als Tagelöhner das Feld baun,/ Als die ganze Schar vermoderter Toter beherrschen.«

Auch die Anklammerung an ein erbärmliches Leben steht der Vertrautheit mit einem immer nahen Tod nicht im Wege: »Der du in Mühe und Plage all deine Zeit zu Ende lebtest, sterben mußt du, das ist gewiß«, sagt der Tod zum Tagelöhner des Totentanzes im 15. Jahrhundert.

La mort est souhaitée souvent,
Mais volontiers je la fuisse:
J'aimasse mieux, fut pluie ou vent,
Être en vigne où je fouisse.

Aber dieses Bedauern gibt ihm keine Geste des Aufruhrs ein. So der Holzfäller bei La Fontaine:

Il appelle la mort, elle vient sans tarder...

Aber doch nur, um ihm beim Aufladen seiner Holzfuhre zu helfen. Der Unglückliche, der

Appelait tous les jours
La mort à son secours,

weist ihn zurück, als er dann tatsächlich kommt:

N'approche pas, O mort! O mort! retire-toi.

Entweder »Der Tod heilt alle Erdennot« oder »Besser Not als Tod« – zwei Formeln, die in Wirklichkeit eher komplementär als gegensätzlich sind, zwei Aspekte ein und desselben Gefühls: eins nicht ohne das andere. Die Abschiedsklage nimmt der willigen Hinnahme des Todes das, was sie in der Gelehrtenmoral an Erkünsteltem und rhetorischem Schwulst hat.

Der Bauer La Fontaines möchte sich dem Zugriff des Todes wohl entziehen, und weil er ein alter Narr ist, versucht er sogar, mit ihm zu feilschen; sobald er aber begreift, daß sein Ende wirklich nahe und keine Täuschung mehr möglich ist, wechselt er die Rolle, hört er auf, den Lebenshungrigen zu spielen, wie man es um des Lebens willen zu tun hatte, und stellt sich kurzerhand auf die Seite des Todes. Umstandslos schlüpft er in die klassische Rolle des Sterbenden: Er versammelt seine Kinder um sein Bett, um ihnen letzte Anweisungen zu geben und letzte Grüße auszuteilen, wie es alle Alten getan haben, die er hat sterben sehen:

La mort est souhaitée souvent... Der Tod wird oft herbeigewünscht,/ Ich aber fliehe ihn gern:/ Lieber wäre ich, bei Regen oder Wind,/ Im Weinberg, den ich umgraben würde.

Il appelle... Er ruft den Tod herbei; der ist auch gleich zur Stell'. I, 16.

Appellait... Stets rief in seiner Not ein armer Mann/ Den Tod als Retter an. I, 15.

N'approche pas... Komm näher nicht, o Tod! O Tod, entferne dich. Ebenda.

Mes chers enfants, dit-il, je vais où sont nos pères,
Adieu, promettez-moi de vivre comme frères. [...]
Il prend à tous les mains. Il meurt.

Er stirbt wie der Ritter der *chanson,* wie noch jene Bauern im tiefsten Rußland starben, von denen Solschenizyn spricht: »Aber jetzt [...] erinnerte er sich daran, wie diese Alten, ob Russen, Tartaren oder Wotjaken, daheim an der Kama gestorben waren. Sie hatten sich nicht aufgebäumt, gewehrt, geprahlt, daß sie niemals sterben würden – sie alle hatten dem Tode *ruhig* [Hervorhebung von Solschenizyn] entgegengesehen. Aber nicht nur, daß sie sich nicht wehrten, sie bereiteten sich in aller Stille und beizeiten auf den Tod vor, bestimmten, wer die Stute, wer das Fohlen bekommen sollte. Und gingen dann, solcherart erleichtert, unbeschwert hinüber, so als würden sie nur in eine andere Hütte übersiedeln.« (21)

Der Tod des mittelalterlichen Ritters ist kaum weniger einfach. Der Edelmann ist tapfer, kämpft als Held, mit herkulischer Stärke, und vollbringt unglaubliche Waffentaten; seinem Tod selbst aber haftet nichts Heroisches oder Außergewöhnliches an: er hat die Banalität des Todes von jedermann.

Deshalb fährt, nach dem klagenden Rückblick auf das Leben, der Sterbende des Mittelalters mit der Erfüllung der gebräuchlichen Rituale fort: er bittet seine Gefährten um Verzeihung, nimmt Abschied von ihnen und empfiehlt sie Gott. Olivier bittet Roland um Vergebung für den Hieb, den er ihm versehentlich zugefügt hat: »›Und ich verzeihe es Euch hier und vor Gott.‹ Bei diesen Worten verneigten sie sich voreinander.«

Yvain (Iwein) verzeiht seinem Mörder Gauvain, der ihn verletzt hat, ohne ihn zu erkennen: »Lieber Herr, es ist der Wille Gottes und der Lohn für meine Sünden, daß Ihr mich hingestreckt habt, und ich vergebe Euch von ganzem Herzen.«

Gauvain, der seinerseits von Lancelot in ehrlichem Kampf getötet wird, verlangt vor seinem Tod von König Artus: »Lieber Onkel, ich scheide dahin, vermeldet ihm [nämlich Lancelot], daß ich ihn grüße und ihn bitte, mein Grab aufzusuchen, wenn ich verschieden bin.« (22)

Dann empfiehlt der Sterbende Gott seine Angehörigen und die, die ihm teuer sind. »Gott segne Karl und das holde Frankreich«, fleht Olivier, »und vor allen anderen meinen Gefährten Roland.« König Ban vertraut Gott

Mes chers enfants... Kinder, sagt er, ich geh' zu meinen Vätern eben;/ Fahrt wohl! Versprecht mir nur, als Brüder stets zu leben./ [...] Er faßt sie bei der Hand und stirbt. IV, 18.

seine Gattin Helene an: »Gebt Rat der Ratlosen.« War nicht das schlimmste Unglück, ohne Rat dazustehen, das traurigste Los, allein zu sein? »Wolltet Ihr Euch doch, o Herr, meines schwachen Sohnes erinnern, der so jung Waise wird, denn Ihr allein vermögt die zu erhalten, die ohne Vater sind.«

Im Sagenkreis um König Artus tritt sogar schon in Erscheinung, was später zu einem der Hauptmotive des Testamentes werden sollte: die Wahl des Grabes. Sie war für Roland und seine Gefährten noch fast ohne Bedeutung. Gauvain aber wendet sich an den König: »Herr, ich ersuche Euch, mich in der Kirche Saint-Étienne zu Camaalot beisetzen zu lassen, nahe meinen Brüdern [...] und auf die Grabplatte schreiben zu lassen [...].«

»Lieber, guter Herr«, fleht vor ihrem Tode die Jungfrau, die nie gelogen hat, »ich bitte Euch, meinen Leib nicht in diesem Lande beisetzen zu lassen.« Deshalb bestattet man sie in einem Nachen ohne Segel noch Ruder.

Nach seinem Abschied von der Welt empfiehlt der Sterbende Gott seine Seele. In der *Chanson de Roland* setzt sich das ausführlich kommentierte Schlußgebet aus zwei Teilen zusammen. Der erste Teil ist das Schuldbekenntnis: »Gott, erbarme Dich! Vor Dir habe ich gesündigt mit großen und kleine Sünden, die ich begangen habe seit der Stunde meiner Geburt bis zu diesem Tage, wo mich mein Ende erreicht.« (Roland) »Er bekennt seine Sünden, blickt in die Höhe, streckt seine gefalteten Hände zum Himmel empor und bittet Gott, daß er ihm das Paradies verleihe. Turpin ist tot, der Krieger Karls.« »Beide Hände gefaltet zum Himmel erhoben, bekennt Olivier laut seine Sünden und bittet Gott, daß er ihm das Paradies schenke.« Das ist die Gebärde der Bußfertigen, der Edelleute, denen Turpin die kollektive Absolution erteilt: »Bekennet Eure Sünden.«

Den zweiten Teil des Schlußgebetes bildet die *commendacio animae* (Empfehlung der Seele), ein sehr altes Gebet des Urchristentums, das die Jahrhunderte überdauert und seinen Namen dem Gesamtkomplex von Gebeten gegeben hat, die seit dem 18. Jahrhundert unter dem Oberbegriff *recommendaces*, der Fürbitten, zusammengefaßt werden. In verkürzter Form wird es bereits von Roland gebraucht: »Wahrer Gott, der Du niemals gelogen hast, Du hast Lazarus vom Tode erweckt und Daniel von den Löwen gerettet. Rette auch meine Seele wegen der Sünden, die ich in meinem Leben beging.« Als König Ban sich an Gott wendet, ist sein Gebet wie eine liturgische Fürbitte aufgebaut: »Ich danke Euch, lieber Vater, daß es Euch gefällt, mich dürftig und notleidend sterben zu lassen, denn auch Ihr habt unter Armut gelitten. Ihr, Herr, der Ihr mit Eurem Blut mich erlöst habt,

Laßt in mir nicht die Seele verloren gehen, die Ihr mir gegeben habt, steht mir bei.«

In den *Romans de la Table ronde* sind die die Hinterbliebenen und die Grabwahl betreffenden Verfügungen entschieden genauer gefaßt als in der *Chanson de Roland.* Umgekehrt werden die Gebete seltener im vollen Wortlaut wiedergegeben. Man begnügt sich mit Hinweisen wie: Er beichtete seine Sünden einem Mönch, er empfing das *corpus Christi.* Zwei Leerstellen fallen zwangsläufig auf: Es ist nie die Rede von der Letzten Ölung, die den Geistlichen vorbehalten bleibt, und es wird keine besondere Anrufung an die Jungfrau Maria gerichtet. Das vollständige *Ave Maria* existierte noch nicht (einem Mönch von Saint-Germain-l'Auxerrois aber, den Raoul Glaber kannte, erschien die Jungfrau als Beschützerin vor den Gefahren der Reise).

Die Handlungen, die vom Sterbenden vollzogen werden, nachdem sein nahes Ende sich ihm angekündigt hat – er ruht mit dem Gesicht zum Himmel, gen Osten gewendet, die Hände auf der Brust verschränkt –, haben einen zeremoniellen, rituellen Charakter. Es lassen sich darin noch mündliche Elemente dessen ausmachen, was später zum mittelalterlichen, von der Kirche als Sakrament eingeführten Testament werden sollte: das Glaubensbekenntnis, die Beichte der Sünden, die Bitte um Verzeihung für die Hinterbliebenen, die frommen Verfügungen zu ihren Gunsten, die Empfehlung der eigenen Seele an Gott, die Wahl des Grabes. Man hat den Eindruck, als ob das Testament die Verfügungen und Gebete schriftlich aufzeichnen und verbindlich machen sollte, die die Dichter der Heldenepen der Spontaneität der Sterbenden anheimstellten.

Nach dem letzten Gebet bleibt nurmehr das Harren auf den Tod, und der hat denn auch jetzt keinen Grund mehr, lange zu zögern. Man nahm jedoch an, daß menschliche Willenskraft manchmal imstande sei, ihm noch einige Augenblicke abzugewinnen.

So hat Tristan ausgeharrt, um Isolde Zeit für ihre rechtzeitige Ankunft zu verschaffen. Als er endlich einsehen muß, daß die Hoffnung vergeblich ist, läßt er sich gehen: »Ich kann mein Leben nicht länger festhalten.« Dreimal spricht er: Geliebte Isolde. Beim vierten Mal gibt er den Geist auf. Kaum hat Olivier sein Gebet beendet, da setzt sein Herz aus, »der Helm sinkt ihm vornüber, und sein ganzer Körper streckt sich auf dem Boden aus. Der Graf ist tot, er weilt nicht mehr unter uns.« (23) Wenn es aber vorkommt, daß der Tod auf sich warten läßt, so sieht ihm der Sterbende schweigend entgegen, er kommuniziert nicht mehr mit der Welt. »Er spricht [seine letzten Gebete, seine letzten Fürbitten] und gibt förderhin kein Wort mehr von sich.«

Die Öffentlichkeit

Die vertraute Einfachheit ist einer der beiden unabdingbaren Wesenszüge des rituellen Todes. Der andere ist seine Öffentlichkeit, die sich bis zum Ende des 19. Jahrhunderts erhalten wird. Der Sterbende muß den Mittelpunkt einer Versammlung bilden. Mme. de Montespan hat weniger Angst zu *sterben,* als *allein* zu sterben. »Sie schlief«, nach dem Bericht Saint-Simons, »bei geöffneten Vorhängen und bei zahlreichen Kerzen in ihrem Zimmer, mit ihren Wärterinnen um sich, die sie, wann immer sie erwachte, plaudernd, scherzend oder essend vorfinden wollte, um sie gegen das Einschlafen zu versichern.« Als sie aber, am 27. Mai des Jahres 1707, fühlte, daß es ans Sterben ging (die Todesahnung), hatte sie keine Angst mehr, tat sie, was sie zu tun hatte: ihre Dienerschaft »bis hinunter zum Geringsten« zusammenzurufen, sie um Verzeihung zu bitten, ihre Sünden zu bekennen und – wie es der Brauch war – die Zeremonie ihres Todes zu lenken.

Die Ärzte und Hygieniker vom Ende des 18. Jahrhunderts, die an den Erhebungen von Vicq d'Azyr und der *Académie de médecine* teilnahmen, begannen über die sich in den Sterbezimmern drängenden Menschenmengen Klage zu führen. Allerdings ohne großen Erfolg, denn noch zu Beginn des 19. Jahrhunderts konnte jeder, sogar ein der Familie Unbekannter, wenn das Viatikum zu einem Kranken getragen wurde, sich dem Priester auf der Straße anschließen und das Haus und das Zimmer des Sterbenden betreten. So geht die fromme Mme. de La Ferronays in den Jahren um 1830 in Bad Ischl spazieren, als sie Glockengeläut hört und erfährt, daß nach der Monstranz gerufen wird, um sie einem jungen Priester zu bringen, den sie krank weiß. Sie hat bisher nicht gewagt, ihn zu besuchen, weil sie seine Bekanntschaft noch nicht gemacht hat, aber das Viatikum »läßt mich *auf ganz natürliche Weise* [Hervorhebung Ph. A.] bei ihm Zutritt finden. Ich knie, wie alle anderen, unter dem Torbogen nieder, als die Priester vorbeigehen, dann gehe auch ich hinauf und werde Zeuge, wie er das Viatikum und die Letzte Ölung entgegennimmt.« (24)

Man starb immer öffentlich. Daher die Wucht der Prophezeiung Pascals, daß man allein sterben werde; denn man war damals im Augenblick des Todes im physischen Sine nie allein. Heute ist dieser Satz Pascals zur Banalität verblaßt, denn man hat in der Tat die denkbar größten Aussichten, in der Einsamkeit eines Krankenhauszimmers zu sterben.

Historische Überbleibsel: England im 20. Jahrhundert

Diese einfache und öffentliche Art und Weise des Hinscheidens, nachdem man Abschied von seinen Lieben genommen hatte, ist in unserer Epoche zwar außergewöhnlich geworden, aber doch nicht völlig verschwunden. Zu meiner Überraschung habe ich sie in der Literatur der Mitte des 20. Jahrhunderts wiedergefunden, und zwar nicht im fernen und noch frommen Rußland, sondern in England. In ihrem Buch über die Psychologie der Trauerarbeit berichtet Lily Pincus zunächst über den Tod ihres Gatten und ihrer Schwiegermutter. Fritz hatte Krebs in einem bereits fortgeschrittenen Stadium. Er war sich nach der Untersuchung sofort darüber im klaren. Er verweigerte die Operation und die großen heroischen Heilungsveranstaltungen. Deshalb durfte er auch zu Hause bleiben. »Ich machte damals«, schreibt seine Frau, »die wunderbare Erfahrung, daß ein Leben durch die willige Annahme des Todes verlängert werden kann.«

Er stand im Alter zwischen sechzig und siebzig Jahren. »Als die letzte Nacht anbrach [die Ahnung], vergewisserte er sich, daß ich mir dessen ebenso bewußt war wie er, und als ich ihm diese Sicherheit geben konnte, sagte er mit einem Lächeln: ›Nun, dann ist alles gut.‹ Er starb einige Stunden später in tiefstem Frieden. Die Nachtschwester, die ihn zusammen mit mir betreute, hatte glücklicherweise gerade das Zimmer verlassen [...], so daß ich mit Fritz während dieser seiner letzten Stunde allein sein konnte, etwas, wofür ich immer dankbar sein werde.«

Freilich läßt dieser »vollkommene Tod« ein romantisches Gefühl, eine romantische Sensibilität erkennen, die zum Ausdruck zu bringen *vor* dem 19. Jahrhundert durchaus unüblich war.

Umgekehrt steht der Tod der Mutter von Fritz dem alten und traditionellen Leitbild näher. Eine alte Dame aus viktorianischem Milieu, abergläubisch und konformistisch, ein wenig frivol, unfähig, irgend etwas alleine zustande zu bringen – und dann plötzlich ein Magenkrebs, eine Krankheit, die ihr Situationen aufnötigte, die für jeden anderen peinlich-demütigend gewesen wären – sie verlor jegliche Kontrolle über ihren Körper –, ohne daß sie jedoch aufgehört hätte, eine *perfect lady* zu sein. Sie schien sich nicht darüber klarwerden zu können, was mit ihr geschah. Ihr Sohn machte sich Sorgen und fragte sich, wie sie, die sich der geringsten Schwierigkeit des Alltagslebens nicht gewachsen zeigte, sich wohl angesichts des Todes verhalten würde. Er täuschte sich. Die unfähige alte Dame wußte ihren eigenen Tod sehr wohl in die Hand zu nehmen.

»An ihrem siebzigsten Geburtstag erlitt sie einen Schwächeanfall und war einige Stunden lang bewußtlos. Nach dem Erwachen bat sie, man möge sie im Bett aufrichten, und dann verlangte sie, mit dem liebenswürdigsten Lächeln, mit glänzenden Augen, nach allen Bewohnern des Hauses. Sie nahm Abschied von jedem, auf ganz individuelle Weise, als ob sie auf eine lange Reise ginge, und gab Zeichen der Dankbarkeit für die Freunde, die Angehörigen und alle, die sich mit ihr beschäftigt hatten. Besonders gedachte sie der Kinder, die sich um sie gekümmert hatten. Nach diesem Empfang, der länger als eine Stunde dauerte, blieben Fritz und ich an ihrer Seite, bis sie sich auch von uns mit großer Bewegung verabschiedete und sagte: ›Jetzt laßt mich schlafen!‹«

Aber mitten im 20. Jahrhundert kann ein Sterbender nicht mehr sicher sein, daß man ihn auch wirklich schlafen läßt. Eine halbe Stunde später kommt der Arzt, läßt sich Bericht erstatten, beklagt sich über die Passivität der Umgebung und schenkt den Erklärungen von Fritz und seiner Frau durchaus kein Gehör, daß nämlich die alte Dame bereits Lebewohl gesagt und verlangt habe, daß man sie in Ruhe lasse. Wütend stürzt er ins Zimmer, eine Spritze in der Hand, beugt sich über die Kranke, um ihr eine Injektion zu geben, als sie, nur scheinbar bewußtlos, »die Augen öffnete und, mit demselben freundlichen Lächeln, mit dem sie uns Lebewohl gesagt hatte, ihm die Arme um den Hals legte und ihm zuflüsterte: ›Danke, Herr Doktor!‹ Der Arzt brach in Tränen aus – keine Rede mehr von einer Spritze. Er ging als Freund und Verbündeter, und seine Patientin schlief weiter einen Schlaf, aus dem sie nicht mehr erwachte.« (25)

Rußland im 19. und 20. Jahrhundert

Die öffentliche Vertrautheit mit dem Tode kommt in einer sprichwortähnlichen Formel zum Ausdruck, auf die wir bereits gestoßen sind, und zwar in der Heiligen Schrift. In seinen Jugenderinnerungen kolportiert P.-H. Simon (26) ein Sprichwort von Bellessort – oder was Bellessort für ein Sprichwort hielt: »Ich sehe uns noch heute, in der *hypokhâgne* [das erste der beiden Vorbereitungsjahre für die *École Normale Supérieure*] des Gymnasiums Louis-le-Grand, unseren Bossuet lesen: ›Wir sterben alle, sagte jene Frau, deren Weisheit Salomo im Buch der Könige lobt.‹ Schweigend ließ er seine schwere Hand aufs Pult sinken und kommentierte: ›Sie hatte kluge Einfälle, diese Frau.‹« Der Text macht deutlich, daß Bossuet sich noch des Gewichtes und der Bedeutung des »Wir sterben alle« für die

Mentalität seiner Zeit bewußt war. Umgekehrt sehen Bellessort und sein Schüler, ihrer Bildung und ihrem guten Willen zum Trotz, darin nichts als pompöse Banalität. An dieser Verständnislosigkeit, die ihrerseits bereits wieder älteren Datums ist, läßt sich die Differenz zwischen zwei Einstellungen zum Tode ermessen. Als im Tristan-Epos Rohalt die Königin Blanchefleur über den Verlust ihres Herrn tröstet, sagt er: »Müssen nicht alle, die geboren werden, auch sterben? Gott möge die Toten zu sich nehmen und die Lebenden schützen!« (27)

Im spanischen *Romancero* des Grafen Alarcos – historisch also bereits später – spricht die von ihrem Gatten zu Unrecht zur Todesstrafe verurteilte Gräfin die Worte und Gebete, die auf den Tod vorbereiten. Aber nach der Abschiedsklage – »Ich traure um meine Kinder, die meiner Obhut verlustig gehen« – wiederholt sie die Formel: »Ich beklage meinen Tod nicht, *da ich ja doch sterben mußte.*« (28)

Im selben *Romancero* ruft der zu Tode verwundete Durandal: »Ich sterbe in diesem Kampfe. Ich bedaure es nicht, den Tod vor mir zu sehen [wohlgemerkt: da wir ja doch sterben müssen], wenn er mich auch zu früh holt. Ich bedaure aber...« (es folgt die Abschiedsklage).

Unserer Zeit näherstehend, zieht Tolstoi, in seiner 1887 veröffentlichten Erzählung *Der Tod des Ivan Iljitsch,* die alte Formel der russischen Bauern erneut ans Licht, um sie den moderneren Einstellungen, wie sie dann von den gehobeneren Schichten übernommen wurden, entgegenzusetzen.

Ivan Iljitsch ist schwer erkrankt. Plötzlich wird ihm bewußt, daß ihm wahrscheinlich der Tod bevorsteht; aber seine Frau, sein Arzt und seine Familie verschwören sich heimlich, ihn über die Schwere seines Zustandes im unklaren zu lassen, und behandeln ihn wie ein Kind. »Einzig Gerassim log niemals.« Gerassim ist ein junger Bedienter der, vom Lande stammend, den volkstümlichen und bäuerlichen Ursprüngen noch nahesteht. »Er allein – das war aus allem ersichtlich – hatte begriffen, um was es sich handelte, und er hielt es auch nicht für nötig, es zu verbergen, sondern er hatte ganz einfach Mitleid mit seinem abgezehrten schwachen Herrn.« Er scheut sich nicht, dieses Mitleid zu zeigen, indem er ihm umstandslos die widrigpeinlichen Dienste erweist, deren Schwerkranke nun einmal bedürfen. Eines Tages beharrt Ivan, gerührt von seiner Ergebenheit, darauf, daß er ein wenig ausruht, und schickt ihn fort, damit er auf andere Gedanken kommt. Da antwortet ihm Gerassim, wie Rohalt der Königin Blanchefleur geantwortet hat: »Alle werden wir sterben. Warum sich nicht ein bißchen Mühe geben?« Und Tolstoi fährt fort: »Das sagte er und drückte damit wohl aus, daß die Mühe ihm darum nicht lästig fiele, weil er dies alles da für einen

Sterbenden täte und hoffte, daß einst, wenn ihm sein Stündlein schlüge, jemand ihm ein gleiches erweisen würde.« (29)

Rußland muß gleichsam ein Hort unverbrüchlicher historischer Treue sein, denn die sprichwörtliche Formel kehrt in einer schönen Erzählung von Isaak Babel aus dem Jahre 1931 wieder. In einem jüdischen Dorf in der Nähe von Odessa feiert man, während der »Butterwoche«, sechs Hochzeiten zur gleichen Zeit, ein einziges großes Fest mit Gastmahl, Gesang und Tanz. Eine Witwe, Gapa, halb Dirne, tanzt, tanzt hingegeben und selbstvergessen, die Haare entflochten, und skandiert den Rhythmus mit Stockschlägen an die Scheunenwand: »›*Wir alle sind sterblich*‹, flüsterte Gapa und schwang den Knüppel.« Später dann tritt sie bei Iwaschko ein, dem Kreisbevollmächtigten für die Zwangskollektivierung der bäuerlichen Betriebe: einem schwerfälligen, gewissenhaften Menschen. Vielleicht würde er sich verführen lassen; aber sie merkt sofort, daß das vergebliche Mühe wäre. Bevor sie geht, fragt sie ihn, auf ihre landläufig-sprichwortartige Weise, warum er denn immer so ernst sei: »Warum fürchtest du dich vorm Tode? *Wann hat es das je gegeben, daß ein Bauer sich gegen den Tod sträubte?*« (30)

Im ungezügelten Kode der Jüdin Gapa ist das »Wir alle sind sterblich« entweder Ausdruck und Ausruf der Lebensfreude im Taumel des Tanzes und der großen Gelage oder Zeichen von Indifferenz gegenüber dem Morgen, eines Lebens-in-den-Tag-hinein. Umgekehrt bezeichnet im selben Kode die Angst vor dem Tode den Geist der planenden Voraussicht, der Organisation, eine vernunft- und willensbestimmte Auffassung der Welt: die Moderne.

Dank seiner Vertrautheit wird das Bild des Todes in einer volkstümlichen Sprache zum Symbol des elementaren und naiven Lebens.

»Der Tod«, schreibt Pascal, »ist, wenn man nicht an ihn denkt, leichter zu ertragen, als der Gedanke an den Tod, wenn man gar nicht in Gefahr ist.« Es gibt zwei Arten, nicht an den Tod zu denken: die unsere, die unserer technizistischen Zivilisation, die den Tod verbannt und mit einem Verbot belegt; und die der traditionellen Gesellschaften, die nicht Verweigerung ist, sondern die *Unmöglichkeit, ihn mit Nachdruck zu bedenken*, weil er ganz nahe und vertrauter Bestandteil des Alltagslebens ist.

Deshalb wurde der Übergang vom Leben zum Tod, nach einer Formulierung von Jankélévitch, nicht als »radikaler Umschlag« empfunden. Er war auch nicht die gewaltsame Überschreitung, als die ihn Georges Bataille jener anderen Überschreitung, dem Geschlechtsakt annäherte. Die Vorstellung einer absoluten Negativität, eines Bruches angesichts eines Abgrundes ohne Erinnerung gab es nicht. Ebensowenig empfand man Schwindel und existentielle Angst; genauer: nichts davon ging in die geläufigen Stereotypien des Todes ein. Umgekehrt glaubte man nicht an ein Nachleben, das einfach die Fortsetzung des Lebens auf Erden gewesen wäre. Bemerkenswert ist, daß der letzte, so schwere Abschied von Roland und Olivier nicht die geringste Anspielung auf ein Wiedersehen im Himmel enthält; war der Trauerüberschwang einmal vorbei, war der andere schnell vergessen. Der Tod war ein Über-Gang, *inter-itus.* Besser als jeder Historiker hat der Philosoph Jankélévitch diesen Wesenszug erfaßt, der seinen eigenen Intentionen so entgegengesetzt ist: Der Hinscheidende gleitet in eine Welt hinüber, die, wie er sagt, »sich von der hiesigen nur durch ihren sehr kleinen Exponenten unterscheidet«.

Wirklich verlassen Olivier und Roland einander, wie wenn sie jeder einen langen, endlosen Schlaf vor sich hätten. Man glaubte tatsächlich, daß die Toten schliefen. Dieser Glaube ist alt und beständig. Schon in der Unterwelt Homers, im Hades, ruhen die Verschiedenen, »ein erloschenes Heer«, »fühllose Geister verblichener Menschenwesen«, und »schlafen im Tode«. Die Unterwelt Vergils ist noch ein »Reich der Schatten«, »Stätte der schlummernden Nacht und des Schlafes« – ein Ort, wo, wie im christlichen Paradies, die Seligsten der Schatten wohnen und das Licht purpurfarben ist, d. h. Dämmerung herrscht. (31)

Am Tage der *feralia,* dem Toten-Gedenktag, opferten die Römer nach Ovid der *Tacita,* der stummen Göttin, einen Fisch mit vernähtem Maul – eine Anspielung auf das Schweigen, das bei den Manen herrscht, *locus ille silentiis aptus* (jener dem Schweigen geweihte Ort [32]). Er war auch der Tag der Grabopfer, denn die Toten erwachten zu bestimmten Zeiten und an bestimmten Orten aus ihrem Schlaf wie die schwankenden Bilder eines Traumes und konnten die Lebenden aufstören.

Allerdings hat es den Anschein, daß die bleichen Schatten des Paganismus doch nachgerade lebhaft-reger agieren als die christlichen Schlafenden der ersten Jahrhunderte. Gewiß, auch sie können unsichtbar unter den Lebenden umherirren und bekanntlich sogar denen, die ihrem baldigen Tode entgegensehen im Traum erscheinen. Aber das Urchristentum hat die hypnotische Fühllosigkeit der Toten eher übertrieben, bis zur Bewußtlosigkeit, zweifellos deshalb, weil der Schlaf nur die Erwartung eines glückseligen Erwachens am Tage der Auferstehung des Fleisches war. (33)

Der Heilige Paulus lehrt die Gläubigen in Korinth, daß der tote Christus auferstanden ist; »darnach ist er gesehen worden von mehr denn fünfhundert Brüdern auf *einmal*, deren noch viele leben, etliche aber sind entschlafen« *(quidam autem dormierunt)*.

Der Heilige Stephanus, der erste Märtyrer, stirbt gesteinigt. Die Apostelgeschichte sagt: »*obdormivit in Domino*« (er entschlief im Herrn). In den Inschriften liest man neben dem *hic jacet*, dem man sehr viel später in der französischen Form des *ci-gît* wiederbegegnet, sehr häufig auch: hier schläft, hier ruht, *hic pausat, hic requiescit, hic dormit, requiescit in isto tumulo*. Die Heilige Radegundis verlangt, daß ihr Körper bestattet werde »*in basilica ubi etiam multae sorores nostrae conditae sunt, in requie sive perfecta sive imperfecta*« (in der Basilika, wo schon viele unserer Schwestern beigesetzt sind, in vollkommener oder unvollkommener Ruhe [34]). Die Ruhe konnte also bereits im voraus gestört sein: *requies sive perfecta sive imperfecta*.

Die mittelalterlichen gallikanischen Liturgien, die in karolingischer Zeit durch die römische ersetzt werden, zitieren die *nomina pausantium* (Namen der Ruhenden), fordern zum Gebet auf *pro spiritibus pausantium* (für die Seelen der Ruhenden). Die im Mittelalter den Klerikern vorbehaltene Letzte Ölung heißt *dormentium exercitium* (Sterbesakrament der Schlafenden).

Kein Dokument erhellt diesen Glauben an den Schlaf der Toten besser als die Legende von den sieben schlafenden Ephesern. Sie war derart verbreitet, daß man ihr bei Gregor von Tours, bei Paulus Diaconus und noch im 13. Jahrhundert bei Jacobus de Voragine wiederbegegnet: Die Leichname der sieben Märtyrer, Opfer der Christenverfolgung des Decius, sind in einer zugemauerten Grotte verwahrt. Der volkstümlichen Version zufolge ruhten sie dort 377 Jahre; Jacobus de Voragine aber, der seine Chronologie kennt, macht darauf aufmerksam, daß sie bei genauer Überprüfung nicht mehr als 196 Jahre geschlafen haben können! Wie dem auch sei: Im Zeitalter des Theodosius verbreitete sich eine häretische Irrlehre, die die Auferstehung der Toten verneinte. Um die Häretiker in Verwirrung zu stürzen, habe Gott beschlossen, die sieben Märtyrer auferstehen zu lassen, d. h. er habe sie erweckt: »Die Heiligen erwachten, grüßten einander und meinten nicht anders, denn daß sie nur über Nacht geschlafen hätten.« (Sie grüßten einander wie Roland und Olivier, bevor sie in den Tod hinüberschliefen.) Tatsächlich hatten sie aber mehrere Jahrhunderte lang geschlafen, ohne sich dessen bewußt zu sein, und einer unter ihnen, der in die Stadt hinausging, erkannte nichts vom Ephesus seiner Zeit wieder. Der Kaiser, die Bischöfe und die von diesem Wunder in Kenntnis gesetzte Geistlichkeit versammelten sich mit der Menge im Umkreis der Grabgrotte, um die sieben Schläfer zu sehen und zu hören. Einer unter ihnen, der erleuchtete Maximianus, setzte dem Kaiser den Grund ihrer Auferstehung auseinander: »Du sollst wissen, daß der Herr uns um deinetwillen auferweckt hat vor dem Tage der großen Auferstehung, [...] denn siehe, wir sind wahrlich auferstanden und leben, *und wie das Kind im Mutterleib keinen Schaden spürt und lebt, so lagen auch wir und lebten und schliefen, und spürten nichts.*« Nachdem er diese Worte gesprochen hatte, neigten die sieben Männer die Häupter zur Erde, entschliefen und gaben ihren Geist auf nach Gottes Willen. (35)

Läßt sich der Zustand der Schlafähnlichkeit, in den die Toten verfielen, besser beschreiben?

Wir werden (im fünften Kapitel) sehen, daß dieses Bild sich über Jahrhunderte der Verdrängung seitens der *litterati* erhalten hat: es taucht erneut in der Liturgie und in der Grabkunst auf. Auch in den Testamenten fehlt es nicht. Ein Pfarrer in Paris stellt noch im Jahre 1559 der *umbrae mortis* die *placidam ac quietam mansionem* (den sanften und ruhigen Aufenthalt dem Schatten des Todes [36]) gegenüber. Und bis heute werden die Gebete für die Toten für die *Ruhe* ihrer Seelen gesprochen. Die Ruhe ist das zugleich älteste, volkstümlichste und dauerhafteste Bild des Jenseits. Es ist sogar heute noch nicht verschwunden, trotz der Konkurrenz anderer Typen von bildlichen Repräsentanzen.

Im Blumengarten

Wenn die Toten schliefen, so in einem schönen Blumengarten. »Gott der Glorreiche möge eure Seelen zu sich nehmen und im Paradies auf heilige Blumen betten«, fleht Turpin angesichts der im Kampf gefallenen Edelleute. Ebenso bittet Roland, daß »Gott euren Seelen [...] das Paradies (schenke), und zwischen heiligen Blumen lasse er sie ruhen.« Diese beiden Verse enthalten die doppelte Repräsentanz des auf den Tod folgenden Zustandes: Ruhe oder fühlloser Schlaf, auf heiligen Blumen oder im Blumengarten. Das Paradies von Turpin und Roland (oder wenigstens dieses ihr

Bild vom Paradies, denn es gab noch andere) unterscheidet sich auf den ersten Blick nicht sehr von »der Auen und Haine ewig leuchtendem Grün«, den »lachenden Fluren« des Vergilschen Elysiums, auch nicht vom Lustgarten, wie ihn der Koran seinen Gläubigen verheißt.

Demgegenüber gab es im homerischen Hades weder Garten noch Blumen. Der Hades (wenigstens der des elften Gesanges der *Odyssee*) kennt auch die schrecklichen Martern nicht, die später, in der *Aeneis,* die Hölle der Christen vorausnehmen. Die Distanz zwischen den unterirdischen Welten von Homer und Vergil ist größer als die zwischen Vergil und den ältesten Darstellungen des christlichen Jenseits. Dante und das Mittelalter haben sich in dieser Hinsicht nicht getäuscht.

Im *Credo* oder im alten römischen Kanon bezeichnet die Hölle die traditionelle Bleibe der Toten, Raum des Harrens eher als der Marter. Die Gerechten oder Erlösten des Alten Testaments warten dort darauf, daß Christus sie nach seinem Tode zu befreien oder zu erwecken kommt. Später erst, als die Vorstellung des Gerichts sich durchsetzt, wird die Hölle für einen ganzen Kulturkreis, was sie vordem nur in vereinzelten Fällen war, Reich Satans und ewige Bleibe der Verdammten. (37)

Das *Euchologium* des Serapion, ein griechisch-ägyptischer Text aus der Mitte des 4. Jahrhunderts, enthält die folgende Totenfürbitte: »Gib Ruhe seinem Geist an einem grünenden und stillen Orte.«

In den *Acta Pauli et Theclae* wird der Himmel, »wo die Gerechten wohnen«, beschrieben als »Ort der Erfrischung, der Sättigung und der Freude«. (38) Es ist das *refrigerium. Refrigerium* oder *refrigere* werden anstelle des *requies* oder des *requiescere* benutzt. *»Refrigeres nos qui omnia potes!«* (Erfrische uns, der Du alles vermagst), sagt eine Inschrift in Marseille, die vom Ende des 2. Jahrhunderts stammt.

In der Vulgata nennt das Buch *Die Weisheit Salomos* das Paradies *refrigerium*: *»Justus, si morte preoccupatus fuerit, in refrigerio erit«* (Aber der Gerechte, ob er gleich zu zeitlich stirbt, ist er doch in der Ruhe; [IV,7]). Das Wort erhält sich in seiner ursprünglichen Bedeutung im alten Kanon unserer römischen Messe, im *Memento* der Toten: *in locum refrigerii, lucis et pacis* (zur Stätte des Paradieses, des Lichtes und des Friedens). Die französischen Versionen haben das Bild getilgt, weil, den Übersetzern zufolge, wir Nordländer von der Frische nicht das gleiche sinnliche Behagen erwarteten wie die Orientalen oder mediterranen Südländer! Ich räume ein, daß in den heutigen urbanen Gesellschaften dem Sonnenschein der Vorzug vor der Schattenkühle gegeben wird. Aber bereits zu Zeiten des Heiligen Ludwig stellte ein frommer Klausner in der Picardie dem »dunklen Tal, der

Winterstarre« dieser Welt den »Lichtglanz«, den »strahlenden Sommer« im Paradiese gegenüber. Die Verbindung von Frische und Wärme – ebenso die von Schatten und Licht – beschwor für den mittelalterlichen Nordfranzosen ebenso wie für den Orientalen das Glück des Sommers und des Paradieses.

Das Paradies hat aufgehört, frischer Blumengarten zu sein, als ein »geläutertes« Christentum diese materiellen Bildvorstellungen geächtet und sie als abergläubisch hingestellt hat. Sie haben dann Zuflucht gefunden bei den amerikanischen Farbigen: Die davon beeinflußten Filme zeigen den Himmel als grüne Weide oder als weißes Schneefeld.

Das Wort *refrigerium* hat noch eine andere Bedeutung. Es bezeichnete das Gedächtnismahl, das die ersten Christen an den Gräbern ihrer Märtyrer einnahmen, und die Opfergaben, die sie ihnen weihten. So brachte die Heilige Monika »gemäß afrikanischem Brauch zu den Gräbern der Märtyrer Hirsebrei, Brot und Wein« mit. Diese von heidnischen Bräuchen beeinflußten Opferhandlungen wurden vom Heiligen Ambrosius untersagt und durch eucharistische Gottesdienste ersetzt. Sie haben sich im Christentum byzantinischen Ursprungs erhalten, und Spuren davon lassen sich noch heute in unserer Folklore finden. Merkwürdig ist, daß ein und dasselbe Wort die Wohnstatt der Seligen und die ihren Gräbern dargebrachte rituelle Mahlzeit bezeichnete.

Die Haltung des liegend bei Tische tafelnden *convivus* ist auch die, die die Vulgata dem Seligen beilegt: »*Dico autem vobis quod multi ab oriente et occidente venient et recumbent cum Abraham et Isaac et Jacob in regno coelorum* [Aber ich sage euch: Viele werden kommen vom Morgen und vom Abend und mit Abraham und Isaak und Jakob im Himmelreich sitzen; Matth. VIII, 11].«

Die Bezeichnungen für das Paradies haben also drei Bedeutungsdimensionen: die des blühenden Gartens, die des Totenopfers und die des eschatologischen Festmahls.

Aber die mittelalterliche Ikonographie hat für diese Symbole wenig Neigung gezeigt. Seit dem 12. Jahrhundert zieht sie ihnen den Thron oder den Schoß Abrahams vor. Der Thron stammt zweifellos aus der orientalischen Bilderwelt, ist jedoch an einen feudalen Königshof transponiert. Im Paradies von Roland sind die Toten »Sitzende«. Der Schoß Abrahams ist häufiger. Zuweilen schmückte er die Außenfassaden von Kirchen, die auf den Friedhof hinausführten. Die dort bestatteten Toten werden eines Tages gewiegt wie die Kinder auf den Knien Abrahams. Mehr noch, Autoren wie Honorius von Autun sehen im Friedhof *ad sanctos* den Schoß der Kirche, dem die Leiber der Menschen anvertraut werden bis zum Letzten Tage und der sie wie Abraham trägt.

Das Bild des Blumengartens ist, wenn es auch selten vorkommt, doch nicht ganz unbekannt; es taucht gelegentlich auf einem Gemälde der Renaissancezeit auf, wo die Seligen paarweise spazierengehen, im kühlen Schatten eines wunderbaren Obstgartens. Gleichwohl bleibt richtig, daß das verbreitetste und beständigste Bild des Paradieses das den Ruhenden der Grabkunst ist, des *requiescens.* (38)

Die Fügung ins Unvermeidliche

Die Praxis juristischer Verfahren und Dokumente vom Ende des 17. Jahrhunderts macht die Mischung von Fühllosigkeit, Resignation, Vertrautheit und Öffentlichkeit in den volkstümlichen Mentalitäten deutlich, die wir bisher anhand anderer Quellen analysiert haben. Was Nicole Castan anhand von Strafprozeßakten des Stadtparlamentes von Toulouse über den Tod geschrieben hat, läßt sich ebenso auf das Mittelalter wie auf das bäuerliche Rußland des 20. Jahrhunderts beziehen: »Der Mensch des 17. Jahrhunderts«, sagte sie, »zeigt eine schwächere Sensibilität [als die unsrige] und stellt im Leiden [der Tortur] und im Tode eine erstaunliche Resignation und Hartnäckigkeit unter Beweis. Es mag am Formalismus der Gerichtsprotokolle liegen, aber nie gibt ein Verurteilter Zeichen einer besonderen Anklammerung ans Leben zu erkennen, nie schreit einer eine Weigerung zu sterben heraus.« Dabei ist durchaus kein Mangel an Ausdrucksmitteln im Spiel: »Bemerkenswert ist, daß man die Faszination von Geld und Reichtümern sehr wohl zum Ausdruck zu bringen verstand.« Aber trotz dieser ungestümen Liebe zu den Dingen des Lebens bezeugt der Verbrecher »im allgemeinen eher Angst vorm Jenseits als Vertrauen in diese Welt«.

»Der Sterbende vermittelt den Eindruck der Fügung ins Unvermeidliche.« (39)

Es lohnt sich, die Beobachtungen von Nicole Castan über Foltern im Languedoc des 17. Jahrhunderts der Darstellung einer Exekution im amerikanischen Süden des ausgehenden 19. Jahrhunderts gegenüberzustellen: Paul Bourget berichtet in *Outre-Mer,* wie er auf einer Reise in die Vereinigten Staaten im Jahre 1890 zufällig Zeuge einer solchen Hinrichtung wurde. Ein junger Farbiger war zum Tode durch den Strang verurteilt worden. Er war Diener eines alten Colonel aus dem Norden gewesen, Mr. Scott, der sich in Georgia niedergelassen hatte und dessen Bekanntschaft Bourget gemacht hatte. Bourget kommt ins Gefängnis und findet den Gefangenen dabei, seine Henkersmahlzeit einzunehmen. »Ich war ganz Auge für diesen Banditen, der den Tod vor Augen sah, den ich sein Leben mit verbissener Hartnäckigkeit verteidigen sehen hatte und der jetzt den gebratenen Fisch seiner Henkersmahlzeit mit derart offensichtlichem Genuß verspeiste.« Man verabfolgt dem Verurteilten schließlich die »Hinrichtungstracht«, ein neues Hemd. Er »erzitterte mit leichtem Schauder bei der Berührung des frischen Gewebes. Dieses Zeichen nervöser Reizbarkeit verlieh dem Mut, den dieser sechsundzwanzigjährige Bursche angesichts der Vorbereitungen entwickelte, noch größere Bedeutung.« Sein früherer Herr, Mr. Scott, bittet darum, einige Augenblicke mit ihm allein bleiben zu dürfen, und zwar um ihn auf den Tod vorzubereiten und die Rolle des Beichtvaters zu übernehmen wie der Bettelmönch des 17. Jahrhunderts. Sie knien nieder und beten gemeinsam das Vaterunser, und Paul Bourget beschreibt die Szene folgendermaßen: »Der bloß physische und gleichsam tierische Mut [er versteht die unvordenklich alte Resignation angesichts des Todes durchaus nicht], den er an den Tag gelegt hatte, als er mit derart genußvollem Appetit aß, veredelte sich plötzlich und umgab ihn mit einer geradezu idealischen Aura.« Bourget erfaßt nicht, daß es keinen Unterschied zwischen den beiden von ihm als gegensätzlich empfundenen Verhaltensweisen gibt: er erwartet die große sentimentale Szene oder Revolte, und was er konstatieren muß, ist Indifferenz: »Ich dachte an die erstaunliche Gleichgültigkeit, mit der dieser Mulatte das Leben ließ, an dem er doch mit sinnlicher Energie hing. Ich sagte mir noch: Welche Ironie, daß einem Menschen dieser Rasse [...] auf Anhieb gelingt, was die Philosophie als kostbarste Frucht ihres Nachdenkens auffaßt, die Fügung ins Unvermeidliche.«

Angesichts des Galgens läßt Seymour, der Verurteilte, die Zigarre fallen, die er bisher im Mund gehalten hatte. »Dieses plötzliche Erschrecken war das einzige Zeichen dafür, daß auch dieser Mensch eine Gemütsbewegung beherrschen mußte. Er hatte sich aber bald wieder in der Gewalt [ist das aber wirklich eine Form stoischer Selbstbeherrschung, wie der Westeuropäer der Jahrhundertwende sie sich ausmalt?], denn er erklomm die Holzstufen, ohne daß seine nackten Füße zitterten. Sein Verhalten war so gefaßt, so einfach, so vollkommen würdevoll, selbst in der Schande der Hinrichtung, daß sich unter den rauhen Zuschauern tiefes Schweigen ausbreitete.« Unmittelbar vor der Urteilsvollstreckung, als er das Gesicht bereits mit einem schwarzen Tuch verhüllt hat, läßt ihn Colonel Scott, immer noch in der Rolle des mönchischen Beichtvaters, einige fromme Beschwörungen nachsprechen: »›Herr, gedenket meiner in Eurem Reich‹, wiederholte die lispelnde Stimme des Mulatten; dann, nach einer Pause: ›*I am allright now*‹, und, mit viel Gefaßtheit: ›*Good bye, captain... good bye everybody*‹« – das letzte Lebewohl. (40)

Bietet nicht den besten Kommentar zu dieser Szene die bereits zitierte Formulierung von Nicole Castan: »Der Sterbende [Verurteilte] vermittelt den Eindruck der Fügung ins Unvermeidliche«?

Der gezähmte Tod

Von Homer bis Tolstoi der gleichen globalen Einstellung zum Tode wiederzubegegnen, bedeutet nicht, ihr eine strukturale Permanenz zuzuschreiben, die den im eigentlichen Sinne historischen Veränderungen fremd wäre. Viele andere Elemente haben diesen elementaren und unvordenklich alten Fundus überlagert. Er hat jedoch während nahezu zweier Jahrtausende allen Entwicklungsschüben widerstanden. In einer von Veränderung geprägten Welt wie der unseren bietet die traditionelle Einstellung zum Tode den Eindruck eines Walles von Trägheit und Kontinuität.

Unsere Alltagswirklichkeit hat diesen Wall inzwischen derart abgetragen, daß wir sogar Mühe haben, ihn uns auch nur vorzustellen und begreiflich zu machen. Die alte Einstellung, für die der Tod nah und vertraut und zugleich abgeschwächt und kaum fühlbar war, steht in schroffem Gegensatz zur unsrigen, für die er so angsteinflößend ist, daß wir ihn kaum beim Namen zu nennen wagen.

Aus diesem Grunde meinen wir, wenn wir diesen vertrauten Tod den gezähmten nennen, damit nicht, daß er früher wild war und inzwischen domestiziert worden ist. Wir wollen im Gegenteil sagen, daß er heute wild geworden ist, während er es vordem nicht war. Der älteste Tod war der gezähmte. (41)

2. Ad sanctos; apud ecclesiam

Im vorhergehenden Kapitel haben wir das jahrtausendelange Überdauern einer nahezu unveränderlichen Einstellung zum Tode konstatiert, die eine naive und spontane Fügung ins Schicksal und in den Willen der Natur zum Ausdruck brachte. Dieser Einstellung zum Tode, diesem *de morte*, entspricht eine symmetrische Einstellung zu den Toten, ein *de mortuis*, das dieselbe indifferente Vertrautheit in Hinsicht auf die Modalitäten der Grablegung und die Grabstätten verrät. Diese Einstellung zu den Toten ist für eine historisch sehr genau eingrenzbare Periode bezeichnend: sie tritt, von der ihr vorausgehenden deutlich unterschieden, im 5. Jahrhundert n. Chr. in Erscheinung und vergeht mit dem Ende des 18. Jahrhunderts, ohne Spuren in unserer Alltagswirklichkeit zu hinterlassen. Der lange, aber genau umschriebene Zeitraum ihrer Geltung fällt also mit den Grenzdaten der weitläufigen Kontinuität des gezähmten Todes zusammen.

Die Entwicklung dieser Einstellung setzt mit der wechselseitigen Annäherung von Lebenden und Toten ein, mit dem Eindringen der Friedhöfe in die Städte und Dörfer, in die unmittelbare Nähe der Wohnstätten der Menschen. Sie erlischt, als diese Promiskuität nicht mehr länger ertragen wird.

Der Schutz des Heiligen

Trotz ihrer Vertrautheit mit dem Tode scheuten die Alten die Nachbarschaft der Toten und hielten sie abseits. Sie verehrten die Grabstätten, teilweise wohl deshalb, weil sie die Wiederkehr der Toten fürchteten, und der Kult, den sie den Gräbern und den Manen stifteten, verfolgte das Ziel, die Verstorbenen daran zu hindern, wiederzukehren und die Lebenden zu belästigen. Die bestatteten oder eingeäscherten Toten waren unrein: in allzu enger Nachbarschaft drohten sie die Lebenden zu besudeln. Die Bleibe der einen mußte vom Lebensbereich der anderen geschieden sein, um jede Berührung zu vermeiden, ausgenommen die Tage der Sühneopfer. Das war eine absolut verbindliche Regel. Das Zwölftafelgesetz schrieb sie ausdrücklich vor: »Kein Toter darf innerhalb der Stadt bestattet oder eingeäschert werden.« Sie wird im theodosianischen Codex wiederaufgenommen, der besagte, daß alle Grablegungen außerhalb von Konstantinopel stattzufinden hätten: »Alle in Urnen oder Sarkophagen verwahrten Körper sollen weggeschafft und außerhalb der Stadt beigesetzt werden.«

Nach dem Kommentar des Rechtsgelehrten Paulus: »Kein Leichnam darf in der Stadt behalten werden, damit die *sacra* der Stadt nicht entweiht werden.« *Ne funestentur*: vom Tode verunreinigt – das Wort bringt die Unduldsamkeit der Lebenden deutlich zum Ausdruck. *Funestus*, das durch Bedeutungsabschwächung zum französischen *funeste* [unheilvoll] geworden ist, meint ursprünglich durchaus keine beliebige Profanation, sondern die, die von einem Leichnam ausgeht. Es kommt von *funus*, das zugleich den toten Körper, das Leichenbegängnis und den Mord bezeichnet. (1)

Deshalb lagen die Friedhöfe des Altertums auch außerhalb der Städte, an den Rändern der Ausfallstraßen wie der Via Appia: auf Privatgrundstücken errichtete Familiengräber oder Gemeinschaftsgräber im Besitz und in der Verwaltung von Funeralkollegien, die dem Urchristentum möglicherweise das gesetzliche Vorbild für seine Gemeinden geliefert haben. (2)

Die Christen haben sich anfangs den Bräuchen ihrer Zeit angepaßt und die geläufige Einstellung zu den Toten geteilt. Sie wurden zunächst auch in denselben Nekropolen bestattet wie die Heiden, dann jedoch abseits von ihnen in getrennten, immer aber außerhalb gelegenen Friedhöfen.

Noch der Heilige Johannes Chrysostomus empfand die Abneigung der Alten vor der Nähe der Toten. Er ruft in einer Homilie den alten Brauch in Erinnerung: »Trage dafür Sorge, nie ein Grab in der Stadt anzulegen. Wenn man einen Leichnam da bettete, wo du schläfst und ißt, was würdest du tun? Und gleichwohl bettest du die Toten [*animam mortuam*] zwar nicht da, wo du schläfst und ißt, aber in den Gliedern Christi [den Kirchen]... Wie kann man die Gotteshäuser besuchen, die heiligen Tempel, wenn ein derart abstoßender Geruch darin herrscht!« (3)

Noch im Jahre 563 finden sich Spuren dieser Geisteshaltung in einem Kanon des Konzils von Braga, der jede Bestattung in den Basiliken der Heiligen Märtyrer untersagt: »Man kann den Basiliken der Heiligen Märtyrer nicht dieses Privileg verweigern, das die Städte hartnäckig für sich allein in Anspruch nehmen, nämlich niemanden in ihrem Bannkreis bestatten zu lassen.« (4)

Dieses Widerstreben angesichts der Nähe der Toten ist bei den alten

Christen jedoch bald versiegt, zunächst in Afrika, dann in Rom. Der Wandel ist bemerkenswert: er bringt eine beträchtliche Differenz zwischen der heidnischen und der neuen christlichen Einstellung zu den Toten zum Ausdruck, der gemeinsamen Anerkennung des gezähmten Todes zum Trotz. Künftig – und für lange Zeit, bis ins 18. Jahrhundert hinein – flößen die Toten den Lebenden keine Angst mehr ein, und beide sollten fortan an denselben Orten, hinter gemeinsamen Mauern, zusammenwohnen.

Was ermöglichte diesen schnellen Übergang vom alten Widerstreben zur neuen Vertrautheit? Der Glaube an die Auferstehung des Fleisches, in Verbindung mit dem Kult der alten Märtyrer und ihrer Gräber.

Diese Entwicklung hätte jedoch auch anders verlaufen können: Manche alten Christen legten dem Ort ihrer Bestattung nicht die geringste Bedeutung bei, um den Bruch mit dem heidnischen Aberglauben und ihre Freude über die Heimkehr zu Gott um so deutlicher hervorzuheben. Sie vertraten die Auffassung, daß der heidnische Grabkult in Widerspruch zum fundamentalen Dogma der Auferstehung des Fleisches stehe. Der Heilige Ignatius legte Wert darauf, daß die wilden Tiere von seinem Körper nichts übrigließen. (5) Anachoreten aus der ägyptischen Wüste forderten, daß man ihre Leichname unbestattet lassen und sie der Gefräßigkeit von Hunden und Wölfen preisgeben sollte – oder der Barmherzigkeit von Menschen, die durch Zufall auf sie stießen. »Ich fand«, so einer dieser Mönche, »eine Höhle, und bevor ich eindrang, klopfte ich dem Brauch der Brüder gemäß an.« Als er ohne Antwort blieb, trat er ein und sah einen Bruder schweigend dasitzen. »Ich reichte ihm die Hand, nahm seinen Arm, er zerfiel bei meiner Berührung zu Staub. Ich betastete seinen Körper und begriff, daß er tot war... Also erhob ich mich, betete, bedeckte den Körper wieder mit seinem Mantel, hob die Erde aus, bestattete ihn und ging von dannen.« (6)

Jahrhunderte später machten Jean de Joinville und der Heilige Ludwig bei der Rückkehr vom Kreuzzug eine ähnliche Entdeckung auf der Insel Lampedusa. Sie kamen durch eine verlassene Einsiedelei: »Der König und ich gingen bis ans Ende des Gartens und sahen unter dem ersten Gewölbe ein mit Kalk geweißtes Bethaus und ein Kreuz aus rotem Ton. Wir traten unter das zweite Gewölbe und fanden dort zwei menschliche Körper, deren Fleisch ganz vermodert war, die Rippenbögen hielten noch zusammen, und die Knochen der Hände waren über der Brust zusammengelegt; sie lagen nach Osten gewendet, in eben der Weise, wie man Leichname in die Erde bettet.« (7)

Mit dieser Anspruchslosigkeit hätte man sich bescheiden können, und wirklich haben die östlichen Mönche, Erben jener Wüsteneremiten, ihren sterblichen Resten gegenüber immer Gleichgültigkeit an den Tag gelegt. Die asketische Verachtung des lebenden wie des toten Körpers, wie sie von den Klostermönchen zur Schau getragen wurde, verbreitete sich jedoch nicht in der gesamten christlichen Bevölkerung des Abendlandes. Dieses Abendland neigte dazu, den neuen Glauben an die Auferstehung des Fleisches mit dem traditionellen Grabkult zu versöhnen. Diese Versöhnung trug jedoch nicht dazu bei, die aus der Antike ererbte Furcht vor den Toten aufrechtzuerhalten, im Gegenteil: sie führte zu einer Vertrautheit, die eines Tages dann, im 18. Jahrhundert, an Gleichgültigkeit zu grenzen begann.

Die volkstümliche christliche Eschatologie hat eingesetzt mit der Anpassung an die alten tellurischen Glaubensvorstellungen. So waren viele Christen überzeugt, daß am Jüngsten Tage nur die auferstehen würden, die ein angemessenes und unversehrtes Grab erhalten hatten: »Auferstehen wird nicht, wer unbestattet geblieben ist.« Die Angst davor, nicht auferstehen zu dürfen, brachte im christlichen Idiom die altüberkommene Angst, ohne Grab zu sterben, zum Ausdruck. (8)

Tertullian zufolge verfügten allein die Märtyrer, vermöge ihres Blutopfers, über den »einzigen Schlüssel zum Paradies«. »Niemand, dessen Seele seinen Leib verläßt, erhält sofort die Vergünstigung, nahe dem Herrn zu wohnen...« (9) Die Toten erwarteten den Tag des Gerichts wie die schlafenden Epheser. Wie des Körpers und des Geistes, so auch des Gedächtnisses beraubt, waren sie weder Freude noch Leid zu empfinden imstande. Erst am Jüngsten Tage gingen die »Heiligen«, denen die ewigen Freuden verheißen waren, aus den »niederen Gefilden« (Tertullian) hervor, um ihre himmlischen Wohnungen zu beziehen. Die anderen blieben ins Nichts ihres ewigen Schlafes gebannt: den Unglückseligen blieb die Auferstehung versagt. Die Anathema-Formeln bedrohten den Verdammten mit der ungeheuerlichsten Bestrafung – sie enthielten ihm die Auferstehung vor: »Am Tage des Gerichtes wird er nicht auferstehen.« (10)

Die volkstümlichen Glaubensinhalte waren durchdrungen von der Vorstellung, daß eine Schändung oder Beraubung des Grabes die Erweckung eines Verstorbenen am Jüngsten Tag und damit auch sein ewiges Leben aufs Spiel setze. »Niemals möge, zu keiner Zeit, dieses Grab versehrt werden, damit ich *sine impedimento* [ohne Hindernis] ins Leben zurückkehren kann, wenn der Herr kommt zu richten die Lebendigen und die Toten.« (11)

Die gebildeteren geistlichen Autoren mochten ruhig beteuern, daß die Macht Gottes ebenso weit reiche, die verwesten Leiber wiederzubeleben, wie sie zu erschaffen; es gelang ihnen in den ersten Jahrhunderten nicht, die Volksmeinung für sich zu gewinnen: die hatte ein sehr lebhaftes Gefühl für die Einheit und Kontinuität des Seins und unterschied die Seele nicht vom Körper noch den glorreichen und unverweslichen vom fleischlichen Leib. Es ist mithin durchaus möglich, daß die Angst vor Grabschändung, wie es Dom Leclercq im Artikel *Ad sanctos* des *Dictionnaire d'archéologie chrétienne* glaubhaft zu machen versucht, dem sich später allgemein verbreitenden Brauch zugrundegelegen hat, die Toten in der Nähe der Märtyrer-Gräber zu bestatten: die Märtyrer, die einzigen Heiligen (d. h. Gläubigen), die sofort ihres Platzes im Himmel sicher waren, wachten über die Leiber und bannten die Grabschänder.

Der Bestattung *ad sanctos*, in größtmöglicher Nähe der Märtyrer, lag allerdings noch ein anderes Motiv zugrunde. Sicher ist, daß sich die in den ersten Jahrhunderten so lebhafte Angst vor Grabschändung sehr bald, und zwar seit dem Hochmittelalter, abschwächte. Sie hatte in Wahrheit auch kein ökonomisches Motiv mehr: Nichts zog die Grabräuber noch an Sarkophagen an, die nichts Kostbares mehr bargen. Ebensowenig hatte sie noch ein spirituelles Motiv. Vorausgesetzt, daß die Toten im Schutz des verehrten Heiligen und im geweihten Bannkreis der Kirche verblieben, hatten die Veränderungen, die sie betreffen mochten, keine Bedeutung mehr. Wie oft werden sie nicht von den Priestern selbst – und häufig ohne allzuviel Federlesens – ihres ursprünglichen Ruheplatzes, wenn man so sagen darf, beraubt, d. h. umgebettet, wenn auch nicht profaniert worden sein, weil sie ja des Schutzes der Kirche nicht verlustig gingen!

Das Hauptmotiv der Bestattung *ad sanctos* ist die Vergewisserung des Schutzes des Märtyrers – nicht mehr nur für den sterblichen Leib des Dahingeschiedenen, sondern für sein ganzes Sein – für den Tag der Auferstehung und des Gerichtes.

Der Friedhofsvorort. Die Toten *intra muros*

Die geistlichen Autoren waren von den glückverheißenden Auswirkungen der physischen Nachbarschaft der Leiber der Seligen und der Märtyrer überzeugt. »Die Märtyrer«, so Maximus Turinus, »schützen uns, die wir in unserem Körper leben, und nehmen uns in ihre Obhut, wenn wir ihn verlassen haben. Hier bewahren sie uns davor, in Sünde zu verfallen, da beschirmen sie uns vor dem Schrecken der Hölle [*inferni horror*]. Deshalb haben unsere Ahnen dafür Sorge getragen, unsere Körper den Gebeinen der Märtyrer zuzugesellen: es fürchtet sie der Tartarus, und wir entgehen der

Züchtigung; Christus erleuchtet sie, und seine Klarheit nimmt von uns die Finsternisse.« (12)

Die Grabinschriften benuzten häufig dasselbe Vokabular. Hier die eines Subdiakons: »Dessen Gebeine in diesem Grabe ruhn, hat das Verdienst erworben, den Gräbern der Heiligen nahe zu sein: die Qualen des Tartarus und die Grausamkeit seiner Martern mögen ihm erspart bleiben.« Ebenso die in Vienne gefundene Grabinschrift eines reichen Christen, die aus dem Jahre 515 stammt: »Unter dem Schutz der Märtyrer muß man die ewige Ruhe suchen; der sehr Heilige Vincent und die Heiligen, seine Gefährten und ihm Ebenbürtigen, wachen über diesen Platz und verbannen die Finsternisse, indem sie den Schimmer des wahren Lichtes [*lumen de lumine vero*] verbreiten.« (13)

Der Heilige Paulus ließ den Leichnam seines Sohnes Celsus in die Nähe der Märtyrer von Aecola in Spanien überführen: »Wir haben ihn in die Stadt Complutum [das heutige Alcala bei Madrid] gebracht, um ihn den Märtyrern durch das Bündnis des Grabes zuzugesellen, damit er in der Nachbarschaft des Blutes der Heiligen von ihnen jene Tugend entlehne, die unsere Seelen reinigt wie das Feuer.« Wie man sieht, handelt es sich also nicht nur um Schutz gegen die Kreaturen des Tartarus, den die Heiligen gewähren; sie übertragen dem Verstorbenen, der ihnen zugesellt (*sociatus*) ist, auch einen Teil ihrer Tugend und sühnen, *post mortem*, seine Sünden.

Ungezählte Inschriften vom 6. bis hin zum 8. Jahrhundert wiederholen diese Formeln: »Der das Verdienst erworben hat, den Gräbern der Heiligen nahe zu sein, ruhend im Frieden und in der Gemeinschaft der Märtyrer [*martyribus sociatus*]«, ist beigesetzt *ad sanctos, inter sanctos,* und manche präzisieren darüber hinaus: »zu Füßen des Heiligen Martin«. Andere sind derart formelhaft-banal geworden, daß sich ihre ursprüngliche Bedeutung nicht mehr erraten läßt: *in loco sancto, huic sancto loco sepultus.* (14)

So haben die Gräber der Märtyrer andere Grabstätten förmlich angezogen, und da die Märtyrer im allgemeinen in den Gemeinschaftsnekropolen außerhalb der Städte beigesetzt wurden, verdankt das Christentum den heidnischen Gräberfeldern seine ältesten und am meisten verehrten Weihestätten.

Diesem Brauch schreibt man gewöhnlich einen afrikanischen Ursprung zu: in der Tat sind die Archäologen auf seine ersten Manifestationen in Afrika gestoßen (von wo aus er sich nach Spanien und Rom ausbreitete).

Der Zusammenfall von Friedhöfen und an der Peripherie gelegenen Kirchen springt selbst dem wenig geübten Besucher bei jüngst ausgegrabenen

Ruinen geradezu in die Augen, namentlich da, wo die alte Nekropole vollständig freigelegt worden ist und die modernen Städte sie nicht völlig verdeckt haben.

Martyria oder *memoriae* sind zunächst direkt am Lageplatz der verehrten Gräber errichtet worden, auf den Friedhöfen *extra muros.* Dann wurde eine *Basilika* neben oder anstelle der Kapelle gebaut. Man findet in den frühesten Bauabschnitten der Sanktuare der Vorstädte häufig eine danebengestellte kleine Kapelle mit rechteckigem, rundem oder polygonalem Grundriß und eine ein- oder mehrschiffige Basilika. Die mehrschiffigen Basiliken mit einem vorgeschalteten weitläufigen *atrium* waren in der Tat notwendig geworden, um der zahlreichen Pilgermassen Herr werden zu können – geschäftige, von der Berühmtheit des Heiligen angezogene Pilger. In einer alten Nekropole wurde also die Lage der Basilika von der *confessio* des Heiligen fixiert. Später zog die Gegenwart der heiligen Reliquien nicht nur vorbeiziehende Pilger, sondern auch Tote auf der Suche nach einer endgültigen Bleibe an. Die Basilika wird zum Kern eines neuen Friedhofs *ad sanctos,* über oder neben der alten »gemischten« Nekropole.

Die Ausgrabungen römischer Städte in Afrika führen diesen Prozeß deutlich vor Augen: Wirre Bruchstücke von Steinsarkophagen umgeben die Mauern der Basilika und besonders ihre Apsis-Seiten in nächster Nähe der *confessio.* Die Gräber dringen ins Innere vor, sammeln sich in den Schiffen, wenigstens in den Seitenschiffen – so in Tipasa, Hippo und Karthago. Ebenso eindrucksvoll ist dieses Schauspiel in Ampurias in Katalonien, wo die christliche Nekropole und ihre Basiliken die Ruinen einer lange vorher verlassenen griechischen Stadt überformen: Die Archäologen haben den christlichen Friedhof abtragen müssen, um Spuren des alten Neapolis aufzufinden, das heute unter umgestürzten christlichen Sarkophagen wiederauftaucht.

Die gleiche Situation liegt, wenn auch für das bloße Auge nicht unmittelbar einsichtig, in unseren gallo-romanischen Städten vor, wie sie nach Abtragung der historischen Ablagerungen rekonstruiert wurden, deren jüngste – die Vorstädte des 19. und 20. Jahrhunderts – die letzten Spuren verwischt haben, die noch auf den gemalten oder gravierten »Ansichten« vom Ende des 18. Jahrhunderts auszumachen sind. So erkennt man noch den Friedhof und die Basilika Saint-Victor bei Marseille, Saint-Marcel bei Paris, Saint-Sernin bei Toulouse, Saint-Seurin bei Toulouse, Saint-Hilaire in Poitiers, Saint-Rémis in Reims usw.

Die den Pilgern vorbehaltene Friedhofsbasilika, von Toten umgeben und übervölkert, wurde von einer weltlichen Gemeinschaft oder von Ordensgeistlichen verwaltet und in der Mehrzahl aller Fälle zum Sitz einer bedeutenden Mönchs- oder Nonnenabtei. In den römischen Städten in Afrika und im katalanischen Ampurias haben sich die Wohnviertel der armen Christen offenbar um die außerstädtischen Basiliken gruppiert, obwohl der Bischofssitz, das *episcopium*, innerhalb der Mauern lag. In Gallien bildeten die Abteien auch den Kern neuer Vorstädte wie Saint-Sernin bei Toulouse, Saint-Martin bei Tours, die bald mit dem Stadtkern zusammenwuchsen und in einem späteren Weichbild aufgingen. Die Wohnstätten der Toten stießen die der Lebenden nicht mehr ab.

Die Friedhofsbasilika unterschied sich für lange Zeit deutlich von der Bischofskirche, der Kathedrale, die, innerhalb der Mauern und zuweilen auf ihnen errichtet, kein Grab barg. Die Basiliken waren umgekehrt von Toten geradezu überschwemmt, von Toten, die nicht mehr immer nur von den dort als erste verehrten Heiligen angezogen wurden, sondern auch von denen, die neben und nach ihnen beigesetzt worden waren. So haben sich Heilige jüngeren Datums in der Gläubigkeit der Frommen an ihre Stelle gesetzt und bei der Grabwahl die Würde der ältesten Reliquien übernommen. Überführte und an einen anderen Ort verpflanzte Reliquien haben manchmal die Rolle des *martyrium* für eine neue Umgebung gespielt. So hatte König Childebert eine Abtei errichten lassen, um die Schläfe des Heiligen Vincent von Saragossa zu beschirmen, die er selbst, zusammen mit einem Kreuz aus Toledo, aus Spanien mitgebracht hatte; aus der Abtei des Heiligen Vincent wollte er die Nekropole seiner Dynastie machen, wie es Saint-Denis für die Capetinger war. Der Heilige Germain, Bischof von Paris, der sie geweiht hatte, wurde darin bestattet: sowohl der König als auch der Heilige Bischof suchten die Nähe der Reliquien des Heiligen Vincent. Saint Germain wurde nicht in der Kirche beigesetzt, sondern *in porticu*, in einer an die Kirche angrenzenden Kapelle.

Das Grab des Heiligen Germain wurde seinerseits zum Gegenstand großer Verehrung. Im Jahre 755 wurde der Leichnam ins Sanktuarium unter dem Hauptaltar überführt, und die Kirche bekam den Namen Saint Germain, unser heutiges Saint-Germain-des-Près, wobei der Heilige Germain die Stelle des Heiligen Vincent einnahm. Dieselbe Art von Stellvertretung begab sich in Paris, wo der Bischof Marcel den Heiligen Clément, einen der ersten Päpste, verdrängt hat, oder in Bordeaux, wo der Name der Kirche vom Protomärtyrer Etienne auf den Bischof Seurin übergegangen ist.

Als die Kanonikergemeinschaften in den Kathedralkirchen gegründet wurden, hatten die Kanoniker, wie die Bischöfe, ihre Gräber in den Vorstadtabteien. Die christlichen gallo-romanischen Städte beherbergten zu

Beginn des Mittelalters also zwei Zentren christlichen Lebens, die Kathedrale und das Friedhofssanktuar; hier der Sitz der bischöflichen Verwaltung und einer zahlreichen Geistlichkeit, da die Gräber der Heiligen und die Scharen der Pilger. Diese Dualität ging nicht ohne Rivalitäten ab.

Es trat ein Zeitpunkt ein, zu dem die Trennung zwischen der Vorstadt, wo seit unvordenklichen Zeiten Bestattungen vorgenommen wurden, und dem für Grablegungen noch immer unzugänglichen Stadtkern hinfällig wurde. Bereits die Entwicklung neuer Stadtviertel im Umkreis der Friedhofsbasilika bezeugte eine große Veränderung: Die Toten hatten, als erste Bewohner, die Lebenden nicht mehr daran gehindert, sich neben ihnen einzurichten. Man beobachtet in den Anfängen also, wie sich die Abstoßung, die in der Antike von den Toten ausgegangen war, langsam abschwächt. Ihr Eindringen in den eigentlichen Stadtbezirk, ins Herz der Städte, bedeutet die vollkommene Aufgabe des alten Verbotes und seine Ersetzung durch eine neue Einstellung der Indifferenz oder Vertrautheit. Die Toten haben nunmehr – und für lange Zeit – aufgehört, Angst einzuflößen.

Wie dieses Verbot außer Kraft gesetzt wurde, läßt sich an einem Beispiel aus Arras verdeutlichen. (15) Der Heilige Vaast, Bischof von Arras, starb im Jahre 540. Er hatte sich ausbedungen, in einem am Flußufer des Crinchon errichteten hölzernen Bethaus bestattet zu werden, gemäß der Regel, die besagte, »daß kein Verstorbener innerhalb der Mauern einer Stadt seine Ruhe finden« sollte. Im Augenblick der Überführung aber gelang es den Trägern nicht, den plötzlich zu schwer gewordenen Körper von der Stelle zu rücken, wie wenn der Leichnam sich weigerte, sich forttragen zu lassen. Der Erzpriester beeilte sich, eine übernatürliche Einwirkung festzustellen, und bat den Heiligen, Anweisung zu geben, »daß Du an den Ort geschafft werdest, den wir [d. h. der Klerus der Kathedrale] für Dich ausgewählt haben«. Und alsbald wurde der Körper leichter, und die Träger vermochten ihn ohne Mühe fortzuschaffen »in das Grab, wie es einem Diener Gottes zukam, in der Kirche, zur Rechten des Altars, an dem er selbst den Gottesdienst hielt, seines Bischofssitzes.« Man ermißt, was sich hinter diesem Wunder verbirgt: Der Klerus der Kathedrale weigerte sich, sich zugunsten einer fremden Gemeinde zum Verzicht auf einen verehrungswürdigen Leichnam, auf das Prestige und die seiner Kirche zufließenden Vorteile bewegen zu lassen. Um aber das traditionelle Verbot außer Kraft setzen zu können, mußte es bereits merklich abgeschwächt sein.

Dasselbe hat sich wahrscheinlich in Paris ereignet. Der Pariser Klerus hatte die Vergünstigung erhalten, daß ihm eine Kirche im Stadtkern geweiht wurde. Dort verehrte man bereits eine Reliquie des Heiligen Bischofs, für die Saint Éloi einen prachtvollen Reliquienschrein vorgesehen hatte. Man rechnete jedoch damit, daß es damit nicht sein Bewenden haben würde, und hoffte, eines Tages den ganzen Körper des Heiligen an diesen Ort überführen zu können, den Bischofssanktuaren so nahe wie möglich. Dieser Tag aber kam nie, und Saint Germain verblieb in der Abtei am linken Seine-Ufer, wo er nach seinem Tode auch bestattet worden war. Dem Klerus von Paris schlug also fehl, was dem von Arras so erfolgreich gelungen war, zweifellos aufgrund hinreichender weltlicher Unterstützung. Die neue karolingische Dynastie brachte Paris, seinem Stadtkern und seinen Kulten weniger Anhänglichkeit entgegen als die Merowinger.

Der Körper des Heiligen, der *in ambitu murorum* eingedrungen war, zog seinerseits andere Gräber von Toten und Kreuzwegstationen von Pilgern nach sich. Die Unterschiede zwischen Kathedrale und Friedhofskirche, wie sie sich gerade in der Bestattungsfunktion äußerten, mußten also dahinschwinden. Die Toten, die sich bereits mit den Lebenden der armen Vorstadtviertel vermischt hatten, führten sich so ins historische Herz der Städte ein: Künftig gab es nirgendwo mehr Kirchen, die nicht auch als Gräber dienten und die nicht mit einem Friedhof verbunden waren. Die osmotische Verbindung zwischen Kirche und Friedhof war endgültig besiegelt.

Dieses Phänomen läßt sich nicht nur an den neuen Pfarrkirchen der Bischofsstädte, sondern auch an den Landkirchen beobachten.

Die barbarischen oder merowingischen Friedhöfe sind, wie zu erwarten war, abseits der Dörfer und bewohnten Ortschaften, immer mitten auf dem Lande freigelegt worden. Man sieht beispielsweise noch heute in Civaux bei Vienne ungeheure Fluchten von monolithischen Sarkophagen für ein oder zwei Personen.

Vom 7. Jahrhundert an läßt sich nun eine bezeichnende Veränderung dingfest machen, analog zu der, die den Toten Eingang in die Städte verschafft hat. Die Friedhöfe auf dem Lande werden aufgegeben, dem Wildwuchs überlassen und vergessen oder doch nur gelegentlich benutzt (etwa in Zeiten von Pestepidemien). In diesem Falle wird eine spätere, zuweilen dem Heiligen Michael geweihte Kapelle dem Bestattungsort angegliedert. Andererseits tritt zu ebendieser Zeit der Friedhof im Umkreis der Kirche in Erscheinung. Es kommt häufig vor, daß heute neben Kirchen, unter oder in ihren Mauern Sarkophage ausgegraben werden, die mit den auf dem freien Lande gefundenen identisch sind: entweder sind sie aus der merowingischen Nekropole überführt und erneut benutzt worden, oder man hat sie weiter nach dem gleichen Modell hergestellt, sie von jetzt an aber für kirchliches Gebiet bestimmt.

Dieser Wechsel der Örtlichkeiten läßt sich an den Ausgrabungen von Civaux sehr deutlich ablesen: Im Umkreis der Kirche hat man einen bedeutenden Friedhof freigelegt, der mehrere hundert Meter von der merowingischen Nekropole entfernt ist, die ihrerseits mitten auf freiem Felde liegt.

Dieselbe Beziehung zwischen Friedhof und Kirche tritt in Châtenay-sous-Bagneux in Erscheinung, wenn auch nur in Dokumenten des 18. Jahrhunderts, weil sie aufgrund der zeitgenössischen Besiedlung mit bloßem Auge nicht mehr erkennbar ist. (16) Die gallo-romanische und merowingische Nekropole ist erst gegen Ende des Mittelalters aufgelassen worden. Im Jahre 1729 war sie beinahe völlig verschwunden; »das ganze umfriedete Gehege wurde dann vollständig urbar gemacht, und es existiert nur noch der Name des besagten Ortes, der Hauptfriedhof [*Grand-Cimetière*]«. Das Überdauern des Namens und der Örtlichkeit – während die Funktion erlosch und Beisetzungen dort selten wurden (vielleicht nur noch in Pestzeiten) – erklärt sich auch daraus, daß der Friedhof, wie wir später sehen werden, nicht nur Bestattungszwecken diente. Der entfernte Friedhof ist später von der Kirche und ihrer Einfriedung ersetzt worden: Man hat im ältesten Bauabschnitt der Kirche, im Chor, fünfzehn Sarkophage aus gegossenem Gips gefunden, »unbestreitbar merowingischen Ursprungs«. R. Dauvergne ist der Ansicht, daß sie vom Hauptfriedhof stammen, glaubt aber annehmen zu können, daß ihre Wiederverwendung in der Kirche ins 12./13. Jahrhundert datiert: in der Tat hat man in diesen Gräbern Grabbeigaben aus eben dieser Zeit gefunden. Also lassen sich wohl sogar noch frühere Wiederverwendungen annehmen.

Ebenso hat man in Châtenay, zu einem unbestimmten Zeitpunkt zwischen dem 8. und dem 12. Jahrhundert, der Bestattung in der Kirche oder in ihrer unmittelbaren Nähe den Vorzug vor dem abgelegenen Friedhof mitten auf dem Lande gegeben.

In Guiry-en-Vexin hat man, auf freiem Felde, im Umkreis der Schloßallee ungefähr dreihundert Sarkophage und Grabstellen entdeckt: Die Grabbeigaben erlauben es, diese Nekropole ins 5. bis 6. Jahrhundert zu datieren. In derselben Gemeinde hat man kürzlich, diesmal aber mitten auf dem Lande, einen Friedhof aus dem 7. Jahrhundert freigelegt: 47 Einzelgrabstellen und 10 Gemeinschaftsgräber mit den Gebeinen von 250 Personen.

Wie in Châtenay hat es den Anschein, daß der Friedhof der Kirche in Guiry die Freilandfriedhöfe abgelöst hat. Man hat mehrere Särge aus Einzelsteinen gefunden, die merowingische Schriftzüge tragen. (17) Ein anderes Beispiel bietet Minot-en-Châtillonais, das von F. Zonabend untersucht wurde und gegen Ende des elften Kapitels des vorliegenden Buches analysiert wird (»Der Besuch auf dem Friedhof«).

Das Datum der Verlegung ist häufig schwierig zu bestimmen und kann von Region zu Region variieren; es ist jedoch eine allgemeine Regel, daß man in ländlichen Gegenden Beisetzungen zunächst abseits der Wohnstätten und danach, im 8. Jahrhundert und später, in der Kirche oder in ihrem Umkreis vorgenommen hat.

Die bestimmende Rolle bei dieser Entwicklung fällt allerdings weniger den Märtyrern und heiligen Bischöfen der Städte und Vorstädte zu als vielmehr den Stiftungsherren. In heidnischen Regionen, die von den alten Christen für sich gewonnen und deren Einwohner – wie die des karolingischen Germanien – massenhaft bekehrt wurden, sind die Auflassung der heidnischen Friedhöfe und die Bestattung in oder im Umkreis der Kirchen mit Gewalt erzwungen worden: »Wir verfügen, daß die Leichname der christlichen Sachsen *ad cimeteria et non ad tumulos paganorum* [auf die Friedhöfe und nicht in die Grabhügel der Heiden] überführt werden.« (18)

Zu Zeiten des byzantinischen Kaisertums ließen sich gallo-romanische Großgrundbesitzer zuweilen auf ihren eigenen Domänen beisetzen. Einer davon, aus der Gegend von Vienne, ließ sich die folgende, aus dem Jahre 515 stammende Grabinschrift einmeißeln: »Pentagothus, aus diesem vergänglichen Leben scheidend, hat nicht um einen Begräbnisplatz [auf einem öffentlichen Friedhof] nachsuchen wollen; er hat seinen Leib dieser Erde anvertraut, die sein eigen ist.« Der Brauch der Bestattung *ad sanctos* hatte sich jedoch derart verbreitet, daß, wenn der Tote nicht zum Heiligen ging, der Heilige zum Toten kommen mußte. Deshalb hatte Pentagothus in seinem Grabe Reliquien von Märtyrern als Grabbeilagen um sich, gemäß einem Brauch, wie er auch von anderen merowingischen und karolingischen *memoriae* bezeugt wird; »im Schutze der Heiligen«, läßt er sich vernehmen, »muß man die ewige Ruhe suchen; der sehr Heilige Vincent und die Heiligen, seine Gefährten und ihm Ebenbürtigen [je zahlreicher die Heiligen, um so wirksamer war ihr Schutz], wachen über diesen *domus*.« *Domus*: Das Grab ist auch eine Art Tempel, ein geheiligter Ort, an dem man die Messe zelebrieren kann. Später wird man sagen: eine Kapelle. (19)

Noch im 9. Jahrhundert rügt Jonas, Bischof von Orléans, diejenigen, die eine Bezahlung annehmen, um eine Bestattung der Toten *in agris suis* zu ermöglichen. (20) Der Grab-*ager* des Großgrundbesitzers wird damals zum *locus publicus et ecclesiasticus* und das Familien-Grabmal zur Land- oder Pfarrkirche, manchmal sogar zur Stiftskirche oder zur Abtei. So etwa im Falle der unterirdischen Kapelle von Saint-Maximin in der Provence: Die Bestattungen, die die legendenhafte Tradition später Marie-Madeleine zuschrieb, waren die Beisetzungen einer Familie. Ebenso verhält es sich, nur wenige Kilometer von Saint-Maximin entfernt, mit der *memoria* der la Gayolle: ebenfalls eine Familienkapelle.

Solche Familiengräber müssen zu Zeiten des Ursprungs der Landpfarreien häufig gewesen sein. Der Grundherr unterhielt in seiner *villa* einen Kaplan, und das Bethaus, in dem dieser Geistliche zelebrierte, konnte ebensogut auch die *memoria* des Herrn sein.

In Guiry-en-Vexin weist ein Dokument aus dem 16. Jahrhundert, das sich jedoch seinerseits auf noch ältere Zeugnisse beruft, darauf hin, daß die Herren von Guiry, »die, dem Beispiel Clovis I. folgend, zum Christentum übergetreten waren..., eine kleine Kirche oder Kapelle zu errichten begannen, die sie dem Apostel Andreas weihten; bekannt ist, daß darin im Jahre 818 ein Seigneur Gabriel de Guiry bestattet worden ist.« Diese Kirche diente mithin ihren Stiftern und deren Nachfolgern als Bestattungsort. Der Fall war häufig; deshalb räumen, wie wir später sehen werden, die kanonischen Texte den weltlichen Stiftern für die kirchliche Beisetzung dieselben Privilegien ein wie den Priestern und Mönchen. Diese Grabkapellen wurden nicht immer zu Pfarrkirchen, waren aber ausnahmslos Gegenstand eines Kultes: Man zelebrierte die Messe über den heiligen Reliquien, die dort verwahrt wurden. So im Falle der unterirdischen *memoria* des Abtes Mellebaude. Sie lag nicht *in agris*, sondern gehörte zu einem alten Friedhof *extra muros*, vor den Toren von Poitiers. Ihr Entdecker, Pater Camille de La Croix, S. J., der sie 1878 ausgegraben hat, glaubte darin ein Grabmal zum Gedenken an einen Märtyrer zu erkennen. Freilich täuschte er sich, weil es in Wirklichkeit das Grab eines Abtes vom Ende des 7. Jahrhunderts war. Aber sein Irrtum ist durchaus verständlich, weil nichts der *memoria* eines Märtyrers weniger ähnelt als dieses Grab. Der Verstorbene hat sein *hypogée* (Totengruft) als Nachbildung der *spelunca* entworfen, der Grotte des Heiligen Grabes, und aus seinem Grab schließlich ein dem Kreuz Christi geweihtes Bethaus gemacht, mit einem Altar zur Lesung der Messe.

Die *memoria* des Abtes wird also zu einer Art *martyrium*, dient aber, wie alle Kirchen, überdies als Ort der Bestattung *ad sanctos*. »Gläubige höhlten in ihrem Boden Gräber aus, die sie mit Deckplatten verschlossen, die ihrerseits aus Steinen bestanden, wie sie auch zum Bau des Monuments selbst verwendet worden waren. Dahinein stellten sie gewaltige Sarkophage, die noch heute an Ort und Stelle zu besichtigen sind, und um für die Ihren oder sich selbst einen Platz in dieser Krypta zu sichern, zögerten sie nicht [um das 9. bzw. 10. Jahrhundert], eine Mauer abzureißen oder die Stufe eines Sanktuars zu schleifen.« (21)

Bestattung *ad sanctos*, Besiedlung der Vorstädte im Umkreis der Friedhofsbasiliken, Eindringen der Gräber in die Städte und Dörfer, in die unmittelbare Nähe der Wohnstätten – all das sind Phasen einer Entwicklung, die die Lebenden und die vordem abseits gehaltenen Toten einander annähert.

Der Friedhof: »Schoß der Kirche«

Als Entwicklung der Praxis, aber auch der kirchlichen Lehre und Rechtsprechung hat sich eine neue, ausdrückliche Vorstellung von der Heiligkeit der Toten entwickelt, die die der Antike ersetzt. Die mittelalterlichen Autoren haben sehr rasch gespürt, daß ihre Bestattungsbräuche von denen der Alten abwichen. Lange hatte man geglaubt, daß die Heiden für ihre Grablegungen keinen besonderen Raum auswählten. Wenn Humbert von Burgund (22) auch überzeugt ist, daß, im Unterschied zu den Tieren, die Menschen sich immer gehalten gefühlt haben, ihre Toten zu bestatten, so glaubt er doch, daß die Heiden sie an beliebiger Stelle beisetzten, »im Hause oder im Garten, auf freiem Felde oder anderen ähnlichen Orten«. Ein Kanoniker aus Le Mans spricht zu Beginn des 12. Jahrhunderts von einsamen Orten – *quaedam solitaria loca*. Die alten Autoren – und noch Sauval im 18. Jahrhundert – neigten dazu, die heidnischen Friedhöfe (wo ihre Gräber noch längs der großen Ausfallstraßen, jenseits der Stadttore existierten) mit den *solitaria loca* zu verwechseln. So sagt Sauval: »Solange Paris unter römischer Herrschaft stand [...], wurden die gerade Verstorbenen längs der großen Straßen bestattet.« Dabei ist zu beachten, daß die Straßen zu jener Zeit unsichere Gegenden waren, von streunendem Gesindel bevölkert und von Vagabunden und Soldaten verunsichert. »Vor diesem Friedhof [dem Cimetière des Innocents, d. h. vor sehr langer Zeit] war es Familienvätern und -müttern erlaubt, sich und die Ihren in ihren eigenen Grüften, Gärten, Wegen und Alleen bestatten zu lassen«, wahrscheinlich um sich nicht den »großen Straßen« aussetzen zu müssen. (23)

Diese Vorstellung, daß die Alten ihre Toten auf ihrem eigenen Grund und Boden bestatteten, bestand bis ins 18. Jahrhundert fort, und im Zuge der Nachahmung dessen, was man für antikes Brauchtum hielt, beanspruchte man damals private Bestattungsplätze. Im Mittelalter galt diese Form der Grablegung jedoch als verdammenswert.

Humbert von Burgund stellt den an beliebiger Stätte begrabenen Heiden die Christen gegenüber, die ausschließlich »an ehrwürdigen und öffentlichen, für diesen Brauch bestimmten und zu diesem Zweck geweihten Örtlichkeiten« bestattet würden. (24) Man warf den Häretikern vor, dem Friedhof den Charakter eines *locus publicus et ecclesiasticus* zu verweigern; die Waldenser und die Hussiten waren der Meinung, »daß es in keiner Hinsicht von Bedeutung ist, in welcher Erde man die Toten beisetzt, ob geweiht oder profan«. (25) Die Ansammlung der Leichname von Christen im Umkreis der Reliquien der Heiligen und die über diesen Reliquien errichteten Basiliken waren zu einem spezifischen Wesenszug der christlichen Zivilisation geworden. Ein Autor des 16. Jahrhunderts merkt an, daß »die Friedhöfe nicht nur einfach Begräbnisplätze und Sammelstellen für Leichname sind, sondern mehr noch heilige oder geweihte, den Gebeten für die Seelen der hier ruhenden Verstorbenen vorbehaltene Orte«: heilige und geweihte Orte, öffentliche und häufig besuchte Stätten – und durchaus keine einsamen und unreinen.

Der antike Gegensatz von Toten und Heiligen wurde also weniger abgeschwächt als vielmehr umgestülpt: Der Leichnam eines Christen schuf schon von sich aus einen wenn auch nicht geweihten, so doch – nach der Unterscheidung des Durandus von Mende aus dem 13. Jahrhundert – religiösen Raum um sich. Ein geistlicher Autor des 18. Jahrhunderts ist von dem Unterschied zwischen christlichen Gefühlen und dem Glauben an die Unreinheit der Toten, wie er Juden und Römern gemeinsam war, nicht unbeeindruckt geblieben. Er war es sich schuldig, ihn aus Glaubensgründen zu erklären: »Diese Vorstellung [der Römer] war um so eher verzeihlich, als das mosaische Gesetz den Menschen einen derart starken Abscheu vor der Berührung von Leichnamen einflößte.« »Seit Gottes Sohn den Tod selbst nicht nur geheiligt, sondern auch aufgehoben hat, sowohl in seiner Person als auch in seinen Gliedern, sowohl um seiner Auferstehung willen als auch durch die Hoffnung, die er einflößt, indem er in unsere sterblichen Leiber seinen belebenden Geist einsenkt, der die Quelle der Unsterblichkeit ist, sind die Gräber derer, die für ihn gestorben sind, als Schoß des Lebens und der Heiligkeit aufgefaßt worden. So hat man sie auch in die Kirchen überführt oder Basiliken errichtet, um ihre Leiber zu bergen.« (26) Der Heilige Augustinus stand diesen Verehrungskundgebungen, in denen er, wohl zu Recht, eine gewisse Verwandtschaft mit afrikanischen Grabmagien zu entdecken glaubte, mit kühler Distanz gegenüber: er bestand darauf, daß die den Toten entgegengebrachten Ehrungen vor allem der Tröstung der Lebenden zu dienen hätten. Allein den Gebeten sei wirklich eine sühnende Kraft eigen. Diese Vorbehalte gerieten im Mittelalter jedoch schnell in Vergessenheit: Man glaubte, wie der Heilige Julian, daß die Gebete der Lebenden um so wirksamer seien, je näher dem Grabe der Märtyrer sie gesprochen würden: »Die Nähe der *memoria* der Heiligen ist für den Verstorbenen derart segensreich, daß, wenn man den in ihrer Nachbarschaft Ruhenden ihrem Schutz empfiehlt, die Wirksamkeit des Gebetes gesteigert wird.« (27)

Das differenziertere *Elucidarium* greift, nicht ohne Vorbehalte und Einschränkungen, auf die Prinzipien des Heiligen Augustinus zurück. Ein Werk des Honorius von Autun, vom Ende des 11. oder Anfang des 12. Jahrhunderts stammend, ist es bis zum Ende des Mittelalters viel gelesen und praktiziert worden. »Es fügt den Gerechten nicht den geringsten Schaden zu, wenn sie nicht auf dem Friedhof der Kirche bestattet werden, denn die ganze Welt ist Tempel Gottes, geweiht von Christi Blut. Welches Schicksal ihre Körper auch erleiden mögen: Die Gerechten ruhen immer im Schoß der Kirche.« Wenn diese Präliminarien auch mit Rücksicht auf die Kirchenväter vorgetragen werden, so bringt der Autor doch auch gemeinschaftliche Glaubensvorstellungen und die verbreitete Praxis zur Geltung und bemüht sich, sie zu rechtfertigen: »Gleichwohl ist es ratsam, an Orten bestattet zu sein, die durch die Grabstätten bestimmter Heiliger geweiht sind. Die noch um ihr Heil bangen müssen, ziehen Nutzen aus den Fürbitten der neben ihnen bestatteten Gerechten und aus den Gebeten, die ihre Angehörigen für sie sprechen, wenn sie diese Orte aufsuchen und die Gräber ihnen die Verstorbenen in Erinnerung rufen.« (28) Man bemerkt, daß die Fürbitten der Toten dieselbe Geltung haben wie die Gebete der Lebenden, weil sich in beiden die physische Nähe der Grabstellen auswirkt und durchsetzt.

Honorius von Autun zufolge ist von der wohltätigen Wirkung der Nachbarschaft der Heiligen eine Kategorie ausgenommen – die der Bösen. Im Gegenteil: »Die Bösen ziehen keinerlei Nutzen daraus. Es ist sogar schädlich für sie, durch das Grab denen zugesellt zu sein, die ihnen durch Verdienst so fernstehen. Es steht zu lesen, daß die Zahl derer groß ist, die der Teufel von den heiligen Stätten verwiesen und ausgestoßen hat.« Diese Formulierung spielt auf wunderähnliche Begebenheiten an, wie sie von Gregor dem Großen erzählt und fortan ständig wiederholt werden. Die Leichname der Bösen entweihen den Friedhof, wie früher bereits die Leichname als solche den Boden der Städte verunreinigten. So ist der Friedhof zur heiligen Ruhestätte der Toten und – laut Honorius von Autun – zum Schoß der Kirche *(ecclesiae gremium)* geworden, in dem sie die Seelen der im Fleische Toten wiedererweckt, um sie dem ewigen Leben zuzuführen, so wie sie durch die Taufe die Ungeborenen erst eigentlich zur Welt kommen läßt.

Die Bestattung der Verdammten

Im Verhältnis zur Antike – oder wenigstens zur Vorstellung, die man davon hatte – ist die Situation auch hier ins Gegenteil umgeschlagen. Gerade die abgesonderte Grabstelle flößt Angst ein. Es ist durchaus nicht unmöglich, daß sich noch alte Bräuche der Bestattung *in agris suis* erhalten haben: Wir haben gesehen, daß Jonas von Orléans sie im 9. Jahrhundert öffentlich beklagte. Im Jahre 1128 verteidigt der Bischof von Saint-Brieuc noch die Bestattung zu Füßen der Kreuze an Weggabelungen. Aber solche Fälle sind selten und verdächtig geworden. Allein die Verdammten werden auf freiem Felde oder – wie man später sagte – auf dem Schindanger beigesetzt.

Si je muir, je vous fais savoir
Plus ne vueil en âtre gesir
Faites moi au chans enfouir.

Die Exkommunizierten modern, wie die Verurteilten, deren Leichname von ihren Angehörigen nicht zurückerbeten worden sind oder die der Richter nicht hat aushändigen wollen, ohne Bestattung, einfach mit Steinblöcken bedeckt, um die Nachbarschaft nicht zu belästigen: *imblocati.* (29)

Manfred, der natürliche Sohn Kaiser Friedrichs II., des Papstfeindes, findet im Jahre 1266, exkommuniziert, den Tod in der Schlacht von Benevent. Dante berichtet, daß er an der Stelle bestattet worden ist, wo er umkam: »Bei Benevento dort am Brückenende,/ Im festen Schutze jener schweren Steine« – denn jeder Soldat hatte einen Stein auf seinen Leichnam gelegt. (30) Aber Papst Clemens IV. wollte nicht dulden, daß dieser verdammte Leichnam innerhalb des Königreiches Sizilien, das kirchliches Leben und damit geweihtem Boden gleichgestellt war, verblieb. Deshalb wurden, nach einem von Dante geschilderten Brauch, seine Gebeine exhumiert: »Nun aber treibt der Wind sie und der Regen/ Zum Land hinaus, entlang dem Verdeflusse,/ Wohin er [der Papst] sie gebracht hat ohne Lichter.«

Si je muir... Wenn ich sterbe – so tue ich Euch kund –,/ Möchte ich nicht im *âtre* ruhen,/ Laßt mich auf freiem Felde verscharren.

Alain Chartier nennt *»faulx âtre«*, d. h. unrechten Friedhof, ehrloses Grab, die Örtlichkeit, wo man sich der Leichname der Verdammten entledigt.

C'est à la manière de faulx âtre
Et y gect-on les corps maudits.
J'en y recongneus plus de quatre
Là sont espars, noirs et pourris,
Sur terre, sans estre enfouys.

Diese schreckliche Deponie fiel häufig mit dem Galgenplatz zusammen. Die Leichen der Hingerichteten blieben oft monate-, ja sogar jahrelang aufgehängt und zur Schau gestellt.

So wurde am 12. November 1411 Colinet aus Puiseux enthauptet, zerstückelt und seine vier Gliedmaßen an je einem der Stadttore von Paris aufgehängt, und sein Körper – oder das, was davon übrigblieb – »wurde in einem Sack zum Galgen geschafft«. (31) Aber erst am 16. September 1413, d. h. beinahe *zwei Jahre später*, »wurde der Körper jenes Verräters Colinet aus Puiseux vom Galgen und seine Glieder von den Stadttoren heruntergeholt. Gleichwohl hätte er es auch jetzt noch eher verdient, verbrannt und den Hunden vorgeworfen zu werden, als seine Ruhe in geweihter Erde zu finden; aber die Armagnacs handelten nach eigenem Gutdünken.« Man hätte ihn also, dem *Journal d'un bourgeois de Paris* zufolge, eigentlich verbrennen oder zu Füßen des Galgens vermodern lassen müssen, eine Beute der Vögel und Hunde.

Ein sehr schöner Text aus dem Jahre 1804 führt einen Galgen vor Augen. Obwohl er jüngeren Datums ist, wird man einräumen müssen, daß die darin beschriebenen Einrichtungen sich seit dem Mittelalter eigentlich kaum verändert haben. Es handelt sich um *Die Handschrift von Saragossa* von Jan Potocki. (32) Der Held des Romans wacht, nach phantastischen nächtlichen Abenteuern, unter einem Galgen auf. »Die Leichname der beiden Brüder Zoto [verurteilte und hingerichtete Banditen] hingen nicht mehr da. Sie waren mir zur Seite niedergelegt worden [man band die Gehängten los, oder sie fielen einfach von selbst herab und vermoderten zu Füßen des Galgens]. Ich ruhte auf Seilenden, Teilen von Rädern [Folterinstrumente?], Resten von menschlichen Skeletten und den widerwärtigen

C'est à la manière… Und zwar nach Art des falschen *âtre*,/ Und hier bettet man die Leichname der Verdammten./ Ich kannte deren mehr als vier,/ Die dort, schwarz und verwest,/ Auf der bloßen Erde verstreut liegen, ohne verscharrt worden zu sein.

Lumpen, die die Verwesung davon übriggelassen hatte.« Darüber, noch am Galgen befestigt, baumelten »die schrecklichen Kadaver, vom Winde bewegt, in grotesken Schwüngen hin und her, während schaurige Geier an ihnen zerrten, um ihnen Stücke Fleisches zu entreißen.« Ohne Frage – diese Gehängten erinnern an die von Villon!

Der Raum um die Galgen war von einem Wall eingegrenzt. Der innere Bereich der Hinrichtungsstätte diente auch als Schindanger: die Überreste der Hingerichteten wurden so mit Kehricht bedeckt. Das *faulx âtre* von Alain Chartier konnte also durchaus im Umkreis eines Galgens liegen. Jedenfalls ist die sinistre Verquickung von Galgen, Kehrichthaufen des Schindangers und den entsprechenden ekelhaften und unsauberen Gewerben von Louis Chevalier am Beispiel von Montfaucon untersucht worden. (33)

Im Prinzip konnten die Leichen von kriminellen Straftätern durchaus in geweihter Erde bestattet werden; die Kirche erlaubte es, weil Gott sein Verdammungsurteil nicht zweimal aussprach: der Verurteilte hatte bereits bezahlt. Aber diese Empfehlung blieb bis hin zur Epoche der Bettelmönche und der Bruderschaften rein theoretisch. Die Menschen des Mittelalters und der beginnenden Neuzeit ließen nicht zu, daß der Lauf der Gerechtigkeit und ihre Ausübung vor dem Tode haltmachten. Sie verfolgten den Toten bis vor den Richterstuhl Gottes; wenn es sich um einen Selbstmörder handelte, wurde seinem Leichnam der Friedhof verweigert: noch zu Beginn dieses Jahrhunderts existierten in der Bretagne, wie G. Le Bras (34) berichtet, Friedhöfe für Selbstmörder, wo der Sarg einfach über eine öffnungs- und türlose Mauer gehoben wurde.

War der Betreffende Opfer einer Hinrichtung, so bemühte man sich, ihn vermodern zu lassen, ihn zu verbrennen oder seine Asche zu zerstreuen, der manchmal die Prozeßakten oder die Liste seiner strafbaren Handlungen beigefügt waren. »Ihre Asche, die man dem Wind anheimgibt oder in die Luft oder ins Wasser streut«, sagt Agrippa d'Aubigné von den zum Tod auf dem Scheiterhaufen verurteilten Reformierten. Als die Aussätzigen erfahren, daß Isolde von König Marke wegen Ehebruchs zum Tod auf dem Scheiterhaufen verurteilt worden ist, fordern sie, daß man ihnen die Unglückselige ausliefere – sie wüßten das besser zu besorgen als das Feuer: »Herr, wenn Ihr Eure Frau der Feuersglut anheimgeben wollt, so ist das zwar recht und billig, aber eine zu geschwinde Strafe. Dieses große Feuer wird sie rasch dahingerafft und *der Sturm wird ihre Asche bald zerstreut haben.*«

Der Tod läßt den Rachedurst ebensowenig erlöschen wie die Justiz. Goneval tötet Ganelon, den wortbrüchigen Feind seines Herrn Tristan. Er »zerstückelt ihn ganz und gar [wie ein gejagtes Tier] und geht seines Weges, den abgeschnittenen Kopf mit sich tragend.« Der Rest des verstümmelten Leichnams wird den wilden Tieren überlassen. Er hängt das Haupt an den Haaren am Eingang der »Blätterlaube« auf, wo Tristan und Isolde schlafen, damit der Anblick sie beim Aufwachen erfreut.

In diesen Fällen verweigerte der Mensch des Hochmittelalters seinem Feind – oder dem der Gesellschaft – die Bestattung *ad sanctos*, die die Theologen toleriert oder gar vorgeschrieben hatten. Umgekehrt kam es vor, daß er sie für die Seinen forderte und die Kirche sie verweigerte, weil der Verstorbene in keinem guten Einvernehmen mit ihr gestanden hatte: er war ohne Testament oder exkommuniziert gestorben usw. (13./14. Jahrhundert). Dann übernahm, wenn das möglich war, die Familie des auf diese Weise Ausgeschlossenen an seiner Stelle die Verpflichtung, die von ihm angerichtete Unbill zu vergelten und für ihn zu büßen. Dieser Vorgang bedurfte manchmal geraumer Zeit, und man zitiert den Fall eines exkommunizierten Prälaten, der achtzig Jahre lang in einem Schloß, aufgebahrt in einem Bleisarg, darauf zu warten hatte, daß er ein für allemal das Recht zugesprochen erhielt, in geweihter Erde zu ruhen. Wenn es unmöglich war, die kanonische Verdammung aufzuheben, versuchte die Familie wohl auch, sich den Zugang zum *locus publicus et ecclesiasticus* zu erzwingen. Weil sie nicht bestattet werden durften, wurden die Särge manchmal in den Astgabelungen der Friedhofsbäume aufbewahrt – ein bizarrer Anblick! Sie wurden heimlich verscharrt, aber die Teufel (oder Engel) ließen sie nicht immer des Platzes froh werden, den sie sich an dem von ihnen entweihten heiligen Ort widerrechtlich erschlichen hatten: sie gruben sie nachts aus und vertrieben sie entweder selbst oder riefen befremdliche Erscheinungen zu Hilfe, die den Klerus über den Betrug ins Bild setzten. Es gab Blanko-Petitionsanträge, um bei der Obrigkeit um das Recht nachzusuchen, einen Leichnam zu exhumieren und ihn aus der Kirche oder vom Friedhof zu verweisen.

In allen diesen Fällen wollte man – im Namen einer privaten Rache, im Namen der Gerichtsbarkeit oder der Kirche – die Opfer oder Schuldigen der Vorteile verlustig gehen sehen, die die Bestattung *apud memoriam martyrum* zwangsläufig verschaffte. Die Kirche andererseits bemühte sich nach Kräften, die heiligen Stätten einzig für die Gläubigen zu reservieren, die in Einklang mit ihren Geboten starben.

Das Kirchenrecht: Das Verbot der Bestattung in Kirchen – Die Praxis: Die Kirche als Friedhof

Die geistlichen Autoren und das Kirchenrecht bestätigten, als sie mit der antiken Tradition brachen und die Bestattung der Toten im Umkreis der von den Lebenden besuchten Heiligtümer verordneten, den heiligen Charakter einer von den Alten als unheilig erachteten Nachbarschaft. Das andächtige Gefühl, das die Toten einflößten, hatte sich bedeutungsmäßig verändert. In welchem Maße aber hat das Heilige sich gegen die Vertrautheit des Alltäglichen behauptet?

Wenn es zwischen Kirchenrecht und Alltagspraxis auch Übereinstimmung in Hinsicht auf den Nutzen der Bestattung *ad sanctos* gab, so entwikkelten sich doch gegensätzliche Standpunkte, wo es sich um den Friedhof neben der Kirche oder um die Bestattung in der Kirche handelte.

Die Konzilien haben jahrhundertelang nicht aufgehört, zwischen der Kirche und dem geweihten Raum im Umkreis der Kirche genau zu unterscheiden. Während sie den Gläubigen die Verpflichtung auferlegten, ihre Beisetzungen neben der Kirche vorzunehmen, ließen sie gleichzeitig nicht davon ab, das Verbot der Grablegung im Kircheninneren zu wiederholen, vorbehaltlich einiger Ausnahmen zugunsten von Priestern, Bischöfen, Mönchen und manchen privilegierten Laien – Ausnahmen, die alsbald zur Regel werden sollten.

Im Jahre 563 verbietet das Konzil von Braga die Bestattung in den Kirchen und erlaubt lediglich, Grabstätten dicht bei den Kirchenmauern anzulegen, aber außerhalb. (35) Das ist eine Regel, die die kirchenrechtlichen Texte bis zum 18. Jahrhundert nicht ablassen zu bekräftigen, selbst wenn sie sich, unter dem Druck der Alltagswirklichkeit, mit Abweichungen abzufinden hatten.

In den Konzilsprotokollen des Mittelalters begegnet man also der monotonen Wiederholung dieser Vorschrift, »daß kein Toter in der Kirche bestattet werden soll« (Mainz 813). »Gemäß den Lehren der Väter und den Mahnungen der Wunder [zweifellos handelt es sich hier um die Leichname von nicht-entsühnten Missetätern, die auf wunderbare Weise aus der Kirche, die sie entweiht hatten, vertrieben worden waren – jedenfalls gemäß den Berichten Gregors des Großen] untersagen wir und ordnen an, daß hinfort [*deinceps*] kein Laie in der Kirche beigesetzt werden soll.« (Tribur 895) »Wir untersagen [...], daß irgendjemand in der Kirche bestattet wird.« (Pseudo-Konzil von Nantes im Jahre 900)

Der Liturgist Durandus von Mende lebte im 13. Jahrhundert, zu einer

Zeit also, da die Kirchen ausgesprochene Nekropolen waren: er versuchte wenigstens den Chor freizuhalten, der die am meisten begehrte Ruhestätte geblieben war, zunächst deshalb, weil er die *confessio* des Heiligen barg, dann aber auch aus den eigentlichen Gründen der Fruchtlosigkeit des Verbotes selbst: »Kein Leichnam darf in der Nähe des Altars bestattet werden, wo der Leib und das Blut des Herrn bereitet oder dargeboten werden, es sei denn die Leiber der Heiligen Väter.« (36) Durandus von Mende wiederholt also lediglich das Verbot des Pseudo-Konzils von Nantes, »neben dem Altar (zu bestatten), wo der Leib und das Blut des Herrn bereitet werden [*conficiuntur*]«. Diese Verbote der Konzilien vertrugen sich durchaus mit Ausnahmen: mit Ausnahme der Bischöfe und Äbte, der Priester, der *fideles laici*, mit Erlaubnis des Bischofs, des Priesters oder des *rector* (Mainz 813). Wer sind diese Seligen? Wir sind ihnen vor kurzem im Zusammenhang mit den ländlichen Pfarreien begegnet, in denen sie ihre Gräber hatten: die »Herren der *villae* und die Patronatsherren der Kirchen und ihre Gattinnen, durch deren Wirken das Ansehen dieser Kirchen gemehrt worden ist«. Die Stifter der Kirchen waren, angefangen mit den Königen, den Priestern als den Gesalbten des Herrn gleichgestellt, die ihrerseits auf die gleiche Geltung wie die Märtyrer und Heiligen Anspruch hatten: die geweihten Leiber entheiligten ihre Nachbarschaft nicht; im Gegenteil: sie durften die Nähe des Leibes und des Blutes des Menschensohnes auf dem Altar teilen.

Nach der langen Phase des Mittelalters haben die Konzilien der Gegenreformation ihrerseits versucht, auf den zur Gewohnheit gewordenen Brauch einzuwirken und zum Geist und Buchstaben des alten Rechtes zurückzufinden: *in ecclesia vero nulli deinceps sepeliantur* (hinfort aber soll niemand mehr in der Kirche bestattet werden). Sie führen Klage darüber, wie skandalös es sei, daß die Abweichungen von diesem Prinzip eher Privilegien von Geburt, Reichtum und Macht als von Frömmigkeit und Verdienst geworden sind: »Diese Ehre soll nicht um Geldes willen erwiesen werden, sondern vom Heiligen Geist.« Die Bischöfe räumten gleichwohl ein, daß die Bestattung in einer Kirche eine Ehre sei, und durften sich in einer Zeit, da die Menschen nach Ansehen ebenso gierten wie nach Reichtum, also auch nicht wundern, wenn man mit derartiger Hartnäckigkeit nach dieser Ehre strebte.

Das Konzil von Rouen (1581) teilt die Gläubigen, die auf eine Bestattung in der Kirche Anspruch erheben dürfen, in drei Kategorien ein:

1. »Die sich Gott geweiht haben, und vor allem die Männer [die strenggläubigen Ordensgeistlichen], weil ihr Körper in ganz besonderem Maße Tempel Christi und des Heiligen Geistes ist«;

2. »die, denen Ehren und Würden zuteil geworden sind in der Kirche [die ordinierten Geistlichen] und im weltlichen Leben [die Großen], weil sie die Diener Gottes und die Instrumente des Heiligen Geistes sind«;

3. »überdies [die beiden ersten Kategorien sind rechtlicher Natur, während diese dritte dem freien Ermessen überlassen bleibt] die, die sich durch ihre adelige Großmut, ihre Handlungen und ihre mildtätigen Werke im Dienste Gottes und des Gemeinwesens ausgezeichnet haben«.

Alle anderen haben mit dem Friedhof vorliebzunehmen.

Das Konzil von Reims (1683) unterscheidet zwar zwischen denselben Kategorien, definiert sie jedoch nach traditionelleren Merkmalen:

1. Zwei Kategorien rechtlicher Natur, die der Priester und der Patronatsherren, wie sie bereits im Mittelalter anerkannt waren.

2. »Die durch ihren Adel, ihr Beispiel und ihre mildtätigen Werke Gott und der Religion einen Dienst erwiesen haben«, werden, nach altem Brauch, lediglich mit Erlaubnis des Bischofs zugelassen. (37)

Die anderen werden auf dem Friedhof bestattet, den »ehedem auch die Erlauchtesten nicht verschmäht haben«.

Die lange Reihe dieser Texte könnte, nähme man sie wörtlich, durchaus glauben machen, daß die Bestattung in der Kirche nur eine mehr oder weniger seltene Ausnahme gewesen sei, aber eben eine Ausnahme. Ihre mit derart geringen Varianten vorgetragene Wiederholung vom 6. bis zum 17. Jahrhundert – für mehr als ein Jahrtausend also – legt jedoch eher die Vermutung nahe, wie wenig diese Verbote respektiert wurden. Im Jahre 1581 empfahlen die Väter: *in ecclesiis nulli deinceps sepeliantur. Deinceps* – hinfort. Aber bereits die Kirchenväter des Jahres 895 hatten gefordert: *ut deinceps nullus in ecclesia sepeliatur*, denn seit dieser Zeit war ihre Vorschrift nicht mehr beachtet worden, und gegen Ende des 8. Jahrhunderts verurteilte der Bischof Theodulf von Orléans den Brauch als ein bereits altes Unwesen: »Es ist eine alte Gewohnheit in diesem Lande, die Toten in den Kirchen beizusetzen.«

Man fragt sich mithin, ob die kanonische Verfügung in Wirklichkeit je eingehalten worden ist. Seit Beginn der Praxis der Beisetzungen *ad sanctos* hatten die Gräber, mit den Friedhofsbasiliken beginnend, die Innenräume der Kirchen mit Beschlag belegt. Die Kirchen des römischen Afrika waren im 4. und 5. Jahrhundert, wenigstens teilweise, in den Seitenschiffen mit mosaikartig angeordneten, mit einem Epitaph und dem Bildnis des Verstorbenen geschmückten Grabplatten ausgelegt. (38) In Damous el Karita und in Karthago bilden die Sargdeckel den Steinboden der Basilika. Die Kirche Saint-Honorat in den Alyscamps von Arles ist auf einer Schicht von

Sarkophagen errichtet, auf der ihre Mauern, ohne Fundament, unmittelbar aufruhen. Es hat den Anschein, daß die Beisetzungen in den Kirchen zeitgleich mit den Texten auftreten, die sie verbieten: Die kanonischen Verbote haben ihre dauerhafte Verbreitung im gesamten abendländischen Christentum nicht verhindert.

Denn man hat – und zwar wenigstens bis zum Ende des 18. Jahrhunderts – nie aufgehört, in den Kirchen Beisetzungen vorzunehmen. Im 17. Jahrhundert waren sie mit Gräbern im wörtlichen Sinne geradezu gepflastert, ihr Boden bestand aus Grabplatten wie der der Basiliken des römischen Afrika. In den französischen Kirchen läßt sich im allgemeinen unter den im 18. und 19. Jahrhundert vollständig erneuerten Bodenfliesen das aus Grabplatten gebildete Schachbrettmuster nicht mehr deutlich erkennen, wenn es sich auch dort noch erhalten hat, wo der Eifer laizistischer oder kirchlicher Restauratoren sich nicht allzu drastisch ausgewirkt hat (in Châlons-sur-Marne zum Beispiel oder in kleinen, armen und abgelegenen Marktflecken). Dort also, wo – wie in Frankreich und Österreich – die im 17. und 18. Jahrhundert aufeinanderfolgenden Säuberungen der Geistlichkeit *nicht* gewütet haben – und das heißt im katholischen Italien und im kalvinistischen Holland.

In Sint Bavo in Haarlem ist der vollständig aus Grabplatten gebildete Fliesenboden des 17. Jahrhunderts unversehrt erhalten. Der Anblick ist ergreifend, führt er doch vor Augen, was andernorts verschwunden oder unkenntlich geworden ist: Die gesamte Bodenfläche der Kirche ist ein schachbrettartig aufgefächerter Friedhof – die Gläubigen bewegen sich unausgesetzt auf Gräbern. Diese großen Platten sind nicht zementiert. Eine jede ist in der Mitte mit einer Aushöhlung versehen, die einen Ansatzpunkt für den Hebebaum des Totengräbers bot. Sie sind im allgemeinen numeriert (arabische Ziffern aus dem 17. Jahrhundert, nach der Reformation angebracht) wie heute der Aufriß eines Friedhofs: Eine derartige Sorgfalt der räumlichen Lokalisierung dürfte übrigens sehr jungen Datums sein und stellt eine rationelle Organisation des Erdreiches unter Beweis, die in früheren Epochen nicht denkbar gewesen wäre. Sie macht aber auch deutlich, in welchem Ausmaß die Gewohnheit um sich gegriffen hatte, den *gesamten* Boden der Kirche für Grablegungen zu nutzen. Manche dieser Platten sind überdies mit einem Monogramm, einem Datum oder Waffen geschmückt (manche davon sprechend wie die Werkzeuge eines Seilers) oder mit makabren Symbolen – Totenköpfen, Skeletten oder Sanduhren. Reicher verzierte sind selten, und wenn, dann immer mit heraldischen Motiven.

Im kalvinistischen Holland hat sich das äußere Erscheinungsbild dieser alten Kirchen mit ihren Böden aus Grabplatten bis auf unsere Tage erhalten. Dieser Brauch der Bestattung in der Kirche sollte den Reformatoren jedoch zwangsläufig mißfallen und ihnen als papistischer Aberglaube verdächtig erscheinen. Er mußte also tief in der Alltagswirklichkeit verwurzelt sein, um überdauern zu können.

Die niederländische Malerei hat Beerdigungsszenen in einer Weise geschildert, als wären sie ein ganz alltägliches Schauspiel. So stellt E. de Witte eine Beisetzung im Jahre 1655 (39) dar: Der Trauerzug ist in der Kirche angekommen und nimmt seinen Weg in Richtung des Chores. Währenddessen bereiten der Totengräber und sein Gehilfe das Grab vor. Sie haben den skulpturengeschmückten Stein gehoben, der das Grab verschlossen hat. Er gibt kein »Gewölbe« frei, wie man im Frankreich des 17. Jahrhunderts sagte, d. h. keine gemauerte Gruft, sondern die nackte Erde. Die Totengräber haben das Grab bereits vor geraumer Zeit ausgehoben, ohne es wieder zu schließen; manche Gräber blieben, wie wir wissen, so für mehrere Tage geöffnet, nur notdürftig mit ein wenig Erde und Holzplanken bedeckt. Die ausgeworfene und seitwärts aufgeschüttete Erde enthält in krauser Mischung Gebeine und Schädel – die Überreste früherer Grablegungen. Und das war die vertraute Erscheinung einer protestantischen Kirche im 17. Jahrhundert!

Die vom christlichen Altertum bis ins 18. Jahrhundert konstante Praxis war also die der Bestattung in den Kirchen – ausgesprochenen Nekropolen –, und wenn die Konzilsväter auch in ihren Statuten kollektiv eine unbeugsame juristische Position vertraten, so waren dieselben frommen Hohenpriester, wenn es um ihr persönliches Schicksal ging, doch die ersten, die sie in ihren seelsorgerischen Amtshandlungen außer acht ließen.

Im 9. Jahrhundert schreiben die Bulgaren an Papst Nikolaus II., um anzufragen, ob es erlaubt sei, die Christen in einer Kirche beizusetzen. Der Papst antwortet, mit Bezug auf Gregor den Großen, daß man die Verstorbenen, die keine Todsünden *(gravia peccata)* begangen hätten, durchaus dort bestatten könne. Die Rechtfertigung, die er gibt, ist die des *Elucidarium* des Honorius von Autun (und damit nicht mehr das Argument der Heilsgewißheit der Nachbarschaft der Märtyrer): Der Anblick des Grabes lädt die Angehörigen des Verstorbenen ein, seiner zu gedenken und ihn Gott zu empfehlen, wann immer sie den heiligen Ort aufsuchen. »Gemäß den Schriften dieser beiden Päpste [Gregor und Nikolaus]«, kommentiert ein Autor des 18. Jahrhunderts, L. Thomassin, »war es für die Laien in Italien völlig ausreichend, ein christliches Leben geführt zu haben und auf dem Wege des Heils gestorben zu sein, um die Grabstellen, die sie sich in den

Kirchen gewählt hatten, zu segensreichen und heilbringenden zu machen«, den kanonischen Verboten zum Trotz.

Gegen Ende des Mittelalters räumt Gerson umstandslos das Recht ein, sich durch *temporalia* »sichere und ehrwürdige Orte für die Grablegung in den Kirchen zu kaufen«. Der Verstorbene stelle damit eine »fromme Voraussicht [...] und ein gutes Herz« (40) unter Beweis.

Die einzige Auswirkung dieser kanonischen Verbote, wenn sie auch ein Prinzip aufrechterhielten, war also die, daß sie die übliche Bestattung in der Kirche von der Entrichtung einer Gebühr abhängig machten.

Die Beisetzung konnte, wie die Sakramente oder die Einsetzungsworte, nicht vom Klerus verkauft werden. Aber die Abweichung von dieser allgemeinen Regel konnte erkauft werden: das ist in etwa der Ursprung der Bestattungspfründen, wie sie von den Geistlichen erhoben und zunächst einer Spende gleichgestellt, später dann als Pflichtleistung gefordert und mit dem doppeldeutigen und ein wenig schamhaften Titel *laudabiles consuetudines* (löbliche Gewohnheiten) belegt wurden. Wenigstens erklärten die Kanoniker des 17. und 18. Jahrhunderts sie so. In seinem Buch über *L'Ancienne et la Nouvelle Discipline de l'Église* (1725) gibt der Jurist Thomassin seinem Kapitel über das Bestattungsrecht den Titel »Die Spenden für die Beisetzungen seit dem Jahre 1000 und die Simonie, die damit begangen werden kann« und führt darin aus: »Man hätte die Kirche nie genötigt, die Verbote, die die Geschäftemacherei mit Grabstätten betreffen, derart oft zu wiederholen, wenn die Gläubigen sich allesamt damit zufriedengegeben hätten, auf den öffentlichen Friedhöfen bestattet zu werden, um da die allen gewisse Auferstehung zu erwarten, die vielleicht sogar um so glorreicher ist für die, die weniger auf diesen leeren und lächerlichen Ruhm hingearbeitet haben, der sich noch durch den Ort der Bestattung auszeichnen möchte.« Soweit die Auffassung eines gebildeten Priesters zur Zeit der Aufklärung, die der mittelalterlichen und volkstümlichen Mentalität durchaus fernsteht. »Offensichtlich«, fährt er fort, »hat man für einen ansehnlicheren Platz als den auf dem öffentlichen Friedhof [d. h. für einen Platz in der Kirche] eine bestimmte Summe gefordert. Beisetzungen auf diesen Friedhöfen waren kostenlos, die Reichen wollten sich aber hervortun, indem sie sich in den Kirchen bestatten ließen; man gewährte ihnen das aufgrund ihrer Gebete und großzügigen Geschenke, und schließlich forderte man diese Geschenke wie geschuldete Verbindlichkeiten.« (40)

Die Gebühren-»Erhöhung« im Verhältnis von Friedhof zu Kirche macht sehr gut deutlich, daß zwischen beiden lediglich eine Differenz der Achtbarkeit bestand. In Wirklichkeit unterschied die im Mittelalter und zu Beginn der Neuzeit verbreitete Mentalität kaum zwischen einer Bestattung in der Kirche und in ihrem Umkreis. Es gab lediglich eine Hierarchie der Ehrenplätze und der Andacht, von der *confessio* des Heiligen oder dem Hauptaltar bis zum äußersten Rand des Friedhofs, und diese Kontinuität wurde durch die Scheidewand des Mauerwerks der Kirche durchaus nicht aufgehoben. Man verhielt sich so, als ob dieses Mauerwerk nicht bestünde und als ob einzig die Distanz zum spirituellen Zentrum des ekklesiastischen Gesamtkomplexes zählte, *tumulatio in ecclesia* oder *sepelitio apud martyrum memorias* (Bestattung in der Kirche oder in der Nähe der *memoriae* der Märtyrer), wobei beide Formulierungen bedeutungsgleich benutzt wurden.

Deshalb überrascht auch weniger die geringe Aufmerksamkeit, die man den kanonischen Empfehlungen schenkte (das war üblich), als vielmehr die Beständigkeit und Hartnäckigkeit, mit der die geistlichen Autoritäten über ein Jahrtausend hinweg eine Regel aufrechterhielten, die doch nie beachtet wurde. Die Konzilsdekrete haben eine theoretische Vorstellung vom geheiligten Raum im Widerspruch zur Praxis fortbestehen lassen; in einer Welt, die es nicht mehr verstand, perpetuierten sie das traditionelle Widerstreben, den geweihten Raum des Tempels mit dem der Verwesung der Toten zusammenfallen zu lassen. Ihre Annäherung zog keine Profanation oder Entweihung mehr nach sich.

Den Laien und sogar den Klerikern war in ihrem persönlichen Verhalten die im Kirchenrecht noch immer festgehaltene Vorstellung eines geweihten Raumes fremd geworden. Sie waren, ganz naiv, überzeugt, daß es, den kanonischen Verboten zum Trotz, keine Unverträglichkeit zwischen der heiligen Stätte und der Nachbarschaft der Toten gab, wie sie sonst im Hinblick auf die alltägliche Präsenz der Lebenden bestand. Die geistige Grenze zwischen dem Sakralen und dem Profanen bleibt eher fließend, und zwar bis hin zu den Reformen des 16. und 17. Jahrhunderts: das Profane wurde vom Übernatürlichen durchsetzt, das Heilige vom Naturalismus infiltriert.

Aître und *charnier*

Die enge Beziehung zwischen Kirche und Friedhof läßt sich noch an den Worten zu ihrer Bezeichnung und an der Mehrdeutigkeit ihres Gebrauchs ablesen.

Um einen Friedhof anzulegen, erbaute man eine Kirche. In einer Urkunde aus dem Jahre 870 erinnert Ludwig der Deutsche daran, daß seine

Eltern eine Kirche haben errichten lassen, »damit in deren Umkreis ein Friedhof für die Toten zur Verfügung stand«. (41) Die Basilika Notre-Dame in Tours ist zur Bestattung der Armen aufgeführt worden. Der Cimetière des Champeaux in Paris ist der sehr große Friedhof der sehr kleinen Pfarrkirche Saints-Innocents, wobei in diesem Falle der Bereich der Pfarrei über den der Friedhofsmauern nicht hinausgeht. Die Worte *ecclesia* und *cimeterium* sind nahezu synonym. Ducange nennt *cimeterium* »eine Kirche, in der die Gebeine der Verstorbenen bestattet sind«. (42)

Wenn man aber auch eine Kirche erbaute, um einen Friedhof zur Verfügung zu haben, so zögerte man doch, einen Friedhof zur Kirche werden zu lassen, und zwar, wie wir gesehen haben, aus rechtlichen Gründen. »Wenn vor der Weihe der Kirche Tote beigesetzt worden sind, so soll sie nicht mehr geweiht werden.« (43) Das Konzil von Tribur (895) fordert sogar, daß man für den Fall, daß zu viele Gräber vorhanden sind, den Altar wieder verrückt, wenn man ihn bereits aufgestellt hat. Eben deshalb sind die merowingischen Nekropolen, wenn eine Kirche an Ort und Stelle fehlte, zugunsten der nächstgelegenen aufgelassen worden.

Die Friedhofsfunktion der Kirche trat zunächst im Kircheninnenraum in Kraft und setzte sich, jenseits ihrer Mauern, in den Raum hinein fort, der die *passus ecclesiastici in circuitu ecclesiae* (ekklesiastischen Gefilde rings um die Kirche) bildete. Das Wort Kirche bezeichnet also nicht nur das Bauwerk, sondern den ganzen sie umgebenden Raum. So umfaßten dem Sprachgebrauch im Hennegau zufolge die *églises parochiales* (*paroissales* [Pfarrkirchen]) »das Schiff, den Glockenturm und den Friedhof«. (44) Der Friedhof im eigentlichen und restriktiven Sinne war also einfach der Hof der Kirche: *atrium id est cimeterium* (Kommentar zum grazianischen Dekret). *Aître* und *charnier* sind die ältesten Worte zur Bezeichnung des Friedhofs in der französischen Umgangssprache. Das Wort *cimetière* ist lange vom gelehrten Wortschatz der Geistlichen bevorzugt worden, ein latinisiertes griechisches Fremdwort. Erzbischof Turpin drängt Roland, ins Horn zu stoßen, damit der Kaiser und sein Troß herbeieilen, um sie zu rächen, zu betrauern und in den »Höfen« der Klöster (*en aîtres de moustiers* [45]) zu bestatten. Ein Chronist berichtet: *»Si prist en force et l'aître et l'église de la ville«*. Man sagte *aître Saint-Maclou* ebenso, wie man auch *église Saint-Maclou* sagte. Im Französischen ist das Wort erst vom 17. Jahrhundert an durch *cimetière* ersetzt worden; es hat sich jedoch im Englischen, im Deutschen und im Holländischen erhalten (*churchyard*, Kirchhof, *kerkhof* [46]).

Der Teil des *atrium*, wo man mit Vorliebe Beisetzungen vornahm, war zunächst der halbkreisförmige Bereich, der die Apsis umgab: *in exhedris ecclesiae* (in der Rotunde der Kirche). Anfangs barg er die verehrten Grabstätten, die man noch nicht im Chor unterzubringen wagte, *in cancello*. Die Leichname des Heiligen Martin in Tours und des Heiligen Germain in Paris ruhten dort in Kapellen, bevor sie ins Allerheiligste unter dem Hauptaltar überführt wurden.

Die andere privilegierte Zone war der *paradisus* oder Vorplatz. Eben da fand der erste Laie seine Ruhe, der beinahe in der Kirche bestattet worden wäre, der Eroberer Konstantin. Der *paradisus* war das *impluvium sub stillicidio*, unter den Wassertraufen, die ebenfalls zum geweihten Kirchenraum geworden waren, weil sie längs des Daches und der Mauern verliefen: *quod et impluvium dicebatur area ante ecclesiam quae dicebatur paradisus* (der auch *impluvium* genannte Bezirk vor der Kirche, der *paradisus* hieß). Im Französischen sagte man *sous les gouttières*.

Un sarkeu fist appareiller
A metre emprès sa mort sun cors
Suz la gutiere de defors. (47)

Im südwestlichen Frankreich, wo Konstantin häufig zu Pferde an der Westfassade abgebildet wurde, über der Vorhalle, sagte man auch: »*sous le Constantin de Rome* [unter dem römischen Konstantin], der sich im rechten Teil der Kirche befindet«.

Sieht man von diesen bevorzugten Stellen ab, so bestattete man im Umkreis der Kirche, *in atrio*, im Hof, der später zum Friedhof im eigentlichen Sinne werden sollte. Man darf also sagen, daß einer der ältesten Namen zur Bezeichnung des Friedhofes weder die religiöse Bedeutung der Ruhe oder des Schlafes noch die realistische der Bestattung hat: er meint ganz einfach den Hof der Kirche.

Ein zweites Wort ist als Synonym zu *aître* benutzt worden: *charnier*. Beide werden in der *Chanson de Roland* bedeutungsgleich benutzt. Als Karl der Große und sein Heer in den Gefilden anlangen, wo die Leichname Rolands und seiner Gefährten liegen, läßt er Rast machen: »All ihre Freunde, die sie dort tot fanden, trugen sie alsbald zu einer gemeinsamen Grabstätte« [*Ad un carner sempres les unt portet*]. »Unter frommen Gesängen lassen sie die Beinhäuser öffnen« [*charners*]. »Nachdem die Getöteten

Un sarkeu... Einen Sarg ließ er sich zurichten,/ Um darin nach seinem Tode seinen Leichnam/ Unter der Dachtraufe draußen beizusetzen.

[in der Schlacht von Formigny, 1450] in großen Beinhäusern [*en de grands charniers*] beigesetzt worden waren...«. (48)

Gegen Ende des Mittelalters scheint *charnier* sehr verbreitet gewesen zu sein und das Wort *aître* ersetzt zu haben. *Aître* ist nur noch erhalten geblieben vor dem Eigennamen eines Heiligen, der dann zum Ortsnamen geworden ist: *aître Notre-Dame, aître Saint-Maclou.*

Nach Furetière leitet es sich von *carnarium* her, »das bei Plautus in derselben Bedeutung vorkommt«. *Caro* ist aus dem klassischen Latein mit mehreren Bedeutungen ins Kirchenlatein des Mittelalters übergegangen: das Wort ist Fleisch *(chair)* geworden, die fleischliche Sünde, das Fleisch ist schwach usw. In der Umgangssprache ist dasselbe *caro* zu Ausdrücken weitergebildet, die Fleisch bezeichnen (das italienische *carne*), aber auch – im Mittellatein – *carona,* das Aas.

Carnier meint bei Rabelais die Lokalität, wo man geräucherten Schinken und Speck aufbewahrt, wie bei Plautus. R.-J. Bernard weist solche Räucherkammern noch im 19. Jahrhundert im Gévaudan nach, »wo sie häufig in nächster Nähe des Zimmers des Hausherrn lagen«. (49) Heute bezeichnet das Wort die Umhängetasche des Jägers, den Waidsack. Im Altfranzösischen benennt *carnier* aber auch den geweihten Ort, an dem die Toten ruhen: *carnarium* oder *carnetum* im Kirchenlatein. Wir haben es gerade im *Chanson de Roland* zitiert, wo es ohne jede pejorative Nebenbedeutung gebraucht wird. Zweifellos hat der allgemeine Sprachgebrauch anfangs ein grobes, volkstümliches Wort wie unser heutiges *vieille carne* (altes Aas) benutzt, um zu bezeichnen, was in den Schriftsprachen der *litterati* keinen Namen hatte, mit Ausnahme der griechischen, noch zu gebildeten Vokabel *cimetière* – eine Parallelentwicklung zu der, die zu *tête* (aus mittellateinisch *testa,* Schale) geführt hat.

Hier handelt es sich jedoch nicht um die Ersetzung eines Wortes durch ein anderes, sondern um eine Neuschöpfung, die auf ein neues Phänomen reagiert, das des Friedhofes. Und eben dieses Auftauchen ist interessant. Bei den Römern hatten das *sepulcrum,* der *tumulus,* das *monumentum* und später die *tumba* größere Bedeutung als der Raum, der diese Grabmäler umgab. Man könnte sogar sagen, daß es keinen Friedhof gab, sondern nur mehr oder weniger dicht nebeneinanderliegende Gräber.

Für die mittelalterliche Mentalität hat, umgekehrt, der Friedhof mehr Gewicht. Zu Beginn des Mittelalters hat das anonym gewordene Grab kaum mehr Bedeutung. Was zählt, ist der öffentliche und geschlossene Raum, der die Grabstellen in sich birgt. Daher das Bedürfnis, ihn zu benennen.

Im Wort *charnier* hat sich die allgemeine Bedeutung von Friedhof erhalten: gegen Ende des Mittelalters bezeichnet es überdies auch einen Teil des Friedhofes, einen so spezifischen Teil, daß er später *pro toto* eintreten konnte: das Beinhaus, aber auch die Galerien, in denen die Gebeine zugleich auf- und ausgestellt wurden. Diese Entwicklung hängt von der Form ab, die der kirchliche Gesamtkomplex angenommen hat, das von Mauern umschlossene *atrium*.

Wie man Bestattungen *sub stillicidio* vornahm, so auch *in porticu* (im Französischen *préau* [Klosterhof]): unter den Vordächern oder an die Kirche angebauten Galerien, unter Nischen oder *enfeux*, die wie ausgehöhlte Arkaden im Mauerwerk aufeinanderfolgten. Die Säulengänge setzten sich an den Mauern fort, die das *atrium* umschlossen und ihm das äußere Erscheinungsbild eines Klosters verliehen (das seinerseits den Mönchen oder Kanonikern als Friedhof diente). Die alten Friedhöfe ähnelten ganz und gar Klöstern: eine – längs der Kirche – oder mehrere überwölbte Galerien, die einen geschlossenen Hof säumen.

Um das 14. Jahrhundert entwickelte sich die Gewohnheit, die mehr oder weniger ausgebleichten Gebeine der alten Grabstellen zu exhumieren, um Platz für neue zu schaffen, und sie in den Dachstühlen der Galerien oder in den Gewölbezwickeln (wenn es welche gab) aufzuschichten. Sie waren dort manchmal dem Blick entzogen (so entdeckte man im Jahre 1812 in Paris über den Gewölben einer nicht mehr benutzten Kirche bei deren Abriß, in der Gegend des heutigen Collège de France, eine große Menge von Gebeinen), häufiger aber offen zugänglich. (50)

Man nannte diese Beinhäuser und die sie überformenden Ossuarien *charniers*, den »Ort in der Umfriedung der Kirche, der die Gebeine der Toten enthält«. (51) »Dort auf dem Cimetière des Innocents«, so Guillaume Le Breton in seinem *Paris sous Charles VI*, »ist ein sehr großer Friedhof, eingeschlossen von Häusern, die *charniers* heißen, wo die Gebeine der Toten aufgeschichtet sind.« (52)

Der *Trésor* von Ranconnet-Nicot aus dem Jahre 1606 definiert *charnier* wie folgt: »Der Ort, an den man die Gebeine der Verschiedenen schafft, *ossuaria*.« Oder nach Richelet: *ossium conditorium*, »Ort auf einem Friedhof [hier also nicht der ganze Friedhof], wo man die Gebeine der Toten aufstapelt und ordnet« (so sprach man auch von den *charniers Saints-Innocents*).

Diesen Dokumenten zufolge bezeichnet *charnier* das *ossuaire* über der Galerie, aber auch die Galerie selbst. Auf dem Cimetière des Innocents entsprach jeder Arkade einer Galerie ein geschlossener Raum, den man *char-*

nier nannte. Jedes *charnier* war wie eine Kapelle eingerichtet und trug den Namen ihres Stifters an der Mauer eingraviert. »Dieses Beinhaus wurde erbaut und der Kirche übergeben um der Liebe Gottes willen im Jahre 1395. Betet zu Gott für die Verschiedenen.« »Armand Estable ließ von seinen hinterlassenen Gütern dieses Beinhaus errichten, zur Herberge für die Gebeine der armen Verschiedenen.« Ebenso äußert sich im 18. Jahrhundert Sauval: »Was auf diesem Friedhof [des Innocents] noch bemerkenswert ist, ist das Grab des Nicolas Flamel und seiner Frau Pernelle, das ganz in der Nähe der Pforte an der Seite der Rue Saint-Denis liegt, unter den Beinhäusern.« Testatare des 16. und 17. Jahrhunderts wünschten sich, »unter den Beinhäusern« (53) bestattet zu werden.

Schließlich schwand, als letzte Phase dieser semantischen Entwicklung, im 17. Jahrhundert der Ausdruck *ossuaire* aus dem Sprachgebrauch, wenn auch nicht aus den Wörterbüchern, und das Wort *charnier* bezeichnet nurmehr die Galerie um die Kirche und ihren Hof. Es veraltet bald, wird archaisch, und damals erobert sich dann das aus dem Kirchenlatein hervorgegangene und bereits seit dem 16. Jahrhundert benutzte *cimetière* seinen festen Platz in der gesprochenen Sprache.

Soweit wenigstens die semantische Entwicklung im Französischen. Im Englischen scheint der Gebrauch des Wortes *cemetery* in der Umgangssprache sogar noch später üblich zu werden. *Churchyard* oder *graveyard* sind wohl erst im 19. Jahrhundert in der Umgangssprache durch *cemetery* ersetzt worden, und dann auch nur, um, in direktem Gegensatz, den *rural cemetery* zu bezeichnen. (54)

Die Worte bringen die Dinge nicht unmittelbar zum Ausdruck: der mittelalterliche Friedhof ist *aître* und *charnier* in eins.

Aître: ein kleiner rechteckiger Hof, dessen eine Seite mit der Außenmauer der Kirche zusammenfällt. Durch seine beschränkten Ausmaße unterscheidet er sich ebenso vom modernen Friedhof wie vom weitläufigen und nur undeutlich abgegrenzten Gräberfeld des Altertums. Wenn ein mittelalterlicher Friedhof an die Stelle eines galloromanischen oder merowingischen tritt, so nimmt er nur einen kleinen Teilbereich davon ein: der Friedhof schrumpft, indem er sich hinter die kirchliche Einfriedung zurückzieht. (55) Wir können uns heute nicht mehr vorstellen – und auch zu jener Zeit war das erstaunlich –, daß sich mehr als ein halbes Jahrtausend Pariser Tote auf dem kleinen viereckigen Platz zusammenpferchen ließ, der, kaum größer als der heutige Square des Innocents, zwischen der Rue Saint-Denis, der Rue de la Ferronnerie, der Rue de la Lingerie (die alle noch existieren) und der Rue aux Fers lag. Das nämlich waren die alten Grenzen der Église des Saints-Innocents und ihres Friedhofs – und hier ist einmal der Friedhof beträchtlich größer als die Kirche.

Charnier: der Hof (oder *aître*) ist von Beinhäusern umgeben, die zugleich geschlossene Galerien, Grabkapellen und Ossuarien sind. Der Friedhof der Saints-Innocents enthält, Corrozet zufolge, »LXXX Bogenarkaden und Beinhäuser ohne die Mauern der Kirche«, d. h. im gesamten Umkreis der Kirche. (56) Der Cimetière des Innocents ist heute verschwunden; Beinhäuser aber gibt es noch in der Bretagne, so in Rouen, in Blois, in Montfort-l'Amaury usw. Die von den Galerien umschlossenen Räume waren Grabkapellen, die für Bestattungszwecke ebenso begehrt waren wie der Kircheninnenraum. Auf dem Cimetière des Innocents betrug der Bestattungspreis in den Kapellen der Orgemont und Villeroy, zwei weitläufigen Beinhäusern neben dem Hof, im 18. Jahrhundert 28 Livres. Unter dem kleinen *charnier* (an der Schmalseite) lag der Preis noch höher, und zwar aufgrund der Begehrtheit dieses Ortes, wo die Gebeine nicht allzu schnell verwesen konnten: für jedes Grab mit beweglicher Grabplatte 25 Livres, ohne bewegliche Grabplatte 20 Livres. Unter den großen *charniers* (an den beiden Längsseiten) für ein Grab mit beweglicher Grabplatte 18, ohne bewegliche Grabplatte 15 Livres. Überall sonst im Umkreis des *aître* – wenn auch nicht in den großen Gemeinschaftsgräbern – 5 und 3 Livres (darin einbegriffen die Lieferung des Leichentuches). Wir kennen die Bestattungspreise der Kirche Saint-Louis-en-l'Ile aus dem Jahre 1697; die Rechnung des Totengräbers belief sich auf 12 Livres, dazu kamen 6 Livres Pfarreigebühren für Rechnung des Priesters, insgesamt also 12 bis 18 Livres, eine Summe, die der der großen *charniers* der Saints-Innocents vergleichbar ist.

Die großen Gemeinschaftsgräber

Die offenen Kammern über den Galerien waren mit Schädeln und ausgebleichten Gebeinen gefüllt, die der frischen Luft ausgesetzt und vom Friedhof aus deutlich sichtbar waren.

Im freien Raum zwischen den Beinhäusern – der nur selten mit Bäumen bestanden, häufiger jedoch mit Gras und Strauchwerk bewachsen war, und zwar so, daß sich der Geistliche und die Gemeinde das Weiderecht und manchmal sogar die Erträge streitig machten – fanden sich einige wenige deutlich als solche gekennzeichnete Gräber, einige Ehrenmäler zu liturgischen Zwecken, Kreuz, Altar, Predigtkanzel, Totenleuchte, die aber doch den größten Teil des Innenhofes frei ließen. Ebenda setzte man die Armen bei, die die erhöhten Gebühren der Bestattung in der Kirche oder unter den Beinhäusern nicht bezahlen konnten. Man schichtete sie in die großen Gemeinschaftsgräber, regelrechte Senkgruben von 30 Fuß Tiefe und 5 mal 6 Metern Flächeninhalt, die 1200 bis 1500 Leichname fassen konnten, die kleinsten noch immer 600 bis 700. Eines davon war immer geöffnet, manchmal sogar zwei. Nach einigen Monaten oder Jahren, wenn sie gefüllt waren, schloß man sie und hob daneben andere aus, und zwar in dem Teil des Friedhofs, der am längsten nicht benutzt worden war. Die Gräber wurden nur notdürftig mit Erde bedeckt, wenn sie geschlossen wurden, und die Wölfe, sagte man, hatten in kalten Wintern keine Mühe, Leichname herauszuscharren (weder die Wölfe noch die Diebe, die im 18. Jahrhundert die Sektionsamateure mit Material versorgten). Die Anlage derartiger Gräber reicht wohl nicht weiter zurück als ins 15. Jahrhundert, und sie ist sicher üblich geworden (das ist jedoch nur eine Hypothese!) zu Zeiten der großen Pestepidemien, die die im Zuge des demographischen Aufschwungs des 13. Jahrhunderts bereits übermäßig aufgeblähten Städte entvölkerten. Seit den Zeiten Glabers hob man sie etwa bei Hungersnöten aus: »Da man wegen der großen Zahl der Opfer nicht jeden Leichnam einzeln bestatten konnte, erbauten die guten, gottesfürchtigen Seelen mancherorts Beinhäuser, in denen sich mehr als 500 Leichname bestatten ließen.« Das *Journal d'un bourgeois de Paris* berichtet im Oktober 1418: »Es starben in so kurzer Frist derart viele Menschen, daß man auf den Pariser Friedhöfen große Gräber ausheben mußte, in die man 30 bis 40 Personen pferchte, wie Speckstreifen zusammengeschichtet, und nur mit einer dünnen Erdkrume darauf.« Wenig später spricht es dann von großen Gräbern, deren jedes ungefähr 600 Leichname enthielt: »Man mußte erneut große Gemeinschaftsgräber ausheben, fünf auf dem Cimetière des Innocents, vier auf dem Cimetière de la Trinité und an anderen Stellen.« (57)

Auch Sauval glaubt, daß der Cimetière de la Trinité aus der Zeit der großen schwarzen Pest von 1348 stammt: »Im Jahre 1348 gab es in Paris derart viele Pestopfer, daß die Friedhöfe die toten Leiber geradezu wiederausspieen. Und das verpflichtete Philippe de Valois, dem Gildenmeister der Kaufleute zu befehlen, außerhalb der Stadt nach Örtlichkeiten Ausschau zu halten, wo man neue anlegen konnte, dergestalt, daß er einen großen, an die Trinité grenzenden Garten an der Rue Saint-Denis wählte, den er mit den Mönchen herrichtete.« (58)

Nach den Epidemien der Jahre 1544, 1545, 1548 und 1553 bemühte sich die Obrigkeit des Châtelet, »einige separate und abseits liegende Friedhöfe« zu finden, weiter abseits als die Rue Saint-Denis, »um darauf die Leichname derer, die künftig an der Pest sterben, und derer, die aus Armut eingewilligt haben, öffentlich und ohne Grab beigesetzt zu werden, zu betten und zu bestatten«. »Auf dem Friedhof des Hôpital de la Trinité sollen hinfort nicht mehr die Leiber derer bestattet werden, die im Krankenhaus der besagten Stadt verstorben sind, damit wäre der besagte Friedhof der Trinité auf Zuwachs eingerichtet und bestimmt, Bleibe und Wohnstatt der armen Kinder zu sein, die im genannten Hôpital ernährt und unterhalten werden. An Stelle des besagten Friedhofes wird ein geeigneter und hinreichender Platz auf der Isle Macquerelle gefunden werden, der vom Seineufer begrenzt wird.« »Aber mit Rücksicht auf das, was die Stadt ein Jahr später [1555] befürchtete, daß nämlich vorherzusehen sei, daß jene, die mit der Überführung der Leiber beauftragt seien, sie in den Fluß werfen würden, um schneller mit der Arbeit fertig zu sein, ging man [mit dem Friedhof] nicht weiter vor die Stadt hinaus.« (59)

Schließlich blieben die großen Gemeinschaftsgräber, von denen die Dokumente vor allem im Zusammenhang mit Epidemien sprechen, nicht mehr nur auf Phasen großer Seuchensterblichkeit beschränkt. Sie wurden – wenigstens seit dem 16. und bis zum Ende des 18. Jahrhunderts – zum allgemeinen Bestattungsort der Armen und der Verstorbenen aus bescheidenen Verhältnissen. Im Jahre 1763 schilderte ein mit der Beschreibung der Pariser Friedhöfe betrauter Untersuchungskommissar des Châtelet in seinem Bericht den Cimetière des Innocents wie folgt: »Wir bemerkten auch, daß es gegenwärtig ungefähr zwanzig Fuß von dem Notre-Dame-de-Blois genannten Turm an der Nordseite ein Gemeinschaftsgrab gibt, das der Totengräber, wie er uns sagte, im Januar dieses Jahres eröffnet hat, ungefähr 15 auf 18 Fuß im Geviert und 20 Fuß tief [d. h. etwa 6 Meter], mit verschiedenen Brettern *nur notdürftig* bedeckt; gen. Grab konnte 600 bis 700 Leichname aufnehmen, deren es zur Zeit 500 enthielt. Er fügte hinzu, daß im Mai des laufenden Jahres ein anderes angelegt worden sei, ohne uns den betreffenden Ort nennen zu können, *weil er über die Reihenfolge dieser Aushebungen keine genaue Vorstellung mehr habe*. Was gelegentlich zur Folge hat, daß man bei neuen Aushebungen auf nicht vollständig verweste Leichname stößt und innehält, sei es, um sie durch neue Bestattungen aufzufüllen, sei es, um sie zu schließen und sich anderswohin zu wenden.«

Diese großen Gemeinschaftsgräber wurden nicht nur auf den alten Friedhöfen ausgehoben, die aus dem Mittelalter stammten. Auf einem ganz neuen Friedhof, den der Kirchenvorstand der Kirche Saint-Sulpice 1746 in der Rue de Bagneux angelegt hatte, fand ein Kommissar im Zuge derselben Untersuchung ein Grab von 15 auf 15 Fuß im Geviert und 18 Fuß Tiefe, »bedeckt mit einem Eisengitter, das 500 Leichname fassen konnte«. Alles verläuft so, als ob die Maßnahmen und Gewohnheiten, die sich eingebürgert hatten, um in den Städten in aller Eile die Pestopfer des 13. und 14. Jahrhunderts zu beseitigen, bei der Bestattung aller derer beibehalten worden wären, die die Beerdigungsgebühren für eine Beisetzung in der Kirche oder unter den Beinhäusern nicht aufbringen konnten. (60)

Die großen Gemeinschaftsgräber rechtfertigen den Namen »Fleischfresser«, den man dem Cimetière des Innocents gegeben hatte, den aber auch andere Friedhöfe verdienten. »Auf diesem Friedhof gibt es so viele Gebeine von Verstorbenen, daß es schier unglaublich ist«, sagt Corrozet; aber das liegt an einer besonderen Eigentümlichkeit: »Die Erde desselben [Friedhofes] ist derart faulig, daß ein menschlicher Leichnam in neun Tagen verwest ist.« Den Alyscamps von Arles schrieb man dieselbe Eigentümlichkeit zu, die man als übernatürlich auffaßte. Wenn die Testatare, zuweilen Bischöfe, die sich nicht auf dem Cimetière des Innocents bestatten lassen konnten, verlangten, daß man ihnen eine Handvoll dieser Erde als Grabbeigabe im Sarg mitgeben solle, so zweifellos wegen dieser wunderbaren Eigenschaft. Die in den Beinhäusern zur Schau gestellten Gebeine stammten aus diesen Gräbern. Es gab zwei sukzessive Behandlungsverfahren: das eine betraf den ganzen Leichnam, das andere – nach der Verwesung des Fleisches – nur die Gebeine. Bekanntlich ist die Praxis der doppelten Bestattung auch in anderen Kulturen verbreitet, so etwa in Madagaskar; sie hat dort jedoch nicht dieselbe religiöse Bedeutung.

Hier muß ein auch für den Süden Frankreichs bezeichnender Sonderfall zitiert werden, der vom allgemeinen Brauch der Beinhaus-Bestattung abweicht. In den kleinen romanischen Kirchen Kataloniens findet man im Mauerwerk ausgesparte Höhlen, die nach draußen führen. Sie waren dazu bestimmt, die Gebeine aufzunehmen, und wurden mit einem Epitaph verschlossen. Noch heute stößt man auf derartige Höhlen. Offensichtlich waren diese Gräber so etwas wie »zweite« Grabstellen oder doch Gräber für die Gebeine, denn der ganze Leichnam hatte darin nicht Platz. Das Skelett war also zerlegt worden. Waren diese Grabstellen bedeutenden Persönlichkeiten vorbehalten, die, nach der Verwesung ihres Fleisches oder seiner Ablösung (z. B. durch Verbrühen), hier ihre Ruhe fanden? Diese Praxis hat sich da entwickelt, wo die kanonischen Verbote der Bestattung in Kirchen genauer respektiert worden sind: man hat die Beisetzung dann eben so nahe wie möglich der Kirchenmauer – oder besser noch: *in* der Mauer – vorgenommen. Umgekehrt hängt die Verwendung von Ossuarien im nicht-mediterranen Frankreich mit ganz unterschiedlichen Vorstellungen zusammen. Es handelt sich um ein Massenphänomen, das sich im Hochmittelalter gegen Ende des stürmischen Wachstumsprozesses der Städte verbreitet, etwa im 14. und 15. Jahrhundert, als die engen Räume der Kirchhöfe die sterblichen Überreste einer wachsenden Bevölkerung, die in periodischen Abständen immer stärkeren, epidemiebedingten Sterblichkeitsschüben ausgesetzt war, nicht mehr fassen konnten. Man räumte also auf, indem man die Gebeine exhumierte und sie dahin schaffte, wo noch Platz war, d. h. in die Söller über den Gewölbezwickeln.

Diese Praxis wurde noch gegen Ende des 19. Jahrhunderts auf bretonischen Friedhöfen befolgt, wo man, wie Anatole Le Braz berichtet, nach fünf Jahren die Gebeine des letzten Grabinhabers ins Beinhaus schaffte, um wieder freien Platz zu haben. Der Totengräber von Penvenan hatte »sechs Mal die ganze Breite des Friedhofes durchgearbeitet«, d. h. »er hatte nacheinander in ein und dieselbe Grube bis zu sechs Tote gebettet«. Er übte sein Amt genau wie alle seine Vorgänger aus – die Totengräber des 16. und 17. Jahrhunderts, deren Verträge mit den Kirchenvorständen sich in den Notariatsarchiven erhalten haben: der von Saint-Maclou in Rouen erhielt am 27. Oktober 1527 drei Livres, »weil er den Friedhof hergerichtet und die Gebeine der Verschiedenen in der Galerie aufgeschichtet hat«. (61)

»Ein erfahrener Totengräber läßt sich schwerlich finden«, fährt Anatole Le Braz fort. »Er behielt die Übersicht über die Gräber, die er im tiefen Erdreich ausgehoben hatte, wie bei hellem Tageslicht. Die feuchte Erde des Friedhofes war für seine Augen durchsichtig wie Wasser. Der Rektor verlangte eines Tages von ihm, eines seiner Pfarrkinder zu bestatten oder besser: ›ihm seine Grube da auszuheben, wo vor fünf Jahren der große Ropertz bestattet worden war‹. Aber der Totengräber kannte seinen Friedhof und dessen Insassen nur zu gut. ›In jenem Winkel da, seht Ihr, halten sich die Leichname lange. Ich kenne meinen Ropertz. In der Verfassung, in der er jetzt ist, hat das Gewürm nur gerade erst angefangen, ihm die Eingeweide zu zerfressen.‹«

Die Ossuarien

Der auffälligste Zug der Beinhäuser ist die Zurschaustellung der Gebeine.

Für lange Zeit – sicher bis etwa ins 17. Jahrhundert – lagen die Gebeine unbeachtet zu ebener Erde, in wahlloser Mischung mit Steinen und

Kieseln. Ein heute verschwundenes Glasfenster der Sakristei von Saint-Denis (1338) stellte die barmherzigen Werke des Heiligen Ludwig dar, darunter seine Bestattung von Toten. Gleichwohl wird keine Bestattung vor Augen geführt, sondern das Zusammenscharren von Gebeinen: der Heilige Ludwig füllt einen Sack mit Schädeln und Hüftknochen; seine Gefährten, die ihm helfen, den Sack zu tragen, halten sich Mund und Nase zu. Auf Bildern von Carpaccio ist der Friedhof mit Skelettresten und sogar halbverscharrten Mumienteilen übersät.

Zu Zeiten von Pantagruel liegen die Schädel und Gebeine überall zuhauf und dienen »den Meerkatzen auf dem Cimetière des Innocents, sich den Hintern zu wärmen«. Sie regen die Meditation eines Hamlet an. Maler und Radierer stellen sie dar, im Innern oder neben der Kirche, vermischt mit aufgeworfener Erde.

Allerdings hat man in den Städten vom 15. Jahrhundert an – und vielleicht sogar früher – begonnen, diese ungeheure, sich ständig aus der Erde erneuernde Masse von Gebeinen aufzureihen und zu ordnen. Auf geradezu artistische Weise sind sie dann in den *présentoirs* über den Galerien der Beinhäuser, in den Vorhallen der Kirchen oder in kleinen, eigens für diesen Zweck bestimmten Kapellen neben den Kirchen zur Schau gestellt worden.

Von ihnen haben sich einige erhalten: eine an der französisch-belgischen Grenze und die bretonischen Ossuarien. Sie haben keinen spezifisch bretonischen Namen. Man nennt sie *garnal*. *Garnal* – das ist das *carnier* der *Chanson de Roland*, das *charnier*: diese *garnals* bilden in der Tat die fremdartige und späte Hinterlassenschaft der Beinhäuser vom Ende des Mittelalters und der beginnenden Neuzeit: »Hinter den Gitterstangen der Gartenmaueröffnung, in bunter Mischung mit den Überresten der Sargbretter, sind die Gebeine zuhauf geschichtet; es kommt vor, daß sie geradezu überquellen, und man kann, an der Außenlehne des Fensters, Reihen von moosigen Schädeln streifen, die aus leeren Augenhöhlen das Hin und Her der Passanten beobachten.« (Antoine Le Braz)

So geschieht es, daß, ungefähr im Jahre 1800, eines Nachts »ein betrunkener junger Bursche einen Totenschädel mit nach Hause nimmt, den er von einem Beinhaus aufgeklaubt hat; wieder nüchtern, packt ihn das nackte Entsetzen«. So weit die allen Beiwerks entkleidete Geschichte. Sie hat der folgenden Legende zur Entstehung verholfen. Der Betrunkene glaubte, er könne einer Toten, die er auf dem Friedhof tanzen sah und die er einzufangen versucht hatte, die Haube aus feinem Stoff abziehen. Er verbarg sie, heimgekehrt, in seinem Wandschrank, und am folgenden Tag »erschien, anstelle der weißen Haube, ein Totenkopf, und auf dem Kopf waren noch

Haare, lange, seidige Haare, die bewiesen, daß es sich um den Kopf eines jungen Mädchens handelte.« Dem jungen Mann blieb, wie der befragte Rektor entschied, nichts anderes übrig, »als ihn ins *charnier de Pommerie* zurückzutragen, woher er stammte«. (62)

Die bretonischen Bestattungsbräuche geben uns einen Schlüssel zum Verständnis der Zurschaustellung der Gebeine an die Hand, wie sie seit dem Hochmittelalter bis ins 18. Jahrhundert und später noch in der Bretagne, in Neapel und in Rom üblich war. Im 19. Jahrhundert wurden der makabre Wirrwarr und die Überführung der Gebeine in die *présentoirs* der Beinhäuser durch Gesetz verboten. Im bretonischen Westen wurden diese Bräuche von den Behörden jedoch geduldet, und so blieben sie bis zum Ersten Weltkrieg erhalten. Aber – ein neues Lebensgefühl – die bretonische Familie, auch sie von jetzt an von der modernen Sorge um die Individualisierung des Grabes erfaßt, zog der traditionellen Anonymität des *charnier* eine Art kleines, individuelles Beinhaus vor, die *boîte à crâne* (Schädelkapsel). Diese Kapseln waren mit einer zumeist herzförmigen Öffnung versehen, die den Schädel zu betrachten erlaubte, wie man in den Reliquienkästchen eine Augenöffnung anbrachte, um den Heiligen anschauen zu können. (63) Diese Schädelkapseln waren nicht nur im Westen gebräuchlich; sie kommen auch, zur selben Zeit, etwa im Beinhaus von Marville (Meuse) vor.

Eine bretonische Hymne ruft die Gläubigen auf, die in den Beinhäusern aufgeschichteten Gebeine zu betrachten (A. Le Braz):

> *Venons au charnier, chrétiens,* voyons *les ossements*
> *De nos frères* (...)
> Voyons *l'état pitoyable où il sont réduits* (...)
> *Vous les* voyez, *cassés, émiettés* (...)
> *Écoutez donc leur enseignement, écoutez-le bien* (...).

Sehen muß man. Die Beinhäuser waren *présentoirs,* dazu bestimmt, angeschaut zu werden.

Anfangs waren sie sicher nur zufälliges Behelfsdepot, wo man sich der exhumierten Gebeine entledigte, einfach um Platz zu schaffen, und man war durchaus nicht unbedingt darauf aus, sie zur Schau zu stellen. Dann aber hat man, unter dem Einfluß einer neuen, eben aufs Makabre gerichte-

Venons au charnier... Laßt uns zum Beinhaus gehen, ihr Christen, laßt uns die Gebeine unserer Brüder *betrachten* [...] Führen wir uns den erbarmungswürdigen Zustand *vor Augen,* in den sie zurückgefallen sind. [...] Ihr *seht* sie, zerfallen, zerbröckelt [...] Hört also ihre Lehre, hört sie gut.

ten Sensibilität, etwa vom 14. Jahrhundert an, sich ihre sinistre Pracht zunutze gemacht: man hat die Gebeine und Schädel derart angeordnet, daß sie, rings um den Hof der Kirche, ein Dekor für das Alltagsleben dieser sinnlich-prunkenden Zeiten bildeten.

Der große Freilandfriedhof

Das *aître-charnier* erhält sich bis ins 18. Jahrhundert. Es gab jedoch noch einen anderen Typus von Friedhof. Ein Historiker der mittelalterlichen Grablegungsbräuche, A. Bernard, hat darauf aufmerksam gemacht, daß vom 12. Jahrhundert an weitläufigere Friedhöfe in Erscheinung treten. Zur selben Zeit läßt man davon ab, die Sarkophage eng zusammenzudrängen, ja, man beginnt sogar, Steinsarkophage überhaupt aufzugeben. Dieses 12. Jahrhundert ist auch die Epoche der Totenleuchten.

So existieren neben den Kirchhöfen mit kleinen, von Beinhäusern umschlossenen Höfen damals auch größere Friedhöfe, so daß Gabriel Le Bras schreiben konnte: »Die alten Friedhöfe haben mitunter *immense* Ausmaße« (Hervorhebung Ph. A. [64]).

Diese großen Friedhöfe waren immer den Kirchen und dem Zentrum der kirchlichen Einfriedung benachbart. Wir erkennen sie im 17. Jahrhundert auf Stadtplänen von Gaignières (Notre-Dame in Evreux, Saint-Étienne in Beauvais, die Abtei Saint-Amand in Rouen [65]).

Bei Saint-Savin-sur-Gartempe, in dem kleinen Dorf Antigny, findet sich neben der Kirche ein weiter Platz, der heute die Stelle des alten Friedhofes einnimmt, auf dem Steinsarkophage des 12. und 13. Jahrhunderts ausgegraben und zur Schau gestellt worden sind; in der Mitte ein Altar-Kreuz: ein Beispiel für diesen anderen Typus des mittelalterlichen Friedhofes.

Der Grundriß dieser Plätze ist nicht mehr geometrisch und rechteckig wie der der Beinhäuser, sondern leicht oval, von lockerer und unregelmäßiger Form. Keine leicht erkennbaren Galerien und Beinhäuser mehr. Der Friedhof ist zuweilen geschlossen, dann aber durch eine niedrige Mauer, von Bäumen gesäumt wie eine Hecke, von großen Pforten oder Breschen durchbrochen, die von Karren passiert werden können. Diese Mauer begrenzt einen weitläufigen freien Raum: Wenn Boudain, der Zeichner von Gaignières, nicht die genaue Bezeichnung hinzugefügt hätte, wäre nicht ohne weiteres zu erraten, daß es sich hier um Friedhöfe handelt. Wenn man näher hinschaut, erkennt man gleichwohl einige Kreuze und kleine Rechtecke. Die Rechtecke markieren die Lage der großen, oben beschriebenen

Gemeinschaftsgräber. Die Kreuze sind der einzige Schmuck dieser kahlen Flächen. Manchmal findet sich sogar nur ein einziges, monumentales, auf einem Postament errichtetes: ein Hosianna-Kreuz. Anderswo gibt es deren gleich fünf. Auf dem Cimetière des Innocents standen insgesamt fünfzehn. Solche Kreuze fand man auf allen Friedhöfen, aber weniger zahlreich, isoliert und weit voneinander entfernt stehend: nichts, was an die dichtgedrängten Kreuzreihen unserer heutigen Friedhöfe erinnerte. Im Erzkloster oder *préau* (Klosterhof) der Kanoniker von Vauvert sieht man »auf dem Friedhof, der sich linker Hand befindet, wenn man ins *préau* eintritt, mehrere Kreuze, sowohl aus Stein als auch aus Holz.«

Die Kreuze waren Stiftungen. Die einen zu liturgischen Zwecken wie die großen Hosianna-Kreuze, die Kreuze der bretonischen Kalvarien. Die anderen, kleiner, weniger zahlreich, bezeichnen die Grabstelle oder dienen eher als Bezugspunkt: sie sind von den Familien errichtet worden, die ringsum bestattet liegen.

Asyl und bewohnte Stätte. Hauptplatz und öffentlicher Ort

Der mittelalterliche Friedhof war nicht nur der Ort, an dem man Bestattungen vornahm. Das Wort selbst, *cimeterium*, bezeichnete auch, wie Gabriel Le Bras hervorgehoben hat, einen Ort, wo man es aufgegeben hatte, Grablegungen vorzunehmen (66), wo man manchmal sogar nie beigesetzt hatte, der jedoch eine allen Friedhöfen – unter Einschluß derer, die auch weiterhin für Beisetzungen benutzt wurden – *gemeinsame* Funktion erfüllte: der Friedhof war, im Verein mit der Kirche, Brennpunkt des sozialen Lebens. Er vertrat das antike Forum. Im Mittelalter und bis ins 17. Jahrhundert hinein entsprach er ebenso der Vorstellung eines öffentlichen Platzes wie der (heute ausschließlich gültigen) eines den Toten vorbehaltenen Raumes. Das Wort hatte also zwei Bedeutungen, von denen sich vom 17. Jahrhundert bis heute nur eine erhalten hat.

Diese doppelte Funktion erklärt sich aus dem Privileg des Asylrechtes, das aus etwa denselben Motiven wie die Bestattung *ad sanctos* zustandegekommen ist. Der Schutzheilige gewährte den Lebenden, die ihn verehrten, weltlichen Schutz, wie er den Toten, die ihm ihren Leib anvertrauten, geistliche Sicherheit bot. Die Reichweite weltlicher Macht endete an der Kirche und ihrem *atrium*. Innerhalb ihrer Mauern standen Lebende wie Tote im Frieden Gottes: *omnino sunt [cimeteria] in pace Domini.*

Unabhängig von seiner Bestattungsfunktion bezeichnet ›Friedhof‹ also einen Asylraum rings um die Kirche. Deshalb wird er von Ducange definiert als »Asyl im Umkreis der Kirche«. Diese Bedeutung ist auch aus dem Kirchenlatein ins Französische übergegangen. Wenn das Wörterbuch von Richelet auch keine derart explizite Definition des Friedhofs als eines Asylraums gibt wie das Glossar von Ducange, so verbürgt es diese Funktion in seinem Kommentar doch ganz unzweideutig: »Die Friedhöfe sind immer und allgemein als Orte des Asyls anerkannt gewesen.« Ein zeitgenössischer Historiker stellt fest, daß in der Bretagne »der Friedhof sehr schnell die Bedeutung von Zufluchtsort, von Freistatt angenommen hat«. (67)

Eine diesmal von den Bollandisten verbreitete Anekdote mag diese Asylfunktion veranschaulichen: »In England drang, bei einer privaten Fehde, eine feindliche Partei in ein Dorf ein und bemühte sich, die Wertgegenstände als Beute an sich zu bringen, die die Einwohner, zu ihrer eigenen Rettung, in Kirche und Friedhof verwahrt hatten. Auf diesem letzteren hingen die Kleider, Beutel und sogar die Truhen in den Zweigen der Bäume. Die Banditen kletterten hinauf; aufgrund der Fürbitte des Schutzheiligen der Kirche aber brachen die Äste, sie fielen herab, und ihr Sturz – und der der aufgehängten Gegenstände – riß ihre zu Füßen der Bäume wartenden Gefährten zu Boden.« (68) Wir haben bereits gesehen, daß man in den Ästen der Bäume auch die Särge der Exkommunizierten verwahrte. Man »verzweigte« in derselben Weise auch die Gehängten: Bäume als die »Mädchen für alles« der Vergangenheit!

Es wird also verständlich, daß die Asylfunktion unter diesen Umständen manchmal das Übergewicht über die Bestattungsfunktion erlangte. Nichts hinderte im Mittelalter daran – wie absurd uns das auch erscheinen mag –, Friedhöfe anzulegen, auf denen keine Beisetzungen vorgenommen wurden, ja Bestattungen sogar verboten sein konnten. In diesem Falle wurde ein von Mauern umschlossener Raum, der im allgemeinen in der Nähe einer Kapelle oder eines Bethauses lag, *sub priori immunitatis* (unter dem Vorrang der Unverletzlichkeit) geweiht. Ducange gibt für einen solchen den Toten untersagten und ausschließlich der Sicherheit der Lebenden anempfohlenen Friedhof ein Beispiel: *ad refugium tantum vivorum, non ad sepulturam mortuorum* (zum Schutz für die Lebenden, nicht für die Beisetzung der Toten). Durch eine solche Gründung wollte der Bischof von Redon die Mönche, von denen die Pfarre abhängig war, durchaus nicht um ihre Bestattungspfründen bringen, ohne doch andererseits die Lebenden des Landes eines Zufluchtsortes zu berauben. (69)

Die Asylfunktion hat den Friedhof zuweilen in eine Art ständigen

Wohnsitz, immer aber in einen Ort der öffentlichen Begegnung verwandelt, gleich ob man dort weiterhin Bestattungen vornahm oder nicht.

Flüchtlinge, die auf dem Friedhof um Asyl nachgesucht hatten, richteten sich dort dauerhaft ein und weigerten sich, ihn zu verlassen. Manche begnügten sich mit Kammern über den Beinhäusern. Andere erbauten sich dort regelrechte feste Wohnstätten und verlängerten so den Akt einer Inbesitznahme, den die kirchlichen Autoritäten eigentlich nur als zeitlich begrenzt hatten gelten lassen wollen. Nicht etwa, weil die Geistlichen es als anstößig empfunden hätten, daß man auf dem Friedhof wohnte, sondern weil sie die Kontrolle über seine Nutzung in Händen behalten wollten.

Ein normannisches Konzil aus dem Jahre 1080 fordert, daß die Flüchtlinge nach dem Ende des Krieges zum Aufbruch genötigt werden sollen (*de atrio exire cogantur* [70]), setzt aber auch fest, daß die ältesten dort Ansässigen wohnen bleiben können. So werden die Friedhöfe von über den Beinhäusern errichteten Wohnstätten überschwemmt, die zum Teil von Priestern bewohnt, zum Teil an Laien vermietet wurden. Deshalb hat das Wort *cimeterium* die Bedeutung eines Ortes angenommen, der bewohnt wird, und zwar dicht neben der Kirche: *locus seu vicus* [Ort oder Stadtviertel, Wohnsiedlung] *forte prope ecclesiam constitutus* (Ducange). Es kommt vor, daß diese bewohnten Inseln den Friedhof in einem Ausmaß überwuchern, daß für Grablegungen kein Platz mehr vorhanden ist: dennoch bleibt die bewohnte Insel noch immer Friedhof, ihre Bewohner beanspruchen das andernorts umstrittene Privileg des Asylrechts, und schließlich erhält sich sogar das Wort: die *place du Vieux-Cimetière-Saint-Jean.*

Zu Beginn des 13. Jahrhunderts prüft ein Tribunal der geistlichen Gerichtsbarkeit, ob der landesübliche Brauch die Lehnsherren, *domini villarum*, autorisiert, *census, customae et alia servita* (Pachtzins, Gewohnheitsrechte und andere Dienstleistungen) auch den Bewohnern der Friedhöfe abzufordern. In Sélestat wird im 13. Jahrhundert beschlossen, daß die Friedhofsbewohner durchaus Immunität genießen. (71)

Man wohnte also auf dem Friedhof, ohne sich im geringsten vom Schauspiel der Bestattungen und von der Nachbarschaft der großen Gemeinschaftsgräber beeindrucken zu lassen, die so lange offenstanden, bis sie schließlich gefüllt waren und geschlossen werden konnten.

Die dort Ansässigen waren nicht die einzigen, die auf dem Friedhof Umgang hatten, ohne sich etwas aus dem Anblick oder den Gerüchen der Gräber und Ossuarien zu machen. Der Friedhof diente als Forum, als Haupt- und Spielplatz, auf dem alle Einwohner der Gemeinde sich treffen, sich versammeln und spazierengehen konnten, um ihre geistlichen und weltlichen

Geschäfte zu erledigen und ihre Liebschaften und Belustigungen zu betreiben. Die mittelalterlichen Autoren waren sich des öffentlichen Charakters der Friedhöfe durchaus bewußt: sie stellten den *locus publicus* ihrer Zeit den *loci solitarii* der heidnischen Gräberfelder gegenüber.

Nach der Formulierung eines Historikers der mittelalterlichen Friedhofsrechtsprechung, A. Bernard, war der Friedhof die »geräuschvollste, belebteste, turbulenteste und geschäftigste Gegend des ländlichen oder städtischen Gemeinwesens«. Die Kirche war das »gemeinsame Haus« (72), der Friedhof war der ebenfalls gemeinschaftliche offene Platz, und das zu Zeiten, da es keine anderen öffentlichen Stätten, keine anderen Foren der Begegnung gab als die Straße – so klein und übervölkert waren die Häuser im allgemeinen.

Im *aître*, im Hof der Kirche, versammelte man sich zu allen regelmäßigen Glaubenskundgebungen, denen die Kirche selbst nicht genug Raum bot: Predigt, Prozession, Austeilung der Sakramente usw.

Im Jahre 1429 »predigte der Bruder Richard eine ganze Woche lang auf dem Cimetière des Innocents, jeden Tag von 5 Uhr morgens bis 10 oder 11 Uhr, vor einer Zuhörerschaft von 5–6000 Personen.« Fünf- bis sechstausend Personen auf dem winzigen Friedhofsplatz zusammengepfercht! »Er predigte von einem Podium von etwa eineinhalb Klafter Höhe herab, den Rücken den Beinhäusern, das Gesicht der Charronnerie [der Abschnitt der Rue de la Ferronnerie zwischen Rue Saint-Denis und Rue de la Lingerie; A. d. Ü.] zugewandt, in der Nähe des Totentanzes.« (73)

An manchen Kirchen wie der von Guérande oder der Kathedrale von Vienne hat sich eine Steinkanzel erhalten, die in die Fassade des Bauwerks eingehauen ist und nach draußen weist, in Richtung des alten, heute verschwundenen Friedhofs. In der zweiten Hälfte des 18. Jahrhunderts machen die Urkunden darauf aufmerksam, daß der Totengräber des Cimetière des Innocents ein kleines Häuschen mitten auf dem Friedhof bewohnte, das man noch *prêchoir* (Predigtraum) nannte. Den Grundrissen zufolge hat es den Anschein, daß die *maison de gardien* (Haus des Kustos) sich ursprünglich an die Windung eines Wandelgangs anschmiegte, der die Église des Innocents umlief und sie vom Friedhof im eigentlichen Sinne trennte. Dieses Häuschen wurde schließlich zum Amtsraum und dann vergrößert: *bureau de Saint-Germain* [der *fossoyeur* war gleichzeitig Mandatar des Stifts Saint-Germain; A. d. Ü.]. Man hat also den Kustos schließlich im *prêchoir* des Friedhofes Wohnung nehmen lassen müssen.

Die Palmsonntagsprozession fand auf dem Friedhof statt: das große Hosianna-Kreuz gab ihr den Namen; es diente an diesem Tage als Ruhealtar, und das Steinpult, das ihm zuweilen angefügt war, trug während des Gesanges der Prozession das Evangelium. Zu Füßen eines dieser Kreuze war der Einzug Christi in Jerusalem dargestellt.

Noch heute ist in unseren Breiten der Palmsonntag auf dem Lande ein Totengedenktag: Die Gräber werden mit geweihten Zweigen geschmückt. Es erhebt sich natürlich die Frage, ob dieser Brauch nicht ganz einfach daher rührt, daß die Palmsonntagsprozession im Hof der Kirche stattfand und daß dieser Hof auch für Bestattungen benutzt wurde. Im Mittelalter wurden die Toten damit von den Lebenden in die österliche Liturgie einbezogen, weil der Weg der Prozessionsteilnehmer an ihren Gräbern vorbei oder darüber hinweg führte und sie zugleich ihrer frommen Andacht teilhaftig wurden. Der häufige Besuch auf dem Friedhof machte die Lebenden im allgemeinen gleichgültig und stumpfte sie ab, mit Ausnahme der großen rituellen Höhepunkte und Feste einer Heilsreligion, die im Gedächtnis der Gemeinde das Bild der Toten an der Stelle der Grablegung selbst wiederbelebte. (74)

An Wallfahrtstagen war der Friedhof auch eine Station der Prozession. »Zwölftausendfünfhundert Kinder vereinten sich auf dem Cimetière des Innocents, um in langer Prozession, mit Kerzen in den Händen, zur Notre-Dame zu ziehen und Gott für den Sieg in der Schlacht von Formigny zu danken.« (75)

Es versammelten sich dort auch, zur Zeit der gegen die Hugenotten gebildeten Liga, alle Arten von zivilen und militärischen Aufzügen: Im Jahre 1588 »fanden sich, um neun Uhr abends, auf dem Cimetière des Innocents zahlreiche Obersten und Hauptleute aus mehreren Kasernen ein, an Zahl elf Kompanien stark«.

Zu seinen lebenden Bewohnern zählte der Friedhof mitunter sehr ungewöhnliche; weibliche Einsiedler ließen sich häufig dort einschließen: »Am Donnerstag, dem 11. Oktober [1442], wurde die Klausnerin der Innocents, Jeanne la Vairière mit Namen, vom Bischof Denis Desmoulins in einem ganz neuen Häuschen untergebracht, und vor ihr und der eigens zu dieser Zeremonie zusammengeströmten Menge wurde eine schöne Predigt gehalten.« Von einer anderen, im Jahre 1418 »eingeschlossenen« Klausnerin hat sich das Epitaph erhalten:

En ce lieu gist sœur Aliz la Bourgotte
A son vivant recluse très dévote,
Rendue à Dieu femme de bonne vie.
En cet hostel voulust être asservie

Où a régné humblement et longtemps
Et demeuré bien quarante-six ans.

Das *reclusoir,* die Einsiedlerklause, in der sie eingeschlossen waren, führte sowohl zur Kirche als auf den Friedhof hinaus. In Saint-Savin (Basses-Pyrénées), dessen Friedhof einem ganzen Pyrenäental als Bestattungsort diente, öffnete sich ein Fenster auch zur Kirche hin: die Legende schreibt es frömmlerischen Neigungen zu. Handelt es sich aber nicht eher um die Verbindung eines *reclusoir* mit der Kirche?

Der Zufall fügte es zuweilen, daß die frommen Einsiedlerinnen Nachbarn von Eingeschlossenen wider Willen wurden: von Prostituierten oder Straftäterinnen, die gerichtlich zu lebenslänglichen Haftstrafen verurteilt worden waren. So lebte im Jahre 1485 auf dem Cimetière des Innocents, »in einem kleinen Haus, das eigens für sie errichtet werden mußte«, eine Frau, die ihren Mann getötet hatte und deren Todesstrafe in eine lebenslange Haftstrafe umgewandelt worden war. Man verbannte dergleichen Fälle ins *reclusoir,* wie man sie um anderer Delikte willen, aus Mangel an Gefängnissen, ins Kloster oder ins Spital steckte.

Die Justiz nahm damals eine Mittelstellung zwischen den im eigentlichen Sinne religiösen und den profanen Aktivitäten ein. Als entscheidende Ausdrucksform der Macht – weitaus mehr als in unseren modernen Staaten – und zugleich volkstümliches Mittel der Teilnahme am öffentlichen Leben – eine heute verblaßte Funktion – hatte die Justiz sowohl am Bereich des Sakralen als auch an dem des Profanen Anteil. Obwohl irdische Gerichtsbarkeit, stand sie doch mit der Kirche – oder eher mit dem Friedhof – in Verbindung, denn ihr Wirken vollzog sich öffentlich, unter freiem Himmel.

In karolingischer Zeit hielten der Lehnsherr, der Bürgerhauptmann und der Vikar dort ihre Gerichtstage *(placita).* Der Platz des Tribunals war zu Füßen des großen Hosianna-Kreuzes. Noch im 15. Jahrhundert ist die Jungfrau Johanna von Orléans (von einem geistlichen Gerichtshof) auf dem Friedhof Saint-Ouen in Rouen verurteilt worden.

Als das inquisitorische Verfahren die Gottesurteile und gerichtlichen Zweikämpfe ablöste, fanden die hochnotpeinlichen Verhöre und Folterungen in den Gerichtssälen statt. Gleichwohl wurde das Urteil öffentlich ge-

En ce lieu gist… An diesem Orte ruht Schwester Alice la Bourgotte,/ Zu ihren Lebzeiten eine sehr fromme Einsiedlerin,/ Gottergeben und von rechtschaffenem Lebenswandel./ In diesem Hause wollte sie beigesetzt sein,/ Wo sie lange und demütig gelebt/ Und sechsundvierzig Jahre verweilt hat.

sprochen, auf einer eigens zu diesem Zweck erbauten Steinestrade in einer der Ecken wo nicht des Friedhofes, so doch des Platzes, der seine Verlängerung bildete und von ihm nur durch eine Einfriedung getrennt war. Selbst privatrechtliche Verhandlungen waren nicht nur vor dem Notar – oder dem Geistlichen – abzuwickeln, in Gegenwart einiger Zeugen oder Signatare, sondern mußten allen Gemeindemitgliedern zur Kenntnis gebracht werden. Im Mittelalter, in einer Kultur des Sichtbaren und des Auges, war die Gerichtsverhandlung *Spektakel*, das hinter geistlichen Mauern aufgeführt wurde: In karolingischer Zeit fanden die Freilassungen von Sklaven in der Kirche statt, nahe dem Altar, und der Tauschhandel, die Stiftungen und Verkäufe im *atrium*, dort, wo sich in der Regel die Gemeinde versammelte. Die Mehrzahl dieser Verrichtungen der Bestattungsfunktion der Kirche war äußerlich; eine gab es jedoch, deren dramatische Symbolik die Toten unmittelbar einbezog: Brauch und Herkommen (so etwa im Hennegau) gestatteten es, daß eine Witwe sich den Verpflichtungen gegenüber ihrem Familienverband durch eine Zeremonie entziehen konnte, im Zuge derer sie ihren Gürtel, ihre Schlüssel und ihre Geldbörse am Grabe ihres Gatten niederlegte. Ebenfalls auf dem Friedhof fand im 12. und 13. Jahrhundert eine Zeremonie statt, die, von den Trauerfeierlichkeiten beeinflußt, den bürgerlichen Tod und den Verlust der Bürgerrechte für Leprakranke besiegelte.

In moderneren Zeiten haben sich die privatrechtlichen Auseinandersetzungen vom Friedhof ins Arbeitszimmer des Notars verlagert, so wie sich auch die juristische Untersuchung und Beweisaufnahme in die Säle der Gerichtsgebäude zurückgezogen hat. Aber alle Prozeßergebnisse mußten auch weiterhin öffentlich auf dem Friedhof verlesen werden, vor der gesamten Einwohnerschaft, die sich in der Regel nach der Hauptmesse dort versammelte. Dort hielt sie auch Rat, wählte sie ihre Treuhänder, ihren Schatzmeister und ihre Kirchenbeamten. Im 19. Jahrhundert gingen die meisten ihrer Befugnisse ans Bürgermeisteramt über, in dem der Magistrat seinen Sitz hatte. In der Bretagne, wo sich viele alte Bräuche erhalten haben, hatte auch die Informationsfunktion des Friedhofes länger Bestand, vor allem die Proklamation privatrechtlicher Übereinkünfte, wie es der folgende Auszug aus einer von Antoine Le Braz gesammelten Erzählung deutlich macht: »Nach Beendigung der Messe sprach der Sekretär des Bürgermeisteramtes sein Gebet, von den Stufen des Friedhofes herab [d. h. von den Stufen des Kalvarienberges oder des Kreuzes herab], und verlas den auf dem Platz versammelten Leuten die neuen Gesetze; man machte, im Namen des Notars, die Verkäufe bekannt, die in der folgenden Woche zustandekommen würden.« Die Redner »stiegen aufs Kreuz«. Tatsächlich dient das »Piedestal des Kreuzes, das, in manchen Gegenden, übrigens die Form einer Kanzel (für die Predigten) hat, nahezu immer als eine Art öffentlicher Tribüne. Von da oben wenden sich die weltlichen Redner [und früher auch die Prediger] an ihr Publikum.« Deshalb ist »*monter sur la croix* (aufs Kreuz steigen) gleichbedeutend mit *haranguer*« (eine Ansprache halten [76]).

Es überrascht durchaus nicht, daß an diesem volkstümlichen und von den Gemeindemitgliedern häufig besuchten Ort kollektiv genutzte Einrichtungen zu finden waren. Ein Dokument vom Ende des 12. Jahrhundert befaßt sich mit der Errichtung eines Backofens auf dem Friedhof. (77) Sieben Jahrhunderte später sprechen bretonische Legenden noch immer vom Vorhandensein eines Backofens auf dem Friedhof. Auf dem von Lanrivoiré wies man Brote in Form von Stein-Laiben vor: Brote, die auf wunderbare Weise in Stein verwandelt worden waren, weil der Lehnsherr, der den Backvorgang auf dem Friedhof überwachte, sich geweigert hatte, einem Armen ein Stück davon abzugeben. (78)

Die unmittelbare Nachbarschaft von Backöfen, Gräbern, in denen die Toten oberflächlich verscharrt und aus denen sie periodisch wieder exhumiert wurden, und Ossuarien, in denen ihre Gebeine auf immerdar zur Schau standen, hat für uns Heutige etwas Überraschendes und Abstoßendes: sie hat die Anwohner vom Mittelalter bis an die Grenze der Neuzeit jedoch kalt gelassen.

Das Asylrecht hat den Friedhof – in derselben Weise wie zum öffentlichen und Versammlungsort – auch zum Markt- und Ausstellungsort gemacht. Die Händler kamen in den Genuß der Immunitätsprivilegien, sie profitierten vom Andrang der Kunden, die aus Anlaß von religiösen, richterlichen oder die Gemeinde betreffenden kommunalen Kundgebungen und Veranstaltungen zusammenströmten. Die Wallfahrtstage waren immer auch Markttage.

Manche Dokumente erkennen den Bewohnern des Friedhofs das Recht zu, dort Läden zu unterhalten, und Ducange zitiert einen solchen Fall, um die Definition zu stützen, die er für den Begriff *cimeterium* gibt: »Die Bewohner des Friedhofs von Jay verkauften Wein oder Bier direkt auf dem Friedhof.« Längs den Beinhäusern richteten sich Ladeninhaber und Kaufleute ein. Die Synoden des 15. Jahrhunderts (etwa die von Nantes, 1405, oder die von Angers, 1423 [79]) wollten die profanen und richterlichen Aktivitäten verbieten: sie untersagten den weltlichen Richtern (im Gegensatz zu den geistlichen), ihre Gerichtstage auf dem Friedhof zu halten und dort ihre Urteile zu verlesen. Sie verurteilten den Brauch, den Friedhof zum

Markt oder zum Messegelände werden zu lassen und dort Brot, Geflügel, Fisch und andere Genußmittel zu verkaufen oder gar nur feilzubieten. Mit der einzigen Ausnahme von Wachs, jenem erlesenen Rohstoff der Geistlichkeit, jenem kostbaren Werk der Mutter Biene – *apis mater eduxit* –, wie es die Osterliturgie im *Laus cerei* feierte. Sie verwehrten es den Landarbeitern, den Tagelöhnern und Schnittern, sich dort zur Erntezeit zu versammeln und sich »dingen« zu lassen.

Diese Einschränkungen der Konzilien reagieren auf dieselben Phänomene wie die Verbote der Beisetzungen in Kirchen: sie wurden in der Absicht ausgesprochen, die geweihten Orte vor den Händlern in Schutz zu nehmen – wie sie das Allerheiligste vor den Leichnamen der Gläubigen in Schutz nahmen. In manchen Fällen waren sie von Erfolg begleitet, und im 16. Jahrhundert gelang es ihnen zuweilen, kirchliches Gebiet und Gerichtssitz oder Marktplatz säuberlich zu scheiden. Aber beide erhielten eine enge Beziehung zum Friedhof aufrecht, so als hätten sie sich der Personalunion mit ihm nur widerwillig begeben. Die Hallen der Foire Saint-Germain lehnten sich an den Cimetière Saint-Sulpice an, und der Marché des Champeaux (die Hallen von Paris) war dem Cimetière des Innocents unmittelbar benachbart.

Insgesamt gesehen sind die Verbote der Konzilien wirkungslos geblieben. In Wirklichkeit hat keine theologische Erwägung, keine juristische oder moralische Autorität verhindern können, daß Kirche und Friedhof der Gemeinde als Ort der Zusammenkunft dienten, solange sie, als lebendiges Ganzes, das Bedürfnis verspürt hat, sich in regelmäßigen Abständen zu versammeln, um sich direkt selbst zu verwalten und ein Gefühl der Zusammengehörigkeit unter Beweis zu stellen.

Als sich eine neue Form von Gemeinschaftshaus, das Bürgermeisteramt, entwickelte, in dem die Beratungen auch weiterhin öffentlich blieben, das jedoch durch das von ihm repräsentierte Gesetz von der Masse der Wähler in stärkerem Maße isoliert war, ging der volkstümliche Charakter von Kirche und Friedhof verloren. Das aber ist nicht die Folge einer Laisierung. Der Positivismus phantasierte nicht, als er das Bürgermeisteramt zum weltlichen Gotteshaus machte: Die Kirche hatte diese Rolle jahrhundertelang gespielt, in größter Vollkommenheit. Der Grund ist eher im fortschreitenden Umsichgreifen bürokratischer Formen im öffentlichen Leben und in der Verwaltung zu suchen, im Verblassen des umfassenden Gefühls gelebter Gemeinschaft. Ehedem stellte die Gemeinschaft, die Gemeinde ihr kollektives Bewußtsein durch Feste unter Beweis, gab sie dem Überschwang ihrer jugendlichen Kräfte in Spielen Ausdruck, an eben der Stelle, wo sie auch ihre religiösen, richterlichen, politischen und kommerziellen Zusammenkünfte abhielt: auf dem Friedhof.

Der Friedhof war das Zentrum der Begegnung, der Entspannung und des gesellschaftlichen Umgangs. Er diente als Korso, als Promenade. In der Bretagne, wie Anatole Le Braz sie beschrieben hat, ist er es geblieben: »Als junger Mann wird er, unter den Ulmen und Eiben des Friedhofs, nach der Vesper dem jungen Mädchen entgegenfiebern, nach dem sein ›Sinn‹ steht – demselben Ort, wo sie, am Wallfahrtstage, darauf wartet, daß er sie zum Spaziergang oder zum Tanz einlädt.« (80)

Die jahrhundertelang ohne jede Wirkung wiederholten Bannflüche der Synoden machen also nur deutlich, daß die Friedhöfe immer Stätten des Vergnügens, des Spiels waren, die ihrerseits mit der Atmosphäre von Markt und Messe verquickt blieben.

Im Jahre 1231 untersagte das Konzil von Rouen, »auf dem Friedhof oder in der Kirche zu tanzen (*choreas*), bei Strafe der Exkommunikation«. Ein Verbot, dem man in nahezu unveränderter Form im Jahre 1405 wiederbegegnet: es ist jedermann untersagt, auf dem Friedhof zu tanzen und Spiele aller Art zu spielen; es ist Pantomimen, Jongleuren, Maskenträgern, Spielleuten und Gauklern verwehrt, dort ihr verdächtiges Gewerbe auszuüben. (81) Der Cimetière des Innocents war im 17. und 18. Jahrhundert eine Art Ladenstraße: die schau- und kauflustige Menge drängte sich dort wie in den Galerien des Palais de la Cité, wo es ebenfalls Buchhändler, Krämer und Weißnäherinnen gab. Öffentliche Orte, die sie waren, zogen Kirche und Gerichtsgebäude in gleicher Weise Händler und Kunden an. Zwei der vier Beinhäuser verdankten ihren Namen den Gewerben, die dort betrieben wurden: das *charnier des lingères* (Beinhaus der Weißnäherinnen) und das *charnier des écrivains* (Beinhaus der Schreiber). »Unter den eineinhalb Klafter hohen Bogengewölben [...] findet sich eine Doppelreihe von Läden, von Schreibern, Weißnäherinnen, Buchhändlern und Putzwarenhändlerinnen.« So zitierte Berthod:

Les cinq cents badineries
Que l'on voit sous les galeries. (82)

»Inmitten dieses Gewühls mußte man eine Bestattung vornehmen, ein Grab öffnen und Leichname ausheben, die noch nicht gänzlich verwest waren, während, selbst bei großer Kälte, der Erdboden des Friedhofes mephi-

Les cinq cents badineries... Die fünfhundert Nichtigkeiten, deren man unter den Galerien ansichtig wird.

tische Geruchsschwaden ausströmen ließ.« Dieser Text aus dem Jahre 1657 zeigt, daß diese Promiskuität von Lebenden und Toten nicht mehr immer hingenommen wird. Die Spaziergänger und Besucher amüsierten sich jedoch am pittoresken Gewimmel der Kleingewerbetreibenden: »Ich habe ihn zu den *charniers des Innocents* geführt, wo ich ihm die berühmten Schreiber des Landes gezeigt habe; ich habe ihn der Vorlesung eines im vornehmen Stil gehaltenen Briefes seitens einer dieser Herren beiwohnen lassen. Ich habe ihn einer Dienstmagd zusehen lassen, die sich dort eine Rechnungsliste verbessern ließ, um Schwenzelpfennige zu machen [d. h. bei Einkäufen für ihre Herrschaft mehr Geld berechnete, als sie tatsächlich ausgegeben hatte].« (Berthod)

»In den *charniers* und längs der Säulen findet man manche Schreiber, die bei den des Lesens und Schreibens Unkundigen sehr bekannt sind.«

Diese Promenaden waren häufig übel beleumundet und unsicher. Bereits im Jahre 1186 war der Cimetière des Innocents, Guillaume le Breton zufolge, als Ort der Prostitution berüchtigt (*meritricabatur in illo* [es wurde dort Hurerei getrieben]). Deshalb ließ Philipp der Schöne seine fast eingeebnete Einfriedung wieder mit hohen Mauern befestigen. Zu Zeiten von Rabelais hatte der Friedhof durchaus keinen besseren Ruf: »Es war eine schöne Stadt [Paris], um dort zu leben, aber nicht, um dort zu sterben«, wegen der »liederlichen Frauenzimmer, Bettler und Strolche«, die dort Tag und Nacht den Friedhof unsicher machten.

Demselben Gesindel begegnet man im 18. Jahrhundert wieder: »Das armselige Pack lungerte dort herum, brachte Unflat, Krankheiten und Seuchen hervor und gab sich allen möglichen Arten von Ausschweifungen hin.« »Die Spitzbuben waren dort ebenso sicher, nachts ein Asyl zu finden, wie bei Tage die Genasführten, die Einfältigen [*innocents*], um ein altes Wortspiel zu gebrauchen.« (83)

In diesen Zeiten, da die Wachmannschaften bzw. die Polizei die kriminelle Unterwelt nur gelegentlich und unzulänglich kontrollierten, suchte das Gelichter Schutz und Profit an jenen öffentlichen Orten, in Kirchen und auf Friedhöfen, wo sich Schenken und Läden eingenistet hatten.

Markt, Plattform für geschäftliche Angebote, Versteigerungen, Proklamationen und Urteilsverkündungen, für Versammlungen der Gemeinde bestimmter Raum, Ort der Begegnung, des Spiels, der heimlichen Zusammenkünfte und anstößigen Gewerbe, war der Friedhof nicht mehr und nicht weniger als der Hauptplatz. Er hatte sowohl die *Funktion* eines Platzes – er war öffentlicher Ort *par excellence*, Zentrum des gesellschaftlichen Lebens – als auch dessen *Form*, genauer: die beiden Formen, wie sie der

Stadtarchitektur des Mittelalters und der beginnenden Neuzeit geläufig waren – Forum und rechteckiger Hof.

Zweifellos hat gerade die Nutzung mancher Friedhöfe als Märkte seit dem 12. und 13. Jahrhundert auf ihre Flächenausdehnung hingewirkt, wie im Anschluß an A. Bernard und G. Le Bras bereits oben dargestellt worden ist: sie ähnelten damals den großen Straßenkreuzungen der mittelalterlichen Städte, deren Zentrum von einem gewaltigen Kreuz beherrscht wurde, einem Hosianna-Kreuz oder einem Scheideweg-Kreuz.

Charnier oder Klosterhof – was hat dem quadratischen oder rechteckigen, von Händlergalerien gesäumten Platz als Vorbild gedient, was der *plaza major* Spaniens, was der Place des Vosges oder den Galerien des Palais-Royal in Paris? Die Einwohner der – kleinen wie der großen – Städte des 16. bis 18. Jahrhunderts liebten es, ihr öffentliches Leben in diesen geschlossenen Räumen zusammenzudrängen, deren einige, wie die Innocents, Friedhöfe waren. Nach seiner Auflassung ist der Cimetière des Innocents durch einen anderen rechteckigen Platz als Ort der müßiggängerischen Belustigung ersetzt worden, durch den Hof des Palais-Royal. Die Galerien des Palais-Royal wurden im 19. Jahrhundert ihrerseits durch die großen Boulevards ersetzt – Zeichen einer Veränderung des Lebensgefühls des großstädtischen Menschen und seiner Soziabilität. Ein Rest jener alten Einstellung mag sich in den gedeckten Passagen der Stadtarchitektur des 19. Jahrhunderts erhalten haben.

In den kleinen Ortschaften, den halb ländlichen, halb städtischen Wohnsiedlungen, bildeten im 17. Jahrhundert die *place de la Baillie* (Gerichtsplatz) oder die *halles* (Markthallen) eine Fortsetzung des benachbarten Friedhofes. Sie lösten sich schließlich davon, als eine ungleichmäßige Entwicklung, die manchenorts gegen Ende des 16. Jahrhunderts einsetzte, ohne allgemeine Verbreitung zu finden, den Friedhof von der Kirche trennte, wie im sechsten Kapitel des vorliegenden Buches deutlich werden wird. Sie hat dann auch eine Abschwächung der weltlichen Rolle des Friedhofs zur Folge, und zwar überall da, wo diese Rolle nicht – wie beim Cimetière des Innocents in Paris – durch eine tiefverwurzelte Tradition gestützt wird. Die Funktion der öffentlichen Stätte ist dann an den nächstgelegenen Platz übergegangen. Für einen sehr langen Zeitraum aber ist der Friedhof, bevor er dann isoliert wurde, der bestimmende öffentliche Platz gewesen.

Die Kirche als Ersatz des Heiligen. Welche Kirche?

Vieles von dem, was im vorhergehenden Abschnitt über den Friedhof und seinen Öffentlichkeitscharakter gesagt worden ist, läßt sich auch auf die Kirche anwenden. Beide waren Wohnstatt der Toten und der Lebenden zugleich, und zwar anfangs dank der Verehrung für die Reliquien der Heiligen, für ihre *memoriae*. Später dann – und zwar seit dem 12. Jahrhundert – blieben sie einander zwar nahe, die Andachtsformen aber haben sich ihrem Wesen nach verändert. Dasselbe Gefühl, das die Sarkophage der ersten, frühchristlichen Jahrhunderte sich in der Nähe der *martyria* zusammendrängen ließ, trieb die Menschen des Hochmittelalters, sich ihre Grabstelle in der Kirche oder doch dicht daneben zu wählen. Gleichwohl ist es nicht mehr die *memoria* gerade dieses Heiligen, die damals gesucht wurde, sondern die Kirche selbst, weil darin die Messe zelebriert wurde, und die begehrteste Stelle war der Altar, nicht die *confessio* eines Heiligen, sondern der Tisch des eucharistischen Opfermahles.

Die Beisetzung *apud ecclesiam* ist an die Stelle der Bestattung *ad sanctos* getreten. Dieser Wandel ist um so bemerkenswerter, als die Verehrung der Heiligen zu der Zeit, als er deutlich erkennbar wird, ein neues und beträchtliches Ansehen genießt. J. Le Goff hat zwei Schübe in der Geschichte der Heiligenverehrung unterschieden (84): einen ersten im Hochmittelalter, den die frühesten hagiographischen Legenden belegen; einen zweiten seit dem 13. Jahrhundert, mit der *Legenda aurea* und den wundersamen Anekdoten einer auf pittoreske Folklore versessenen Kunst als Hauptzeugnissen. Die erste Phase fällt mit der Verbreitung der Bestattung *ad sanctos* zusammen; die zweite hat für die Grablegungsbräuche keine unmittelbaren Folgen, und sie hat auch die Einstellung den Toten gegenüber nicht beeinflußt. Hält man sich an die Lektüre der Testamente, so wird einem durchaus nicht deutlich, welche volkstümliche Verbreitung die Heiligenlegenden gegen Ende des Mittelalters gefunden hatten. Nur ein einziger Zug dieser spezifischen Frömmigkeit tritt hier in Erscheinung: die Pilgerfahrt nach dem Tode.

In einem solchen Fall verlangt der Testatar, daß an seiner Stelle ein gedungener Stellvertreter die Pilgerfahrt für die Ruhe seiner Seele unternimmt, die er selbst zu seinen Lebzeiten nicht hat ableisten können und deren Ziel und Preis er festsetzt: der Brauch wollte es, daß der Betrag dem Pilger bei seiner Rückkehr ausgehändigt wurde, im Vertrauen auf ein vom Klerus der besuchten Wallfahrtskirche ausgefertigtes Zertifikat. Ein aus dem Jahre 1411 stammendes Testament eines Prokurators beim Stadtparlament von Paris faßte »eine Reise und Pilgerfahrt« ins Auge, »die von Mme. meiner Lebensgefährtin und Gattin und mir zu Schiff nach Notre-Dame in Boulogne unternommen werden soll, weiter dann nach Notre-Dame in Montfort und nach Saint-Côme und Saint-Damien in Lusarches. In Hinsicht auf das, was man mir zu verstehen gegeben hat, daß nämlich Mme. meine Lebensgefährtin gewillt und ergeben sei, eine Reise nach Saint-Jacques in Galicien zu machen, obgleich sie mir nichts davon gesagt noch sich erklärt hat und obgleich ich durchaus nicht eingewilligt habe, wünsche ich, daß man allerwegen einen vertrauenswürdigen Botschafter mitschickt, der ein Beglaubigungsschreiben heimbringen wird.« A. Le Braz hat posthume Pilgerfahrten dieser Art in der Bretagne des 19. Jahrhunderts belegt. (85)

Man findet sich also weiterhin zum Gebet am Grabe eines Heiligen ein, man sucht die Nähe der verehrten Reliquien, aber man trägt weniger Sorge dafür, sich ihm zur Seite bestatten zu lassen. Diese zweite Phase der folkloristischen Heiligenverehrung hinterläßt in der religiösen Sensibilität nicht derart tiefe Spuren wie die erste. Sie ist zweifellos bereits von einer klerikalen Mißtrauensreaktion begleitet und beginnt verdächtig zu erscheinen. Ein Sekretär der Königin Isabella, Kanoniker in verschiedenen Kirchen, macht in seinem aus dem Jahre 1403 stammenden Testament bindende Vorschriften darüber, wie im Falle, daß er weit von seiner Heimat entfernt stürbe, mit seinem Leichnam zu verfahren sei. Seine Vorlieben wechseln, entsprechend der Geltung der Kirche seines Sterbeortes. Er wünscht sich vorrangig den Chor oder – wenn das unmöglich ist – das Schiff vor dem Bildnis Unserer Lieben Frau. Wenn aber die Kirche seines Sterbeortes einem anderen Heiligen geweiht ist als der Jungfrau Maria, verzichtet der Testatar darauf, sich die Nähe des Hochaltares, des Chores oder der Kapelle des Heiligen auszubedingen; dieser Vorläufer der Reformation möchte dann im Schiff vor dem Kruzifix beigesetzt sein. Es ergibt sich also die folgende Stufenfolge von Prioritäten: der Chor, die Bildsäule der Heiligen Jungfrau und das Kruzifix, die allesamt vor dem Heiligen rangieren. (86) Auch weniger Spitzfindige haben aufgehört, sich für ihren Leichnam anderen Schutz zu erwirken als den von Notre-Dame oder vom Schutzheiligen ihrer Bruderschaft. Die Kirche gewinnt künftig über andere Erwägungen die Oberhand. Sie verkörpert das Bild, das der Erblasser auf ganz natürliche Weise mit seinem Leichnam in Verbindung bringt. So im Falle eines Ratsherrn des Stadtparlamentes von Toulouse, der im Jahre 1648 schreibt: »Meine Seele vermache ich Gott, meinen Körper überlasse ich der Kirche der Augustiner [und nicht bloß der Erde] und der Grabstelle der Meinen.«

Dieser Frömmigkeitswandel verändert jedoch die Einstellung zum Tode und seinen Äußerungen kaum: *Die Kirche hat sich lediglich an die Stelle des Heiligen gesetzt.* Man wählt die Kirche, wie man ehedem den Heiligen wählte. Der Unterschied wiegt schwer für eine Geschichte des religiösen Grundgefühls; er fällt kaum ins Gewicht für eine Geschichte der Beziehung zum Tode.

Das Problem liegt also darin, auszumachen, welches Motiv die Wahl der Kirche oder einer bestimmten Stelle in der Kirche oder auf dem Friedhof beeinflußt. Die Testamente geben eine Antwort auf diese Frage: die Wahl der Grabstätte ist eines ihrer erklärten Ziele. Ebensowenig aber haben die Testatare bestimmte Weisungen des Kirchenrechtes außer acht gelassen.

Anfangs war die Friedhofskirche die Kirche einer wegen ihrer Reliquien und Gräber verehrten Abtei. Die Anziehungskraft des Heiligen schwand dann vor der der Abtei dahin: Brauch und Herkommen verlangten, daß man in einem Kloster beigesetzt wurde. Das wenigstens ist die einzige genauere Bestimmung, die Roland gibt, als er den Wunsch äußert, Karl der Große möge seinen Leichnam und die seiner Gefährten finden.

Durchaus nicht unwichtige materielle Interessen schalteten sich ebenfalls ein, denn der Verstorbene wurde sehr bald in die Pflicht genommen, in seinem Testament bestimmte Legate zugunsten der von ihm gewählten Abtei festzusetzen. Deshalb machten die Bischöfe auch den Versuch, den Abteien das Bestattungsmonopol zu nehmen und es dem Friedhof ihrer Kathedralkirche zu sichern, die zunächst außerhalb der Mauern gelegen war und dann einer Pfarre oder Episkopalkirche angegliedert wurde. »Die Bestattung der Toten muß da zelebriert werden, wo sich der Sitz des Bischofs befindet.« Wenn der bischöfliche Friedhof zu weit vom Sterbeort entfernt liegt, muß die Beisetzung in einer Gemeinde von Kanonikern, Mönchen oder Nonnen vorgenommen werden, um dem Leichnam die Fürsprache der Gebete der Ordensgeistlichen zu sichern. Nur wenn diese beiden Möglichkeiten sich nicht bieten, erlauben die Kirchenväter des Konzils von Tribur im Jahre 895 die Beisetzung an Ort und Stelle, im alten Bethaus, das dann zur Pfarrkirche geworden ist, da, wo der Verstorbene seinen Zehnten entrichtet hat. Der Beisetzung in der Landgemeinde wird erst stattgegeben, als man darauf verzichtet, den bischöflichen Friedhof zwingend vorzuschreiben. In den Pyrenäen hat sich die Erinnerung an eine Zeit erhalten, da die Einwohnerschaft eines ganzen Tales die Bestattung ihrer Toten auf einem einzigen Friedhof wie dem von Saint-Savin (in der Nähe von Pau) vornahm.

Und doch gestattete das Kirchenrecht jedermann die Freiheit der Grabwahl. Eine gewisse Rechtsunsicherheit besteht lediglich im Falle der verheirateten Frau. Dem grazianischen Dekret zufolge »muß die Frau ihrem

Gatten sowohl im Leben als auch im Tode Gefolgschaft leisten«. Das Gegenteil behauptet ein Dekret von Urban II.: Der Tod emanzipiert die Frau von ihrem Gatten.

Es erhebt sich jedoch die Frage, was geschehen soll, wenn der Verstorbene keinen Letzten Willen zum Ausdruck gebracht hat. Das Kirchenrecht sieht dann vor, daß er bei seinen Angehörigen bestattet werden soll *(in majorum suorum sepulcris jacet)*. Im wiederum bezeichnenden Falle der verheirateten Frau: Sie soll entweder mit ihrem Gatten zusammen oder an einer von ihm ausgewählten Stelle oder bei ihren eigenen Angehörigen beigesetzt werden.

Es stand zu fürchten, daß die Familien sich auf bestimmte Präzedenzfälle beriefen, um über ihre Grabstelle wie über einen durch Erbfolge übertragbaren Besitz verfügen zu können. Deshalb war die Wahl der Pfarrkirche anempfohlen. Folgendermaßen äußert sich etwa Hinkmar von Reims:

»Kein Christ darf über seine Grabstelle verfügen, als ob sie ihm in Erbpacht gehörte [*hereditario jure*]; er muß sich vielmehr mit einer Beisetzung in der Pfarrkirche zufriedengeben, an der von den Priestern [den Bischöfen] bezeichneten Stelle.« (87) Diese Unsicherheit des Brauchtums kommt in der Sorge zum Ausdruck, die Pfarre nicht um ihre Bestattungspfründen zu bringen. Die Pfarre mußte vielmehr immer einen durch Herkommen fixierten »gerechten Anteil« erhalten, der zuweilen nach langen Prozessen erstritten wurde, wenn sich ein Gemeindemitglied sein Grab in einer anderen Kirche erwählt hatte. Überdies konnten die Leichname, und zwar wenigstens seit dem 17. Jahrhundert, in der Pfarrkirche aufgebahrt werden, bevor sie in die erwählte Grabkirche überführt wurden. Schließlich wurde der Totengräber der betreffenden Pfarre sogar dann im Sterberegister eingetragen, wenn die Beisetzung anderswo stattgefunden hatte (17./18. Jahrhundert). Die kirchliche Rechtsprechung hat also gezögert, wem sie Priorität einräumen sollte – der Familie oder der Pfarrgemeinde.

In der Praxis spiegelt sich dasselbe Zögern wider wie im Kirchenrecht. Die Ritter der *Chanson de Roland* – und noch die der *Romans de la Table ronde* – kümmerten sich anfangs durchaus nicht um eine Familiengrabstätte: Weder Roland noch Olivier äußern den geringsten Wunsch, bei ihren Angehörigen bestattet zu werden, an die sie vor ihrem Tode überdies auch keinen Gedanken gewendet haben. Die Ritter der Tafelrunde wünschten sich, in der Abtei von Camaalot, neben ihren Waffengefährten zu ruhen.

Vom 15. Jahrhundert an bringt die Mehrheit der Testatare den Wunsch zum Ausdruck, in der Kirche oder auf dem Friedhof ihre Grabstätte zu finden, wo bereits ihre Familienangehörigen beigesetzt sind – *près du mari, près de la femme, près des enfants,* die ihnen im Tode vorausgegangen sind –, sei es in der Kirche: »in der Kirche Saint-Eustache, an der Stelle, an der meine sehr liebe Gefährtin und Gattin und meine Kinder liegen, deren Seelen bereits bei Gott sind« (1411); zwei Eheleute fordern in ihrem Testament, daß sie, einander so nahe wie möglich, in der Kirche Saint-Médéric, ihrer Pfarrkirche, beigesetzt werden (1663); – sei es auf dem Friedhof: die Witwe eines Kaufmannes »auf dem Friedhof der Kirche Saint-Gervais, ihrer Pfarrkirche, an eben der Stelle, wo ihr verstorbener Gatte ins Grab gebettet ist« (1604); ein Gemeindemitglied von Saint-Jean-en-Grève »auf dem Friedhof der Saints-Innocents, an der Stelle, wo seine bereits verstorbene Frau und seine Kinder beigesetzt und gebettet sind« (1609); ein Schuhmachermeister der Pfarre Saint-Martial möchte, »daß sein Leichnam auf dem Cimetière des Saints-Innocents gebettet und bestattet wird, nahe der Stelle, wo seine verstorbene Frau und seine Kinder ruhen« (1654 [88]).

In der Nähe seiner Angehörigen und seiner Gattin, auf dem Friedhof wie in der Kirche: »in der Abtei Saint-Sernin [Toulouse], in der zu Grabe getragen worden sind mein Großvater, Großmutter, Vater, Mutter, Schwester und Bruder und meine beiden Frauen« (1600); »in der Kirche Saint-Étienne-du-Mont, an der Stelle, wo ihre Angehörigen und ihr Gatte ruhen, im Kreise ihrer Kinder« (1644). *In der Nähe seiner Angehörigen* (d. h. ohne Nennung der Gattin bzw. des Gatten): Ein Hofrat des Herzogs von Orléans, Gemeindemitglied der Pfarre Saint-Nicolas-des-Champs, »auf dem Cimetière des Saints-Innocents, an der Stelle, wo seine Väter, Mütter und Brüder beigesetzt sind«; »im Hof der Kirche Saint-Germain-le-Vieil, wo meine beiden Schwestern ruhen« (1787); »in der Kirche [Saint-Séverin], in der Grabstätte seiner Ahnen« (1690 [89]). Sind die zuletzt zitierten Testatare möglicherweise Junggesellen gewesen? Die Witwen ziehen dagegen in aller Offenheit die Grabstelle ihrer Angehörigen der ihres Gatten vor: »in der Kirche Saint-Jacques-de-la-Boucherie, ihrer Pfarrgemeinde, an der Stelle, wo ihre verstorbene Mutter ruht« (1661); »erwählte [sich seine Grabstelle] auf dem Friedhof der Kirche der Saints-Innocents in Paris, nahe dem Ort, wo ihr Vater und ihre Mutter beigesetzt sind« (1407).

Ein handgeschriebenes Testament aus dem Jahre 1657 zeigt dasselbe Schwanken zwischen der Grabstelle der Ehegattin und der der eigenen Angehörigen: »Ich verlange, daß mein Grab an der Stelle ausgehoben wird, wo meine Frau bestattet zu sein wünscht.« Der Verstorbene wird in solchen Fällen also an einer vom jeweiligen Hinterbliebenen zu bestimmenden Stelle beigesetzt, wenn nicht besondere Umstände dessen Wünschen entgegenstehen; in diesem Falle dann »auf dem Friedhof, und zwar da, wo mein Vater, meine Mutter und meine Großeltern beigesetzt sind«. (90)

Die Kirche wird also nahezu immer aus familiären Gründen gewählt, um in der Nachbarschaft sei es der Angehörigen, sei es der Ehegattin und der Kinder die ewige Ruhe zu finden. Dieser Brauch findet seit dem 15. Jahrhundert allgemeine Verbreitung und bringt die wachsende Festigung eines Gefühls zum Ausdruck, das den Tod überlebte, das sich möglicherweise sogar gerade im Augenblick des Todes dem klaren Bewußtsein aufgedrängt hat: Wenn die Familie damals im gewöhnlichen Ablauf des Alltagslebens auch nur eine geringe Rolle spielte, so übernahm sie in Krisenzeiten, wenn außergewöhnliche Gefahr für Ehre oder Leben drohte, doch sofort die Herrschaft und ließ bis über den Tod hinaus äußerste Solidarität walten. Die Familie triumphierte so über die kriegerischen Bruderschaften, die die Ritter der Tafelrunde in ihren Grabstätten vereinten, weil deren einzige Familie die der Waffenbrüder war. Sie hat sich umgekehrt mit den Bruderschaften des Standes und Gewerbes bald arrangiert, weil Gatte und Kinder häufig einträchtig in der Kapelle der Genossenschaft ruhten.

Es kam gelegentlich vor, daß der Testatar der Grabstelle seiner Familie eine andere vorzog, insbesondere dann, wenn er Junggeselle war; die Anziehungskraft der Angehörigen und Eltern scheint weniger stark gewesen zu sein als die der Ehegattin und der Kinder im Falle eines verheirateten Mannes. Er wählte dann eine andere Stelle, die Nähe einer anderen Person, etwa die eines Onkels, der sein Wohltäter gewesen war, eine Art Adoptivvater – wie dieser Teppichhändler des Jahres 1659, der bestattet sein möchte »im Grabe des verstorbenen Herrn de la Vigne, seines Onkels«. Man wählte wohl auch das Grab eines Freundes; so erträumt es sich etwa Jean Régnier:

Aux Jacobins eslis la terre
En laquelle veuil estre mis,
Pour ce qu'aux Jacobins d'Aucerre
Gisent plusieurs de mes amis. (91)

Freilich konnte der leibliche Freund wohl auch ein Vetter oder ein entfernter Verwandter sein. Er ähnelte ein wenig dem »Bruder« der archaischen Gesellschaften. Das wird in Testamenten wie dem folgenden eines Präsidenten des Pariser Stadtparlaments aus dem Jahre 1413 deutlich: er

Aux Jacobins... Bei den Jakobinern erwähle ich mir die Erde,/ In der ich beigesetzt sein will,/ Und zwar deshalb, weil bei den Jakobinern von Auxerre/ Mehrere meiner Freunde ruhen.

wählt sich sein Grab in einer Kapelle, in der auch »sein verstorbener Vater und seine anderen Freunde ruhen«. Vom 15. bis zum 17. Jahrhundert kommt es sehr häufig vor, daß fromme Stiftungen zum Heil der eigenen Seele oder – »in ehelicher Verbundenheit« – zu dem »der Gattin und dem aller Freunde« ausgesetzt werden. (92)

Im Jahre 1574 wählt ein Notar seine Ruhestelle »nahe dem Grabe des verstorbenen *maître* François Bastoneau [Notar wie er selbst], seines Vetters und guten Freundes«. Die Freundschaft war nicht nur – wie unter Erwachsenen unserer Zeit – eine Übereinkunft des geselligen Gemeinschaftslebens; sie war, was sie noch heute für das Kind und den Heranwachsenden ist, nicht aber mehr für den Volljährigen: eine dauerhafte, der Liebe gleichwertige Beziehung, die zuweilen so stark war, daß sie den Tod überdauerte. Sie war in allen Gesellschaftsschichten heimisch, sogar in den untersten. Die Stuhlvermieterin der Kirche Saint-Jean-en-Grève wurde im Jahre 1642 Witwe, Witwe eines Soldaten im Regiment des Herzogs von Piémont; sie wünscht sich, daß ihr Leichnam seine Ruhe finden möge »auf dem Friedhof in der Nähe der Kirche Saint-Jean [ein begehrter und guter Platz], in der Nachbarschaft des Grabes der Frau des Jacques Labbé, ihrer guten Freundin«. (93)

Es ist im 17. Jahrhundert durchaus statthaft, der Familie und den leiblichen Freunden den geistlichen Freund, den Beichtvater vorzuziehen. Man gibt sich nicht damit zufrieden, ihm einige Legate zukommen zu lassen, wie es der Brauch will; man wünscht sich überdies, in seinem Schatten zu ruhen, wie dieser Pariser Arzt in einem handgeschriebenen Testament aus dem Jahre 1651: sein Leichnam soll in der Kirche Saint-Médard beigesetzt werden, »nahe dem Beichtstuhl von Hochwürden Cardos«. Hier hat der Beichtvater des 17. Jahrhunderts die Rolle des Heiligen des Hochmittelalters übernommen: er wurde zu seinen Lebzeiten verehrt wie ein Heiliger.

Es kommt schließlich vor, daß die Bediensteten nach ihrem Tode bei ihrer Herrschaft ruhen wollen: »So nahe wie möglich dem Grabe des verstorbenen Herrn Pierre de Moussey und seiner Gattin, zu ihren Lebzeiten Bürger von Paris, die ihm Herr und Herrin waren und die Gott erlösen möge« (16. Jahrhundert). »In der Kirche Sainte-Croix-de-la-Bretonnerie, nahe dem Grabe der Tochter seines Herrn« (1644). In den meisten Fällen sind die Herren die Testamentsvollstrecker ihrer Bediensteten, die ihnen gewöhnlich auch die Wahl der Grabstelle überlassen. (94)

Den irdischen, familiären oder traditionellen Verbindlichkeiten zieht man in bestimmten Fällen im 17. und 18. Jahrhundert die geistliche Familie, die Pfarrgemeinde vor: Ergebnis des Konzils von Trient, das der Pfarre die

Funktion zurückerstatten wollte, die sie im Mittelalter (und vor allem im 14. und 15. Jahrhundert) verloren oder vermeintlich verloren hatte: »Ich fordere und verlange, daß mein Leichnam beigesetzt wird in der Kirche Saint-Jehan-en-Grève, meiner Pfarre.«

Erfinderische Testatare kombinierten die heimische Pfarrgemeinde und eine andere Kirche ihrer Wahl: »Will und verlangt, daß ihr Leichnam beigesetzt und gebettet wird in der Kollegienkirche Saint-Médéric in Paris, im Herzen ihrer Pfarre, im Grabe, wo der verstorbene ehrwürdige Thibault, ihr Herr und Gemahl, bestattet worden ist«. Es handelt sich um eine Witwe, die nach dem Tode ihres Gatten »eine der guten Frauen der Kapelle Saint-Étienne-et-André« geworden ist. Sie muß gleichwohl der Kirche Saint-Jean eine besondere Art von Verehrung entgegenbringen, wie sie erläutert: »Ich fordere und verlange, daß mein Leichnam vor der Beisetzung in die Kirche Saint-Jehan-en-Grève überführt wird, wo ein vollständiger Gottesdienst gehalten werden soll, und der Beisetzung und dem Geleit sollen beiwohnen die Pfarrer, Vikare, Priester und Geistlichen von Saint-Jehan und die Herren Kanoniker und ordinierten Kapläne der besagten Kirche Saint-Médard«, d. h. die Geistlichen beider Kirchen (1606 [95]).

Die Pfarrgebietsreform der Gegenreformation hat jedoch – und zwar wenigstens bis zur zweiten Hälfte des 18. Jahrhunderts – die traditionelle Verbundenheit mit den Gemeinden und Ordensbruderschaften (Jakobiner, Karmeliter) nicht aufgehoben, wie wir später am Beispiel von Dokumenten aus Toulouse sehen werden.

Der Ort der Beisetzung in der Kirche

War die Kirche als Ort der Beisetzung einmal gewählt – aus familiären oder Gründen der Frömmigkeit –, so stellte sich das Problem, den genauen Platz zu fixieren, an dem man bestattet zu sein wünschte: in der Kirche selbst oder auf dem Friedhof – und vor allem: an welcher Stelle.

Wenn manche Erblasser diese Wahl auch ihrem Testamentsvollstrecker überlassen, so gibt die Mehrheit sich doch große Mühe, leicht auszumachende Anhaltspunkte anzugeben und damit die gewünschte Örtlichkeit genauer zu kennzeichnen. Es handelte sich im allgemeinen darum, den Ort zu markieren, an dem sich das Familiengrab befand, dem zu Seiten der Erblasser zur Ruhe gebettet werden wollte. In den meisten Fällen war dieser Ort nicht eindeutig bezeichnet. Der Brauch, den genauen Lageplan der Grabstelle durch eine Inschrift zu markieren, hat sich erst gegen Ende des

18. Jahrhunderts allgemein verbreitet; die Gewohnheit, die Leichname zusammenzupferchen, übereinanderzuschichten und umzubetten, erlaubte übrigens nicht, diese Praxis, die bestimmten Gräbern vorbehalten blieb, überall anzuwenden. Es gab kein funeralistisches Grundbuch für das Erdreich des Friedhofes. So machten die Seelenmessenregister, in denen die Mönche des Mittelalters die Jahrestage der verstorbenen Wohltäter des Konvents verzeichneten, den Ort der Grablegung nur vage kenntlich: Jahrestag von C. A., Kanoniker von Limoges, »der in unserem Kloster an einer Mauer oder einem Pfeiler beigesetzt ist«. (96) Der Testatar mußte also die Koordinaten eines Ortes angeben, den häufig er als einziger kannte: im Jakobinerkloster, in der Kapelle, in der seine Frau, seine Schwester und die Frau seines Bruders beigesetzt sind, »welche Kapelle sich rechter Hand befindet, wenn man vom Schiff in den Chor eintritt« (1407). In der Kirche der Minimenbrüder zu Blois, Saint-François, an der Stelle, die sie ihrer Cousine, der Frau des Gerichtsschreibers, gezeigt zu haben versichert« (16. Jahrhundert); »zwischen dem Pfeiler am Auferstehungsaltar und dem darunter, an dem sich der Stuhl des Kirchenvorstehers Pierre Feuillet befindet« (1608); »im Schiff ihrer großen Kirche zu Paris, rechter Hand..., an der Stelle, die ich meinem Bruder gezeigt habe«; »in Saint-Denis, vor dem Bilde der Jungfrau«; »nahe dem Orte, den sonntags früh der Doyen von Paris einzunehmen pflegt, zur Stunde der Meßgebete« (10. August 1612); »in der Kirche Saint-Nicolas-des-Champs ... am fünften Pfeiler« (1669); »in der Kirche der Karmeliterbrüder an der Place Maubert im Grabe seiner Ahnen, das sich in der Kapelle des Heiligen Joseph unter einer großen Grabplatte befindet [das Vorhandensein einer ›großen Grabplatte‹, die zweifellos mit einer Inschrift geschmückt war, genügte also nicht, die genaue Lage des Grabes zu verbürgen], die zu der Stufe führt, die das Geländer des rechter Hand befindlichen Altars stützt« (1661 [97]).

Man konnte durchaus nicht immer sicher sein, auch wirklich an der derart beschriebenen Stelle beigesetzt zu werden, selbst wenn der Geistliche und die Kirchenvorsteher ihre Zustimmung erteilt (oder verweigert) hatten: Möglicherweise belegten frühere Grabstellen und noch nicht gänzlich verweste andere Leichname den gewählten Platz mit Beschlag. Es war deshalb eher eine Umgebung als eine genau markierte Stelle, die man bezeichnete: »in der Église du Val-des-Écoliers, an dem Platz *oder* in seiner Nähe, wo seine verstorbene Frau bestattet liegt« (1401); »auf dem Cimetière des Innocents, nahe dem Orte, da sein Vater und seine Mutter beigesetzt sind, oder an einer anderen nahegelegenen Stelle« (1407); »so nahe wie möglich dem Grabe von...« (16. Jahrhundert); »das besagte Grab seines Vaters und seiner Mutter, das nahe der Kirchenmauer liegt, gleich linker Hand, wenn man eintritt« (1404 [98]). Man findet in den formelhaften Äußerungen der Testatare oder der Geistlichen, die die Testamente abfaßten, sehr häufig Wendungen wie »*nahe* dem Orte, da bestattet liegt...«, »*nahe* der Kapelle...« – im Englischen *beneath*. Diese Bezeichnung der Nähe ist die gebräuchlichste; sie läßt jedoch auch Ausnahmen zu: einige Testatare setzen das Tüpfelchen aufs *i*: »an der Stelle und in der Gegend, wo...« (1657); »an derselben Stelle, wo auch meine Frau Mutter bestattet liegt« (1652).

Ein Testatar des 15. Jahrhunderts hat sich große Mühe gegeben, den Ort seiner Grabstelle gleichsam geometrisch festzulegen: »an dem Schnittpunkt, der sich ergibt, wenn man durch zwei Linien einerseits das Kruzifix und das Bildnis Unserer Lieben Frau, andererseits die Altäre der Heiligen Sebastian und Dominikus verbindet« (1416 [99]). Die begehrteste und kostspieligste Stelle ist der Chor, in der Nähe des Altars, an dem die Messe gelesen wird, da, wo der Priester das *Confiteor* spricht. Eben das ist der Grund der Beisetzung *ad sanctos*: das Meßopfer, mehr noch als der Schutz des Heiligen. »Seinen Leichnam möchte er die Ruhe finden lassen in der Église de la Terne, die dem Zölestinerkloster der Diözese von Limoges zu eigen ist, und zwar im Chor der besagten Kirche, ziemlich nahe [d. h. *sehr* nahe] dem Hochaltar zu seiten der Mauer« (1400). Ein Arzt Karls VI.: *»in choro dictae ecclesiae ante magnum altare«* (im Chor der besagten Kirche vor dem Hochaltar). »Im Chor der Kirche der Minimenbrüder zu Blois, Saint-François, nahe dem Hauptaltar« (16. Jahrhundert). »Im Chor des Hôtel-Dieu dieser besagten Stadt Paris« (1662). Ein *maître des requêtes* (Bittschriften-Berichterstatter) möchte überführt werden »in die Kirche zu Boulay und beigesetzt sein im Chor dieser besagten Kirche« (1669).

Es kam vor, daß die Hauptmesse der Pfarre nicht immer am Hochaltar gelesen wurde; deshalb will der folgende Testatar beigesetzt sein »in der Kirche Saint-Merry, in der Kapelle, in der die Messe der Pfarre gelesen wird« (1413). Im 17. Jahrhundert war dieser Altar der Abendmahlsaltar; »unter dieser Grabplatte ruht der Leichnahm des Herrn Claude d'Aubray, zu seinen Lebzeiten Ritter«, gestorben am 31. Mai 1609 im Alter von 83 Jahren, »der auf Erden eine tiefe und ganz besondere Verehrung für den ehrwürdigen Leichnam Unseres Herrn Christus hegte; er hat verlangt, daß er am Tage seines Hinscheidens beigesetzt und gebettet wird neben diesem Abendmahlsaltar, um für sich Barmherzigkeit durch die Gebete der Gläubigen zu erlangen, die hier niederknien und sich diesem sehr heiligen und verehrungswürdigen Sakrament nähern, und mit ihnen in der Glorie aufzuerstehen.« (100)

Die nach dem Chor gesuchteste Stelle war die Kapelle der Heiligen Jungfrau oder ihr »Bildnis«. Die Familie der Witwe des in Nicopolis getöteten Kammerherrn Guillaume des Bordes hatte ihre Grabstelle »in der Kirche der Propstei von Saint-Didier, in der Kapelle Unserer Lieben Frau« (1416). Man konnte *vor*, aber nicht *in* der Kapelle beigesetzt werden: so diese in erster Ehe mit einem Pariser Bürger verheiratete Witwe, zur Zeit Gattin eines Wundarztes des Königs, die verlangt, daß »ihr Leichnam beigesetzt wird in der Kirche Saint-Jacques-de-la-Boucherie, ihrer Pfarrkirche, vor der Kapelle der Heiligen Jungfrau, an der Stelle, wo ihre verstorbene Mutter bestattet liegt« (1661; ein Fall, wo die eigenen Angehörigen denen des Gatten vorgezogen werden). Ein anderer Testatar: »in der Abteikirche von Saint-Sernin, nahe der Kapelle Unserer Lieben Frau« (1600).

Man wählte auch die Beisetzung vor dem Bildnis der Jungfrau, wie dieser Winzer: »in der Kirche des besagten Montreuil, an derselben Stelle, wo seine liebe Frau bestattet liegt, die sich vor dem Bildnis der Jungfrau befindet« (1628); oder in einem anderen Fall: »gegenüber dem Bildnis Unserer Lieben Frau, das sich in besagter Kirche befindet«. Ein königlicher Sekretär: »Ich verlange und ordne an, daß mein Leichnam in der Kirche Saint-Jehan-en-Grève bestattet wird, meiner Pfarre, in der ich zweiter Kirchenvorstand gewesen bin, während Herr Graf d'Estrées der erste war [eine schöne Art von Werbung!], und zwar vor dem Bildnis der Jungfrau, an der Stelle der Kapelle [...], wo die verstorbene Mme. Damond, meine Gemahlin, bestattet liegt« (1661).

Ein Bildnis der Heiligen Jungfrau gab es auch auf den Friedhöfen, so auf dem Cimetière des Innocents: »Auf diesem Friedhof steht ein Türmchen anstelle eines Grabes, mit einem in Stein gemeißelten Bildnis unserer Lieben Frau, sehr schön gestaltet, welches Türmchen ein Mann für seine Bestattung hat anfertigen lassen, weil er zu seinen Lebzeiten damit prahlte, daß die Hunde nicht auf seinen Grabstein pissen sollten.« Im 16. Jahrhundert wählte man sich eine Grabstelle »vor dem Bildnis der Schönen Dame«, »zu seiten des Bildnisses Unserer Lieben Frau«, auf dem Cimetière des Innocents. Im Jahre 1621: »auf dem Cimetière des Innocents, gegenüber dem Altar der Jungfrau Maria an besagtem Orte«; »auf dem Cimetière des Innocents, vor der Kapelle der Jungfrau Maria, die sich mitten auf dem Friedhof befindet«. (101)

Die anderen Heiligen wurden sehr viel seltener in Anspruch genommen: man verehrte sie ja überdies zuweilen als Schutzheilige der Bruderschaften, denen die Kapelle geweiht war. Die Frau eines Gärtners möchte beigesetzt sein »in der Kirche Saint-Gervais, gegenüber der Kapelle des Heiligen Eutropius« (1604); ein Staatsanwalt beim Châtelet in der Kapelle des Heiligen Joseph, und zwar im Jahre 1661, d. h. in einer Phase, in der die Verehrung des Heiligen Joseph als Schutzpatron eines erbaulichen Todes sich gerade erst entwickelte. Die Auferstehungskapelle wurde in einem Fall aus dem Jahre 1647 aus denselben Gründen gewählt.

Nach dem Chor, nach der Kapelle und nach dem Bildnis der Heiligen Jungfrau beginnt vom 15. Jahrhundert an – und noch im 17. – das Kruzifix als Ort der Grabwahl in Erscheinung zu treten. Ein Pfarrer trifft im Jahre 1402 die genaue Anordnung, man möge ihn »*ante cruzifixum et ymaginem beate Marie*« zugleich beisetzen. Es konnte einem auch das Glück zuteil werden, daß das Kruzifix im Chor aufgehängt war: »unter dem Kruzifix des Chores« (1690). Im allgemeinen war das Kruzifix zwischen Schiff und Chor aufgerichtet oder aufgehängt. Ein Pariser Bürger wünscht im Jahre 1660 »seinen Leichnam in der Kirche Saint-Germain-de-l'Auxerrois bestattet zu sehen, seiner Pfarrkirche, zu Füßen des Kruzifixes«. Das Kruzifix konnte sich auch an der Stelle der Kirchenvorstandssitze befinden. Manche Gläubige – sicher frühere Kirchenvorsteher – wählten es sich zur letzten Ruhestätte. Ein Bäcker und seine Frau etwa »in der Église de la Madeleine vor dem Kirchenvorstandssitz der besagten Kirche« (1650); »in Saint-Médéric, meiner Pfarrkirche, vor der Kanzel der Stifter, wo auch meine Angehörigen bestattet liegen« (1649 [102]).

Wir haben oben gesehen, daß Kreuze auf den Friedhöfen als eine Art Markierungszeichen dienten. Die Testatare wiesen häufig auf sie als topographischen Bezugspunkt hin, um den genauen Ort ihrer Grablegung zu bezeichnen: »zwischen dem Kreuz und der Ulme des Friedhofs der Kirche Saint-Gervais« – so ein Pariser Kaufmann und seine Frau (1602).

Eine der am häufigsten gewählten Örtlichkeiten war im 17. Jahrhundert schließlich die Bank, die die Familie in der Kirche innehatte. Man verlangte, daß der Leichnam nahe der Stelle ruhen sollte, wo man zu seinen Lebzeiten der Messe beigewohnt hatte, »im Schiff, nahe seiner Bank im unteren Teil der Kirche, an einem der Pfeiler des Turms neben dem Taufbecken« (1622); ein Büttel des Châtelet und seine Frau »in der Kirche Saint-Nicolas-des-Champs, ihrer Pfarrkirche, gegenüber ihrer Bank in besagter Kirche« (1669). Eine Familie schließt im Jahre 1607 mit dem Kirchenvorstand ihrer Pfarre einen Vertrag, »um eine Grabplatte gegenüber besagter Bank anlegen zu können und dort ihre Angehörigen, den Familienvorstand selbst, seine Frau und seine Kinder, beizusetzen«; ein anderer »in der Kirche Saint-Jehan-en-Grève, seiner Pfarrkirche, neben seiner Bank« (1628–1670 [103]).

Auffallend ist, daß die Pariser Protestanten zur Zeit der Gültigkeit des

Ediktes von Nantes dieselbe Art von Verehrung für die Stelle aufbrachten, wo sie zu ihren Lebzeiten dem Gottesdienst gefolgt waren: Anne Gaignot, die Frau Nicolas I. von Rambouillet, gestorben im Jahre 1684, verlangt, neben dem Gotteshaus von Charenton bestattet zu werden, auf dem alten Friedhof, nahe ihren Angehörigen, »gegenüber der Stelle, die sie gewöhnlich im Tempel aufsuchte«. (104)

In den Testamenten finden sich freilich auch andere Ortsangaben, die jedoch außergewöhnlich und wenig charakteristisch sind: »unter dem Weihwasserbecken« (1404), *»prope piscinam«* (1660 [105]).

Die Wahl der vom Erblasser auf diese Weise bezeichneten Grabstelle blieb von der Billigung des Klerus und des Kirchenvorstandes abhängig. Sie war fast immer eine Sache des Geldes; gewitztere Testatare aber gaben häufig gleich Ersatzmöglichkeiten an, die überdies von Interesse sind, wenn man sich die psychologische Beziehung zwischen Beisetzung in der Kirche und auf dem Friedhof verständlich machen will: »in der Kirche Saint-Eustache; wenn die Kirchenvorsteher damit nicht einverstanden sind, dann im Armengrab auf dem Cimetière des Innocents« (1641); »in der Kirche der Minimenbrüder [...], unter inständigen Bitten an den Pfarrer der Kirche Saint-Médéric, seinen hochverehrten geistlichen Hirten, dieser Verfügung zuzustimmen« (1648); »in der Pfarrkirche, in der besagter Erblasser verscheiden wird, wenn sich das ohne große Umstände machen läßt; wo nicht, auf dem Friedhof« (1590); »in der Kirche des Hôtel-Dieu [...], wenn das möglich ist, oder anderswo in der Kirche oder auf dem Friedhof, an einer Stelle, die Dame Marg. Picard, meine Nichte, auswählen wird« (1662); »in der Kirche der Kapuzinerbrüder [...], die er anfleht, ihm diese Stelle zu gewähren« (1669); »in der Kapelle Notre-Dame-des-Suffrages zu Taur [bei Toulouse], wenn der Herr Rektor besagter Kirche zustimmt, wo nicht, auf dem Friedhof der genannten Pfarre« (1678).

Für den Friedhof entscheidet man sich hier also nur, wenn die Kirche keinen Platz mehr bietet. Gleichwohl wählen manche Testatare den Friedhof aus freien Stücken, und zwar aus Gründen christlicher Demut. Claude de l'Estoile, Ritter, Herr von Soussy, »der sich als großer Sünder bekennt, will nicht in der Kirche bestattet sein, deren er sich nicht für würdig hält, sondern auf dem Friedhof seiner Pfarre« (1652). Auf dem Friedhof – das wollte zuweilen besagen: auf dessen begehrtestem Teil, in den Beinhäusern: »Laure de Mahault verlangt, daß ihr Leichnam auf dem Friedhof bestattet wird, der an die Kirche Saint-Jehan, ihre Pfarrkirche, grenzt« (1660); »unter den Beinhäusern der Pfarre Saint-Cosme« (1667). Das konnte auch bedeuten: im Armengrab. Ein Rechtsanwalt am Châtelet fordert im Jahre

1406: »im großen Gemeinschaftsgrab für die Armen«; Geneviève de Quatrelivres im Jahre 1539: »im Armengrab auf dem Cimetière des Innocents, wie ihr Vater«. (106) Man wird später – im dritten Teil des vorliegenden Buches – sehen, daß die noch immer außergewöhnliche Beisetzung auf dem Friedhof in der zweiten Hälfte des 18. Jahrhunderts häufiger wird – Zeichen eines Einstellungswandels, der die Aufgabe der Grablegung in den Kirchen ankündigt. (107)

Bestattung in der Kirche? Auf dem Friedhof? Ein Beispiel aus Toulouse

Die obige Darstellung mag den Anschein erwecken, daß vom 15. bis zum 17. Jahrhundert der begehrteste Ort der Beisetzung die Kirche war. Eben das merkt auch Furetières Wörterbuch in seiner Fußnote zum Stichwort *cimetière* an: »Früher wurde niemand in den Kirchen bestattet, sondern auf den Friedhöfen. Heute sind die Friedhöfe fast nur noch für das gemeine Volk bestimmt.«

Wer aber gehörte zum gemeinen Volk? Untersuchen wir zunächst, in welchem Verhältnis sich die Beisetzungen aufteilen. Wir sind dazu dank der Kirchenbücher der Pfarrgemeinden in der Lage, die den Ort jeder Grablegung verzeichnen, selbst wenn sie nicht im Kirchspiel stattgefunden hat.

Ich habe die Kirchenbücher dreier Pfarrkirchen von Toulouse als Beispiel ausgewählt, und zwar aus den letzten Jahren des 17. Jahrhunderts, direkt an der Wende zum 18. Das erste ist das von Saint-Étienne, der Kathedrale im Herzen der mittelalterlichen Stadt, in dem Wohnbezirk, wo noch die Adeligen, die hohen Beamten, die Obersten und reichen Kaufleute in größerer Zahl als anderswo wohnten; dann die Pfarre Dalbade, mitten im Viertel der Handwerker und Gewerbetreibenden, aber auch der städtischen Beamten; schließlich nimmt, weniger volkstümlich als Dalbade, aber auch weniger aristokratisch als Saint-Étienne, die Abtei von Daurade eine Sonderstellung ein. (108)

Die Kirchenbücher erlauben eine genaue Unterscheidung der Beisetzungen in den Kirchen und auf den Friedhöfen. Wir wollen zunächst den Fall der Beisetzung von Gemeindemitgliedern außerhalb ihrer eigentlichen Pfarre ins Auge fassen. Die Frage ist nur für die Beisetzungen in der Kirche von Bedeutung: denn die auf dem Friedhof zur Ruhe Gebetteten stammen alle aus der Pfarrgemeinde.

Tabelle 1.
Beisetzungen in Kirchen außerhalb der eigenen Pfarrgemeinde.
Prozentualer Anteil an der Gesamtzahl der Beisetzungen in Kirchen.

in %	Daurade 1699	Dalbade 1705	St.-Étienne 1692
Franziskaner	33,5	17	11
Jakobiner	33,5		12
Karmeliter	4	13	15,5
Pfarrkirche	11,5	62	27,7
Augustiner-Barfüßer			12

Tabelle 2.
Soziale Verteilung der Beisetzungen in den Kirchen
und auf den Friedhöfen (in Prozenten).

Zum Vergleich mit den Angaben von A. Fleury nach ihrer schematischen Darstellung VIII zu Paris im 16. Jahrhundert: 60% in den Kirchen, 40% auf den Friedhöfen.

%-Anteil an der Gesamtzahl der Beisetzungen in der Pfarrgemeinde			Adel und Richterstand*	Handwerksmeister und Kaufleute*	Gesellen und Unbekannte*
St.-Étienne 1692	Kirche	64	38	51	10
	Cimetière Saint-Sauveur	36	0	33	46 + 20(Kinder) = 66
Daurade 1698	Kirche	48	20	60	6
	Cimetière des Comtes	21	0	60	30
	Cimetière de Toussaint	31	0	34	50
Daurade 1699	Kirche	37	20	68	12
	Cimetière des Comtes	26	12 (Kinder)	60	17
	Cimetière de Toussaint	37	0	26	54 + 18(Kinder) = 72
Dalbade 1705	Kirche	49	9	59 + 9 = 68**	13
	Cimetière	51	6 (Kinder)	48	46

* Prozentanteil der Beisetzungen sei es in der Kirche, sei es auf dem Friedhof.
** 9% = Kaufleute; 68% = Handwerksmeister + Kaufleute.

Tabelle 3.
Anteil der Kinder an der Gesamtzahl der Beisetzungen (prozentuale Verteilung).

Pfarre	Dalbade 1705	Daurade 1699	St.-Étienne 1692
* von 10 Jahren			
Kirchen	36	57	32
Friedhöfe	67	62,5	48
* von 1 Jahr			
Kirchen	10	18	4
Friedhöfe	25,5	19	39

Tabelle 1 zeigt die hohe Zahl von Bestattungen außerhalb der Pfarre. Ich wäre – nach einer keineswegs umfassenden Lektüre von Pariser Testamenten desselben Zeitraums – durchaus nicht überrascht, wenn sie in Toulouse höher läge als in Paris. In Paris wurde die Beisetzung außerhalb der eigenen Pfarre nicht befürwortet, es sei denn, es handelte sich um ein Familiengrab.

Beim Vergleich der Pfarrkirchen fallen bedeutende Unterschiede ins Auge: 62% der Bestattungen von Dalbade finden in der Pfarrgemeinde statt (Kirche und Klöster), gegen 11% von Daurade. In der volkstümlichsten wurden also mehr als die Hälfte der Beisetzungen in der Pfarrkirche vollzogen. In den weniger volkstümlichen Pfarren gab man dem Prestige anderer Sanktuare nach. In der ersten Entwicklungsphase der Beisetzung in der Kirche, die Zeichen eines sozialen Aufstiegs war, fand die Bestattung also in der eigenen Pfarre statt.

Welche Kirchen haben die Testatare nun ihrer eigenen Pfarrkirche vorgezogen? *Tabelle 1* weist das deutlich aus. Vor allem die Klöster der Bettelorden (Jakobiner, Karmeliter, Augustiner und Franziskaner): Die Hälfte aller Beisetzungen von Saint-Étienne, 80% der von Daurade. In Daurade fiel ein Drittel aller Grablegungen auf die Jakobiner, ein weiteres Drittel auf die Barfüßer. Die Bettelorden sind die großen Spezialisten des Todes – sie wohnen der Beisetzung bei – und der postmortalen Zeremonien: sie halten die Totenwache, versuchen, die Nachfrage nach Grabstellen selbst zu befriedigen, und beten für die Seelen der Verstorbenen. Seit dem Ende des Mittelalters ist der Gürtelstrick des Heiligen Franziskus an die Stelle der Ablaßpfennige des Heiligen Bernhard getreten, wie sie sich in den Grabstätten des 12. Jahrhunderts finden. Das ist ein bis in die zweite Hälfte des 18. Jahrhunderts ganz allgemein verbreitetes Phänomen.

Vergleichen wir in jeder Pfarrgemeinde jetzt die Zahl der Beisetzungen in der Kirche (welcher auch immer) und auf dem Friedhof.

Der Friedhof gehört immer zur Pfarre. Es gibt in manchen Pfarrgemeinden jedoch verschiedene Kategorien von Friedhöfen.

In Dalbade zeigt sich die einfache Verbindung von Kirche und Friedhof, wie sie bereits auf den vorhergehenden Seiten analysiert worden ist. Umgekehrt ist in der Kathedrale und in Daurade die Situation komplexer, einmal, weil die beiden Kirchen Sitz von Kanoniker- und Mönchsgemeinden sind, aber auch aufgrund ihres ehrwürdigen Alters, der Neugestaltung ihrer Nebengebäude und ihrer Nachbarschaft.

In Saint-Étienne ist der älteste Friedhof das Kloster. Man nennt ihn noch im 17. Jahrhundert den »Friedhof des Klosters«, im allgemeinen jedoch einfach »das Kloster« oder den »kleinen Klosterhof«. In der Tat ist die Beisetzung hier ebenso begehrt und teuer wie im Kircheninnern. Es gibt also nicht den geringsten Unterschied zwischen den beiden Toten-Populationen. Deshalb habe ich sie auch in ein und derselben Kategorie von Kirchen-Bestattungen zusammengefaßt. Von 23 Grabstellen dieser Kategorie liegen nur 9 im Schiff, die anderen im Kloster. Der Fall ist interessant, weil er zeigt, daß das *aître* oder Kloster unter besonderen Umständen – so in Orléans und sicher auch in England – seine Funktion als vornehmer und ehrwürdiger Friedhof unter freiem Himmel beibehalten hat. In diesem Falle mußten die Klöster jedoch alt und die Armen von der Beisetzung auf jeden Fall ausgeschlossen sein.

Die Situation ist annähernd die gleiche in der uralten Benediktinerabtei von Daurade. In Übereinstimmung mit sehr alten Bräuchen, die sich hier erhalten haben, sonst aber im allgemeinen in Vergessenheit geraten sind (mit Ausnahme des Südens?), nahm man hier weder im Schiff noch im Chor Beisetzungen vor: die 11% der Grabstellen, die ich Grabstellen in der Kirche gleichgestellt habe, lagen in Wirklichkeit *sub stillicidio* (unter den Wassertraufen) oder *in porticu* (in der Vorhalle), um die alten Bezeichnungen wiederaufzunehmen, die hier gegen Ende des 17. Jahrhunderts noch ihre volle Bedeutung haben: »in der Vorhalle dieser Kirche«, »vor dem Portal dieser Kirche«, »im Konvent unserer Kirche« (das Kloster?), »auf dem Hof dieser Kirche«, »im Klosterhof«, »in der Eingangshalle zur Kirche«. Bemerkenswert ist, daß die Priester, die die Kirchenbücher führen, nie das Wort *cimetière* zur Bezeichnung des Ortes dieser Grablegungen unter freiem Himmel benutzen.

Wenden wir uns nun den Friedhöfen im eigentlichen Sinne zu, denen von Saint-Étienne und Dalbade. Der Friedhof, auf dem man im 17. Jahrhundert die Gemeindemitglieder von Saint-Étienne beisetzte, grenzt nicht unmittelbar an die Kirche; er ist von ihr sogar durch die ganze Breite der Schutzwehr bzw. des später an ihre Stelle tretenden Boulevards getrennt. Er heißt Cimetière Saint-Sauveur, trägt also den Namen der kleinen Kirche oder Kapelle, die innerhalb seiner Einfriedung erbaut worden ist und ohne die er keine Existenzberechtigung hätte. Kein Friedhof ohne Kirche, kein Friedhof, der von der Kirche räumlich getrennt wäre. So war der Cimetière des Champeaux ein Annex der kleinen Église des Saints-Innocents. Der Unterschied ist der, daß Saint-Sauveur keine Pfarre ist wie Saints-Innocents. Sie ist ein Annex der Kathedrale. Der Cimetière Saint-Sauveur stammt aus einer Zeit, da der Friedhof sich von der Kirche zu lösen begann. Wir werden andere Beispiele dafür im sechsten Kapitel – »Der Rückfluß« – des vorliegenden Buches beibringen. Er ist angelegt worden, um der Pfarre Saint-Étienne als Bestattungsplatz zu dienen.

Die Pfarre Daurade hat ihrerseits zwei Friedhöfe (zusätzlich zum Kloster und zur Vorkirche der Abtei): der eine sehr alt und ehrwürdig – man nennt ihn den Cimetière des Comtes –, der andere sehr viel jünger und für die Armen bestimmt, der Cimetière de Toussaint. Dieser letztere könnte aus derselben Zeit stammen wie der Cimetière Saint-Sauveur. Die beiden Friedhöfe lagen innerhalb der Grenzen der Abtei, der Cimetière des Comtes am Eingang zur Kirche und daneben. Er verlängerte, wenn auch nicht dauerhaft, den Friedhofsbereich der Vorkirche: die Grafen von Toulouse hatten dort ihre Grabstellen. Ein der Königin Pédauque zugeschriebener Sarkophag vom Anfang des 6. Jahrhunderts, der heute im Musée des Augustins aufbewahrt wird und zweifellos die Grabstätte von Ragnachilde darstellt, hatte seinen Platz – gemäß einer alten Beschreibung – »im außerhalb der Ringmauer der Kirche von Daurade gelegenen Teil, nahe dem Cimetière des Comtes« (möglicherweise in einer Nische).

Der andere Friedhof lag im Umkreis der Apsis von Daurade. Sein Name gibt zu verstehen, daß er später entstanden ist als die Feier des Totenfestes (der Tag nach Allerheiligen), zu eben der Zeit, in der sie volkstümliche Verbreitung fand.

Der Fall, daß mehrere Friedhöfe für eine einzige Pfarrgemeinde vorhanden waren, ist im 16. und 17. Jahrhundert nicht außergewöhnlich. In Paris hatte Saint-Jean-en-Grève einen »neuen« und einen »grünen« Friedhof. Der neue Friedhof war der begehrtere. Gemäß einem Vertrag, der im Jahre 1624 mit dem Kirchenvorstand geschlossen wurde, durfte »der Totengräber für besagte Gräber des genannten neuen Friedhofes nicht mehr als 20 Sous nehmen, und für die des genannten grünen nicht mehr als 12 Sous, sowohl für die Aushebung besagter Gräber und ihre Zurichtung als auch für die Bestattung und Beisetzung der Leichname«. (109) Ziehen wir zum Vergleich die im selben Dokument festgelegten Bedingungen für »die Gräber« heran, »die in der Kirche ausgehoben werden: für Gräber ohne bewegliche Grabplatte 40 Sous, für solche mit beweglicher Grabplatte 60 Sous.« Also 12 Sous auf dem am geringsten eingeschätzten Friedhof, 20 auf dem anderen, 40 in der Kirche, und zwar ohne Grabplatte, und 60 mit beweglicher Grabplatte, d. h. mit einem Gedenkstein.

Es gab also, in Daurade wie in Saint-Jean-en-Grève, eine Zwischenkategorie zwischen der Kirche und dem gewöhnlichen Friedhof. Diese Kategorie läßt sich weder in Saint-Étienne noch in Dalbade nachweisen.

Untersuchen wir jetzt die Befunde von *Tabelle* 2, und zwar zunächst die der ersten Spalte: das Verhältnis zwischen Beisetzungen in den Kirchen (aller Arten, bei Einschluß der Klöster) und auf den Friedhöfen für alle drei Pfarrgemeinden.

Ganz allgemein ist man verblüfft angesichts der Bedeutung der Bestattungen in den Kirchen, ein Ergebnis, das unsere vorhergehenden Analysen bestätigt. Der prozentuale Anteil der Kirchen liegt sehr häufig um oder knapp über der Hälfte, er sinkt nicht unter ein Drittel (der Gesamtsumme der Beisetzungen). Dieser hohe Anteil stellt unter Beweis, daß gegen Ende des 17. Jahrhunderts ungefähr die Hälfte der Bevölkerung der Städte – wenigstens aber mehr als ein Drittel – in den Kirchen beigesetzt wird. Und das besagt, daß das Privileg der Bestattung *apud ecclesiam* nicht mehr nur dem Adel und der Geistlichkeit vorbehalten war, sondern, schlicht und einfach, auch einem beträchtlichen Teil der Mittelschichten.

Die aristokratische Pfarrgemeinde Saint-Étienne weist mehr Grablegungen in der Kirche (64%) als auf dem Friedhof (36%) auf. Recht bemerkenswert ist, daß der hier zutage tretende prozentuale Anteil dem sehr nahe kommt, den A. Fleury für das Paris des 16. Jahrhunderts ausgewiesen hat: 60% in den Kirchen, 40% auf den Friedhöfen. Dieses Ergebnis läßt sich als beständiges Kennzeichen reicher und adeliger Pfarrgemeinden festhalten.

In Dalbade verteilen sich die Beisetzungen je zur Hälfte auf Kirche und Friedhof.

In Daurade ist die Situation, bezogen auf zwei aufeinanderfolgende Jahre, verschieden. Im Jahre 1698 ist das Verhältnis das gleiche wie das von Dalbade im Jahre 1705. Im Jahre 1699 bildet es das genaue Gegenteil zu dem von Saint-Étienne von 1692 – 63% auf den Friedhöfen und 37% in den Kirchen.

Gehen wir jetzt zu den drei anderen Spalten von *Tabelle 2* über, die eine Vorstellung von der prozentualen Verteilung nach der Zugehörigkeit zu bestimmten Gesellschaftsklassen vermitteln.

Ich habe – durchaus grob – drei Kategorien unterschieden: zunächst den Schwert- und den Amtsadel, die Hauptleute, die höher- und die niedrigergestellten Beamten (und zwar in bunter Folge Ratsherren im Stadtparlament, Advokaten, Kammerpräsidenten, Unterabgeordnete, Beamte des Seneschall, Steuererheber usw.), die Geistlichkeit, die Ärzte: die vornehmen Leute. Dann die Kaufmannschaft und die Gewerbetreibenden. Schließlich die Gesellen, Handwerksgehilfen, Bediensteten, kleinen Leute und das Heer der Namenlosen.

Die mittlere Kategorie entbehrt nicht der Mehrdeutigkeit. Manche Kaufleute führen einen Lebenswandel wie höhere Justizbeamte. Manche Handwerksmeister unterscheiden sich nur wenig von den Gewerbetreibenden der unteren Kategorie.

Ein erstes Merkmal springt geradezu ins Auge. Es gibt auf dem Friedhof keine vornehmen Leute der ersten Kategorie, mit Ausnahme einiger ihrer Kinder: die 12% des Cimetière des Comtes, die 6% des Cimetière de la Dalbade sind Kinder. Wir kommen darauf zurück.

Der prozentuale Anteil der vornehmen Leute in den Kirchen liegt höher in Saint-Étienne (38% der Gesamtzahl der Beisetzungen), er ist immer noch bemerkenswert in Daurade (20%) und ist niedrig in Dalbade (9%). Wenn man die Kaufleute unter die erste Kategorie subsumierte, so ergäben sich 49% in Saint-Étienne, 18% in Dalbade. Die allgemeine Bedeutung des Vergleichs veränderte sich jedoch nicht. Die Adeligen, die Leute von Stand, die Reichen in den Kirchen – soviel steht fest. Die Vertreter dieser Schicht, die in ihrem Testament aus Schlichtheit und Frömmigkeit den Friedhof und das Armengrab gewählt haben mögen, treten in den Gesamtstatistiken der hier aufgelisteten Toulouser Jahre nicht in Erscheinung. Wir dürfen jedoch nicht außer acht lassen, daß es solche Testatare vom 15. bis zum 18. Jahrhundert immer gegeben hat.

Das interessanteste Ergebnis dieser Erhebungen betrifft den prozentualen Anteil der Beisetzungen von armen Leuten in den Kirchen. Er liegt im Mittel um 10% und darf also durchaus nicht vernachlässigt werden. Wir finden darunter die Hauer und Zubringer von Grabsteinen, Bäckergesellen, Frauen von Arbeitern, Wachsoldaten, Droschkenkutscher und manche andere, deren Beruf der betreffende Priester nicht angegeben hat. Die Tochter eines zur Pfarrgemeinde in Saint-Étienne gehörenden Kochs wird bei den Jakobinern beigesetzt. Kinder von Bürstenmachern und Soldaten von Dalbade bei den Franziskanern. Erinnert sei an das, was weiter oben über die Treue zu den Bettelorden gesagt wurde. Ihre Kirchen bargen die Grabkapellen von Bruderschaften. Wahrscheinlich haben diese kleinen Leute und ihre Frauen und Kinder gerade wegen ihrer Zugehörigkeit zu bestimmten Bruderschaften Grabstellen in den Kirchen erhalten.

Wohlgemerkt: Wenn sie auch eine Grabstelle erhielten, so mußten das doch nicht zwangsläufig sichtbare Gräber oder regelrechte Epitaphien sein.

Aber die Mehrzahl der Grabstellen in den Kirchen fiel Angehörigen der zweiten Kategorie zu: zwischen 50 und 70%. 51% in Saint-Étienne, 60 oder 68% in Daurade, 68% in Dalbade: Kaufleute, Handwerksmeister mit ihren Frauen und Kindern; Schneidermeister, Maler, Glaser, Strumpfwirker, Schuster, Bäcker, Bürstenbinder, Apotheker, Perückenmacher, Backstubenbesitzer, »Gastwirte«; Maurer, Färber, Stiefelputzer, Messerschmiede, Zimmerleute, Kerzenmacher, Tuchscherer, Sporenmacher, Sergeweber... Auch sie müssen häufig Bruderschaften angehört haben: Man bemerkt, daß die Schuster sich ihre letzte Ruhestätte häufig bei den Karmelitern, die Schneider eher in Saint-Étienne und die Kaufleute bei den Franziskanern suchen.

So scheinen die Grabstellen in den Kirchen das gesamte Reservoir der Adeligen, des Richterstandes und der hohen und niedrigen Beamtenschaft zu umfassen und zu mehr als der Hälfte von einem Großteil des gewerbetreibenden Bürgertums benutzt zu werden.

Wenden wir uns nunmehr der sozialen Zusammensetzung der Friedhofspopulation zu.

Der Cimetière Saint-Sauveur der Kathedral-Pfarre enthält zu 66% Grabstellen von kleinen und armen Leuten und zu 33% von Angehörigen der mittleren Kategorie. Diese kleinen Leute sind namenlose Reisende, ohne Güter oder Namen an unbekannter Stätte Verstorbene, Findelkinder, Wachsoldaten, »Gesellen« aller Handwerksberufe, Lakaien, Last- und Gepäckträger.

Die auf dem Friedhof gebetteten Handwerksmeister unterscheiden sich nur undeutlich von den anderen Gewerbetreibenden der zweiten Kategorie, die in den Kirchen beigesetzt sind.

Auf dem Friedhof Dalbade zählt man ebenso viele Handwerksmeister der zweiten Kategorie wie kleine Leute, während in Saint-Sauveur in der Kathedral-Pfarre zweimal mehr kleine Leute als Handwerksmeister bestattet liegen.

Darf man daraus den Schluß ziehen, daß, je aristokratischer die Pfarrgemeinde, der Friedhof um so offensichtlicher Reservat der unteren Schichten ist und daß, je volkstümlicher die Pfarre, der Gegensatz zwischen Kirche und Friedhof um so weniger ausschlaggebend ist, wobei beide vom handwerktreibenden Bürgertum in gleicher Weise frequentiert werden?

Der Fall der beiden Friedhöfe von Daurade ist in dieser Hinsicht von besonderem Interesse, weil er die Einstellung dieses gewerbetreibenden Bürgertums verdeutlicht. Der Cimetière des Comtes, der älteste und prunkvollste, birgt mehr als die Hälfte (60%) der Verstorbenen der zweiten Kategorie. Umgekehrt wird der Cimetière de Toussaint vor allen von Angehörigen der dritten Kategorie benutzt: 50% im Jahre 1698, 72% im Jahre 1699. Der Cimetière des Comtes muß ein Annex der Kirche sein, im Verein mit dem, was man im 18. Jahrhundert dann später »private Grabstellen« nennt, während der Cimetière de Toussaint sich vor allen Dingen aus den großen Gemeinschaftsgräbern für die Armen zusammensetzt.

Die Schlußfolgerung, die sich aufdrängt, ist die soziale Bedeutung des gewerbetreibenden Bürgertums. Dessen gehobenere Schichten füllen die Kirchen, an der Seite des Adels, der Geistlichkeit, des Richter- und des Kaufmannsstandes; die bescheidensten Handwerksmeister heben sich andererseits nur undeutlich von ihren Gesellen und dem gemeinen Volk der Friedhöfe ab. Die Grenze von Klassenzugehörigkeit und gesellschaftlichem Ansehen, die Kirche und Friedhof voneinander trennt, verläuft also nicht zwischen Adel und handwerktreibendem Bürgertum noch zwischen diesem Bürgertum und dem gemeinen Volk, sondern quer durch die gewerbetreibende Bourgeoisie selbst.

Es gab jedoch noch ein weiteres Unterscheidungsmerkmal zwischen Friedhof und Kirche, über das der Klassenzugehörigkeit hinaus: das des Alters, und zwar besonders des Kindheitsalters. Der Friedhof war nicht nur den Ärmsten vorbehalten, sondern auch den Jüngsten: eben das ergibt sich aus einer genaueren Betrachtung von *Tabelle 3*, die den prozentualen Anteil von Kindern am Gesamtaufkommen von Beisetzungen – in den Kirchen und auf den Friedhöfen – verzeichnet.

In einem allgemeinen Sinne ist dieser prozentuale Anteil enorm, was die Demographen sicher nicht überraschen wird. Die Säuglings- und Kindersterblichkeit war damals sehr hoch. Sie kommt nicht nur in der Gesamtzahl der Bestattungen zum Ausdruck, sondern sogar in der Zahl der Kirchen-Beisetzungen der vornehmen Leute, bei denen man eine geringere Kindersterblichkeit erwarten würde: 36% der Verstorbenen von Dalbade, 32% von Saint-Étienne und 57% von Daurade waren zur Zeit ihres Todes weniger als 10 Jahre alt. Sie machten ein Drittel der jährlichen Beisetzungen in den Kirchen, aber mehr als die Hälfte aller Friedhofsbestattungen aus (mit

Ausnahme der 48% von Saint-Saveur). Man bemerkt, daß der prozentuale Anteil von Kindern unter 10 Jahren, wenn er auf dem Friedhof auch höher ist, in den Kirchen doch ebenfalls beachtlich bleibt.

Umgekehrt – und dieses Phänomen ist bemerkenswert – liegen die weniger als ein Jahr alten Kleinkinder nahezu alle auf dem Friedhof bestattet. Wir haben bereits gesehen, daß die einzigen Beisetzungen von Adeligen oder Leuten von Stand auf dem Friedhof Beisetzungen von deren Kindern sind: 12% auf dem Cimetière des Comtes, 6% auf dem Friedhof von Dalbade. Dasselbe dürfte der Fall beim gewerbetreibenden Bürgertum sein, und ein großer Teil der Friedhofsbestattungen von Angehörigen dieser Kategorie betraf die Beerdigung von deren Kleinkindern. So endeten auch die Kleinkinder der »besseren« Familien noch auf dem Friedhof. Ein Viertel bis ein Drittel der Friedhofsbestattungen machten die Beisetzungen von weniger als ein Jahr alten Kleinkindern aus. Der Friedhof war ihr Bestimmungsort, selbst dann, wenn ihre adeligen, bürgerlichen oder kleinbürgerlichen Eltern für sich selbst und ihre Angehörigen die Kirche als Grab gewählt hatten. Der Friedhof war die Ruhestätte der Armen und der kleinen Kinder.

Aber nicht aller – wenigstens nicht gegen Ende des 17. Jahrhunderts, in dem sich, wie wir wissen, die Mentalität wandelt: 10% der Verstorbenen von Dalbade und 18% von Daurade sind Kinder, die gleichwohl in der Kirche bestattet werden, zweifellos neben ihren Eltern oder Geschwistern. Es wird der Tag kommen – etwa hundertfünfzig Jahre später –, da gerade das verstorbene Kleinkind in der Grabplastik der großen städtischen Friedhöfe Italiens, Frankreichs und Amerikas mit größter Hingabe dargestellt wird. Welcher Umschwung!

Ein Beispiel aus England

In einem allgemeinen Sinne läßt sich sagen, daß im Frankreich des Ancien Régime – vom 16. bis zum 18. Jahrhundert – die Mehrzahl der in den Testamenten geäußerten Bestattungswünsche sich eher auf die Kirchen als auf die Friedhöfe bezog. Noch in den Kleinstädten des 18. Jahrhunderts schienen die kirchlichen Beisetzungen des Bürgertums sich zu mehren, wenn man der zunehmenden Zahl der Grabplatten und Epitaphien Glauben schenken darf.

Umgekehrt hat es den Anschein, daß die Beisetzung in der Kirche im Bereich der Landpfarreien immer nur einer kleinen Zahl von Privilegierten vorbehalten geblieben ist: der Familie des Lehnsherrn, einigen Bauern und Alteingesessenen von bürgerlichem Lebenswandel und auch den Priestern, wenn sie nicht zu Füßen der Hosianna-Kreuze bestattet sein wollten, die gegen Ende des 18. Jahrhunderts und im 19. zu ihrem angestammten Platz wurden.

Es steht zu vermuten, daß die Situation in den anderen Ländern des westlichen Europas nicht sehr viel anders war, wobei die kleinen Unterschiede, wenn sie überhaupt hervortreten, denn auch sehr bezeichnend sind.

Eine aus genealogischen Interessen im Jahre 1914 unternommene Veröffentlichung englischer, vom Beginn des 16. Jahrhunderts stammender Testamente erlaubt, Ähnlichkeiten und Differenzen in aller Kürze abzuwägen. (110) Vierunddreißig der 224 Testamente enthalten keine religiösen Formeln: sie sind zweifellos nur Abänderungen und Ergänzungen älterer Testamente und beziehen sich ausschließlich auf die Verteilung der Hinterlassenschaft. Es verbleiben 190 Dokumente, die allesamt bestimmte Wünsche zur Grabwahl äußern.

Der Paragraph, der den Legaten *ad pias causas* entspricht, ist zuweilen in lateinischer Sprache abgefaßt. Wenn auch manche besonderen Bräuche vorkommen wie die Stiftung eines Haus- oder Herdentieres für das *mortuary*, so sind doch Geist und Buchstabe dieser Testamente dieselben wie in Frankreich. Hier einige Stichproben: »Ich [...] möchte bestattet sein auf dem *churchyard* von Allerheiligen zu Multon. Für mein *mortuary* stifte ich, was Brauch und Recht vorsehen. Für den Hochaltar dieser Kirche XX d. Für unsere Kathedralkirche [*mother*] zu Lincoln IV d. Für die Kirche zu Multon für die neuen Chorstühle III s. IV d. Für die drei Leuchter besagter Kirche IX d. Für die Bestückung der Totenleuchte, die beim Besuch der Todkranken vor dem Sterbesakrament hergetragen wird, II d« (1513 [111]).

»Ich [...] möchte bestattet sein auf dem *churchyard* von Allerheiligen von Fosdyke, wobei mein *mortuary* nach Brauch und Herkommen festgesetzt wird. Für den Hochaltar besagter Kirche, für vergessene Zehnte und Spenden XII d. Für den Altar Unserer Lieben Frau besagter Kirche III d. Für den Altar des Heiligen Nikolaus IV d. Für die Bruderschaft [*gylde*] Unserer Lieben Frau von Fosdyke III s. IV d. Für die Bruderschaft vom Heiligen Kreuz [*rode*] zu Boston III s. IV d., damit die Träger bei meiner Beisetzung ihre Pflicht tun. Unserer Mutter Kirche zu Lincoln IV d. Für St Catherine zu Lincoln IV d.« Eine im voraus auf ein *grene* (Ernte) entnommene Stiftung für die Unterhaltung zweier zwei Mal im Jahr zu erneuernder Kerzen, »eine von einem Pfund Wachs vor vor Unserer Barmherzigen Frau, die andere für die Hohe Messe, die immerwährend an jedem Festtag angezündet werden sollen«. (112)

In anderen Testamenten (Yorkshire) begegnet man überdies den vier Bettelorden unserer französischen Testamente wieder.

Die Wünsche zur Grabwahl betreffen sowohl die Kirche wie den Friedhof. Wenn sie die Kirche bezeichnen, so tun sie das sehr häufig ohne jede genauere Präzisierung: *»My body to be berged in the parish church of the appostilles petur* [Peter] *and pall* [Paul] *of W.«* Wenn aber genauere Bezeichnungen vorkommen, so sind die Lokalisierungsformeln dieselben wie in Frankreich, mit denselben Prioritäten, namentlich dem Chor, dem Kreuz, dem Abendmahlsaltar: im Chor oder im Hochchor, vor dem Abendmahlsaltar, in der Kapelle Unserer Lieben Frau, vor dem Bildnis der Jungfrau Maria, vor dem Kruzifix, mitten im Schiff vor dem Kruzifix usw.

Schließlich begegnet man in diesen Testamenten – wenn auch ebenso selten wie in den französischen – den von Entsagung und Demut geprägten Absichtserklärungen: gewünscht wird eine Beisetzung, wo es »dem allmächtigen Gott« gefällt, »in der Kirche oder auf dem *churchyard,* nach Gutdünken meines Testamentsvollstreckers«.

Große Ähnlichkeiten also. Der Aspekt, für den der Vergleich stärker ins Gewicht fallende Differenzen hervorteten läßt, ist der des prozentualen Anteils von Kirche und Friedhof: 46% der Testatare haben den Friedhof gewählt, ohne daß ihr Testament sie in eine andere sozio-ökonomische Kategorie verwiese als jene, die die Kirche gewählt haben.

Es gibt keine Bezeichnung eines besonderen Platzes, außer etwa »in der Vorhalle der Kirche«, dem *parvis* (Vorhof).

In Frankreich liegt der vergleichbare prozentuale Anteil von Friedhofsbestattungswünschen bei den Testataren sehr viel niedriger. Es kann als gesichert gelten, daß der englische *churchyard* in moderneren Zeiten von den Leuten von Stand nicht derart vorbehaltlos aufgegeben worden ist wie das französische *aître* oder *charnier,* das seinerseits zur Armengrabstätte wurde. Das ist wahrscheinlich einer der Gründe dafür, warum das poetische Bild des romantischen Friedhofs in England entsteht, zur Zeit von Thomas Gray.

Es ist jedoch kein Hindernis dafür, daß in der Grafschaft Lincolnshire 54% der Bestattungen in den Kirchen vollzogen werden – wie auf dem Kontinent.

Wir haben in diesem Kapitel gesehen, daß sich bestimmte Bestattungsbräuche in der gesamten lateinischen Christenheit ausbreiten und für gut ein

Jahrtausend mit nur geringen regionalen Abweichungen fortbestehen. Sie sind charakterisiert durch die Zusammenpferchung der Leichname in relativ kleinen Räumen, insbesondere in den Kirchen, die die Funktion von Friedhöfen übernehmen, neben den eigentlichen Friedhöfen unter freiem Himmel, durch die beständige Umschichtung der Gebeine und ihre Aushebung und Überführung in die Beinhäuser und schließlich durch die alltägliche Präsenz der Lebenden inmitten der Toten.

Zweiter Teil

Der eigene Tod

3. Die Todesstunde: Vergegenwärtigung des Lebens

Die Eschatologie als Indikator der kollektiven Mentalität

Bis ins Zeitalter des wissenschaftlichen Fortschritts haben die Menschen bereitwillig an eine Fortsetzung des Lebens nach dem Tode geglaubt. Dieser Glaube läßt sich bereits bei den frühesten Grabopfern des Moustérien konstatieren, und noch heute, da der szientifische Skeptizismus in voller Blüte steht, erhalten sich abgeschwächte Formen von Kontinuitätsvertrauen oder starrsinniger Ablehnung der Vorstellung einer unverzüglichen Vernichtung im Tode. Der Glaube an eine Fortsetzung des Lebens nach dem Tode bildet einen allen alten Religionen und dem Christentum gemeinsamen Fundus.

Das Christentum hat die traditionellen Gedankengänge des gesunden Menschenverstandes und der stoischen Philosophen zur »Abtötung« des Menschen von Geburt an auf eigene Rechnung und auf seine Weise wiederaufgenommen. »Mit der Geburt beginnen wir zu sterben, und das Ende setzt mit dem Anfang ein« (Manlius) – ein Gemeinplatz, dem man beim Heiligen Bernhard und bei Pierre de Bérulle ebenso begegnet wie bei Montaigne. Ebenso hat es die sehr alte Vorstellung des Weiterlebens in einer traurigen und grauen Unterwelt und die jüngere, weniger volkstümliche und strengere eines moralischen Gerichtes wiederaufgenommen. (1)

Es hat schließlich die Hoffnungen der Heilsreligionen wiederangefacht, indem es das Heil des Menschen der Fleischwerdung und der Auferstehung Christi überantwortete. Deshalb ist im paulinischen Christentum der Tod durch die Sünde in die Welt gekommen, und der physische Tod ist Zugang zum ewigen Leben.

Man geht wohl nicht fehl, wenn man die christliche Eschatologie als Erbin älterer Glaubensinhalte auf diese wenigen einfachen Grundzüge verkürzt. Gleichwohl bleibt im Rahmen dieser sehr weit gefaßten Definition noch Raum für manche Veränderungen: Die Vorstellungen, die sich die Christen von Tod und Unsterblichkeit gemacht haben, waren im Laufe der Zeiten großen Veränderungen unterworfen. Welche Bedeutung haben diese Veränderungen? Einem Religionsphilosophen oder einem schlichten und frommen Gläubigen, die, einer wie der andere, ihren Glauben zu läutern und auf seine Ursprünge zurückzuführen bestrebt sind, mögen sie geringfügig erscheinen. Sehr bedeutsam sind sie dagegen für den Historiker, denn hier werden für ihn die sichtbaren Zeichen von ebenso tiefgreifenden wie unbemerkt bleibenden Veränderungen der Vorstellung erkennbar, die der Mensch – und nicht nur ausschließlich der Christ – sich von seinem Geschick gemacht hat.

Der Historiker muß die »Geheim«-Sprache der Religionen während dieser langen Phasen von Unsterblichkeitsgewißheit zu enträtseln verstehen. Unter den ekklesiastischen Formeln der Gelehrten, unter den frommen Legenden des Volksglaubens muß er die zivilisatorischen Archetypen zu entdecken versuchen, die sie in den einzigen intelligiblen Kode zurückübersetzen. Ein solches Unterfangen verlangt, daß wir uns bestimmter Denkgewohnheiten entäußern.

Wir stellen uns die mittelalterliche Gesellschaft gewöhnlich als von der Kirche beherrscht oder – was aufs gleiche hinausläuft – gegen sie mit Häresien oder einem ursprünglichen Naturalismus aufbegehrend vor. Sicher lebte diese Welt damals im Schatten der Kirche; das bedeutete jedoch keine totale und rückhaltlose Hinnahme aller christlichen Dogmen. Es besagte eher Anerkennung einer gemeinsamen Sprache, eines allgemeinverbindlichen Kommunikations- und Erkenntnissystems. Die aus den tiefsten Schichten der Seele aufsteigenden Wünsche und Phantasien wurden in einem Zeichensystem zum Ausdruck gebracht, und diese Zeichen fanden Rückhalt an einem christlichen Wortschatz. Aber das Zeitalter – und eben das ist hier für uns von Bedeutung – wählte manche Zeichen ganz spontan aus, weil sie die untergründig wirksamen Tendenzen des Kollektivverhaltens besser wiedergaben, und gab ihnen den Vorzug vor anderen, die im Entwurf steckenblieben oder in Reserve gehalten wurden.

Wenn wir uns in dieser Hinsicht an die christlichen Wortfelder und Textsammlungen halten, stoßen wir sehr bald auf nahezu alle Themen der traditionellen Eschatologie: unsere Historiker-Neugier auf Veränderungen wird rasch enttäuscht. Das Matthäus-Evangelium (2) enthielt, in Verbindung mit heidnischen, insbesondere ägyptischen Traditionen, bereits die gesamte mittelalterliche Konzeption des Jenseits, des Jüngsten Gerichtes und der Hölle. Die sehr alte Paulusapokalypse beschrieb ein Paradies und eine an Höllenqualen reiche Unterwelt. (2) Der Heilige Augustinus und die Kirchenväter haben eine nahezu endgültige Konzeption des Seelenheils entwickelt. Deshalb vermitteln die Bücher von Kulturhistorikern dem vielleicht allzusehr auf Veränderungen versessenen Leser den Eindruck von Monotonie und Unveränderlichkeit.

Die Textsammlungen der gelehrten Autoren sind sehr bald vollständig und abgeschlossen. In Wirklichkeit wird jedoch nur ein kleiner Teil davon benutzt und von der kollektiven Praxis ausgewählt, die wir zu bestimmen versuchen müssen, den Irrtumsrisiken und Fallen dieser Art von Untersuchungen zum Trotz. Es sieht demnach so aus, als ob der derart ausgewählte Teil der Vorstellungen der einzig bekannte, der einzig lebendige und also der einzig bedeutungsvolle wäre.

Wir wollen diese Methode zunächst auf die bildlichen Vorstellungen des Jüngsten Gerichtes anwenden.

Die letzte Ankunft

In unserem christlichen Abendland ist die erste bildliche Vorstellung vom Ende der Zeiten keine Vorstellung des Gerichtes.

Es sei zunächst an das erinnert, was im ersten Kapitel aus Anlaß der Christen des ersten Jahrtausends gesagt worden ist: Nach ihrem Tode ruhten sie, wie die sieben schlafenden Epheser, in Erwartung des Tages der Wiederkehr Christi. Deshalb war ihre Vorstellung vom Ende der Zeiten die des verklärten Christus, wie er am Tage der Auferstehung aufgefahren ist zum Himmel oder wie ihn der Seher der Offenbarung Johannis beschreibt: »Und siehe, ein Stuhl war gesetzt im Himmel, und auf dem Stuhl saß einer«; »und ein Regenbogen war um den Stuhl, gleich anzusehen wie ein Smaragd«; »und mitten am Stuhl und um den Stuhl vier Tiere, voll Augen vorn und hinten« (die vier Evangelisten), »und um den Stuhl waren vierundzwanzig Stühle, und auf den Stühlen saßen vierundzwanzig Älteste mit weißen Kleidern angetan.«

Diese außergewöhnliche Bildwelt tritt in romanischer Zeit sehr häufig in Erscheinung, etwa in Moissac oder in Chartres (Königsportal). Sie führte die himmlische Welt und die sie bevölkernden göttlichen oder überirdischen Wesen leibhaft vor Augen. Die Menschen des frühen Mittelalters erwarteten die Wiederkehr Christi ohne Angst vor dem Gericht. Deshalb war ihre Auffassung vom Ende der Zeiten von der Apokalypse beeinflußt und überging die dramatische Szene der Auferstehung und des Gerichtes, wie sie im Matthäus-Evangelium niedergelegt ist, mit Stillschweigen.

Wenn es ausnahmsweise einmal vorkam, daß die Grabplastik das Jüngste Gericht darstellte, so läßt sich an diesen Darstellungen ablesen, wie wenig es gefürchtet und wie sehr es immer und ausschließlich aus der Perspektive der Wiederkehr Christi und der Erweckung der Gerechten wahrgenommen wurde, die aus ihrem Schlaf erwachen, um ins himmlische Licht einzutreten. Bischof Agilbert ist im Jahre 680 in einem Sarkophag in der Krypta der Grabkapelle von Jouarre bestattet worden. (3) Auf einer der Schmalseiten des Sarkophages ist der verklärte Christus dargestellt, umgeben von den vier Evangelisten: das traditionelle Bild, das die romanische Kunst wiederholen wird. Auf einer der Längsseiten sieht man die Erwählten mit erhobenen Armen dem auferstandenen Christus entgegenjauchzen. Allerdings nur die Erwählten, nicht die Verdammten. Es gibt nicht den geringsten Hinweis auf das von Matthäus angekündigte drohende Gericht und seine Bannflüche. Und zwar sicherlich deshalb nicht, weil diese Bannflüche die »Heiligen« nicht betrafen und weil zu den »Heiligen« alle im Frieden der Kirche entschlafenen Gläubigen zählten, die ihren Leib kirchlichem Boden anvertraut hatten. Und so nennt denn auch die Vulgata *sancti* diejenigen, die moderne Übersetzer als Gläubige oder Selige bezeichnen.

Die Heiligen hatten von der Strenge des Gerichtes nichts zu fürchten. Die Apokalyse sagt in einem Textabschnitt, der die Lehre vom tausendjährigen Reich Christi auf Erden begründet, ausdrücklich von denen, die der »ersten Auferstehung« teilhaftig geworden sind: »Über solche hat der andere Tod keine Macht.« (4)

Aber vielleicht waren die Verdammten auch weniger sichtbar als die Erwählten, weil sie ihres Seins entäußert waren, sei es dadurch, daß sie nicht auferstanden, sei es, daß ihnen der verklärte Leib der Erwählten vorenthalten blieb. In diesem Sinne muß wohl auch eine heute verworfene Version der Vulgata gedeutet werden: *»Ecce mysterium vobis dico: Omnes quidem resurgemur, sed non omnes immutabimur«* (Siehe, ich sage euch ein Geheimnis: wir werden zwar alle auferstehen, aber nicht alle verwandelt werden [5]).

Das Thema des Jüngsten Gerichtes taucht im 11. Jahrhundert wieder auf, diesmal nicht im Zusammenhang mit Sarkophagen, sondern mit Taufbekken. Das älteste derart geschmückte Taufbecken findet sich in Neer Hespin in der Nähe von Landen in Belgien. Ein anderes, das wie das vorhergehende der Schule von Tournai zugeschrieben wird, ist in Châlons-sur-Marne freigelegt worden. (6) Es kann nicht später als um 1150 entstanden sein. Die

Auferstandenen entsteigen nackt ihrem Sarkophag, und zwar paarweise, jeweils Mann und Frau in enger Umarmung. Der Engel stößt in ein prachtvolles Elfenbeinhorn. Zwar handelt es sich um das Ende der Zeiten, aber wie in Jouarre findet kein Gericht statt. Die Annäherung von Taufe und Auferstehung ohne Gericht ist unmißverständlich: Die Getauften sind der Auferstehung und des ewigen Heils, das sie einschließt, gewiß.

Ein anderes Zeugnis bestätigt diesen Befund der Ikonographie. In christlichen Epitaphien des ersten Jahrhunderts lassen sich Bruchstücke eines alten Gebetes wiedererkennen, das die Kirche wahrscheinlich von der Synagoge ererbt hat, das also vor das dritte Jahrhundert zurückreicht und sich in der religiösen Praxis bis heute erhalten hat. (7) Wir haben es bereits den todwunden Roland aussprechen hören. (8) Es war Bestandteil der Gebete zur Empfehlung der Seele eines Verstorbenen an Gott, die das französische Idiom des 16. und 17. Jahrhunderts in den Testamenten häufig unter dem Sammelnamen *recommendaces* zusammenfaßte. Noch in jüngster Vergangenheit begegnete man ihnen in Meßbüchern, die vor den Reformen Pauls VI. in Gebrauch waren. (9)

Das jüdische Gebet für die Fastenzeit wäre somit also zum ältesten christlichen Totengebet geworden. Es lautet folgendermaßen:

»Errette, Herr, die Seele Deines Dieners, wie Du Henoch und Elias vom allen gemeinsamen Tod errettet hast, wie Du Noah aus der Sintflut, Abraham bei seinem Auszug aus Ur errettet hast, Hiob aus seinem Leiden, Isaak aus den Händen seines Vaters Abraham, Lot aus den Flammen von Sodom, Moses aus der Hand des ägyptischen Pharao, Daniel aus der Löwengrube, die drei Jünglinge aus dem Feuerofen, Susanna vor falscher Anklage, David aus den Händen von Saul und Goliath, die heiligen Apostel Petrus und Paulus aus dem Gefängnis und die heilige Jungfrau Thekla aus ihren drei schrecklichen Prüfungen.«

Dieses Gebet war so vertraut, daß die ersten christlichen Steinmetzen von Arles sich bei der Ausschmückung ihrer Sarkophage davon beeinflussen ließen.

Die angerufenen Gestalten aber, die Gottes Barmherzigkeit dem Betenden geneigt machen sollten, sind – und darauf hat bereits J. Lestocquoy aufmerksam gemacht – samt und sonders keine Sünder, sondern in Prüfungen bewährte Gerechte: Abraham, Hiob, Daniel, schließlich die Heiligen Apostel und eine selige Märtyrerin der gebenedeiten Jungfrau, Thekla.

Wenn der Christ des frühen Mittelalters also in der Stunde seines Todes wie Roland die *commendacio animae* sprach, hatte er den triumphierenden Eingriff Gottes vor Augen, der den Prüfungen der Heiligen ein Ende setzte.

Auch Roland hatte »seine Schuld bekannt«, und das war wahrscheinlich der Beginn einer neuen Art von Sensibilität. Aber die *commendacio animae* schürte keine Gewissensbisse angesichts begangener Sünden, sie flehte nicht einmal um Vergebung für den Sünder, so als ob der bereits Verzeihung erhalten hätte. Sie stellte ihn den Heiligen und die Qualen seines Todeskampfes den Prüfungen der Heiligen gleich.

Das Gericht am Ende der Zeiten. Das Buch des Lebens

Vom 12. Jahrhundert an führt die Ikonographie für ungefähr vier Jahrhunderte auf der Bühne der mit historischen Szenen geschmückten Domportale das Schauspiel vom Ende der Zeiten vor, Varianten des großen eschatologischen Dramas, die, unter der Oberfläche ihrer religiösen Sprache, die neuen Besorgnisse des Menschen angesichts der Enthüllung seines Schicksals durchscheinen lassen.

In den ersten Darstellungen des Jüngsten Gerichts aus dem 12. Jahrhundert überlagern sich zwei Szenen, eine sehr alte und eine gänzlich neue.

Die ältere ist keine andere als die soeben beschriebene: der Christus der Apokalypse in seiner Glorie. Die Darstellung symbolisiert das Ende der vom Sündenfall Adams bewirkten Zerrissenheit der Schöpfung, die Aufhebung der Besonderheiten einer interimistischen Geschichte in den unvorstellbaren Dimensionen der Transzendenz: der Glanz dieses Lichtes läßt keinen Raum mehr für die Geschichte der Menschheit, ebensowenig für die eigene Biographie des Einzelmenschen.

Im 12. Jahrhundert hat die apokalyptische Szene zunächst noch Bestand; sie nimmt jedoch nur noch einen Teil des Kathedralportals, und zwar den oberen, in Anspruch. Auf dem zu Beginn des 12. Jahrhunderts entstandenen Portal von Beaulieu füllen die trompeteblasenden Engel, die überirdischen Wesen und ein gigantischer Christus, der ungeheure Arme ausbreitet, noch den größten Teil der verfügbaren Fläche aus und lassen anderen Elementen und Symbolen nur wenig Raum. Wenig später, in Sainte-Foy in Conques (1130–1150), ist der Christus im bestirnten Strahlenkranz, der über den Wolken des endlosen Raumes schwebt, noch immer der der Apokalypse. Aber in Beaulieu – und mehr noch in Conques – tritt, unter der traditionellen Darstellung der zweiten Thronbesteigung, eine neue, vom 25. Kapitel des Matthäus-Evangeliums beeinflußte Ikonographie in Erscheinung: das Gericht des Jüngsten Tages und die »Scheidung« der Gerechten und der Verfluchten. Diese Aspekte bringen im wesentlichen drei Elemente zum Ausdruck: die Auferstehung der Leiber, den Akt der Rechtsprechung und die Scheidung der Gerechten, die zum Himmel auffahren, von den Verdammten, die ins ewige Höllenfeuer hinabgestürzt werden.

Die vorbereitende Entwicklung dieser Elemente des großen Dramas hat sich langsam vollzogen, so als hätten der im 12. und 13. Jahrhundert dann klassisch werdenden Vorstellung des Jüngsten Gerichts bestimmte Widerstände entgegengearbeitet. In Beaulieu fahren die Toten zwar aus dem Grabe auf – auf dieser Stufe wahrscheinlich zum ersten Mal –, aber geradezu unauffällig und verschwiegen. Nichts legt den Eindruck einer Gerichtsverhandlung nahe; wie auf dem Sarkophag von Jouarre und dem Taufbecken von Châlons-sur-Marne gehören die alsbald auferstandenen Toten dem Himmel, ohne eine Prüfung über sich ergehen lassen zu müssen. Noch immer ist ihnen das Heil vorausbestimmt wie den Heiligen der Vulgata. Richtig ist aber auch, daß die Verdammten nicht mehr völlig fehlen. Bei genauerer Betrachtung entdeckt man sie in einer der beiden Scharen von Monstern, die den Bogensturz säumen. Unter diesen Monstern hat E. Mâle (10) das siebenköpfige Tier der Apokalypse ausfindig gemacht. Einige verschlingen Menschen, die keine anderen als die Verdammten sein können. Es ist schwer, sich der geradezu umsichtig-heimlichen Art und Weise der Einführung von Hölle und Marter zu entziehen. Die höllischen Kreaturen unterscheiden sich nur wenig von der sagenhaften Tierwelt, die die romanische Kunst aus dem Orient übernahm und mit ebenso dekorativen wie symbolischen Intentionen weiterentwickelt hat.

In Autun, dessen Kathedralportal später entstanden ist als das von Conques, ist zwar ein Jüngstes Gericht dargestellt; aber der richterliche Eingriff in das Schicksal der Toten vollzieht sich dort erst nach der Auferstehung: die einen fahren direkt zum Paradies auf, die anderen zur Hölle hinab. Man fragt sich also nach der Daseinsberechtigung von Gerichtsverhandlungen, die sich offenbar ganz nebenbei abspielen. Man hat den Eindruck, daß zwei gänzlich verschiedene Konzeptionen hier einfach nebeneinandergestellt sind.

In Sainte-Foy in Conques kann es keinerlei Zweifel über die Bedeutung der Szene geben: sie wird von Inschriften präzisiert. Dem Nimbus des gekreuzigten Christus ist das Wort *Judex* einbeschrieben. Dasselbe *Judex* hat Suger dem Christus von Saint-Denis beigelegt. An einer anderen Stelle hat der Bildhauer die betreffenden Textabschnitte aus dem Matthäus-Evangelium eingemeißelt: »Kommet her, ihr Gesegneten meines Vaters; ererbt das Reich, das euch bereitet ist von Anbeginn der Welt! (…) Gehet hin von mir, ihr Verfluchten, in das ewige Feuer...« (11). Hölle und Paradies haben ihre je eigene epigraphische Bildlegende. Man sieht die Szene der juristischen Ermittlung in Erscheinung treten, die der Urteilsfindung vorausgeht und sie vorbereitet: die berühmte Wägung der Seelen durch den Erzengel Michael. Das aus der Apokalypse übernommene Paradies nimmt nurmehr den gleichen Raum ein wie die Hölle. Schließlich – und das ist bemerkenswert – verschlingt die Hölle sogar Männer der Kirche, Mönche, die durch eine *corona* gekennzeichnet sind, d. h. eine auffallende Tonsur. Die alte Gleichstellung von Gläubigen und Heiligen ist damit zunichte geworden. Keiner aus dem Volke Gottes ist seines Heiles mehr sicher, nicht einmal die, die der profanen Welt die Einsamkeit der Klöster vorgezogen haben.

So hat sich im 12. Jahrhundert eine Ikonographie verfestigt, in der das Matthäus-Evangelium die Offenbarung Johannis überlagert, die beide verklammert und damit die zweite Thronbesteigung Christi mit dem Jüngsten Gericht verbindet.

Im 13. Jahrhundert hat sich der Einfluß der Apokalypse abgeschwächt, und es bleiben nur in die Archivolten verwiesene Reste davon übrig. Die Vorstellung des Gerichts hat sich durchgesetzt. Gewöhnlich wird dabei ein Gerichtshof dargestellt: Christus sitzt, umgeben von bannertragenden Engeln, auf dem Stuhle des Richters; der ihn sonst aus seiner Umgebung heraushebende ovale Heiligenschein ist verschwunden. Sein Hofstaat umringt ihn: die zwölf Apostel, die seltener ihm zur Seite dargestellt sind (wie in Laon), häufiger jedoch links und rechts in zwei Reihen in die Innenausschrägung des Portals eingebettet werden.

Zwei Handlungselementen kommt jetzt besondere Bedeutung zu: einmal der Seelenwägung, die ins Zentrum der Komposition rückt, eine Szene, die Besorgnis und Unruhe weckt. In den Archivolten des Portals sind, auf die himmlischen Altane gestützt, die Engel aufmerksame Zuschauer. Jedes Leben wird auf die Waagschalen der Waage gelegt. Jeder Wiegevorgang lenkt das Augenmerk der himmlischen und der höllischen Heerscharen auf sich.

Keine Rede kann mehr davon sein, sich einer Prüfung zu entziehen, deren Ergebnis nicht mehr im voraus bekannt ist. Ihre Bedeutung wird noch verstärkt, in dem Maße, daß man sie manchmal sogar zu verdoppeln für nötig befunden hat. Die Erwählten und die Verdammten werden zwar von der Waage des Heiligen Michael deutlich geschieden; aber wie wenn diese Operation nicht hinreichte, müssen sie ein zweites Mal in zwei Gruppen geteilt werden, und zwar durch das Schwert des Erzengels Gabriel.

Gleichwohl schließt sich das Gericht nicht immer dem Urteil der Waage an. Fürsprecher greifen ein und spielen eine Rolle, die der Text des Matthäus-Evangeliums nicht vorgesehen hatte, die Doppelrolle des Advokaten *(patronus)* und des Bittstellers *(advocare Deum)*, die an die Barmherzigkeit appellieren, d. h. an die Gnade des souveränen Richters. Wie aber der Richter der ist, der den Schuldigen begnadigt, so ist er doch auch der, der ihn verdammt, und einigen seiner Vertrauten obliegt es, ihn zur Milde zu stimmen. Hier fällt diese Rolle seiner Mutter und seinem Jünger zu, die ihm zu Füßen seines Kreuzes Beistand geleistet haben – der Heiligen Jungfrau und dem Evangelisten Johannes. Am Portal von Autun sieht man sie zunächst noch ganz unauffällig in Erscheinung treten, ganz oben am Tympanon, zu seiten der großen Aureole, die Christus umgibt. Im 13. Jahrhundert sind sie dann zu Hauptfiguren der Handlung geworden, und ihre Bedeutung kommt der des seelenwägenden Erzengels gleich. Sie liegen auf den Knien und flehen mit gefalteten Händen den richtenden Christus an.

Der König hält also Hof, und da er sitzend dargestellt wird, ist seine Hauptaufgabe die der Rechtsprechung.

Das apokalyptische »Herabfahren« des Himmels zur Erde ist also zur Gerichtsverhandlung geworden, was ihr in den Augen der Zeitgenossen nichts von ihrer Majestät raubte, denn der Gerichtshof war geradezu das Vorbild höchster Feierlichkeit, Bild und Symbol der Größe, wie die Justiz die reinste Äußerungsform der Macht war.

Diese Verwandlung der Eschatologie in einen Apparat der Jurisdiktion, wie prunkvoll er auch sei, hat für uns Moderne, die wir der Justiz und der Bürokratie gegenüber derart gleichgültig und skeptisch geworden sind, etwas Erstaunliches. Der heutige Gerichtssasse meidet sie, in schroffem Gegensatz zu seinen unheilbar prozeßsüchtigen Ahnen! Die Bedeutung, die der Justiz im Alltagsleben und im Rahmen der urwüchsigen Moral eingeräumt wurde, ist einer der psychologischen Faktoren, die jene alte und die moderne Mentalität entzweien und einander entgegensetzen.

Diese Sensibilität für den Begriff und die Äußerungsformen der Justiz stammt in Wahrheit aus dem Hochmittelalter; sie sollte sich bis ins Ancien Régime erhalten. Das menschliche Leben erschien als langedauerndes Verfahren, in dem jede Teilhandlung durch einen Justizakt – oder wenigstens durch einen wägenden Akt von Gerichtspersonen – gebilligt wurde. Sogar die öffentlichen Einrichtungen wurden nach dem Vorbild von Gerichtshöfen organisiert, und jede Vereinigung von Polizeibeamten oder Bankiers ist wie ein Tribunal aufgebaut, mit einem Präsidenten, Räten, einem Staatsanwalt und einem Protokollführer.

Ein Text aus dem 14. Jahrhundert macht deutlich, in welchem Maße die

Anrufung eines Richters in den Rechtsformen des Alltags vertraut war wie ein Reflex: Die Gattin des kastilischen Ritters Alarcos hat erfahren, daß ihr Mann sie zu töten beabsichtigt, um die Infantin von Kastilien heiraten zu können. Sie spricht ihr Gebet, sagt ihren Angehörigen Lebewohl. Ihre Seele ist im Frieden, sie schreit nicht nach Rache; aber sie ruft ihre Mörder vor den himmlischen Richter. Die Gerechtigkeit muß in der Tat wiederhergestellt werden, und sie wird merkwürdigerweise nicht vom spontanen Eingriff des allwissenden Richters in Gang gesetzt: es kommt vielmehr dem unschuldigen Opfer zu, sein Anliegen vor Gericht zu bringen und sein Recht einzuklagen (12):

Je vous pardonne, bon comte, pour l'amour que j'ai pour vous,
Mais ne pardonne le roi ni ne pardonne l'infante,
Et les ajourne tous deux à paraître en justice au haut tribunal de Dieu dans trente jours de délai.

Man kann nicht umhin, dieser Frau Bewunderung zu zollen, die, am Rande eines christlichen Todes, sich dennoch genug Besonnenheit bewahrt hat, um eine gerichtliche Forderung in derart korrekter und bündiger Form vorzubringen.

Zwischen dieser juristischen Konzeption der Welt und der neuen Vorstellung des Lebens als persönlicher Biographie besteht eine enge Beziehung. Jeder Augenblick des Lebens wird eines fernen Tages in feierlicher Sitzung gewogen werden, im Beisein aller Mächte Himmels und der Hölle. Das mit dieser Aufgabe betraute Wesen, der als *signifer* fungierende Erzengel, ist zum volkstümlichen Schutzheiligen der Toten geworden: Man darf nicht säumen, seine Gunst zu gewinnen. Man betet zu ihm, wie man später den Richtern »Sporteln« anträgt: »damit er sie dem Heiligen Lichte darbringe«. (13)

Wie aber kann dieser englische Untersuchungsrichter die Handlungen kennengelernt haben, über die er zu richten hat? Weil sie in einem Buch verzeichnet worden sind, von einem anderen Engel, der halb Kanzlist, halb Rechnungsführer ist.

Das Symbol des Buches ist aus der Heiligen Schrift seit langem vertraut. Man begegnet ihm bereits beim Propheten Daniel: »Zur selbigen Zeit wird der große Fürst Michael, der für die Kinder deines Volkes stehet, sich auf-

Je vous pardonne... Ich verzeihe Euch, lieber Graf, um der Liebe willen, die ich für Euch hege,/ Nicht aber verzeihe ich dem König noch der Infantin,/ Und alle beide lade ich zu Gericht vor den hohen Richterstuhl/ Gottes, nach einer Frist von dreißig Tagen.

machen. Denn es wird eine solche trübselige Zeit sein, als sie nicht gewesen ist, seit daß Leute gewesen sind bis auf dieselbige Zeit. Zur selbigen Zeit aber wird dein Volk errettet werden, alle, die im Buche geschrieben stehen.« (XII,1) Und noch im fünften Kapitel der Offenbarung Johannis liest man: »Und ich sah in der rechten Hand des, der auf dem Stuhl saß, ein Buch, beschrieben inwendig und auswendig, versiegelt mit sieben Siegeln.« (V,1) Dieses Buch ist die Rolle, die der Christus von Jouarre im Angesicht der ihm entgegenjauchzenden Erwählten in Händen hält. Es enthielt ihre Namen und wurde am Ende der Zeiten geöffnet. Zu Zeiten des Tympanons von Jouarre aber diente es einem anderen *liber vitae* als Vorbild, diesmal einem wirklichen Buch, in dem die Namen der Wohltäter der Kirche verzeichnet standen, die man im Zuge der gallikanischen Opfergebete verlas: der Aufzählung der Heiligen. Eben dieses Buch Daniels oder der Apokalypse hält am Portal von Conques ein Engel geöffnet vor sich, und es wird durch eine Inschrift bezeichnet: *signatur liber vitae*. Es enthält die Namen der Bewohner der *terra viventium*, wie die *Lauda Sion* am Fronleichnamstage sagt, die so das Paradies bezeichnet.

Das ist die erste Bedeutung des *liber vitae*, die sich jedoch im 13. Jahrhundert verändert. Das Buch ist nicht mehr der *census* der Einen Kirche; es ist zum Register geworden, in dem die Angelegenheiten der Menschen aufgezeichnet sind. Das Wort Register taucht übrigens im Französischen des 13. Jahrhunderts als Zeichen einer neuen Mentalität auf. Die Handlungen eines jeden Menschen verlieren sich nicht mehr im grenzenlosen Raum der Transzendenz oder – wenn man so will – im kollektiven Geschick der Gattung. Sie werden jetzt individualisiert. Das Leben wird jetzt nicht mehr nur als Hauch *(anima, spiritus)*, als Vermögen *(virtus)* aufgefaßt. Es setzt sich aus einer Summe von Gedanken, Handlungen und Worten zusammen, oder, wie es in einem alten *Confiteor* aus dem 8. Jahrhundert heißt: *Peccavi in cogitatione et in locutione et in opere* (Ich habe gesündigt in Gedanken, Worten und Werken [14]) – die Summe der Fakten, die sich in einem Buche spezifizieren und zusammenfassen lassen.

Das Buch ist also zugleich Geschichte eines Menschen – seine Biographie – und Buch der Rechnungslegung oder Haushaltsbuch, mit zwei Spalten, deren eine die guten, deren andere die bösen Taten verzeichnet. Der neue rechenhafte Geist der Geschäftsleute, die damals ihre eigene Welt zu entdecken beginnen – die dann zu der unsrigen geworden ist –, läßt sich auf den Inhalt eines Lebens ebenso anwenden wie auf eine Ware oder auf Geldbeträge.

Deshalb hat das Buch seinen Platz unter den Symbolen des sittlichen Lebens bis ins 18. Jahrhundert hinein behalten, während die Waage immer weniger dargestellt wird und der Heilige Joseph oder der Schutzengel den Platz des Erzengels *signifer* oder *psychopompos* (Seelengeleiter) eingenommen hat.

Ein Jahrhundert nach dem Portal von Conques, wo seine Bedeutung noch die der Apokalypse ist, lassen die franziskanischen Autoren des *Dies irae* es im dröhnenden Tumult des Weltendes vor den Richter tragen, und jetzt ist es ein Rechnungsbuch.

Liber scriptus proferetur
In quo totum continetur
Unde mundus judicetur.

Merkwürdig und bezeichnend ist, daß das Buch, das anfangs das der Erwählten war, später zu dem der Verdammten wird.

Wiederum ein Jahrhundert nach dem *Dies irae* zeigt ein Gemälde von Jacopo Alberegno aus der Mitte des 14. Jahrhunderts den richtenden Christus, der auf dem Thron sitzt und das aufgeschlagene Buch auf den Knien hält, in dem geschrieben steht: *Chiunque scrixi so questo libro serà danadi* (Wer in diesem Buche verzeichnet steht, wird verdammt sein). Wenn auch eigentlich den Verdammten vorbehalten, so ist es doch ein zusammenfassendes »Richt«-Buch der ganzen Menschheit. Bemerkenswerter noch sind die Seelen, die, unterhalb des richtenden Christus, in Form von Skeletten dargestellt sind. Jede dieser Seelen hält ihr eigenes Buch in Händen und bringt in ihren Gesten die Bestürzung zum Ausdruck, die seine Lektüre vermittelt hat.

In Albi – gegen Ende des 15. oder zu Beginn des 16. Jahrhunderts – begegnet man auf dem großen Fresko des Jüngsten Gerichts, im Hintergrund des Chores, denselben individuellen Büchlein wieder, die die Auferstandenen, nackt, um den Hals gehängt tragen, als einziges Kleidungsstück – wie einen Identitätsnachweis. (15)

Wir werden später sehen, daß das Drama sich in den *artes moriendi* des 15. Jahrhunderts in das Zimmer des Sterbenden verlagert hat. Gott oder der Teufel ziehen das Buch zu Häupten des mit dem Tode Ringenden zu Rate. Man möchte jedoch meinen, daß gewöhnlich der Teufel das Buch oder den Zettel im Besitz hat, den er mit Vehemenz schwenkt, um seinen Teil einzuklagen. (16)

Liber scriptus ... »Und ein Buch wird aufgeschlagen,/ Treu darin ist eingetragen/ Jede Schuld aus Erdentagen« *(Missale Romanum)*.

Die provenzalische Barockkunst des 17. und 18. Jahrhunderts hat am Symbol des Buches festgehalten: In Antibes hebt die Zeit, in Gestalt eines greisenhaften Alten, das Leichentuch hoch, das den Körper eines jungen Mannes bedeckt, und weist zugleich ein Buch vor; in Salon enthält ein Retabel des 18. Jahrhunderts in der Kirche des Heiligen Michael, des Schutzheiligen der Toten, neben klassischen makabren Instrumenten auch ein geöffnetes Buch, in dem zu lesen steht: *liber scriptus profect* (...). Besteht eine Beziehung zwischen diesem Buch und dem der *vanités*, der Vanitas-Stillleben? (17)

Gegen Ende des Mittelalters, im 14. und 15. Jahrhundert, werden die Konten dann von denen geführt, die daraus für sich Nutzen ziehen, also von den Teufeln, die sicher sind, daß das Böse den Sieg davonträgt – düstere Konzeption einer übervölkerten Hölle, die sich nur dem unverdienten Eingriff der göttlichen Barmherzigkeit beugen muß.

Nach der tridentinischen Reform wird das Gleichgewicht – als Zugeständnis an das makabre Zeitalter – wiederhergestellt. Die gegen Ende des Mittelalters dem Teufel überlassene Rechnungsführung stellt den Gläubigen oder den Moralisten der klassischen Epoche nicht mehr zufrieden. Die Traktate zur Vorbereitung auf einen heilsamen Tod erscheinen auch weiterhin. In einem davon – einem *Miroir de l'âme du pécheur et du juste pendant la vie et à l'heure de la mort* (Seelenspiegel des Sünders und des Gerechten während des Lebens und in der Todesstunde) aus dem Jahre 1736 – verfügt jeder Mensch über zwei Bücher, eines für die guten Werke, das von seinem Schutzengel (der eine der Rollen des Heiligen Michael übernommen hat), das andere für die bösen, das von einem Teufel geführt wird.

Das Bild des erbärmlichen Todes wird wie folgt kommentiert: »Sein betrübter Schutzengel sagt sich von ihm [dem Sterbenden] los, läßt das Buch fallen, in dem alle guten Werke, die da verzeichnet standen, ausgelöscht werden, weil alles Gute, das er getan hat, für den Himmel nicht zählt. Zu seiner Linken sieht man den Teufel, der ihm ein Buch darbietet, das die ganze *Geschichte* seines unglückseligen Lebens zusammenfaßt [ich habe das Wort Geschichte als bezeichnenden Beleg für eine biographische Konzeption des Lebens kursiviert].« (18)

Das Bild des heilsamen Todes verkehrt das ins Gegenteil: »Sein Schutzengel hält ihm mit jauchzender Miene ein Buch vor, in dem seine Tugenden, seine guten Werke, Fasttage, Gebete, Kasteiungen usw. enthalten sind. Der verwirrte Teufel zieht sich zurück und fährt mit seinem Buch zur Hölle nieder, in dem nichts geschrieben steht, weil seine Sünden durch aufrichtige Bußfertigkeit getilgt worden sind.« (19)

Das große Gemeinschaftsbuch vom Portal von Conques ist im 18. Jahrhundert also zum individuellen Buch geworden, zu einer Art Passierschein oder Vorstrafenregister, das man an den Pforten der Ewigkeit vorzuweisen hat.

In der Tat enthält das Buch die ganze Geschichte eines Lebens; sie ist jedoch nur aufgezeichet worden, um ein einziges Mal Verwendung zu finden: zu dem Zeitpunkt, da die Konten geschlossen, da Soll und Haben gegeneinander aufgerechnet werden und eine Schlußbilanz gezogen wird. Das Wort Bilanz kommt, in der Sprache des 16. Jahrhunderts, aus dem Italienischen, von *balancia*. Die Etymologie unterstreicht die Beziehung zwischen der Symbolik des Buches und der der Waage. Man wird also gewahr, daß es, wenigstens seit dem 13. Jahrhundert, einen kritischen, einen entscheidenden Augenblick gibt. In der alten, traditionellen Mentalität vermischte und verquickte ein statisch-unveränderliches Alltagsleben alle individuellen Lebenslinien. Zu Zeiten der Ikonographie des Jüngsten Gerichts scheint jeder einzelne Lebenslauf nicht mehr in eine lange, gleichförmige Dauer eingebettet zu sein, sondern auf den einen Augenblick hinzueilen, der ihn rekapituliert und vereinzelt: *dies illa*. Vor dem Hintergrund dieser Verkürzung muß er bewertet und nachvollzogen werden.

Das Bewußtsein eines langen Lebens zieht sich also im Brennpunkt eines kurzen Augenblicks zusammen. Bemerkenswert ist, daß dieser Augenblick nicht der des Todes ist, sondern daß er über die Todesstunde hinausgreift und – in der ersten christlichen Version – einem Weltende zugeordnet wird, das ein chiliastischer Glaube noch nahe wähnte.

Man begegnet hier der hartnäckigen Weigerung wieder, das Ende des Seins und die physische Auflösung in eins zu setzen. Man stellte sich eine verzögernde Phase vor, die zwar nicht bis zur Unsterblichkeit der Seligen reichte, wohl aber einen zwischen Tod und endgültigem Lebensabschluß vermittelnden Grenzbereich bildete.

Das Gericht am Ende des Lebens

Nach dem Ende des 14. Jahrhunderts ist das Thema des Jüngsten Gerichts durchaus nicht völlig aufgegeben worden: es taucht in der Malerei eines Van Eyck oder Hieronymus Bosch und gelegentlich auch noch im 17. Jahrhundert wieder auf, so in Assisi oder Dijon.

Die Auferstehung des Fleisches ist nicht in Vergessenheit geraten; Grab-Epigraphie und -Ikonographie – die protestantische wie die katholische – haben nicht aufgehört, sie sich zum Gegenstand zu nehmen. Sie ist jedoch aus dem großen kosmischen Zusammenhang herausgelöst und ins persönliche Geschick des Einzelmenschen verlagert worden. Der Christ bekräftigte auf seinem Grabstein zwar gelegentlich noch die Hoffnung, daß er eines Tages auferstehen werde; daß dieser Tag aber der der Wiederkunft oder des Weltendes sein würde, bekümmerte ihn nicht mehr. Entscheidend war also die Gewißheit der eigenen Auferstehung, letzter Akt seines Lebens – eines Lebens, von dem er in einem Maße besessen war, daß es ihn für die fernere Zukunft der Schöpfung unempfänglich machte. Diese Bekräftigung der Individualität ließ die Einstellung des 14. und 15. Jahrhunderts – mehr noch als die des 12. und 13. Jahrhunderts – in Gegensatz zur traditionellen Mentalität treten. Die Zukunft im Jenseits, gemildert und der dramatischen Aura des Jüngsten Gerichts entkleidet, an dessen Stelle sich künftig die Auferstehung vollzog, könnte als Rückkehr zur vertrauensvollen Auffassung des Frühchristentums interpretiert werden; der Vergleich ist jedoch künstlich und trügerisch, denn die Angst vor dem Jüngsten Gericht hat, allen Versicherungen der Grab-Epigraphie zum Trotz, nicht aufgehört, das Auferstehungsvertrauen in den Schatten zu stellen.

Die Trennung von Auferstehung und Gericht hat eine andere, weit offenkundigere Konsequenz. Das deutlich empfundene Intervall zwischen Gericht (als endgültigem Lebensabschluß) und physischem Tod ist verschwunden, und das eben ist ein bedeutsames Ereignis. Solange an dieser Zwischenphase festgehalten wurde, war der Tote nicht vollständig tot, war die Lebensbilanz noch nicht gezogen; er überlebte zur Hälfte in seinem Schatten. Halb tot, halb lebendig, verfügte er immer noch über die Möglichkeit, »wiederzukehren«, um den irdischen Menschen Beistand oder ihm vorenthaltene Opfer oder Gebete abzufordern. Es wurde also ein Aufschub unterstellt, den die als Fürsprecher auftretenden Seligen oder die frommen Gläubigen sich zunutze machen konnten. Die Fernwirkungen der im Laufe des Lebens vollbrachten wohltätigen Werke hatten noch Zeit, sich bemerkbar zu machen.

Von jetzt an wird über das Schicksal der unsterblichen Seele im Augenblick des physischen Todes selbst entschieden. Es bleibt zunehmend weniger Raum für »Wiederkehrende« und ihre bedrohlichen Äußerungen. Umgekehrt wird der lange auf die Gebildeten, auf Theologen oder Poeten beschränkte Glaube an ein Purgatorium als Ort des Harrens jetzt wirklich volkstümlich, wenn auch nicht vor der Mitte des 17. Jahrhunderts, und setzt sich an die Stelle der alten Bilder der Ruhe und des Schlafes.

Das Drama hat sich aus den Räumen des Jenseits zurückgezogen. Es ist in greifbare Nähe gerückt und spielt sich jetzt im Zimmer des Sterbenden selbst ab, an seinem Sterbebett.

Auch die Ikonographie des Jüngsten Gerichts wird im 15. Jahrhundert durch eine neue ersetzt, wie sie auf durch den Buchdruck verbreiteten Holzschnitten in Erscheinung tritt: einzelne bildliche Darstellungen, in die sich jedermann zu Hause versenken konnte. Diese Bücher sind nichts anderes als Abhandlungen über die rechte Art und Weise eines heilsamen Sterbens: *artes moriendi.* Jede Textseite wird durch eine Abbildung illustriert, damit die *laici*, d. h. die des Lesens Unkundigen, die Bedeutung des Textes ebenso erfassen können wie die *litterati.* (20)

Diese Ikonographie führt, wenn sie auch neu ist, doch zum archaischen Urbild des krank auf dem Sterbebette Ruhenden zurück, das die Szenen des Jüngsten Gerichts überlagert hatten: Das Bett war, wie wir gesehen haben, der unvordenklich alte Ort des Todes. Es ist es geblieben, bis es aufhört, Bett zu sein, Symbol der Liebe und der Ruhe, um heute dann zum technologischen Krankenhausgerät zu werden, wie es den Schwerkranken vorbehalten bleibt.

Man starb in der Tat immer im Bett, sei es eines »natürlichen« Todes (d. h. eines Todes ohne Krankheit und Leiden), sei es, häufiger, eines unnatürlichen, »an *puta*, Fieber, an *apostema*, Eiterfluß, oder anderen langen und schmerzhaften schweren Krankheiten«. (21) Der plötzliche Tod, die *mors improvisa*, war außergewöhnlich und gefürchtet; selbst schwere Verletzungen, selbst gewaltsame Unfälle ließen im allgemeinen Zeit für den rituellen Todeskampf auf dem Sterbebett.

Das Sterbezimmer mußte in der makabren Ikonographie also eine neue Bedeutungsdimension erhalten. Es war nicht mehr der Ort eines nahezu banalen Ereignisses, das lediglich feierlicher war als andere; es wurde zur Bühne eines Dramas, auf der zum letzten Mal das Geschick des Sterbenden gespielt und sein Leben, seine Leidenschaften und seine Neigungen in Frage gestellt wurden. Der Kranke sieht den Tod vor Augen. Wenigstens erfahren wir das aus den Texten, in denen zum Ausdruck kommt, daß sein Leiden ihm hart zusetzt, während das aus den Bildern, auf denen sein Körper nicht ausgezehrt und noch kräftig wirkt, durchaus nicht ersichtlich wird. Dem Herkommen gemäß ist das Zimmer von Besuchern überfüllt, denn man starb immer öffentlich. Aber die Umstehenden nehmen nichts von dem wahr, was vor sich geht, und der Sterbende seinerseits nimmt keinerlei Kenntnis von ihnen. Nicht daß er das Bewußtsein verloren hätte: sein Blick haftet mit gebannter Aufmerksamkeit an jenem außergewöhnlichen Schauspiel, das allein er wahrnimmt, an jenen überirdischen Wesen, die ins Zimmer eingetreten sind und sich ihm zu Häupten drängen. Auf der einen Seite die Heilige Dreifaltigkeit, die Jungfrau Maria, sein Schutzengel und der himmlische Hofstaat. Auf der anderen Satan und seine gräßlichen Heerscharen. Die große Versammlung am Ende der Zeiten findet also im Sterbezimmer des Kranken statt. Der himmlische Hofstaat ist zwar anwesend, hat aber nicht mehr alle äußeren Attribute eines Gerichtshofes. Der Heilige Michael wägt nicht mehr Gut und Böse auf seiner Waage. An seine Stelle ist der Schutzengel getreten, der eher geistlicher Wächter und Beichtvater als Advokat oder Büttel der Justiz ist.

Gleichwohl halten die ältesten Darstellungen des Todes im Bett an der jetzt klassischen Gerichtsszene fest, die im Stil der Mysterienspiele behandelt wird. So etwa im Falle der Illustrationen zu Totenfürbitten aus einem Psalter von 1340. (22) Der Angeklagte sucht Zuflucht bei seinem Fürsprecher: *»Je ai en vos mise m'esperanche,/ Vierge Marie de Dieu mère:/ Desloiét m'âme de pesanche,/ et d'enfer où est mort amère.«* Satan, hinter dem Bett, verlangt ebenfalls seinen Anteil: *»Je requiers avoir à me part/ Par justice selon droiture/ L'âme qui de ce corps se part/ Qui est pleine de grand ordure.«* Die Heilige Jungfrau schlägt sich an die Brust, Christus weist seine Wundmale vor und gibt Marias Gebet an Gottvater weiter. Und Gott teilt seine Gnade aus: *»Six raisons est que ta requeste/ Soit exaucée plainement,/ Amour m'émeut qui est honneste,/ Nier ne le puis bonement.«*

In den *artes moriendi* sind die Heilige Jungfrau und der gekreuzigte Christus stets gegenwärtig; und wenn der Sterbende in einem letzten Seufzer seine Seele aushaucht, erhebt Gottvater weder das Schwert noch die Hand des Richters, sondern den barmherzigen Stachel des Todes, der die physischen Leiden und die geistlichen Prüfungen abkürzt. Schließlich kommt es so weit, daß Gott weniger Richter vor dem Tribunal als Schiedsrichter eines Kampfes zwischen den Mächten von Gut und Böse ist, dessen Einsatz die Seele des Sterbenden bildet.

Alberto Tenenti hat in seiner Analyse der Ikonographie der *artes moriendi* die Auffassung vertreten, daß der Sterbende selbst seinem eigenen Drama eher als zuschauender Zeuge denn als Akteur beiwohne: »Ein Kampf zwischen zwei übernatürlichen Mächten, in dem der Gläubige nur

Je ai en vos... »In Euch, Maria Muttergottes, habe ich meine Hoffnung gesetzt: Rettet meine Seele aus der Bedrängnis und aus der Hölle, in der der bittere Tod harrt.«

Je requiers... »Ich verlange als mein Teil nach Recht und Gesetz die Seele, die diesen Körper verläßt, der voll Unrates ist.«

Six raisons est... »Sofern dein Verlangen begründet ist, soll es volles Gehör finden, die Liebe bewegt mich, die aufrichtig ist, nicht wohl abschlagen kann ich es.«

eine begrenzte Möglichkeit der Wahl hat, aber kein Mittel, sich ihm zu entziehen – ein gnadenloser Kampf zu Häupten seines Bettes, die teuflische Heerschar auf der einen, die himmlische auf der andern Seite.«

Diese Auffassung kommt tatsächlich in manchen Bildern zur Geltung: so lassen sich sicher die Federzeichnungen in diesem Sinne deuten, die ein Manuskript mit dem Titel *Miroir de la Mort* von etwa 1460 schmücken. (23) Eine davon stellt den Kampf zwischen dem Sterbenden und dem Teufel dar; andere den Eingriff des guten Engels oder die Kreuzigung als Heilsinstrument; eine letzte schließlich den Kampf zwischen Engel und Teufel zu Häupten des Sterbenden.

Es gab also die Vorstellung einer Auseinandersetzung zwischen den Mächten des Bösen und des Guten. Sie scheint sich jedoch in der von Alberto Tenenti publizierten *ars moriendi* nicht durchgesetzt zu haben. Mir drängt sich, im Gegenteil, der Eindruck auf, daß die Freiheit des Menschen in diesem Dokument durchaus respektiert wird und daß Gott die Attribute der Rechtsprechung nur abgelegt hat, weil der Mensch selbst sein eigener Richter geworden ist. Himmel und Hölle liefern sich keinen Kampf wie im *Miroir de la Mort* von Avignon; sie wohnen nur der letzten Prüfung bei, die dem Sterbenden auferlegt wird und deren Ausgang über den Sinn seines ganzen Lebens entscheidet. Sie sind Zuschauer und Zeugen. Beim Sterbenden selbst liegt die Macht, in diesem Augenblick alles zu gewinnen oder alles zu verspielen: »Über das Heil des Menschen wird in seiner Todesstunde entschieden.« Es ist also nicht mehr angemessen, den Lebenslauf des Sterbenden zu durchmustern wie beim Gericht über die Seelen am Weltende. Es ist noch zu früh für diese endgültige Bilanz, denn die Biographie ist noch nicht abgeschlossen und muß sich noch rückwirkende Veränderungen gefallen lassen. Sie kann also zusammenfassend erst nach ihrem Abschluß beurteilt werden. Und das hängt vom Ausgang der letzten Prüfung ab, die der Sterbende *in hora mortis* ablegen muß, im Zimmer, in dem er die Seele aushauchen wird. *Seine* Sache ist es, mit Hilfe seines Schutzengels und seiner Fürsprecher zu siegen – und er wird den Frieden haben – oder den Einflüsterungen der Teufel nachzugeben – und er wird verloren sein.

Die letzte Prüfung ist also an die Stelle des Jüngsten Gerichtes getreten – ein entsetzliches Spiel; und in Begriffen von Spiel und Spieleinsatz spricht auch Savonarola davon: »Mensch, der Teufel spielt Schach mit dir und müht sich, dich zu schlagen und dir auf diesem Felde [dem Tode] Schach und Matt zu bieten. Halte dich also bereit und sei bedacht, weil du, wenn du hier gewinnst, alles übrige gewonnen hast; wenn du aber verlierst, wird, was du auch immer getan hast, nichts gelten.« (24)

Ein derart hohes Risiko hat etwas Erschreckendes, und man versteht denn auch, daß die Angst vor dem Jenseits damals ganze Bevölkerungsschichten erfaßte, die noch keine Furcht vor dem Tode kannten. Diese bange Angst vor dem Jenseits brachte sich durch die Darstellung der zu erwartenden Höllenqualen zum Ausdruck. Die Annäherung von Todesstunde und höchstrichterlicher Entscheidung drohte die von der Aussicht auf eine trostlose Ewigkeit ausgelöste Angst auf den Tod selbst auszudehnen. Muß das Phänomen des Makabren nicht gerade in diesem Sinne interpretiert werden?

Die makabren Themen

Die makabren Themen treten in der Literatur wie in der Ikonographie ungefähr zur gleichen Zeit in Erscheinung wie die *artes moriendi.*

Man nennt »makaber« (und zwar, ausgehend von den Totentänzen, in erweiterter Bedeutung) gewöhnlich die realistischen Darstellungen des menschlichen Körpers im Zuge der Verwesung. Das mittelalterliche Phänomen des Makabren, das die Historiker seit Michelet in derart starkem Maße in Atem gehalten hat, setzt mit dem Tode ein und findet beim ausgebleichten Gebein seinen Abschluß. Das im 17. und noch im 18. Jahrhundert so häufige ausgetrocknete Skelett, *la morte secca*, gehört eigentlich nicht zur Ikonographie, wie sie für den Zeitraum vom 14. bis zum 16. Jahrhundert bezeichnend ist. Der wird vielmehr von den abstoßenden Bildern der Verwesung beherrscht: »O Aas, das du nichts als Abschaum bist!« (25)

Wir können uns beim Durchblättern der Autoren und beim Anblick der Kunstwerke des Eindrucks nicht erwehren, daß sich ein neues Gefühl bemerkbar macht. Die makabre Ikonographie tritt etwa zeitgleich mit den *artes moriendi* auf: sie bringt jedoch eine gänzlich verschiedene Vorstellungswelt zum Ausdruck – wenn auch vielleicht weniger verschieden, als es den von der Originalität der Themen beeindruckten Historikern lieb wäre.

Es ist sicher nicht schwierig, frühere Beispiele ausfindig zu machen. Die bedrohliche Nähe des Todes und die Hinfälligkeit des menschlichen Lebens hatten bereits die romanischen Künstler inspiriert, die eine bronzene Trinkschale mit einem Skelett verzierten oder es im Mosaik eines Hauses nachbildeten: *carpe diem.* Hätten sich die Christen diesem Gefühl verschließen können, wo ihre Religion sich doch auf das Versprechen des ewigen Heils gründete? Deshalb begegnet man dem Bild des Todes hier und da in Gestalt eines apokalyptischen Reiters. Auf einem Kapitell in Notre-Dame in Paris und am Portal des Jüngsten Gerichts in Amiens stützt eine Frau mit verbundenen Augen einen Leichnam, den sie auf der Kruppe ihres Pferdes mit sich führt. Andernorts hält der Reiter die Waage des Gerichts oder den Todesbogen in Händen. Aber diese Darstellungen sind wenig zahlreich, unauffällig und gleichsam marginal; ohne allzu direkten Hinweis illustrieren sie eher die Gemeinplätze der *humana mortalitas*.

Ist die alte Literatur des Christentums in dieser Hinsicht beredter? Die Reflexion über die Vergänglichkeit des irdischen Lebens, der *contemptus mundi*, geht durch die Zeiten. Er ruft eine Vorstellungswelt wach, die von den großen makabren Dichtern wiederaufgenommen wird.

Deshalb stellt im 11. Jahrhundert Odilon von Cluny die menschliche Physiologie in Begriffen dar, die denen von P. de Nesson nahekommen: »Wenn jemand überdenkt, was in den Nasenlöchern, was in der Kehle und was im Bauch alles verborgen ist, dann wird er stets Unrat finden...« Freilich handelt es sich weniger darum, den Menschen auf den Tod vorzubereiten, als ihn vom Umgang und Verkehr mit Frauen abzulenken, denn – so fährt unser Moralist fort: »Wenn wir nicht einmal mit den Fingerspitzen Schleim oder Dreck anrühren mögen, wie können wir dann begehren, den Dreckbeutel selbst zu umarmen?« (26)

Desgleichen feierten bereits die lateinischen Dichter des 12. Jahrhunderts die Melancholie der großen vergangenen Herrlichkeiten: *»Est ubi gloria nunc Babyloniae? nunc ubi dirus/ Nabugodonosor, et Darii vigor, illeque Cyrus?/ Qualiter orbita viribus incita praeterierunt,/ Fama reliquitur, illaque figitur, hi putruerunt.«* Und später Giacopone da Todi: *»Dic ubi Salomon, olim tam nobilis/ Vel Sampson ubi est, dux invincibilis...«* (27)

Man ließ in den Klöstern nicht ab, die von den Zeitläuften in Versuchung geführten Mönche an die Vergänglichkeit von Macht, Reichtum und Schönheit zu mahnen. Bald – und zwar nur wenig vor der großen Blütezeit des Makabren – sollten andere Mönche, die Mitglieder der Bettelorden, aus den Klöstern ausziehen und, mit großem Aufwand an Bildern, Themen verbreiten, die dann die städtischen Massen bis ins Mark trafen. Die Themen dieser Predigtsammlungen aber sind bereits dieselben wie die der makabren Poeten und gehören dieser offensichtlich neuen Kultur an.

Est ubi gloria... Wo ist nun der Glanz Babylons? Wo ist nun/ Der furchtbare Nebukadnezar, und des Darius Kraft, und jener Cyrus?/ Wie ein Rad, das mit Kraft gedreht wird, so schwanden sie dahin;/ Ihr Ruhm bleibt übrig, er festigt sich – sie aber vermodern.

Dic ubi Salomon... Sag, wo ist Salomo, der einst so herrliche,/ Und wo ist Simson, der unbesiegliche Heerführer...

Wir dürfen diese wenigen und wenig expressiven Vorgänger der großen makabren Strömungen des 14. und 15. Jahrhunderts getrost außer acht lassen. Das Bild, das der mittelalterliche Zeitraum vor dem 14. Jahrhundert von der universellen Zerstörung entwirft, ist tatsächlich von ganz anderer Art: Staub und Asche – und nicht die Verwesung mit in den Eingeweiden sich ringelnden Würmern.

In der Sprache der Vulgata und der alten Fastenliturgie vermischen sich die Begriffe Staub und Asche. Das Wort *cinis* ist mehrdeutig. Es bezeichnet zum einen den Staub der Straßen, mit dem die Büßer als Zeichen von Trauer und Demut bedeckt sind, wie sie sich auch in Sackleinen oder härene Gewänder kleideten *(in cinere et in cilicio, sacum et cinerem sternere)*. Es bezeichnet aber auch die Asche der Verwesung und des Zerfalls: »Gedenke, Mensch, daß du Staub [*pulvis*] bist und wieder zu Staub [*in pulverem*] wirst«, sagt der Ministrant, wenn er am Aschermittwoch die Stirnen mit Asche schwärzt. Asche versteht sich aber noch als Produkt der Auflösung durch Feuer, was damals Reinigung bedeutet.

Diese Bewegung von Staub und Asche, deren unaufhörliche Umschichtung und Verlagerung Natur und Materie konstituieren, beschwört ein Bild des Zerfalls, das dem des traditionellen Todes, des »Wir sterben alle«, sehr nahe kommt.

Dem neuen, von den *artes moriendi* geprägten Bild des pathetischen und individuellen Todes des je einzelnen Gerichts sollte eine neue Gestalt des verwesenden Leichnams entsprechen.

Die ältesten Darstellungen makabrer Themen sind deshalb von Interesse, weil bei manchen von ihnen der Zusammenhang mit dem Jüngsten oder dem individuellen Gericht noch spürbar ist. So stellt beispielsweise auf dem großen Fresko des Campo santo von Pisa, das sich etwa in die Zeit um 1350 datieren läßt, die gesamte obere – himmlische – Hälfte den Kampf der Engel und Teufel dar, die sich die Seelen der Verstorbenen streitig machen. Die Engel tragen die Erwählten zum Himmel auf, die Teufel fahren mit den Verdammten zur Hölle nieder. An die Ikonographie des Gerichts gewöhnt, fühlen wir uns da auf durchaus vertrautem Gebiet. Umgekehrt sucht man in der unteren Hälfte vergeblich nach den traditionellen Bildern der Auferstehung. An ihrer Stelle überfliegt eine Frau mit aufgelösten Haaren und langen Schleiergewändern die Welt, schlägt mit ihrer Sense auf die Jugend eines *cours d'amour* ein, die sich dessen durchaus nicht versieht, und läßt einen *cours des miracles* (Wunderhof) links liegen, der sie anfleht – eine fremdartige Gestalt, die einem Engel gleicht, weil sie fliegt und ihr Körper anthropomorph ist, aber auch einem Teufel oder Tierwesen, weil ihre Flügel Fledermausflügel sind. Man ist in der Tat häufig versucht, den Tod seiner Neutralität zu entkleiden und ihn in der Welt des Teufels zu beheimaten.

Vieille ombre de la terre, ainçois ombre d'enfer.

Aber auch als fügsamen Erfüllungsgehilfen des göttlichen Willens betrachtete man ihn, als brauchbaren Verbündeten. »Folge diesem Gehilfen Gottes« (P. Michault). So tritt er noch auf dem Jüngsten Gericht von Van Eyck in Erscheinung, wo er die Welt mit seinem Körper deckt, wie die Heilige Jungfrau aus Barmherzigkeit die Menschheit mit ihrem Mantel einhüllt; die höllischen Schlünde klaffen unter seinen gespreizten Beinen. Die Gestalt einer lebendigen Frau aber, die er in Pisa hatte, hat der Tod hier eingebüßt. (28)

In Pisa sinken unter den Hieben seiner Sense die Leiber der getroffenen Menschen zu Boden, mit geschlossenen Augen, und Engel und Teufel eilen, die Seelen einzusammeln, die sie aushauchen. Die Szene des letzten Atemzuges ist an die Stelle der Auferstehungsszene getreten, in der die wiedererweckten Leiber aus der Erde auffahren. Der Übergang vom Jüngsten Gericht zum entscheidenden Augenblick des individuellen Todes, den wir bereits in den *artes moriendi* beobachtet haben, ist hier noch deutlich wahrnehmbar.

Es gibt, neben der Vorstellung des universellen Todes, jedoch noch eine andere charakteristische Szene. Eine Schar von Reitern verhält angesichts des schrecklichen Schauspiels dreier offener Särge. Die darin ruhenden Toten sind in einem jeweils verschiedenen Verfallsstadium dargestellt, im Sinne der Phasen, wie sie den Chinesen seit langem bekannt sind. Das Gesicht des ersten ist unversehrt, und er hat Ähnlichkeit mit den *gisants*, die der Tod zwar gefällt, aber noch nicht völlig entstellt hat, wenn sein Bauch auch von Gasen aufgetrieben ist. Der zweite ist merklich verunstaltet, vermodert und bis auf wenige Fleischreste verblichen. Der dritte schließlich ist bis aufs Skelett reduziert. (29)

Der halbverfallene Leichnam wird zum häufigsten Typus der Todesdarstellung: der »Erstarrte« *(transi)*. Man begegnet diesem Typus bereits um 1320 an den Mauern der unteren Basilika von Assisi, einem Werk eines Giotto-Schülers: Er trägt eine lächerliche Krone, und der Heilige Franz

Vieille ombre... Alter Schatten der Erde, alter Schatten der Hölle. P. de Ronsard, *Derniers Vers*, 1586, III 9.

deutet mahnend auf ihn hin. Er spielt die Hauptrolle in der makabren Ikonographie des 14. bis 16. Jahrhunderts. Wir wollen ihn hier deshalb ausführlicher würdigen.

Er tritt natürlich in der Hauptsache in der Grabplastik in Erscheinung, und sogar heute noch wäre den vorzüglichen Kommentaren von Emile Mâle und Erwin Panofsky eigentlich nichts hinzuzufügen. (30) Gleichwohl sind die Denkmäler, die sie untersucht haben, die Grabstätten bedeutender Persönlichkeiten und gehören durchweg in den Bereich der großen Kunst, in der der Erstarrte eines der Geschosse eines Monuments in Anspruch nahm, das häufig über deren zwei verfügte: das untere für den Ruhenden oder Erstarrten, der an seine Stelle tritt, das obere für den Erwählten im Paradies (wir werden auf diese Ikonographie im fünften Kapitel zurückkommen). So etwa im Falle des Grabes des Kardinals Lagrange im Museum von Avignon oder in dem des Kanonikers Yver in Notre-Dame in Paris (man vergleiche auch bei Gaignières das Grab von Pierre d'Ailly, Bischof von Cambrai [31]). Es mag genügen, hier kurz an diese eindrucksvollen Werke zu erinnern, die so eindrucksvoll sind, daß sie über den geringen Grad ihrer Verbreitung hinwegtäuschen. Sie sind in Wirklichkeit nämlich wenig zahlreich und bringen, für sich genommen, keinen entscheidenden Wesenszug der Sensibilität der Epoche zum Ausdruck.

Es gibt aber einfachere Grabmäler, bei denen die Kadaver-Symbolik zwar auch in Erscheinung tritt, aber ohne die abstoßenden Formen der Verwesungsbeschwörung. Der Ruhende ist ins Leichentuch eingehüllt, das den Kopf und einen Fuß freiläßt. Dieser Typus taucht häufig auf, so in Dijon (Grab des Joseph Germain im Museum von Dijon, 1424; Gräber der beiden Stifter einer Kapelle in Saint-Jean in Dijon). Daß es sich um einen Leichnam handelt, erkennt man an der vorspringenden entfleischten Kinnlade. Die Haare der Frauen hängen gewöhnlich unordentlich herab. Die nackten Füße ragen unter dem Leichentuch hervor. Es ist der Leichnam in der Form, wie er in die Erde gebettet werden wird, nachdem man einige Zeit hat verstreichen lassen. Noch heute ist der Anblick für unsere abgestumpften Augen beeindruckend, so in einer Kirche in Dijon.

Merkwürdig ist, daß diese Erstarrten nicht immer in der realistischen Stellung von Ruhenden verbleiben. Auf einer anderen Grabplatte in Dijon (Saint-Michel, 1521) knien die beiden Erstarrten, anstatt nebeneinander zu liegen, zu seiten eines majestätisch thronenden Christus. Sie haben die Stelle der zum Himmel Flehenden eingenommen, nicht mehr die der Ruhenden.

Auf einem lothringischen Grabmal des 16. Jahrhunderts, das von einem Freilandfriedhof stammt (es handelt sich um eine von einem Kreuz überragte Stelle) ist ein Skelett in sitzender Haltung dargestellt, den Kopf in die Hand gestützt (Nancy, Musée Lorrain); gleichwohl haben der Bildhauer und sein Kunde, was die drastischen Zeichen der Verwesung angeht, sich eher Zurückhaltung auferlegt, und ihr Erstarrter bleibt durchaus diskret.

Wir sind heute beeindruckt, wenn diese Zurückhaltung aufgegeben und durch einen makabren Expressionismus ersetzt wird. Aber wir dürfen uns durch die Seltenheit dieser Fälle nicht täuschen lassen. Wenn man eine Statistik der Grabmäler des 14. bis 16. Jahrhunderts anfertigte, so würde deutlich, daß die Erstarrten – im Gesamtkomplex der makabren Ikonographie – erst spät auftauchen, daß sie wenig zahlreich sind und in großen Provinzen des Christentums sogar völlig fehlen, so in Italien (vor der Invasion der Skelette im 17. Jahrhundert), in Spanien, im mediterranen Frankreich. Sie treten gehäuft auf im Norden und Westen Frankreichs, in Flandern, in Burgund, in Lothringen, in England und Deutschland. Diese geographische Verteilung fällt nahezu genau mit der der Verhüllung des Toten zusammen (vgl. Kapitel 4): Die makabre Ikonographie kommt besonders da zur Geltung, wo das Gesicht des Toten bedeckt wird. Sie fehlt, wo es unverhüllt bleibt.

Die Erstarrten sind kein charakteristischer Bestandteil der gegen Ende des Mittelalters verbreiteten Grabplastik; sie bilden lediglich eine ihrer marginalen und kurzlebigen Episoden. Diese einschränkende Beobachtung setzt jedoch nicht die Tatsache außer Kraft, daß sich das Thema des mehr oder weniger verwesten *transi* im 15. und 16. Jahrhundert schließlich bei den Grab-Steinmetzen, ungeachtet ihres Traditionalismus, auf breiter Front durchgesetzt hat, nicht nur in den beredten Werken der Hochkultur, sondern auch auf einfachen Grabplatten wie in Dijon oder in holländischen Kirchen.

Die Grabplastik ist gleichwohl die am wenigsten makabre Kunst dieser makabren Epoche. Die makabren Themen kommen offener und häufiger in anderen Ausdrucksformen zur Geltung, insbesondere in nichtrealistischen Szenen, in Allegorien, die nicht wahrnehmbare Aspekte und Dinge zeigen. So findet der Erstarrte, Personifizierung des Todes wie auf dem von 1320 stammenden Fresko in Assisi, ohne Wissen der Beteiligten Eingang ins Sterbezimmer. Er war in den von uns kommentierten *artes moriendi* so gut wie immer abwesend, wo – wie wir gesehen haben – alles Geschehen sich, ohne Wissen der Umstehenden, zwischen den Mächten von Himmel und Hölle und dem freien Willen des Sterbenden abspielte. Aber in der *Arte del bene morire* (um 1497) des Savonarola ist er, zu Füßen des Bettes sitzend, plötzlich zur Stelle. In einer anderen italienischen *arte* von 1513 ist er in dem Augenblick dargestellt, wo er über die Schwelle des Zimmers hereintritt. (32)

Der Tote als *transi* ist in den *artes moriendi* noch weniger häufig als in der Grabkunst. Sein eigentlicher Bereich ist eher der der Illustrationen von Stundenbüchern für fromme Laien, insbesondere der Illustrationen von Totenfürbitten – und das ist ein Hinweis auf die Beziehungen zwischen makabrer Ikonographie und Predigt, namentlich der Predigt der Bettelmönche.

Der Übergang zu den Stundenbüchern läßt uns das Zimmer des Sterbenden nicht aus dem Blick verlieren. In einer Miniatur der *Heures de Rohan* tritt der Tod mit einem Sarg auf der Schulter herein – zum Entsetzen des angesichts dieser unzweideutigen Ankündigung fassungslosen Kranken.

Bevorzugt wird der Tod in den Stundenbüchern jedoch auf dem Friedhof dargestellt; die Friedhofsszene wird sehr häufig und sehr verschiedenartig gestaltet. Manche, darunter die schönsten, stellen einen Kompromiß zwischen dem Tod im Bett (der *artes moriendi)* und der Beisetzung des Toten dar. So etwa die berühmte Miniatur der *Heures de Rohan* (um 1420), die den Titel *Mort du chrétien* (Der Tod des Christen) trägt. Der Sterbende liegt nicht mehr auf dem Totenbett. Er ist – in einer Art surrealistischer Antizipation – auf den Friedhof überführt worden und liegt da auf der Erde, auf einer Erde, wo, wie auf allen Friedhöfen, Gebeine und Schädel mit Gras und Strauchwerk in krauser Mischung durcheinandergewürfelt liegen. Er ruht auf einem schönen blauen, golddurchwirkten Leichentuch ausgestreckt, in das er später eingehüllt werden wird: Es war, wie wir gesehen haben, Brauch, manche Verstorbene in kostbare Gewebe zu kleiden. Der zweite Unterschied zu den *artes moriendi* ist der, daß der Körper vollständig nackt ist – ein durchsichtiger Schleier verbirgt den Blicken nichts –, statt unter seinen Hüllen zu verschwinden, und dieser nackte Körper ist bereits ein Leichnam, allerdings ein Leichnam vor der Verwesung, wie bei den Grabmälern von Dijon.

Von diesen Vorbehalten abgesehen, werden hier die klassischen Themen der *artes moriendi* und des Jüngsten Gerichts deutlich: Der Sterbende haucht seine Seele aus, die der Heilige Michael und Satan sich streitig machen. Die dem Erzengel zufallende Rolle des kosmischen Kämpfers wird mit der des *psychopompos* verknüpft. Gottvater, diesmal allein, ohne seinen Hof, betrachtet den Sterbenden und vergibt ihm. Man spürt in dieser Komposition den Wunsch, die traditionelle Ikonographie und die eindrucksvolleren Aspekte des Todes einander näherzubringen: Leichnam und Friedhof.

Dieser Tod auf dem Friedhof – während man doch im Bett starb – ist wohl nicht sehr häufig. Man begegnet ihm sehr viel später in einer merkwürdigen, bei Gaignières aufgeführten Reproduktion des Grabes des 1542 verstorbenen Priors von Saint-Wandrille im Cölestinerkloster von Marcoussis wieder. (33) Das Original war ein Gemälde, auf dem der Ruhende, im Priestergewand, den Kopf auf ein Polster gestützt, direkt auf dem Friedhofsboden ausgestreckt liegt; der Tod, eine Mumie, ihm zu seiten, mit einem Schlegel bewaffnet, mit dem er ihn hingestreckt hat oder gleich hinstrecken wird. So ist der Friedhof denn zum Königreich des Todes geworden: er herrscht dort in Gestalt eines mit einer Sense oder einem Stachel bewaffneten Skeletts. Hier sitzt er auf einem Grab wie auf einem Thron und hält mit der einen Hand seinen Stachel wie ein Zepter, mit der anderen einen Schädel wie den Erdball. Dort richtet er sich mit inbrünstigem Eifer über einem offenen Grabe auf: der ausgestreckte Stachel weist auf die Gestalt eines *transi*. Ist dies aber der Tod als Herrscher über den Friedhof oder der aus seinem Grab aufgefahrene Tote, diese Mumie mit – abgesehen vom in Höhe der Eingeweide offenklaffenden Bauch – guterhaltener Haut und grimassierendem Schädel?

Hier schwingt er überdies, aufrecht und herrisch, seinen »Stachel« und bedroht den Leichnam, der zu seinen Füßen auf dem Deckel eines Sarkophages liegt, in Erwartung des baldigen Verfalls. Eine erstaunliche Szene: Die beiden Leichname sind identisch, der eine liegend und leblos, der andere aufrecht und agil. In den Fällen, wo die beiden Mumien nicht nebeneinanderliegen, weiß man nicht, ob es sich um einen »Wiedergekehrten« als Doppelgänger eines jeden Menschen, als Gestalt seines sich unterirdisch vollziehenden Geschicks, oder um eine Personifizierung der Macht handelt, die alle lebenden Wesen vernichtet. (34)

Die Totentänze sind an sich keine Miniaturen aus Stundenbüchern; sie erhalten den Zusammenhang mit dem Friedhof, den die Totenfürbitten hergestellt haben, aber schon deshalb aufrecht, weil sie nichts anderes als Friedhofsdekorationen sind: Fresken an den Mauern der Beinhäuser oder Kapitelle von Säulen der Galerien.

Man hat die Bedeutung des Wortes »makaber« häufig diskutiert. Sie scheint mir die gleiche zu sein wie die des *macchabée* (Leiche) unserer heutigen Umgangssprache, in der sich alte Formen erhalten haben. Es ist übrigens nicht überraschend, daß man ungefähr im 14. Jahrhundert dem Leichnam, dem »toten Körper« (das Wort Kadaver war noch nicht gebräuchlich) den Namen der Heiligen Makkabäer beilegte: sie waren seit langem als Schutzheilige der Toten verehrt worden, weil sie, zu Recht oder Unrecht, als Begründer der Totenfürbitten in hohem Ansehen standen. Zwar ist ihr Namenstag durch das Toten-Gedenkfest am 2. November ersetzt worden; es hat jedoch lange gedauert, bis sie in Vergessenheit gerieten, und ihr Andenken hat sich in der volkstümlichen Frömmigkeit noch geraume Zeit erhalten. So stellt ein Gemälde von Rubens für den Allerseelen-Altar von Nantes Judas Makkabäus im Gebet für die Toten dar; und in der Scuola Grande dei Carmini in Venedig beschreiben zwei Altartafeln aus der Mitte des 18. Jahrhunderts die Martern der Makkabäer.

Der Totentanz ist ein tendenziell endloser Rundtanz, in dem sich jeweils ein Toter und ein Lebender abwechseln. Die Toten führen den Reigen an und sind die einzigen, die tanzen. Jedes Paar setzt sich aus einem nackten, entfleischten, geschlechtslosen und wilden Gerippe und einem je nach seinem gesellschaftlichen Stand gekleideten und gänzlich verblüfften Mann (später auch einer Frau) zusammen. Der Tod reicht seine Hand dem Lebenden, den er sich ausersehen hat, der ihm aber noch nicht Folge leistet. Die Kunstwirkung besteht im Kontrast zwischen der rhythmischen Wildheit der Toten und der Gelähmtheit der Lebenden. Der moralisch-erzieherische Zweck ist der, die Ungewißheit der Todesstunde und die Gleichheit der Menschen angesichts des Todes vor Augen zu führen. Alle Alterstufen und Stände defilieren in einer Ordnung vorbei, die der sozialen Hierarchie entspricht, wie man sie damals auffaßte. Diese Symbolik der Hierarchie wird heute zur Informationsquelle für den Sozialhistoriker: (35)

In den vor dem 16. Jahrhundert entstandenen Totentänzen, auf die wir uns in diesem Kapitel ausschließlich beziehen wollen, ist die Begegnung von Mensch und Tod durchaus noch nicht gewaltsam. Die berührende Geste des Todes ist nahezu sanft: »*Il faut que sur vous la main mette.*« (Die Hand muß ich auf euch legen.) Er bezeichnet den Lebenden eher, als daß er blind zuschlägt:

Approchez-vous, je vous actens...
Il vous faut ennuyt tréspasser...
A demain vous aient adjourner...

Er lädt sein künftiges Opfer ein, ihn zu betrachten, und sein Anblick dient als Mahnung:

Approchez-vous... Kommt nahe herbei, ich erwarte euch.../ Noch heute nacht müßt ihr davongehen.../ Auf morgen seid ihr vorgeladen...

Marchand, regardez par-deçà...
Usurier de sens déréglez,
Venez tost et me regardez.

Er begleitet seine Vorladung – »Vor den großen Richter müßt ihr treten« – mit einer Mischung aus Ironie und Gottesfurcht.

Car ce Dieu qui est merveilleux
N'a pitié de vous, tout perdez,

sagt er zum Wucherer. Und zum Arzt:

Bon mire est qui se scet guérir.

Emile Mâle war der Auffassung, daß der Tod in der Kirche von La Chaise-Dieu sein Antlitz verhülle, um dem kleinen Kind, das er heimzuholen kommt, nicht Angst einzuflößen.

Dem armseligen Tagelöhner gegenüber wendet er jedenfalls eine Sprache an, in der zugleich Mitleid und unabdingbares Verhängnis zum Ausdruck kommen.

Laboureur qui en soing et painne
Avez vescu tout vostre temps,
Morir fault, c'est chose certainne,
Reculler n'y vault ne contens.
De mort devez estre contens
Car de grant soussy vous delivre...

Die Lebenden versehen sich der unerwarteten Begegnung nicht. Sie deuten mit der Hand oder dem Kopf eine Geste der Weigerung, der Abwehr an, aber sie verraten nicht mehr als diesen Reflex der Überraschung und lassen weder tiefe Angst noch Auflehnung erkennen. Nur eben ein von Resi-

Marchand... Kaufmann, schaut her.../ Wucherer mit lasterhaftem Sinn,/ Kommt näher und betrachtet mich.

Car ce Dieu... Denn dieser Gott, der so wunderbar ist,/ Hat kein Mitleid mit Euch, ihr dagegen verliert alles.

Bon mire... Ein guter Arzt ist, wer sich selbst zu heilen versteht.

Laboureur... Tagelöhner, der du in Mühe und Plage/ All deine Zeit zu Ende lebtest,/ Sterben mußt du, das ist gewiß,/ Kein Zurückbeben hilft und kein Widerstreben./ Des Todes mußt du froh sein,/ Denn von großer Sorge befreit er dich...

gnation gedämpftes Bedauern – mehr Bedauern bei den Reichen, mehr Resignation bei den Armen: eine Frage der Dosierung.

Pour Dieu qu'on me vas quérir
Médecin et apothicaire,

fordert das verhätschelte Weibchen, das einen *mary de si bonne affaire* (so begüterten Geschäftsmann) hat. Umgekehrt nimmt die bäuerliche Landfrau den Tod willig hin:

Je prens la mort vaille que vaille
Bien gré et en patience…

Merkwürdig ist, daß sich hier, bei Figuren, die vom Anhauch des Todes entstellt sein sollten, wieder das alte Gefühl der bereitwilligen Fügung ins Schicksal bemerkbar macht.

Andere bildliche Darstellungen scheinen Weiterentwicklungen einfacher Konstellationen des Todestanzes zu sein, weil sie ebenfalls die Gleichheit angesichts des Todes und das *memento mori* vergegenständlichen. So tritt zum Beispiel die Mumie oder das Skelett in einen Saal ein, in dem Prinzen und geistliche Würdenträger versammelt sind, oder nähert sich einem festlichen Bankett – dem Bankett des Lebens –, um einen der Tafelnden von hinten zu berühren, wie auf einem Stich des Stradanus. Der Akzent liegt hier – mehr als in den *artes moriendi* und den Totentänzen – auf der Plötzlichkeit seines Zugriffs. Der Tod gewährt keinen Aufschub mehr, er kündigt sich nicht mehr an, er schlägt hinterrücks zu: *mors improvisa*, der am meisten gefürchtete Tod, außer bei den protestantischen und katholischen Reformatoren und den neuen erasmischen Humanisten. Dieser plötzliche Tod wird nur selten dargestellt: In der letztlich doch tröstlichen Ordnung der sehr volkstümlichen Totentänze, die zunächst als Fresken an den Umfassungsmauern der Beinhäuser, dann in Serien von Holzschnitten Verbreitung finden, gewährt der schreckliche Anführer des Reigens gewöhnlich noch eine kurze Frist.

Der »Triumph des Todes« ist ein anderes Thema, das, ebenfalls sehr verbreitet, zur gleichen Zeit (wenn nicht früher) wie die *artes* und die Totentänze auftritt. Das Motiv ist jedoch sehr verschieden: Es handelt sich nicht

Pour Dieu… Um Gottes willen, man möge mir/ Arzt und Apotheker holen.
Je prens… Ich nehme den Tod, es gehe wie es will,/ Aus freien Stücken auf mich und mit Geduld.

mehr um die persönliche Auseinandersetzung zwischen Mensch und Tod, sondern um die Vergegenständlichung der kollektiven Macht des Todes – der Tod, Mumie oder Skelett, sein Waffenemblem, den Stachel, in der Hand, lenkt aufrechtstehend einen gewaltigen, langsamen, von Ochsen gezogenen Karren. Man erkennt darin den schwerfälligen, von der Mythologie beeinflußten Festwagen wieder, wie er für die großen Einzüge von Fürsten in ihre Prunkstädte bestimmt war – eines Fürsten, dessen Embleme hier Schädel und Gebeine sind. Der Karren konnte auch aus einem fürstlichen Trauergeleit stammen und die in Wachs oder Holz ausgeführte *représentation* (Bildnis) eines für die Trauerfeierlichkeiten geschmückten Körpers sein, die den realen nachbildete, oder den noch mit dem Bahrtuch verhüllten Sarg aufnehmen. Im phantastischen Universum von Breughel wird er zum ungeschlacht-lächerlichen Karren, in den die Totengräber die Gebeine schichten, um sie – in Kirchen oder Beinhäusern – von einer Stelle zur anderen schaffen zu können.

Wie immer aber seine äußere Zurüstung auch beschaffen ist – der Wagen des Todes ist ein Kriegswagen, eine Zerstörungsmaschine, die unter ihren Rädern und sogar unter ihrem bloßen unheilbringenden Schatten eine ungeheuerliche Menschenmenge aller Altersstufen und gesellschaftlichen Stände zermalmt. In den Versen von Pierre Michault spiegelt sich das folgendermaßen:

Je suis la Mort de nature ennemye,
Qui tout finallement consomme,
Annihilant en tous humains la vie,
Réduis en terre et en cendre tout homme.
Je suis la Mort qui dure me surnomme,
Pour ce qu'il faut que maine tout à fin…
Sur ce bœuf cy qui s'en va pas à pas
Assise suis et ne le haste point,
Mais sans courir je mets à grief trespas
Les plus bruians quand mon dur dart les poinct.

Je suis la Mort… Ich bin der Tod, Feind der Natur,/ Der letztlich alles verzehrt,/ In allen Menschenwesen das Leben auslöschend,/ Verwandle ich jeden Menschen in Erde und Asche zurück./ Ich bin der Tod, hart nenne ich mich,/ Weil ich alles seinem Ende entgegenführen muß… Auf diesem Ochsen, der Schritt für Schritt vorantrottet,/ Sitze ich und treibe ihn nicht an,/ Ohne Hast aber überliefere ich einem schweren Hingang/ Die größten Prahlhänse, wenn mein harter Stachel sie trifft.

Er ist also eine Gestalt des blind zuschlagenden Schicksals, in offensichtlichem Gegensatz zum Individualismus der *artes* und Totentänze. Täuschen wir uns jedoch nicht: Die Vorstellungswelt dieser Allegorie ist vom ursprünglichen und traditionellen »Wir sterben alle« weiter entfernt als die Totentänze. Im »Wir sterben alle« war der Mensch mit dem ihm bevorstehenden Tod vertraut und hatte Zeit, sich darein zu fügen. Der Tod der »Triumphe« läßt keine Vorahnung zu:

Je picque et poinct quand je connais mon point
Sans aviser qui a assez vescu... (36)

Tatsächlich haben die Opfer, die er mit seinem schwerfälligen Fahrzeug hingestreckt hat, durchaus nichts geahnt: sie sind in den Schlaf der Bewußtlosigkeit entrückt worden.

Ebensowenig findet man in der Vorstellungswelt der Triumphe die für die Totentänze bezeichnende Mischung von Ironie und Gefügigkeit. Sie geben Zeugnis von einem unbestreitbar anderen Gefühl, das bereits im Campo santo von Pisa aufscheint, sich dann aber weiterentwickelt und in der Folge deutlich hervortritt – dem bestimmten Willen, nicht die Gleichheit aller Stände und die Unabdingbarkeit des Todes, sondern seine Absurdität und Widernatürlichkeit zum Ausdruck zu bringen: Der Tod des Triumphes schreitet starr geradeaus, wie ein Blinder. Aus seinen Hekatomben von Opfern bleiben deshalb die Armseligsten ausgespart und verschont, Bettler, Krüppel, die ihn anflehen, ihren Gebresten ein Ende zu setzen, und auch die verzweifelten jungen Leute, die sich ihm freiwillig darbieten, aber zu spät kommen. Er läßt die einen lebend am Straßenrand zurück und verlangsamt seine Gangart durchaus nicht, um auf die anderen zu warten. Man vergleiche diese Anspielung auf die Verzweiflung mit der offenen Verdammung des Selbstmordes in den *artes*, und die Unterschiede werden augenfällig.

Wir haben ikonographische Quellen als Ausgangspunkt gewählt. Ebensogut hätten wir jedoch von literatischen Dokumenten ausgehen können, von denen einige, die wir bereits zitiert haben, dieselbe Sprache wie die Bilder sprechen und ihnen als direkter Kommentar dienen können, wie Pierre Michault für den Triumph des Todes oder der anonyme Dichter für den Totentanz.

Je picque et poinct... Ich spieße und steche, wenn ich weiß, woran ich bin,/ Ohne Vorwarnung alle, die lange genug gelebt haben.

Hier sei überdies Pierre de Nesson zitiert:

Et lors que tu trespasseras
Dès le jour que mort tu seras
Ton orde char commencera
A prendre pugnaise pueur...

Was mag aus diesem Menschen-»Aas«, aus diesem *sac à fiens* (Kotsack) werden, wenn

L'on t'enfoyra dans la terre
Et couvrira d'une grant pierre
Afin que jamais veu ne soyes?

Niemand wird ihm mehr Gesellschaft leisten wollen:

Qui te tenra lors compaignée? (37)

Ähnliche Beispiele ließen sich in den Predigtsammlungen finden, die ungeduldig zur Bekehrung aufforderten, indem sie den Menschen Angst einflößten, ihnen die Vergänglichkeit des Lebens vor Augen führten und sie das Grauen des Todes ahnen ließen. Aber weder die Literatur noch die Predigtsammlungen fügen dem Kanon der Ikonographie bedeutsame Aspekte hinzu.

Manche Autoren, Dichter vor allem wie Pierre de Nesson, haben allerdings nicht gezögert, einen neuen Zusammenhang zwischen körperlichem Verfall nach dem Tod und alltäglichen Lebensäußerungen zu sehen. Die Fäulnis, der die Leichname zum Opfer fallen, steigt nicht aus der Erde auf:

Les vers qui en terre demeurent
N'y atoucheraient, jaqu'ilz puissent.

Et lors... Und wenn du hinscheidest,/ So wird, vom Tage deines Todes an,/ Dein ekles Fleisch/ Einen abscheulichen Gestank zu verbreiten beginnen.

L'on t'enfoyra... [Wenn] man dich in die Erde bettet/ Und mit einem großen Grabstein zudeckt,/ Damit du niemals mehr gesehen werden mögest.

Qui te tenra... Wer wird dir Gesellschaft leisten?

Les vers... Die Würmer, die im Erdreich hausen,/ Würden sie nicht anrühren, obwohl sie es könnten.

Sie ist eine Eigenschaft des menschlichen Körpers selbst:

> *Car les vers d'elle-même* [de la charogne] *issuent* [sortent]
> *Qui la decirent et la dévorent.*

Sie wohnt ihm von Anfang an inne. Der Mensch wird geboren, wie er stirbt – in der *infection* (Durchseuchung).

> *O très orde conception*
> *O vil, nourri d'infection*
> *Dans le ventre avant ta naissance.*

Die Stoffe und Säfte der Fäulnis wirken unter der Oberfläche, unter der Haut:

> *Job compère chair à vesture*
> *Car vestement est mis dessure*
> *Le corps affin qu'on ne le voie.*

Wenn man ihn aber zu Gesicht bekäme! Und den Dichtern und Predigern, den Moralisten, fällt die Aufgabe zu, ihn sichtbar zu machen:

> *N'est que toute ordure*
> *Mor, crachats et pourritures*
> *Fiente puant et corrompue.*
> *Prens garde ès œuvres naturelles...*
> *Tu verras que chascun conduit* [du corps]
> *Puante matière produit*
> *Hors du corps continuellement.*

Car les vers... Denn die Würmer kommen aus ihm selbst [dem Aas],/ Die es zerfressen und verschlingen.

O très orde conception... O sehr schmutzige Empfängnis,/ O Elend, von Durchseuchung genährt/ Im Bauche vor deiner Geburt.

Job compère... Hiob vergleicht das Fleisch mit der Mönchsgewandung,/ Denn die[se] Kleidung wird über dem Körper getragen,/ Damit man ihn nicht sieht.

N'est que toute ordure... Ganz und gar nur Unrat ist er,/ Tod, Auswurf und Moder,/ Stinkender und verfaulter Mist./ Hüte dich vor den Werken der Natur... Du wirst sehen, daß jeder [leibhaftig, in Gestalt seines Körpers] stinkende Materie mit sich führt,/ Wie sie fortgesetzt aus dem Körper heraus erzeugt wird.

Hier erkennt man bereits den »intravitalen Tod« von V. Jankélévitch. Man suchte damals »den Tod in den Tiefen des Lebens selbst«.

Demnach sind Krankheit, Alter und Tod nichts anderes als Eruptionen der inneren Fäulnis, die die Körperhülle durchstoßen. Es ist also unnötig, zur Erklärung der Krankheit auf körperfremde Elemente oder auf Tiergeister zurückzugreifen: sie ist stets präsent. Empfängnis, Tod, Alter und Krankheit vermischen sich in Bildern, die eher ergreifen und anziehen, als daß sie abschrecken.

Folgendermaßen läßt sich etwa der abstoßende Sechzigjährige von Eustache Deschamps vernehmen:

Je deviens courbe et bossus,
J'oy trè dur, ma vie décline…

Er muß es dulden, daß die Gerüche der Fäulnis seinen Körper aufblähen: Alter und Tod stellen sich ein, wenn die fleischliche Hülle nicht mehr stark genug ist, sie in sich zu schließen:

Mes dents sont longs, faibles, agus,
Jaunes, flairant comme santine…

Das sind die Zeichen des Todes. Und der Sterbende Villons, der »in Schmerzen dahinsiecht«:

Son fiel se crève sur son cuer
Puis 'sue, Dieu scet quel sueur!

Ebenso hat Ronsard gespürt und ausgesprochen, wie die Krankheit ins Leben eingebettet ist, wie Krankheit und Tod im Selbst nisten:

J'ay varié ma vie en devidant la trame
Que Clothon me filait entre malade et sain,

Je deviens… Ich werde krumm und bucklig,/ Ich höre sehr schlecht, mein Leben neigt sich seinem Ende zu.

Mes dents… Meine Zähne sind lang, kraftlos, spitz,/ Gelb und riechen nach Faulgrube.

Son fiel… »Die Galle platzt ihm überm Herzen./ Dann bricht der Angstschweiß aus. Mein Gott, wie schwer er schwitzt!« (W. Widmer)

J'ay varié… Ich habe mein Leben damit hingebracht, den Faden abzuhaspeln,/ Den Clotho

Maintenant la santé je logeais en mon sein,
Tantost la maladie, extrême fléau de l'âme.

Diese Krankheit – er kennt sie – ist die Gicht.

La goutte jà vieillard me bourrela les veines.

Er stirbt als Einundsechzigjähriger, im selben Alter wie der Greis von Eustache Deschamps; aber seit seinem dreißigsten Lebensjahr hat er die Zeichen des Alters und der Krankheit verspürt und verweilt selbstquälerisch dabei:

J'ay les yeux tout battus, la face toute pâle,
Le chef grison et chauve, & je n'ay que trente ans.

So beschreibt er etwa seine Phasen von Schlaflosigkeit:

Mais ne pouvais dormir, c'est bien de mes malheurs
Le plus grand, qui ma vie & chagrine & despite.
Seize heures pour le moins, je meurs, les yeux ouverts,
Me tournant, me virant de droict & de travers
Sur l'un, sur l'autre flanc, je tempête, je crie…
Miséricorde! Ô Dieu! ô Dieu, ne me consume
A faute de dormir…
Vieille ombre de la terre, ainçois ombre d'enfer,
Tu m'as ouvert les yeux d'une chaîne de fer,
Me consumant au lict, navré de mille pointes…
Mechantes nuits d'hiver, nuits, filles de Cocyte…
N'approchez de mon lit, ou bien tournez plus vite.

mir zwischen krank und gesund spann,/ Bald beherbergte ich die Gesundheit in meiner Brust,/ Bald wieder die Krankheit, schlimmste Geißel der Seele.

La goutte… Die Gicht hat mir, der ich schon ein Greis bin, die Venen gemartert.

J'ay les yeux… Die Augen liegen tief in ihren Höhlen, das Gesicht ist leichenblaß,/ Das Haupt grau und kahl, und ich bin doch erst dreißig Jahre alt.

Mais ne pouvais… Aber ich konnte nicht schlafen, von meinen vielen Leiden/ Ist das das größte, das mein Leben bekümmert und verdrießlich macht./ Sechzehn Stunden wenigstens sterbe ich,/ Mich drehend und von rechts nach links,/ Auf die eine, die andere Seite wälzend, rase ich, schreie ich… Barmherzigkeit, o Gott! O Gott, verzehre mich nicht/ Durch Mangel an Schlaf… Alter Schatten der Erde, alter Schatten der Hölle,/ Du hältst mir die Augen mit einer Eisenkette geöffnet/ Und vernichtest mich im Bett, von tausend Schmerzensstichen gebrochen… Elende Winternächte, Nächte, Töchter des Cocytus,/ Nähert euch meinem Bett nicht oder kehrt euch ganz schnell um.

Er nimmt zwar Opium; aber das Opium stumpft ihn ab, ohne ihm Schlaf zu schenken:

Heureux, cent fois heureux, animaux qui dormez...
Sans manger du pavot qui tous les sens assomme!
J'en ay mangé, j'ay bu de son jus oublieux,
En salade, cuit, cru, & toutefois le somme
Ne vient par sa froideur s'asseoir dessus mes yeux.

Seine Gebrechen zwingen ihm einen Zustand von Magerkeit auf, der das nahe Ende ankündigt:

Je n'ay plus que les os, un Schelette je semble,
Decharné, denervé, demusclé, depoulpé...
Que le trait de la mort sans pardon a frappé!...

Dann ruft der tiefgebeugte Kranke nach dem Tod, und sein Ruf hat diesmal nicht die sprichwortähnliche Form wie bei dem armen Holzfäller:

J'appelle en vain le jour & la mort je supplie...
Donne moy [ô mort] tes presens en ces jours que la Brume
Fait les plus courts de l'an, ou de ton rameau teint
Dans le ruisseau d'Oubly, dessus mon front estreint
Endor mes pauvres yeux, mes gouttes & mon rhume...
Pour chasser mes douleurs ameine moy la Mort,
Ha! Mort, le port commun, des hommes le confort,
Viens enterrer mes maux, je t'en prie à main jointes!

Heureux, cent fois heureux... Glücklich, hundert Mal glücklich ihr Tiere, die ihr Schlaf findet... Ohne vom Mohn zu essen, der alle Sinne betäubt!/ Ich habe davon gegessen, ich habe seinen vergessenschenkenden Saft/ Als Salat, gekocht und roh getrunken, und gleichwohl kommt der Schlaf/ In seinem Starrsinn nicht, sich auf meine Lider zu senken.

Je n'ay plus... Nichts als Gebeine bin ich mehr, ein Skelett scheine ich zu sein,/ Entblößt von Fleisch, Nerven, Muskeln und Mark, [...] Das der Pfeil des Todes ohne Erbarmen getroffen hat.

J'appelle en vain... Vergeblich rufe ich den Tag, und den Tod flehe ich an... Reiche mir [o Tod] deine Geschenke in diesen Tagen, die der Nebel/ Zu den kürzesten des Jahres macht, oder deinen/ Im Wasser des Vergessens gefärbten Stab, auf meiner beklommenen Stirn/ Schläfere meine armen Augen ein, die Gicht und das Rheuma... Um meine Schmerzen zu verjagen, bring mir den Tod herbei,/ O Tod, du allen bestimmter Hafen, der Menschen Tröster,/ Komm und setze meinen Leiden ein Ende, mit gefalteten Händen bitte ich dich!

Aber der Tod gibt keine Antwort: auf seinem Karren oben sieht er nicht noch hört er die, die ihn anflehen:

Mais elle fait la sourde, & ne veut pas venir. (38)

Bereits Michault hatte in seinem *Le Passetemps* gesagt:

Mort requiert, mais mort le refuse.

Das ist die Versuchung des Selbstmordes, eine der letzten Prüfungen der *artes moriendi: Interficias te* (Entleibe dich selbst), schlägt da der Teufel einem Kranken vor, der bereits seinen Dolch zückt, um sich selbst den Tod zu geben. (39)

Die Altersschwäche und die Wehklagen über die verlorene Jugend machen die schöne Helmschmiedin Villons einem ähnlichen Vorhaben geneigt:

Ha! vieillesse félonne et fière,
Pourquoy m'as si tost abattue!
Qui me tient que je ne me fière
Et qu'à ce coup je ne me tue? (40)

Die Verzweiflung führt jedoch nicht immer bis zum Selbstmord. Sie kommt in weniger dramatischen Fällen in einer Art Betäubung zum Ausdruck, die das Gedächtnis lähmt und den Willen hemmt:

Tant est sy fort qu'ils perdent souvenance
Par quoi mémoire est hors de sa vigueur
Et Dieu est mis souvent en oubliance. (41)

Der Tod bringt keine Erleichterung mehr. Selbst dem leidenden Schwerkranken flößt er Angst ein:

Mais elle fait... Er aber stellt sich taub und will durchaus nicht kommen.

Mort requiert... Den Tod fordert er, aber der weist ihn zurück.

Ha! vieillesse... »Wie jäh und tückisch hat das Alter mich befallen,/ mich, ehemals die Schönste von den Mädchen allen!/ Wer kann mich zwingen, daß ich noch am Leben bleibe?/ Wer hält mich ab, daß ich mich selbst entleibe?« (Übertr. von Walter Widmer)

Tant est sy fort... So stark nämlich ist sie, daß sie das Gedächtnis verlieren,/ Und aufgrund davon büßt die Erinnerung ihre Kraft ein,/ Und Gott gerät häufig in Vergessenheit.

Car quand ils sont serrez entre mes mains
[der Sprecher ist hier der triumphierende Tod selbst]
Le pas mortel par sa dure rigueur
Leur donne angoisse et extrême langueur.

Aber selbst wenn sie nicht zum Selbstmord führt, so kann diese Angst doch tiefe Verzweiflung und Auflehnung gegen Gott wachrufen. Und die Verzweiflung nimmt gelegentlich die Form des Teufelspaktes an.

Die Todesangst – Einfluß missionarischer Seelsorge oder hoher Mortalität?

Erstaunlich ist, daß die literarischen Quellen ebensoviel Nachdruck auf den Verfall zu Lebzeiten wie nach dem Tode legen: auf die schlüpfrigen Säfte, auf die abstoßenden Zeichen der Krankheit, auf die Verzweiflung.

Man kann sich des Eindrucks nicht erwehren, daß die langsame Entwicklung des traditionellen Vorbildes des Todes im Bett, wie es in den *artes moriendi* weiterbesteht, plötzlich gewaltsam unterbrochen wird. Ein Klima von Besorgnis und Angst scheint sich verbreitet zu haben, in einem Maße, daß man schließlich sogar dem wenn auch noch so gefürchteten plötzlichen Tod den Vorzug vor dem rituellen, sich im voraus ankündigenden gibt.

Wie sind diese Dokumente zu interpretieren, wie lassen sie sich in die langen Entwicklungsreihen einordnen, die mit der Auferstehung des Fleisches und dem Jüngsten Gericht einsetzen?

Eine erste Vermutung wäre die, daß die Beschwörung der Schrecknisse der Verwesung für die Bettelmönche ein willkommenes Mittel war, die laizistischen Bevölkerungsschichten aufzurütteln und zu bekehren, namentlich die Massen in den Städten.

Wie bekannt, war das 15. Jahrhundert eine Zeit, in der die Kirche sich mit dem Vollkommenheitsideal der Klöster durchaus nicht zufriedengab und sich bemühte, Menschen für sich zu gewinnen, die man früher mehr oder weniger gleichgültig einer Art heidnisch-christlicher Folklore überlassen hatte, unter der Bedingung, daß sie allzu auffällige doktrinäre und moralische Häresien mieden. Tragende Kraft dieser Bestrebungen waren

Car quand ils... Denn wenn ich sie erst einmal in Händen habe,/ So jagt der tödliche Schritt, durch seine starre Unerbittlichkeit,/ Ihnen Angst und äußerste Mutlosigkeit ein.

die Bettelmönche, die die Vorstellungskraft durch starke Bilder wie das des Todes in Bann zu schlagen suchten.

Freilich mußte diese Sprache verstanden werden, mußten die Zuhörer auf ihre Reizmittel reagieren. Heute würde man sie mit Abscheu von sich weisen. Vor dem 14. Jahrhundert aber hat es, wie nach dem 16., den Anschein, daß sie mit der Indifferenz von Menschen aufgenommen wurden, die mit den Bildern des Todes zu vertraut waren, als daß sie sich davon hätten erschüttern lassen. Die Männer der Kirche haben immer versucht, Angst einzuflößen – Höllenangst eher denn Todesangst. Sie haben damit nur zur Hälfte Erfolg gehabt. Im 14.–16. Jahrhundert sieht es so aus, als ob man sie ernster genommen hätte, wenn auch nicht buchstäblich ernst: Die Prediger sprachen vom Tode, um den Gedanken an die Hölle wachzurufen. Die Gläubigen dachten vielleicht nicht notwendig an die Hölle, waren dann aber um so mehr von den Bildern des Todes beeindruckt.

Vom 14. bis zum 16. Jahrhundert ist der Tod, wenn auch die alte Vertrautheit mit ihm in den gemeinschaftlichen Formen des Alltagslebens nicht geschwunden ist, teilweise verdrängt worden, und zwar dort, wo die Todesdarstellungen an Wucht und an Neuartigkeit gewannen. Woher kommt diese Neuartigkeit?

Es ist verführerisch, den Erfolg der makabren Themen zur gewaltigen Zahl der Pestopfer und zu den großen demographischen Krisen des 14. und 15. Jahrhunderts in Beziehung zu setzen, die manche Regionen vollständig entvölkerten und einen regelrechten kulturellen Rückschritt, eine allgemeine ökonomische Krise auslösten. Die Mehrheit der Historiker hat dem Ende des Mittelalters denn auch Katastrophencharakter zuerkannt – und tut es noch heute. »Keine Zeit«, schreibt Huizinga, »hat mit solcher Eindringlichkeit fort und fort den Todesgedanken eingeprägt wie das fünfzehnte Jahrhundert.« Die großen Epidemien mußten im kollektiven Gedächtnis zwangsläufig starke Erinnerungsspuren hinterlassen. Pierre Michault läßt den Tod seine »Helfershelfer« aufzählen: Alter, Krieg, Krankheit – »meine willige Dienerin« –, Hungersnot und Seuchenwut – »mein sehr aufmerksames Zimmermädchen«.

Der Triumph des Todes in Pisa und der von Lorenzetti sind etwa zeitgleich mit dem Auftreten der großen Pestepidemien der Jahrhundertmitte. Das Skelett von Assisi könnte möglicherweise früher entstanden sein. Aber nicht immer tritt der Umsturz, wie er durch den Schock der Epidemien ausgelöst wurde, zunächst in der realistischen Form des Kadavers oder der Beschreibung des Todes in Erscheinung. Millard Meiss hat gezeigt, daß die Florentiner Bettelmönche im letzten Drittel des 14. Jahrhunderts versucht waren, die traditionellen religiösen Darstellungen eher zu idealisieren als sie mit realistischen Details zu überfrachten, und die Rolle der Kirche und der Orden des Heiligen Franz und des Heiligen Dominikus stärker hervortreten zu lassen, indem sie durch einen archaisierenden und abstrakten Stil die hieratischen Aspekte des Heiligen und der Transzendenz hervorhoben: eine Form der Rückkehr zu byzantinischen Vorbildern und zum romanischen Geist, über die zwischenzeitlich wirksamen anekdotischen Tendenzen des 13. Jahrhunderts hinweg. Deshalb beschwört man die Pest künftig auch durch Symbole, um sie zu bannen: das des Heiligen Sebastian, der von Pfeilen durchbohrt wird wie die Menschheit von der Epidemie. Später, im 16. und 17. Jahrhundert, zögert man umgekehrt nicht, die in den Straßen sterbenden Menschen, die in den Leichenkarren zusammengeschichteten Leiber und die Aushebung der großen Gemeinschaftsgräber darzustellen. (42) Aber die makabre Epoche im eigentlichen Sinne war vorbei, wenn die Pestepidemien ihrerseits auch weiterhin auftraten.

Wie verlockend auch immer – die Beziehung zwischen der Dimension des Makabren und den Pestepidemien ist nicht völlig schlüssig und überzeugend. Sie ist es um so weniger, als die große Krise des Spätmittelalters von heutigen Historikern gelegentlich in Zweifel gezogen wird. Hier die Position von J. Heers (43): »Es hat den Anschein, daß die Historiker durch einen übertriebenen und ungerechtfertigten Pessimismus gesündigt haben... Es handelte sich darum, die Hypothese einer Katastrophe oder wenigstens einer beträchtlichen ökonomischen Schrumpfung gegen Ende des Mittelalters zu verifizieren, eine verbreitete Vorstellung, die wenigstens seit Henri Pirenne [...] alle Historiker der mittelalterlichen Wirtschaftsgeschichte beeinflußt hat. Diese Konzeption drängte sich mit solcher Eindeutigkeit auf und wurde als derart selbstverständlich hingenommen, daß es nachgerade unmöglich war, auch nur irgend etwas über diese Epoche zu schreiben, ohne ihr seine Reverenz zu zollen; jede Untersuchung der Wirtschaftsgeschichte hatte davon auszugehen.« Und nicht nur der Wirtschaftsgeschichte! »Aber bereits vor zwanzig Jahren haben klarsichtigere und besser unterrichtete Autoren [...] gezeigt, daß dieser Niedergang, bezogen auf die gesamte abendländische Welt, durchaus unterschiedlich verlief; sie sprachen denn auch eher von Mutationen als von Katastrophen.« »Ursprünglich war die Vorstellung einer katastrophenbedingten Schrumpfung von bestimmten Grundannahmen beeinflußt, die heute abgelehnt werden müssen. So hat ein exzessives Vertrauen in manche Zeugnisse und Zeugen der Zeit – Kirchenmänner, die, häufig wenig geübt, die Zeichen zu entziffern, vielmehr auf ganz natürliche Weise geneigt waren, die Verluste und Nöte zu übertreiben und ein deformiertes und romanhaftes Bild zu entwerfen und die Prüfungen einer Menschheit zu beklagen, die sie vom Zorn Gottes heimgesucht sahen – dazu beigetragen, eine Art schwarzer Legende ihrer Zeit zu beglaubigen.«

Wir haben jetzt eine andere Informationsquelle ins Auge zu fassen, die uns auf eine weniger düstere Version als die der historischen Tradition verpflichtet – die Testamente.

Antoinette Fleury hat ihre (unveröffentlichte) Dissertation an der *École des chartes* der Untersuchung von Pariser Testamenten des 16. Jahrhunderts gewidmet. Sie hat für die Zeit der Fertigstellung ihrer Arbeit vertrauten Umgang mit diesen Texten gepflogen. Deshalb haben ihre eher naiven Eindrücke die Beweiskraft der Zeugenschaft. Über die die Beisetzung betreffenden Testamentsklauseln schreibt sie beispielsweise folgendes: »Wir haben uns am Beispiel des Trauergefolges, der langen Lichterprozession und der Feierlichkeiten der Kirche, der die Kleinkinder anvertraut wurden, mit der nachgerade *tröstlichen Vorstellung* vertraut gemacht, *die man zu jener Zeit vom Tode hatte* [Hervorhebung von Ph. Ariès]. Damit die Zeremonie den Anschein eines Festes hat, ist es Brauch geworden, den Teilnehmern eine Mahlzeit oder eine Art Imbiß zu reichen.«

Heute freilich, einige Jahre später, würde die Autorin, jetzt Konservatorin am Minutier central [dem Depot der Archives nationales] und mit den Tendenzen und Moden der Historiographie vertrauter, als es die junge Archivarin war, ihre unmittelbaren Untersuchungseindrücke wohl nicht mehr so direkt zum Ausdruck zu bringen gewagt haben. Sie hätte sicherlich Vorbehalte und Einschränkungen geltend gemacht und gezögert, die Vorstellung des Todes in der Hochblüte der makabren Epoche mit der des Festes zu vereinen.

Man wird hier einwerfen, daß es sich um das 16. Jahrhundert handelt, daß der makabre Höhepunkt bereits überschritten ist und daß ein neuer demographischer und ökonomischer Aufschwung die makabren Phantasien sogar verdrängt hat. In Wirklichkeit setzen sich die makabren Darstellungen im 16. Jahrhundert noch lange fort, vor allen Dingen in der Grabkunst. »Der Tod ist einer der Begleiter der Renaissance gewesen«, merkt einleuchtend J. Delumeau an. (44) Man wäre durchaus überrascht, wenn die traumatisierte Sensibilität des 15. Jahrhunderts im 16. so rasch einen festlichen Charakter angenommen haben sollte.

Andererseits besteht im Tonfall kein großer Unterschied zwischen Testamenten des 15. und des 16. Jahrhunderts. Die Wahrscheinlichkeit, auf Worte wie *charogne* oder *cadaver* anstelle von Leichnam zu stoßen, ist im

15. Jahrhundert nurmehr gering. Umgekehrt sind die Anspielungen auf den Leichenschmaus im 15. Jahrhundert zahlreicher, wenn sie auch häufig nur auftauchen, um ihn – bereits im Geiste der Reformation – zu untersagen.

Man muß also einräumen, daß das makabre Arsenal der Künstler, Dichter und Prediger nicht von irgendwelchen belanglosen Menschen verwendet wurde, wenn sie ihren eigenen Tod bedachten. Es fehlt durchaus nicht an Literatur: die handgeschriebenen Testamente sind geschwätzig, sie borden über von weitschweifigen Ausführungen über die Wechselfälle des menschlichen Geschicks, über die der Seele drohenden Gefahren, über die Vergänglichkeit des dem Staub vorherbestimmten Leibes. Doch das sind wenig mehr als alte Metaphern, hinter denen nicht das geringste Bedürfnis nach expressiveren Bildern steht. »Eine tröstliche Vorstellung«, sagt Antoinette Fleury. Ich würde eher sagen – und das widerspricht ihr durchaus nicht: eine natürliche, vertraute Vorstellung.

Allerdings ist der Tod der makabren Autoren keine realistische Beschreibung des Todes. Huizinga, Opfer seiner schwarzen Vision, täuscht sich, wenn er schreibt: »In der bis ins letzte ausgestalteten Darstellung des Totentanzes und des grausigen Gerippes versteinert die lebendige Empfindung.« Kein Realismus, natürlich nicht! Aber gleichwohl war die Epoche auf Ähnlichkeit versessen. Wir werden in den beiden folgenden Kapiteln Gelegenheit haben, das seit dem 13. Jahrhundert in Erscheinung tretende Bedürfnis zu beschreiben, die Züge des Modells genau abzubilden. Wir werden dann auch eingehender sehen, wie dieses Streben nach Genauigkeit ganz zwanglos dazu geführt hat, Totenmasken abzunehmen. So etwa im Fall der vom Anfang des 16. Jahrhunderts stammenden Terrakotta-Statuen, die früher im Chorumgang von Saint-Sernin in Toulouse aufgestellt waren und heute im Musée des Augustins aufbewahrt werden. Die Historiker haben sie lange für Sibyllen gehalten; ehedem hießen sie im Volksmund jedoch die »Mumien der Grafen«, und man hat sich heute darauf geeinigt, daß sie die gräfliche Familie Saint-Gilles, die Stifter der Abtei, darstellen. (45)

In allen diesen Fällen wurden die an den Kadaver gemahnenden Züge der äußeren Erscheinung nicht reproduziert, um Angst einzuflößen, als *memento mori;* man bediente sich ihrer vielmehr als einer Art von Momentaufnahme, als eines photographisch genauen Abbildes der Person. Die Grimassen, die, aus unserer modernistischen Sicht, das Gesicht des Verstorbenen entstellen und aus denen wir eben den Tod herauslesen, beeindruckten die Zeitgenossen durchaus nicht, die ihrerseits darin nichts anderes als lebenswahre Realität sahen. So bediente man sich auf dem

Höhepunkt der makabren Epoche des Todes nur, um die Illusion des Lebens – im Verein mit der der Ähnlichkeit – zu erwecken. So als gäbe es zwei säuberlich getrennte Bereiche, einerseits den der makabren Effekte, mittels derer der Tod Angst einflößte, andererseits den der Porträts, in denen er seinen täuschenden Zauber entfaltete.

Es gibt also nicht nur keine Beziehung, sondern sogar einen drastischen Gegensatz zwischen makabrer Inspiration und direkter, kraß-materialistischer Auffassung des Todes.

Wir werden im folgenden Kapitel eine einschneidende Veränderung der Bestattungsbräuche untersuchen, die etwa im 12. bzw. 13. Jahrhundert stattgefunden haben muß. Vor dieser zeitlichen Wasserscheide wurde der Tote zur Schau gestellt und mit entblößtem Gesicht von seinem Sterbebett zur Grabstelle überführt. Später wird es verhüllt – außer in den mediterranen Landstrichen – und bleibt künftig für immer unzugänglich, selbst wenn sein Anblick gerade die Gefühlsregungen wachrufen könnte, auf die die makabre Kunst abzielte. Vom 13. Jahrhundert an hat man sich also – und zwar ohne jede Reue, nicht einmal in der makabren Epoche – den Anblick des Leichnams versagt. Er wird den Blicken entzogen, nicht nur dadurch, daß man ihn von Kopf bis Fuß in ein Leichentuch hüllt, das dann zugenäht wird, sondern auch dergestalt, daß man nicht einmal mehr zuläßt, daß die menschliche Gestalt überhaupt noch erkennbar bleibt, indem man sie in einem Holzschrein birgt und diesen Schrein wiederum unter einem mit Tüchern ausgeschlagenen Katafalk verschwinden läßt. (46)

Wenn man diesen Hinweisen aufmerksam nachgeht, stellt man in der Tat fest, daß die makabre Kunst praktisch nie den im Todeskampf liegenden, aber schon entstellten Lebenden noch den unversehrten oder doch beinahe unversehrten Leichnam vor Augen führt: Einige wenige oben zitierte burgundische Grabmäler, manche Opfer von »Triumphen des Todes« und einige schöne Tote sind Ausnahmen, die der Allgemeingültigkeit dieser Beobachtung durchaus nicht widersprechen.

Die Gesichtszüge der Sterbenden der *artes moriendi* sind nicht entstellt. Weder Maler noch Bildhauer haben die Krankheit und den bereits im Leben offenkundigen Tod abgebildet, wie er umgekehrt die Dichter faszinierte. Man erlaubte sich, ihn in der Symbolik der Sprache zu *beschwören*. Man weigerte sich, ihn im Realismus der faktischen Gegebenheiten zu *zeigen*.

Was die makabre Kunst vor Augen führte, war eben das, *was nicht wahrnehmbar war*, was sich unterirdisch, im Verborgenen abspielte – die schleichende Verwesung: also kein Resultat der Beobachtung, sondern Produkt der Imagination.

Wir sahen uns also veranlaßt, in sukzessiven Ansätzen eine Diskontinuität zwischen makabrer Kunst und dem Elend des Lebens oder der Angst vor dem Tode herauszuarbeiten und festzustellen.

Die leidenschaftliche Liebe zum Leben

Alberto Tenenti macht eine weniger einfache Beziehung geltend, die der von uns angenommenen Komplexität Rechnung trägt.

Er geht von der Beobachtung aus, daß der Tod gegen Ende des Mittelalters nicht mehr Hinscheiden oder Übergang, sondern Ende und Verfall ist. Das physische Faktum des Todes ist an die Stelle der Bilder des Jüngsten Gerichts getreten. »Jahrhundertelang hat das Christentum kein Bedürfnis verspürt, das Elend des verfallenden Körpers darzustellen.« Warum tritt dieses Bedürfnis dann aber jetzt in Erscheinung?

Es konnte nur »aus dem Schrecken und aus dem Schmerz entstehen, die der Glaube ausschloß«. (47) Wie Jankélévitch sagt: Der Glaube an ein ewiges Leben verliert sich, der Tod aber nimmt kein Ende.

So ist die makabre Bildwelt ein Zeichen dafür, daß der Mensch neuen Anforderungen standzuhalten hat, deren er sich jetzt bewußt wird: »Die weltlichen Lockungen und die Anklammerung an irdische Güter [die größere Bedeutung bekommen als früher] hätten den Menschen nie den Glauben an sich selbst vermittelt, wenn eine tiefinnere Erfahrung sie nicht bereits aus der religiösen Bindung gelöst hätte.« (48)

Diese tiefinnere Erfahrung ist die des intravitalen Todes, von dem Jankélévitch spricht. Das Gefühl der Präsenz des Todes im Leben hat zwei Reaktionen ausgelöst: einerseits den christlichen Asketismus, andererseits einen Humanismus, der sich noch als christlich verstand, aber schon den Weg der Laisierung einschlug. Zu Beginn der Renaissance war das kollektive Bewußtsein »durch die halluzinatorische Realität des Todes zutiefst gespalten. Die einen [Mystiker wie Suso, Prediger wie der Heilige Vincent Ferrier], gleichsam zwanghaft getrieben, sich in der Kontemplation der Verwesung und der physischen Vernichtung zu verlieren, zogen daraus ganz unirdische, d. h. asketische Konsequenzen. Sie versetzten sich so in die spirituelle Verfassung, die ihnen am geeignetsten erschien, sich für die Lockungen der modernen Kultur [die damals im Entstehen begriffen war] und der laizistischen Sensibilität taub zu stellen. Die anderen [Petrarca, Salviati] fühlten sich, indem sie der Spekulation über ihr leiblich-organisches Schicksal und über ihre physische Verwandlung im Schmerz die Stirn boten, im Gegenteil berufen, die Liebe zum Leben zu feiern und den vorrangigen Wert des irdischen Daseins zu proklamieren.« (49)

Bei manchen Autoren äußerte sich fortan »der unbedingte Wille, das Leben als autonomen Wert aufzufassen«, ein herrischer Wille, der sich bis zur Leugnung der Seele und ihres Weiterlebens nach dem Tode versteigen konnte.

Jedenfalls »behauptete der Mensch, in seiner eigenen Lebensführung über eine hinreichende Grundlage für sein Seelenheil zu verfügen [...]. Anstatt als schnell verrinnender Übergang galt das Leben jetzt als eine Zeitspanne, die zur Gewinnung des eigenen Heils vollauf genügte.« Es entwikkelt sich also das Ideal eines erfüllten oder vollen Lebens, das sich von der Angst ums Jenseits nicht mehr bedrohen ließ. In der *ars moriendi* trat »im Grunde eine neue Bedeutung der Zeit und des Wesens des Körpers als eines lebenden Organismus in Erscheinung. Sie bezieht sich damit auf das Ideal eines aktiven Lebens, dessen Schwerpunkt nicht mehr außerhalb des irdischen Daseins lag.« (50) »Sie bringt nicht mehr nur, wie früher, die Sehnsucht nach einer überirdischen Existenz zum Ausdruck, sondern eine immer ausschließlichere Anklammerung an ein rein menschliches Dasein.« Gegen Ende dieser Entwicklung schwinden die makabren Zeichen dahin. »Die bizarren Aspekte der ersten Kontakte sind bald verschwunden, das menschliche Antlitz und die menschlichen Gefühle angesichts des Todes sind geblieben.« (51) Die Humanisten des 15. Jahrhunderts haben die makabren Zeichen durch eine Art innerer Präsenz des Todes ersetzt: sie fühlten sich immer im Begriff zu sterben und dem Tode nahe. (52)

Fassen wir zusammen: Für Alberto Tenenti brachte das scharfe Bewußtsein der menschlichen Sterblichkeit im 14. und 15. Jahrhundert einen »Umsturz des christlichen Schemas« und den Beginn der Säkularisierungsbewegung zum Ausdruck, die die Moderne charakterisiert. »Die früher Christen waren, haben sich jetzt als sterblich erkannt: sie haben sich des Himmels entschlagen, weil sie nicht mehr die Kraft verspüren, auf verbindliche Weise daran zu glauben.« (53)

Die Analysen Alberto Tenentis sind sehr verführerisch, und dennoch stellen sie mich nicht völlig zufrieden: Der Gegensatz zwischen einem aufs Jenseits gerichteten mittelalterlichen Christentum, für das das irdische Leben nur Vorzimmer zur Ewigkeit war, und einer dem »Jetzt« verhafteten Renaissance, für die der Tod durchaus nicht mehr den Beginn eines neuen Lebens bedeutete, scheint mir nicht einleuchtend. Wenn es denn einen einschneidenden Bruch gibt, so liegt er eher zwischen dem Früh- und dem Hochmittelalter; wenn es denn ein Christentum gibt, so kommt es in einer gemeinsamen Sprache, einem gemeinsamen Bezugssystem zum Ausdruck; aber die Gesellschaft war im Mittelalter nicht christlicher als in der Renaissance und sicher weniger als im 17. Jahrhundert. Wenn die Renaissance auch eine Veränderung der Sensibilität markiert, so läßt diese Veränderung sich doch nicht als Beginn einer Laisierung interpretieren – oder wenigstens nicht mehr als andere intellektuelle Strömungen des Mittelalters. In dieser Richtung, die der ganzen hier vertretenen Auffassung des Geschichtsverlaufes zuwiderläuft, vermag ich Alberto Tenenti nicht zu folgen.

Umgekehrt führt uns, was er über das volle Leben, über die Bedeutung des irdischen Daseins aussagt, auf eine meines Erachtens richtige Spur, unter dem Vorbehalt allerdings, daß die Liebe zum Leben nicht als bezeichnende Eigenart der Renaissance aufgefaßt wird, weil sie ebenso einer der spezifischsten Züge des Hochmittelalters ist.

Fassen wir zusammen, bevor wir weiterzugehen versuchen. Das Makabre ist nicht Ausdruck einer besonders starken Todeserfahrung in einer Epoche großer Seuchensterblichkeit und großer ökonomischer Krisen. Es ist nicht nur Mittel für die Prediger, die Angst vor ewiger Verdammnis zu schüren und zur Weltverachtung und Einkehr einzuladen. Die Bilder des Todes und der Verwesung meinen weder die Angst vor dem Tode noch die vorm Jenseits – selbst wenn sie zu diesem Zweck benutzt worden sind. Sie sind Zeichen einer leidenschaftlichen Liebe zur hiesigen Welt und eines schmerzlichen Bewußtseins des Scheiterns, zu dem jedes Menschenleben verurteilt ist – und eben dieses Scheitern muß jetzt ins Auge gefaßt werden.

Zum besseren Verständnis der leidenschaftlichen Liebe zu Wesen und Dingen des irdischen Lebens sei die letzte Prüfung der *artes moriendi* in Erinnerung gerufen, von der das ewige Leben des Sterbenden abhängt. Was bedeutet die maßlose Anklammerung, die darin zum Ausdruck kommt? (54) Die Prüfung besteht aus zwei Arten von Versuchungen, allerdings ganz unterschiedlichen Versuchungen. In der ersten wird der Sterbende aufgefordert, sein Leben unter dem Gesichtspunkt von Verzweiflung und Befriedigung zu durchmustern. Der Teufel führt ihm alle seine Missetaten vor Augen. »Hier deine Sünden, du hast getötet, du hast Unzucht getrieben!« Er hat auch die Armen übervorteilt, hat ihnen Almosen verweigert und unredlich erworbene Reichtümer zusammengerafft. Alle diese seine Verfehlungen werden jedoch nicht namhaft gemacht und dargestellt, damit die Waagschalen des Gerichts sich auf die Seite der Hölle neigen. Der Schutzengel stellt der Nachtseite dieses Lebenslaufes nicht die guten Taten entgegen, wie er es durchaus könnte; er ermahnt den Sterbenden lediglich zum

Vertrauen in die göttliche Barmherzigkeit, für die er Beispiele zitiert: den guten Schächer, Maria Magdalena und die Verleugnung des Petrus. Wird die *bona inspiracio* des Engels dem Sterbenden helfen, sein krankhaftes Grübeln über sein Leben und seine Vergehen hintanzustellen? Oder wird er ganz der Verzweiflung anheimfallen, der ihn bereits seine physischen Leiden entgegentreiben? Wird er sich jenen »aufdringlichen Bußhandlungen« verschreiben, die bis zum Selbstmord führen können? Zu Häupten seines Bettes zeigt ein Teufel ihm sein eigenes Bild, wie er gerade mit einem Dolch Hand an sich legt, und spricht: »Entleibe dich selbst!«

Der Sterbende kann dieses selbe Leben auch in Sicherheit an sich vorüberziehen lassen, aber der »eitle Ruhm« dessen, der in diesem Falle zuviel Vertrauen in die Menschen gesetzt hat, wird nicht mehr wiegen als seine Verzweiflung: der Teufel zeigt ihm alle Kronen der eitlen Selbstbefriedigung *(gloriare, coronam meruisti, exalta te ipsum...).*

In dieser ersten Folge von Versuchungen wird das Leben dem Sterbenden nicht mehr als Gegenstand eines Gerichts, sondern als letzte Möglichkeit vorgeführt, seinen Glauben unter Beweis zu stellen.

In der zweiten Folge führt der Teufel dem Sterbenden alles vor Augen, was der bevorstehende Tod ihm zu rauben droht, was er im Laufe seines Lebens besessen und geliebt hat, was er behalten will, was fahrenzulassen er sich nicht entschließen kann: *omnia temporalia*, die unter so viel Mühen, Sorgen und zärtlicher Liebe zusammengetragen *(congregata)* worden sind, die menschliche Wesen – Frauen, Kinder, sehr liebe Freunde – und Dinge zugleich umfassen können, »alle anderen Dinge dieser Welt, die begehrenswert sind«, Gegenstände der Lust, Quellen von Reichtümern. Die Liebe zu Dingen wird nicht anders bewertet als die zu Menschen. Beide fallen in die Kategorie der *avaritia*, die nicht das Bedürfnis, Reichtümer anzuhäufen, oder das Widerstreben, sie auszuteilen, meint wie unser Wort *avarice* (Knauserigkeit), sondern leidenschaftliche, gierige Liebe zum Leben, zu menschlichen Wesen wie zu Dingen – und sogar zu Dingen, die wir heute unbegrenzten Einsatzes für wert halten, Frau und Kind, die aber damals als Abwendung von Gott galten. *Avaritia* ist »exzessive Anklammerung an die *temporalia* und an die äußeren Dinge, in Hinsicht auf Frauen und leibliche Freunde oder materielle Reichtümer und andere Güter, die die Menschen im Laufe ihres Lebens nur zu sehr geliebt haben.«

Der Heilige Bernhard stellte bereits zwei Jahrhunderte zuvor zwei Kategorien von Menschen einander gegenüber: die *vani* oder *avari* und die *simplices* oder *devoti*. Die *vani* suchten, im Gegensatz zu den Demütigen, den eitlen eigenen Ruhmesglanz. Die *avari* liebten das Leben und die Welt –

im Gegensatz zu denen, die sich Gott weihten. Die Kirche verdammte mit der *avaritia* die Liebe zu Dingen und Menschen zugleich, denn beide entfernten gleichermaßen von Gott.

Zweifellos entzog sich die Mehrheit der gewöhnlichen Christen solchen Verzichtforderungen, aber der den *temporalia* verfallene Genußsüchtige hatte teil an der Psychologie des Asketen oder Moralisten und machte keinen Unterschied zwischen Gütern und Menschen. Menschen wurden besessen wie Güter, die man sich unbedingt erhalten mußte: »Begünstige deine Freunde«; Dinge wurden geliebt wie Freunde: »Trage Sorge um dein Vermögen.« Der Sterbende läßt seinen Blick auf seinem großen und schönen Haus ruhen, dessen Bild das Blendwerk des Teufels zu Füßen seines Bettes aufsteigen läßt, auf seinem mit Weinfässern wohlbestellten Keller, seiner mit edlen Pferden bestückten Stallung. Er könnte sich auch von den Mitgliedern seiner Familie erweichen lassen, die ihn zu seinen Häupten umringen und die er bald lassen muß; man hat jedoch den Eindruck, daß er ihnen weniger Vertrauen entgegenbringt als jenen verlockenden Dingen. Es kommt wohl auch vor, daß er vor ihren heuchlerischen Tränen auf der Hut ist; er beargwöhnt sie, daß sie sich lediglich seiner Erbschaft versichern wollen, und schließlich verjagt er sie, in einem Anfall von Wut und Verzweiflung, gar mit Fußtritten.

»Den Weinberg mußt du lassen, Haus und Garten« – im Augenblick des Todes, und eben das war die Versuchung der *avaritia*: Der Mensch fühlte in sich die närrische Liebe zum Leben aufwallen und klammerte sich weniger ans Leben selbst, ans Leben im biologischen Sinne, als an die im Laufe dieses Lebens zusammengetragenen Güter. Der Ritter des Hochmittelalters starb naiv wie Lazarus. Der Mensch des Spätmittelalters und der beginnenden Neuzeit war von der Versuchung bedroht, wie der böse Reiche zu enden.

Er mochte sich nicht von seinen Gütern trennen und wünschte sie mit sich hinüber zu nehmen. Freilich warnte ihn die Kirche, daß er, wenn er nicht darauf verzichtete, den Weg ins Fegefeuer zu nehmen hätte; aber letzten Endes lag in dieser bedrohlichen Aussicht sogar etwas Tröstliches, weil ihn die Verdammung, wenn sie ihn auch Höllenqualen aussetzte, doch nicht seines Schatzes beraubte: der böse Reiche des Gleichnisses behält am Portal von Moissac (12. Jahrhundert) seine Börse um den Hals gehängt, und alle Geizigen, die ihm in die Hölle des Jüngsten Gerichtes folgen, tun es ihm darin nach. Auf einem Gemälde von Hieronymus Bosch (55), das als direkte Illustration zu einer *ars moriendi* aufgefaßt werden könnte, hebt der Teufel mit Mühe – so schwer ist er – einen großen Sack mit Talern und legt ihn dem Sterbenden aufs Bett, damit der ihn im Augenblick seines Hinscheidens in Reichweite hat. Er wagte nicht, das zu vergessen! Wer von uns verspürte heute die Anwandlung, ein Paket mit Wertpapieren, das so sehr geliebte Auto oder ein prächtiges Schmuckstück mit in den Tod hinüber zu nehmen? Der Mensch des Mittelalters mochte sich nicht darein fügen, seine Reichtümer aufzugeben, nicht einmal im Tode: er erhob weiter Anspruch darauf, wollte sie um sich haben, sie betasten, sie behalten.

Die Wahrheit ist ganz einfach die, daß der Mensch nie wieder eine solche Liebe zum Leben an den Tag gelegt hat wie gegen Ende dieses Mittelalters. Die Kunstgeschichte bringt dafür einen indirekten Beweis bei. Die Liebe zum Leben hat sich durch eine leidenschaftliche Anklammerung an die Dinge dieser Welt zum Ausdruck gebracht – eine Anklammerung, die der Vernichtung im Tode widerstand und die Auffassung der Welt und der Natur verändert hat. Sie hat den Menschen veranlaßt, der bildlichen Darstellung dieser Dinge eine neue Bedeutung beizulegen, sie hat ihnen eine Art Leben eingehaucht. Eine neue Kunst ist entstanden, die in den romanischen Ländern *nature morte*, in denen des Nordens *still-life* oder *still-leven* heißt. Charles Sterling warnt uns vor der »gefälligen Poesie, die die moderne Romantik heute [in diese Worte] hineinlegt, indem sie sie als eine Art stummes, verschwiegenes Leben interpretiert.« Sie bezeichnen, viel vordergründiger, das Modell, das sich nicht regt. Aber derselbe Autor berichtet, daß die Zeitgenossen einem Künstler im Jahre 1649 den Ehrentitel eines »in Porträt wie Stilleben [*vie coye*] sehr starken Malers« beilegten: Der Wille oder Trieb, sich ein Bild zu machen – wie kann man sich ihm entziehen und wie läßt er sich anders wiedergeben als durch »stummes Leben«?

Die *avaritia* und das Stilleben. Der Sammler

Es gibt meines Erachtens zwischen *avaritia* und Stilleben eine Beziehung, die einer näheren Untersuchung wert ist. Auch der weniger geübte Beobachter ist nachgerade verblüfft angesichts des Unterschieds der bildlichen Darstellung von Gegenständen in der Phase, die dem 13. Jahrhundert vorausgeht, und der, die ihm folgt, vor allem dem 14. und 15. Jahrhundert.

Bis zum 13. Jahrhundert wird das Objekt, der Gegenstand nahezu nie als Quelle von Leben aufgefaßt, sondern als Zeichen, als Aufriß einer Bewegung. Das gilt auch für Werke, die dieser These auf den ersten Blick zu widersprechen scheinen, etwa für ein großes Fresko der Hochzeit zu Kanaan, auf dem die Gegenstände auf dem Tisch im Vordergrund stehen und Bedeutung und Gewicht haben. Vom Thema her wäre das bereits ein Stillleben, aber eher eines von Cézanne oder Picasso als von einem Miniaturisten des 14. Jahrhunderts, einem Maler des 17. oder gar noch von Chardin.

Es handelt sich um ein großes, aus dem 12. Jahrhundert stammendes Fresko in der Kirche von Brinay (56); auf dem Tisch des Hochzeitsbanketts sind in horizontaler Linie sieben Tonschüsseln – eine neben der anderen – aufgereiht, Schalen, die nach einem einfachen und schönen Modell gearbeitet sind. Einige enthalten große, schöngeschwungene Fische, die über die Ränder hinausragen. Sie werfen keine Schatten und werden gleichzeitig von der Seite und rücklings gezeigt, d. h. von schräg oben. Deshalb wird auch der Boden der Schalen sichtbar, der normalerweise auf dem Tisch aufruhen müßte; wir sehen ihn jedoch zu drei Vierteln, so als ob die Schalen ein wenig gegen den Hintergrund des Freskos angehoben worden wären. Bekanntlich legten die karolingischen und romanischen Künstler ihre Gemälde in einer anderen Perspektive als der des Betrachters aus und zeigten ihm, was er nicht sehen konnte, wie wenn er es sehen *sollte*. Der Effekt der horizontalen Disposition der sieben nebeneinanderstehenden Schalen wird durch die sieben großen Parallelfalten akzentuiert, die das herniederhängende Tischtuch wirft. Diese Gegenstände – Schalen und Fische – verweisen auf jenen anderen Tisch, den des Abendmahles. Sie haben weder Gewicht noch Dichte, und ohne daß die Schönheit ihrer gleichmäßigen Abfolge darunter litte, zieht keiner dieser Gegenstände die Aufmerksamkeit besonders auf sich und lenkt sie auch nicht von der Gesamtkomposition ab.

Im allgemeinen werden die Gegenstände häufig in einer Ordnung dargeboten, die nicht auf ihre eigene Gesetzmäßigkeit bezogen, sondern von metaphysischen Hierarchien oder anderen symbolischen oder mystischen Leitvorstellungen beeinflußt ist. Fassen wir etwa die in der karolingischen und romanischen Miniaturmalerei sehr häufigen Vorhänge ins Auge, häufig deshalb, weil sie eine Rolle in der Liturgie spielten. Sie gehörten, wenigstens in karolingischer Zeit, zur Ausstattung des Allerheiligsten. Sie verbargen die geweihten Gegenstände vor profanen Augen, und man öffnete oder schloß sie wie die Portale der Ikonostase in den Kirchen des oströmischen Ritus. Auf einer Miniatur des 11. Jahrhunderts sieht man die Vorhänge geöffnet, um der Heiligen Radegundis Gelegenheit zu geben, sich dem Altar zu nähern. Der Vorhang ist eine unlösbare Verbindung mit dem geweihten Raum eingegangen, der verhüllt oder enthüllt sein muß. Er ist aus einem duftigen und reichgefältelten Stoff gewoben, der sich beim leichtesten Lufthauch regt. Die Virtuosität der Miniaturmaler braucht keinen Vergleich mit den Illusionskünsten ihrer Nachfolger zu scheuen, den Malern der Leintücher und Linnen der Verkündigungen und Geburten Christi des 15. Jahrhunderts. Aber die ganze Kunst der Anordnung und Drapierung des Faltenwurfs eines Vorhangs ist ausschließlich dazu bestimmt, die eigentliche Bestimmung des Gegenstandes vergessen zu machen und ihn mit einer anderen Funktion auszustatten. Er wird zugezogen und geschlossen – wie in einem karolingischen Meßbuch, wo er den vom Heiligen Geist ergriffenen Heiligen Gregor von der übrigen Welt trennt. Ein Mönch des *scriptorium* lüftet ihn gerade so weit, um das Diktat des Heiligen vernehmen zu können. Häufig wird der Vorhang gefältelt und an einem Portikus angebracht, an dessen Pfeiler er sich schmiegt, wobei er die heiligen Personen von den über ihnen schwebenden göttlichen Emblemen scheidet – etwa der Hand Gottes. Er wird von großen Knoten gestrafft; zwei Personen, die offenbar zur Architektur des Portikus gehören, strecken ihre Arme aus, um die Zipfel einzufangen. Die Stoffbahnen hängen nicht reglos-starr herab; sie werden vom Hauch eines Windes gebauscht, der nicht von dieser Welt ist und sich stark genug regt, um den Vorhang um eine Säule im Sanktuar zu schlingen, in dem die Heilige Radegundis betet. (57)

Vom 14. Jahrhundert an werden die unbelebten Gegenstände auf andere Weise dargestellt. Nicht etwa, daß sie aufgehört hätten, als Zeichen zu fungieren: Leintuch und Buch sind damals nicht weniger symbolisch als in romanischer Zeit; aber die Beziehung zwischen Zeichen und Bezeichnetem hat sich verändert: die Reinheit ist ebenso eine Eigenschaft der Lilie, wie die Lilie ein Symbol der Reinheit ist. Die Gegenstände haben die abstrakte Welt der Symbole erobert. Jedes Ding hat ein neues Gewicht bekommen und sich Autonomie erwirkt. Die Gegenstände werden künftig um ihrer selbst willen dargestellt, nicht aus Gründen eines wie auch immer beschaffenen Realismus, sondern aus Liebe und kontemplativer Versenkung. Der Realismus, die Trompe-l'œil-Technik und der Illusionismus sind möglicherweise Auswirkungen dieser direkten Beziehung, die sich zwischen Gegenstand und Betrachter hergestellt hat.

Alles vollzieht sich so, als ob der Maler künftig in jedes mit Personen und Figuren bevölkerte Gemälde eine oder mehrere Stilleben einarbeitete. Zwei charakteristische Merkmale des Stillebens treten seit dem Ende des 14. Jahrhunderts in Erscheinung und setzen sich dann im 15. und 16. endgültig durch: die dem Objekt eigene Dichte und die Ordnung, in der die Gegenstände – zumeist innerhalb eines geschlossenen Raumes – gruppiert werden. Ein gutes Beispiel dafür liefert eine der Verkündigungen des Meisters von Flémalle aus der ersten Hälfte des 15. Jahrhunderts. Die Dinge haben da eine Festigkeit erreicht, die sie in der von Arabesken umspielten luftigen Welt des Frühmittelalters (58) nicht hatten. Betrachten wir das lange Fransentuch: Welcher Unterschied zwischen diesem reglosen Stoff, der mit seinem ganzen Gewicht herniederhängt, und den leichten, vom irrealen Wind der romanischen Maler gebauschten Gewebe. Zeichen der Reinheit, ist es zunächst ein schönes, handgewobenes Linnen, das teuer gewesen sein muß; vielleicht aber ist ein ordentlich gehaltenes Linnen auch mit einer bestimmten Vorstellung von fraulicher Ehrbarkeit, von Zuhause und Familie verknüpft. Dasselbe möchte man von den anderen Gegenständen sagen: von dem Kupferkessel, von der Blumenvase, von der polygonalen Tischfläche; ein leichter Schatten modelliert sie und stellt sie in einen dichten Raum, in dem sie – schlimm genug für die Ausdrucks-»Romantik« – wie lebende Wesen atmen.

Im Mittelteil des Bildes sind die Gegenstände als Untereinheiten organisiert, die man als von der Gesamtkomposition abgespaltene Teilstücke zu betrachten versucht hat. Deshalb kann diese Verkündigung sich in drei Stilleben aufgliedern: die erste wird von einer Nische gebildet, in der ein Kessel mit Tülle und Henkel aufgehängt ist, der als Wasserbehälter für Waschungen dient, und schließlich vom Handtuch und dem geschnitzten und drehbaren Handtuchständer. Die zweite besteht aus dem Tisch, auf dem ein Stundenbuch und sein Stoffüberzug liegen, ferner ein kupferner Leuchter, dessen Kerze man gerade geschneuzt hat – denn sie raucht noch – und eine orientalische Fayencevase, auf der die übliche emblematische Lilie im Licht badet. Die dritte schließlich umfaßt die große Holzbank, den Rauchfang, das Fenster und seine hölzernen Fensterläden. Hier ist das Stillleben im Begriff, sich vom Thema abzulösen und zu verselbständigen wie die mit Büchern gefüllten Nischen der Verkündigung von Aix.

Diese Elemente des Stillebens, die im 15. Jahrhundert so selbstverständlich sind, werden in der französischen Miniatur und in der Malerei seit dem Ende des 14. Jahrhunderts zwar noch verhalten, aber doch vorsätzlich und bewußt in Szene gesetzt. In einem aus dem Jahre 1336 stammenden miniaturengeschmückten Protokoll des Urkundenfälschungsprozesses gegen Robert d'Artois bereitet die lange Holzbank, die im Vordergrund der Zeichnung den für den Gerichtshof bestimmten Raum abgrenzt, die Bänke der flämischen Verkündigungen vor. In einer Geburt Christi der *Petites Heures* von Jean de Berry ist der ausgestreckt daliegenden Jungfrau Maria ein Topf mit Wasser beigegeben worden, und Joseph hat auf einem aus Strohmatten gebildeten Sitz Platz genommen. Auf einer anderen Geburt Christi aus derselben Zeit sieht man im Vordergrund einen niedrigen kleinen Tisch, der einem Hocker ähnelt; darauf ein Napf, ein Löffel, eine umflochtene Flasche (wie man sie lange auf volkstümlichen Fayencen antrifft) und eine Tasse, das alles aus Terrakotta. (59)

Welches Museum des Alltagslebens ließe sich nicht mit Hilfe solcher Gemälde zusammentragen, denen alle Anlässe willkommen sind, die Dinge in liebender Versenkung abzubilden! Kostbare Gegenstände: Im 15. Jahrhundert goldgetriebene Schalen, mit Goldmünzen gefüllt, die die Heiligen Drei Könige einem Jesuskind ohne alles Hab und Gut darbringen, oder mit denen der Teufel, jetzt aber vergebens, Christus in der Wüste versucht (wobei die letzte Szene seltener wird, so als ob die zeitgenössische Ikonographie die Entfaltung der Eschatologie und die üppige Pracht Maria Magdalenas vorzöge, bei Gleichgültigkeit oder ohne Rücksicht auf den versuchten Christus); stattliche Stücke, die die Tafel großer Herren schmücken und unter denen man eines der berühmten Kleinodien der Sammlung des Herzogs von Berry wiedererkennt (die *Très Riches Heures*); Schmuckstücke auf flämischen Frauen- oder sogar Männerporträts, Halsketten von Hans Memling oder Petrus Christus, die aufgrund ihrer Präzision eines Pantheons der Goldschmiedekunst würdig wären; Orientteppiche, Spiegel, Lüster; einfachere, aber manchmal verzierte Gegenstände, Tafelgerät, das das Abendmahl von Dierick Bouts schmückt, Breinäpfe der Jungfrauen für das Kind, Becken und Bottiche, in denen das Neugeborene der Geburten Christi gebadet wird; in den Nischen der Propheten oder in der Klause des Heiligen Hieronymus aufgeschichtete Bücher; Papierkonvolute und Rechnungsbücher (Gossaert, Philadelphia), rustikale und Gebrauchsgegenstände, Fliegenwedel und einfache Tongefäße. Die bescheidensten Objekte sind von der gleichen Aufmerksamkeit veredelt, mit der künftig die prunkvollsten bedacht werden. Sie haben die Anonymität ihrer Zweckbestimmung hinter sich gelassen, um zu liebenswerten und schönen Gebilden zu werden, aus welchem Material und wie einfach sie auch sein mögen.

Diese Kunst – die »gotische« und flämische ebenso wie die italienische – feierte in den einfachen Dingen das Zeichen einer häuslichen Behaglichkeit, deren sich die evangelische Armut ohne Ungebührlichkeit nicht einfach entledigen konnte. Wie die Mönche in ihrer Zelle, so hatte auch die Heilige Familie bei aller Ärmlichkeit das Recht auf einige wenige Gegenstände. Diese Gegenstände mehren sich im Umkreis der Personen und füllen die Räume der Säle, in denen der Künstler sich mit ihnen eingeschlossen hat, wie um sie besser zu gruppieren: die Intarsien-Nischen der fürstlichen *studioli*, die für die Personen und Gegenstände, die sie enthalten, zu klein sind, die Stallungen der Geburten Christi.

In der zweiten Hälfte des 16. Jahrhunderts hat man den Eindruck, daß die Gegenstände die personenbezogenen Szenen geradezu überwuchern; sie mußten sich also davon loslösen und entwickelten sich damals zu Themen einer ganz eigenen Malerei. So entsteht das Stilleben im eigentlichen Sinne.

Das erste Stilleben, das »unabhängig und ohne jeden symbolischen religiösen Charakter ist« (60), das »zeitlich erste [...] in der abendländischen Malerei seit der Antike, das der modernen Auffassung dieses malerischen Genres entspricht«, wäre demnach die Tür eines Arzneischrankes. Sie stellt, in Trompe-l'œil-Technik, einen anderen Schrank dar, und darunter treten Bücher und Flaschen in Erscheinung; auf einer weißen Porzellan-Büchse hat Panofsky die folgende deutsche Inschrift entziffert: *Für Zanwe* (Zahnschmerzen).

Von nun an – und für mehr als zwei Jahrhunderte – gehören nicht nur die Dinge selbst, sondern auch ihre pikturale Verdopplung zum vertrauten Zierrat des Alltagslebens. Die Liebe, mit der man an ihnen hängt, hat einer Kunst zur Entstehung verholfen, die sich bei ihnen Themen und Inspiration entlehnte.

Wir haben heute Mühe, uns die Intensität des früheren Verhältnisses zwischen Menschen und Dingen verständlich zu machen. Sie bleibt etwa noch beim Sammler erkennbar, der den Objekten seiner Sammlung eine wirkliche Passion entgegenbringt und nicht müde wird, sie zu betrachten. Diese Passion ist überdies nie interesselos; selbst wenn die Gegenstände für sich genommen wertlos sein können, so verleiht ihnen die Tatsache, daß er sie in einer seltenen Häufung zusammengetragen hat, doch einen besonderen Wert. Ein Sammler ist also zwangsläufig ein Spekulant. Nun sind aber Kontemplation und Spekulation, die die Psychologie des Sammlers charakterisieren, auch spezifische Wesenszüge des Frühkapitalisten, wie er in der zweiten Hälfte des Mittelalters und in der Renaissance in Erscheinung tritt. Später, im Bannkreis des eigentlichen Hochkapitalismus, verdienten es die Dinge durchaus nicht mehr, betrachtet, gesammelt oder gar begehrt zu werden. Deshalb ist das frühe Mittelalter in dieser Hinsicht eher indifferent gewesen. Wenn Handel und Wandel im Abendland auch immer heimisch waren, wenn man auch nie davon abgelassen hat, Messen und Märkte abzuhalten, so trat der Reichtum doch nie als bloßer Besitz an Dingen in Erscheinung; er war verquickt mit der Macht über Menschen – wie die Armut mit der Einsamkeit. Deshalb denkt der Todgeweihte der *chanson de geste* nicht wie der der *ars moriendi* an seinen Schatz, sondern an seinen Herrn, seine Gefährten, seine Krieger.

Um Gegenstand des Begehrens des Todgeweihten zu werden, mußten die materiellen Reichtümer zugleich selten und gesucht sein, damit sie mit einem Gebrauchs- und Tauschwert ausgestattet werden konnten.

Im weiteren Verlauf der kapitalistischen Entwicklung hat die Neigung zur Spekulation sich erhalten; der Hang zur Kontemplation aber verflüchtigt sich, und es gibt keine sinnliche Beziehung mehr zwischen dem Menschen und seinen Reichtümern. Ein anschauliches Beispiel dafür bietet das Auto. Trotz seiner enormen Bedeutung für Phantasie und Tagtraum bietet es, einmal erworben, der Kontemplation keinen Bezugspunkt mehr. Gegenstand des aktuellen Gefühls ist nicht mehr *dieser-Wagen-da*, sondern das neueste Modell, das ihn in der Vorstellung bereits ersetzt hat. Oder man liebt diesen Wagen sogar weniger als die Marke, die Serie, zu der er gehört und deren Leistungsklasse er verkörpert. Unsere Industriezivilisation billigt den Dingen keine Seele mehr zu, die »an unserer Seele hängt«, keine »Liebesfülle«. Die Dinge sind zu Produktionsmitteln geworden, zu Objekten des Konsums oder Verzehrs. Sie lassen sich nicht mehr zum »Schatz« zusammentragen.

Die Liebe Harpagons [der Hauptfigur in Molières *L'Avare* (Der Geizige); d. Übers.] zu seiner Schatulle wäre heutzutage ein Zeichen von Unterentwicklung, von ökonomischer Verspätung. Die materiellen Güter lassen sich nicht mehr durch gewichtige lateinische Wörter wie *substantia* oder *facultas* bezeichnen.

Läßt sich von einer Zivilisation, die den Besitz von Gütern und sie selbst derart entleert hat, sagen, daß sie materialistisch sei? Es war – im Gegenteil – das Hochmittelalter bis zur beginnenden Neuzeit, das materialistisch war! Der Niedergang der religiösen Glaubensinhalte, der idealistischen und normativen Moralvorstellungen des Alltagslebens führt nicht zur Entdekkung einer Welt von größerer Stofflichkeit. Die Gelehrten und Philosophen können ihren Anspruch auf die Erkenntnis der Materie ruhig für sich reklamieren; der Durchschnittsmensch glaubt in seinem Alltag an die Materie nicht mehr als an Gott. Der Mensch des Mittelalters glaubte an die Materie und an Gott zugleich, wie er ans Leben und an den Tod zugleich glaubte, an den Genuß der Dinge und an die Entsagung. Es ist die Schuld der Historiker, den Versuch einer Entgegensetzung dieser Begriffe unternommen zu haben, die sie auf verschiedene Epochen bezogen, während sie tatsächlich doch zeitgleich auftraten und überdies ebenso komplementär wie gegensätzlich waren.

Scheitern und Tod

Huizinga hatte die Beziehung zwischen leidenschaftlichem Lebensverlangen und den Bildern des Todes völlig richtig erfaßt: »Ist es ein wirklich frommer Gedanke, der sich so in den Abscheu vor der irdischen Seite des Todes verstrickt? Oder ist es die Reaktion einer allzu heftigen Sinnlichkeit, die nur auf diese Weise aus ihrem Rausch von Lebensdrang aufwachen kann?« Es gibt jedoch ein anderes Motiv, das Huizinga ebenfalls erschlossen hat: die »Stimmung von Enttäuschung und Entmutigung«, und hier kommen wir den Dingen möglicherweise auf den Grund.

Zum besseren Verständnis der Bedeutung, die das Spätmittelalter diesem Begriff von Enttäuschung und Scheitern beigelegt hat, müssen wir ein wenig Abstand nehmen und die Zeugnisse der Vergangenheit und die Probleme der Historiker für einen Augenblick beiseitelassen, um uns selbst zu befragen, uns selbst als Menschen des 20. Jahrhunderts.

Alle heutigen Menschen haben zu einem bestimmten Zeitpunkt ihres Lebens das mehr oder weniger starke, mehr oder weniger deutlich eingestandene oder verdrängte Gefühl des Scheiterns kennengelernt: familiäres Scheitern, berufliches Scheitern. Das gesellschaftliche Aufstiegsbedürfnis zwingt jedermann dazu, nicht auf halbem Wege stehenzubleiben, sich neue und schwierigere Ziele zu stecken und weiterzuverfolgen. Das Scheitern ist um so häufiger und wird um so drastischer empfunden, je ungestümer der Erfolg ersehnt wurde, der aber doch nie genügt, der immer weiter hinausgeschoben wird. Und dann kommt eines Tages der Zeitpunkt, da der Mensch dem Rhythmus seiner immer weiter ausgreifenden ehrgeizigen Strebungen nicht mehr gewachsen ist; er bleibt hinter seinem Begehren zurück, weiter und weiter zurück, und wird schließlich gewahr, daß das Ziel, das er sich gesteckt hat, für ihn unerreichbar wird. Dann stellt sich das Gefühl ein, das Leben versäumt zu haben.

Es ist das eine Prüfung, die bislang den Männern vorbehalten bleibt; die Frauen kennen sie vielleicht einfach deshalb weniger, weil das Fehlen von Ehrgeiz und der niedrigere soziale Status sie vorerst noch schützen.

Der Zeitpunkt dieser Prüfung ist im allgemeinen etwa das vierzigste Lebensjahr, und sie zeigt die wachsende Tendenz, sich den Schwierigkeiten anzugleichen, die der Heranwachsende beim Eintritt in die Erwachsenenwelt zu meistern hat – Schwierigkeiten, die zum Alkoholismus, zur Drogenabhängigkeit und zum Selbstmord führen können. Jedenfalls liegt der Zeitpunkt dieser Prüfung immer *vor* den großen Unzulänglichkeitskrisen des Alters und des Todes. Der Mensch von heute sieht sich eines Tages als

Versager. Er sieht sich aber nie als Toten. Er stellt seine Bitterkeit nie dem Tode gleich, bringt sie nie damit in Verbindung – wie der Mensch des Hochmittelalters.

Ist dieses Gefühl des Scheiterns ein durchgehender menschlicher Wesenszug? Möglicherweise dann, wenn es in Gestalt einer sich auf das ganze Leben erstreckenden metaphysischen Unzulänglichkeit auftritt, nicht aber in der der punktuellen und unvermittelten Wahrnehmung eines brutalen Schocks.

Diesen Schock haben die langsamen und kalten Zeitläufte des gezähmten Todes nicht gekannt. Jedermann war einem Schicksal vorherbestimmt, das zu ändern er weder wünschte noch imstande war. Das sollte für lange Zeit so bleiben, vor allem da, wo Reichtum selten war. Das Leben eines jeden Armen unterlag immer von außen verhängtem Zwang, der nicht beeinflußbar war.

Umgekehrt sieht man seit dem 12. Jahrhundert bei den Reichen, den Gebildeten und den Mächtigen die Vorstellung auftauchen, daß jedermann eine persönliche Biographie hat. Diese Biographie bestand zunächst einfach nur aus – guten oder bösen – Taten, die vor einem Weltgericht zu verantworten waren: aus dem *Sein*. Später trugen dann auch Dinge dazu bei, leidenschaftlich geliebte Tiere und Menschen, ebenso das gesellschaftliche Ansehen: das *Haben*. Gegen Ende des Mittelalters geht das Bewußtsein des eigenen Selbst und der eigenen Biographie eine Verbindung mit der Liebe zum Leben ein. Der Tod ist nicht mehr einfach nur Abschluß des Seins, sondern auch Trennung von Hab und Gut: »Den Weinberg mußt du lassen, Haus und Garten!«

Der Genuß der weltlichen Dinge ist – selbst bei voller Gesundheit, selbst in frischer Jugendblüte – durch die Aussicht auf den Tod getrübt. Damals hat der Tod aufgehört, Waage, Kontoauflösung, Gericht oder gar noch Schlaf zu sein, um Aas und Fäulnis zu werden; nicht mehr Lebensende und letzter Hauch ist er, sondern physischer Tod, Leiden und Verfall.

Die Prediger der Bettelorden waren tief in der urwüchsigen Sensibilität ihrer Zeitgenossen befangen, selbst wenn sie sie zu religiösen Zwecken ausbeuteten. Eben deshalb hat sich ihr religiöses Bild des Todes zur gleichen Zeit auch gewandelt. Er war nicht mehr Frucht der Erbsünde, Tod Christi am Kreuz, geistlich-theologische Entsprechung zur laizistischen Fügung ins unentrinnbare Geschick. Er wird zum blutigen, am Kreuze hängenden Leichnam, zur Pietà – neue und aufwühlende Bilder, theologische Entsprechung des physischen Todes, der schmerzlichen Trennung, der universalen Verwesung der makabren Vorstellungswelt.

So hat sich – sowohl im Bereich der religiösen Darstellungen als auch in dem der natürwüchsigen Verhaltensweisen – der *Übergang* von einem *Tod als Bewußtsein und Verdichtung des Lebens* zu einem *Tod als Bewußtsein und verzweifelter Liebe zu diesem Leben* vollzogen. Die wirkliche Bedeutung des makabren Todes wird deutlich, wenn man ihn mit der letzten Phase der Beziehung zwischen Tod und Individualität zusammensieht, einer langsamen Entwicklung, die im 12. Jahrhundert einsetzt und im 15. auf einen später nie wieder erreichten Höhepunkt zusteuert.

4. Garantien fürs Jenseits

Die archaischen Rituale: Absolution, Trauerüberschwang und Geleit des Leichnams

Im ersten, dem gezähmten Tod vorbehaltenen Kapitel sind wir vom Tode Rolands und seiner Waffengefährten ausgegangen. Vor dem Aufbruch zum Kreuzzug, den sie ohne Hoffnung auf Heimkehr antreten, haben sie die Absolution erhalten, die ihnen in Form eines Segens erteilt wurde:

Ben sunt asols *et quites de lur pechez*
E l'arceveque de Dieu les ad seignez. (1)

Asols und *seignez* – zu ihren Lebzeiten werden sie das nur noch einmal sein, nach ihrem Tode jedoch noch mehrfach. Als Karl der Große und sein Heer in Roncevaux anlangen, »wo die Schlacht stattgefunden hat«, »steigen die Franken vom Pferd«, und es wird die Bettung ins Grab oder *charnier (carner)* vorgenommen. »All ihre Freunde, die sie dort tot fanden, trugen sie alsbald zu einer gemeinsamen Grabstätte.«

Diese Grablegung *(enterrez)* vollzieht sich »mit großen Ehren«, und das entscheidende Merkmal dieser Ehrerbietung ist eine zweite, feierlichere Absolution und ein von Weihrauchopfern begleiteter Segen:

Sis sunt asols *et* seignez *de part Dieu.*

Die Worte *asols* und *seignez* sind genau die gleichen wie die, die Erzbischof Turpin von Reims benutzt, wenn er seinen todgeweihten Waffengefährten durch seinen Segen die Absolution erteilt. Für den Dichter handelt

Ben sunt asols... Sie haben die *Absolution* erhalten und sind ihrer Sünden ledig. Der Erzbischof *segnete* sie im Namen Gottes.

Sis sunt... [Die ihnen] im Namen Gottes die *Absolution* erteilten und sie *segneten.*

es sich um die gleiche Zeremonie, die sowohl für den Lebenden wie für den Toten Gültigkeit hat. Ein späterer Brauch behält den sakramentalen Titel der *Absolution* dem Segen des Lebenden, den der Gelehrtenkultur entstammenden Ausdruck *absoute* dagegen dem des Toten vor – um den Unterschied deutlich herauszuheben. Im Vorbeigehen sei festgehalten, daß das Wort *absoute* kein Bestandteil der Umgangssprache war; es wird in den Testamenten des 15. bis 18. Jahrhunderts nie benutzt. Ich bin der Meinung, daß es erst im 19. Jahrhundert Eingang in den Grundwortschatz findet: »Es gibt im Heere [Rolands] zahlreiche Bischöfe und Äbte, Mönche, Kanoniker und Priester mit Tonsur [*proveïrs coronez;*] sie erteilen ihnen im Namen Gottes die Absolution und den Segen, entzünden Myrrhen und Weihrauch und opfern ihnen andächtig; dann bestatten sie sie mit großen Ehren.«

Zwei Elemente der *absoute* werden also genau beschrieben: der Segen, die Geste der Absolution im Namen Gottes, und das Weihrauchopfer – mit denselben Stoffen, die auch zur späteren Einbalsamierung der Leichname dienten. (2)

Es fehlt in diesem Bericht der Vortrag oder liturgische Gesang bestimmter Texte, die damals noch nicht wesentlicher Bestandteil der Liturgie waren.

Diese sehr alte Szene taucht, ohne große Veränderungen, in zwei späteren ikonographischen Reihen wieder auf: dem Tod der Jungfrau und der Grablegung der Heiligen. Die erste bezieht sich auf die Zeremonie für den Lebenden, die zweite auf die für den Toten. Der Tod der Jungfrau wird seit dem Ende des Mittelalters dargestellt. Die Jungfrau ruht, sterbensmatt, »auf dem Totenbett«. In der Hand hält sie eine Kerze – ein späterer Brauch, für den es in den alten Texten keinen Anhaltspunkt gibt. Um das Bett der Sterbenden drängt sich die übliche Menge von Anteilnehmenden, darunter die Apostel, die hier die Rolle des Klerus übernehmen; einer von ihnen (der manchmal sogar eine Brille tragen kann) singt oder liest die Texte eines Buches vor, das gelegentlich von einem Meßdiener gehalten wird. Ein anderer trägt Weihwasserbecken und -sprengel, ein dritter schließlich das Weihrauchfaß. Man hat die Psalmen gelesen, die Fürbitten, man hat der Sterbenden die Absolution erteilt, man hat sie mit Weihwasser besprengt. Die Besprengung mit Weihwasser wird mit dem Kreuzzeichen verbunden. Hat man dem Leib noch zu Lebzeiten Weihrauch geopfert, oder ist das Weihrauchfaß zur Stelle, um die Zeremonie nach dem letzten Seufzer der Sterbenden zu beginnen? Weit vor dieser späten Ikonographie ließ bereits die westgotische Liturgie den Schluß auf eine große Menschenansammlung im

Hause zu, die den Friedenskuß des Sterbenden erhielt und während der Agonie, um ein tragbares Kreuz versammelt, für ihn betete.

Die Grablegung der Heiligen tritt sehr viel früher in Erscheinung als der Tod der Jungfrau, so etwa in Saint-Hilaire zu Poitiers. Für diese Reihe stehen ungezählte Beispiele ein. Ihre Geschlossenheit erhält sich so lange, wie das Grab ein Sarkophag ist, der auf den Boden gestellt oder zur Hälfte eingegraben wird. Der in ein Laken, das Leichentuch, gehüllte Leichnam wird, stets mit unverhülltem Antlitz, *auf* den noch geöffneten Sarkophag gebettet; wieder taucht derselbe Klerus auf (der Zelebrant, die Träger des Buches, des Weihwasserbeckens und -sprengels, des Weihrauchfasses, gelegentlich auch der Kreuz- und die Kerzenträger); nach Beendigung der Zeremonie wird der Leichnam in den Sarkophag gesenkt, der dann endgültig geschlossen wird.

Die Besprengung mit Weihwasser gilt nicht nur dem Leichnam, sondern auch dem Grabe. In den westgotischen Liturgien gibt es besondere, eigens für diesen Zweck bestimmte Gebete, die Beschwörungsformeln sind, Exorzismen zum Schutz des Grabes vor Angriffen der Dämonen. (3)

Deshalb hat, wenn unsere Hypothese richtig ist, die Absolution als Vergebung der Sünden der Zeremonie am Grabe als Vorbild gedient. Weihwasser und Weihrauch sind mit der Aura des Todes verbunden geblieben. Bis heute werden die Besucher von aufgebahrten Toten dazu angehalten, ihnen durch Besprengen mit Weihwasser die letzte Ehre zu erweisen. Wenn das Christentum auch den aus der Antike stammenden Brauch der Grabbeigaben zur Versöhnung der Verschiedenen außer Kraft gesetzt hat, so finden sich in mittelalterlichen Grabstellen doch zuweilen – und zwar bis zum 13. Jahrhundert – Schutzamulette und Weihrauchgefäße aus Keramik, mit Weihrauchkugeln gefüllt, wie es der Liturgist Durandus von Mende vorschreibt: »Man bettet die Leichname ins Einzel- oder ins Gemeinschaftsgrab, wo man ihnen, in manchen Gegenden, Weihwasser und Weihrauchkugeln mitgibt.« (4)

Diese sehr einfache Zeremonie (die Absolution und die Gebete, die sie begleiteten, ihr folgten oder vorausgingen) war damals die einzige, in die der Klerus mit einer religiösen Handlung eingriff, die das Ziel hatte, die Sünden des Verstorbenen abzuwaschen; sie wurde mehrfach wiederholt, so als ob die Wiederholung die Hoffnung auf größere Wirksamkeit steigerte. Diese Beobachtung scheint den liturgischen Dokumenten des 5. bis 7. Jahrhunderts zu widersprechen, die eine besondere Messe vorsehen. Schenkt man aber der ritterlichen Heldendichtung Glauben, so scheint sie eine seltene Ausnahme gewesen zu sein; jedenfalls wurde sie nicht in Gegenwart des Leichnams und auch nicht beim Überführungsgeleit vom Ort des Todes zu dem der Grablegung zelebriert.

Ein anderes bedeutsames Element war das der Trauerbekundung.

Der Sterbende warf, wie wir bereits gesehen haben, einen schmerzlichen Rückblick auf das Leben, kurz zwar, wie es Brauch und Herkommen vorschrieben. Aber er wahrte bis zum Ende seine Gefaßtheit und Schlichtheit. Wenn der Tod aber auch gezähmt war, so äußerte sich die Trauer der Hinterbliebenen doch wild oder erweckte jedenfalls den Anschein. Kaum ist der Tod mit Sicherheit festgestellt, spielen sich auch schon die herzzerreißendsten Verzweiflungsszenen ab. Als »Roland sieht, daß sein Gefährte [Olivier] tot ist und er mit zur Erde gewendetem Gesicht daliegt«, schwinden ihm die Sinne, »er drückt ihn an seine Brust, hält ihn engumschlungen«. Er kann sich gar nicht von ihm lösen. Als Karl der Große in Roncevaux das Schlachtfeld zu Gesicht bekommt, »kann er sich der Tränen nicht erwehren. [...] Auf dem grünen Gras sieht er seinen toten Neffen ruhen. Wer mag sich wundern, wenn er vor Schmerz bebt? Er steigt vom Pferd, er begibt sich eilends zu ihm.« Er umarmt den Leichnam, hält ihn mit beiden Armen, »er sinkt ohnmächtig über ihm zusammen, so sehr schnürt ihm die Angst das Herz ab.« Einige Augenblicke später wird er ein zweites Mal ohnmächtig. Aus der Besinnungslosigkeit erwachend, überläßt er sich leidenschaftlichen Gebärden des Schmerzes. Vor dem gesamten Heer, vor den hunderttausend Franken, »unter denen nicht einer ist, der nicht laut weint«, »der nicht betäubt zur Erde sinkt«, rauft sich der Herrscher mit beiden Händen seinen weißen Bart und zerwühlt sich das Haar. Welche hysterische Szene, wenn alle diese verwegenen Kämpen schluchzen, sich auf der Erde wälzen, ohnmächtig hinsinken, sich Haar und Bart raufen und ihre Kleidung zerreißen! (5)

Als König Artus die Leichname seiner Tafelritter findet, gebärdet er sich wie Karl der Große in Roncevaux, »er sinkt vom Pferd, ganz betäubt«. »Er schlägt die Hände zusammen [das ist die rituelle Geste der Leidtragenden] und ruft aus, daß er nun genug gelebt habe, da er die besten seiner Sippe erschlagen daliegen sieht [Nicht länger mag ich leben, rief Karl der Große aus].« »Er nahm dem Toten seinen Helm ab, und nachdem er ihn lange betrachtet hatte, küßte er ihm die Augen und den erkalteten Mund [zweifellos küßte man sich damals schon auf den Mund].« Dann ging er zu einem anderen Leichnam, der »kalt und starr dalag«, »nahm ihn in seine Arme und preßte ihn so heftig an sich, daß er ihn getötet hätte, wenn noch Leben in ihm gewesen wäre [es sind Fälle bekannt, bei denen eine allzu heftige Umarmung einen der Beteiligten wie tot hinsinken läßt]«. »So daß er erneut betäubt zu Boden stürzte und länger in seiner Ohnmacht verharrte, als man braucht, um eine halbe Meile zu Fuß zurückzulegen.« Und während er »den blutigen Leichnam umhalste und küßte«, »so erfahrt denn, daß niemand sich über seine Trauer verwunderte«. Als Gauvain seinen toten Bruder erkannte, »zitterten ihm die Knie, das Herz stockte ihm, er sank wie tot zu Boden [...]. Lange verharrte er so, schließlich erhob er sich, eilte zu Gaheris, umarmte ihn, und der Kuß, den er ihm gab, flößte ihm so großen Schmerz ein, daß er, ohnmächtig, auf den Toten niedersank.«

Es war Brauch, daß man diese großen Trauerbekundungen für kurze Zeit unterbrach, um sein Bedauern über das Hinscheiden des Verstorbenen zum Ausdruck zu bringen; dann aber konnten die Weheklagen unverzüglich wiedereinsetzen. So etwa im Falle Gauvains, der, nachdem er die Totenklage angestimmt hatte, »zu ihnen eilte [...] und, sie umarmend, mehrfach in Ohnmacht fiel, dergestalt, daß die Tafelritter schließlich fürchteten, ihn vor ihren Augen verscheiden zu sehen«. Man starb vor Traurigkeit.

Es war Aufgabe der Umgebung, den leidenschaftlichen Regungen des Hauptleidtragenden Einhalt zu gebieten. »Herr Kaiser«, spricht Gottfried von Anjou zu Karl dem Großen, »überlaßt Euch diesem Schmerz nicht ganz und gar.« »Herr«, sagen die Ritter zum König Artus, »wir sind der Meinung, daß man ihn von hier wegbringen und in irgendeiner Kammer zur Ruhe betten soll, fern von allen Leuten, bis seine Brüder bestattet sind, denn er wird sicher vor Schmerz sterben, wenn er ihnen nahe bleibt.« Sicher kam es selten vor, daß man sich zu diesen Absonderungsmaßnahmen gezwungen sah. Die Totenklage über dem Leichnam und eine uns heute hysterisch anmutende Gebärdensprache genügten im allgemeinen, die Trauer zu vertreiben und die Trennung erträglich zu gestalten.

Wie lange dauerte diese »große« Trauer? Einige Stunden, zuweilen die ganze Zeitspanne der Totenwache, sogar der Beisetzung. Bei den Großen höchstens einen Monat; als Gauvain König Artus den Tod Iweins und seiner Gefährten mitteilt, »begann der König bitterlich zu weinen, und er hatte einen Monat lang einen derart tiefen Kummer, daß er bald wahnsinnig geworden wäre«.

Die gebärdenreichen Trauerbekundungen wurden von der Lobrede auf den Verstorbenen unterbrochen, dem zweiten Akt der Trauerszene. Es war Aufgabe des Hauptleidtragenden, das Lebewohl anzustimmen. »Kaiser Karl ist aus seiner Ohnmacht erwacht [...]. Er richtet seinen Blick zur Erde, sieht seinen tot daliegenden Neffen. So schmerzlich ist es ihm, ihn zu betrauern.« Das ist die Weheklage, die auch Klageruf [frz. *plainte*] heißt – der *planctus*: »Karl beklagt ihn um des Glaubens und der Liebe willen.« Der

Beginn der Lobrede ist mühsam – sie wird immer wieder von Ohnmachtsanfällen unterbrochen –, schließlich faßt der Leichenredner sich ein Herz und findet Gelegenheit zu etwa fünfzig Versen: »Freund Roland, Gott möge dir Dank wissen [...], wer wird nun meine Heerscharen führen?« Das Klagelied schließt, wie es begonnen hat, mit einem Gebet: »Deine Seele möge den Weg ins Paradies finden.« (6)

Weiter: Als König Artus Zeuge des letzten Seufzers des Herrn Gauvain wird, sinkt er mehrere Male über den Leichnam hin, rauft sich den Bart, zerkratzt sich das Gesicht und beginnt dann die große Totenklage: »Oh du armseliger und unglücklicher König, oh Artus, du magst wohl sagen, daß du jetzt aller leiblichen Freunde ebenso beraubt bist, wie der Baum seiner Blätter beraubt ist, wenn der Frost darüber hingezogen ist.« Die Totenklage richtet sich in der Tat an den Hinterbliebenen, den der Verstorbene ratlos und wehrlos seinem Schicksal überlassen hat. (7)

Wie ersichtlich, ähneln sich die Trauerszenen, die Gebärden und Klagerufe. Sie folgen einander wie herkömmliche und vom Brauchtum festgelegte Verpflichtungen – zweifellos –, bieten sich aber nicht als Rituale dar. Sie geben vor, ganz persönliche Gefühle zum Ausdruck zu bringen. Der Nachdruck liegt auf der Spontaneität des Verhaltens. Das macht einen deutlichen Unterschied zum Rückgriff auf die käuflichen Klageweiber der Antike aus (ein Brauch, der sich übrigens im Mittelalter und darüber hinaus in den Mittelmeerkulturen erhalten hat). Die Freunde, Herren und Vasallen, übernehmen selbst die Rolle der Klagenden.

Wenn auch die Trauerbekundung und das letzte Lebewohl nicht direkt religiöser Bestandteil des Leichenbegängnisses sind, so läßt die Kirche sie doch gelten. Das war anfangs durchaus nicht so: Die Kirchenväter widersetzten sich den traditionellen Totenklagen; der Heilige Johannes Chrysostomos (8) zeigte sich ungehalten angesichts der Christen, »die Frauen, heidnische Frauen, als Klageweiber mieteten, um die Trauer nachdrücklicher zu bekunden und das Feuer des Schmerzes zu schüren, ohne des Heiligen Paulus zu gedenken...« Er geht sogar so weit, diejenigen, die sich professioneller Klageweiber bedienen, mit der Exkommunikation zu bedrohen.

Man verurteilte an dieser Praxis weniger den kommerziellen Zug als vielmehr den Überschwang, der darin zum Ausdruck kam, weil man anderen die Last eines Schmerzes aufbürdete, den man persönlich zwar nicht intensiv genug auf sich einwirken ließ, der jedoch um jeden Preis, und zwar glanzvoll und heftig, nach außen dargetan werden mußte: Die Trauer hatte grundsätzlich maßlos zu sein. Auch die kanonischen Richtlinien des Patriarchen von Alexandria belegen diese Absicht: »Die, denen Trauer beschieden ist, sollen sich in der Kirche, im Kloster, zu Hause aufhalten, still, ruhig und würdig, wie es denen ansteht, die an die Wahrheit der Auferstehung glauben.« Noch im Sizilien Friedrichs II. (9) waren diese Praktiken, unter dem Namen *reputationes*, öffentlich geächtet, die später von Ducange kurz und trocken folgendermaßen definiert werden: *cantus et soni qui propter defunctos celebrantur* (Gesänge und Lieder, die für die Verstorbenen angestimmt werden). Im Spanien des 14. Jahrhunderts scheinen sie gebilligt worden zu sein, wenn man einer Grabplatte Glauben schenken darf, auf der Gruppen von Klageweibern in starrer Trance dargestellt sind.

Zu Anfang und für lange Zeit verdammte die Kirche also die *planctus*-Rituale in dem Maße, wie sie dem Wunsch der Hinterbliebenen entsprachen, den Toten zu beschwichtigen. In der mittelalterlichen Ritterdichtung sieht man deutlich, daß ihre Bedeutung sich verändert hat. Ziel der Trauerbekundung ist es jetzt – und andeutungsweise wohl auch schon im heidnischen Altertum –, das Leid der Hinterbliebenen zu lindern. Wie hätte man, eines derart geliebten, derart unersetzlichen Wesens beraubt, einfach weiterleben können wie bisher? Das viele Fragen aber verdeckte nur die Tatsache, daß man sich bereits daran gewöhnt hatte!

Nach der ersten Absolution im Augenblick des Todes und nach den großen Klageszenen wurde der Leichnam weggeschafft und zur eigentlichen Grabstelle überführt.

Er wurde zunächst in ein kostbares Gewebe gehüllt, wenn es sich bei dem Verstorbenen um einen großen Herrn oder einen verehrungswürdigen Geistlichen gehandelt hatte. So läßt König Artus »Herrn Gauvain in seidene, mit Gold und Edelsteinen durchwirkte Gewebe kleiden«. Einmal verhüllt, wurde der Leichnam auf eine Bahre oder in einen Schrein gebettet, der zu diesem Zweck eilends hergerichtet worden war, und an einen der endgültigen Grabstelle nahegelegenen Ort überführt. »Zwei Wochen vor dem Monat Mai fühlte Lancelot sein Ende nahen. Er bat seine Gefährten, den Bischof und den Eremiten [mit denen er seit vier Jahren in der Einsamkeit lebte, betend, fastend und wachend], seinen Leichnam in die Obhut des Herrn zu überführen... Dann verschied er. Die beiden ehrbaren Männer fertigten also eine Bahre an, auf die sie den Toten betteten, und trugen ihn unter großen Mühen ins Schloß.« Ein kleines, ganz einfaches Totengeleit von zwei Männern, die die Bahre tragen.

Manchmal aber wurde der Leichnam mit größeren Ehrenbezeigungen geleitet: König Artus ließ Herrn Gauvain »sehr rasch in einen Sarg betten; dann trug er zehn seiner Ritter auf, den Leichnam nach Saint-Étienne zu

Camaalot zu geleiten und ihn ins Grab von Gaheris zu legen. Und so ging der tapfere Ritter von hinnen, geleitet vom König und einer Menge Herren und geringen Volkes, die alle weinten und schluchzten« (10) – ihre Totenklage.

»So gingen sie *drei Meilen weit* vor die Stadt; dann zogen der König und sein Gefolge sich mit dem Volk zurück, während die zehn Ritter ihren Weg fortsetzten.« Zehn Ritter, aber weder Priester noch Mönch: Das Gefolge besteht ausschließlich aus Laien, den Gefährten des Verstorbenen.

Manchmal wurde der Leichnam, wenn er über weitere Strecken transportiert werden mußte, einbalsamiert und in einem Lederbündel verschnürt. Karl der Große »läßt alle drei Leichname [Roland, Olivier und Turpin] vor seinen Augen eröffnen.« Er bettet die Herzen in ein *poile* (*poêle* [Bahrtuch]). Dann werden die sterblichen Reste der drei Edelleute mit aromatischen Essenzen und Wein gesäubert und gewaschen und in »Säcken aus Hirschleder« geborgen!

Ebenso der Riese Morholt, der, von Tristan in ehrlichem Kampfe besiegt, nach der Einbalsamierung »tot daliegt, in ein Bündel aus Hirschleder eingenäht«. Die makabre Last wird an seine Schwester, die blonde Isolde, abgesandt, die sie öffnet und aus dem Schädel das Stück des tödlichen Schwertes herauszieht, das noch darin steckt. (11)

In Roncevaux läßt Karl der Große drei Ritter rufen und vertraut ihnen die drei Leichname in ihren Lederbündeln an. »Bringt sie auf drei Karren fort!«, trägt er ihnen auf. Also reisen sie mit ihnen, wieder ohne Priester und Mönche, bis nach Blaye an der Gironde, wo Karl sie in »weiße Sarkophage« betten läßt.

Ebenso die schöne Aude: Als sie »ihr Ende gefunden hat«, zu Tode bestürzt über den Hingang ihres Verlobten Roland, »bescheidet Karl, der ihren Tod bemerkt hat, vier Gräfinnen zu ihr und läßt sie in ein Nonnenkloster überführen. Die ganze Nacht über, bis zum Morgengrauen, wird die Totenwache gehalten; zu Füßen eines Altars wird sie schließlich feierlich beigesetzt.« (12)

So beschränkte sich die im eigentlichen Sinne religiöse Seite der Zeremonie in jenen fernen Zeiten auf die Absolution, die einmal dem noch Lebenden, einmal dem Verstorbenen erteilt wurde, und zwar im Augenblick des Todes und dann noch einmal über dem Grabe. Keine Messen – und wenn es überhaupt welche gab, blieben sie unbemerkt.

Die anderen Elemente des Brauchtums – Trauerbekundung und Totengeleit – waren ganz einfach weltlich, ohne jede kirchliche Beteiligung daran (es sei denn, daß der Verstorbene Kleriker war); sie blieben den Angehörigen und Standesgenossen des Verschiedenen vorbehalten, die so Gelegenheit fanden, ihn zu beklagen, ihn zu lobpreisen und ihm ihre Ehrerbietung zu erweisen.

Die Totengebete

Wenn der Anteil der Kirche an den Bestattungsriten beschränkt war – welche Rolle spielten die Toten dann in der kirchlichen Liturgie vor der karolingischen Einigung? Wir rühren hier an einen entscheidenden und sehr schwer zu erhellenden Aspekt unserer Untersuchung: das Gebet für die Toten.

Die Schwierigkeit ergibt sich aus der Selbständigkeit und Unabhängigkeit der Liturgie in Hinsicht auf das eschatologische Denken. Überdies dürfen die liturgischen Texte selbst nicht im buchstäblichen Sinne interpretiert werden, denn die abgeschwächte und verharmloste Bedeutung, die die Gläubigen der Zeit ihnen stillschweigend beilegten, tritt erst beim Vergleich mit anderen – etwa literarischen oder ikonographischen – Quellen zutage. Hinzugefügt sei, daß sich die Historiker der Liturgie und der kirchengeschichtlichen Überlieferung, gegen ihren Willen, von der späteren Entwicklung von Vorstellungen, die in ihren Texten erst keimhaft auftauchten, gefangennehmen lassen und dazu neigen, ihnen eine zu große Bedeutung beizumessen: flüchtige perspektivische Irrtümer drohen gerade den Historiker irrezuführen, der die religiösen Formeln nicht um ihrer selbst willen, sondern als Zeichen kollektiver Mentalitäten auffaßt!

In der heidnischen Tradition brachte man den Toten Opfergaben dar, um sie zu besänftigen und sie daran zu hindern, die Lebenden heimzusuchen. Dieser Eingriff der Lebenden hatte aber nicht zum Ziel, ihnen den Aufenthalt in jener dämmrigen Unterwelt zu versüßen.

Die jüdische Tradition kannte nicht einmal diese kargen Praktiken. Der erste hebräische Text, den die christliche Kirche als Ursprung und Quelle der Totengebete aufgefaßt hat, ist der Bericht über die Grablegung der Makkabäer, der nicht weiter zurückreicht als ins erste vorchristliche Jahrhundert. Die moderne Bibelkritik unterscheidet darin zwei Schichten – eine ältere, in der die Zeremonie dazu bestimmt war, die von den Toten begangene Sünde der Abgötterei zu sühnen: an ihren Leichnamen waren heidnische Amulette gefunden worden. Die andere, die aber wohl spätere Hinzufügung ist, läßt die Vorstellung der Wiederauferstehung durchscheinen: Auferstehen werden nur die, die von ihren Sünden erlöst sind. Um dieser Vergebung willen flehen die Hinterbliebenen den Herrn an.

Die Sorge ums ewige Leben des Verstorbenen und das Bedürfnis, die Heilsgewißheit durch religiöse Rituale zu stärken, waren umgekehrt gerade in den Heilsreligionen heimisch, so in den dionysischen Mysterien, im Pythagoräismus und in den hellenistischen Mithras- und Isis-Kulten.

Sicher ist, daß die christliche Urkirche die von heidnischen Vorstellungen durchsetzten Bestattungsbräuche anfangs untersagt hat, sowohl die großen Weheklagen der Hauptleidtragenden, wie wir oben gesehen haben, als auch die Grabspenden, wie sie noch die Heilige Monika als Opfer darbrachte, bevor sie Kenntnis vom Verbot des Heiligen Ambrosius hatte: das *refrigerium*. Die Kirche ersetzte die rituellen Totenmähler durch die an Friedhofsaltären zelebrierte Eucharistiefeier: solche Altäre sind etwa noch auf dem christlichen Friedhof von Tebessa zu sehen; sie stehen inmitten der Gräber, von denen wir angemerkt haben, daß sie *ad sanctos* angelegt waren.

Handelte es sich da bereits um Fürsprache für die Toten? Diese Messen waren – im Sinne der integristischen Bischöfe – eher gottgefällige Handlungen aus Anlaß des Todes der Gerechten, der heiligen Märtyrer, der Christen, die in der Gemeinschaft der Kirche gestorben und zu Seiten der Märtyrer bestattet waren. Tatsächlich wurden diese Friedhofsmessen im Volksglauben, der die heidnisch-antike Tradition bruchlos fortsetzte, sowohl mit dem Kult der Märtyrer als auch mit dem Gedenkkult für weniger ehrwürdige Tote in Verbindung gebracht, dergestalt, daß lange kein deutlicher Unterschied zwischen dem Gebet zu Ehren der Heiligen und der Fürbitte für das Seelenheil weniger erlauchter Toter gemacht wurde – eine Mehrdeutigkeit, die wir dank der Mühe kennen, die der Heilige Augustinus auf sich genommen hat, um sie zu beseitigen.

So gibt es weder im Alten noch im Neuen Testament irgendeinen Hinweis (abgesehen von jenem umstrittenen Makkabäer-Text), der als Beleg für die Fürsprache der Lebenden für die Toten herangezogen werden könnte.

Wie J. Ntekida geltend macht, hat diese christliche Praxis sich ihrem Ursprung nach aus der heidnischen Tradition entwickelt. Ihre erste Form ist eher die der *commemoratio* als die der Fürbitte. Warum hätte es auch der Fürbitte bedurft, da die Hinterbliebenen doch keinen Grund hatten, sich um das Heil ihrer Verstorbenen zu sorgen? (13) Sie waren ja gerettet, wie wir im ersten Kapitel gesehen haben. Zwar gingen sie nicht sofort ins Paradies ein; man räumte ein, daß lediglich den heiligen Märtyrern und Bekennern das Privileg gebührte, die beseligende Vision unverzüglich zu genießen, unmittelbar nach ihrem Tode. Tertullian lehrt, daß der Schoß Abrahams weder Himmel noch Hölle ist (*subliorem tamen inferis*), sondern das *refrigerium* des römischen Kanons, das *interim refrigerium*. Dort harrten die Gerechten ihrer Auferstehung am Ende der Zeiten, der *consummatio rerum*.

Freilich wurde diese Auffassung von den gelehrten Autoren seit dem Ende des 5. Jahrhunderts nicht mehr geteilt; sie glaubten vielmehr an einen direkten Eingang ins Paradies (oder Sturz in die Hölle). Wir wollen gleichwohl die Vermutung äußern, daß die ursprüngliche Vorstellung eines Zwischenreiches der Erwartung der des Purgatoriums zur Entstehung verholfen haben könnte, einer Wartezeit in einem Feuer, das nicht peinigendes Höllenfeuer, sondern Feuer der Läuterung ist. So hat sich im einfachen Volksglauben eine Verquickung der alten Vorstellung des *refrigerium*, der *requies*, des Schoßes Abrahams mit der neuen des Purgatoriums entwickelt.

Denn die Mehrheit der Gläubigen ist – dem Verdammungsurteil der gelehrten Autoren zum Trotz – der traditionellen Vorstellung des Harrens treu geblieben, die, vor den Reformen Pauls VI., noch immer den ältesten Fundus der Beisetzungsliturgie bildete. Die Seele (oder das Sein) des Verstorbenen war, wenigstens in der Liturgie, noch nicht vom Teufel bedroht, für den Tag seines Todes und das darauffolgenden Jahresgedächtnis sah die Liturgie eine religiöse Zeremonie vor, die in Form einer Messe vollzogen wurde, eine Zeremonie, in der der sündige Mensch seine Ohnmacht bekannte, aber seinen Glauben bekräftigte, Gott dankte und den Eingang des Verstorbenen in die Ruhe oder den Schlaf des glückseligen Harrens feierte.

Die alte Liturgie: Die Lesung der Namen

Diese durchaus volkstümlich zu nennende Auffassung der Kontinuität zwischen Heidentum und Christentum, des undramatischen und bruchlosen Übergangs und Zusammenhangs von Diesseits und Jenseits läßt sich nicht nur in den Totengebeten, sondern auch in der Sonntagsliturgie erfassen.

Vor der Zeit Karls des Großen, d. h. vor der Einführung der römischen Liturgie, gehörte zur Messe in Gallien, nach den Textlesungen, eine ausgedehnte Zeremonie, die heute nicht mehr gebräuchlich ist oder von der sich nurmehr unverständliche Spuren erhalten haben. Sie hatte die Stelle inne, die bis zu den Reformen Pauls VI. das persönliche Gebet des Priesters, das sogenannte Offertorium, ausfüllte.

Nach der Lesung des Evangeliums, auf die damals noch nicht das *Credo* folgte, begann eine Reihe von Riten: die Rezitation der Gebetslitaneien, die der neue *ordo* Pauls VI. unter dem Namen Gebete der Gläubigen wiederhergestellt hat; dann, nach der Verabschiedung der Katechumenen oder – zu jener Zeit – eher der Bußfertigen, der Gesang von Psalmen, *sonus*, und ein dreifaches Hallelujah, das die Prozession der Opfernden begleitete. Die *offerentes* trugen, in feierlichem Zuge, nicht nur die Oblaten zu einem der Altäre, nicht nur Wein und Brot für die Eucharistiefeier, sondern alle Arten von Naturalien, die in der Kirche verblieben. Diese Zeremonie, die Naturaloblation, an der das einfache Volk sehr gehangen haben muß, kann in der römischen Liturgie keinen derart großen Anteil beansprucht haben. Sie endete mit einer *Praefatio* und einer Kollekte.

Daran schloß sich eine andere Zeremonie, die einen direkteren Bezug zu unserem Thema hat: die Lesung der Namen, auch Diptycha (Totenregister) genannt. (14) Die Diptycha waren ursprünglich mit Schnitzwerk geschmückte und gravierte Elfenbeintäfelchen, die von den Konsuln am Tage ihres Amtsantrittes wie Familienanzeigen vorgewiesen wurden. Die Christen schrieben auf ähnliche Tafeln – oder sogar auf alte konsularische Diptycha – die Liste der Namen, die nach der Prozession der Opfernden vorgelesen wurden, »von der Höhe der Empore herab«. Diese Liste enthielt »die Namen der Opfernden, der ranghöchsten Amtspersonen, der höchsten geistlichen Würdenträger der Gemeinschaft, die der heiligen Märtyrer oder Bekenner, schließlich die der im Schoße der Kirche verstorbenen Gläubigen, um durch diese versammelten Personen das enge Band von Gemeinschaft und Liebe darzutun, das alle Glieder der triumphierenden, leidenden und kämpfenden Kirche eint.«

Ein jüngerer, fälschlich Alkuin zugeschriebener Traktat beschreibt die Diptycha folgendermaßen: »Es war ein alter Brauch, der sich noch heute in der römischen Kirche erhalten hat, alsbald die Namen der Verstorbenen zu verlesen [nicht nur die der Verstorbenen!], die auf den Diptycha verzeichnet standen, d. h. auf den Tafeln.« Die Totenregister wurden auf dem Altar verwahrt; die Listen waren manchmal in den Altar selbst eingraviert oder an den Rändern der Meßbücher niedergeschrieben.

Man las die *nomina* mit lauter Stimme vor *(distincte vocata)*. Wir können uns eine Vorstellung von dieser langen Rezitation anhand eines Auszuges aus einer mozarabischen Liturgie (15) machen. Der Bischof ist von Priestern, Diakonen und Klerikern umgeben, und das Volk, das seine Opfergaben dargebracht hat, drängt sich um den Altar oder im Chorraum.

Nach den Gebeten für die Kirche sagt ein Priester *(presbyter)*: »Das Opfer [*oblatio*] wird Gott dargebracht durch unseren Bischof [*sacerdos*], den *Papa Romensis*, und die anderen… [folgt die klerikale Hierarchie], für sie und alle Geistlichen und Laien [*plebibus*], die der Kirche anvertraut sind, und für die allumfassende Bruderschaft [*universa fraternitas*].« Die Bedeutsamkeit der Vorstellung einer *universa fraternitas* drängt sich geradezu auf! »Das Opfer wird auch dargebracht von allen Priestern, Diakonen und Geistlichen, vom Volk der hier Anwesenden [*circumstantes*], zu Ehren der Heiligen [die Tradition der Märtyrer- und Heiligenverehrung, Erinnerung an die triumphierende Kirche], für sie und die ihren.« Folgt die Liste der Laien, die Opfergaben gespendet haben: Sie sind die Wohltäter der Kirche, und jedermann läßt es sich angelegen sein, seinen Namen in die immerwährende Liste eintragen zu lassen, die dem Lebensbuch gleichgestellt wird, in dem Gott oder sein Erzengel die Namen der Erwählten verzeichnet. Nach dem Priester wiederholt der Chor: »Sie bringen das Opfer dar für sich und die allumfassende Bruderschaft.«

Diese erste Liste ist die der *universa fraternitas* der Lebenden, vom Papst in Rom, von den Bischöfen, den Königen und den großen Herren bis hin zu den Opfernden und zum anonymen Volk.

Die zweite Liste, die ehrwürdigere der Heiligen, wird vom Bischof selbst verlesen und nicht vom Priester. Der Bischof sagt *(dicat sacerdos):* »Zur Feier des Gedächtnisses der glückseligen Apostel und Heiligen...« (es kam vor, daß das ganze Alte Testament bis auf Adam zurückverfolgt wurde); folgt die Aufzählung der Heiligen, wie bei den *Communicantes* des römischen Kanons.

Und der Chor wiederholt: »Und aller Heiligen.«

Die dritte, ebenfalls vom Bischof verlesene Liste ist die der Toten: Die Toten werden nicht nach den Lebenden der ersten, sondern nach den Heiligen der zweiten Liste zitiert: sie sind ihre Begleiter. Der Bischof sagt: »Das gleiche gelte für die Seelen derer, die im ewigen Frieden ruhen [*spiritibus pausantium*], Hilarius, Athanasius...«

Und der Chor wiederholt: »Und für alle, die im ewigen Frieden ruhen.«

Diese drei Register der Lebenden, der Heiligen und der Toten werden also nacheinander, in einem Zuge verlesen, unterbrochen nur durch drei kurze Einwürfe des Chores. Nach dieser Rezitation, die, wie die ihr vorausgehenden Gebete für die Kirche, den Charakter einer litaneiartigen Wiederholung hat, singt der Bischof ein feierliches Gebet, die *oratio post nomina*, in der Gott angefleht wird, die Namen der Lebenden und Toten unter denen der Erwählten einzutragen *(ascribe)*. »Von Stund an verschreibe, o Herr, uns deinem ewigen Beistand, damit wir nicht verloren seien am Tage, da du kommen wirst die Welt zu richten. Amen.«

Die Gerechten stehen auf einer Warteliste verzeichnet und können damit sicher sein, am Tage des Jüngsten Gerichts nicht zu Schanden zu werden: Freilich mußte dieser Tag abgewartet werden.

Der Priester schließt mit den Worten: »Da du das Leben der Lebenden bist, die Gesundheit der Kranken [Bezug auf die Lebenden], die Ruhe aller verstorbenen Gläubigen [Bezug auf die Toten], von Ewigkeit zu Ewigkeit.«

In den *orationes post nomina* heben die gallikanische wie die mozarabische Liturgie bis zum Überdruß die Solidarität der Lebenden und der Toten hervor, die *universa fraternitas*. Sie bitten in einem Atemzug um Gesundheit des Leibes und der Seele für die Lebenden und um die ewige Ruhe für die Toten: »Da du durch das Mysterium dieses Tages den Lebenden das Heil des Körpers und der Seele, den Verstorbenen aber die Glückseligkeit der ewigen Wiederkehr gewährst [*Tribuens per hoc et vivis anime corporisque salutem, et defunctis eterne reparationis felicitatem*]...«.»Damit Vergebung der Sünden erteilt werde dank der Fürsprache dieses Märtyrers, für die Lebenden wie für die Toten [*Ut preces hujus martyrii tam viventibus quam defunctis donetur indulgentia criminum*]...«

»Das Heil möge den Lebenden und die ewige Ruhe den Toten gewährt sein.« Das Heil wird den Lebenden in Aussicht gestellt, und zwar die Gewißheit des ewigen Lebens, »die Ruhe den Toten, in der Erwartung des Endes der Zeiten«.

In einigen Formeln werden die *salus* oder die *vita* für die *offerentes* und die *requies* für die Verstorbenen erbeten und damit der Glaube an ein Reich des Harrens unter Beweis gestellt. Andere Formeln verquicken dagegen *requies* und Paradies: »Führe zur Ruhe der Erwählten die Seelen derer, die schlafen und deren Namen eben ins Gedächtnis gerufen wurden.«

Es kommt schließlich, wenn auch noch selten, vor, daß das Jenseits in einem weniger mild-besänftigenden Licht erscheint: »Auf daß wir nie den ewigen Martern überantwortet werden...« »Auf daß sie nicht unter den sengenden Höllenflammen leiden.« (16) Man beachte, daß diese *offerentes* zunächst an sich selbst und ihr eigenes Heil denken, wenn die Angst vor der Hölle sie befällt.

Im allgemeinen werden die Toten nicht als von den Lebenden streng geschieden aufgefaßt; sie gehören zum selben *phylum ininterrompum*, und die Anrufung der göttlichen Barmherzigkeit gilt dem vollständigen Verzeichnis derer, deren Namen verlesen worden sind. Dieses Namensregister ist das Jahrbuch der einen und allumfassenden Kirche, irdischer Stellvertreter des von Gott im Paradies geführten Originals, *Liber vitae*, *Pagina coeli* oder *Litterae coelestiae*: »Mit der Eintragung der Namen [*vocabula*] der Opfernden ins Lebensbuch...« »Verzeichnet sind diese Namen auf der

Seite des Himmels.« »Auf daß sie für würdig erachtet werden, in die himmlischen Urkunden [*litteris coelistibus*] einzugehen.« (16) Man begegnet hier der Schriftrolle wieder, die die Erwählten auf dem Sarkophag von Jouarre tragen (eine Beziehung zum *volumen* [Bücherrolle], das die Toten der römischen Sarkophage in Händen hielten?). Es ist übrigens tatsächlich gerade diese Ikonographie von Jouarre, an die die gallikanische und die mozarabische Liturgie erinnern. Es handelt sich noch nicht um das Gebet der Lebenden zur Rettung der Seele bestimmter Toter. Die Prozession des Volkes Gottes, der *universa fraternitas*, zieht zur Lesung der *nomina* in der Sonntagsliturgie vorbei, wie zwischen Himmel und Erde *in die judicii* auf den ältesten bildlichen Darstellungen. Die vor der Zeit Karls des Großen entstandenen Liturgien führen also zum Urbild unseres ersten Teiles zurück, zum »Wir sterben alle«: Bekräftigung eines kollektiven Geschicks, wie sie durch die lange Abfolge der *nomina* symbolisiert wird (wie die genealogischen Kataloge der Bibel), und Unempfänglichkeit für die Vorstellung eines besonderen Schicksals.

Die Angst vor ewiger Verdammnis. Purgatorium und Reich des Harrens

Es zeichnen sich bedeutsame Veränderungen ab, die die liturgischen Versionen dieses Urbildes betreffen und in der Sprache der Kirche eine neue Auffassung des Schicksals zum Ausdruck bringen.

Bereits die westgotischen Texte ließen mitunter die Vorstellung der Gefährdung des ewigen Lebens durchscheinen, die, wenn auch nicht völlig neu, so doch wenigstens im Begriff ist, sich weiter auszubreiten und Fuß zu fassen. Man spürt, daß das Grundvertrauen sich wandelt: das Volk Gottes ist der göttlichen Barmherzigkeit weniger gewiß, und die Angst, der Macht Satans für immer ausgeliefert zu sein, wächst.

Sicher schloß das alte Gefühl des Vertrauens die Angst vor dem Teufel nicht aus. Das Leben des Heiligen war ein einziger Kampf mit dem Versucher, aber eben ein siegreicher. Von jetzt an – und möglicherweise unter dem Einfluß des augustinischen Denkens – ist auch der Heilige selbst, die Heilige Monika etwa, mehr und mehr in Gefahr, verdammt zu werden; infolgedessen fürchten auch die Lebenden zunehmend um ihr Heil. Bereits bei Gregor dem Großen, zu Beginn des 7. Jahrhunderts also, erhebt der Teufel Anspruch auf die Seele des im Todeskampf liegenden Mönches Theodor, und es gelingt ihm, den Leichnam eines anderen Mönches aus der

Kirche zu entführen, in der dieser Mönch trotz seiner letztlichen Unbußfertigkeit bestattet worden war.

Deshalb umgibt den Tag des Jüngsten Gerichts in manchen westgotischen Texten eine sehr viel schrecklichere Aura (17): »Entreiße die Seelen der Ruhenden der ewigen Marter!« »Mögen sie aller Arten von Leid und Qualen der Hölle ledig sein!« »Befreit möge er werden aus den Zuchthäusern [*ergastulis*] der Hölle!« »Es möge ihnen vergönnt sein, der Züchtigung des Jüngsten Gerichts und den Feuerbränden zu entkommen!« Hier tauchen also die schrecklichen Bilder auf, die die Liturgie des Leichenbegängnisses bis in unsere Zeit bestimmen werden. Die römische Totenmesse gehört, mit dem *Requiem (Requiem aeternam dona eis, Domine)*, noch zur ältesten Schicht von Vertrauen und Danksagung. Aus demselben Kern stammen auch die Vorgesänge wie das *In Paradisum* oder das *Subvenite*. Umgekehrt schöpfen die Absolutionsgebete, die – wie wir gesehen haben – die einzige alte religiöse Zeremonie bilden, die in Gegenwart des Leichnams und über dem Leichnam zelebriert wurde – das *Libera* –, aus dieser zweiten Schicht, die sich in den westgotischen Texten bereits unmerklich andeutet:

»Bringe keine Klage vor gegen deinen Diener [...], er möge die Gnade finden, der Züchtigung des Gerichts zu entgehen [...]. Erlöse mich, o Herr, vom ewigen Tod [...]. Ich zittere und bebe vor der Rechnungslegung [*discussio*], wenn dein Zorn zu mir spricht. Ein Tag des Zornes wird jener Tag sein.« Das ist der Geist des ersten Abschnitts des *Dies Irae*, das das Jüngste Gericht beschwört, ohne daß Hoffnung und Vertrauen bestünden – Hoffnung und Vertrauen, die der Franziskanermönch des 13. Jahrhunderts dann im zweiten Abschnitt zum Ausdruck gebracht hat: »Gedenke doch, lieber Herr Jesus, daß ich der Grund deines Kommens bin.« Es scheint so, als ob die römische *absoute* sich aus den westgotischen Gebeten nur die düstersten, die verzweifeltsten Formeln herausgeklaubt hätte.

Deshalb wird die *absoute*, als sie vom ursprünglichen Vorbild der Absolution abweicht, dem sie in der *Chanson de Roland* noch treu geblieben war, zum *Exorzismus*. Diese Entwicklung scheint, wenn man sich an die Texte hält, jedoch beträchtlich früher stattgefunden zu haben als die Niederschrift der *Chanson de Roland*; aber die von den Klerikern beeinflußte Liturgie hatte vor dem Brauchtum der Laien einen deutlichen Vorsprung, wie sie im Hinblick auf das Denken der Theologen im Verzug war. Es verbreitete sich also die Vorstellung, daß die Verdammnis durchaus wahrscheinlich war. Eine Kleriker-Idee, eine Mönchs-Idee. Sie führte zu einer derart unerträglichen Situation, daß man ihr abzuhelfen gezwungen war.

Zugleich mit der Verdammnis, die zur immer bedrohlicheren Gefahr wurde, eröffnete sich in der Hoffnung, die göttliche Barmherzigkeit auch nach dem Tode noch erweichen zu können, ein vorbeugendes Mittel, dem man zunehmend Vertrauen schenkte. Eben das ist die wenn auch nicht völlig neue, so doch früher außer acht gelassene Vorstellung einer Fürbitte der Lebenden für die Toten. Um sich aber einbilden zu können, es sei möglich, die Situation der Toten durch Gebete zum Besseren zu wenden, bedurfte es der Alternative von Ungewißheit des Heils und Wahrscheinlichkeit der Verdammnis als Ausgangspunkt. Und das ging nicht reibungslos und nicht ohne tiefgreifenden Mentalitätswandel ab. Man hat lange zwischen der Einsicht in die Unmöglichkeit einer Revision des göttlichen Gerichts und dem Bedürfnis, das Geschick der Verurteilten zu mildern, hin und her geschwankt. Manche Autoren malten sich die *mitigatio*, die Linderung der Schrecknisse und Martern der Hölle aus. Sie sollten beispielsweise sonntags ausgesetzt werden können, ohne daß jedoch ihre Ewigkeit je in Frage gestellt wurde. Die Theologen ließen bald von diesen Spekulationen ab, die sich im Volksglauben aber dennoch lange erhielten.

Man konnte die Fürbitte der Lebenden für die Toten nur gutheißen und ihr vertrauen, wenn die Verstorbenen nicht unverzüglich den Höllenqualen ausgesetzt wurden. Also räumt man ein – und Gregor der Große scheint bei der Entwicklung dieses Gedankens maßgeblich beteiligt gewesen zu sein –, daß die *non valde mali*, die nicht ganz Bösen, und die *non valde boni*, die nicht vollkommen Guten, nach dem Tode einem Feuer überantwortet würden, das nicht das der ewigen Marter, sondern das der *purgatio* war: daher die Vorstellung und das Wort *purgatorium*. Man muß sich jedoch hüten, dieser Vorstellung zur Zeit Gregors des Großen und Isidors von Sevilla dieselbe genaue Bedeutung zu unterlegen wie zur Zeit der Theologen des 13. und 14. Jahrhunderts und Dantes. Noch zu Beginn des 17. Jahrhunderts werden in den Präambeln der Testamente nur das Himmelreich und die Hölle aufgeführt, und erst in der Mitte des 17. Jahrhunderts wird im Französischen der Ausdruck *purgatoire*, Fegefeuer, gebräuchlich. Bis zur nach-tridentinischen Katechisierung – und mehreren Jahrhunderten theologischen Denkens zum Trotz – blieb man also der alten Alternative von Himmel und Hölle verhaftet. Und gleichwohl ließen die Christen seit langem und notgedrungen die Existenz eines interimistischen Zwischenreiches der Prüfung gelten, weder Himmel noch Hölle, in dem ihre Gebete, ihre Werke und verdienstlichen Handlungen sich zugunsten derer auswirken konnten, die dort dahindämmerten. In der Vorstellung dieses Raumes fanden sich alte heidnische Glaubensinhalte ebenso wie Visionen klösterlichmittelalterlicher Sensibilität zusammen: Ort der ruhelos irrenden Schatten (Vorhimmel) und Stätte der Geborgenheit, wo der sündige Mensch, dank seiner Buße, dem ewigen Tod entrinnen konnte. Die Toten wurden nicht ausnahmslos in jener wohlverwahrten und von Dante ersonnenen Einfriedung versammelt noch den reinigenden und genau lokalisierten Flammen der Altartafeln des 18. und 19. Jahrhunderts ausgeliefert. Sie harrten damals häufig am Ort ihrer Missetat oder ihres Hinscheidens aus und erschienen den Lebenden, wenigstens in deren Träumen, um ihnen Messen und Gebete abzuverlangen.

Nicht weniger wahr ist, daß die Vorstellung eines Zwischenreiches zwischen Himmel und Hölle sich in der Praxis der lateinischen Christenheit durchgesetzt hat – ohne daß es ihr doch vor dem 17. Jahrhundert gelungen wäre, das alte Bild des Jenseits umzustürzen.

Dieser Wandel muß von einem ursprünglichen Glauben an eine glückselige Zeit des Harrens vor dem Eingang ins Paradies am Tage des Jüngsten Gerichts begünstigt worden sein: *refrigerium*, *requies*, *dormitio*, *sinus Abraham*. Ein alter Glaube, der von den Gelehrten zwar bald aufgegeben worden ist, der sich aber im allgemeinen Vorstellungsfundus mehr oder weniger lange erhalten hat. In diesem Raum hat sich das künftige Purgatorium der Theologen eingerichtet, auf ihn bezieht sich die Zeit der Fürbitte um Vergebung. Diese Entwicklung hat sich beschleunigt vollzogen, weil sich der Vorstellung der möglichen Erlösung die naheliegende, aber gänzlich verschiedene Idee des Ablaß-Tarifs zugesellt hat.

Wenn das postmortale Geschick sich der Alternative des Alles oder Nichts, der Dichotomie von Himmel und Hölle entziehen konnte, so deshalb, weil jedes Menschenleben nicht mehr als anonymes Kettenglied des Schicksals, sondern als Summe von abgestuften Elementen – von guten, weniger guten, schlechten, weniger schlechten – aufgefaßt wurde, die differenzierter Bewertung zugänglich und tilgbar, weil taxierbar, waren. Es ist sicher kein Zufall, daß die Fürbitten für Verstorbene zur gleichen Zeit in Erscheinung traten wie die Bußrituale, in denen jede Sünde bewertet und die Strafe folgerichtig danach bemessen wird. Die Ablässe für verdienstliche Handlungen, die Messen und Fürbitten wurden für die Toten des 9. Jahrhunderts, was die Bußübungen nach Tarif für die Lebenden waren: Es hatte sich der Übergang vom kollektiven zum je eigenen Schicksal vollzogen.

Die römische Messe – eine Totenmesse

Es ist durchaus möglich, daß dieses immer häufiger zutage tretende Bedürfnis, Fürbitte für die Toten einzulegen, der Hauptgrund für die großen Veränderungen ist, die im 9. Jahrhundert in die Struktur der Messe eingreifen. In groben Zügen läßt sich folgendes sagen: Bis zur Zeit Karls des Großen war die westgotische, die gallikanische Messe Opferhandlung der gesamten Menschheit seit Beginn der Schöpfung und der Fleischwerdung, ohne daß zwischen Lebenden und Toten, kanonisierten Heiligen und anderen, geringeren Verstorbenen andere als formale und klassifikatorische Unterschiede bestanden hätten. Nach Karl dem Großen wird die Messe, werden alle Messen zu Totenmessen für bestimmte Tote, wie sie auch zu Votivmessen für bestimmte Lebende werden, wobei die einen jeweils die anderen ausschließen. Und das gilt es jetzt näher ins Auge zu fassen.

Das entscheidende Ereignis ist der Ersatz der gallikanischen durch die römische Liturgie, wie sie von Karl dem Großen eingeführt und vom Klerus trotz mancher lokaler Widerstände gebilligt wird.

Die römische Liturgie, die in dieser Form bis zum *ordo* Pauls VI. bestanden hat, war gänzlich verschieden von der, an deren Stelle sie trat. Sie hielt an einem Vokabular fest, das das Überdauern der sehr alten Vorstellungen des *refrigerium*, der *requies* bezeugt, und die düsteren und bänglichen Färbungen der mozarabischen Formeln hatten darin keinen Platz (abgesehen vom *Libera*, aber in welcher Epoche?). Die feierliche Opferprozession war keineswegs eindeutig belegt, und die Lesung der *nomina* vollzog sich nicht auf dieselbe Weise. Was an deren Stelle trat, war aus den Riten des Oblaten-Opfers entnommen und in den Mittelteil des Kanons aufgenommen worden, d. h. eines Gebetes, das eine geschlossene Einheit darstellte, von der *Präfatio* bis zum *Pater noster*. Was wir heute den römischen Kanon nennen, besteht aus Konsekrationsgebeten, die die Einsetzung des Abendmahles ins Gedächtnis rufen, auslegen und erneuern, denen sich Gebete zugesellen, die in der mozarabischen und gallikanischen Liturgie (und vielleicht auch in der ältesten römischen) nach Beendigung der Opferprozession gesprochen wurden. Die *oratio super oblatam*, das stille Gebet der römischen Messe, könnte das Überbleibsel eines ähnlichen Ritus sein, der verlorengegangen ist. Im weiteren Ablauf des Kanons haben die Gebete, die die Lesung der *nomina* begleiten, sich in bezeichnender Weise verändert. Sie sind nicht nur umgestellt, sondern auch zerstückelt worden, und jedes dieser Teilstücke hat eine Behandlung erfahren, die es dem unbefangenen Leser oder Hörer erschwert, die Einheit zu erraten, die sie in den anderen Liturgien bildeten. Man hat das Verzeichnis der Heiligen, das der *offerentes* und das der Toten, die in Gallien und Spanien in einem Zuge verlesen wurden, auseinandergerissen. Die Liste der Heiligen ist ihrerseits noch einmal geteilt worden; der eine Teil wird vor der Konsekration *(Communicantes)*, der andere danach verlesen *(Nobis quoque peccatoribus)* – Zeichen der wachsenden Bedeutung, die man der Fürsprache der Heiligen zubilligt.

Die Liste der *offerentes* ist ebenfalls durch Teilung verdoppelt worden; man macht jetzt einen deutlicheren Unterschied zwischen Klerikern und Laien.

Die Hauptveränderung betrifft jedoch die *nomina* der Toten. Sie sind von denen der Lebenden getrennt worden. Sie scheinen nicht mehr in ein und derselben Genealogie miteinander verknüpft zu sein. Der Tod hat die Seelen der Verstorbenen in eine ganz besondere Sphäre entrückt, die diese ihre Sonderstellung ins rechte Licht setzt. Wenn die römische Liturgie auch der alten Vorstellung der *requies* treu geblieben ist, so bringt die Absonderung des *Memento* der Toten doch eine andere und neuartige Einstellung zum Ausdruck, die in den gallikanischen und mozarabischen Liturgien nicht anzutreffen ist, es sei denn andeutungsweise. Die spontane Solidarität von Lebenden und Toten ist durch die Sorge um die bedrohten Seelen ersetzt worden. Das frühere Vokabular hat sich erhalten; es wird jedoch in anderem Geiste und zu anderen Zwecken verwendet: das *Memento* der Toten ist zu einem *Fürbittgebet* geworden.

Es ist überdies zu einem *besonderen* Gebet geworden. In den Totenregistern repräsentierten die zahllosen Namen die gesamte Gemeinde. Im an ihre Stelle tretenden *Memento* – und das gilt für die Lebenden ebenso wie für die Toten – sind die Namen nicht die aller Gläubigen, deren Gedächtnis die Kirche bewahrt, sondern lediglich die eines oder zweier Verstorbener, die für diese Gelegenheit ausgewählt, dem Zelebranten besonders anempfohlen und von ihm gebilligt worden sind.

Ein *Memento* des 10. Jahrhunderts, aus dem berühmten Codex Paduanus, legt dem Priester das folgende sehr persönliche Gebet in den Mund: »[Im Namen] aller Christen, aller, die, aus Furcht vor Dir [*propter tuo timore*], sich mir Sünder anvertraut und mir ihre Spenden... dargebracht haben, aller meiner Angehörigen und aller, die sich meinen Gebeten anvertraut haben, sowohl für die Lebenden als auch für die Toten.« (18)

In den Texten wird die Stelle der *nomina* durch die Worte *illi* und *illae* bezeichnet, die den Auswahlmodus der Aufzählung hervorheben und den persönlichen Charakter der Auswahl besser zur Geltung bringen als die alten *nomina* – eine endlose Namenliste.

Schließlich ist dieses besondere Gebet zu einem Privatgebet geworden. Die Namen der *illi* und *illae*, Nutznießer des Gebetes des Priesters, werden nicht mehr in einer Art Litanei verlesen. Es kommt schließlich dahin, daß sie nicht einmal mehr mit leiser Stimme gesprochen werden wie der übrige Kanon: bei jenem *illi* angekommen, hält der Priester inne und legt eine Pause ein, während der er der Verstorbenen gedenkt, die ihm anempfohlen worden sind. Es handelt sich im Grenzfall also nicht nur um ein privates, sondern um ein stilles Gebet in Gedanken.

Die Verkündigungsgebete

Hier haben wir uns von den gallikanischen Lesungen weit entfernt, die sich mit der Übernahme der römischen Liturgie jedoch nicht völlig verflüchtigen.

Die verdrängten Zeremonien haben sich außerhalb der Messe oder bei bestimmten anderen Gelegenheiten erhalten, so etwa das Opfer bei den Totenmessen (bis heute im Südwesten Frankreichs) oder die Verteilung geweihten Brotes (die Opferprozession). Die *nomina* werden noch immer gelesen, nicht mehr am Altar, sondern von der Kanzel, und zwar im Rahmen dessen, was man die Verkündigungen nannte. Nach der Predigt und den Verlautbarungen und Mitteilungen, die für das Gemeindeleben von Belang waren, las der Priester auf französisch oder in einer anderen Landessprache – aber nicht auf lateinisch – die Namen der Wohltäter der Kirche vor, der lebenden wie der toten. Zur Stunde, da ich dieses Kapitel schreibe, habe ich noch die Stimme des Priesters im Ohr, der von der Höhe der Kanzel herab in der Hauptmesse rezitiert: »Lasset uns beten, meine Brüder, für die Familien soundso ...« Man sprach ein *Pater noster*. Dann setzte erneut der Priester ein: »Und jetzt, da wir für die Lebenden gebetet haben, wollen wir auch für die Toten beten.« Für den verstorbenen Soundso usw.; dann folgte ein *De profundis*. Die Listen waren lang; der Priester verlas sie deshalb in aller Eile, indem er die Hälfte der Worte verschluckte. Im Ancien Régime machten es die Stifter dem Priester zur Pflicht, ihre Namen im Rahmen der Verkündigungen zu rezitieren, und zwar an bestimmten Sonn- und Feiertagen.

Diese zuweilen endlosen Rezitationen vermitteln eine Vorstellung davon, wie diese – zweifellos psalmodierende – Lesung der Totenregister vor sich gegangen sein muß, und lassen den Unterschied zur besonderen Bestimmung des *Memento* hervortreten. Eine Messe für jemanden lesen lassen, war *eine* Sache; seinen Namen bei den Verkündigungen lesen lassen eine *andere*, sozial achtbarere.

Die neue Bedeutung, die dem *Memento* der Toten durch die römische Liturgie zugeschrieben wurde, machte alle Messen zu Totenmessen, was zu Zeiten der Diptycha nicht der Fall gewesen war. Deshalb war dieses *Memento* in Rom auch anfangs durchaus nicht verbreitet: Man las es nicht bei der Messe an Sonn- und Feiertagen.

Das *Memento* fehlte in jenem Meßbuch, das Papst Hadrian Karl dem Großen als Vorbild für die römische Messe sandte. Ein anderes, florentinisches Meßbuch des 11. Jahrhunderts setzt hinsichtlich des *Memento* fest: »Man betet es nicht sonntags und nicht an Feiertagen.«

In diesem Falle wurden die Toten ganz einfach aus der geistlichen Genealogie ausgeklammert, wie sie in den Diptycha oder später in den Verkündigungen verlautbart wurde – eine Genealogie, die im *Memento* des Kanons nicht mehr erkennbar war. Sie wurden nicht aus Gleichgültigkeit ausgeklammert, sondern, umgekehrt, einfach deshalb, weil den ihnen zugedachten besonderen Gebeten eine neue, stärkere Bedeutung zugewachsen war. Die zahlreichen Messen, die während des Hochmittelalters im Laufe der Woche gelesen wurden (und die es in der älteren Kirche gar nicht gab), waren zu Totenmessen geworden. Das Festhalten am *Memento* hätte also dem festlichen Charakter der Sonntagszeremonie Abbruch tun können.

Man hörte im Frankreich des 9. Jahrhunderts auf, bei den Totenmessen das Hallelujah zu singen. Begannen die Toten etwa schon Schauder einzujagen, Angst einzuflößen? Es steht jedenfalls außer Zweifel, daß sie von nun an abgesondert werden und keine bruchlose Einheit mehr mit dem Volke Gottes bilden. Gleichwohl wird man für die Bedürfnisse ihrer bedrohten Seelen so hellhörig, daß man schließlich darauf verzichtet, sie von der Sonntagsmesse, bei der die Fürbitten soviel mehr Gewicht haben, fernzuhalten, und der Brauch, ihnen zu Ehren die Messe zu lesen, hat sich im 10. Jahrhundert in einem Maße durchgesetzt, daß man sich keine religiöse Amtshandlung mehr vorstellen konnte, aus der sie ausgeschlossen gewesen wären.

Die klösterliche Sensibilität: Der Schatz der Kirche

Es mag durchaus der Fall gewesen sein, daß die Laien des Hochmittelalters – in dem Maße, wie sie selbst betroffen waren – der Konzeption der Diptycha enger verbunden blieben als dem stillen, wo nicht sogar stummen Gebet des Priesters beim *Memento*. Deshalb haben die Verkündigungen die Liquidierung der gallikanischen Liturgie überdauert, und zwar am Rande der lateinischen Messe der Priester; erst im 20. Jahrhundert ist ihre volkstümliche Verbreitung zurückgegangen.

Umgekehrt stammt der Willensimpuls, der das *Memento* der Toten abgesondert hat, um es zum Fürbittgebet zu machen, aus einer spezifisch klerikalen und mönchischen Sensibilität, und zwar zu einer Zeit, da sich diese Kleriker vollständig von den Laien isoliert und eine streng abgesonderte eigene Gesellschaft gebildet hatten.

Die Umwandlung der öffentlichen Opfergebete in private Fürbittgebete muß mit der Bedeutung der persönlichen Messe im Klosterleben und im religiösen Kultus verglichen werden.

Bekanntlich gab es in der alten Kirche nur eine einzige Messe, die Messe des Bischofs und der Gemeinde. In den später entstandenen ländlichen Pfarrgemeinden sangen der Priester und seine Ministranten ohne den Bischof die *missa solemnis* des Bischofs; bis auf einige geringfügige Abweichungen hat sich daran denn auch nichts verändert, und dieser Zustand hat sich bis heute in den östlichen Kirchen erhalten. Im lateinischen Abendland bildete sich dann, unter Umständen, deren ganz im Dunklen liegende historische Entwicklung den thematischen Bereich unserer Untersuchung sprengt, die Gewohnheit heraus, wochentags und ohne assistierende Leviten und Sänger (aber wenigstens mit der prinzipiellen Assistenz eines Geistlichen) eine stille Messe ohne Gesang zu lesen, die einerseits vereinfacht, andererseits mit persönlichen, zuweilen improvisierten Gebeten überladen wurde. Diese Messen galten als von der *missa solemnis* durchaus verschieden; man nannte sie *missae privatae, speciales, peculiares* (Jungmann).

Man las nicht nur jeden Tag die Messe; sondern jeder Priester war versucht, mehrere Messen täglich zu zelebrieren, um seine zusätzlichen Verdienste zu mehren und die soziale Geltung und die Wirksamkeit seiner Fürbitte wachsen zu sehen. Papst Leo III. (795–816) ging sogar so weit, an ein und demselben Tage neun Messen zu zelebrieren. Alkuin beschränkte sich auf drei (die Zahl der Heiligen Dreieinigkeit?). Im 12. Jahrhundert legt

Honorius von Autun überdies fest, daß die Lesung einer täglichen Messe die Regel ist, daß jedoch drei oder vier durchaus erlaubt sind. Dieser Zuwachs an Messen ermöglichte es, den Schatz der Kirche zu mehren und seine wohltätige Wirkung einem größeren Kreis von Seelen zukommen zu lassen. Diese Phase, die sich vom 9. bis zum 11. Jahrhundert erstreckt, ist eine Phase der rechenhaften Ausbeutung verdienstvoller Handlungen – wie die vom 14. bis zum 16. Jahrhundert. Zwischen beiden liegt eine Periode geistlicher Erneuerung und Läuterung: Vom 13. Jahrhundert an haben die Konzilien die täglichen Messelesungen auf eine beschränkt, mit Ausnahme des Weihnachtstages.

Diese Messen waren Toten- oder Seelenmessen. Es ist sicher kein Zufall, daß der Name Gregors des Großen einerseits mit dem Teil des römischen Kanons verbunden bleibt, dem er seine endgültige Gestalt gegeben hat (oder dem er wenigstens den endgültigen und noch heute feststehenden Platz des *Memento* der Toten zugewiesen hat), andererseits mit den besonderen Frömmigkeitskundgebungen zur Fürbitte für die Toten (ein *grégorien* = 30 bzw. 33 Messen, der sogenannte Meßtricenar). Derselbe Papst Gregor macht in den Geschichten von besessenen oder verdammten Mönchen, die er verbreitet, auch beispielhaft deutlich, welchen Schrecken und welche Macht der Teufel über eine Ordensgemeinschaft wie die ausübte, deren Abt er war, und wie vieler anthumer und posthumer Gebete jeder Mönch bedurfte, um sich dem Tode gewachsen zu fühlen.

Da die Mönche hinfort auch sehr häufig die Priesterweihe erhielten, folgten seit dem 9. Jahrhundert in vielen Bethäusern oder Klosterkirchen die Messen mit *Memento* der Toten, d. h. die Seelenmessen, unmittelbar aufeinander, ohne jede Pause. In Cluny sogar Tag und Nacht. Zu Beginn des 11. Jahrhunderts erzählt Raoul Glaber, daß ein Mönch aus Cluny bei der Heimreise von einer Kreuzfahrt ins Heilige Land wunderbarerweise von einem sizilianischen Eremiten wiedererkannt wurde: der vertraute ihm an, daß er, in einer göttlichen Offenbarung, Kenntnis davon erhalten habe, wie wohlgefällig Gott die permanenten Seelenmessen von Cluny und wie heilbringend sie für die dadurch erlösten Seelen seien. Cluny ist auch der Ursprungsort eines besonderen, der Erlösung der Toten gewidmeten Feiertages. Es hat den Anschein, daß lokale Initiativen einen besonderen Jahrestag für alle Toten bestimmten, d. h. für die Verstorbenen, die nicht – wie Kleriker und Mönche – des Beistandes ihrer Brüder sicher sein konnten, die Vergessenen, die Mehrzahl der Laien. Diese Totengedenktage fanden zu regional verschiedenen Zeiten statt: am 26. Januar, am 17. Dezember (der Heilige Ignatius), am Pfingstmontag und sehr häufig auch am Tage der

Heiligen Makkabäer. In der Kathedrale von Rouen war noch im 17. Jahrhundert eine Kapelle, deren Altar mit einem Gemälde von Rubens geschmückt war, den Heiligen Makkabäern geweiht. Schließlich gab man dem von Odilon von Cluny im Jahre 1048 festgesetzten 2. November den Vorzug, der sich schließlich, wenn auch kaum vor dem 13. Jahrhundert, in der gesamten lateinischen Christenheit durchsetzte – Zeichen des klösterlichen Ursprungs dieser frommen Andacht und zugleich Chiffre der langen Indifferenz der Massen angesichts dieser individualistischen Einstellung zu den Toten.

In dem Maße, wie die Messelesungen an Zahl zunahmen, mußte sich auch die Zahl der Altäre vermehren (19) – eine Tendenz, die sich vom 8. Jahrhundert an überall beobachten läßt. Im Kircheninnern von Sankt Peter nahmen im 8. und in der ersten Hälfte des 9. Jahrhunderts »die Beträume an Zahl zu; eine kleine Kapelle mit einer im Mauer- oder Pfeilerwerk der Basilika ausgehobenen Apsis, ein durch einen Vorraum und eine *pergula* abgegrenzter Altar«, trug die Kapelle den Namen des Heiligen, der darin verehrt wurde. Der Papst, der sie hatte erbauen lassen, »um sich einen angemessenen Platz im Himmel zu sichern«, ließ sich zu Füßen des Altars bestatten (Jean Charles-Picard [20]). Benoît d'Aniane stattete in ähnlicher Weise die Kirche Saint-Saveur, die er im Jahre 782 erbauen ließ, mit vier Altären aus. Die im Jahre 798 vollendete Abteikirche von Centula verfügte über deren elf. Der im Jahre 820 entworfene Rekonstruktionsplan der Abteikirche von Sankt Gallen sah deren siebzehn vor.

Diese Altäre, die die verehrten Reliquien bargen, waren an der Außenmauer der Kirche, sehr häufig auch an einem ihrer Pfeiler, aufgestellt, und zwar *ohne den Grundriß des Bauwerks zu beeinträchtigen*. Wir können uns diese Disposition, die die Architekturentwicklung seit dem 14. Jahrhundert überall sonst aufgegeben hat (Seitenkapellen), in den Kirchen des deutschen Rheinlandes vor Augen führen, wo sie sich bis ins 17. Jahrhundert erhalten hat. So sieht man in Trier Altäre mit Retabel, die einfach an einen Stützpfeiler gelehnt sind.

In Cluny, in Sankt Gallen und in allen anderen Klöstern wurden diese Altäre zu gleicher Zeit oder nacheinander von den Zelebranten benutzt, die ihre Messe summten (denn sie konnten sie nur mit Mühe, wie es die Bräuche von Cluny vorschrieben, *in secretum* lesen, d. h. mit halblauter Stimme); die zweite Messe begann, bevor noch die erste beendet war, und so fort (Schachtelämter).

In eben diesen klösterlichen Ordens- und Kanonikergemeinschaften hat sich also seit dem 8. bzw. 9. Jahrhundert das der Menge der Laien noch unbekannte Gefühl von Unsicherheit und Angst angesichts des Todes – oder besser: des Jenseits – entwickelt. Um dieser Angst vor ewiger Verdammnis zu entrinnen, trat man ins Kloster ein, zelebrierte man dort – obwohl das durchaus nicht die ursprüngliche Funktion von Mönchen und Eremiten war – die Messe, so viele Messen wie nur möglich, deren eine die andere nach sich zog und deren jede zum Heil der Seelen beitrug. Der Heilige Bonifatius schrieb an den Abt Optatus von Mileve: »Damit die Einheit brüderlicher Liebe sich regelmäßig zwischen uns einstellt, soll ein gemeinsames Gebet für die Lebenden gesprochen, sollen Gebete und *missarum solemnia* für die Verstorbenen dieses Jahrhunderts gelesen werden, wenn wir uns gegenseitig die Namen unserer Verstorbenen mitteilen.« (21) Es gab also Verbindungen zwischen den Ordensgemeinschaften, die dem Austausch der Namen ihrer Verstorbenen dienten, um einen *gemeinsamen Fundus* von Messen und Gebeten zu stiften, aus dem jede zu ihrer Zeit schöpfen konnte und der Quelle ihres geistlichen Heils war. Eine Situation, wie sie Guillaume Le Bras sehr treffend beschrieben hat: Im 8. Jahrhundert löschte die »Theologie des transzendentalen Tausches alle administrativen [und biologischen] Grenzen aus. Romanen wie Kelten beschrieben die Königreiche des Jenseits und wogen das Gewicht der Sünden ab [wie wir gesehen haben, war diese Epoche auch die der Abfassung der Bußrituale], Romanen wie Kelten billigten die Kooperation zur Erlösung der Verstorbenen durch wechselseitige Gebete und private Messen. Das Dogma der Gemeinschaft der Heiligen konkretisierte sich in der besonderen Bestimmung des Meßopfers, der stellvertretenden Buße, in dieser ganzen Ausbeutung der zusätzlichen Verdienste, die zum Ablaßwesen und zur Theorie des Schatzes der Kirche führen sollte [...]. Das ganze Abendland füllte sich mit diesen klösterlichen Kolonien von Bittstellern.« Und nach Jungmann: »Auf der Synode von Attigny (762) verpflichteten sich die anwesenden Bischöfe und Äbte, für jeden, der aus ihrem Kreise sterben würde, u. a. zu hundert Messen. Eine im Jahre 800 eingegangene Verbrüderung zwischen St. Gallen und Reichenau bestimmte u. a.: für jeden verstorbenen Mönch sollte nach Eingang der Todesnachricht jeder Priester am betreffenden Tage drei Messen und am dreißigsten Tage eine weitere Messe lesen, am Anfang jeden Monats sollte nach dem Totenamt des Konvents wieder jeder Priester eine Messe lesen; endlich sollte alljährlich am 14. November [einer dieser lokalen Totengedenktage, von denen oben die Rede war] ein allgemeines Totengedächtnis gehalten werden, wieder mit je drei Messen eines jeden Priesters.« (21)

Noch weit bis ins Hochmittelalter hinein ließen Abteien, die sich zu ebendiesem Zweck zusammengeschlossen hatten, untereinander ein Dokument zirkulieren, das Totenregister hieß und in dem jede Ordensgemeinschaft die Namen ihrer eigenen Verstorbenen verzeichnete, gefolgt von einer biographischen Notiz, die sie den immerwährenden Gebeten der anderen Gemeinschaften anempfahl. Es mußte folglich über alle Gebete Buch geführt werden, nicht nur über die, die den Bruderschaften versprochen, sondern auch über die, die den wohltätigen Laien zugesagt waren, die ihrerseits Anspruch auf dieselbe Gunst erhoben. Man mußte also immer wissen, für wen die Tagesmesse gelesen wurde, und eben das war die Rolle der Seelenmessenregister.

Zwischen dem 8. und dem 10. Jahrhundert tritt also ein originärer Totenkult in Erscheinung, der auf die Abteien, die Kathedralen, die Stiftskirchen und die Gebetsverbrüderungen beschränkt war, die sich zwischen ihnen gebildet hatten – eine Gesellschaft innerhalb der Gesellschaft, mit einer ganz eigenen Sensibilität.

Die neuen Rituale des Hochmittelalters: Die Rolle des Klerus

Um das 11. Jahrhundert zeichnen sich also, nach einer langen, frühmittelalterlichen Phase, zwei deutlich voneinander geschiedene Einstellungen zum Leben nach dem Tode ab. Die eine, traditionalistisch, der großen Menge der Laien eigen, bleibt dem Bild eines kontinuierlichen *phylum* von Lebenden und Toten treu, die, im Himmel wie auf Erden geeint, in den Verkündigungen jedes Sonntagsgottesdienstes beschworen werden. Die andere, in einer geschlossenen Gesellschaft von Priestern und Mönchen beheimatet, legt dagegen Zeugnis von einer neuen, eher individualistischen Psychologie ab.

Vom 13. Jahrhundert an verläuft alles so, als ob die bis dahin entwickelten, und zwar in den Klöstern entwickelten Wesenszüge sich die offene Welt der Laien eroberten. Der Tod wird von jetzt an und für lange Zeit »klerikalisiert« – eine bedeutsame Veränderung, die bedeutsamste vor den Säkularisationsschüben des 20. Jahrhunderts.

Wie bereits angemerkt, waren die Todesrituale des frühen Mittelalters vom Trauerüberschwang der Hinterbliebenen und von den Ehrenbezeigungen beherrscht, die sie den Verstorbenen erwiesen (Lobeserhebung und Trauergeleit). Die Rituale waren weltlich, und die Kirche schaltete sich nur zur Vergebung der Sünden ein: anthume Absolution und posthume *ab-*

soute wurden anfangs nur ungenau unterschieden. Vom 13. Jahrhundert an greifen Veränderungen um sich, die es jetzt zu analysieren und zu deuten gilt.

Zunächst die Totenwache und die Trauerbekundung. Beobachter des 18. Jahrhunderts haben ihr Erstaunen über Gepflogenheiten geäußert, die zwar seit jeher üblich waren, im Bestattungsritual der Mönche aber zu feierlichem Brauchtum geworden sind: die *lavatio corporis* (wie sie der Reisende Moléon beschreibt [22]). »Inmitten einer sehr weitläufigen und langgestreckten Kapelle, die man betritt, wenn man vom Kloster in den Kapitelsaal kommt, liegt der Waschraum, eine sechs oder sieben Fuß lange, etwa sieben bis acht Zoll tiefe Wanne mit einer Kopfstütze aus Stein, einem ebensolchen Trog und einem Loch am Ende der Fußseite, durch das das Wasser ablaufen kann, wenn man den Toten gewaschen hat [...]. In den Kathedralen von Rouen und Lyon kann man noch heute solche Tröge oder Waschsteine sehen, in denen man die Kanoniker nach ihrem Tode wusch.«

Moléon merkt übrigens an, daß dieses Ritual auch bei Laien verbreitet war, wenn auch nicht überall mit derselben brauchtumsgeprägten Verbindlichkeit: »Noch heute wäscht man die Toten nicht nur in den alten Klosterorden, sondern durchgängig auch bei den Laien, so im Baskenland, in der Diözese Bayonne und an verschiedenen anderen Orten, etwa in Avranches in der südlichen Normandie. Vielleicht rührt gerade von diesem alten Brauch die abergläubische Zeremonie in manchen Landpfarreien her, aus einem Haus, in dem gerade ein Sterbender verschieden ist, alles Wasser, das darin aufbewahrt wird, auszugießen; es mußte früher nämlich weggeschafft werden, weil es zur Waschung des Leichnams des Verstorbenen gedient hatte. Im ganzen Vivarais machen es sich die nächsten Angehörigen und die verheirateten Kinder zur Pflicht, die nur mit einem Hemd bekleideten Leichname ihrer Eltern oder Verwandten zum nächsten Fluß zu tragen, um sie zu baden und zu waschen, bevor man sie ins Leichentuch hüllt.« (23)

Es ist durchaus nicht unmöglich, daß die Zeremonie der Waschung des Leichnams und der Ausgießung des Schmutzwassers, aus altem heidnischen Brauchtum ererbt, durch Nachahmung dessen erneuert wurde, wozu sie im Ritual der Mönche geworden war. Der klösterliche Einfluß ist zweifelsfrei belegt im Brauch, die Toten auf Asche oder Stroh zu betten. »Mitten in diesem großen Siechenhaus [von Cluny]«, berichtet wiederum Moléon, »gibt es noch eine kleine Vertiefung von etwa sechs Fuß Länge und zweieinhalb bis drei Zoll Tiefe. Dahinein bettete man auf Asche die Mönche, die in den letzten Zügen lagen. Man bettet sie noch heute [um 1718] so, aber erst, nachdem sie verschieden sind [...]. Das ist in manchen alten Ritualen auch für die Laien so bestimmt. Nur der Schauder vor Strafe und Entehrung [damals bereits!] hat diese heilige Praxis zum Versiegen gebracht.«

Wir wissen, daß auch die Laien sich derart zur Schau stellen ließen, wo nicht auf Asche, so doch auf Stroh. Dokumente aus dem Jahre 1742 sprechen von *in extremis* wiederbelebten Toten, deren einer zu neuem Leben erwachte, nachdem er bereits »mehrere Stunden auf dem Stroh geruht hatte«. »Vor zwölf oder dreizehn Jahren wurde eine Frau aus dem niederen Volke [...] für tot erachtet und mit einer Kerze zu Füßen aufs Stroh gebettet, wie es der Brauch ist.« (24)

Wir haben andererseits gesehen, daß in der *Chanson de Roland* oder in den *Romans de la Table ronde* dem gezähmten Tod die wilde Trauer entsprach. Im Hochmittelalter scheint es durchaus nicht mehr so legitim oder gar üblich, die Selbstkontrolle bei der Beweinung der Toten zu verlieren. Wo – wie im Spanien des 14. und 15. Jahrhunderts – die traditionellen Äußerungen ungezähmter Trauer fortbestanden, haben sich der äußere Anschein von Spontaneität und ihr Dolorismus doch abgeschwächt. Der Cid des *Romancero* sieht in seinem Testament eine Abweichung von den herkömmlichen Regeln bei Beisetzungen vor:

> *J'ordonne pour me pleurer,*
> *Qu'on ne loue point de pleureuses;*
> *Ceux de Chimène suffisent,*
> *Sans autres pleurs achetés.* (25)

Der *Romancero* räumt immerhin ein, daß die Spontaneität nicht die Regel ist; üblich ist vielmehr der rituelle *planctus* mit beruflichen Klageweibern. Man sucht nicht mehr den Schein des Natürlichen wie in der *Chanson de Roland* oder im Artus-Zyklus – es ist übrigens sehr wohl möglich, daß auch diese großen Lamentationen zu einem Ritual gehörten und zuweilen sogar, in der Realität, gedungenen Akteuren überlassen wurden; im Kunstwerk aber trug man Spontaneität zur Schau.

Der Cid macht lediglich eine Ausnahme zugunsten von Chimena, seiner unvergleichlichen Geliebten und Gattin. Was zur Zeit Karls des Großen verbreitet war, wurde gegen Ende des Mittelalters zur Ausnahme. Chimena stimmt also die Lobeserhebung – übrigens ziemlich kühl – ohne sonderliche leidenschaftliche Regung an: sie begnügt sich damit, gegen Ende ihrer langen Tiraden in Ohnmacht zu sinken:

J'ordonne ... Desgleichen verlange ich,/ Daß, mich zu beweinen, keine Klageweiber bestellt werden./ Die Tränen meiner Chimena genügen mir,/ Ohne zusätzlich erkaufte.

Ce modèle de noblesse
Ne put parler plus longtemps.
Elle tomba sur le corps
En pâmoison, comme morte.

Wir haben ein anderes Zeugnis der neuen Einstellung zum Tode vor Augen, das ungefähr zeitgleich mit dem des Cid ist, aber aus der humanistischen Gelehrtenwelt von Florenz stammt. Alberto Tenenti hat es beigesteuert. (26) Der Florentiner Kanzler, Salutati, bedenkt seinen Tod. Unter dem Einfluß der stoischen Philosophie der Antike und der patristischen Tradition sieht er im Tode das Ende aller Leiden und den Zugang zu einer besseren Welt. Er macht es sich zum Vorwurf, daß er den Tod eines Freundes beweint, weil er damit die Gesetze der Natur und die Prinzipien der Philosophie außer acht läßt, die uns davon abhalten, Personen wie materielle Güter zu betrauern, da beide in gleicher Weise vergänglich sind. In diesen Erwägungen der Zeit macht sich eine gelehrte Rhetorik, aber auch das gemeinschaftliche Gefühl bemerkbar, das Menschen den in ähnlicher Weise geliebten Dingen gleichstellte – *omnia temporalia*. Eingeräumt sei, daß darin viel bloße Literatur lag. Eines Tages aber, im Mai des Jahres 1400, handelt es sich nicht mehr nur um Literatur: Salutati verliert seinen eigenen Sohn. Er wird sich der Vergeblichkeit der Argumente bewußt, die er vordem in seinen Trostbriefen vorgebracht hatte, als einer seiner Briefpartner, Ugolino Caccini, ihn auf dieselbe Weise behandelt wie er seine betroffenen Freunde: Caccini wirft ihm vor, sich willenlos dem Schmerz zu überlassen, er ermahnt ihn, sich in den göttlichen Willen zu fügen. Salutati rechtfertigt sich mit Formeln, die uns die neue Sprache der Trauer vor Augen führen. Er antwortet, daß er seine Herzensnot jetzt ruhig eingestehen kann, weil er im Augenblick des Todes seines Sohnes sich vom Schmerz nicht hat übermannen lassen: er hat ihm seinen letzten Segen erteilt, ohne eine Träne zu vergießen, er hat ihn *immotis affectibus* verscheiden sehen und ihn dann schließlich klaglos ins Grab geleitet.

Man ginge, wie ich meine, fehl, wenn man diese Einstellung dem Stoizismus zuschriebe, welchen Einfluß er auch auf das humanistische Denken gehabt haben mag. Salutati hat eine Haltung an den Tag gelegt, wie sie bei Leuten seiner Gesellschaftsschicht üblich war. Er ficht lediglich die Rhetorik der Trostbriefe an und sagt, daß, selbst wenn die Seele unsterblich ist

Ce modèle de noblesse ... Dieses Vorbild aller edlen Tugenden/ Konnte nicht länger sprechen./ Sie sank über dem Leichnam hin/ In tiefer Ohnmacht, wie tot.

und der Leib wiederaufersteht, »diese harmonische Mischung, die Pietro zu seinem Sohn macht, für immer zerstört ist«. Ihm bleibt nur, sich Gott als der Quelle allen Trostes zuzuwenden: »*Converti me igitur ad fontem consolationis*.« Er bestreitet jedoch nicht die Legitimität der Selbstbeherrschung im Augenblick des Todes und beim Leichenbegängnis. (26)

Die sozialen Konventionen gaben dem offenen Ausdruck der Gewalt des Schmerzes nicht mehr statt, sie drängten künftig eher auf Würde und Selbstkontrolle.

Was man mit Worten und Gebärden nicht mehr ausdrücken wollte, stellte man – im Sinne einer Symbolik, die jenem Herbst des Mittelalters lieb war – durch die Kleidung und deren Farbe zur Schau. Hat sich das Schwarz als Trauerfarbe damals endgültig durchgesetzt? Das Gewebe, das den Leichnam einhüllte, konnte jedenfalls durchaus auch golden glänzen. Ein Testatar verlangt im Jahre 1410 (27), daß sein Leib in ein golddurchwirktes Tuch gehüllt wird, aus dem später ein Meßgewand gemacht werden soll. Im 14. Jahrhundert brachten die Freunde des Verstorbenen zum Leichenbegängnis goldbestickte Stoffe und Kerzen mit wie wir heute Blumen. Man war in jenen Zeiten in Rot, Grün oder Blau, in die Farben seiner prächtigsten Gewänder gekleidet, die man zu Ehren des Toten anlegte. Im 12. Jahrhundert faßte Baudry, Abt von Bourgueil, es als seltsamen Zug auf, daß die Spanier sich beim Tode ihrer Angehörigen schwarz kleideten. Und nach Quicherat wird eine feierlich-schwarze Trauerkleidung zum ersten Mal am englischen Hof beim Tode Johanns des Guten erwähnt. Ludwig XII. kleidet sich beim Tode Annes von England schwarz und verpflichtete seinen Hofstaat, es ihm nachzutun.

Ein Gerichtsbüttel entschuldigt sich im Paris des Jahres 1400, daß er nicht seine gestreifte Amtstracht trägt, sondern »ein *einfaches* Gewand, das er angelegt hat, weil der Vater seiner Frau verschieden war und man ihm die letzte Ehre erweisen mußte«. (28) Ein einfaches Gewand, d. h. sicher ein schwarzes.

Wenn das Schwarz als Trauerfarbe im 16. Jahrhundert auch verbreitet war, so war es damals doch noch nicht für die Könige selbst und ebensowenig für die Würdenträger der Kirche verbindlich. Es hat zwei Bedeutungen: es bezeichnet das düstere Wesen des Todes, wie es sich mit der makabren Ikonographie entwickelt, und vor allem die ältere Ritualisierung der Trauer. Die schwarze Trauerkleidung bringt aber auch die Trauer zum Ausdruck und entbindet von einer persönlicheren und dramatischeren Gebärdensprache.

Das neue Geleit:
Eine Prozession von Klerikern und Armen

Im Umkreis des Toten bleibt also kein Raum mehr für die großen und langewährenden Wehklagen von ehedem; niemand trägt mehr mit lauter Stimme Lobeserhebungen und Schmerzesäußerungen vor wie früher. Die Freunde und die Familie, die schweigsam geworden und verstummt sind, fungieren nicht mehr als die Hauptakteure eines jetzt entdramatisierten Geschehens. Die Hauptrollen fallen künftig den Priestern zu, namentlich den Bettelmönchen oder mönchsähnlichen Laien mit religiösen Funktionen wie den Dritten Orden oder den Bruderschaften – d. h. den neuen Todesspezialisten.

Von seinem letzten Seufzer an gehört der Tote weder seinen Standesgenossen oder Gefährten noch seiner Familie, sondern der Kirche.

Die Lesung der Totenmesse ist an die Stelle der alten Wehklagen getreten. Die Totenwache ist zur kirchlichen Zeremonie geworden, die im Hause des Verstorbenen beginnt und sich zuweilen in der Kirche fortsetzt, mit den Stundengebeten für die Toten und den Gebeten zur Empfehlung der Seele, den *recommendaces*.

Nach der Totenwache beginnt eine Zeremonie, der in der Symbolik des Leichenbegängnisses beträchtliche Bedeutung zuwächst: das Geleit. In der alten mittelalterlichen Ritterdichtung wurde der Leichnam, wie wir gesehen haben, von den Freunden und Angehörigen zur Stelle der Grablegung geleitet: letzte Äußerung einer schließlich gestillten Trauer, bei der die Ehrenbezeigung die Oberhand über die Klage gewinnt, die ein zurückhaltender Akt von Laien ist.

Im Hochmittelalter – und mehr noch nach der Gründung der Bettelorden – hat sich diese Zeremonie ihrem Wesen nach verändert. Aus der Weggemeinschaft ist eine feierliche geistliche Prozession geworden. Die Angehörigen, die Freunde sind zwar nicht aus dem Geleit verbannt worden; wir wissen, daß sie zu einem der Gottesdienste geladen wurden, und sind sicher, daß sie etwa am königlichen Trauergeleit teilnahmen, dessen Protokoll urkundlich belegt und bei dem der Platz eines jeden genau festgelegt ist. Bei gewöhnlichen Trauerkonvois ist ihre Anwesenheit jedoch derart unauffällig, daß man sie schließlich sogar bezweifelt. Sie haben sich angesichts jener neuen Offizianten verflüchtigt, die das Geschehen ganz für sich in Anspruch nehmen. In erster Linie die Priester und die Mönche, die häufig den Leichnam tragen. Priester der Pfarrgemeinde, arme »Hilfspriester«, Bettelmönche aus den »vier Bettelorden« (der Karmeliter, der Augustiner, der Kapuziner und der Franziskaner), deren Gegenwart bei allen städtischen Leichenbegängnissen gleichsam obligatorisch ist. Sie werden von einer je nach Reichtum und Großzügigkeit des Verstorbenen variierenden Zahl von Armen und Kindern aus den Spitälern und von Findelkindern begleitet. Die werden in ein Trauergewand gekleidet, das der *cagoule*, der ärmellosen Mönchskutte der südländischen Büßer ähnelt, deren Kapuze das Gesicht verhüllt. Sie tragen Kerzen und Fackeln und erhalten, außer dem Trauergewand, als Lohn für ihre Anwesenheit ein Almosen. Es ist ihnen gelungen, sowohl an die Stelle der Gefährten des Verstorbenen als auch der gedungenen Klageweiber zu treten. Manchmal nehmen Vertreter der Bruderschaft, deren Mitglied der Verstorbene war, ihre Stelle ein, oder auch die einer Bruderschaft, die für die Beisetzungen der Armen sorgt.

Die feierliche Prozession des Totengeleits ist vom 13. Jahrhundert an zum Symbol des Todes und des Leichenbegängnisses überhaupt geworden. Vordem war es die Grablegung, die diese Rolle spielte, wenn der Leichnam in den Sarkophag gebettet wurde und die Priester die Absolution sprachen – eine Vorstellung, die in Italien und in Spanien bis zur Renaissance verbreitet geblieben ist. In Frankreich und Burgund ist die Darstellung der Absolution in der Ikonographie durch die des Trauergeleits ersetzt worden, das seither als das bezeichnendste Element der ganzen Zeremonie aufgefaßt wird. Ein solches Geleit ist auf der Grabplatte eines Sohnes des Heiligen Ludwig dargestellt – ein Beweis dafür, daß es als Brauchtum vom 13. Jahrhundert an verbürgt ist. Diese traditionelle Aufstellung des Gefolges ist in der Grabkunst bis zur Renaissance ungezählte Male zum Thema gemacht worden. Hier möge es genügen, an die berühmten Gräber von Philippe Pot im Louvre und an die der Herzöge von Burgund in Dijon zu erinnern.

Die Ordnung und Gliederung des Geleits wurde nicht einfach dem Herkommen oder dem Klerus überlassen. Sie wurde vom Toten selbst in seinem Testament festgelegt, und der rechnete es sich häufig zur Ehre an, die größtmögliche Anzahl von Priestern und Armen um seinen Leichnam zu versammeln. Ein Testament aus dem Jahre 1202 verlangt hundert *presbyteri pauperes*, die armen »Pfarrgehilfen« des 16. und 17. Jahrhunderts, das Priesterproletariat ohne Pfründe, das sich durch die Teilnahme an Leichenbegängnissen, durch Messen und Stiftungen seinen Unterhalt verdiente.

Die Testamente des 16. und 17. Jahrhunderts bestätigen die Bedeutung, die die Zeitgenossen der Aufstellung ihrer Trauerkonvois auch weiterhin zubilligten. Sie widmeten sich ihr mit großer Unbeirrbarkeit, bis ins kleinste Detail. Hier einige Beispiele. Ein Winzer aus Montreuil verlangt im Jahre 1628, daß sein Leichnam »am Tage seiner Beisetzung von sechs Ordensbrüdern des Ave-Maria-Klosters getragen wird«. (29) Ein anderer, demütiger noch, wünscht im Jahre 1647, »daß das Geleit unter Glockengeläut vor sich gehen soll, bei gleichartigem Schmuck [die Trauerfarben in der Wohnung und in der Kirche], daß eineinhalb Dutzend Fackeln zu je einem Pfund und ein Dutzend Kerzen vorhanden sein sollen [getragen von den Armen] und daß die Brüder der vier Bettelorden teilnehmen, wie es der Brauch ist« (30); im Jahre 1590: »Außer den Hilfspriestern der genannten Pfarre sollen auch zehn Brüder der vier Bettelorden bestellt werden, die besagten Leichnam tragen, und an jedes Mitglied dieses Ordens sollen nach beendetem Gottesdienst zwanzig Sous verteilt werden«; ein anderer möchte, »daß die Hilfspriester bei seiner Beisetzung und beim Gottesdienst [...] dabei sind, und daß sein Leichnam von vier der besagten Priester der Pfarre getragen wird«.

Die Priester haben sich das – gutbezahlte – Monopol als Leichenträger gesichert. Die Zahl der Armen war nicht immer im voraus festgelegt: Man verpflichtete für das Geleit alle, die sich gerade an Ort und Stelle fanden und auf eine Gelegenheit dieser Art warteten: »Ein kleiner Silberling [ein Geldstück] möge am Tage seines Hinscheidens jedermann ausgehändigt werden, die ihn im Namen Gottes beklagen will.« (30) »Zur Stunde, da man seinen Leichnam in die Erde bettet, seien den Armen zur Ehre und um der Liebe Gottes und der VII Werke der Barmherzigkeit willen VII Franken als Almosen ausgehändigt.«

Rund hundertfünfzig Jahre später hat sich die Formulierung noch immer kaum verändert: »Ich wünsche, daß am Tage meiner Beisetzung allen Armen, die unmittelbar nach dem Ende meiner Grablegung zugegen sind, ein Sou ausgehändigt wird.« (1650 [30]) »Ich wünsche, daß am Tage meines Hinscheidens die Armen der Pfarre [also keine beliebigen Armen!] gerufen werden, denen ich die Summe von hundert Livres auszuhändigen bitte.«

Man gab *allen* Armen der Pfarre ein Almosen; *einige* wurden überdies auch eigens eingekleidet. »Man kleide ein Dutzend Arme, die am besagten Geleit teilnehmen sollen, in ein Gewand mit Kappe aus Stoff nach herkömmlicher Art« (1611 [30]; also noch die gewöhnliche Trauerkleidung).

Die Bruderschaft vom Heiligen Abendmahl wollte sich diese Versammlung von Armen zunutze machen, um sie den Katechismus zu lehren: »Man faßte den Entschluß, die Herren Geistlichen zu bitten, es nicht mehr zu dulden, daß Almosen verteilt werden, wenn Beisetzungen stattfinden, es sei denn nach einem Katechismusunterricht, den man den Armen erteilt, die sich gewöhnlich da einfinden, um milde Gaben in Empfang zu nehmen.« (1633 [31])

Ein Jahrhundert später hat sich die Zahl der Armen nicht vermindert, und sie ist noch immer für den gesellschaftlichen Stand des Testatars bezeichnend. Im Jahre 1712 sollen dem Trauerkondukt vorausgehen »30 arme Männer und 30 arme Frauen, denen vier Ellen Stoff verabfolgt werden sollen, um sie zu kleiden [anstelle des Trauergewandes besteht das Almosen hier aus einem einfachen Kleidungsstück]. Sie sollen jeder einen Rosenkranz [eine neue Art von Frömmigkeitskundgebung] und eine Kerze an einer Seite des Sarges tragen und in derselben Ordnung andächtig zur Stelle meines Grabes gehen.« (32)

Über die Armen und die armen Hilfspriester der Pfarre hinaus waren im Kondukt die kleinen Insassen der Waisenhäuser zugegen, verlassene oder Findelkinder. In Paris sind das die Kinder von Saint-Esprit, aus der Trinité und die *Enfants rouges*. Im Verein mit den Bettelmönchen sind sie zu regelrechten Todesspezialisten geworden. Kein schickliches Leichenbegängnis ohne eine Abordnung von ihnen. Ihre Anwesenheit bei Beerdigungen sicherte den Findelhäusern bestimmte Einnahmequellen, wie etwa das folgende Legat eines Testatars bezeugt: »Dem Findelhaus des Faubourg Saint-Victor soll eine einmalige Summe von 300 Livres zufallen mit der Auflage, daß 15 Knaben und ebensoviele Mädchen an seiner Beisetzung teilzunehmen haben.« (33)

Die auf diese Weise zusammengerufenen Kinder konnten auch aus den Armenstiften kommen und in Begleitung eines Lehrers auftreten. Ein Legat »von 30 Livres für die armen Kinder, mit der Auflage, daß sie an seinem Geleit teilnehmen« – Empfänger: ein Armenstift. In einer Kostenabrechnung über »Gottesdienst, Geleit und Beisetzung« aus dem Jahre 1697 liest man, als beiläufige Ausgabe: »Für die Kinder der Armenschule, 4 L.« (33)

Deshalb ist das Geleit seit dem 13. Jahrhundert – und bis zum 18. – zu einer Prozession von Priestern, Mönchen, Kerzenträgern und Bedürftigen geworden, die sich steif und feierlich in Bewegung setzt; die religiöse Würde oder der Gesang von Psalmen sind an die Stelle der Wehklagen und der verzweifelten Gebärden des alten Trauerüberschwangs getreten. Überdies bezeugen die Bedeutsamkeit dieser Prozession und die Fülle der Almosen und Stiftungen, die dafür aufgewendet werden, die Großzügigkeit und den Reichtum des Verstorbenen, während sie zugleich beim himmlischen Hofstaat Fürbitte für ihn einlegen.

Die Einbeziehung der Armen in sein Leichenbegängnis ist das letzte barmherzige Werk des Verstorbenen.

Sarg und Katafalk als neue Mittel der Verhüllung des Leichnams

Ungefähr im 13. Jahrhundert – zur gleichen Zeit also wie die Totenwache – werden Trauer und Totengeleit zu kirchlichen Zeremonien, die von Mitgliedern des Klerus organisiert und geleitet werden; etwas scheinbar Nichtssagendes hat sich ereignet, das gleichwohl einen tiefgreifenden Wandel der Einstellung des Menschen zum Tode ankündigt: der Leichnam, ehedem vertrauter und bildlicher Ausdruck des Schlafes, verfügt fortan über eine solche bannende Macht, daß sein Anblick unerträglich wird. Er wird – und zwar für Jahrhunderte – den Blicken entzogen und in einem Schrein oder unter einem Denkmal geborgen, das ihn unsichtbar macht. Das Phänomen der Verbergung des Toten ist ein wichtiges kulturelles Ereignis, das wir jetzt zu analysieren haben; es kommt darin – wie im Gesamtkomplex der Einstellungen zum Tode – eine anfangs geistliche Symbolik zum Ausdruck.

Während des Hochmittelalters, so sagten wir oben, wurde der Leichnam nach dem Eintritt des Todes, nach den Trauerbekundungen und den Wehklagen der Angehörigen entweder in ein kostbares Linnen, in Goldstoff, in starkfarbige – rote, blaue, grüne – Gewebe oder einfach in ein Leichentuch gehüllt, d. h. ein Leinentuch, die Leinwand des Totenhemdes. Dann wurden der Leichnam und das ihn verhüllende Tuch auf eine Trage oder Bahre gebettet, einige Zeit vor der Haustür aufgebahrt und schließlich zur eigentlichen Grabstelle überführt, und zwar mit einigen Unterbrechungen, die im allgemeinen durch Brauch und Herkommen geregelt waren. Die Bahre wurde schließlich in den noch offenen Sarkophag gesenkt. Die Priester stimmten ein erneutes *Libera* mit Weihrauchopfer und Ausprengung von Weihwasser an, d. h. eine letzte Absolution oder *absoute*. So blieben der Leichnam und das Antlitz *bis zur endgültigen Schließung* des Sarkophags *sichtbar*, und sie waren im Grabe und auf der Bahre der stillen Betrachtung noch zugänglich, wie auf dem Totenbett zur Zeit des Hinscheidens.

Das war der Brauch, wie wir ihn aus alten Heldenliedern und späteren Bildern des 15. und 16. Jahrhunderts haben rekonstruieren können, vor allem in Italien und Spanien, wo sich die Tradition erhalten hat, das Gesicht des Verstorbenen unverhüllt zu lassen und – was dazu gehört – die Toten in Sarkophage zu betten.

Ungezählte Gemälde des 15. Jahrhunderts machen den auf der Bahre hingestreckten Leichnam beim Geleit zum Thema. In Santa Maria del Popolo in Rom bietet, in der Kapelle der Familie Mellini, ein Grabmal vom Ende des 15. Jahrhunderts, das Grabmal von Pietro Mellini (gestorben im Jahre 1483), ein Beispiel in Form eines offenen Sarkophages, auf dem der Leichnam ruht: Wie mag er sich über der Leere der Sarkophagwanne im Gleichgewicht halten? Bei genauerem Hinschaun bemerkt man, daß er auf einer Holzbahre liegt: Der Realismus des Bildhauers hat ihn nicht ruhen lassen, bis er mit täuschender Genauigkeit die Köpfe dreier Nägel nachgebildet hatte, die in jeder Ecke die beiden jeweils aufeinanderstoßenden Seitenwände des Bettes zusammenhalten. Es handelt sich also um ein hölzernes Gerät, das vom Sarkophag unabhängig ist und hineingestellt wird, eine Bahre, deren Tragegestell entfernt worden ist. Ein glücklicher Zufall macht dieses Detail am Grabe von Pietro Mellini in aller Deutlichkeit kenntlich. Sehr häufig ist es nämlich vom Polster der Bahre und vom Faltenwurf des sie verhüllenden Tuches verborgen, das, nach der Absolution, geglättet und an jeder der beiden Seiten von den assistierenden Geistlichen gehalten wird, die mit der Aufgabe betraut sind, den Leichnam auf den Boden des Sarkophags zu betten.

Ein anderes Grab in derselben Kirche, das des Kardinals Bernardo Lonati vom Anfang des 16. Jahrhunderts, zeigt eine etwas andere Anordnung, die in Italien sehr häufig ist. Die Holzbahre ruht nicht in der offenen Sarkophagwanne, sondern auf dem umgestülpten Deckel, dessen Verzierungen die gewölbte Seite in horizontaler Position über der Wanne halten. Wenn auch reich geschmückt, so sind diese Holzgestelle doch nicht sehr schön, und der Künstler hatte keinen zwingenden Grund, eine derart bizarre Schichtung aus freien Stücken zu erfinden. Der Aufbau macht vielmehr die seltsame Realität der Beisetzungen deutlich, mit ihrer dreifachen Übereinanderstapelung von Sargwanne, umgedrehtem Deckel und daraufstehender Bahre für den Leichnam. Die traditionelle Zeremonie der Grablegung führte dazu, den Leichnam aufzurichten und ihn, immer frei sichtbar, auf einem Gerüst aufzubahren, das aus denselben Materialien wie das Grab bestand – eine Neigung zur dramatischen Inszenierung, die sich mit dem »Katafalk« entwickelt, aber immer noch die freie Zugänglichkeit des Leichnams respektiert.

Vom 13. Jahrhundert an aber wird in der lateinischen Christenheit, mit Ausnahme der mediterranen Länder, wo der alte Brauch bis in unsere Zeit weiterbesteht, der Anblick des unverhüllten Totenantlitzes unerträglich. Kurz nach dem Tode und sogar noch unmittelbar am Ort des Todeseintrittes wird der Leichnam von Kopf bis Fuß ins Leichentuch vernäht, so daß nichts mehr von dem erkennbar ist, was er einmal war; dann wird er in einem Holzschrein oder Sarg [frz. hier *sarceu*] geborgen – ein Wort, das sich von Sarkophag herleitet.

Die Bettung in den Sarg fand im 14. Jahrhundert im eigenen Heim statt: Eine Miniatur zu einer Totenfürbitte in einem Stundenbuch zeigt den Tod, wie er, den Sarg geschultert, ins Zimmer des Kranken hereintritt. Und dieser Kranke wird das Zimmer nur noch im festverschlossenen Sarg verlassen, den Blicken der Zuschauer entzogen.

Die Ärmsten, die den Zimmermann nicht bezahlen konnten, wurden in einem lediglich zum Transport bestimmten Gemeinschaftssarg zum Friedhof überführt. Die Totengräber hoben die Leichname heraus, verscharrten sie und richteten den Sarg zur erneuten Benutzung her. Manche Testatare forderten, beunruhigt angesichts der Gleichgültigkeit ihrer Erben, eine Beisetzung in ihrem eigenen Sarg. Aber Reiche wie Arme blieben in ihren Leichentüchern dem Blick unzugänglich. Ein Holzschnitt stellt die Mönche des Hôtel-Dieu dar, wie sie damit beschäftigt sind, ihre Toten in Leichentücher einzunähen.

Dieses verstohlene Beiseiteschaffen ging nicht widerstandslos vor sich. Die mediterranen Länder übernahmen wohl den Brauch der Einbettung des Leichnams in einen Holzschrein, ließen es aber nicht zu, daß er das Antlitz vollständig verhüllte, sei es dadurch, daß er bis zum Augenblick der Grablegung offengelassen wurde wie in Italien und – noch zu Beginn des 20. Jahrhunderts – in der Provence, sei es dadurch, daß er, wenn auch seltener, nur mit einer Hälfte des Deckels verschlossen wurde, damit der Oberkörper und das Gesicht erkennbar blieben. So zeigt ein aus dem 15. Jahrhundert stammendes Fresko der Kirche San Petrone in Bologna den Oberkörper des Heiligen auf dem Boden eines nur zur Hälfte verschlossenen Holzsarges, der sich ausnimmt wie ein kalifornisches *casket* von heute, denn in Amerika haben sich Spuren des mediterranen Ursprungs der archaischen Weigerung erhalten, das Antlitz des Toten zu verhüllen.

Die Verhüllung des Leichnams vor den Blicken der Hinterbliebenen beruhte nicht auf einem bloßen Entschluß. Sie brachte kein Bedürfnis nach Anonymität zum Ausdruck. Bei den Leichenbegängnissen der großen Herren – der weltlichen wie der geistlichen – ist der im Sarg verborgene Leichnam denn auch bald durch eine Holz- oder Wachsfigur ersetzt worden, die zuweilen auf einem Prunkbett (so im Falle der Könige von Frankreich) zur Schau gestellt, immer aber auf dem Sarg mitgeführt wurde (wie bei den italienischen Gräbern des 15. Jahrhunderts, wo die Ruhenden auf dem Sarkophag ausgestreckt liegen). Diese Statue des Toten wird mit einem sehr bezeichnenden Namen belegt: sie heißt *représentation*. Für diese *re-*

présentation suchten die Bildhauer genaueste Ähnlichkeit zu erzielen, die sie (wenigstens im 15. Jahrhundert) dank der Masken erhielten, die sie dem Verstorbenen unmittelbar nach Eintritt des Todes abnahmen. Die Gesichter der *répresentations* wurden also zu Totenmasken.

Auf dem Sarg, zu Hause, während des Trauergeleits, in der Kirche zur Schau gestellt, waren sie Ebenbilder des mit gefalteten Händen Ruhenden. Sie blieben zuweilen auch nach dem Leichenbegängnis in der Kirche zugänglich und bildeten einen Übergangsstatus zwischen dem liegenden Toten, den sie mit größter Genauigkeit abbildeten, und der endgültigen Grabplastik des Ruhenden. In Westminster Abbey haben sich einige dieser Darstellungen erhalten, die noch heute zu sehen sind, vom Kopf des 1377 verstorbenen Eduard III. bis zur Figur Elisabeths I. Diese *royal effigies* wurden hoch genug geschätzt, um der Nachbildung für wert befunden zu werden. Die Figur der Königin Elisabeth ist im Jahre 1760 kopiert und erneuert worden. Diese Grabstatuen aus Holz und später aus Wachs (17. und 18. Jahrhundert) blieben sogar in Gebrauch, als man aufgehört hatte, sie bei Trauerkondukten und Leichenbegängnissen zu benutzen. Das letzte Bildnis, das für eine Trauerfeier angefertigt wurde, war das des Herzogs und der Herzogin von Buckingham, die in den Jahren 1735 und 1793 starben (das der Herzogin wurde zu ihren Lebzeiten abgenommen). Die Wachsbildnisse von Wilhelm III. und Königin Maria II. (Wilhelm starb im Jahre 1702, Maria 1694) wurden 1725 in Westminster aufgestellt und gleich sehr bewundert und häufig besichtigt. Es handelte sich dabei nicht mehr um *gisants*, sondern – wie bei Königin Anne – um auf dem Thron sitzende Majestäten. (34)

Den *représentations* war in der Folge noch eine andere Entwicklung beschieden, die ihren Ursprüngen genauer entspricht. Die Heiligen wurden in der römischen Kirche bis auf unsere Tage der Verehrung der Gläubigen in Form von Holz- oder Wachsbildnissen dargeboten, die denen ähnelten, die vom 14. bis zum 17. Jahrhundert bei fürstlichen Leichenbegängnissen mitgeführt wurden und den Verstorbenen in der idealen Haltung des ausgestreckt Ruhenden mit gefalteten Händen abbildeten. Ihr Ziel ist die Verewigung des flüchtigen Bildes des Heiligen im Augenblick des Todes oder der letzten Ehrenbezeigungen oder Abschiedsklagen seiner Umgebung.

Ein anonymes Bild aus der vatikanischen Pinakothek vom Ende des 15. oder Anfang des 16. Jahrhunderts stellt das Grab der Heiligen Barbara dar. Dieses kubische Grabmal wäre banal, wenn es nicht von einer *représentation au vrai* gekrönt wäre, wie man im Frankreich der Zeit sagte, einer Figur der Heiligen, die durch Kostüm, Farbe und Ähnlichkeit die Illusion von

Realität zu vermitteln sucht. Ein Gepränge von Öllampen bildet das dritte und letzte Stockwerk dieses Denkmals. Die Anordnung des Grabes ist vom Zeremoniell fürstlicher Leichenbegängnisse beeinflußt. (35)

Wenigstens vom 16. Jahrhundert an richtet sich die Verehrung der Pilger nicht mehr auf die Grabmäler und Reliquienschreine, in denen die sterblichen Reste der Heiligen verwahrt und aufgebahrt sind, sondern eher auf Bildnisse, die sie auf dem Totenbett darstellen, als ob sie gerade den letzten Seufzer getan hätten, und die Illusion der Unverweslichkeit erwecken. Die Kirchen Roms sind voll von solchen Darstellungen, von beinahe noch Lebenden (sie sind übrigens nicht die einzigen; man betrachte etwa nur die Heilige Theresa vom Kinde Jesu in Lisieux).

Die Holz- oder Wachsstatuen bleiben den Beisetzungen der weltlichen und geistlichen Fürsten vorbehalten. Die weniger großen Herren haben sie immer missen müssen. Aber manche noch in Spuren erhaltenen Bräuche lassen das Bedürfnis durchscheinen, ein Porträt des Verstorbenen auf dem Sarg zur Schau zu stellen. In Spanien, wo man an der Weigerung festhielt, die Toten in der Erde zu bestatten, lassen am Mauerwerk der Kirchen in der Schwebe hängende Holzsärge auf ihrer Schauseite ein Bildnis des ruhenden Verstorbenen erkennen, so als wäre es seine *représentation* – wahrscheinlich dieselbe Art von Gedenken, die polnische Herren des 17. und 18. Jahrhunderts bewogen haben mag, ihre Gesichtszüge auf dem Sarg abbilden zu lassen, als nur während des Leichenbegängnisses sichtbare und dann in die Erde gebettete Porträts.

In Wirklichkeit aber sind diese Fälle des Überdauerns einer *représentation* selten. Bildnisse auf den Särgen kamen im allgemeinen nicht vor, und wenn, so waren sie Bestandteil eines ephemeren Gelegenheitsdekors, das doch bald vergraben wurde. (36)

Die Weigerung, den Leichnam zu betrachten, war nicht Ablehnung der physischen Individualität, sondern Ausdruck des Widerstrebens angesichts des fleischlichen Todes des Leibes – ein sonderlicher Abscheu in der Hochblüte einer makabren Epoche, die sich an Bildern körperlicher Verwesung nicht genug tun konnte! Ein Beweis dafür, daß die Kunst zuweilen zeigen darf, was der Mensch in der Realität nicht wahrzunehmen bereit ist.

Merkwürdigerweise hat das Wort *représentation* die Zurschaustellung der Statuen oder Bildnisse auf den Särgen überlebt: es hat sich bis ins 17. Jahrhundert zur Bezeichnung dessen erhalten, was wir heute Katafalk nennen.

Schließlich wurde der Sarg zum Gegenstand desselben Abscheus wie der nackte Körper; er mußte seinerseits verhüllt und unkenntlich gemacht werden. Während des Geleits wurde er – wie früher der Leichnam selbst – mit einem Tuch verhüllt, dem *pallium* oder *poêle* (Bahrtuch [37]). Es war manchmal aus kostbarem, golddurchwirktem Stoff gefertigt, den der Testatar zur späteren Verwendung als Meßgewand für die Priester seiner Kapelle bestimmte; in der Folge wurde es dann zur schwarzen, mit makabren Motiven bestickten Hülle, die die Wappen des Verstorbenen oder seiner Bruderschaft oder gar die Initialen des Toten trug.

Während des Hochmittelalters verbreitet sich der zwar von alters her bekannte, aber doch selten geübte Brauch, den Leichnam für einen Gottesdienst in der Kirche aufzubahren, wie wir später sehen werden. In diesem Falle genügt dann das Bahrtuch allein nicht mehr, den Sarg zu verhüllen; der verschwindet unter einem Gerüst, einer Nachahmung jenes Gerüstes, das vordem bei fürstlichen Leichenbegängnissen das Bildnis oder die *représentation* getragen hatte. Dieses Gerüst nannten die Testatare des 15. bis 17. Jahrhunderts ebenfalls *représentation* oder *chapelle*, weil es, wie die Kapelle eines Heiligen, mit zahlreichen Kerzen und Fackeln ausgestattet war. Unser Wort Katafalk, das diese Bedeutung übernommen hat, stammt aus einer sehr viel späteren Zeit.

Der immer monumentale Aspekt des Katafalks hat sich erhalten. Vom 14. Jahrhundert an lassen seine wenn auch vorerst noch bescheidenen Dimensionen die des Sarges hinter sich, den er krönt. Von Kerzen und Fackeln erleuchtet, mit bestickten Stoffen drapiert, regt er bereits die Phantasie an. Im 17. Jahrhundert machen die Jesuiten, die großen Regisseure des Barockzeitalters, daraus dann eine ungeheure Opernmaschinerie, die *einem* Thema und *einem* Geschehen zuliebe konstruiert und mit bestürzten Personen als Kommentatoren des zeitlichen Endes bestückt ist – *castrum doloris*, das wie ein richtiges Kastell wirkt. Aber die immer beeindruckenderen Ausmaße und die begründetsten Absichten veränderten die Bedeutung des Zeremoniells nicht. Festgehalten werden muß: die bemerkenswerteste Phase dieser historischen Entwicklung ist nicht die, die den Katafalk mit Ornamenten und Zierat überladen hat, das 17. Jahrhundert, sondern die, die darauf hingearbeitet hat, das Antlitz des Verstorbenen unter dem Leichentuch, das Leichentuch im Sarg und den Sarg unter einem Katafalk zu verbergen, also das 13. und 14. Jahrhundert. In dieser Phase hat sich ein bemerkenswerter Wandel der Bestattungsbräuche vollzogen. Mochten die makabren Prediger, die Kanzelredner der Gegenreformation in ihren kirchlichen Ermahnungen ruhig die scheußliche Realität des Todes beschwören – weder die einen noch die andern sind je in der Lage gewesen, das theatralische Dekor zu verbannen, das ihren Zuhörern seit wenigen

Jahrhunderten die früher so vertraute Nacktheit des Leichnams verbarg. Es ist unschicklich geworden, das Antlitz der Toten allzu lange den Blicken preiszugeben, und doch ist ihre Präsenz noch immer vonnöten, weil sie es sich in ihren Testamenten so ausbedungen haben, weil sie zur Bekehrung der Lebenden unverzichtbar sind. Deshalb werden sie hinfort durch den symbolischen Apparat dieses Katafalks »dargestellt«, der sich schließlich an die Stelle des gleichsam eingezogenen Körpers setzt. Er vertritt den Leichnam, wenn der nicht gegenwärtig ist, so vor allem bei den Zeremonien des Jahresgedächtnisses des Todes. Ein Testament aus dem Jahre 1559 sieht vor, daß »nach Ablauf des Jahres« die entsprechende Feier wie der Gottesdienst am Tage der Beisetzung stattfinden soll, »ohne jede Veränderung, außer daß nur sechs Fackeln von eineinhalb Pfund das Stück und die vier Kerzen der *représentation* brennen sollen«. (38)

Die Große Revolution und die Staaten des 19. und 20. Jahrhunderts haben den Katafalk säkularisiert, aber dennoch an ihm festgehalten; die Kirche ist aus den öffentlichen, zivilen oder militärischen Zeremonien und Kundgebungen verdrängt worden, das *castrum doloris* hat sich darin behaupten können. Der geschmückte und beleuchtete Katafalk hat fortan die alleinige Vertretung der ältesten Todesbilder und -rituale übernommen: der Absolution am Bett des Sterbenden, des Kondukts und des Gefolges der Trauernden, der Grablegung und der letzten *absoute*.

Die Begräbnismessen

Der Vorrang des Katafalks vor den anderen Todessymbolen verdankt sich der ungewöhnlichen Bedeutung, die künftig den tönend-feierlichen oder stillen Zeremonien zuwächst, deren Schauplatz die Kirche ist. Die alten Grablegungsriten, die sich damit begnügten, dem Leichnam vom Totenbett bis zur Grabstelle das Geleit zu geben, ohne anderes zeremonielles Element als das der beiden Absolutionen am Totenbett und am Grabe, gingen vom 12. bzw. 13. Jahrhundert an in einer geradezu phantastischen Menge von Messen und Gottesdiensten unter, wie sie von den Verstorbenen in ihren Testamenten vorgeschrieben wurden. Der Tod wurde für ein halbes Jahrtausend – vom 12. bis zum 18. Jahrhundert – im wesentlichen zum Anlaß für Messen. Was also den damaligen Besucher einer Kirche verblüffen mußte, war weniger das von den Totengräbern ständig umgegrabene und aufgeworfene Erdreich des Kirchenbodens als die ununterbrochene Abfolge von Messen, die morgens an allen Altären von Priestern gelesen wurden, für die sie häufig die einzige Einkommensquelle waren, und die fortan häufige Präsenz des illuminierten Katafalks bei den Morgen- und Abendgottesdiensten.

Sehr häufig begannen die Fürbitte-Messen bereits vor dem Tode, mit dem Einsetzen des Todeskampfes: »Möge es ihnen [den Testamentsvollstreckern] genehm sein, wenn er *in agonia mortis* liegt und es überhaupt möglich ist, ins Augustinerkloster besagter Stadt Paris schicken und fünf Quinque plagie-Messen [der fünf Wunden Christi], fünf Beata Maria-Messen und fünf Messen vom Kreuz lesen und überdies um Gottes willen von den Mönchen jenes Klosters für besagte arme Seele beten zu lassen« (1532 [39]). »Sie bittet ihre Töchter und Schwiegertöchter, wenn sie im Todeskampf liegt, in die Kirche Notre-Dame-de-la-Mercy zu schicken, um am Hauptaltar besagter Kirche eine Messe lesen zu lassen« (1648 [39]). »Besagte Erblasserin [...] will, daß während ihres Todeskampfes sieben Messen zu Ehren des Todes und des Leidens Unseres Retters gelesen werden« (1655 [39]). Eine andere Testatarin wünscht, »daß während ihres Todeskampfes für sie 30 Messen bei den Karmeliterbrüdern, 30 bei den Augustinern vom Pont-Neuf, 30 bei den Franziskanern und 30 bei den Jakobinern gelesen werden«, d. h. bei allen vier Bettelorden. Wahrscheinlich versuchte man so, den höchsten Richter in aller Eile für sich zu gewinnen, bevor es zu spät war (»Zur gleichen Zeit, da Gott über meine Seele verfügt haben wird« [39] – 1650). Aber diese Messen während des Todeskampfes waren nur der Anfang einer ganzen Serie: »Tausend Messen, sobald das möglich ist und mit denen begonnen werden soll, wenn er im Todeskampf liegt.« (1660 [39])

In anderen Fällen begann die Lesung dieser Serie von Messen mit dem endgültigen Todeseintritt und nicht früher: »Besagter Testatar bittet seine liebe Frau [...], im Augenblick der Trennung der Seele vom Körper drei Messen zu Ehren der Heiligen Dreieinigkeit [die Wahl der Zahl drei!] an den Hauptaltären der Kirchen Saint-Médéric, Sainte-Croix-de-la-Bretonnerie und Blanc-Manteaux lesen und zelebrieren zu lassen, deren erste eine Heiliggeist-Messe, die zweite eine Beata-Messe und die dritte eine Requiem-Messe sein soll, zur Vergebung seiner Sünden und zum Heil seiner armen Seele« (1646 [39]). In diesem Fall war die Anzahl der Messen auf drei in jeder Kirche begrenzt, und zwar deshalb, weil sie am Hauptaltar gelesen werden sollten. Gewöhnlich suchten die Testatare eher den Effekt der Häufung zu erzielen. Es kam vor, daß die Zahl nicht im voraus festgelegt wurde: also tat man sein möglichstes und möglichst viel: »Am Tage seiner Beisetzung mögen ihm zu Ehren in der Kirche Saint-Médéric soviel Requiem-Messen gelesen werden, wie sich Priester in der Sakristei der Kirche finden und sich zur Verfügung stellen.« (1652 [39]) Vom Tage seines Hinscheidens an sollen »alle Messen und Gebete besagten Konvents [der Minimenbrüder, bei denen sein Bruder Mönch war], über die sie frei verfügen können, zur Ehre und zur Ruhe der Seele genannten Testatars bestimmt sein«. (1641 [39])

Sehr häufig ordnete man 30, 100 oder 1000 Messen an – 30 Messen oder den [*rite*] *grégorien*: Zum Gedenken an den Stifter in grauer Vorzeit, den Papst des Todes, Gregor den Großen, sagte man auch *un trentin de saint Grégoire*. »Sobald mein Leichnam in die Erde gebettet worden ist, sollen 33 [das Alter Christi] stille Messen gelesen werden«, und zwar täglich drei; drei an Weihnachten, drei am Fest der Beschneidung Christi [am 1. Januar], drei am Karfreitag, drei am Himmelfahrtstage, drei zu Pfingsten, drei am Sonntag Trinitatis usw. »So bald wie möglich« (39) – eine Vorsichtsmaßregel, die sowohl Gott als alleinigen Richter als auch den Klerus der Pfarre einbezieht, der der Nichtachtung verdächtig ist (1606).

Hundert Messen: »Am Tage meines Hingangs oder am darauffolgenden Tage in zwei Kirchen«, d. h. fünfzig Messen pro Tag und Kirche (1667). »Am Tage des Todes oder am darauffolgenden Tage [wegen der Überlastung des Klerus] ein Meßtricenar von 33 Messen, und darüber hinaus hundert Requiem-Messen, sobald das möglich ist« (1650 [39]).

Derselbe Testatar war in der Lage, mehrere Serien zu je hundert Messen im voraus festzulegen, eine bei den Augustinern, eine bei den Kapuzinern usw. Ein Erblasser des Jahres 1780 (39) mochte noch 310 Messen verlangen, die sich auf den Tag der Beisetzung und den darauf folgenden konzentrierten.

Tausend Messen war eine durchaus übliche Zahl: »Am Tage meines Leichenbegängnisses und am Tage darauf [die Formulierung stammt aus dem Jahre 1394 – derselben Sorge um gehörige Häufung begegnet man im Jahre 1780 wieder] soll man tausend Messen von armen Hilfskaplänen [Priester, die von den Einkünften der Kapellen leben, d. h. von frommen, im allgemeinen speziell auf die Bestattung bezogenen Stiftungen] lesen und zelebrieren lassen, die von den Kirchen von Paris [500 Messen pro Tag!] übernommen werden sollen, und jedem Kaplan sollen für seine Messe II Sous ausbezahlt werden.« (39) In manchen seltenen Fällen kommt man auf die Zahl von 10000 Messen, so im Falle von Simon Colbert, einem Geistlichen Rat im Parlament, dem Gerichtshof von Paris. (39)

Es gab schließlich die ein Jahr lang täglich gelesene Seelenmesse, den *annuel*, also eine Messe von 360 Einzelmessen, deren Aufteilung eine ziemlich genaue Vorstellung von den beiden einander widersprechenden Strebungen des Testatars vermittelt: einerseits sorgte er sich um Kontinuität, was ihn veranlaßte, die Messen zu strecken und zeitlich zu verteilen; zum anderen lag ihm an einer geballten Häufung, um eine möglichst große Zahl in einer möglichst kleinen Zeitspanne zusammenzudrängen. Manche dieser ganzjährigen Meßreihen bezogen sich tatsächlich auf ein Jahr, andere auf kleinere Einheiten – so im Falle einer Jahresmesse, »die in den ersten drei Monaten nach seinem Hingang erfüllt werden möge«. (39) Der Testatar präzisierte, daß diese Jahresmesse von »vier Priestern für jeden Tag« gelesen werden sollte (4 × 90 = 360).

Diese dreimonatige Dauer scheint ein gebräuchlicher Zyklus gewesen zu sein. Ein anderer Testatar verlangt im Jahre 1661 drei Jahresmessen »während der ersten drei Monate, d. h. zwölf Messen täglich in den beiden Klöstern, in denen seine Töchter als Nonnen leben«. (39) Wieder ein anderer bedingt sich aus, daß seine Jahresmesse »an dem meiner Grabstelle am nächsten gelegenen Altar« gelesen werden soll (1418 [39]).

Die Meßtricenare werden in derselben Weise aufgeteilt: 33 in der Woche (1628), drei pro Tag (1606) oder – gemäß einer noch komplizierteren Buchführung: fünf Messen an jeweils vier Tagen (= 20) und dreizehn am fünften Tag, wobei sich wiederum die Gesamtzahl 33 ergibt. Man kann sagen, daß der gewöhnliche Mittelwert einen Tricenar oder auch hundert Messen betrug – und sehr häufig außerdem eine Jahresmesse.

Der Gottesdienst am Tage der Beisetzung

So setzte jedes Mal, wenn ein Leben an sein Ende kam, eine regelmäßige Folge von stillen Messen ein, sei es mit dem Beginn des Todeskampfes, sei es unmittelbar nach dem Ableben – eine Folge, die Tage, Wochen, Monate, sogar ein ganzes Jahr dauern konnte. Diese Messen standen in keinem Verhältnis zu den eigentlichen Bestattungsriten. Die haben sich ihrerseits dann unter dem Namen *service* (Seelenmesse) weiterentwickelt. Die alten Liturgien sahen wohl eine feierliche Messe vor (die Requiem-Messe der römischen Liturgie), die der Grablegung vorausging; aber diese Praxis blieb sicherlich auf Kleriker und bestimmte hervorragende Laien beschränkt. Der allgemeine Brauch beteiligte die Kirche mit keiner speziellen Zeremonie, es sei denn der Absolution der Grablegung. Vom 13. Jahrhundert an macht sich hier ein Wandel bemerkbar. Der Tag der Beisetzung, nahezu immer der auf den eigentlichen Todestag folgende Tag, wird gewöhnlich zum Anlaß genommen, einen Gottesdienst zu zelebrieren, der mit einer letzten Absolution am Grabe sein Ende findet. Bis zum 16. Jahrhundert wird dieser Gottesdienst nicht mit der Präsenz des Leichnams verbunden, der erst zur eigentlichen Beisetzung eintrifft. Gleichwohl verbreitet sich bei den Testataren zunehmend die Gewohnheit, zu verlangen, daß der Leichnam am Tage der Beisetzung in die Kirche überführt wird. Im 17. Jahrhundert ist diese Präsenz dann zur Regel geworden. Die Bedeutung, die dem Gottesdienst mit oder ohne Leichnam zuwächst, macht die Rolle der *représentation* im Zeremoniell des Leichenbegängnisses vom Ende des Mittelalters bis heute verständlich.

Der feierliche Gottesdienst am Hochaltar unterbrach keineswegs die anderen Messen, die einander an den übrigen Altären der Kirche, eilends und mit derselben Bestimmung, folgten. Ein Testatar wie der folgende verlangt hundert Messen »gleich nach meinem Hinscheiden, und zwar in allen Kapellen der Kirche Saint-Pierre-aux-Bœufs, *während* des Gottesdienstes, mit dem man meinen Leichnam zur Ruhe bettet, und der Rest ohne Pause an den darauffolgenden Tagen« (1658 [40]).

Eine dauerhafte Praxis, der man noch im Jahre 1812 – in einem zweifellos historisch verspäteten und ungewöhnlichen Testament – wiederbegegnet: »Ich bedinge mir aus, daß am Morgen meines Beisetzungstages sechs Messen gelesen werden sollen, und zwar stündlich eine.« (40)

Der Einzug des Leichnams in die Kirche geht häufig zu den Klängen des *Salve Regina* oder des *Vexilla Regis* vor sich: »Sobald sein Leichnam in besagter Kirche der Madeleine angelangt ist, sei es morgens, bevor die letzte Messe beginnt, sei es nachmittags, bevor die Totenvesper beginnt, so soll andächtig das *Salve Regina* mit den herkömmlichen Versen und Strophen gesungen werden.« (40) Wenn die Beisetzung nachmittags stattfindet, gibt es keine Messe, und der Gottesdienst beschränkt sich auf die Toten-Vigilien.

Der folgende Testatar verlangt im Jahre 1545, daß sein Leichnam in einer Prozession in der Sainte-Chapelle anlangen soll, um dort bestattet zu werden: an der Spitze der Kreuzträger, neben ihm zwei Kerzenträger, dann der Sarg mit vier Kerzenträgern, dem eine Prozession von zwölf weiteren Kerzenträgern folgt. Nach der Ankunft in der Kirche werden die zwölf Kerzenträger geteilt, und je sechs stellen sich am Altar und an den Reliquienschreinen auf. So war es in der Sainte-Chapelle Brauch. »Und sollen besagte zwölf Träger mit brennenden Kerzen an ihren bezeichneten Plätzen ausharren während der Vigilien, nach deren Ende sie besagte Plätze verlassen, *um den Leichnam bis zu der Stelle zu geleiten, wo er ins Grab gebettet wird*, und danach sollen besagte Träger wieder an ihre Plätze vor den Heiligen

Reliquien und vor dem Hauptaltar zurückkehren, um für den Rest des Gottesdienstes Licht zu spenden, d. h. für die Laudes, den Vorgesang *Salva nos*, die Fürbitten, die [Opfer-]Prozession und die Requiem-Messe. Desgleichen wünscht besagter Testatar und ordnet an, daß während jenes Vorgesanges *Salva nos* und während der Requiem -Messe in der Höhe vor den Heiligen Reliquien sechs Wachskerzen angezündet werden, und ebensoviele auf dem Altar, zu beiden Seiten des Hauptes des Heiligen Ludwig, und eine, die beim Opfer getragen werden soll, zusammen mit einem Stück Silbergeld, einem geziemenden Brot und einem Gefäß mit Wein, wie es der Brauch ist beim Gottesdienst für einen Verschiedenen.« Hier fand die Beisetzung im Rahmen der Stundengebete statt, zwischen Vigilien und Laudes, auf die eine Requiem-Messe folgte.

In diesem Falle gab es nur eine einzige Messe. Ebenso im folgenden aus dem Jahre 1520: »Wenn die Umstände es erlauben, so soll der Leichnam zur Kirche getragen werden, während man dort die Totenmesse zelebriert, nach deren Ende er an dem Ort beigesetzt werden soll, der mit den in der katholischen Kirche gebräuchlichen Förmlichkeiten und Empfehlungen vorbereitet worden ist.« (40) Es gab in der Tat keine feste Regelung. Bald wurde nur eine Messe gelesen – bald mehrere – das war lange der häufigste Fall –, im allgemeinen aber waren es drei.

Im Jahre 1559 verläuft der Gottesdienst für einen Priester, Geistlichen der Kirche Saint-Pierre-des-Arcis, nach einem etwas anderen Grundschema: »Meine Trauerfeier soll vollständig sein und laut gelesen [gesungen] werden, und es sollen aufeinanderfolgen 1) die Vigilien mit neun Psalmen und neun Kapiteln gemäß der Bestimmung der Totenmesse, 2) Laudes und Fürbitten [wie im vorhergehenden Falle; die Bestattung hat jedoch noch nicht stattgefunden], 3) vier Hohe Messen [im vorhergehenden nur eine; im 16. Jahrhundert waren, wie gesagt, drei üblich]. Deren eine soll eine Heiliggeist-Messe sein, die zweite eine *missa de Sancta Maria*, die dritte eine *missa de Angelis* [sie ist ungewöhnlich; der Testatar hat sie aus eigenem Antrieb hinzugefügt], die vierte eine Seelenmesse mit dem Totengesang. 4) Zum Beschluß besagten Gottesdienstes ein *Libera me*, *Domine*, ein *De profundis*, dann nach dem *Salve Regina* [das also zweimal gesungen wird, einmal zu Beginn, beim Einzug des Leichnams, das zweite Mal zum Schluß] die gewöhnlichen Verse und Strophen [d. h. die Absolution mit anschließender Beisetzung].«

Zu Beginn des 17. Jahrhunderts hatte sich das zeremonielle Brauchtum verfestigt; ein Pariser Kanoniker legt in seinem Testament aus dem Jahre 1612 den Gesang seiner Obsequien auf die folgende Weise fest:

1. »Am *Tage meines Hinscheidens* soll ein Gottesdienst gehalten werden, d. h. Vesper, Vigilien mit neun Kapiteln; nach Abschluß der Lesungen das gesamte *Libera*, dann die Laudes der Verstorbenen.« Das ist die in der Kirche rezitierte Totenmesse. Zu beachten ist der Ortswechsel vom eigenen Heim in die Kirche (oder die diesmal feierlichere Wiederholung in der Kirche mit reicherem Lichterschmuck).

2. »Am *darauffolgenden Tage* sollen [immer noch in Abwesenheit des Leichnams] zwei Hohe Messen gelesen werden, die Beata-Messe und die Messe des Heiligen Geistes.«

3. Die Fürbitten.

4. Die Ankunft des Trauergeleits in Notre-Dame. Der Kondukt hält in der Kirche vor dem Kruzifix inne, und es ertönt »die vollständige Strophenfolge des *Creator omnium rerum*«. In diesem besonderen Fall tritt hier eine Pause ein, weil der Kanoniker in einer anderen, der benachbarten Kirche Saint-Denys-du-Pas beigesetzt werden möchte.

5. »Während der Rezitation des *Libera* [die hier wie eine Absolution wirkt] soll mein Leichnam in die Kirche Saint-Denys-du-Pas überführt werden, um während der letzten Messe zugegen zu sein«, der Messe *pro defunctis*. Die folgte auf die beiden anderen, im Paragraphen 2 vorgesehenen Messen, und der Leichnam mußte also zwischen der zweiten (der Beata-Messe) und der dritten, der Requiem-Messe in der Kirche anlangen.

6. *Absolution* und *Grablegung*: »Nach dem Ende besagter Messe, nach der Strophenfolge des *Domine, non secundum peccata nostra*, nach dem Psalm *Miserere mei, Deus* und dem *De profundis* mit Gesang und den herkömmlichen Gebeten und Fürbitten soll mein Leichnam zum Ort meiner Grablegung getragen werden.« Ebenso ist Vorsorge getroffen für den Fall, daß der Gottesdienst nicht morgens stattfinden kann: »Wenn mein Geleit und meine Beisetzung nicht morgens stattfinden können und es nötig sein sollte, sie nach den Kompleten zu vollziehen, so werden meine Mitbrüder von Saint-Denis eine Stunde nach Mittag Vigilien und Laudes lesen und dann, nach den Kompleten, Geleit und Beisetzung wie oben beschrieben besorgen.« (40)

Wie viele andere Testamente richten den geforderten Gottesdienst nicht am Vorbild der drei Messen aus! (40) Im allgemeinen langte der Leichnam sicher zwischen der zweiten und der dritten Messe, zwischen der Beata- und der Requiem-Messe, in der Kirche an: »Bei der letzten wird das Opfer von Brot, Wein und Geld dargebracht« (dieses Opfer hat sich übrigens im Brauchtum des meridionalen Frankreich bis heute erhalten). Dann wird der Leichnam zu den Gesängen von *Libera* und *Salve Regina* beigesetzt. Eine erste Absolution. »Wenn mein Leichnam in die Erde gebettet ist, sollen 33 Messen gelesen werden, und am Ende jeder Messe sollen die Priester, die sie zelebriert haben, Weihwasser auf das Grab besagter Erblasserin sprengen und ein *Salve Regina*, ein *De profundis* und die herkömmlichen Gebete sprechen.« Danach weitere Absolutionen.

Die Kirchenordnung des Jahres 1614 hat sich zum Ziel gesetzt, die Begräbnisliturgie zu vereinfachen. (41) Die Totenmesse hat an Bedeutung verloren, und der Gottesdienst wird auf eine einzige, die Requiem-Messe beschränkt, während die beiden anderen, die Heiliggeist-Messe und die Messe Unserer Lieben Frau fallengelassen wurden. Das war zuweilen bereits im 16. Jahrhundert der Fall; aber noch während der ganzen ersten Hälfte des 17. blieben viele Testatare der traditionellen Dreizahl ebenso treu wie den Vigilien, den Fürbitten und den Laudes.

Gegen Ende des 17. Jahrhunderts setzt sich endgültig der Brauch durch, »daß eine Hohe Messe in Gegenwart des Leichnams gelesen werden soll«. Wie zahlreich aber auch die Messen, die Fürbitten, die Psalmen – die eindeutige Priorität hat der Gottesdienst, der *service*, d. h. die Messe unter allen anderen, die in Anwesenheit des Leichnams gelesen wird und der Grablegung unmittelbar vorausgeht. Bei der Lektüre der Testamente setzt in Erstaunen, daß die Absolution und die eigentliche Beisetzungszeremonie in den Hintergrund treten. Der Hauptakt des Leichenbegängnisses spielt sich fortan in der Kirche ab, wenn, angesichts der hellerleuchteten *représentation*, die Hohen Messen des Gottesdienstes und die stillen Fürbitte-Messen einander folgen.

Die Gottesdienste an den Tagen nach der Beisetzung

Der Gottesdienst am Tage der Beisetzung wurde mehrfach wiederholt, und zwar, da der Leichnam ja zu Grabe getragen worden war, vor der *représentation*; er umfaßte immer auch eine Absolution am Grabe. Ein Testament aus dem Jahre 1628 (42), das bereits mehrfach zitierte eines Winzers aus Montreuil, sieht den Gottesdienst des Beerdigungstages mit Fürbitten, drei Hohen Messen und *Libera* vor.

Der gleiche Gottesdienst beginnt am darauffolgenden Tage, ebenfalls »mit *Libera* und *De profundis* am Grabe«.

Ein Testatar des Jahres 1644 (42) bedingt sich aus: »An den drei folgenden Tagen [nach der Beisetzung] drei Gottesdienste, und bei jedem Vigilien, drei Messen... Ein weiterer Gottesdienst nach Ablauf von acht Tagen.« Dieser Gottesdienst nach Ablauf von acht Tagen war ebenso üblich wie der nach einem Jahr. Er umfaßte die Totenmesse, die Hohen Messen, die Absolution mit Aussprengung von Weihwasser am Grabe, das *De profundis*, das *Libera*, die »herkömmlichen« Gebete und das *Salve Regina*. Zum Jahrestag der Beisetzung erhielten die Armen wie am Tage der Grablegung selbst eine Almosenzuteilung. Ungeduldig wie sie waren, verkürzten manche Testatare sogar diesen Jahreszyklus: »*Bout de l'an* [nach Jahresfrist], die ich drei Monate nach meinem Hinscheiden gefeiert sehen möchte.« (1600 [42])

Nach Ablauf eines Jahres und mit den ganzjährigen Meßreihen schloß sich der Zyklus von Messen, die im voraus festgelegt und unverzüglich bezahlt wurden, »*messes au détail*« (Messen im Kleinen), nach einer Formulierung von Michel Vovelle. (43)

Dann begann ein neuer Zyklus, diesmal ein immerwährender – die Stiftungsmessen. Der Testatar vermachte in diesem Fall dem Kirchenvorstand, dem Konvent, dem Spital oder der Bruderschaft entweder Liegenschaften (Haus, Acker, Weinberg) oder Bargeld bzw. das Zinsaufkommen aus in Renten oder Geschäften angelegten Kapitalien (ein Kramladen im Palais), mit der Auflage für die Kirche, das Konvent oder die Spitalgemeinschaft, die mit größter Genauigkeit vorgeschriebenen Gottesdienste und Messen immerwährend lesen zu lassen.

Die Kapelle (im englischen Sprachraum *chantry*) ist eine der ältesten Stiftungsarten, überdies eine der bezeichnendsten und an historischen Deutungen reichsten. Das folgende Testament aus dem Jahre 1399 (44) ermöglicht eine genauere Analyse des Phänomens: »Ich wünsche und ordne an, daß die Kapelle, die ich in der Kirche S. Ypolite zu Beauvais zu erbauen begonnen habe, weitergeführt und vollendet wird [der Testatar spricht wirklich vom *Bau* einer Kapelle: zweifellos einer Seitenkapelle, die zwischen die Strebpfeiler des Schiffs eingelassen ist – ein Kapellentyp, der im 14. Jahrhundert häufig war, früher jedoch kaum vorkam, es sei denn, im 13., im Triforium oder im Kreuzarm des Querschiffes; der Wandel ist durchaus bedeutsam], geräumig und gut ausgestattet mit Büchern, Kelchen und Kirchenschmuck, wie es für den Gottesdienst und die anderen für besagte Kapelle erforderlichen Dinge nötig ist [testamentarisch vererbte Bücher mancher Erblasser wurden in der Kapelle oft angekettet].« Aber das Wort Kapelle hatte zwei Bedeutungen, einmal die soeben verdeutlichte von Bauwerk im materiellen Sinne, zum andern aber auch die der Stiftung von Messen: »Item, daß besagte Kapelle mit LX *Livres par.* [d. h. *Livres parisis*,

Pariser Livres, abgekürzt *Livres par.* oder *lp*] Rente ausgestattet wird [...], von welchen LX *lp* L *lp* dem Kaplan zufallen sollen, der mit der Verwaltung besagter Kapelle beauftragt wird [viele Priester ohne Pfründe lebten von Einkünften dieser Art; im 17. Jahrhundert nannte man sie *prêtres habitués*, Pfarrgehilfen oder Hilfsprediger]. Welcher Kaplan gehalten sein soll, jeden Tag in besagter Kapelle die Messe zu lesen und für die Seelen meines Vaters, meiner Mutter, meiner Brüder und Schwestern, meiner anderen Freunde und Wohltäter und meine eigene zu beten. Und die anderen 10 *lp* sollen für die Unterhaltung der Kapelle bestimmt sein [zweifellos für Kerzenbeleuchtung, für Meßgewänder und deren Pflege]. Item, ich wünsche und ordne an, daß besagte Kapelle mir, meinen Erben, Nachkommen und Rechtsnachfolgern vorbehalten bleibt.« In einem anderen Testament aus dem Jahre 1416 ist die allein übriggebliebene Bedeutung die der immerwährenden Stiftung von Messen: »Ich wünsche und ordne an, daß in besagter Pfarr- und Klosterkirche von S. Didier [...] eine Kapelle von 100 *lp* jährlicher und immerwährender Rente gestiftet wird [...], mit der Bedingung, daß zwei Mönche der Abtei S. Florent [...] verpflichtet werden, jeden Tag, und zwar immerwährend, die Messe zu lesen oder lesen zu lassen, nämlich sonntags die Frühmesse, dienstags und donnerstags die Heiliggeistmesse, montags, mittwochs und freitags die Totenmesse und samstags die Himmelfahrtsmesse, welche Messen gelesen werden sollen in besagter Kapelle für die Ruhe und zum Heil der Seele meines sehr ehrfurchtgebietenden Herrn und Gemahls und meines teuren und vielgeliebten Sohnes, und damit zusammen jedes Jahr ein feierliches Jahresgedächtnis [...], an welchem 13. Tag besagter mein sehr ehrfurchtgebietender Herr aus dem Leben geschieden ist.«

Während des ganzen 16. und der ersten Hälfte des 17. Jahrhunderts stiften Testatare Kapellen oder unterhalten die von ihren Angehörigen gestifteten Kapellen. Im Jahre 1612 (44) sagt Jean Sablez, ständiger Vorsitzender der Oberrechnungskammer, in seinem Testament, daß er über eine Kapelle (»*en ma chapelle*«) in der Kirche zu Noyers verfügt, dessen Lehnsherr er ist; seine Frau ist bereits darin beigesetzt, und er äußert den Wunsch, es ebenfalls zu werden. Diese Kapelle ist also nicht nur der zur Lesung der Stifungsmessen geweihte Ort, sondern auch der der Grablegung. Der Testatar möchte die Kapelle seiner Mutter, d. h. die Stiftungsmessen seiner Mutter, in seine eigene Kapelle der Lehnsherrschaft Noyers übergehen lassen: »Item, ich wünsche und ordne an, daß die Stiftungsmesse, die, wie ich meine verstorbene Frau Mutter in ihrem Testament bestimmt hat, in der Kirche S. Gervais et Protais zu Gisors gelesen werden soll, *in der Kapelle*, *die sie dort hat*, daselbst dreißig Jahre lang von ihrem Todestag an gelesen wird, und danach soll sie an besagtem Orte oder in der Kirche N. D. zu Noyers *in meiner Kapelle* immerwährend zelebriert werden, nach Wahl und Ermessen meiner Erben und zu ihrem Heil, und von ihnen jährlich bezahlt werden, wenn ich nicht zu meinen Lebzeiten dafür Vorsorge getroffen habe.« Viele Testatare und Erben zögerten möglicherweise, den eingegangenen Verpflichtungen auch nachzukommen!

Den gewöhnlichen Frühmessen fügt der Herr von Noyers noch ein Abendgebet hinzu: »Item, ich stifte zum Heil meiner Seele und zu dem meiner Frau ein *Salve Regina* und Gebet zu Ehren Gottes und der Jungfrau Maria, das gelesen, zelebriert und gesungen werden soll in meiner unter der Kirche N. D. zu Noyers gelegenen Kapelle [?–Ph. A.], eine Stunde vor Sonnenuntergang, am selben Tage, da sie aus dem Leben scheiden.«

Im 15. Jahrhundert bedeutet ›eine Kapelle stiften‹ soviel wie ›sie im materiellen Sinne erbauen‹ und darin von einem bestallten Priester eine tägliche Messe lesen zu lassen.

Im 17. Jahrhundert bezeichnet der Ausdruck zwar immer noch die täglichen Messen, ohne zwangsläufig auch die Ernennung eines Kaplans miteinzuschließen. Mehr und mehr aber meint er den Ort der Grablegung. (45)

Wohlgemerkt: Die Kapelle, die einer stillen Messe pro Tag und dazu einer Hohen Messe am Tage des Ablebens gleichwertig war, war nicht die verbreitetste Form von Stiftung. Das zulässige Minimum war der Gottesdienst am Jahrestage, der *obit*. Häufig waren Stiftungen (46) von mittlerem Aufwand wie die folgende des Winzers von Montreuil aus dem Jahre 1628: 6 Requiem-Messen pro Jahr, an Allerheiligen, am Weihnachtstage, an Mariae Lichtmeß, Ostern, Pfingsten und am Tage Unserer Barmherzigen Frau. Ferner »soll in dieser Kirche, und zwar immerwährend, an allen Tagen [?–Ph. A.] unmittelbar nach der Vesper die Passion Unseres Herrn vor dem Bildnis Unserer Lieben Frau gelesen werden, welche Passion durch Glockengeläut verkündigt werden soll, wenn sie gelesen wird. Und zu diesem Zweck hat genannter Testatar besagter Kirche von Montreuil die Summe von 400 Livres ausgehändigt und vermacht, die von genanntem Kirchenvorsteher in Form von Renten zu Nutz und Frommen von Schatz und Vermögen besagter Kirche verwendet werden sollen...«

Die mildtätigen Stiftungen und ihre Öffentlichkeit

Diesen sehr zahlreichen Stiftungen von Messen treten die mildtätigen Stiftungen zur Seite: Schenkungen an ein Spital für ein Bett, für den Unterhalt und die Mitgift eines armen Mädchens, die mit der Auflage der Lesung eines *obit*, einer Seelenmesse verbunden werden. (47) Die Schenkungen an Abteien, Klöster und Kollegien waren im 12. und 13. Jahrhundert häufig und hochdotiert. Es ist durchaus möglich, daß sie, nach längerem Stillstand, sogar leichtem Niedergang, im 17. Jahrhundert wieder anstiegen, was immerhin zur Erklärung der wachsenden Zahl von mildtätigen Einrichtungen und Krankenhäusern in dieser Epoche beitrüge. Aus ungezählten anderen seien hier zwei Beispiele herausgegriffen: das erste ist eine Stiftung, mit der im Jahre 1667 eine Mädchenschule in der Gegend von Paris bedacht wird: »Ich stifte und vermache zu immerwährendem Nießbrauch eine Rente von 100 Livres jährlich an die Schule des Hl. Martin, die einer Frau oder einem Mädchen ausgehändigt werden sollen, die in der Lage sind, die Mädchen des Dorfes Puteaux im Lesen und im Katechismus zu unterrichten. Welche Person von meinem Testamentsvollstrecker benannt werden soll, solange der lebt, und nach seinem Hingang von den Vikaren, Kirchenvorstehern und Ältesten des Dorfes.« (48) Im zweiten Beispiel aus dem Jahre 1678 geht es um die Stifung einer Art Beginenhofes in Toulouse: »Ich wünsche, daß nach dem Tode meines Erben der Pfarrer von Taur Nutzen und Nießbrauch an meinem Haus erhält, solange er lebt, und daß dieses Haus nach ihm von fünf armen Mädchen oder Witwen bewohnt werden soll, zu Ehren der fünf Wunden Unseres Herrn Jesu Christi [...], die immerwährend von den aufeinanderfolgenden Rektoren zu Taur ausgewählt werden sollen, bei Mitsprache der ersten Richter oder der Vorsitzenden der Bruderschaften vom Heiligen Abendmahl, von Notre-Dame du Suffrage und Sainte-Anne und vom Kirchenvorstand.« Man griff weit aus in seiner Vorsorge, denn der Stiftung des Beginenhofes hatte zunächst der Tod des Erben, dann der des Pfarres von Taur vorauszugehen. Aber ohne mit der Wimper zu zukken, wurde eine Zeit einbezogen, die man sich als unveränderlich vorstellte, als ins Unendliche verlängerte Gegenwart.

Vom 13. bzw. 14. Jahrhundert an – und bis ins 18. – waren die Testatare von der Angst besessen, daß der Klerus, die Kirchenvorsteher und die Empfänger ihrer Schenkungen sich ihrer Verpflichtungen nicht peinlich genau entledigen würden. Deshalb machten sie die Vertragsbedingungen, die Stiftungen, die sie ausgesetzt hatten, und die genaue Aufstellung der ihnen dafür zukommenden Messen, Gottesdienste und Gebete durch Anschlag in der Kirche öffentlich bekannt. »Item, ich wünsche und ordne an, daß eine Kupfertafel angefertigt wird, auf der der Name, der Beiname und der Titel besagten Erblassers aufgezeichnet werden, dazu Tag und Jahr seines Hingangs und die Messe, die immerwährend für die Seelen seiner verstorbenen Eltern, Freunde, Angehörigen und Wohltäter in besagter Kirche gelesen werden soll.« (1400 [48]) »Ich wünsche, daß eine erzene Tafel aufgestellt wird, die die Stiftung meines ersten Gatten, des verstorbenen St. Jehan, und die meine verzeichnet, und zwar möglichst nahe dem Orte, wo er bestattet liegt, wenn es den Damen der Töchter-Gottes gefällig ist, gemäß obigem Verzeichnis die Summe von III^c Ll. in Empfang zu nehmen, die ich ihnen für einen immerwährend zu lesenden Gottesdienst am Jahrestage meines Hingangs ausgehändigt habe.« (1560 [48])

Diese Stiftungstafeln sind bis ins 17. Jahrhundert sehr häufig. Sie stehen stellvertretend für das Grab, und deshalb werden sie mit größerer Ausführlichkeit erst im folgenden Kapitel untersucht werden, und zwar im Zusammenhang mit den »Seelen-Gräbern«.

Es gab, außer der Stiftungstafel am Mauerwerk, noch zwei weitere Mittel, die Erinnerung an die Absichten des Stifters wachzuhalten. Das eine war das der Aufnahme in den Kanon der Verkündigungsgebete – deren gefühlsmäßige Bedeutung wir zu Beginn dieses Kapitels herausgehoben haben: »Wenn besagte 6 Messen gelesen werden, sollen die Kirchenvorsteher verpflichtet sein, sie bei den Verkündigungen besagter Kirche zu erwähnen.« (1628 [48])

Das andere war die Eintragung in ein nach dem Vorbild der Seelenmessenregister geführtes Verzeichnis, das der Pfarrer verwaltete und das ihn in die Pflicht nahm. Es trug den suggestiven Namen *marteloyge* (d. h. *martyrologe*, Märtyrerverzeichnis), und »sie soll [diese Stiftung] im *marteloyge* besagter Kirche oder Klosters *zum Gedächtnis* verzeichnet werden«, sagt ein Testatar im Jahre 1416. (48)

Im Museum von Cavaillon wird eine ganze Reihe solcher *donatifs* (Schenkungsregister) aufbewahrt, d. h. »Tafeln« aus bemaltem Holz (und nicht aus Stein oder Metall), die zeitlich von 1622 bis in die Mitte des 19. Jahrhunderts reichen. Sie stammen aus dem alten Spital, in dessen Kapelle das Museum eingerichtet worden ist. Jedes Schenkungsregister trägt den Namen des Stifters und die Höhe seiner Zuwendung. Mit dieser Reihe ist etwas verbunden, das durchaus einem Märtyrerverzeichnis ähnelt, ein Kalender im Stil des 18. Jahrhunderts, auf zwei Tafeln verteilt, deren jede sechs Monate umfaßt und auf denen für jeden Tag der Name des jeweils zu bedenkenden Spenders verzeichnet steht. Die Priester hatten ihn in der Sakristei täglich zu Rate zu ziehen, bevor sie ihre Messe lasen.

In diesen Stiftungen vergegenständlichte sich, wie wir bereits angemerkt haben, ein beträchtliches Kapital, das aus dem ökonomischen Kreislauf abgezogen und für das Heil der Seelen aufgewendet wurde, zur Verewigung des Andenkens ebenso wie für Mildtätigkeit und Beistand. Sie sicherten, mehr schlecht als recht, eine Art Sozialhilfe, die heute vollständig an den Staat übergegangen ist.

Diese Praxis bleibt vom 12. bis zum 18. Jahrhundert nahezu konstant, abgesehen davon, daß die verschwenderische Freigebigkeit der Stifter des 12. Jahrhunderts bei den Testataren des 17. Jahrhunderts nicht mehr anzutreffen ist, die gelassener, vernünftiger und vor allem mehr auf die Rechte ihrer Erben bedacht sind. Der eigentliche Kern der Willensäußerung und der Absichtserklärung bleibt jedoch derselbe.

Umgekehrt läßt sich in den Jahren von 1740 bis 1760 ein Wandel dingfest machen, den Michel Vovelle mit wünschenswerter Deutlichkeit analysiert hat. (49) »Schluß mit den Stiftungsmessen, die immer seltener werden und an deren Stelle die ›Messen im Kleinen‹ treten«: »Die Testatare, selbst die reichsten, zogen es vor, die potentielle, aber trügerische Ewigkeit der immerwährenden Gottesdienste, die ihre Vorfahren gestiftet hatten, in Hunderte, ja Tausende von sicheren Messen [die Ordensgemeinschaften, mit Verpflichtungen überhäuft, erhielten von der geistlichen Obrigkeit eine »Herabsetzung« der Messenzahl zugebilligt, eine Art »geistlicher Bankrott«] umzumünzen.«

Lassen wir die tieferliegenden Motivationen dieses sehr bedeutsamen Phänomens hier außer acht. Es bringt eine lange historische Entwicklung zum Abschluß, die im 12. und 13. Jahrhundert einsetzt und von der Beisetzung des noch sichtbaren Leichnams zur Häufung von Messen und Gebeten und zur Verhüllung der sterblichen Reste im Sarg oder unter dem Katafalk führt.

Die Bruderschaften

Alle diese Veränderungen haben dazu geführt, die weltlichen Vertrauten des Verstorbenen in den Hintergrund zu verweisen und die geistlichen – Priester, Mönche oder Arme als Repräsentanten Gottes – stärker hervortreten zu lassen. Die Abschiedsklage der Hinterbliebenen am Grabe wird von einer Vielzahl von Messen und Gebeten am Altar übertönt, wenn nicht ersetzt – eine regelrechte *Klerikalisierung des Todes*. Zur gleichen Zeit aber – und zwar seit dem 14. Jahrhundert – bilden sich Vereinigungen von Laien mit dem Ziel der Unterstützung von Mönchen und Priestern beim Leichenbegängnis.

Wir haben gesehen, daß sich Verbindungen von wohltätigen Laien an Klöster anschließen, um in den Genuß der heilsamen Wirkung der lange den Mönchen vorbehaltenen Gebete zu kommen – die Gebetsbruderschaften. Diese Bestrebungen haben nicht aufgehört, wie das folgende Testament aus dem Jahre 1667 (50) zeigt: »Ich wünsche, daß nach meinem Hingang den ehrwürdigen Kartäuserbrüdern zu Paris davon Mitteilung gemacht und ihnen die Aufnahme- und Mitgliedsurkunden zugeschickt werden, die ich [zweifellos aufgrund von Geldzuwendungen] für meine Familie vom ehrwürdigen Abt des Klosters La Grande Chartreuse erhalten habe, damit sie, wenn es ihnen genehm ist, in ihrem Ordenshaus die herkömmlichen Gebete sprechen und, zum Heil meiner Seele, auch ihre Mitbrüder an anderen Orten davon in Kenntnis setzen [wie zu Zeiten der »Schriftrollen« der Toten], da ich großes Vertrauen in das Gebet so heiliger Persönlichkeiten setze, an denen ich im Laufe meines ganzen Lebens mit herzlicher Liebe gehangen habe.«

Aber die Bruderschaften des 14. bis 18. Jahrhunderts unterschieden sich von den Dritten Orden oder den Klostervereinigungen ebenso sehr wie von den Zunft-Bruderschaften und den Verwaltungsbürokratien, die Michel Agulhon Bruderschaftsinstitutionen genannt hat. Richtig ist gleichwohl, daß alle funktionalen Verbände der letzten Jahrhunderte des Ancien Régime eine Art religiösen Doppelgänger haben – eben eine Bruderschaft.

Die Bruderschaften, die allen neuen Formen der Frömmigkeit (etwa der Abendmahls-Verehrung) als Vorbild gedient haben, sind Gesellschaften, die auf dem freiwilligen Zusammenschluß von Laien beruhen – nach der Formulierung von M. Agulhon (51) »Gesellschaften, in denen niemand aufgrund seiner Funktion, seines Alters oder Berufsstandes, sondern ausschließlich aufgrund seines freien Willens Mitglied ist«. Von Laien geleitet und verwaltet (selbst wenn zuweilen einige Geistliche sich aus eigenem Antrieb eingefunden haben), treten sie in Gegensatz zur Welt der Kleriker, und ihre wachsende Bedeutung für alle Aspekte des Umgangs mit dem Tode scheint dem zu widersprechen, was oben über den klerikalen Kolonialismus ausgeführt wurde. Vergeltung der Laien? Oder eher klerikale Mimikry der Laien unter der *cagoule* der Bußfertigen? Die Bruderschaften widmen sich den Werken der Barmherzigkeit – daher der Name *charité*, der im Norden und Westen Frankreichs für sie gebräuchlich ist. Ihr Programm ist in aller Ausführlichkeit auf den Altarretabeln der Kapellen dargelegt, über die sie in Pfarrkirchen oder andernorts verfügen und von denen sich viele erhalten haben. Ihre Analyse ist sehr aufschlußreich, sowohl aufgrund der der schriftlichen Bibeltradition entlehnten Elemente als auch der neuen, die sie ihr hinzugefügt haben und die sich eben auf den Tod beziehen.

Die Ikonographie der Werke der Barmherzigkeit stammt aus der Gleichnisrede vom Jüngsten Gericht im 25. Kapitel des Matthäus-Evangeliums, das, wie im dritten Kapitel erwähnt, auch die Hauptquelle der Eschatologie des Hochmittelalters ist. »Wenn aber des Menschen Sohn kommen wird in seiner Herrlichkeit und alle heiligen Engel mit ihm, dann wird er sitzen auf dem Stuhl seiner Herrlichkeit, und werden vor ihm alle Völker versammelt werden. Und er wird sie voneinander scheiden, gleich als ein Hirte die Schafe von den Böcken scheidet.« Und zu den Schafen zu seiner Rechten spricht er: »Kommt her, ihr Gesegneten meines Vaters, ererbt das Reich, das euch bereitet ist von Anbeginn der Welt. Denn ich bin hungrig gewesen, und ihr habt mich gespeist. Ich bin durstig gewesen, und ihr habt mich getränkt. Ich bin ein Gast [*hospes*] gewesen, und ihr habt mich beherbergt. Ich bin nackt gewesen, und ihr habt mich bekleidet. Ich bin krank gewesen, und ihr habt mich besucht. Ich bin gefangen [*in carcere*] gewesen, und ihr seid zu mir gekommen.« (Matthäus 25, 31–36) Die ersten Darstellungen des Jüngsten Gerichts hatten diese bewegenden Szenen mit Stillschweigen übergangen, so sehr war die Ikonographie noch vom großen Hauch des Endes der Zeiten bestimmt. Die Bruderschaften lösen sie aus dem weitläufigen eschatologischen Fresko heraus und stellen sie, abseits, zu einer Folge vertrauter Szenen zusammen, in denen die Bettelmönche Brot, Wein und Kleidung erhalten und die umherschweifenden Pilger in den Klosterhospizen beherbergt, versorgt und besucht werden. Unter den so betreuten Bedürftigen erkennt man auch Christus. Der Künstler hat es jedoch nicht gewagt, Christus auch hinter Gefängnisgitterstäben und in Folterkammern mitabzubilden. Wenn ihm aber die Gesellschaft der Verurteilten auch erspart bleibt, so ist er doch immer an der Seite des Redlichen zu finden, der dem Henker ein Geldstück reicht, um die Folter zu mäßigen, oder den Verurteilten am Pranger zu essen und zu trinken bringt. Diese lebendigen und pittoresken Darstellungen schmückten die Altaraufsätze und die Glasfenster der Kapellen. Keine Ikonographie war volkstümlicher. (52)

Der Werke der Barmherzigkeit waren, nach dem Wortlaut des Matthäus-Evangeliums, sechs an der Zahl. Sie werden nun aber in den bildlichen Darstellungen der Bruderschaften vom Ende des Mittelalters um ein siebentes erweitert, das den Menschen sehr am Herzen liegen mußte, wenn es denn schon Eingang in den Heiligen Text fand: *mortuus sepellitur*. Die Toten zu bestatten – das hat den gleichen geachteten Grad von Mildtätigkeit erreicht wie die Hungrigen zu speisen, die Durstigen zu erquicken, die Frierenden zu kleiden, die Pilger zu beherbergen und die Kranken und Gefangenen zu besuchen. Das Evangelium ist jedoch hinsichtlich der Grablegungsriten sehr zurückhaltend. Als Jesus auf Scharen von Klageweibern trifft, die die Toten zum Klang von Flöten aus der Stadt geleiten, sagt er nichts. Er äußert vielmehr sogar jene rätselhaften Worte, die man durchaus auch als Verdammung jedes Leichengepränges auffassen könnte: »Laß die Toten ihre Toten begraben!« Es sieht so aus, als hätte das Hochmittelalter die Totenfeier wieder in ein Evangelium eingesetzt, dessen Schweigen in dieser Hinsicht ihm geradezu unerträglich schien.

Das *mortuus sepellitur* fehlt noch in der Liste der Werke der Barmherzigkeit, wie sie das *Speculum Ecclesiae* des Honorius von Autun aufstellt. (52) Es wird dagegen im *Rationale divinorum officiorum* des Theologen und Liturgisten Jean Beleth verzeichnet. In der Ikonographie tritt es etwa zeitgleich mit den Bruderschaften auf: man begegnet ihm im 14. Jahrhundert auf Giottos Basreliefs am Campanile von Florenz. Vom 15. Jahrhundert wird es als Motiv dann alltäglich, und zwar deshalb, weil die Fürsorge für die Toten von allen Werken der Barmherzigkeit das vorrangige für die Bruderschaften ist. Ihre Namenspatrone rekrutieren sich häufig aus der Schar der Schutzheiligen, der Beschirmer vor Pest und Seuchen: der Heilige Sebastian, der Heilige Rochus, der Heilige Gondebertus.

Die Bruderschaft steht für drei Bedürfnisse ein. Zum ersten für das nach Garantien fürs Jenseits: Die Verstorbenen dürfen der Gebete ihrer Mitbrüder sicher sein, sie werden häufig im Grabgewölbe der Bruderschaft beigesetzt, unter dem Fliesenboden der Kapelle, in der die Gottesdienste für ihr Seelenheil stattfinden. Das Bahrtuch *(pallium)* der Bruderschaft verhüllt die Bahre, und die Mitbrüder nehmen an der Seite (oder an der Stelle) des Klerus und der Vertreter der vier Bettelorden am Geleit teil. Die Bruderschaft sorgt sich künftig um die Gottesdienste und Gebete, die Kirchenvorsteher und Klöster zu vernachlässigen oder zu vergessen beargwöhnt werden.

Das zweite Bedürfnis ist das des Beistands für die Armen, die ihre Mittellosigkeit aller Möglichkeiten beraubt, sich geistliche Fürsprecher gewogen zu machen. Die Sensibilität der Zeit empört sich kaum angesichts der ungeheuren Zahl von Seuchenopfern; aber sie läßt es nicht zu, daß die Toten ohne Fürbittegebet ihrem Los überlassen werden. In den ländlichen Gemeinden durften selbst die Armen der Anwesenheit ihrer Freunde und

Nachbarn bei ihrem Totengeleit, sehr altem Brauch und Herkommen gemäß, völlig sicher sein. In den Städten aber, deren Aufschwung im Hochmittelalter derart ungestüm verlief, verfügte der Arme oder Alleinstehende (und das ging Hand in Hand) in den Todesliturgien nicht mehr über die Solidarität seiner Gruppe, die auf dem Lande intakt blieb, noch gar über den neuen Teilnehmerkreis der beruflichen Spender von Ablaß und Anerkennung verdienstlicher Werke – Priester, Mönche und Arme der Pfarrgemeinde (ein »Orden« von Armen, die ein weiter Abstand vom unglückseligen Alleinstehenden trennte). Er wurde dort verscharrt, wo er starb, nicht einmal immer in kirchlicher Erde, wenigstens nicht vor dem 16. Jahrhundert. Deshalb belasteten sich die Bruderschaften mit der Aufgabe, ihn mit ihren Gebeten zu Grabe zu geleiten. In Rom wurde die *Compagnia della Orazione e della Morte* im Jahre 1560 mit dem ausdrücklichen Ziel gegründet, auf dem Friedhof ihrer Kapelle die auf freiem Feld entdeckten oder aus dem Tiber geborgenen Leichname zu bestatten. Die Bruderschaften ersetzen dem Verstorbenen also das nichtvorhandene Vermögen.

In Frankreich setzte sich die *Compagnie du Saint-Sacrement* (Bruderschaft vom Heiligen Abendmahl) nicht nur für die Bestattung der Armen ein, sondern leistete ihnen auch Hilfe und Beistand im Augenblick des Todes: »Sie wünschte ihnen besseren Beistand zukommen zu lassen, als sie es herkömmlicherweise hoffen durften.« Das war, wohlgemerkt, nur der Fall in den großen Städten. Sicher erhielten die Armen auch vordem die Sterbesakramente; die Bruderschaft war jedoch der Ansicht, das reiche nicht aus: »Sie wußte, daß, seitdem alle Bettelmönche die Letzte Ölung erhalten hatten, niemand sich mehr die Mühe machte, ihnen im Todeskampf Beistand zu leisten, und man sie sterben ließ, ohne ihnen auch nur das geringste Wort des Trostes zu gönnen. Diese Behandlung bewog sie, diesen so verlassenen Armen in einer Zeit beizustehen und nach ihnen zu sehen, da sie ein derart großes Bedürfnis nach geistlicher Hilfe hatten.« Sie wurden zweifellos nicht der Einsamkeit preisgegeben; sie hatten wohl noch leibliche, aber keine geistlichen Freunde. »Deshalb schickte sie einige Mitbrüder, um sich mit den Pfarrern der Gemeinden zu beraten, in die die größte Zahl der Bettelmönche sich zurückzogen. Man sieht jedoch nicht, daß dieser gute Wille großen Erfolg gehabt hätte.« (53)

Das dritte Bedürfnis schließlich, dem die Bruderschaft ihre Daseinsberechtigung verdankte, war das Bedürfnis nach Ausrichtung der Leichenbegängnisse der Pfarre. In vielen Gegenden haben die Kirchenvorstände ihnen die Organisation der Obsequien und vor allem die des Geleits übertragen: »Die Bruderschaften der Bußfertigen waren also im Ancien Régime faktisch, wenn auch nicht rechtmäßig, mit der Ausübung einer regelrechten öffentlichen Funktion betraut... Danach [nach ihrem Verschwinden] stehen der Abwicklung der Leichenbegängnisse zuweilen Hindernisse im Wege. Diese Hindernisse geben sogar eines der Hauptargumente ab, die, unterm Konsulat, von den Anhängern der Wiedereinführung der Bruderschaft ins Feld geführt werden« (M. Agulhon [54]). In der Normandie lassen sich, nach M. Bee, die *charités* auch heute noch in der Erfüllung ihrer traditionellen Aufgaben nicht beirren, und die Gemeinderäte haben ihnen bis auf unsere Tage das Monopol an den Trauerfeierlichkeiten überlassen.

So sind die Bruderschaften sehr rasch zu Institutionen des Todes geworden – und es auch sehr lange geblieben. Ihre Entwicklung steht im 14. Jahrhundert mit den Veränderungen in Zusammenhang, die den Leichenbegängnissen und Seelenmessen damals den Charakter religiöser Feierlichkeiten und kirchlicher Ereignisse verleihen. Und doch ist das Bild des Todes, an dem die Tafelbilder der Bruderschaften festhalten, nicht das des Gottesdienstes in der Kirche, der in Anwesenheit des Leichnams, aber vor seiner *représentation* abgehalten wird. Es ist im Gegenteil die sehr alte Szene der Grablegung: Die Mitbrüder tragen den Toten, manchmal in einem Sarg, manchmal einfach nur im Leichentuch (in einer *serpillière* [Sackleinwand]), und geleiten ihn mit vorangetragenem Kreuz und unter Aussprengung von Weihwasser ins Grab eines Beinhauses.

Es liegt sicherlich daran, daß diese Bilder eine Beisetzung als Werk der Barmherzigkeit, die eines Armen darstellen, dessen Leichnam nicht in der Kirche aufgebahrt wird: Die Grablegung wird in seinem Falle nicht mehr von all den kirchlichen Zeremonien verdeckt, die sie sonst umranken und nahezu unkenntlich machen. Das Geleit – in der Form, wie es von den Mitbrüdern geleistet wird – fällt mit der Beisetzung zusammen.

Im Weltbild der Bruderschaften hat sich das Bild des Todes und der Bettung ins Erdreich eine Bedeutung bewahrt, die es bei Klerikern und Mönchen verloren hat – selbst wenn es sich nicht um eine Armenbeisetzung aus Barmherzigkeit handelte. Ein Bruderschaftsretabel vom Anfang des 16. Jahrhunderts, das im Rijksmuseum von Amsterdam aufbewahrt wird, zeigt, im Hof eines Friedhofs, ein gemauertes Grabgewölbe, wie es für jene Zeit eine Ausnahme ist, und den Totengräber, der mit einer Winde die Grabplatte anhebt. Dieses archaische Bild des Todes, an dem die Bruderschaften festhalten, macht deutlich, wie sehr sie der Tradition der Versammlung des Geleits um das Grab verhaftet bleiben.

Liegt das daran, daß sich die Bruderschaften aus Laien zusammensetzen, die hinsichtlich der allgemeinen Tendenz zur Klerikalisierung des Todes ein wenig in Verzug geraten sind? Oder setzt sich hier die Treue zu alten, auf dem Lande noch immer praktizierten Bestattungsformen durch? In diesem Falle müßte – in einem Atemzug mit der »entwurzelnden« Rolle der kirchlichen Reformen – das hartnäckige Überdauern einer vergangenheitstreuen, den Priestern gegenüber ebenso zurückhaltenden wie von ihnen beeinflußten Religion selbst bei den frommen Laien konstantiert werden – jedenfalls vor dem Tridentiner Konzil. Gleichwohl sollte man dieser Remanenz des Grabes in einem Beisetzungsbrauchtum, das es im allgemeinen eher verdeckt, nicht allzu große Bedeutung beimessen.

Die Bruderschaften nehmen auch am feierlichen Vollzug der großen Leichenbegängnisse teil. Sie gesellen sich dann – so im Midi von Michel Vovelle – den Vertretern der vier Bettelorden zu. Und manchmal treten sie – so in der Normandie, die von M. Bee untersucht worden ist – sogar an deren Stelle. Die Tracht der Mitbrüder, die im Süden zur *cagoule* der Büßer wird, ist die Trauerkleidung, die die Teilnehmer am Geleit anlegten, wie man sie auf den Grabmälern von Philippe Pot im Louvre und der Herzöge von Burgund in Dijon sieht: eine Art geistliches Gewand, das sie – ihrem offen bekräftigten und unabhängigen Laientum zum Trotz – zu einer Art von Mönchen macht, ähnlich den Mitgliedern eines Dritten Ordens. Deshalb ist ihnen, in und außerhalb der Kirche, eine offizielle Funktion zugebilligt worden.

Unter dem Druck dieser neuen Andachtsformen – neu wenigstens für die Mehrheit der Laien – hat sich die Topographie der Kirchen im 14. Jahrhundert verändert, jenem entscheidenden Wendepunkt, der in unseren Analysen ständig wiederkehrt: Den Messen und Fürbittgottesdiensten ist damals ein besonderer Raum zugewiesen worden. In den alten karolingischen Abteien waren zusätzliche Altäre an den Pfeilern aufgestellt (wie es auch in Notre-Dame in Paris vor der großen Säuberung der Kanoniker des 18. Jahrhunderts der Fall war). Möglicherweise hat sich diese Praxis aber, ohne allgemein verbreitet zu sein, auf die Abteien, die Kathedralen und die Stiftskirchen beschränkt.

Vom 14. Jahrhundert an mußte allen Kaplänen und Hilfspriestern, die ihren Gläubigern hohe »Summen« an Messen, Laudes, Vigilien, Fürbitten und *Liberas* schuldeten, Platz eingeräumt werden. Zu diesem Zweck wurden eigene Kapellen erbaut, und zwar entweder von Familien, wie bereits angemerkt, oder von Bruderschaften, die die Seitenwände des Schiffs mit Beschlag belegten. Es gab fortan kaum noch Kirchen ohne Seitenkapellen, die sehr häufig auch zu Beisetzungszwecken benutzt wurden – als Grabstellen von Familien oder Gemeinschaftsgräbern von Bruderschaften.

Garantien fürs Diesseits und fürs Jenseits. Die Funktion des Testaments. Die Umverteilung der Vermögen

Der Leser, der unserer Geschichte der Bestattungsbräuche vom 12. bzw. 13. Jahrhundert an gefolgt ist, hat sich schwerlich des Eindrucks des *déjà vu*, der Wiederholung von etwas längst Gehörtem entziehen können. Alles verläuft in der Tat so, als ob die städtischen Menschenmassen des 13. und 14. Jahrhunderts in einem Abstand von mehreren Jahrhunderten die Praktiken und Vorstellungen der karolingischen Mönche einfach wiederholten – Fürbittgebete, die sich zu immerwährenden Stiftungen weiterentwickeln, Serien von »Messen im Kleinen« (M. Vovelle), vielleicht sogar prozessionsartige Trauerkondukte, Gebetsverbrüderungen mit Priestern, Totenrollen und Seelenmessenregister, die wie Vorbilder oder Vorwegnahmen der späteren Bruderschaften wirken.

Eine bestimmte Auffassung des Todes, die sich von der der alten Kirche unterschied, reifte und entwickelte sich bei den Mönchen der karolingischen Epoche. Sie brachte ein gelehrtes religiöses Denken zum Ausdruck, das des Heiligen Augustinus, das des Heiligen Gregor des Großen. Sie griff allerdings nicht unverzüglich auf die Welt der Laien über, die der Ritter und Bauern. Die blieben ihrer unvordenklich alten, traditionellen heidnisch-christlichen Einstellung treu. Vom 12. bzw. 13. Jahrhundert an aber – und zweifellos unter dem Einfluß der Bettelmönche, namentlich in den neuen Städten – ließ sich die Menge der Laien ihrerseits von den aus den alten Abteien stammenden Impulsen gefangennehmen, von Vorstellungen wie den Fürbittgebeten, dem Schatz der Kirche, der Gemeinschaft der Heiligen und der Macht geistlicher Fürsprecher.

Wenn sich die Menge der Laien aber damals diesen Vorstellungen öffnete, so nur deshalb, weil sie jetzt dafür aufnahmebereit war: Früher waren die Mentalitätsunterschiede zwischen ihr und den Klostergemeinschaften als Inseln der Schriftkultur und Vorläufern der Moderne allzu groß gewesen. Umgekehrt hatten die beiden Mentalitäten sich im städtischen Milieu des 13. und 14. Jahrhunderts einander angenähert. Eines der Bindeglieder dieser Annäherung haben wir gerade untersucht: die Bruderschaften. Ein anderes ist das Testament. Das Testament ermöglichte es jedem Gläubigen, sogar jedem Gläubigen ohne Familie und Bruderschaft im strengen Sinne, in den Genuß der Vorteile zu kommen, die die auf wechselseitigem Austausch beruhenden Gebetsvereinigungen des Hochmittelalters ihren Mitgliedern boten.

Als das Testament im Alltagsbrauchtum des 12. Jahrhunderts wieder auftaucht, ist es nicht mehr das, was es in der römischen Antike war und was es gegen Ende des 18. Jahrhunderts wieder werden sollte: ein Akt des Privatrechts, ausschließlich dazu bestimmt, den Erbgang der hinterlassenen Güter zu regeln. In erster Linie war es nämlich ein religiöser Akt, den die Kirche selbst den völlig Mittellosen abforderte. Wie das Weihwasser als Sakrament aufgefaßt, wurde es von der Kirche als verbindlicher Brauch durchgesetzt und bei Strafe der Exkommunikation obligatorisch gemacht: Wer ohne Hinterlassung eines Testamentes starb, konnte im Prinzip weder in der Kirche noch auf dem Friedhof beigesetzt werden. Die Niederschrift und Aufbewahrung des Testamentes oblag ebenso dem Pfarrer wie dem Notar. Wenn der Notar schließlich auch im 16. Jahrhundert alle Testamentsangelegenheiten für sich allein reklamieren kann, so fallen sie für lange Zeit doch in den Zuständigkeitsbereich der Kirche.

Der Gläubige bekennt gegen Ende seines Lebens also seinen Glauben, gesteht seine Sünden ein und sühnt sie durch einen öffentlichen, *ad pias causas* schriftlich niedergelegten Akt. Die Kirche ihrerseits kontrolliert, durch das Testament verpflichtet, das Versöhnungswerk des Sünders und erhebt auf seine Hinterlassenschaft einen Zehnten, der zugleich ihr materielles Vermögen und ihren geistlichen Schatz mehrt.

Deshalb besteht das Testament, wenigstens bis zur Mitte des 18. Jahrhunderts, aus zwei gleichermaßen wichtigen Abschnitten, den *causae piae* einerseits, den Verlautbarungen zur Aufteilung der Erbschaft andererseits. Die *causae piae* folgen einander in unveränderlicher Reihenfolge, und diese ihre Reihenfolge ist noch die gleiche wie die der Gebärden und Formeln Rolands in seiner Todesstunde, so als ob das Testament – oder sein frommer Teil –, bevor es schriftlich niedergelegt wurde, mündlich weitergegeben worden wäre: »Bei sich bedenkend [die beiden Testatare: ein Pariser Bäcker und seine Frau im Jahre 1560], daß die Tage aller menschlichen Geschöpfe gezählt sind, und sie davon müssen, ohne zu wissen, wann und wie, ohne aus diesem Leben in das andere hinübergehen zu wollen ohne Testament, aber bei klarem Wissen und Verstand [die Notare hatten im allgemeinen eine banalere Formulierung zur Hand: »Bedenkend, daß nichts gewisser ist als der Tod, nichts ungewisser aber als die Stunde des Todes, und deshalb in Erwägung des nahen Endes seines Lebens, ohne das Zeitliche ohne Testament segnen zu wollen« – so ein Stadtparlamentspräsident im Jahre 1413], haben sie, im Namen des Vaters, des Sohnes und des Heiligen Geistes, ihr Testament auf die folgende Art und Weise abgefaßt.« (55)

Es folgt dann zunächst das Glaubensbekenntnis, das das *Confiteor* paraphrasiert und den himmlischen Hofstaat beschwört, wie er sich im Zimmer zu Häupten des Sterbenden oder am Tage des Endes der Zeiten im Weltenhimmel versammelt.

»Zunächst empfehle ich meine Seele Gott, meinem Schöpfer, der sehr holden und glorreichen Jungfrau Maria Muttergottes, dem Erzengel Michael, den Heiligen Peter und Paul und dem ganzen gebenedeiten Hofstaat des Paradieses« (1394). »Zunächst, als gute und aufrichtige Katholiken [im Jahre 1560, nach der Reformation also], haben sie empfohlen und empfehlen sie ihre Seelen, wenn sie den fleischlichen Leib verlassen, Gott unserm Herrn und dem Erlöser Jesus Christus, der gebenedeiten Jungfrau Maria, dem Engel und Erzengel Michael, den Heiligen Peter und Paul, dem Evangelisten Johannes [der Heilige Johannes als Fürsprecher beim Jüngsten Gericht war der *Evangelist* – es bahnt sich ein Übergang zum *Täufer* im endgültigen und heute aufgegebenen Text des *Confiteor* an], dem Heiligen Nikolaus, der Heiligen Maria Magdalena und dem ganzen himmlischen Hofstaat des Paradieses.«

Es folgen die Wiedergutmachung der unrechtmäßigen Handlungen und die Vergebung anderer Schuldiger: »Item, er will und verlangt, daß von seinem Testamentsvollstrecker seine Schulden bezahlt und seine unrechtmäßigen Handlungen, wenn es welche gibt, vergolten und wettgemacht werden.« Der Winzer aus Montreuil benutzt im Jahre 1628 das zusammengeschriebene Wort *tortsfaits* (begangenes Unrecht), wie es auch Jean Régnier zur Mitte des 15. Jahrhunderts tut:

Je veuil que mes debtes se payent
Premièrement et mes tortsfaiz.

»Ich vergebe von ganzem Herzen allen, die mir irgendeine Unbill oder ein Ärgernis zugefügt haben, und bitte Gott, ihnen diese Fehler zu verzeihen, wie ich auch die bitte, die von mir irgendwelche Verstöße, Übergriffe oder Schäden zu erdulden hatten, mir um der Liebe Gottes willen zu vergeben.« (55)

Daran schließt sich die Wahl der Grabstelle, für die wir bereits mehrere Beispiele zitiert haben. Endlich dann die Anordnungen und Wünsche zum Geleit, zur Fackel- und Kerzenbeleuchtung und zur Gottesdienstordnung, mildtätige Stiftungen, Almosenverteilungen und die Verfügungen hinsichtlich der Grabschrift oder des Bildnisses.

Je veuil... Ich will, daß zunächst meine Schulden beglichen werden und meine unrechtmäßigen Handlungen.

An dieser Stelle wurden die frommen Legate eingefügt, die dem Testament vom Mittelalter bis ins 18. Jahrhundert seine tiefe Bedeutung verleihen.

Erinnert sei an das, was im vorhergehenden Kapitel über die leidenschaftliche Liebe zum Leben und zu den irdischen Dingen, wie sie der Mensch des Hochmittelalters und der Renaissance empfand, und über den Einfluß dieser Liebe auf den Sterbenden gesagt wurde.

Der Sterbende sah sich Bedrängnissen ausgesetzt, die für uns Heutige nur schwer nachvollziehbar sind und die ihm das Testament hinter sich zu lassen ermöglichte. Diese Bedrängnisse rühren von der gleich heftigen Anklammerung ans Diesseits wie ans Jenseits her. Die modernen Kommentatoren, die in dieser Hinsicht der traditionellen christlichen Predigt folgen, neigen dazu, diese beiden für sie unversöhnlichen Gefühle einander entgegenzusetzen. In der bloßen Alltagswirklichkeit koexistierten sie jedoch und schienen sich sogar gegenseitig zu bestätigen. In unseren Tagen müssen wir feststellen, daß sie sich gegenseitig abschwächen.

Der Sterbende des Mittelalters hatte die folgende Alternative vor Augen: entweder nicht auf den Genuß der *temporalia* – Menschen und Dinge – zu verzichten und Schaden an seiner Seele zu nehmen, wie die Männer der Kirche und die gesamte christliche Tradition ihm einredeten, oder sich ihrer zu entäußern und das ewige Heil zu retten: *temporalia aut aeterna*?

Das Testament war also das religiöse und gleichsam sakramentale Mittel, sich die *aeterna* zu erwirken, ohne gänzlich auf die *temporalia* verzichten zu müssen, die Reichtümer mit dem persönlichen Heilswerk zu verbinden. Das Testament ist gewissermaßen ein zwischen dem sterblichen Individuum und Gott durch Vermittlung der Kirche geschlossener Versicherungsvertrag: ein Vertrag mit doppelter Zweckbestimmung; einerseits »Passierschein für den Himmel« – nach einer Formulierung von J. Le Goff (56); in dieser Hinsicht garantierte es den Bund mit der Ewigkeit, wenn auch die Prämien dafür mit zeitlich-weltlichem Geld bezahlt wurden, den frommen Legaten.

Das Testament ist aber auch »Passierschein auf Erden«, und in dieser Hinsicht legitimiert und ermächtigt es zum – sonst verdächtigen – Genuß der im Laufe des Lebens erworbenen Güter, der *temporalia*. Die Prämien für diese Garantie werden diesmal in geistlicher Währung entrichtet, in Messen und mildtätigen Stiftungen als spirituellem Gegenstück zu den frommen Legaten.

So gewährte das Testament einerseits eine Option auf die *aeterna*; andererseits rehabilitierte es die *temporalia*.

Die erste Bedeutung ist die bekanntere. Die Historiker haben auf den Umfang der Güterübertragung während des Mittelalters und lange nachher hingewiesen.

In den ältesten Fällen wurden die Erbgänge vor dem Tode abgewickelt, so, wenn Grafen und reiche Kaufleute sich aller ihrer Reichtümer entäußerten, um sich ins Kloster zurückzuziehen und dort zu sterben – das Kloster war im allgemeinen der Hauptnutznießer dieser Einkehr. Für lange Zeit erhält sich der Brauch, vor dem Tode die Kutte des Mönchs zu nehmen, wie auch die Mitgliedschaft in einem Dritten Orden dazu berechtigte, die den neu Hinzukommenden die Gebete der Mönche und eine Grabstelle in der Kirche des Konvents sicherte.

Vollständige Entsagung und vorzeitiger Rückzug ins Kloster, im 12. und 13. Jahrhundert noch ziemlich häufig, werden vom 15. an seltener: In einer bereits urbanisierteren und seßhafteren Welt war der Greis (von 50 Jahren!) der Versuchung ausgesetzt, sich seine ökonomische Aktivität zu bewahren und die Verwaltung seiner Reichtümer nicht aus der Hand zu geben. Aber die Erbgänge *post mortem*, durch Testament abgewickelt, blieben zahlreich und durchaus bemerkenswert. Auf jeden Fall geht lediglich ein Teil des Nachlasses auf die Erben über; der andere wurde von der Kirche und von frommen Stiftungen erhoben. »Wenn man sich«, schreibt J. Le Goff, »nicht ständig die zwanghafte Besessenheit von der Sorge ums Seelenheil und der Angst vor ewiger Verdammnis vor Augen hält, von der die Menschen des Mittelalters umgetrieben wurden, wird sich auch kein Verständnis für ihre Mentalität einstellen, und man bleibt ratlos angesichts dieses Verzichts auf die geballte Anstrengung eines habsüchtigen Lebens, Verzicht auf Macht, Verzicht auf Reichtum, der auf eine außergewöhnliche Mobilität der Vermögen hinausläuft und, sei es auch *in extremis*, unter Beweis stellt, daß die am entschiedensten nach irdischen Gütern gierenden Persönlichkeiten letztlich immer der Welt entsagen [aber, möchte ich hier einflechten, mußte man, um ihr entsagen zu können, sie nicht zuvor bis zum Wahnsinn geliebt haben – so wie heute der Rückzug aus der Konsumgesellschaft zunächst in den Kreisen derer vorkommt, die sie bevorzugt behandelt hat, und umgekehrt zum Ärgernis nur für die wird, die sich von ihr noch Vorteile erhoffen?], und dieser Wesenszug, der der Akkumulation der Vermögen entgegenarbeitet, trägt dazu bei, den Menschen des Mittelalters vorerst Aufschub vor den materiellen und psychologischen Bedingungen des Kapitalismus zu gewähren.« (56)

J. Heers (57) seinerseits sieht im ungeheuerlichen Ausmaß der Stiftungen einen der Gründe für den ökonomischen Ruin des Adels im 14. Jahrhundert. Der Adelige »läßt seine Erben durch seine frommen und mildtätigen Stiftungen verarmen: Legate zugunsten der Armen, der Hospitäler, der Kirche und der religiösen Orden, Messen für die Ruhe seiner Seele, die nach Hunderten und Tausenden zählen.« J. Heers sieht in solchen Verhaltensweisen weniger einen globalen Wesenszug der Mentalität als ein klassenspezifisches Merkmal: »Die Weigerung, sparsam zu wirtschaften und die Zukunft des eigenen Hab und Guts ins Auge zu fassen, ist ein Zeichen der Mentalität einer Klasse, die sich in dieser Geschäftswelt verspätet ausnimmt.« Aber fanden sich die gleichen Gewohnheiten nicht auch auf seiten der reichen Kaufleute? Ein häufig zitierter Text von Sapori über die Bardi, eine Florentiner Kaufmannsfamilie, unterstreicht »den Kontrast zwischen dem Alltagsleben dieser draufgängerischen und beharrlichen Menschen, die ungeheure Vermögen zusammenrafften, und der Angst vor ewiger Strafe, in der sie lebten, weil sie eben diese Reichtümer mit zweifelhaften Mitteln an sich gebracht hatten«. Im Jahre 1300 vermacht ein Kaufmann in Metz den Kirchen mehr als die Hälfte seines Kapitals. J. Lestoquoy ist im 13. und 14. Jahrhundert bei Handelsherren und Bankiers aus Arras und Flandern auf dieselbe Freigebigkeit gestoßen. (58) Muß in einer solchen Umverteilung der Einkünfte aber nicht ein in entwickelten vorindustriellen Gesellschaften sehr verbreiteter Brauch gesehen werden – Gesellschaften, in denen Reichtum thesauriert wird? Dieses Problem ist in aller Deutlichkeit von P. Veyne (59) gesehen worden: »Die vorindustriellen Gesellschaften sind durch für uns unvorstellbare Sprünge und Brüche in der Stufenleiter der individuellen Einkünfte und durch das Fehlen von Investitionsmöglichkeiten charakterisiert, wenn man von einigen beruflichen Spezialisten und zu jedem Risiko Entschlossenen absieht. Bis ins vorige Jahrhundert bestand das Weltkapital im wesentlichen aus bewirtschafteten Ländereien und Häusern; die Produktionsmittel – Pflüge, Schiffe oder Webstühle – spielten in diesem Inventar nur eine begrenzte Rolle. Erst seit der industriellen Revolution kann der jährliche Mehrwert wieder ins produktive Kapital investiert werden, in Maschinen, Eisenbahnen usw... Früher ging dieser Mehrwert, selbst in ziemlich primitiven Gesellschaften, gewöhnlich in öffentliche oder religiöse Bauvorhaben ein«, und – wie ich hinzufügen möchte – in gehortete Schätze und in Sammlungen von Goldschmuck und Kunstwerken, Sammlungen von schönen Objekten für die weniger Reichen, Schätze von Wissenschaft und schöner Literatur schließlich für die Männer der Kirche und des Richterstandes. »Was die Reichen ehemals von ihren Einkünften nicht verzehrten, horteten sie. Aber jeder gehortete Schatz mußte eines Tages ›dethesauriert‹ werden; war dieser Tag gekommen, zögerte man weniger als wir heute, ihn zum Bau eines Tempels, einer Kirche oder für fromme oder mildtätige Stiftungen zu verwenden, denn das waren keine verpaßten Gewinnchancen. Wohltäter und fromme oder mildtätige Stifter haben vor der industriellen Revolution einen sehr verbreiteten Typus des *homo oeconomicus* dargestellt, von dem sich nur noch wenige Vertreter erhalten haben, die größten ihrer Art, Emire von Kuweit oder amerikanische Milliardäre, die Krankenhäuser oder Museen für moderne Kunst stiften.«

Paul Veyne räumt ein, daß »die antike Stadt sich [auf der Grundlage dieses Wohltätertums] fünf Jahrhunderte lang erhalten hat«. Eine ebenso grundlegende Funktion muß im Mittelalter der Umverteilung eines Teiles der akkumulierten Vermögen durch testamentarische Schenkungen zuerkannt werden, die, wenn auch bescheidener und in angemessenerem Verhältnis zum betreffenden Gesamtnachlaß, auch im 16. und 17. Jahrhundert noch fließen. J. Lestoquoy hat im 16. Jahrhundert in Arras einen Niedergang der Großzügigkeit und, umgekehrt, im 17. eine Rückkehr zur Generosität des Mittelalters dingfest gemacht. Erst seit der Mitte des 18. Jahrhunderts läßt sich, Michel Vovelle zufolge, ein rapides Sinken der Legate *ad pias causas* beobachten. Im 17. und noch im 18. Jahrhundert beruhte in den katholischen und protestantischen Ländern jede Art von öffentlicher Sozialfürsorge auf frommen Stiftungen: Die Regenten und Regentinnen der holländischen Hospitäler haben es vollauf verdient, daß ihre Porträts der Nachwelt erhalten geblieben sind. (60)

Reichtum und Tod: Die Nutznießung

Es gibt dennoch einen sehr bedeutsamen Unterschied zwischen der antiken und der mittelalterlichen und modernen Wohltätigkeit mittels Stiftungen. Wenn auch jeder gehortete Schatz eines Tages »dethesauriert« werden muß, so ist der Zeitpunkt dieser »Dethesaurierung« doch nicht gleichgültig. In der Antike bestimmten ihn Zufälle des Lebenslaufes des Spenders. Seit dem Hochmittelalter und in der gesamten Neuzeit fällt er mit dem Zeitpunkt des Todes oder mit dem Gefühl zusammen, daß dieser Zeitpunkt nahe ist. Es hat sich eine in der Antike wie in den Industriegesellschaften unbekannte Beziehung zwischen der Einstellung zum Reichtum und der zum Tode entwickelt. Diese Beziehung ist ohne Zweifel eine der Haupteigentümlichkeiten dieser Gesellschaft, die sich vom Hochmittelalter bis zum ersten Drittel des 17. Jahrhunderts kaum verändert.

Max Weber hat dem Kapitalisten, der keinen unmittelbaren Genuß aus seinem Reichtum zieht, aber Profit und Kapitalakkumulation als Zweck an sich auffaßt, den präkapitalistischen Menschen gegenübergestellt, dem bereits der bloße Umstand, *daß* er Besitz hat, Befriedigung verschafft. Aber er mißversteht die Beziehung, die in beiden Fällen zwischen Reichtum und Tod besteht, wenn er schreibt: »Daß jemand zum Zweck seiner Lebensarbeit ausschließlich den Gedanken machen könne, dereinst mit hohem materiellen Gewicht an Geld und Gut belastet ins Grab zu sinken, scheint ihm [dem präkapitalistischen Menschen] nur als Produkt perverser Triebe: der ›auri sacra fames‹, erklärlich.« (61)

Tatsächlich ist das genaue Gegenteil richtig: Gerade der präkapitalistische Mensch will »mit Geld und Gut belastet ins Grab sinken« und seinen Schatz *in aeternum* behalten, weil er danach giert und sich ohne gewaltsame Bekehrung nicht davon lösen kann. Zwar nahm er den Tod hin; aber er konnte sich nicht entschließen, »den Weinberg, Haus und Garten« zu lassen.

Umgekehrt gibt es seit dem Père Grandet, der noch die traditionelle *avaritia* bezeugt, wenig Beispiele dafür, daß ein Geschäftsmann des 19. oder 20. Jahrhunderts im Augenblick des Todes eine derart zähe Anhänglichkeit seinen Unternehmungen, seinem Wertpapiervermögen, seinem Rennstall, seinen Villen oder Yachten gegenüber an den Tag gelegt hätte! Die zeitgenössische Vorstellung von Reichtum räumt dem Tod nicht den Wert, nicht die Bedeutung ein, die ihm im Mittelalter und bis zum 18. Jahrhundert vorbehalten war; zweifellos deshalb, weil sie weniger hedonistisch und fleischlich, sondern eher metaphysisch und moralisch ist.

Für den Menschen des Mittelalters war die *avaritia* eine zerstörerische Leidenschaft, weil sie ihn als Christen der ewigen Verdammnis auslieferte, aber auch deshalb, weil die Vorstellung, im Augenblick des Todes seine Reichtümer einzubüßen, ihm geradezu Qualen bereitete. Deshalb hat er den Rettungsring ergriffen, den die Kirche ihm hinhielt; die Gelegenheit des Todes wurde also genutzt, um mittels des Testamentes die ökonomische Funktion zu erfüllen, die in anderen Gesellschaften von Stiftungen oder kirchlichen Pfründen ausgeübt wurde. Im Austausch für seine Legate erhielt er die Sicherheit der *aeterna*, und zugleich wurden – das ist der zweite wichtige Aspekt des Testamentes – die *temporalia* rehabilitiert und die *avaritia* rückwirkend gerechtfertigt. (62)

A. Vauchez ist, unabhängig von mir, zu ganz ähnlichen Ergebnissen gelangt: »Der Reiche, d. h. der Mächtige, ist besonders gut imstande, sich sein Seelenheil zu sichern.« Er kann andere Menschen an seiner Stelle für sich fasten oder Wallfahrten unternehmen lassen. Er profitiert von einer »Strafmilderung«, die dem Armen unzugänglich bleibt. Er kann »durch Schenkungen, fromme Stiftungen und Almosen unaufhörlich neue Verdienste vor dem Angesicht Gottes erwerben. Der Reichtum scheint, ohne im entferntesten Fluch zu sein, sogar eher einen privilegierten Zugang zur Heiligkeit zu eröffnen [...]. Das in den Klöstern vorherrschende asketische Ideal steigert die Fähigkeit zur Entsagung – dem sichtbaren Zeichen der Einkehr. Aber wer kann entsagen, der nicht zuvor besessen hätte? Der Arme verfügt nur über eine einzige Heilsquelle: das Gebet für seinen Wohltäter.« »Diese Spiritualität sieht für den freizügigen Reichen nicht nur eine Belohnung in der anderen Welt vor. *Sie garantiert sie ihm schon hienieden* [Hervorhebung v. Ph. A.]. Viele toskanische Verfügungen zugunsten von Klöstern beginnen mit den folgenden Formeln: ›Wer den Heiligen Stätten spendet [...], wird in diesem Leben hundertfachen Lohn erhalten.‹ Deshalb ist den Kreuzfahrern Sieg und Beute sicher, Zeichen dafür, daß sie auserwähltes Rüstzeug Gottes sind. ›Kommt also herbei, beeilt euch, den *doppelten Lohn* [Hervorh. v. Ph. A.] zu empfangen, der euch zusteht, die Erde der Lebenden und die, wo Milch und Honig fließen [gemeinsamer Brief der abendländischen Bischöfe über die Kreuzzüge].«

Zu Beginn des 14. Jahrhunderts bringt einer der reichsten Bürger von Arras, Baude Crespin, seine letzten Tage in der Abtei Saint-Vaast zu, deren Wohltäter er ist. Sein im Nekrolog wiedergegebenes Epitaph sagt, daß er, wenn auch Mönch, doch kein Mönch wie andere war: »Nie wird man Ähnliches sehen.« Seine Demut war in der Tat um so verdienstvoller und bewunderungswürdiger, als er früher reich und mächtig gewesen war: »Von ihm wurden mit großen Ehren mehr Menschen unterhalten als von hundert anderen.« (63)

In der Abtei von Longpont stand auf einer bei Gaignières reproduzierten Grabplatte aus dem 13. Jahrhundert folgende Inschrift zu lesen: »Auf wundersame Weise verließ er Kinder und Freunde, gab seine Güter [die *omnia temporalia* der *artes moriendi*] auf, um Gott zu dienen, harrte an dieser Stätte als Mönch in der Frömmigkeit des Ordens aus und vertraute ehrerbietig und freudig Gott seine Seele an.« (64)

Felix avaritia! Glücklich, weil die Größe der Verfehlung das Ausmaß der Wiedergutmachung bestimmte, weil sie die Quelle derart beispielhafter Bekehrungen und wohltätiger Übereignungen war. Wie konnten die Männer der Kirche da die Ideen, die sie sich in den Kopf gesetzt hatten, radikal vertreten und in letzter Instanz Dinge verurteilen, die schließlich doch ihren Scheuern und Kellern zugute kamen und sich in einen geistlichen Schatz von Messen und Gebeten verwandelten? Sie verurteilten sie, es sei denn im Falle von Wiedergutmachung und Umverteilung. Übrigens waren auch sie, im innersten Kern des *contemptus mundi*, der Liebe zu den Dingen verfallen, und die religiöse Kunst des Hochmittelalters – die der Verkündigungen, der Heimsuchungen, der Geburten der Jungfrau, der Pietàs und Kreuzigungen – hat sich an dieser Liebe, im Verein mit der zu Gott, geradezu berauscht.

Man hüte sich jedoch vor der Annahme, daß die letztendliche Bestimmung dieser Reichtümer – Kirchen, Hospitäler – die einzige Rechtfertigung der irdischen Güter war, wie es voltairianische Böswilligkeit annehmen würde. In der Literatur der Testamente taucht eine Formel auf, die unter bestimmten Bedingungen Skrupel milderte und eine bestimmte Verwendung des Reichtums legitimierte.

Sie ist bereits in den Testamenten des 14. Jahrhunderts greifbar: »Die Güter, die Gott, mein Schöpfer, mir *zugewendet und verliehen* hat, will ich in Form eines Testamentes oder letzten Willens auf die folgende Weise übereignen und verteilen« (1314). »In dem Wunsch und Willen, das Meinige und meine Güter auszuteilen, die Herr Jesus Christus mir *geschenkt* hat, zum Nutzen und Heil meiner Seele« (1399). »Mit der Absicht, zur Ehre und Huldigung Gottes die *Güter und Dinge* auszuteilen, die ihm in dieser Welt von seinem mildgesinnten Retter Jesus Christus *verliehen* wurden« (1401). »Um Vorsorge für das Heil und die Ruhe seiner Seele zu treffen und um das Seinige und seine Güter zur Verfügung zu stellen und zu verteilen, mit denen Gott ihn versehen und ausgestattet hat« (1413 [65]).

Die Formel taucht, unverändert, in den Testamenten des 17. Jahrhunderts wieder auf, jetzt aber mit der neuen und bedeutsamen Vorstellung verknüpft, daß diese freiwillige Erbverfügung für das gute Einvernehmen unter den Hinterbliebenen zwingend erforderlich ist: »Da ich nicht gehen und aus dieser Welt scheiden will, ohne meine Angelegenheiten geordnet und meine Güter zur Verfügung gestellt zu haben, die es dem Großen Gott gefallen hat, mir zu verleihen« (1612). »Um Vorsorge [...] für die Verfügung über alle zeitlichen Güter zu treffen, die es Gott gefallen, hat, ihm in dieser vergänglichen und sterblichen Welt zu verleihen« (1648). »In dem Wunsch, zugunsten seiner Kinder die Güter zu verteilen, die es Gott gefallen hat, ihm zu verleihen, und um durch dieses Mittel Frieden, Freundschaft und Eintracht unter seinen Kindern zu erhalten« (1652 [65]): Frieden, Freundschaft und Eintracht, die offenbar wenig Aussicht hatten, anders als auf diese Weise gewahrt zu bleiben!

Das Testament als Gewissenspflicht und persönlicher Akt

So ist also die Verfügung über seine Güter – und nicht nur die Verfügung *ad pias causas*, sondern die Aufteilung unter den Erben – zur Gewissenspflicht geworden. Im 18. Jahrhundert gewinnt diese moralische Verpflichtung sogar die Oberhand über die Almosenverteilung und die frommen Stiftungen, die im Begriff sind, ungewöhnlich zu werden, oder doch wenigstens nicht mehr das Hauptziel des Testaments ausmachen. Diese Verschiebung ist bedeutsam und muß festgehalten werden.

Ein frommer Autor schreibt im Jahre 1736 (66) im ersten Kapitel eines Buches mit dem Untertitel *Méthode chrétienne pour finir saintement sa vie* (Christliche Weise, sein Leben gottgefällig zu beschließen), also einer Art *ars moriendi* des 18. Jahrhunderts: »Was tut ein Kranker, der den Tod herannahen fühlt? Er läßt einen Beichtvater und einen Notar holen.« Beide sind gleich wichtig – und eben das ist ganz außergewöhnlich für ein Handbuch des heilsamen Sterbens, das Entsagung und Verachtung der Welt lehrt. Der Autor fährt fort: »Einen Beichtvater, um seine Gewissensangelegenheiten zu ordnen, einen Notar, um sein Testament zu machen.« Mit Hilfe dieser beiden Personen hat der Sterbende drei Dinge zu tun: erstens seinen Glauben zu bekennen, zweitens das Abendmahl zu nehmen. »Das dritte, was ein Sterbender tun muß, um sich auf sein Erscheinen bei Gottes Jüngstem Gericht vorzubereiten, ist, seine weltlichen Belange so genau wie möglich zu ordnen, zu prüfen, ob alles in gutem Zustand ist, und über seine Güter zu verfügen.« Es sei darauf hingewiesen, daß es sich hier nicht um eine menschliche Vorsichtsmaßnahme, um einen Akt der Umsicht und der weltlichen Klugheit handelt wie heute beim Abschluß einer Lebensversicherung, sondern um einen *religiösen*, wenn auch nicht sakramentalen Akt, von dessen Vollzug auch das Seelenheil abhängt. Es ist sogar eine Vorbereitungsübung auf den Tod, in einer Epoche, in der die neue Seelsorge der Gegenreformation darauf hinarbeitet, daß der Mensch nicht seine Todesstunde abwartet, um sich zur Einkehr bereit zu finden, sondern sich lebenslang auf den Tod vorbereitet. »Wer sich dem Tode gewachsen fühlen will, muß sich beizeiten und bei bester Gesundheit bereithalten. Obwohl das einer der wichtigsten Gesichtspunkte der Vorbereitung auf den Tod ist, wird er im allgemeinen doch meist vernachlässigt.«

Zur Mitte dieses 18. Jahrhunderts hören Almosen und Stiftungen von Messen auf, Hauptzweck des Testaments zu sein. Man hält zwar noch an ihnen fest, aber nicht mehr mit der früheren Ausschließlichkeit. Der geistliche Autor gibt sich damit zufrieden, dem Sterbenden zu empfehlen, sein persönliches Heil nicht dadurch zu gefährden, daß er seine Angehörigen zu sehr bedenkt: »Hütet euch schließlich davor, daß ihr, wenn ihr zu sehr für andere sorgt [d. h. wenn ihr euch bemüht, eure Güter gleichmäßig unter euren Erben zu verteilen], euch selbst in eurem Testament nicht vergeßt [d. h. euer Seelenheil, dadurch, daß ihr eure Sünden sühnt, und zwar durch Almosen], indem ihr der Armen gedenkt und anderer frommer Werke« – und das alles ohne Überschwang, vernünftig, d. h. »im Einklang mit euren Möglichkeiten«. Überdies müssen versteckte Prestige- und Reputationsabsichten im Testament gemieden werden, weil sie der christlichen Demut fremd und geeignet sind, die legitimen Rechte der Familie zu schmälern. Und nicht jedem beliebigen irgend etwas vermachen: »Es müssen immer die Gebote der Gerechtigkeit gewahrt werden, ohne auf die Stimme von Fleisch und Blut [keine Bevorzugung eines Günstlings!] zu hören noch es an menschlicher Achtung fehlen zu lassen [keine Stiftung aus Ehrgeiz und Ruhmsucht!].«

Das Hauptziel des Testamentes als eines religiösen Aktes hat sich von der früheren selbstlosen Opferbereitschaft in Richtung einer straffen Herrschaft über die Familie verschoben, und zugleich damit ist es zum Akt der Vorsorge und der Umsicht geworden, den man in Voraussicht des Todes auf sich nimmt, des möglichen Todes, nicht des wirklichen (*non in articulo mortis* [67]).

Diese Verpflichtung beschränkt sich nicht auf die Reichen. Auch einfache Leute, ja sogar die Armen haben die Pflicht, den wenigen Besitz, über den sie verfügen, ordentlich zu übereignen, so etwa im Jahre 1649 eine »Hausmagd, die nicht überrascht werden will [vom Tode], ohne ihre *kleinen Angelegenheiten* [ihr Bett, ihre Kleider] gebührend geordnet zu haben.« (68)

Man verfällt durchaus nicht darauf, die Dinge und Güter für nichts zu achten, sich nicht um sie zu kümmern. In den Testamenten lassen sich Spuren derselben ambivalenten Liebe zum Leben wiederfinden, die bei den Kranken der *artes moriendi* oder den makabren Themen dingfest zu machen war. Liebe zum Leben, Eigenliebe.

Religiöser, nahezu sakramentaler Akt – konnte das Testament gleichzeitig auch persönlicher Akt sein? Mußte es sich nicht der fixierten Starrheit der Liturgie angleichen und sich der Konvention des Genres beugen? Michel Vovelle stellt, in Hinsicht auf das 12. und 13. Jahrhundert, die Frage, ob »die notarielle Formel zum massiven Stereotyp geronnen« oder »sensibles Anzeichen der geistigen Veränderungen sowohl des Notars als auch seiner Klienten« geblieben sei. (69) Nach einer Stichprobenuntersuchung vertritt er die Auffassung, daß persönliche Herzensergießungen sicher sehr selten vorkommen, auch in den handgeschriebenen Testamenten, daß man deshalb jedoch nicht von bloßen Stereotypien sprechen kann; er legt im Gegenteil eine ganze Flut von variierenden Textfassungen frei: »Es gibt nahezu ebenso viele stehende Formeln, wie es Notare gibt.« Wenn das Testament des 17. und 18. Jahrhunderts auch keine so intimen Konfessionen bietet, wie unser gegenwärtiges Bedürfnis nach unzensierter, vertraulicher Mitteilung sich wünschen mag, so schließt die Mannigfaltigkeit der formelhaften Wendungen doch auch eine gewisse Freiheit ein. Diese beschränkte Freiheit reichte immerhin weit genug, spontane Regungen der Sensibilität zutage treten zu lassen, dem Panzer gesellschaftlicher Konventionen zum Trotz. So auch im Falle der Hausbücher. Ohne authentisches Zeugnis zu sein, das ihre Individualität bestätigte wie die »Tagebücher« des 18. Jahrhunderts, liefern sie doch eine Vielzahl kleiner Modelle, und jedes dieser kleinen Modelle stellt eine bezeichnende statistische Stichprobe dar.

Das Testament als literarische Gattung

Dieser Modellcharakter erlaubt uns Historikern, die Testamente als aufschlußreiche Dokumente der Mentalitäten und ihrer Wandlungen zur Kenntnis zu nehmen. Wir können sogar noch weiter gehen und das Wiederauftauchen des Testamentes und seine Entwicklung im Mittelalter als kulturelles Phänomen ins Auge fassen. Das mittelalterliche Testament ist nicht nur der zugleich freiwillige und von der Kirche auferlegte religiöse Akt gewesen, als den wir es bis jetzt analysiert haben. Im 14. und 15. Jahrhundert hat es seine bereits traditionellen Formen der poetischen Literatur geborgt und ist zur literarischen Gattung geworden, und die Dichter haben es, trotz seines konventionellen Charakters, gewählt, um ihre Gefühle angesichts der Kürze des Lebens und der Gewißheit des Todes zum Ausdruck zu bringen – wie die Romanciers des 18. Jahrhunderts den Brief: sie haben sich für das spontanste aller Kommunikationsmittel ihrer Zeit entschieden, das der persönlichen Herzensäußerung am nächsten stand. Die Autoren des Mittelalters haben kein falsches Spiel getrieben, sie haben an der konventionellen Form des Testamentes festgehalten und den notariell-förmlichen Stil respektiert; aber die Zwänge der Gewohnheit haben sie nicht gehindert, diese Testamente zu den persönlichsten und direktesten Gedichten ihrer Zeit zu machen, zum ersten halb spontanen, halb erzwungenen Bekenntnis des Menschen im Angesicht seines Todes und des Bildes seines Lebens, das ihm im Spiegel des Todes erschien: ein beunruhigendes Bild, zusammengesetzt aus Wünschen und Sehnsüchten, alten Gefühlen, Klagen und Hoffnungen.

Wir begegnen in diesen Gedichten allen den Gliederungselementen, die wir bereits am Beispiel der Testamente analysiert haben.

On dit que tout bon chrétien
Quand a son trespassement
Si doit on disposer du sien
Et faire aucun testament.

So umschreibt es Jean Régnier (1392–1468) in seiner Gefängniszelle. (70) Ebenso Villon, der in einer kaum weniger ersprießlichen Situation zur traditionellen Präambel greift:

Et puis que départir me fault
Et du retour ne suis certain,
(Je ne suis homme sans desfault
Ne qu'autre d'assier ne d'estain
Vivre aux humains est incertain
Et après mort n'y a relaz
Je m'en vais en païs loingtain)
Si establis ces presens laiz.

Bei Jean Régnier findet sich das Glaubensbekenntnis, die Anrufung der Fürsprecher beim himmlischen Hofstaat und die Empfehlung der Seele:

En la foy de Dieu vueil mourir
Qui pour moi souffrit passion...
Sainctz et sainctes vueil requérir
Tous et toutes ensemblement

On dit... Man sagt, daß jeder gute Christ,/ Zum Zeitpunkt seines Hinscheidens/ Über das Seinige verfügen/ Und ein Testament machen muß.

Et puis que départir... »Da ich denn gehn muß, ohne daß/ Der Rückkehr ich ganz sicher bin/ – Ich bin ein Mensch nur (glaubt mir das)/ Gleich andren, nicht von Erz noch Zinn,/ Unsicher geht das Leben hin,/ Nichts nach dem Tod sich wechseln läßt –,/ Strebt fernen Ländern zu mein Sinn;/ Drum setz ich diese Gaben fest.« *Le Petit Testament*, übertragen v. W. Küchler, Heidelberg 1956, S. 11.

Qu'il leur plaise de acquérir
A mon âme son sauvement.

Themen, wie sie Villon auf seine Weise aufnimmt:

Et cecy le commencement:
Au nom de Dieu, Père éternel,
Et du fils que Vierge parit,
Dieu au Père coéternel
Ensemble le saint Esperit
Qui sauva ce qu'Adam périt
Et du pery pare les cieux [...]

Premier je donne ma pauvre âme
A la benoîte Trinité
Et la commande à Notre Dame
Chambre de la divinité
Priant toute la charité
Des dignes neuf Ordres des cieux,
Que par eulx soit ce don porté
Devant le Trône précieux. [Die Himmelfahrt der Seele]

Es folgt der Übergang zum Geständnis der eigenen Fehler, zur Wiedergutmachung begangenen Unrechts und zur Vergebung der Schmähungen anderer:

A tout le monde mercy crie...
Pour Dieu qu'il me soit pardonné

En la foy... Im Frieden Gottes will ich sterben,/ Der um meinetwillen seine Passion erlitten hat.../ Alle Heiligen und Seligen Nonnen will ich bitten,/ Sie alle gemeinsam,/ Es möge ihnen gefallen,/ Meiner Seele die Rettung zu erwirken.

Et cecy le commencement... »Nun heb ich an. [...] In des dreieinigen Gottes, unsres Vaters, Namen,/ im Namen Christi, seines Sohns, den Frau Marie gebar,/ die Jungfrau, daß er ewig wie Gott Vater war,/ in Seinem und des Heiligen Geistes Namen. Amen./ Er rettete, was Adam einst verkommen ließ,/ erhöhte Erdenstaub zur Zier ins hehre Himmelszelt.« – »Zuvörderst geb ich Sünder meine arme Seele/ der benedeiten göttlichen Dreifaltigkeit,/ Maria, Gottes Mutter, ich sie anbefehle,/ der gnadenreichen Lilie aller Heiligkeit./ Dann bet ich zu den neungestuften Engelschören,/ daß sie des Schächers heißes Flehn erhören,/ und seine Gabe tragen vor den Menschensohn/ und dann empor zu Gottes höchstem Richterthron.« *Le Grant Testament*, übertragen von W. Widmer, München 1964, S. 56 und 58.

Je veuil que mes debtes se payent
Premièrement et mes tortsfaiz. (Régnier)

Jeder der beiden Autoren bezeichnet den Ort seiner Grabwahl:

Aux Jacobins eslis la terre
En laquelle veuil estre mis. (Régnier)

Item mon corps j'ordonne et laisse
A nostre grant mère la terre. (Villon)

Meine Seele Gott, meinen Leichnam der Erde – das ist eine klassische Formel. Dem Brauch entsprechend fügt er hinzu:

Item j'ordonne à Sainte Avoye
Et non ailleurs ma sépulture.

Und schließlich regelt man das Geleit und trifft seine Verfügungen für die Totenmesse:

Item au moustier je veuil estre
Porté par quatre laboureurs [...].
Et quant est de mon luminaire
Je n'en vueil en rien deviser
L'exécuteur le pourra faire
Tel qu'il luy plaira adviser
Il me suffira d'une messe
De Requiem haute chantée;
Au cœur me ferait grande lyesse
Si estre pouvait deschantée [...]
Et encore trop bien je vouldraye

A tout le monde ... Alle Welt bitte ich um Verzeihung [...]/ Um Gottes willen, damit mir vergeben werde,/ Will ich, daß zunächst meine Schulden beglichen werden und meine unrechtmäßigen Handlungen.

Aux Jacobins ... Bei den Jakobinern erwähle ich mir die Erde,/ In der ich beigesetzt sein will. (Régnier)

Item mon corps ... »Desgleichen sei mein Leib im Grabe beigesetzt./ Ihn soll die Erde, unsere große Mutter, haben.« (Villon, übertr. von W. Widmer)

Item j'ordonne ... »Zu Sankt Avoye, im Oberstock, will ich begraben sein,/ An keinem andern Orte soll mein Grabmal stehn.« (Ders.)

Qu'à tous chantres qui chanteront
Qu'on leur donnast or ou monnaye
De quoy bonne chière feront.

Ein später Nachfahr dieser Art Literatur ist im 16., 17. und 18. Jahrhundert wahrscheinlich das, was Michel Vovelle etwas ironisch als das »schöne Testament« bezeichnet hat, das am Lebensabend geschriebene Bravourstück zur eigenen und zur Erbauung seiner Angehörigen.

Allen Konventionen zum Trotz, denen der Testatar sich unterwirft, bringt er seit dem Hochmittelalter ein Gefühl zum Ausdruck, das dem der *artes moriendi* sehr nahesteht und in dem sich mehrere Komponenten zusammenfinden: das Bewußtsein des eigenen Selbst, die Verantwortlichkeit für das eigene Geschick, das Recht und die Pflicht, über sich selbst, seine Seele, seinen Leib und seine Güter zu verfügen, und die Bedeutung, die diesen letzten Willensäußerungen zukommt.

Der gezähmte Tod – noch einmal

Hier handelt es sich also um den eigenen Tod, den Tod des alleinigen Selbst, allein vor Gott, vor den es mit seiner je einzelnen Biographie, mit seinem ganz persönlichen Kapital von Werken und Gebeten hintritt, d. h. mit den Taten und leidenschaftlichen Verstrickungen seines Lebens, mit seiner verschämten Liebe zu den Dingen hienieden und seinen erworbenen Garantien fürs Jenseits – ein komplexes System, in das der Mensch sich eingesponnen hat, um das Leben und das Leben nach dem Tode leichter zu ertragen.

Dieser Individualismus des Diesseits und des Jenseits scheint zwischen dem Menschen des Hochmittelalters und der vertrauensvollen oder müden Resignation jener uralt-fernen Zeiten eine unüberbrückbare Kluft aufzutun. Sicher geht seine Entwicklung in diese Richtung; aber die Praxis des Testamentes weist uns doch darauf hin, daß er mit den altüberkommenen Gewohnheiten nicht gänzlich und nicht übergangslos bricht. Das Testa-

Item au moustier ... Item, zum Kloster möchte ich/ Getragen werden von vier Tagelöhnern [...]./ Und was Kerzen und Fackeln angeht,/ Will ich nichts veranschlagen,/ Das soll der Testamentsvollstrecker tun,/ So wie es ihm geraten scheinen mag./ Mir genügt eine Requiem-Messe,/ Laut gesungen;/ Es würde mir eine große Freude bereiten,/ Wenn sie zweistimmig gesungen werden könnte [...] Und sehr gern sähe ich auch,/ Daß allen Sängern, die sie ausführen,/ Gold oder Münzgeld ausgehändigt werden möge,/ Für das sie gute Arbeit leisten werden.

ment hält die mündlich tradierten Todesrituale von ehedem schriftlich fest. Indem es ihnen Zugang zur Welt des schriftlichen Dokuments und des Rechts verschafft, beschneidet es ihren liturgischen, kollektiven, brauchtumsgeprägten – ich würde sogar sagen: folkloristischen Charakter. Es personalisiert sie – aber doch nicht restlos. Der alte Geist der mündlich tradierten Rituale schwindet nicht ganz. Deshalb steht das Testament der makabren Gefühlswelt und den überschwenglichen Formen von Lebensanklammerung und Todesklage fremd gegenüber.

Bemerkenswert ist, daß Anspielungen aufs Fegefeuer im Testament erst spät auftauchen (kaum vor der Mitte des 17. Jahrhunderts). Aber wenn der Tod im Bannkreis der Testamente auch vereinzelt und personalisiert wird, wenn er auch der je eigene Tod ist, so bleibt er doch zugleich immer auch der unvordenklich alte, der öffentliche Tod des auf dem Sterbebett Ruhenden.

5. Ruhende, Betende und wandernde Seelen

Die Anonymisierung des Grabes

Archäologische und epigraphische Fragmente römischer Grabstätten aus den ersten Jahrhunderten unserer Zeitrechnung sind in den Museen, den Ausgrabungsstätten und an Mauern und Wandflächen von altchristlichen Kirchen im Überfluß vorhanden: Sie wiederholen in monotoner Einförmigkeit dieselben Formeln, die in ihrer landläufigen Verbreitung für uns Heutige aufschlußreich werden.

Wir bemerken zunächst, daß das Grab auf einem antiken – heidnischen oder christlichen – Friedhof dazu dient, den genauen Ort zu bestimmen, an dem der Leichnam geborgen ist: sei es steinerne Hülle des Leibes oder der Asche (Sarkophag), sei es ein Bauwerk, das einen Raum umschließt, in dem die Körper verwahrt werden. Kein Grab ohne Leichnam; kein Leichnam ohne Grab.

Eine deutlich sichtbare, mehr oder weniger lange, mehr oder weniger abgekürzte Inschrift auf dem Grab nennt den Namen des Verstorbenen, seinen Familienstand, manchmal auch sein Gewerbe oder seinen Beruf, sein Alter, sein Todesdatum und seine verwandtschaftliche Beziehung zu dem mit der Grablegung beauftragten Angehörigen. Inschriften dieser Art sind zahllos. Ihr Korpus bildet eine der Hauptquellen zur römischen Geschichte. Ihre textlichen Hinweise werden zuweilen durch Porträts ergänzt: Mann und Frau, oft durch das Zeichen der Ehe verbunden, die toten Kinder, der Mann bei der Arbeit in seiner Werkstatt, seinem Geschäft, oder einfach Büste oder Kopf des Verstorbenen in einer Muschelschale oder einem Medaillon *(imago clipeata)*. Das sichtbare Grab muß also zu erkennen geben, wo der Leichnam gebettet ist, zu dem es gehört, und zugleich das physische Bild des Verstorbenen wachrufen, als Zeichen seiner Persönlichkeit.

Wenn das Grab die zwangsläufig genaue Stätte des Grabkultes bezeichnete, so deshalb, weil sein Zweck auch der war, das Andenken des Verstorbenen kommenden Generationen zu überliefern. Daher der Name *monumentum* oder *memoria:* Das Grab ist eine Gedenkstätte. Das Nachleben des Toten konnte – im eschatologischen Bereich – nicht einfach nur durch Spenden und Opfergaben erkauft werden; es hing ebenso vom Ansehen ab, wie es auf *Erden* wachgehalten wurde – durch Gräber mit ihren *signa* und Inschriften ebenso wie durch Lobreden der Schriftsteller.

Sicher gab es zahllose armselige Grabstätten ohne Inschrift oder Porträt, die der Nachwelt nichts zu überliefern hatten; so sind etwa die in der Erde vergrabenen Urnen des Friedhofs der Isola sacra an der Tibermündung anonym. Aber man errät ohne Mühe, daß sich durch die gesamte Geschichte der Beisetzungsbruderschaften und Mysterienkulte der Wunsch der armen Leute, ja sogar der Sklaven zieht, dieser Anonymität zu entrinnen, die der wirkliche, vollständige und endgültige Tod ist. Die schlichten *loculi* oder Alveolen in den Katakomben, zur Aufnahme der Leichen bestimmt, wurden mit Platten verschlossen, die häufig mit kurzen Inschriften und bestimmten Unsterblichkeitssymbolen geschmückt waren.*

Beim Durchstreifen der Ruinen dieser Friefhöfe hat selbst der oberflächlichste zeitgenössische Beobachter doch das Gefühl, daß ein und dieselbe geistige Einstellung die drei Phänomene eint und verbindet, die hier ins Auge fallen: die strikte Koinzidenz von sichtbarem Grab und Aufbewahrungsort des Leichnams, der Wunsch, die Persönlichkeit des Verstorbenen durch Inschrift und Bildnis authentisch zu definieren, und schließlich die Notwendigkeit, das Andenken an diese Persönlichkeit zu verewigen, indem man die eschatologische Unsterblichkeit mit der irdischen Erinnerung verbindet. (1)

Ungefähr vom 5. Jahrhundert an zerbricht jedoch diese kulturelle Einheit: Inschriften und Porträts verschwinden; die Gräber werden anonym. Ein bloßes Verschwinden der Schrift, möchte man meinen; man schreibt nicht mehr, weil es niemanden mehr gibt, der noch Inschriften meißelte und läse, wobei diese Indifferenz der Schrift gegenüber widerspruchslos hingenommen und an allen Gräbern geduldet wird, selbst an Gräbern von erlauchten Persönlichkeiten, ausgenommen die mancher Heiliger. Zweifel-

* »Die Leichname der Sklaven und Armen, die nicht einmal die wenigen Sous für ihren Scheiterhaufen und ihre Grabstelle zusammenscharren konnten, wurden auf den Schindanger geworfen; ihren Hingang begleitete keine religiöse Zeremonie, und die bloßen Anstalten des Leichenbegängnisses waren die einzig mögliche Feier.« P. Veyne, *Le Pain et le Cirque*, Paris, Le Seuil, 1976, S. 291.

los läßt eine mündliche Zivilisation der Anonymität immer größeren Raum. Gleichwohl ist es bemerkenswert, daß diese Anonymität der Gräber sich bis um die Jahrtausendwende erhält, ein Zeitpunkt, zu dem sich die Schriftkultur bereits wieder einen unübersehbaren Platz zurückerobert hatte. Dieses Phänomen setzte bereits die gelehrten Archäologen des 18. Jahrhunderts in Erstaunen, etwa den Abbé Lebeuf, der im Jahre 1746, anläßlich des Wiederaufbaus des Klosters der Abtei Sainte-Geneviève in Paris bemerkte: »Man durchwühlte damals das gesamte Erdreich des Klosterhofes und fand eine sehr große Anzahl von Steinsarkophagen mit Skeletten darin, aber *keine einzige Inschrift* [Hervorhebung von Ph. A.].« (2) Alles, was früher die Persönlichkeit des Verstorbenen kenntlich machte wie die Insignien seines Berufsstandes, die auf Grabstelen des römischen Gallien so häufig auftauchen, ist verschwunden: manchmal ist noch der zinnoberrot eingefärbte Name erkennbar, der später zuweilen in eine Kupferplatte eingraviert ist, aber im Innern des Sarkophages. Sichtbar bleiben im 8. und 9. Jahrhundert nur ein floraler oder abstrakter Zierat und religiöse Szenen oder Zeichen. Um eine Formulierung Panofskys wiederaufzunehmen: Die eschatologische Tendenz hat die Oberhand über das Bedürfnis nach irdischem Andenken behalten – wenigstens im großen Maßstab gesehen, denn die alte Beziehung zwischen der irdischen und der himmlischen Unsterblichkeit, auf die wir zurückkommen werden, hat sich in außergewöhnlichen Fällen behauptet, so bei Königen und Heiligen, die Gegenstand öffentlicher Verehrung waren.

Als Beispiel sei eine der zahlreichen Sarkophagschichten gewählt, die man jüngst bei städtebaulichen Erdarbeiten zufällig entdeckt hat: die Sarkophage unter der Vorhalle der Abteikirche von Souillac. (3) Die Gräber sind *sarceus* aus Stein, die an manchen Stellen bis zu drei Schichten übereinandergestapelt worden sind. Manche, wahrscheinlich die ältesten, waren unter dem heutigen Eingang zur Vorhalle des Turms eingelassen und ragten ein wenig ins Innere des Schiffs hinein. Man findet auf Ausgrabungsphotos ähnliche Bilder von übereinandergeschichteten Sarkophagen, wie sie die aus römischer Zeit stammenden Ruinen Afrikas, Spaniens oder Galliens bergen. Aber dieser Friedhof ist mehr als siebenhundert Jahre später angelegt worden! Die untersten Schichten sind zweifellos sehr alt, sicher älter als die gegenwärtig sichtbare Bauanlage; andere aber, die ihnen völlig gleichartig sind und sie dachziegelartig überlagern, sind sehr viel jünger. Sie lassen sich datieren, entweder aufgrund der Formen – trapezförmiger Grundriß oder Vorhandensein einer Alveole zur Aufnahme des Kopfes –, die eine spätere Epoche charakterisieren; oder aufgrund von Grabbeigaben, so etwa gelochten Vasen, die Kohle* enthielten, Weihwasserkesseln aus Terrakotta, die gegen Ende des 12. und vor allem im 13. Jahrhundert verbreitet waren, oder Kleidungsstücken (Gürteltaschen etc.). Auf diese Weise haben die Archäologen den Friedhof von Souillac in die Zeit vom 13. bis zum 15. Jahrhundert datieren können. Aber diese Anhäufung von monolithischen Sarkophagen ähnelt denen der Phase vom 6. bis zum 8. Jahrhundert! Die Archäologen sind sich der überwiegenden Benutzung im 13. Jahrhundert sicher, räumen aber gleichwohl ein, »daß es möglich ist [...], daß die letzten Beisetzungen dort nicht weiter zurückreichen als bis ins 15. Jahrhundert«.

Diese Unsicherheit hängt damit zusammen, daß, abgesehen von einigen seltenen Objekten und morphologischen Eigenheiten, diese Gräber durchaus kein persönlichkeits- oder zeitgebundenes Merkmal aufweisen. Vollkommen anonym, weiß man von ihnen eigentlich nur, daß sie nicht die Gräber von unbekannten Armen waren. Die bescheidene Herkunft mancher Grabinsassen kann eigentlich nur bei zusammengestückelten Sarkophagen erschlossen werden, d.h. bei allen, die aus aneinandergefügten Steinplatten gefertigt sind und die man neben den monolithischen Sarkophagen gefunden hat. Die Gräber *sub porticu* oder *sub stillicidio* waren ebenso begehrt und ebenso prunkvoll und kostspielig wie die im Kircheninnern, und dennoch weist nichts, absolut nichts auf den Ursprung, den Namen, den Stand, das Alter oder die Epoche hin, aus der der Verstorbene stammte. Man hat also wohl am Brauch des monolithischen Sarges als ferner Erbschaft aus der römischen Antike festgehalten; aber man hat ihn jedes Unterscheidungsmerkmals beraubt, indem man ihn auf eine alterslose Steinwanne reduzierte. Der Autor, selbst Archäologe, kommt zu dem Schluß: »Sich in der Vorhalle der Abteikirche bestatten lassen zu dürfen, war sicherlich ein gesuchtes Privileg, und diejenigen, die in seinen Genuß kamen, mußten über Ansehen und Reichtum verfügen; aber sie haben diesen Reichtum bei ihrer Grablegung nicht genutzt.« Aber wer weiß, ob nicht manche Verstorbene sich in der Abteikirche selbst, weit entfernt von ihrer eigentlichen Grabstätte, ein Denkmal haben errichten lassen – Grabplatte, liegende Statue oder Wandtafel –, das heute verschwunden ist? Es bleibt nur der Schluß, daß die Menschen des Hochmittelalters, vom 13. bis zum 15. Jahrhundert, der Hülle ihres Leibes gegenüber hier durchaus gleichgültig gewesen sind und sich nicht darum gekümmert haben, sie urkundlich zu bezeichnen. Das Beispiel von Moissac beweist, daß der monolithische Sarg,

* Eine Art Räucherpfannen oder Weihrauchgefäße aus Ton.

der antike Sarkophag, während des ganzen Mittelalters – wahrscheinlich bis ins 15. Jahrhundert – benutzt worden ist. Und dieser Fall, in Frankreich selten, in Italien häufiger, ist nicht die Regel.

Der Übergang vom Sarkophag zum Sarg oder zur Bahre. Die Armenbeisetzungen »ohne Schrein«

Ein anderes Phänomen, das mit dem Verschwinden der Grabepigraphie in Zusammenhang gebracht werden muß, ist die räumliche Trennung von Grabmonument – wenn denn überhaupt eines vorhanden ist – und Hülle des Körpers, des genauen Ortes der Grablegung. Ein Zeichen dieser Entwicklung ist der Verzicht auf den steinernen Sarg. In den seltenen Fällen großer und nach dem Vorbild der Heiligen verehrter Persönlichkeiten tritt an die Stelle des Steinsarkophages vom 13. Jahrhundert an der Sarg aus Blei, das ebenso unveränderlich ist wie Stein. Diese Bleisärge weisen dieselbe spröde Schmucklosigkeit auf, die gleichwohl nicht auf das verwendete Material zurückzuführen ist, denn andere, etwa die aus dem 18. Jahrhundert stammenden Bleisärge der Habsburger in der Wiener Kapuzinergruft, sind durchaus mit Verzierungen und Inschriften geschmückt.

In der Mehrheit der Fälle ist der neue Sarg vom 13. Jahrhundert an aus Holz – eine bedeutsame Veränderung, der man noch nicht die Aufmerksamkeit gewidmet hat, die sie verdient. Zwei Worte werden zur Bezeichnung dieses Sarkophags aus Holz oder – wie man auch sagte – »aus Brettern« benutzt: Sarg *(cercueil)* und Bahre *(bière)*.

Cercueil leitet sich sprachlich aus derselben Wurzel her wie Sarkophag: *sarceu.* Furetière definiert in seinem Wörterbuch *cercueil* als »Schrein aus Blei, der sich zum Transport der Toten eignet«. Der Begriff des Transports ist also sehr dauerhaft. Er fügt jedoch hinzu: »Wenn er [der Sarg] aus Holz ist, heißt er Bahre.«

Die Bahre aber ist nichts anderes als die *civière,* die Trage. Sarg und Bahre bezeichnen also unterschiedslos das sänftenartige Traggestell, das zur Überführung der Toten zu ihrer Grabstelle dient. Diese ursprüngliche Bedeutung bleibt noch bei den »barmherzigen« oder »Armen«-Bestattungen erhalten, die »ohne Schrein« vollzogen wurden. »Ohne Schrein« wollte besagen, daß der Leichnam, einfach nur in die *serpillière* eingenäht, auf einer Allerweltsbahre zum Friedhof transportiert wurde, d. h. auf einem Traggestell, von dem er dann heruntergehoben und ins Grab geworfen wurde. Die »Bahre« wurde anschließend in die Kirche zurückgetragen. Man sieht dergleichen noch heute häufig in kleinen Landkirchen in England.

Später bezeichneten Sarg und Bahre dann – wie in der heutigen Umgangssprache – den Schrein, in dem der Leichnam später endgültig zur Ruhe gebettet wurde.

In der Chronik des Enguerrand de Monstrelet werden »das Herz und der Leichnam des guten Herzogs, beide für sich, in flache Särge [*sercus*] gelegt, bedeckt mit einer Bahre [*bière*] aus irischem Holz«.

Im 17. Jahrhundert definiert P.-C. Richelet in seinem Wörterbuch Bahre als »eine Art Schrein aus Holz oder Blei«. (4)

Aus der Analyse der Begriffe Sarkophag, Sarg und Bahre ergeben sich mithin zwei Beobachtungen:

1. Die Bedeutung, die dem Sarg und der Bahre zuwächst, macht sich etwa zur gleichen Zeit bemerkbar wie die des Transports des Leichnams, d. h. in der Phase, in der das Geleit zum entscheidenden Bestandteil des Beisetzungszeremoniells wird.

2. Die Einschließung des Leichnams in den Sarg (vgl. das vierte Kapitel) ist eine psychologische Konsequenz des Verschwindens des Sarkophages, und dieses Verschwinden hat seinerseits den genauen Begriff des Grabes unschärfer gemacht. In der Antike gab es in der Tat nur zwei Typen von Gräbern: den Sarkophag oder seine armselige Nachahmung und die Alveole eines Gemeinschaftsfriedhofs. Solange der Leichnam in einen steinernen Sarkophag oder Schrein gebettet wurde, blieb er einfach verhüllt, d. h. in ein Laken oder Grabtuch gewickelt. Als der herkömmliche Steinsarkophag aufgegeben wurde, hätte der ins Leichentuch eingenähte Körper eigentlich direkt in die Erde gebettet werden können, ohne zusätzliche Schutzhülle – das ist übrigens ein alter Brauch, der sich in den Ländern des Islam bis heute erhalten hat; es hat jedoch den Anschein, als ob das mittelalterliche Abendland sich dieser dürftigen Behandlung verweigerte. Aus diesem Grunde wird die zum Transport verwendete Bahre in einen zur Beisetzung bestimmten geschlossenen Holzschrein verwandelt, den Sarg. Dieses Verfahren entspricht gleichzeitig dem neuen Bedürfnis, den Leichnam und das Antlitz des Verstorbenen den Blicken der Hinterbliebenen zu entziehen. Der Sarg wird also zum Ersatz des Grabes, zu einem Grab, das ebenso anonym ist wie das aus Stein und überdies verweslich: es ist einem raschen und erwünschten Verfall im Erdreich vorherbestimmt. Die Bestattungen ohne Sarg kommen einer Verweigerung des Grabes gleich; die früher vom Sarkophag übernommene Rolle wird hinfort dem Sarg übertragen. Im Unterschied zu den Ländern des Islam ist eine Beisetzung ohne Sarg eine unehrenhafte Beisetzung – oder wenigstens eine Armenbestattung.

Der Übergang vom Sarkophag zum Sarg hat also die Anonymität der

Grabstelle und die Gleichgültigkeit hinsichtlich ihres genauen Lageplatzes noch stärker akzentuiert. Dieser eigentümliche kulturelle Zug, der, wie wir gesehen haben, die Periode vom Ende der christlichen Antike bis zum 11. und 12. Jahrhundert charakterisiert, scheint in die möglicherweise mehrere Jahrtausende währende Kontinuität des Totenkultes einen Hiatus, einen scharfen Bruch einzuführen.

Erinnerung ans Dasein, Ruhestätte des Leichnams

Wir werden jetzt sehen, daß diese Einstellung in der lateinischen Christenheit vom 12. Jahrhundert an fortschreitend rückläufig wird, zunächst bei den Reichen und Mächtigen. Sie erhält sich jedoch – und zwar mindestens bis ins 18. Jahrhundert – bei den Armen, denen aufgrund ihrer Bedürftigkeit die Gedenkstätte vorenthalten wird, wie ihnen früher der Sarg vorenthalten wurde. Einer der großen Unterschiede zwischen den Reichen und den nicht ganz Armen einerseits und den wirklich Armen andererseits besteht darin, daß die einen immer häufiger sichtbare, individuelle Gräber erhalten, die das Gedenken an ihre Leiblichkeit wachhalten, die anderen dagegen nicht. Die Leiber der Armen – ebenso wie die der Kleinkinder der Reichen, die wie die Armen behandelt werden – haben, ins Leichentuch eingenäht, den Weg in die großen Gemeinschaftsgräber zu nehmen. Die barmherzigen Menschen des 14. und 17. Jahrhunderts haben, bestürzt angesichts dieser Vernachlässigung der toten Armen in einer doch bereits relativ urbanisierten Gesellschaft, zu lindern versucht, was ihnen als grausamste Auswirkung dieser Verlassenheit galt, nämlich das Fehlen geistlichen Beistandes: Sie haben es nicht ertragen, daß die Ertrunkenen und die durch Unglücksfälle zu Tode Gekommenen auf den Schindanger geworfen wurden wie Tiere, Hingerichtete oder Exkommunizierte. Also schlossen sie sich zu Bruderschaften zusammen, um für eine Bestattung in geweihter Erde, mit den Gebeten der Kirche, zu sorgen, ohne deswegen allerdings an der Anonymität der Gräber Anstoß zu nehmen, die dann, im Gegenzug, zwei Jahrhundert später ihrerseits unerträglich zu werden beginnt.

Das liegt im Grunde daran, daß das Bedürfnis, der eigenen Grabstelle und der der Angehörigen öffentliche Reputation zu verschaffen, zu Beginn der Neuzeit nicht als dringlich empfunden wurde. Die Beisetzung in kirchlicher Erde war eine Pflicht der Barmherzigkeit den Armen gegenüber, denen die Umstände sie versagt hatten *(miserere)*; die Personalisierung und der Öffentlichkeitscharakter des Grabes waren noch eine Art geistlicher

Luxus; zweifellos verbreitete sich dieser Brauch der Personalisierung in immer weiteren Kreisen, vor allem unter den Handwerksmeistern der Städte; es wurde aber noch nicht als unerträgliche Versagung empfunden, wenn das Grab anonym blieb.

Überdies äußerte sich das Bedürfnis, sich in einem sichtbaren Denkmal zu verewigen, bei den Reichen und Mächtigen lange sehr zurückhaltend. Noch im 16. und 17. Jahrhundert brachten zahlreiche Verstorbene, wenn sie auch ausgesprochene Honoratioren gewesen sein mochten, in ihrem Testament durchaus nicht den Wunsch nach einem sichtbaren Grabe zum Ausdruck, und die, die sich wirklich auf solche Forderungen versteiften, bestanden nicht darauf, daß es mit dem Ort der Bettung ihres Leichnams dann auch wirklich genau zusammenfiel: die ungefähre Nähe genügte ihnen. *Für sie war das Grab nicht die Hülle des Leibes.*

Man ließ gelten, daß diese erste Wohnstatt des Leichnams keine bleibende war, und niemand nahm Anstoß daran, daß seine Gebeine, einmal ausgetrocknet, früher oder später in die Beinhäuser geschafft werden würden, »auf einem Haufen kunterbunt in wirrem Durcheinander«, wie Villon sagt. Es bedurfte scharfer Brillengläser,

Pour mettre à part aux Innocents
Les gens de bien des deshonnêtes,

und nicht nur Schuft und Ehrenmann, sondern auch Arm und Reich, Mächtige und Elende:

Quand je considère ces testes
Entassées en ces charniers
Tous furent maistres des requestes
Au moins de la chambre aux deniers
Ou tous furent porte pannier [portefaix]
Autant puis l'un que l'autre dire
Car d'évesques ou lanterniers
Je n'y cognais rien à redire. (5)

Pour mettre... »Um nach getaner Arbeit [auf den Innocents] zu sondern sodann,/Den Lumpenkerl und Schuft vom biederen Ehrenmann« (Übertr. von W. Widmer).

Quand je considère... »Wenn ich die Totenschädel alle so betrachtete,/Die hier im Beinhaus ruhn, zu Haufen aufgeschichtet,/ Und überlege, was ein jeder trieb und machte,/ Als er noch lebend war und nicht so zugerichtet,/ So dünkt es mich, sie waren Männer allesamt/ Von hohem Stande, wohlversehn mit Ehren, Würde, Amt./ Ob Bischof einer war, Landstörzer oder Schmied,/ Hier gibt es zwischen hoch und niedrig keinen Unterschied!« (Ders.)

Die moderne Vorstellung einer »immerwährenden Begräbnisstätte« war der Mentalität dieser mehrere Jahrhunderte umfassenden Epoche völlig fremd.

Wenn das Andenken des Verstorbenen und der Lageplatz seines Leichnams ihrer Funktion nach auch nicht zwangsläufig an ein und demselben Ort vereint sein mußten wie beim antiken Grab oder auf unseren heutigen Friedhöfen, so waren beide Komponenten doch auch nicht streng geschieden, sondern innerhalb des Kirchenbereichs einander nachbarschaftlich verbunden. Überdies war es immer möglich, daß ein einziger Leichnam mehrere Grabstellen erhielt, sei es, daß er zerstückelt wurde (Grab des Fleisches, Grab der Eingeweide, Grab des Herzens, Grab der Gebeine), sei es, daß sich die Funktion des Andenkens verselbständigte, sich von der Grabstätte löste und daß der Verstorbene so an mehreren Stellen zugleich verehrt wurde, ohne sonderliches Privileg des authentischen Grabes.

Vom Sirius – oder von heute – aus gesehen, mag diese Entwicklung als Anfang einer Ablösung des von alten, heidnisch-abergläubischen Bräuchen befreiten Menschen von seiner sterblichen Hülle erscheinen, die, hatte das Leben sie einmal verlassen, für nichts mehr galt. Jedenfalls war diese Einstellung durchaus nicht dieselbe wie die des wissenschaftlichen Agnostikers oder des christlichen Reformers unserer zeitgenössischen Kultur. Überdies werden wir vom 11. Jahrhundert an Zeugen eines Wiederauftauchens der individuellen Grabstätte und – in ihrem Gefolge – einer erneuten positiven Einschätzung des Leichnams. Das ist eine lange und keineswegs geradlinige Entwicklung, die in mancher Hinsicht wie ein Rückgriff auf den römischen Paganismus wirkt und, auf lange Sicht, schließlich doch in den Kult der Toten und Gräber, wie er das 19. und die erste Hälfte des 20. Jahrhunderts bestimmt, einmündet und darin gipfelt.

Das alles sei hier nur angemerkt, um die Tendenz der historischen Bewegung anzudeuten und auf ihre noch kaum wahrnehmbare Bedeutung hinzuweisen. Es bedarf jedoch noch mehrerer Jahrhunderte und verschiedener kultureller Revolutionen, um bei jenem *terminus ad quem* des 19. Jahrhunderts anzulangen. In der Epoche, bei der wir augenblicklich innehalten – dem Hochmittelalter –, ist, was uns in Erstaunen setzt, im Gegenteil gerade die Schwerfälligkeit und Langsamkeit, mit der die Anonymität des Frühmittelalters aufgegeben wird.

Die Ausnahme der Heiligen und der großen Persönlichkeiten

Allerdings war die Identifikation von Grablegungs- und Gedenkstätte der Verstorbenen im Frühmittelalter nicht derart vollständig geschwunden, wie wir behauptet haben. Es gab einige illustre Ausnahmen: die der Heiligen und der großen, verehrungswürdigen Männer.

Die Heiligen waren allesamt Wundertäter und Fürsprecher, und das Volk mußte mit ihren Reliquien direkt kommunizieren und sie berühren können, um des von ihnen ausgehenden magischen Heilsstroms teilhaftig zu werden. Deshalb fielen Gedenk- und Grabstätte bei ihnen zwangsläufig zusammen; tatsächlich gab es ebensoviele Gräber und Reliquienschreine wie Fragmente ihrer Leiber. Wenn also das Grab des Bischofs und Märtyrers von Toulouse, Saint Sernin, auch in der *confessio* der ihm außerhalb der Stadt geweihten Abtei lag, so wurde ein Teil seines Leibes doch in einem der Antike nachgeahmten Sarkophag aus dem 12. Jahrhundert in der Abtei von Saint-Hilaire-de-l'Aude aufbewahrt und zur Schau gestellt worden, wo er noch heute bewundert werden kann. Die Leiber der Bekenner, Märtyrer und Missionare des Christentums in Gallien sind so zum Gegenstand eines Berührungskultes geworden, der nie ausgesetzt hat: Ich habe im Jahre 1944 mit eigenen Augen in der Kirche Saint-Étienne-du-Mont in Paris Gläubige das Reliquienkästchen der Heiligen Genoveva küssen sehen.

Diese Gräber waren in der Mehrzahl der Fälle Steinsarkophage mit oder ohne Gedenk-Inschrift, wobei der Grad der öffentlichen Bekanntheit des Heiligen oder die Ikonographie die Rolle der Identifizierung übernahm.

Die angebliche Krypta von Jouarre erlaubt uns, dieser Mischung von erwünschtem Gedenken und Schweigen auf die Spur zu kommen. Sie ist dem Heiligen Adon geweiht, dem Stifter der Abtei (im Jahre 630), und den Heiligen, Äbtissinnen und Bischöfen seiner Familie. Sie ist die einzige verbliebene Spur einer Friedhofskirche, in der sich die Beisetzungen *ad sanctos* im Umkreis der Gräber der verehrten Stifter häuften, die auf einer Art erhöhter, heute verschwundener Tribüne in einem der Seitenschiffe des Bauwerks lagen. Im ältesten Bauabschnitt haben sich noch die alten Sarkophage erhalten, die aus merowingischer Zeit stammen. Der des Heiligen Adon, eines Bruders des Heiligen Omer und Schülers des großen irischen Missionars Columbanus, ist vollkommen schmucklos, ohne irgendeine Inschrift oder Verzierung. Der seiner Kusine, der Heiligen Théodechilde, der ersten Äbtissin dieser Gemeinschaft von Nonnen, ist dagegen mit einer prächtigen Inschrift in sehr schöner Schrift geschmückt: *»Hoc Membra Post Ulti-*

ma Teguntur Fata Sepulchro Beatae« (Dieses Grab birgt die sterblichen Reste der glückseligen Théodechilde). »Eine makellose Jungfrau, von edler Herkunft, von Verdiensten leuchtend ...« Ein biographischer Hinweis: »Mutter dieses Klosters, lehrte sie ihre Töchter, die dem Herrn geweihten Jungfrauen, Christus entgegenzueilen ...« Und die Inschrift schließt mit der Verkündigung der himmlischen Glückseligkeit: *»Haec Demu[m] Exultat Paradisi Trimpho«* (Sie frohlockt letztlich, als Tote, in der Glorie des Paradieses [6]).

Die beiden anderen, die seiner Kusine, der Heiligen Agilberte, und seines Bruders, des Heiligen Agilbert, der zunächst Bischof von Dorchester, dann von Paris war, sind mit Skulpturen bedeckt, weisen aber keine Inschrift auf: der des Heiligen Agilbert ist mit der Szene der Parousie, der Wiederkehr Christi geschmückt, wie sie im dritten Kapitel des vorliegenden Buches kommentiert worden ist.

Von den obersten, sichtbaren Sarkophagen der heiligen Stifter enthält also nur einer eine Inschrift, zwei sind ohne Inschrift, aber skulpturenverziert, und einer ist vollkommen schmucklos. Man kann offensichtlich aber nicht behaupten, daß ursprünglich keine Inschriften im Mauerwerk hätten vorhanden gewesen sein können, und zwar über den anonymen Sarkophagen. Jedenfalls sind sie verschwunden, und niemand hat es sich einfallen lassen, sie zu konservieren oder zu restaurieren. Die graphische Qualität der Inschrift der Heiligen Théodechilde und die formale Schönheit der Skulpturen sind derart augenfällig, daß es angesichts dieser Meisterwerke schwer ist, die Hypothese der Unfähigkeit der Schreiber und Künstler als Ursache für den Übergang zur Anonymität und Schmucklosigkeit der Sarkophage aufrechtzuerhalten.*

Ein anderes Beispiel liefern die Grabstätten der Päpste vom 3. bis zum 10. Jahrhundert, die von Jean Charles-Picard minuziös untersucht worden sind. (8) Diese *ad sanctos*-Gräber bestehen entweder aus einfachen Stand-Sarkophagen *(sursum)* mit einer erhaltenen Inschrift darüber oder aus Beträumen in einer Kirche (Sankt Peter). Der Betraum dieser Art wird von einer Chorkapelle, einem Altar, der die Reliquien des Heiligen birgt, *ad*

* Die Sarkophage sind im Jahre 1627 im Beisein der Königin Maria von Medici geöffnet worden: »Als man die Särge öffnete, fand man die Leichname der beiden Heiligen Äbtissinnen noch unversehrt und in Nonnentracht vor, in eine Art Mantel aus golddurchwirkten Stoff gekleidet, von dem nurmehr die Goldfäden und eine ebenfalls goldene Agraffe übriggeblieben waren, die Mme. Jeanne de Lorraine [die amtierende Äbtissin] Königin Maria von Medici zum Geschenk machte. [...] Man barg die drei heiligen Leiber in Schreinen und ihre Häupter in eilends angefertigten goldroten Reliquienkästchen.« (7)

quem der Papst beigesetzt sein wollte, und einem Sarkophag gebildet, von dem Jean Charles-Picard vermutet, daß er in manchen Fällen zu drei Vierteln in die Erde eingelassen wurde, so daß nur noch der Deckel zu sehen war. Hier treten also zwei Möglichkeiten in Erscheinung: Entweder ist der Papst ein kanonisierter Heiliger oder er wird zum Zeitpunkt seines Todes nicht als Heiliger betrachtet, verspürt aber trotzdem das Bedürfnis, sich zu seinen Lebzeiten ein sichtbares und öffentliches Grab zu errichten (manche dieser Gräber sind später versetzt worden, weil sie an der ursprünglichen Stelle nicht sichtbar genug waren). Jean Charles-Picard sieht in dieser Wahl des Ortes und der Form der Grablegung eine Bekräftigung der pontifikalen Autorität. Die *memoria* von Mellebaude im *hypogée des Dunes* zu Poitiers unterscheidet sich nur geringfügig von diesem päpstlich-römischen Vorbild.

Man ist – namentlich im Falle der Päpste – angesichts dieses Wunsches nach Verewigung des Andenken geradezu verblüfft. In dieser Hinsicht ist die Grabinschrift des Heiligen Gregor aufschlußreich, die häufig nachgeahmt worden ist und etwa auch in der folgenden Notiz der *Legenda aurea* zum Tode des großen Papstes zitiert wird:

> *Suspice, Terra, tuo Corpus de Corpore Sumptum* (A)
> *Reddere Quod Valeas, Vivificante Deo.* (B)
> *Spiritus Astra Petit, Leti Nil Supra Nocebunt,* (C)
> *Cui Vitae Alterius Mors Magis Ipsa Vita Est.* (D)
> *Pontificis Summi Hoc Clauduntur Membra Sepulchro* (E)
> *Qui Innumeris Semper Vivit Ubique Bonis.* (F)

Jede Zeile dieses Textes (A, B ... F) bringt ein interessantes und bezeichnendes Thema zum Ausdruck:

1. Das Thema des *Ubi sunt:* die Wiederkehr des Leibes zur Erde (A). Es wird jedoch nur gestreift und nicht weiterentwickelt. Die eigentliche Entfaltung der Vorstellung geht eher in die entgegengesetzte Richtung.

2. Das Thema der Wiederkehr zur Erde wird unverzüglich durch das der verheißenen Auferstehung abgelöst: *Vivificante Deo* (B).

3. Das Thema der Wanderung der Seele gen Himmel (C) wird der einst-

Suspice, Terra ... »Nimm den Leib auf, Erde, der von deinem Leib ist genommen,/Gib davon wieder, was du vermagst, so Gott ihn auferweckt./ Der Geist schwebt zu den Sternen, der Tod hat keine Macht über den,/ Dem er nur ein Weg ist zu dem ewigen Leben./ Des Papstes Reste ruhen in diesem Grab./ Der immer und allenthalben in guten Werken lebte.«

weiligen Wiederkehr des Leibes zur Erde entgegengesetzt – eine alte Vorstellung, die in christlichen Inschriften wie der folgenden (11. Jahrhundert) häufig wiederkehrt: *»Clauditur hoc tumulo Bernardi corpus in atro ipsius«* (In diesem schwarzen Grabe ist der Leib Bernhards geborgen) – dies in Hinsicht auf den Körper – *»et anima deerrat superna per astra«* (und seine Seele schwebt zu den höchsten Gestirnen [9]) – dies mit Rücksicht auf die unsterbliche Seele.

4. Das paulinische Thema des besiegten Todes als eines wahreren Lebens als des irdischen – ein Topos der traditionellen Eschatologie (D); aber wie die Wiederkehr zur Erde wird auch dieses Thema durch den glorreichen Schluß der Inschrift wenn auch nicht abgeschwächt, so doch erweitert. Dieser Schluß (F) folgt auf die Beglaubigung des Grabes – um wen handelt es sich?

5. *Qui innumeris semper vivit ubique bonis* (F). Ein frommer Übersetzer des 19. Jahrhunderts hat angesichts des *vivit* gestutzt und die folgende Umschreibung benutzt: »dessen universale Wohltaten immer und überall verkündet werden«. (10) Sie werden aber nicht nur einfach verkündet. Sie erhalten den Toten auf Erden lebendig, in derselben Weise, wie seine Seele im Himmel frohlockt, *ad astra.**

Ein anderes Beispiel sei hier zitiert – ein späteres Grab vom Anfang des 12. Jahrhunderts, ebenfalls das einer bedeutenden kirchlichen Persönlichkeit, Begon, der von 1087 bis 1107 Abt von Conques war. Es trägt eine Inschrift, in der zum Ausdruck kommt

1. die Beglaubigung des Grabes: *Hic est abbas situs* [...] *de nomine Bego vocatus* (Hier liegt ein Abt bestattet [...] mit Namen Begon). Keinerlei Datum, und dieses Fehlen einer Zeitangabe ist bezeichnend: wir befinden uns noch nicht in »historischer« Zeit.

2. Die Lobpreisung: Ein gelehrter Theologe *(divina lege peritus)*, ein heiliger Mann *(vir Domino gratus)*, ein Wohltäter der Abtei: er hat das Kloster erbauen lassen.

* *Mens videt astra*, sagt eine möglicherweise aus derselben Zeit wie die Gregors stammende Inschrift, die in Toulouse aufbewahrt wird, die Inschrift eines gewissen Nymphius, eines Förderers und Wohltäters seiner Stadt. Aber diese himmlische Unsterblichkeit aufgrund der *sancta fides*, die die Finsternisse vertreibt, wird von der irdischen Unsterblichkeit begleitet, die sich dem erworbenen Ansehen verdankt *(fama)*: »Der für deine tugendhaften Verdienste dir im hohen Himmel geschuldete Ruhm trug und leitete dich zu den Sternen [*ad astra*]. Unsterblich wirst du sein [*immortalis eris*]«, ohne daß man wüßte, um welche der beiden Unsterblichkeiten es sich hier handelt, »denn die Lobpreisung wird deinen Ruhm bei den kommenden Generationen [*per venturos populos*] lebendig erhalten.« Das ist das *gloriam quaerere* des klassischen Altertums, das Sallust zu Beginn seines *Catilina* hervorhob. (11)

3. Doppelter Lohn seiner Tugend und seiner rastlosen Tüchtigkeit ist sein Ansehen hienieden *(per secula)* und das ewige Leben im Himmel *(in aeternum)*: »*Hic est laudandus per secula. Vir venerandus vivat in aeternum Regem laudando supernum* [Zu loben ist er immerdar. Der ehrwürdige Mann möge in Ewigkeit in der Lobpreisung des himmlischen Königs leben].«

Hier ist die Inschrift Bestandteil des Grabes und ebenso kostbar wie es selbst. Es handelt sich um eine Wandtafel, um ein Flachrelief, das die Inschrift birgt, in einer Nische außerhalb der Kirche, an der Südwand des Transepts (die bereits seit den Tagen der ersten Päpste in der ersten Peterskirche begehrteste Seite). Der Ursprung dieses sehr alten Grabtypus ist der Sarkophag unter einem *arcosolium*. Es gibt hier jedoch keinen Sarkophag mehr – was nicht besagen will, daß es nie einen gegeben hätte. Man hat heute jedoch das Gefühl, daß das, was hier ins Gewicht fällt, weniger der im Sarkophag ruhende Leichnam selbst ist als die Gedenktafel, d. h. das Flachrelief, unter dem der Leichnam gebettet gewesen sein mochte, ohne daß diese Ruhestätte deswegen eine Bedeutung ohnegleichen gehabt hätte.

Dieses Flachrelief, das zweifellos von Begon selbst in Auftrag gegeben worden ist, stellt die Himmelfahrt des Abtes und seine Zwiesprache im Himmel dar. Christus steht in der Mitte, zwischen Begon und einer Heiligen, die wohl Foy, die Schutzheilige des Klosters, sein muß. Auch zwei Engel sind dargestellt: der eine krönt den Heiligen, der andere streckt seine Hände zum tonsurierten Haupt Begons empor. Man bemerkt, daß die Inschrift hier von einem Porträt begleitet wird, das übrigens nicht das des irdischen Menschen ist, sondern das Bildnis eines *beatus*, eines Heiligen, der hinfort, eine glückselige Ewigkeit lang, in der Lobpreisung des Herrn *(Regem laudando)* am Himmlischen Hofstaat lebt. Begon ist kein kanonisierter Heiliger; aber wie die nicht kanonisierten Päpste ist er gleichwohl ein wahrer *beatus*, ein Auserwählter, zugleich des ewigen Heils und des irdischen Ansehens sicher. Da er kein Thaumaturg ist, kein wundertätiger Heiliger, braucht sein Leichnam nicht mehr zwangsläufig zum Zwecke der Berührung seitens der Gläubigen zur Schau gestellt zu werden. Deshalb bemühte man sich in Fällen wie dem seinigen auch nicht um eine genaue Lokalisierung der Ruhestätte und stand ihr gar gleichgültig gegenüber. Dagegen ist die Persönlichkeit bedeutend und der öffentlichen Ehrerbietung würdig – deshalb die Notwendigkeit einer sichtbaren Gedenkstätte, die man pflegt und, wenn das Alter sie versehrt hat, zu gegebener Zeit erneuert: die Beispiele für sehr alte und hochverehrte Gräber, die im 12. und 13. Jahrhundert restauriert worden sind, sind zahllos.

Die beiden Arten des Nachlebens: im Himmel wie auf Erden

Mit oder ohne Inschrift, mit oder ohne Bildnis – die Gräber, die sich bis ins Frühmittelalter erhalten haben, reagieren also auf das Bedürfnis, *das Andenken zu bewahren.* Sie bringen die Überzeugung zum Ausdruck, daß zwischen himmlischer Ewigkeit und irdischem Ansehen eine genaue Entsprechung besteht – eine Überzeugung, die sich damals auf einige wenige Übermenschen beschränkt haben mag, sich dann aber verbreitet und zu einem der bezeichnendsten Züge des Hochmittelalters wird ... um dann im ebenso positivistischen wie romantischen 19. bzw. 20. Jahrhundert erneut aufzutauchen. *La vie de Saint Alexis* (Das Leben des Heiligen Alexius, das *Alexislied*) erkennt an, daß die Ewigkeit des Himmels zwar »den beständigsten Ruhm« bietet, den ein wohlverstandenes Interesse dem nur weltlichen Ansehen vorzuziehen einlädt; er ist aber keineswegs von ganz anderer Art. In der *Chanson de Roland* sind die Glückseligen im Himmel die *Glorreichen.* (12)

Der Heilige ist nicht immer klerikalen Ursprungs (13): Wir haben gezeigt, wie Roland zum Vorbild des weltlichen Heiligen geworden ist, das dann die Welt der Kleriker und der christlichen Spiritualität geprägt hat. Der feudalistische Heilige beherrscht den gesamten Artus-Zyklus. Komplexe Wechselwirkungen zwischen profaner und geistlicher Kultur führen im 11. Jahrhundert zu neuen Auffassungen von Frömmigkeit und Heiligkeit, in denen sich Werte, die wir heute für schlechthin religiös halten, und andere, die uns eher der materiellen und irdisch-hiesigen Welt verhaftet scheinen, auf bezeichnende Weise mischen. Bis etwa zum 16. Jahrhundert ist eine genaue Unterscheidung sogar schwierig. Wir begegnen hier, in anderer Gestalt, der Mehrdeutigkeit der *aeterna* und der *temporalia* wieder, die wir bereits in den Testamenten, in den *artes moriendi* und bei den makabren Themen nachgewiesen hatten. Der Kreuzzugsmythos hat die ritterliche Ineinssetzung von Unsterblichkeit und Ruhm wiederbelebt und schwärmerisch gesteigert: »Man wird jetzt sehen, wer [die künftigen Kreuzfahrer] sind, die sich das Lob der Welt und das Gottes erwerben wollen, denn sie können auf ehrliche Weise beide gewinnen.« (14) »Ehre und Preis, die Gott erwiesen werden«, sind verquickt mit »Ehre und Ruhm, die für die Ewigkeit erworben werden«. Die toten Kreuzfahrer »gewannen das Paradies [...] und erwarben sich ewiges Ansehen, wie es Roland und die zwölf Pairs getan hatten, die in Roncevaux im Dienste Gottes fielen«. (15)

Die asketischen Schüler des *contemptus mundi* entgingen der Anstekkung mit dem ritterlichen Kult des Ruhmes durchaus nicht. Der Autor des *Ubi sunt*, der Villon als Vorbild gedient haben mag, räumt ein, daß von den ehedem berühmten Männern hier auf Erden nichts mehr bleibt. Aber alles hängt vom Ursprung dieser Berühmtheit ab! Die großen christlichen Autoren sind von dieser Erosion der Zeit nicht betroffen, eben weil sie »den beständigen Ruhm« für sich in Anspruch nehmen dürfen! So der Heilige Gregor der Große, der »immer und überall lebt«, wie es bereits sein Grabepitaph ankündigt, und zwar – wie noch Bernhard von Cluny fortsetzt: – »fern den weltlichen Erfolgen« in der Einsamkeit der Klöster, des Weltverzichts. »Sein [irdischer] Ruhm wird nimmerdar enden, die Welt wird sein Lob anstimmen, und seine Glorie dauert und wird weiterdauern. Die Schrift von Gold und Feuer wird nicht erlöschen, und die Schätze, die diese Seiten enthalten, werden von der Nachwelt geborgen werden.« (16)

Diese Beziehung zwischen den beiden Arten des Nachlebens, der der Eschatologie und der des Andenkens, bleibt sehr lange bestehen: durch die ganze Renaissance und die beginnende Neuzeit hindurch wirksam, ist sie sogar im positivistischen Kult erlauchter Toter des 19. Jahrhunderts noch erkennbar. In unseren Industriegesellschaften werden die beiden Arten von Nachleben über den Tod hinaus gleichzeitig fahrengelassen, so als ob sie zusammengehörten und verschwistert wären. Und doch würden wir sie heute eher für einander entgegengesetzt und widersprüchlich halten; die laizistischen und rationalistischen Eiferer des 19. Jahrhunderts wollten die eine durch die andere ersetzen, und diese ihre Bestrebungen beeinflussen uns heute noch immer. Die Menschen des Mittelalters und der Renaissance hielten sie umgekehrt – wie die der klassischen Antike – für einander komplementär.

Autoren der Renaissance haben diese deutlich bewußte Mehrdeutigkeit auch theoretisch erhellt. Wir kennen deren einige, und zwar dank Alberto Tenenti. (17) Gilbertus Porretanus läßt den Dominikaner Giambattista sich über das Paradies äußern. Das Glück im Paradiese, meint der, hat zwei Ursachen. Die erste versteht sich von selbst: die beseligende Vision, die unmittelbare Nähe Gottes; die zweite aber ist für uns überraschender: die Erinnerung an das Wohlverhalten auf Erden, d. h. das erworbene Ansehen, denn man hätte sich schwerlich ein Gut vorstellen können, das völlig verborgen geblieben wäre. Dieses erworbene Ansehen ist zwar nur eine Nebenursache *(praemium accidentale)*, fällt aber doch ins Gewicht. Für das weltliche Auditorium des Dominikaners liegen die Dinge noch einfacher: »Der Mensch muß in dieser Welt alles versuchen, um die Ehre, den Ruhm und das Ansehen zu erlangen, die ihn des Himmels würdig machen und ihm so den Genuß des ewigen Friedens verschaffen.« Das größte Glück besteht also, wie ein anderer Humanist, G. Conversano, schreibt, darin, in dieser Welt gefeiert und geehrt zu sein und in der anderen dann die ewige Seligkeit zu genießen.

Die Devise des Herzogs Federico de Montefeltre, die man noch heute auf den Intarsien seines Studiolo in Urbino lesen kann, bringt in knappster Verkürzung denselben Glauben an die zwangsläufige Fortsetzung des irdischen Ruhmes in die himmlische Unsterblichkeit hinein zum Ausdruck: »*Virtutibus itur ad astra* [Tugenden werden ihm den Himmel öffnen].« Die Formel erinnert natürlich an das Epitaph Gregors des Großen; sogar die Päpste mußten sich durch ihre Tugenden und ihr Verdienst Ansehen verschaffen, wenn sie wünschten, daß ihre Gräber für kommende Generationen davon Zeugnis ablegen sollten.

Die Schwierigkeit einer solchen reinlichen Scheidung zwischen himmlischer Unsterblichkeit und während des Lebens auf Erden erworbenem Ansehen rührt vom Fehlen einer scharfen Trennlinie zwischen der Welt des Diesseits und der des Jenseits her. Der Tod bedeutete weder vollständige Trennung noch unverzügliche Vernichtung. Das rationale und wissenschaftliche Denken wird – wie die religiösen Reformationen, die protestantische ebenso wie die katholische – versuchen, diese beiden Arten von Nachleben über den Tod hinaus zu dissoziieren. Das gelingt nicht sofort: Das mediterrane Barock hat sich, noch auf dem Höhepunkt der Gegenreformation, einen Rest der alten Verbindungen diesseits und jenseits der Schwelle des Todes bewahrt. Ebenso blieb im Puritanismus der irdische Erfolg mit der Vorstellung der Prädestination verknüpft. In den Festen und Feierlichkeiten der Großen Französischen Revolution und in den Auseinandersetzungen um Gräber und Grablegungsrituale zur Zeit des Direktoriums und des Konsulats erhält sich noch etwas von dieser Verbindung, die sich erst heute, mitten im 20. Jahrhundert, gänzlich auflöst. In der Praxis, wie sie dem 16., dem 17. und sogar noch dem 18. Jahrhundert gemeinsam war, ist das Andenken des Lebenden vom Heil seiner Seele nicht geschieden, und dies ist in Wahrheit die eigentliche Bedeutung des Grabes.

Die Situation gegen Ende des 10. Jahrhunderts

Die Situation, wie wir sie uns nach den vorhergehenden Analysen ausmalen können, ist also gegen Ende des Frühmittelalters – um das 10. bzw. 11. Jahrhundert – etwa die folgende: Das sichtbare Grab hat seine eschatologische Funktion zugunsten der Beisetzung *ad sanctos* eingebüßt. Weder für das Heil des Toten noch für den Frieden der Hinterbliebenen ist es noch erforderlich, die Hülle seines Leichnams öffentlich zugänglich zu machen oder auf den genauen Ort der Ruhestätte hinzuweisen. Die einzige ausschlaggebende Bedingung ist die Beisetzung *ad sanctos.* Die öffentlichen und durch Inschriften beglaubigten Gräber sind also verschwunden, außer im Falle der Heiligengräber (ihre Grabmäler mußten also mit der Ruhestätte ihres Leichnams zusammenfallen) und der Gräber von Heiligen mehr oder weniger gleichgestellten Persönlichkeiten (die auf den Mosaiken des 6. und 7. Jahrhunderts eine viereckige – und nicht etwa runde – Aureole trugen und deren Grabmonument nicht zwangsläufig auch ihren Leichnam bergen mußte). Das sind jedoch Ausnahmefälle.

Es gab also zwei Kategorien von Personen: die eine umfaßte nahezu die Gesamtheit der Bevölkerung, für die der absolute Glaube an ein Leben nach dem Tode wichtiger war als das Andenken an den (den Heiligen anvertrauten) Leib und an das irdische Leben, die der Nachwelt jedoch nichts zu überliefern und auch nichts Bemerkenswertes geleistet hatte. Die andere enthielt die sehr seltenen Individuen, die eine Botschaft oder Losung zu übermitteln hatten – eben die, die mit einer runden (oder rechteckigen) Aureole dargestellt wurden. Die Angehörigen der ersten Kategorie bedurften keines Grabes, weil sie ihren Glauben und ihre Heilsgewißheit dadurch unter Beweis gestellt hatten, daß sie eine Grabstelle *ad sanctos* forderten. Die anderen hatten Anrecht auf ein Grab – jene anderen, die zwar auch dieselbe eschatologische Zuversicht zum Ausdruck brachten, sich darüber hinaus aber das Andenken an ihre außergewöhnlichen und überliefernswerten Verdienste sichern durften. Im zweiten Falle entsprach das sichtbare Grab einem eschatologischen Akt und zugleich dem Wunsch nach immerwährendem Andenken.

Dieser hier in aller Kürze zusammengefaßte Zustand hätte wenigstens ebenso lange fortbestehen können wie die Beisetzungen *ad sanctos* oder die Bestattungen in den Kirchen. Das fortschreitende Umsichgreifen des Materialismus, der Laisierung oder des Agnostizismus (welchen Namen man diesem Phänomen der Moderne auch beilegen mag) hätte im 19. und 20. Jahrhundert den alten Glauben an ein Leben nach dem Tode ablösen und, wenn auch aus anderen Gründen, auf die Wahrung der Anonymität der Gemeinschaftsgräber hinarbeiten können. In diesem Falle hätten wir im 19. Jahrhundert keinen Gräber- und Friedhofskult gehabt und heute keine administrativen Probleme mit der Verwesung der Leichname.

Aber die Dinge haben sich so nicht abgespielt! Im Gegenteil: Vom 11.

Jahrhundert an setzt nämlich die neue, langsam und kontinuierlich verlaufende Phase ein, in der der Gebrauch des sichtbaren, vom Leichnam häufig räumlich getrennten Grabes wieder häufiger wird. Der Wunsch nach Wahrung des Andenkens geht dann von den erlauchten Persönlichkeiten auf die Mehrheit der Sterblichen über, die, sehr zurückhaltend und ganz allmählich, ihre Anonymität hinter sich zu lassen versuchen, sich aber nichtsdestoweniger weigern, eine bestimmte Schwelle der Zurschaustellung und der realistischen Präsenz zu überschreiten, deren Grenze je nach den Zeitumständen variiert.

Die Wiederkehr der Grabinschrift

Deshalb ist das erste bemerkenswerte und bedeutungsvolle Phänomen das der Wiederkehr der Grabinschrift, die fast genau mit dem Verschwinden des anonymen Sarkophages zusammenfällt, der seinerseits durch den Bleisarg oder durch die bloße Einhüllung ins Leichentuch ersetzt wird, d. h. durch die Beisetzung des lediglich in sein Grabtuch gehüllten Leichnams. Auf dem Pariser Friedhof Saint-Marcel (18) bemerkt man, um das 12. Jahrhundert herum, das erneute Auftauchen dieser seit der altchristlichen Epoche verschwundenen Inschriften. Es wird »der Renaissance der antiken Vorliebe für die Epitaphien« zugeschrieben. Wir werden jedoch sehen, daß der epigraphische Stil den der Antike kaum vor dem 15., jedenfalls aber nicht vor dem 16. Jahrhundert bewußt nachahmt. Die ersten mittelalterlichen Epitaphien stellen das neue Bedürfnis, die eigene Identität im Tode zu bekräftigen, eher ganz spontan unter Beweis – eine Entwicklung, die ungefähr zeitgleich mit der der Ikonographie des Jüngsten Gerichts und der religiösen Erblassungsverpflichtung auftritt. Das Epitaph hat sich als Brauch nicht mit einem Schlage verbreitet, sondern ist auf starke Widerstände gestoßen. Das aus dem 12. Jahrhundert stammende Grab eines großen Kirchenherrn, des Abbé de La Bussière in Burgund, das bei Gaignières (19) aufgeführt wird, ist einfach noch mit dem Zeichen der vier Krummstäbe geschmückt, die zwei Drachen zu Boden strecken, deren Symbolik übrigens gebieterischer ist als die Schrift. Und lange nachher, als das Epitaph die Regel geworden ist und redselig zu werden beginnt, wird diese archaischbündige Kürze noch auf manchen Gräbern aufrechterhalten, besonders auf Gräbern von Mönchen und Äbten. Nicht weniger wahr ist, diesem Vorbehalt zum Trotz, daß sich, nach Jahrhunderten des Schweigens, eine biographische Rhetorik abzeichnet, die genau ist, wenn auch manchmal weitschweifig und sogar überschwenglich, und von der kurzen Notiz zum Personenstand bis zur Lebensgeschichte, vom zurückhaltenden Identitätsnachweis bis zum Ausdruck familiärer Solidarität reicht.

Das Epitaph – zunächst Identitätsnachweis und Gebet

Die ältesten Epitaphien (die allgemein verbreiteten – ich spreche nicht von denen der Päpste oder Heiligen, die am Stil der römischen Grabepigraphie länger festgehalten haben) beschränken sich auf eine kurze Identitätsangabe und auf ein gelegentliches Wort der Lobpreisung. Sie gelten wohlgemerkt bedeutenden Persönlichkeiten – so im Falle der Bischöfe von Châlons, die vom 10. bis zum 12. Jahrhundert in ihrer Kathedrale beigesetzt werden, im Jahre 998 – *Hic jacet Gibuinus bonus epis.* – oder noch im Jahre 1247 – *Fridus I Epis.* (20); so auch im Falle des Abtes von Citeaux, der im Jahre 1083 stirbt (*Hic jacet Bartholomeus quondam abbas loci istius* [21]).

Dem Namen fügte man bald auch das Todesdatum hinzu (das Jahr und manchmal auch Monat und Tag), wie auf einer im Museum von Colmar aufbewahrten Grabplatte (*Anno Domini MCXX, XI Kalendas Martii Obiit bone memorie Burcard miles de Gebbiswill* [...] *Fundator loci istius* [22]), oder wie auf einem kleinen Stein, der in die Außenmauer der Kirche von Auvillar im Département Tarn-et-Garonne eingelassen ist *(N. Marcii incarnationis MCCXXXVI obiit Reverendus Pater Delesmus Capellanus hujus ecclesiae)*. Das ist alles.

Die ersten Versuche haben dann zu einem epigraphischen Stil geführt, den man noch im 14. Jahrhundert und darüber hinaus antrifft, trotz der Konkurrenz überschwenglicherer und aus anderen Motiven gespeister Formeln. Im 12. und 13. Jahrhundert ist das Epitaph nahezu immer in lateinischer Sprache abgefaßt: *Hic jacet N.*, gefolgt von seiner gesellschaftlichen Stellung (*miles, rector, capellanus, cantor, prior claustralis* usw.), dem *obiit* und einer abschließenden Formel, die verschiedene Varianten haben kann: *Hic requiescit, Hic situs est, Hic est sepultura, Ista sepultura est, Hic sunt in fossa corporis ossa, In hoc tumulo, Claudítur corpus* (seltener und gesuchter).

Im 14. Jahrhundert ist diese Formulierung immer noch gebräuchlich, wenn sie auch häufiger in französischer Sprache vorgebracht wird (das Latein kommt erst wieder gegen Ende des 15. und im 16. Jahrhundert zur Geltung), und liefert zahllose Variationsmöglichkeiten für das schlichte *Cy-gist* (*ci-gît* [Hier ruht]): »Hier ruht der ehrbare und bescheidene N., verstorben im Jahre des Heils ...«; »hier ruht der edle und weise Ritter ...«; »hier ruht der Schuster und Bürger von Paris ...«; »hier ruht der Schenkwirt X., Bürger von Paris«. Mit einer frommen Hinzufügung als Schluß, die lateinisch oder französisch abgefaßt sein kann: *»Qui migravit ad Dominum«* (1352) oder *»Anima gaudeat in Christo tempore perpetuo«* (1639) oder *»Anima ejus requiescat in pace«* (sehr verbreitet); »der Herr nehme seine Seele zu sich. Amen«; »der Herr vergebe ihm seine Sünden um seiner Gnade willen. Amen«; »Gott der Herr hole seine Seele heim. Amen«; »Bitten wir Gott, seiner zu gedenken« usw.

Die Anrufung des Vorübergehenden

Bis zum 14. Jahrhundert setzt sich das allgemein verbreitete Epitaph also aus zwei Abschnitten zusammen: der eine, ältere, ist eine Identitätsangabe, die den Namen, die Stellung, das Todesdatum und zuweilen ein kurzes Lobeswort mitteilt. In der Mehrzahl der Fälle wird hier innegehalten und weder das Alter noch das Geburtsdatum erwähnt. Der zweite, im 14. Jahrhundert verbreitete Abschnitt ist ein an Gott gerichtetes Gebet für die Seele des Verstorbenen: Das Seelenheil des *ad sanctos* bestatteten Christen ist nicht mehr so sicher wie in den vorausgegangenen Epochen und im Frühmittelalter. Das Gebet ist von der damaligen Besorgnis angesichts des Jüngsten Gerichts und von der Bemühung um testamentarische Stiftungen beeinflußt.

Dieses Gebet tritt zunächst als anonymes Gebet der Kirche in Erscheinung. Mit großer Beharrlichkeit in Stein oder Kupfer geschnitten, in den Fliesenboden oder die Mauern von Kirchen oder Kapellen geritzt, ist es jedoch dazu bestimmt, von irgend jemandem gesprochen zu werden; es stiftet einen Dialog zwischen dem verstorbenen Schreiber und dem gegenwärtigen Leser. In Wirklichkeit hat sich eine zweiseitige Kommunikation hergestellt, eine Kommunikation *in Richtung* des Toten – mit dem Gebet für die Ruhe seiner Seele – und eine andere, die *von ihm ausgeht,* zur Erbauung der Lebenden. Die Inschrift wird also zur Lektion und zum Aufruf. Vom 12. Jahrhundert an kommt es, wenn auch zunächst noch selten, gelegentlich vor, daß die Epitaphien kirchlicher Grabstätten, die also von Klerikern, manchmal sogar vom Verstorbenen selber abgefaßt worden sind, als fromme Einladung an die Hinterbliebenen formuliert werden, sich durch Augenschein ein tieferes Verständnis der großen paulinischen Lehre vom Tode zu eröffnen. Das ist die alte Tradition des *contemptus mundi* und des *memento mori,* die wir allzusehr auf die »makabre« Phase des ausgehenden Mittelalters zu beziehen geneigt sind.

Deshalb wendet sich der verstorbene Schreiber direkt an den Hinterbliebenen. Ein Kanoniker aus Saint-Etienne zu Toulouse, gestorben im Jahre 1177 (23), redet den Leser an und spricht: »Wenn du wissen willst, was ich früher gewesen bin, und nicht, was heute, so täuscht du dich, o Leser, der du es mißachtest, Christi Lehre gemäß zu leben. Der Tod ist für dich ein Gewinn, denn sterbend trittst du ins Glück des ewigen Lebens ein.«

Es existierte ehedem im Kloster Saint-Victor in Paris eine aus etwa der gleichen Zeit stammende Inschrift eines Arztes von König Ludwig VI., der zwischen 1130 und 1138 den Tod fand und das gleiche Gefühl zum Ausdruck bringt; auf ganz ähnliche Weise beklagt er, sich direkt an den Vorübergehenden wendend *(qui transis),* die Hinfälligkeit der Medizin vor dem Auge Gottes, von der er sich aber doch wünscht, sie möge Balsam für seine Seele sein, und er fügt hinzu: »Was wir einst waren, bist du jetzt, und was wir sind, wirst du sein.« Das ist alles – und es ist banal genug. (24)

Diesen beiden Texten des 12. Jahrhunderts läßt sich entnehmen, daß der Verstorbene oder der in seinem Auftrag Schreibende durchaus nicht um die Gebete des Vorübergehenden werben. Er wird lediglich eingeladen, den Tod zu bedenken und Einkehr zu halten.

Das Thema hält die Gemüter weiter in Atem. Wir begegnen ihm – ein Beispiel unter zahllosen anderen – auf dem Friedhof von Saint-Séverin auf einer bei Sauval (25) zitierten Grabplatte aus dem Jahre 1545 wieder – es handelt sich um einen friesischen Schüler, der im Alter von dreiundzwanzig Jahren, fern seiner Heimat, in Paris stirbt. »Was ich gewesen bin, zeigt dir mein liegendes Bildnis. Was ich bin – soweit ich es weiß –, lehrt dich mein verstreuter Staub.« Nach einem Glaubensbekenntnis, das die Lehre zusammenfaßt (Erbsünde, Fleischwerdung Christi, Auferstehung der Toten), drängt er den Vorübergehenden zur Einkehr: »Damit du dich abtötest und Gott dich zum Leben erwecke.«

In wenn auch weniger entwickelter Gestalt begegnet man diesem Aufruf zur Einkehr bei Inschriften des 17. Jahrhunderts wieder.

Im 14. Jahrhundert macht sich ein anderes Thema bemerkbar. Der Tote wendet sich nicht einfach an den Lebenden, um ihn zur Einkehr aufzufordern, sondern eher, um ihm ein Fürbittegebet abzuverlangen, mit dessen Hilfe er der ewigen Verdammnis oder den Martern des Fegefeuers zu entrinnen hofft. So das folgende Wandepitaph eines Mitglied der berühmten Familie der Montmorency, das im Jahre 1387 verstorben und in der Kirche von Teverny beigesetzt ist:

Bonnes gens qui parcy passés,
De Dieu prier ne vous lassés
Pour l'âme du corps qui repose cy dessous.

Auffällig ist die Bemühung, zwischen Seele und Körper zu unterscheiden – ein neuer Zug in dieser Art Literatur des 13. und 14. Jahrhunderts. Es folgt dann der Hinweis auf den bürgerlichen Stand, begleitet von der traditionellen kurzen Lobpreisung:

Homme fut de grant dévocion.
Bouchard du Ru si fut son nom
Là trespassa comme l'on scet
MCCCIIII^{XX} et sept, 25e jour d'otobre.
Prions Dieu que de lui se remembre. Amen!

Diese Identitätsangabe vom Ende des 14. Jahrhunderts verzeichnet noch immer nicht das Alter des Verstorbenen.

Wer aber ist jener Vorübergehende? Als Menschen des 20. Jahrhunderts haben wir uns hier vor einem schwerwiegenden Mißverständnis zu hüten. Der Vorübergehende ist nicht – wie wir, unserer eigenen Praxis verhaftet, uns vorzustellen versucht sind – Angehöriger, Freund oder Vertrauter des Verstorbenen, der ihn gekannt hat, der ihn beklagt und beweint und sein Grab besuchen kommt. Dieses Gefühl war bis zum Ende des 18. Jahrhunderts vollkommen unbekannt. Der Gesprächspartner des Toten ist wirklich jeder Vorübergehende *(qui parcy passés – qui transis)*, jeder Fremde, der den Friedhof durchstreift oder die Kirche betritt, um seine Andacht zu verrichten oder weil ihn sein Weg gerade vorbeiführt, denn Kirche und Friedhof sind öffentliche Stätten und Orte der Begegnung. Deshalb suchen sich die Testatare für ihre Grabstätten die heiligsten Gegenden aus, die zugleich den größten Zulauf haben. So das folgende Epitaph in der Kirche Saint-André-des Arts zu Paris, das Epitaph eines im Jahre 1609, im Alter von 83 Jahren verstorbenen Greises, der sich gewünscht hat, »am Tage seines Hinscheidens beigesetzt und gebettet zu werden neben diesem Abendmahlsaltar,

Bonnes gens... Ihr guten Leute, die ihr hier vorüberkommt,/ Werdet um Gottes willen nicht müde, zu beten/ Für die Seele des Leichnams, der hier unten ruht.

Homme fut... Er war ein Mann von großer Frömmigkeit./ Bouchard du Ru war sein Name/ Er verstarb hier, wie man weiß/ Im Jahre 1387, am 25. Oktober./ Bitten wir Gott, er möge seiner gedenken. Amen!

um für sich Barmherzigkeit durch die Gebete der Gläubigen zu erlangen, die hier niederknien und sich diesem sehr heiligen und verehrungswürdigen Sakrament nähern, und mit ihnen in der Glorie aufzuerstehen«. (26)

»Vor dem Kruzifix«, so berichtet Sauval, »habe ich [in der Kirche Saint-Jean-en-Grève] ein Epitaph gefunden, das wie folgt schließt: Halt ein, Vorübergehender, hier ruht ein ehrbarer Mann [gestorben im Jahre 1575]. Bete für ihn, der du deines Weges gehst.« (27)

Hier ist der Vorübergehende ein Andächtiger. Er kann aber auch einfach ein Spaziergänger oder Neugieriger sein:

O toy passant, qui marche sur leurs cendres
Ne t'ébahis ...
Voys, passant, je te prie, la noble sépulture.

Man schuldet diesem gleichgültigen Passanten einige Erklärungen zu bestimmten Besonderheiten des Grabes oder des Lebens des Verstorbenen, und man wendet sich ihm nicht nur zu, um um seine Gebete zu werben, sondern um ihm eine Geschichte zu erzählen, eine Biographie, wobei man voraussetzt, daß er sich dafür interessiert und in der Lage ist, sie im Gedächtnis zu behalten und weiterzutragen: So setzt sich der Kreislauf von Ansehen und Andenken in Bewegung.

Im 13. und 14. Jahrhundert hat das Epitaph nicht mehr immer die äußerste Knappheit des Hochmittelalters; es wird länger und ausführlicher, wenn es sich auch von Übertreibungen frei hält; so etwa das folgende eines Bischofs von Amiens, Evrard de Fouilloy, gestorben im Jahre 1222, dessen Grabplatte in der Kathedrale von Amiens eines der Meisterwerke der mittelalterlichen Grabplastik ist:

»Er hat sein Volk genährt. Er hat die Fundamente dieses Gebäudes gelegt.« »Die Stadt war seiner Fürsorge anvertraut.« »Hier ruht Edouard, dessen Ansehen den Geruch von Narde atmet.« »Er hat Mitleid gehabt mit bekümmerten Witwen. Es ist der Hüter der Verlassenen gewesen. Es war Lamm unter den Sanften, Löwe unter den Großen, Einhorn unter den Hochmütigen.«

O toy passant ... O du, Vorübergehender, der du über ihre Asche hinschreitest,/Erstaune nicht [...]/ Ich bitte dich, Vorübergehender, betrachte die edle Grabstätte.

Das Epitaph als ausführlicher biographischer Bericht über moralische und heldenhafte Großtaten

In diesem Text, der ausführlicher ist als sonst üblich, trifft man die vertraute altchristliche Grabepigraphie ebenso an wie neuere Lobesformeln, die später gebräuchlich werden. Eben diese Tendenz zur Beredsamkeit und zur langatmigen Ausschweifung charakterisiert die für die Phase des Ancien Régime, für das 15. bis 18. Jahrhundert bezeichnendste Form der Epigraphie. (Wir werden im dritten Teil des vorliegenden Buches und in einem anderen Zusammenhang die gleichzeitig auftretende Neigung zur Schlichtheit untersuchen, die an beiden Enden der sozialen Stufenleiter zum Ausdruck kommt, bei den auf Demut bedachten Mächtigen wie bei den kleinen Handwerkern und Bauern, die gerade erst schüchtern in die Sphäre des »geschriebenen« Todes eingetreten sind.) Im 14. Jahrhundert nimmt diese Beredsamkeit die Form der frommen Ermahnung an, eine Art Paraphrase der Totenfürbitten. Das Latein als Schriftsprache ist verbreiteter und redseliger, das Französische seltener und vor allem bündiger. Ich zitiere die folgende Inschrift eines Mitgliedes der Familie der Montmorency in der Kirche von Taverny:

»Hier liegt bestattet [*tegitur et sepelitur*] der Ritter Philippe*, der, wie bekannt [*pro ut asseritur*], wegen seiner Ehrbarkeit [*probitatus*] in hohem Ansehen stand. Öffne ihm den Himmel, der Du richtest und über die Erhaltung aller Dinge entscheidest [*diceris*], und geruhe, diesem erbärmlichen Wesen Deine Barmherzigkeit zu gewähren, o König, der Du Vater bist ...« Es handelt sich hier weder um einen Kleriker noch um eine berühmte Persönlichkeit, sondern um einen Ritter *(miles)*, der als Beispiel für die *probitas* zitiert wird. Die Verlängerung der Inschrift hängt also zunächst von den bemerkenswertesten Tugenden ab, die damals die Attribute der Heiligkeit oder der edlen Gesinnung sind.

Vom 14. Jahrhundert an tritt gelegentlich – und im 15. nahezu immer – ein anderer originärer Zug der Grabepigraphie in Erscheinung: Dem Todesdatum, das von altersher üblich ist, wird das Alter des Verstorbenen hinzugefügt. Vom 16. Jahrhundert an hat sich diese Praxis allgemein durchgesetzt – mit der Ausnahme mancher Gräber von Handwerkern, für die der soziale Aufstieg in den Kreis der »sichtbaren« und »sprechenden« Toten noch ganz überraschend ist. Dieser Zusatz entspricht einer mehr statisti-

* Der griechische Name Philippe wurde in Frankreich von Anne de Russie (oder Anne de Kiev) eingeführt.

schen Auffassung des menschlichen Lebens, das hinfort eher durch seine Dauer als durch seine Wirksamkeit definiert wird – eine Auffassung, die die unserer technisierten und bürokratisierten Industriegesellschaft ist.

Schließlich vervollständigt vom 15. Jahrhundert an ein letzter auffallender Zug die alte Identitätsangabe des 13. und 14. Jahrhunderts: sie beschränkt sich künftig nicht mehr nur auf einzelne Individuen, sondern wird – im 15. und vor allem im 16. und 17. Jahrhundert – auf die ganze Familie bezogen und fügt dem zuerst Verstorbenen die Namen seiner Ehegattin und Kinder oder, wenn er jung war, seiner Eltern hinzu – ein neues und bemerkenswertes Phänomen, das darauf hinausläuft, öffentlich und auf einer sichtbaren Grabplatte eine familiäre Beziehung kundzugeben, die bisher in diesem äußersten Augenblick der Wahrheit außer acht gelassen wurde. Die Inschriften werden immer häufiger zu Kollektivinschriften; hier das Beispiel einer in die Außenmauer von Notre-Dame zu Dijon eingelassenen Steintafel, in die – zweifellos auf Verlangen der Mutter als letzter Hinterbliebener einer durch mehrere Pestepidemien dezimierten Familie – die folgende Inschrift eingraviert ist: »Hier ruhen N., verstorben am 27. Oktober 1428«, seine Frau, die am 28. Juni 1439 verschied, und – zwischen diesen beiden Grenzdaten – zwei Kinder, die im September und Oktober 1428 demselben Leiden zum Opfer fielen wie ihr Vater, schließlich eine im Jahre 1437 verstorbene weitere Tochter, ohne »mehrere ihrer Kinder« zu zählen, die nicht im einzelnen verzeichnet sind. Und die Liste schließt – ohne biographische Hinweise – mit der geläufigen Anrufung: »Der Herr nehme ihre Seelen zu sich. Amen.«

Damit haben sich alle formalen Elemente der epigraphischen Literatur zusammengefunden: die Identitätsangabe, die Anrede des Vorübergehenden, die fromme Formel, dann die rhetorische Weitschweifigkeit und die Einbeziehung der Familie. Diese Elemente werden sich im 16. und 17. Jahrhundert dann weitläufig entwickeln.

Die früher auf einige wenige Worte oder Zeilen beschränkte fromme Ermahnung wird im 16. Jahrhundert zum erbaulichen Lebensbericht des Verstorbenen. Im Konvent der Augustiner zu Paris gibt Anne de Marle ein Beispiel für einen heilsamen Tod in noch jugendlichem Alter. (28) »Der widrige Tod [. . .] kündigte ihr das Ende ihres Lebens an [ein Anfang wie in einem Totentanz],/ Als sie noch kaum ihr achtundzwanzigstes Jahr vollendet hatte [das Alter wird in einem Bericht, der sich zur Biographie entwikkelt, zum bedeutsamen Element],/Ohne Rücksicht auf den Ort, aus dem sie kam,/ Und unter Geringschätzung des Ruhmes, den man/ In dieser armseligen Welt erwerben kann [der legitime Ruhm, der dem Leichengepränge seine Daseinsberechtigung verleiht], gebot jene Anne,/ Daß ihr Leichnam bei den Armen gebettet werden sollte [ein bemerkenswerter Akt der Demut, der auf unvergänglichem Material festgehalten werden muß]/ In diesem Gemeinschaftsgrab [sie war also nicht an der Stelle des Epitaphs beigesetzt, das in der Apsis angebracht ist, sondern im Armengrab auf dem Friedhof; hier schließt der fromme Bericht über ein mustergültiges Leben, und es beginnt die Anrufung des Vorübergehenden, die die Tonart einer geradezu vertraulichen Ermahnung anschlägt]./ Beten wir nun aber, liebe Freunde,/ Daß ihre Seele unter den Armen zu finden sei,/ Die in der Kirche als die Seligen besungen werden.« Anne de Marle starb am 9. Juni 1529.

Wie aus diesem Beispiel ersichtlich, das eines unter zahllosen anderen ist, wird das Epitaph im 16. und 17. Jahrhundert zur Lebensgeschichte, die kurz sein kann, wenn der Verstorbene jung war, oder lang, wenn er alt und berühmt verstorben ist.

Im 16., 17. und zu Beginn des 18. Jahrhunderts kommt es sehr häufig vor, daß das Epigraph zur biographischen Erzählung zum höheren Ruhm des Verstorbenen gerät, zu einer Art Auszug aus einem Lexikon berühmter Persönlichkeiten, vorzugsweise mit einer Aufstellung aller militärischen Auszeichnungen, denn diese Auszüge beschränken sich nicht mehr nur auf Männer der Kirche (die werden vielmehr in dieser Phase der Gegenreformation immer spärlicher); sehr häufig sind sie den Großtaten und Verdiensten von Heerführern gewidmet. Die einzigen Kleriker, die sich dieser weltlichen Mode der Grabepigraphie anschließen, sind ebenfalls Soldaten – die Malteserritter. Man muß sich also die Inschriften, die die Fliesenböden und Mauern der Kirchen und Beinhäuser bedecken, als Seiten eines Lexikons erlauchter Persönlichkeiten vorstellen, als eine Art *Who's who,* der den Passanten zur Lektüre anheimgestellt wird. Die gedruckten Führer kündigen sie überdies als Sehenswürdigkeiten an.

Manche Verfasser, vom Leben gebeutelt, fanden hier Gelegenheit, in einer Art feierlichen Protests die Ungerechtigkeiten des Geschicks anzuklagen. So Pierre Le Maistre (1562) in der Kirche Saint-André-des-Arts in Paris (29):

Dessoubs l'ombre sacré de cette pierre dure,
Vois, passant, je te prye, la noble sépulture
D'un serviteur de Dieu, de Justice et de Foy,
Notaire et secrétaire et greffier d'un grand Roi.

Dessoubs l'ombre sacré ... Im heiligen Schatten dieses harten Steines,/ Erblicke, Wanderer, ich bitte dich, die edle Grabstätte/ Eines Dieners Gottes, der Gerechtigkeit und des Glaubens,/ Notars, Kanzlisten und Sekretärs eines großen Königs.

Er fand jedoch nur Undank:

Et pour tout son labeur n'a conquis en tous biens
Qu'un éternel oubly pour luy et pour les siens,
Qu'un éternel oubly, une vaine espérance
Et qu'une mort enfin pour toute récompense.

Aber die Ungerechtigkeit der Großen dieser Welt hat nicht den Glanz eines Ansehens auslöschen können, das sich auf diese Tugenden berufen darf, selbst wenn sie von seinen Herren nicht – wie billig – anerkannt worden sind. Er bewahrt sich den »Ruf eines guten Menschen«. Er bleibt auf immerdar

Riche de cette gloire
Qui grave dans le ciel à jamais sa mémoire,
Riche de ce beau nom qui surmonte l'effort
Désormais du Tombeau, du Temps et de la Mort.

Der Verstorbene erhebt Anspruch auf einen Ruhm, den die Menschen ihm zu seinen Lebzeiten verweigert haben, den seine Tugend und die sittliche Geltung dieser Tugend ihm jedoch zusprechen und von dem sein Epitaph in aller Öffentlichkeit Zeugnis ablegt.

Diese Art von vorwurfsvoll-bitterer Grabinschrift ist selten. Umgekehrt ist das heroische Epitaph sehr verbreitet, namentlich im 17. Jahrhundert, vor allem aufgrund der zahlreichen Kriegsgefallenen aus der Zeit Ludwigs XIII. und Ludwigs XIV. und der Türkenkriege. Der Boden der Kirche Saint-Jean-de-La-Valette ist mit zahllosen Auszeichnungen aus Anlaß der Kreuzzüge bedeckt! Trotz der Revolutionswirren und der archäologischen und kirchlichen Restaurierungen haben sich einige dieser Epitaphien an den Wänden unserer französischen Kirchen erhalten. Unsere Epitaphiensammlungen sind voll davon – der Ruhm des Adels und der französischen Nation schlug sich in ihnen nieder, erste individuelle Andeutung und Antizipation der späteren Kriegsgefallenendenkmäler.

Et pour tout son labeur... Und für alle seine Mühen hat er als einzige Gegenleistung erhalten/ Nichts als ewige Vergessenheit für sich und die Seinigen,/ Als ewige Vergessenheit und vergebliche Hoffnung,/ Und schließlich nichts weiter als den Tod als einzigen Lohn.

Riche de cette gloire... Mit diesem Ruhm behaftet,/ Der sein Andenken für immer in den Himmel einschreibt,/ Mit diesem guten Namen behaftet, der künftig die Bürde/ Des Grabes, der Zeit und des Todes hinter sich läßt.

In der Kirche des Cölestinerklosters wurde im Jahre 1601 Marguerite Hurault (aus der Familie der Schloßherren von Cheverny) die Kapelle des Heiligen Martin eingeräumt, um darin ihre Angehörigen bestatten und »alle Epitaphien und Verschönerungen ausführen lassen zu können, die besagte Dame wünscht«. (30) Bei ihrem Tode bemerkt ihr Gatte, »daß in besagter Kapelle des Heiligen Martin kein Epitaph, keine Bildnisse oder Wappen noch irgendein anderes Mal oder Ehrenzeichen« seiner Familie vorhanden sind, und »da er ein sichtbares Zeugnis anzubringen und zu hinterlassen gedenkt«, läßt er eine Inschrift eingravieren, die die Geschichte wie folgt zusammenfaßt: »Zu Ehren und zum Gedächtnis der Familie der Herren von Rostang, von Alleyre und Guyenne und ihrer Verwandtschaft, deren Angehörige im Betraum dieser Kapelle namhaft gemacht sind, der Ahnen von...« Folgt eine lange Aufzählung der Vorfahren seit den Zeiten Franz' I., eine Art ausführlicher und kommentierter Genealogie, die dennoch unvollständig ist: »Obwohl es noch viele andere Personen von großer Bedeutung in diesem Königreich gibt, die nahe Angehörige besagten Herrn und besagter Dame von Rostang, Robertet und Hurault sind.«

Das im selben Kloster in der Kapelle von Gesvres (31) angebrachte Epitaph von Léon Potier, eines Herzogs von Gesvres und Pairs von Frankreich, der am 9. Dezember 1704 verstorben ist, besteht aus drei Teilen. Den ersten bildet die Identitätsangabe des Verstorbenen, die sehr ausführlich ist, weil er die Namen seiner Verwandten in aufsteigender Linie verzeichnet: dritter Sohn von René, Herzog von Tresnes, und Mme Marguerite von Luxemburg. Der zweite Teil umfaßt den Bericht über seine kriegerischen Großtaten: er teilt mit, daß ihm im Jahre 1665 in der Schlacht von Nördlingen zwei Pferde unterm Leib getötet wurden, daß er in Kriegsgefangenschaft geriet und »daß er schließlich Mittel und Wege fand, zu entkommen [...], wieder Anschluß an seine Kompagnie gewann und den Angriff erneuerte«. Seine Regimenter werden zitiert, seine Dienstgrade – Hauptmann der Leibgarde, Generalleutnant: »Er hat seither in allen Gefechten seinen Mann gestanden.« Ein regelrechter nekrologischer Auszug aus dem Staatsanzeiger. Der dritte Teil ist der Stiftung der Familienkapelle bei den Cölestinern vorbehalten – wir kommen darauf zurück.

Die jungen Söhne aus der Familie Gesvres, die in der Schlacht gefallen sind, haben Anrecht auf eine Grabplatte ohne *ci-gît* (sie sind an Ort und Stelle beigesetzt worden, wenn man ihre Leichname denn überhaupt gefunden hat), mit einer Inschrift zu ihrem Ruhme: »Zum Lobe des Herrn der Heerscharen [bereits zu dieser Zeit!] und zum Gedenken an den Marquis de Gesvres. Vorübergehender, du hast einen Ehrenmann vor Augen, der im

Leben so hart geprüft worden ist, daß sein Tod unmöglich anders denn rühmlich sein konnte.« Es folgt die Geschichte seiner Waffentaten, der Gefechte, an denen er teilnahm, »um der Streitigkeiten des beleidigten Himmels [die Hugenotten] und um der Rache des verachteten Königtums willen [die Aufstände]... Dieser tapfere Mann starb mit der Waffe in der Hand [...], mit dem Lobe des Vaterlandes auf den Lippen und bedeckt mit der Erde von Feindesland [weil er in den Ruinen eines Bollwerks in Thionville beigesetzt wurde]. Vorübergehender, könnte ein Kriegsmann eine ehrbarere Grabstätte haben! Wenn Du Franzose bist [dieser Appell an den französischen Patriotismus hat einen ganz und gar zeitgenössischen Beigeschmack – man möchte meinen: einen Beigeschmack des 19. oder 20. Jahrhunderts], so vergieße Deine Tränen für einen Edelmann, der sein Blut für die Größe dieses Staates hingeopfert hat und im Alter von 32 Jahren gestorben ist, von 32 Wunden zerfetzt [welch wundersame Übereinstimmung!]. Das einzige, wonach er verlangt, ist Frömmigkeit und Mitgefühl, weil er ansonsten mit seinem Geschick zufrieden ist. [...] Du wirst für seine Seele beten, wenn die Deinige für große Taten empfänglich ist.« Er ist im Jahre 1643 gestorben; sein Epitaph aber muß zu einem späteren Zeitpunkt – und zwar in der zweiten Jahrhunderthälfte – von seinem Sohn, dem Stifter der Kapelle und des Familienmausoleums, in Auftrag gegeben worden sein. Der ließ die Epitaphien seiner beiden Söhne hinzufügen: der eine, François, Malteserritter, »begab sich im Alter von XVII Jahren nach Malta, um seine Kreuzfahrt zu unternehmen [...]. Er war einer der ersten, die zum Angriff übergingen, als die Christen die Stadt Caron eroberten, und in einer Bresche der Festungsmauer dieser bedeutsamen Stätte empfing er einen für sein Andenken glorreichen Tod [...]. Sein Leichnam fand sich unter den Toten, in der Hand hielt er noch das Schwert, das im Leib eines neben ihm zu Boden gesunkenen türkischen Offiziers steckte. Er erhielt den Lohn, den er sich immer gewünscht hatte, für den Glauben Jesu Christi das Leben zu lassen, und das war im Jahre 1685, im Alter von XXI Jahren.« Der andere Sohn war Ludwig, »der, nach dem Vorbild seiner ruhmreichen Vorfahren, die kurze Zeit, die ihm zum Leben blieb, in Waffen verbrachte und sich schließlich im Dienste seines Königs sieghaft opferte.« Das Epitaph zählt seine Schlachten auf, seine Taten, »mit denen er Zeichen von heldenhafter Bedeutung und großmütiger Tapferkeit« setzte, und konstatiert schließlich seinen Tod beim Angriff von Oberkirch: »Er wurde von zwei Musketenschüssen getroffen, an denen er am 18. April 1689 starb, im Alter von 28 Jahren. Da er sich immer mit viel Einsicht und Frömmigkeit geführt hatte, gab er die Seele im Stande eines wahren Christen und in vollkommener

Fügung in den Willen seines Schöpfers auf, wenn auch weit und breit von aller Welt bedauert.«

Diese großen Waffentaten wurden im kriegslüsternen Frankreich des 16. und 17. Jahrhunderts von der Grabepigraphie zweifellos mit der meisten Aufmerksamkeit bedacht. Aber die Gedenkinschriften verewigten, wenn auch zurückhaltender, auch schlichtere und weniger spektakuläre Lebensläufe: diplomatische Karrieren, Erfolge in den *bonae artes*, gelehrte Kenntnisse *in utroque jure;* die römisch-katholischen Kirchen sind voller solcher Beispiele, die zeitlich vom 15. bis zum 18. Jahrhundert reichen. Manche sind ebenfalls sehr weitschweifig, wie die der französischen Edelleute. Viele sind knapper. Der Zufall ermöglicht es gelegentlich, in einer von den Bilderstürmern verschont gebliebenen Kirche eine Inschrift freizulegen, die zu ihrer Zeit geläufig gewesen sein muß, etwa die eines karrierestolzen Justizbeamten, wie sie in der Kirche Saint-Nicolas in Marville (Meuse) an einem Pfeiler des Chores angebracht ist: »Hier ruht der ehrwürdige Herr [...] von Goray, Oberkammerherr bei Ihren Durchlauchten zu Marville, der, nachdem er den verstorbenen Herrschern Charles V. und seinem Sohn Philippe, König von Spanien, über dreißig Jahre hin in guter und ehrbarer Stellung gedient hat, auf Reisen nach Afrika und im niederländischen Krieg wie auch überall sonst, diese Stadt [Marville] sich erwählte zur Ruhe für seine alten Tage [der Begriff der Ruhe wird hier schon in einem Sinne gebraucht, der unserem modernen sehr nahe kommt], wo er am 11. Nov. 1609 starb, nachdem er der Bruderschaft vom heiligen Rosenkranz die Summe von 1000 Francs hinterlassen hatte. Betet für ihn zu Gott.«

Und hier die posthume Lobeserhebung eines Bildhauers zu Provins, dem seine Familie und sein Geselle das folgende an der Mauer der Kirche Saint-Ayoul angebrachte Epitaph widmen: »Hier ruht der ehrenwerte Pierre Blosset, aus Amiens gebürtig, zu seinen Lebzeiten Bildhauermeister in Holz, Stein und Marmor, der kurz vor seinem Hingang alle die schönen Werke angefertigt hat, die Ihr in dieser Kirche und an anderen Orten seht [immer wieder die Wendung an den Vorübergehenden, an den neugierigen Besucher ebenso wie an den frommen Andächtigen]. Schließlich bedarf Unser Herr, der ihn am 25. Januar 1663, im Alter von 51 Jahren abberief, um ihn mit dem Heil der Glückseligen [und dem Purgatorium?] zu belohnen, selbst seiner Dienste, die er im Laufe seines Lebens dem Schmuck seiner Gotteshäuser gewidmet hat. Er fleht Euch an, Vorübergehende [jetzt wird der neugierige Besucher zur Fürbitte für die Toten angehalten], wenn Ihr diese schönen Gebäude betrachtet, seiner in Euren Gebeten zu gedenken und ihm wenigstens ein *Requiescat in pace* zu widmen.«

So verdienen die Treue eines bescheidenen Justizbeamten und die gewissenhafte Arbeit und das Talent eines guten Handwerkers beinahe ebenso wie die kriegerische Tapferkeit oder die geistliche Heiligkeit eine Inschrift auf jener Ehrentafel, wie sie die Epitaphien auf den Fliesen und an den Mauern der Kirchen darstellen.

Und jetzt äußert sich auch – mitten im 16. Jahrhundert – die eheliche Verbundenheit, die, obwohl sie den Frauen immer als Forderung auferlegt wurde, ihnen bisher doch kaum posthumen Ruhm eingetragen hatte. Das eheliche Glück prägt die folgende Inschrift, die ein zufriedenes Ehepaar im Jahre 1559 anbringen läßt (Saint-André-des-Arts):

Celuy qui fut d'un cœur net et entier
Repose ici, maistre Mathieu Chartier [...]
Jehane Brunon pour femme il épouza
Qui chastement près de luy reposa,
Et cinquante ans [eine außergewöhnlich lange Zeit!]
l'un a l'autre fidelles,
Eurent un lict sans noises ny querelles.

Dasselbe Gefühl gibt einem Ehemann das folgende Epitaph zu Ehren seiner zur gleichen Zeit im Ave Maria-Kloster bestatteten Frau ein:

Ici pour dernière maison
En repos le corps mort habite
De Mary de Tison
Attendant qu'il ressuscite.

Und schließlich der biographische Abriß und die Lobpreisung der hausfraulichen Tugend:

D'Augoumois, du lieu de Faiolle
Vint en Bourbonnais mary prendre [geographische Genauigkeit!]

Celuy qui fut... Hier ruht, der reinen und unversehrten Herzens war,/Meister Mathieu Chartier [...]/ Jeanne Brunon nahm er zur Frau,/ Die züchtig bei ihm ruhte,/ Und fünfzig Jahre einander treu,/ Teilten sie das Bett ohne Zank und Streit.

Ici pour dernière maison... Hier ruht und findet seine letzte Wohnstatt/Der Leichnam/ Von Mary de Tison,/ Und harrt seiner Auferstehung.

Qui jamais en faict ne parolle
Rien cognut en elle à reprendre.
En ce lit de soi vit descendre
Un seul fils [in Inschriften des 16. Jahrhunderts begegnet man noch ziemlich häufig dem beharrlichen Hinweis auf den einzigen Sohn]
beau, sain et prospère
Qu'elle laissa en âge tendre
A Pierre de Chambrod son père.

Inschriften gibt es nur auf Grabplatten aus Stein und Kupfer; oder genauer: es gibt Gräber auch außerhalb der Kirchen und Friedhöfe, Gräber aus anderen, nicht spröd-stofflichen, sondern spirituelleren Materialien, und sie werden nicht mehr eingraviert, sondern gedruckt oder einfach insgeheim geschrieben – auch sie heißen »Grabmäler«. Sich sein Epitaph auszuarbeiten, war im 16. Jahrhundert eine Art Meditation über den Tod: »Ich habe es [das kleine »Grabmal«, das ich mir gemacht hatte] in einer der Schubladen des großen Schreibpultes in meinem Arbeitszimmer verschlossen«, berichtet Pierre de l'Estoile in seinem Tagebuch, »in dem das Papier meines verstorbenen Vaters und mein eigenes [das Papier? Handelt es sich um das Testament?] und die Umlaufbahnen seines Planeten verwahrt sind [man glaubte damals im vollen Ernst an Astrologie].«

Das Epitaph dieses Pierre de l'Estoile ist eine religiöse Andachtsübung, die er mit einem Wortspiel über die Begriffe *stella* und *Estoile* ausschmückt *(Anima ad coelum, stellarum domum);* möglicherweise war sie dazu bestimmt, später in Kupfer oder Stahl gestochen zu werden.

Andere Epitaphien blieben auf die Form der Buchveröffentlichung beschränkt – eines der klassischen Genres der posthumen Lobpreisung; man nannte sie deshalb auch »literarische Grabmäler«. Im Jahre 1619 gaben die Jesuiten von Pont-à-Mousson ein solches aus lateinischen und einigen französischen Stücken bestehendes »Grabmal« zu Ehren eines jungen Ordensbruders heraus, der als Schüler in ihrem Kreis den Tod gefunden hatte. Das Buch trägt den Titel *Lachrymae convicti* [des Tischgenossen] *Mussipontani in obitu nobilissimi adolescentis F. Claudii Hureau.*

D'Augoumois... Aus Fayolle im Angoumois/ Kam ins Bourbonnais, um zu heiraten,/ [die Verstorbene,] die nie in Taten und Worten/ Sich etwas vorzuwerfen hatte./ In diesem ihrem Bett kam sie mit einem einzigen Sohn nieder,/ Schön, gesund und blühend,/ Den sie im zarten Alter/ Seinem Vater Pierre de Chambrod hinterließ.

Er war ein guter Schüler und gewann alle Preise *(proemia)*. »Ebenso zahlreich wie die Preise, die Du unlängst im Kreise der jungen Schüler der Pallas Athene erhieltest, ebenso zahlreich wie die Blumenkränze, die Deinem gelehrten Haupt gewunden wurden, sind die ewigen Preise Deiner unbesiegten Seele, über die Du verfügst, da Du nun durch einen heiligen Tod triumphierend zu den Himmlischen eingehst [*superos inter sancta nunc morte triumphans*]. Weshalb, Kinder [*pueri*, auch junge Leute im heutigen Sinne], Eure Aufmerksamkeit auf menschliche Ehrungen beschränken [die nichtsdestoweniger doch legitim und notwendig sind]? Faßt Eure Preise als Vorspiel zur Vision Gottes auf.« (32)

Das ewige Heil ist mit weltlichem Ruhm durchaus nicht unvereinbar. Es ist häufig – oder eher normalerweise – damit verknüpft, tritt aber nicht mehr zwangsläufig mit ihm gepaart auf. In der epigraphischen Literatur des 16. und 17. Jahrhunderts zeigt sich mit aller Deutlichkeit sowohl die beharrliche Fortdauer der alten Korrelation als auch die beginnende Entfremdung der beiden Bereiche – eine Trennung, die möglicherweise der zeitgenössischen Säkularisation die Tür öffnet oder doch wenigstens einen Spalt weit öffnet. Die Berühmtheit ist nicht mehr der unfehlbare Weg zur Unsterblichkeit auf Erden wie im Himmel: Man weiß nur zu genau, daß die Trompete des weltlichen Ansehens, wenn sie auch auf den Prunkgräbern der Zeit mit Macht angestimmt wird (im 16. und zu Beginn des 17. Jahrhunderts), gelegentlich doch zur Unzeit ertönt oder schweigt.

Gleichwohl ist das Vertrauen in die Authentizität des irdischen Ruhms doch noch so stark, daß die Irrtümer der menschlichen Statthalter, denen die Aufgabe zufällt, Preis und Ehre zu verkünden, diejenigen, deren Los ein ungerechtes Schweigen ist, durchaus nicht zu völliger Vergessenheit verurteilen.

Die Reputation des guten Menschen, des Ehrenmannes setzt sich letztlich trotzdem durch, und man beginnt sogar im voraus das Urteil jener in Zweifel zu ziehen, die bisher als seine unbestrittenen »Siegelbewahrer« galten. *»Le bruit et le renom«* (Ruf und Ansehen) behalten von selbst die Oberhand, auch ohne die Hilfe menschlicher Beredsamkeit – mit Ausnahme der Rhetorik der Grabepigraphie. In diesem Falle aber handelt es sich um etwas, was man ein *Anti-Epitaph* nennen möchte.

Hier als Beispiel eine Tafel aus dem Jahre 1559, in Saint-André-des-Arts; sie bringt diesen Stolz in der Erniedrigung oder Demut deutlich zum Ausdruck:

O toy, passant, qui marches sur leurs cendres
[des Ehepaares Chartier]
Ne t'ébahis ne voyant icy pendre
Des grands piliers de marbre parien
Élabourez d'ouvrage phrygien,
Si tu ne voys icy grand rang de colonnes.
Tels vains honneurs sont bon pour les personnes
De qui la mort efface le renom
Et faict périr la gloire avec le nom.
Mais non de ceux dont les vertus suprêmes
Après la mort les font vivre d'eulx-mesmes.
Voire et je veulx encore t'advertir
Qu'on ne debvrait un tombeau leur bastir
Faict d'art humain, puisque la renommée
Leur sert icy d'une tombe animée
[d. h. mit Bildnissen]. (33)

Zu eben der Zeit, da auf den Wandflächen der Grabstätten die Verdienste und Feieranlässe sich prunkvoll entfalten wie auf den Seiten eines Goldenen Buches, setzt sich langsam die Vorstellung durch, daß der wirkliche Ruhm das genaue Gegenteil dieser Zurschaustellung ist. Im 17. Jahrhundert wird diese Überzeugung so stark, daß man sich aller geschwätzigen oder vorwitzigen Kommentare enthält: man zieht ihnen die stumme Rätselhaftigkeit des bloßen Namens vor. Das ist zwar noch nicht die wirkliche Demut des Armengrabes, wenigstens wird sie von den Hinterbliebenen nicht so verstanden. Ein Florentiner des 17. Jahrhunderts hatte in seinem Testament *(suprema voluntas)* verlangt, daß auf seiner Grabplatte (auf dem Boden) einzig und allein sein Name stehen sollte. Sein Erbe aber brachte aus Pietät *(pius)* nicht den Mut auf und ließ ihm gleichwohl eine schöne Büste anfertigen, die noch heute in San Salvatore del Monte zu sehen ist, zusammen mit der Inschrift, in der er seine Unfähigkeit eingesteht, dem Testatar bis zu

O toy, passant... O du, Vorübergehender, der du über ihre Asche hinschreitest,/Erstaune nicht, wenn du hier nicht/ Große Pfeiler aus parischem Marmor aufragen siehst,/ Verarbeitet nach phrygischem Vorbild,/ Wenn du hier keine weitläufigen Säulenreihen erblickst./ Solche nichtigen Ehren taugen nur für Menschen,/ Deren Ruf der Tod auslöscht/Und deren Ruhm er zugleich mit ihrem Namen schwinden läßt./ Nicht aber für die, *deren höchste Tugenden/ Sie nach dem Tode von selbst weiterleben lassen.*/Wahrlich, ich will dich sogar warnen,/ Daß man ihnen kein Grabmal errichten soll/ Nach menschlicher Kunstfertigkeit, da ihnen das Ansehen hier/ Doch nur [als Vorwand und Anlaß für eine] belebte Grabplatte dient.

jenem äußersten Grad von Demut Folge zu leisten, von der er naiverweise nicht wußte, wie sinnlos sie war, da er schon ohne sein Wissen berühmt war: »Er hat nicht gewußt [*nescius*], daß, um *fama et gloria* zu erlangen, sein bloßer Name genügte, oder es hätte denn gar nichts sonst geholfen [*nihil satis*].«

Es besteht also kein Zweifel: Vom 15. bis zum 17. Jahrhundert sieht man den Willen des Verstorbenen oder seiner Erben am Werk, das Grab zu dem Zweck zu nutzen, der Nachwelt das Andenken an das eigene Leben, an die eigenen ruhmreichen oder auch nur bescheidenen Taten weiterzugeben. So tritt er jedenfalls in den von uns analysierten langen Inschriften in Erscheinung, aber auch in den kurzen und schlichten Epitaphien, und zwar zahlreicher als in den vorhergehenden (sie sind nahezu alle verloren gegangen, weil sie weder das Interesse von Genealogen noch von Historikern oder Künstlern weckten). Die sind – vom 16. bis zum 18. Jahrhundert – der mittelalterlichen trockenen Knappheit treu geblieben. Gleichwohl kehrt darin ein Wort häufig wieder, das ganz unauffällig wirkt, das Wort *Gedächtnis:* Zum immerwährenden Gedächtnis an ... Zum ewigen Gedächtnis an ... Zweifellos ist der Ausdruck nicht neu. Wie *monumentum* gehört er zur Sprache der römischen Grabepigraphie. Aber das Christentum, das ihn sich entlehnte, hat seiner Bedeutung eine eschatologische Wendung gegeben: die *memoria* bezeichnete das Märtyrergrab oder beschwor die beklagenswerte Seele. Die Epigraphie des 17. Jahrhunderts hat die mystische Bedeutung nicht außer Kraft gesetzt, aber die römische zu neuem Leben erweckt, und der Ausdruck »zum Gedenken an ...« lädt nicht nur zum Gebet und zur Meditation ein, sondern auch zur Erinnerung an ein ganzes Leben mit allen seinen Eigenarten und festumrissenen Handlungen, an eine Biographie.

Dieses Gedenken ist nicht nur Resultat eines Wunsches des Verstorbenen; es wird auch von den Hinterbliebenen mit Eifer wachgehalten.

Das Familiengefühl

Im 15., 16. und zu Beginn des 17. Jahrhunderts wurde die Aufzeichnung der Handlungen des eigenen Lebens, die man für verewigenswert hielt, vom Testatar selbst betrieben. Er hatte sie lange und gründlich bedacht und sein Epitaph, in der Verschwiegenheit seines Arbeitszimmers, zuweilen selbst ausgearbeitet. Im 17. Jahrhundert fällt diese Aufgabe zunehmend häufiger der Pietät der Familie anheim. Das ist insbesondere der oben bereits gestreifte Fall der jungen Edelleute, die in den Kriegen Ludwigs XIII. und Ludwigs XIV. zugrundegingen.

Andererseits waren, wie wir ebenfalls gesehen haben, die frommen, kriegerischen oder ganz einfach im bürgerlichen Leben bewiesenen Tugenden nicht die einzigen, die das von den Epitaphien verheißene Recht auf Unsterblichkeit garantierten. Es war nicht mehr erforderlich, heroische Taten vollbracht zu haben, um in der Erinnerung der Menschen fortzuleben. Ein bemerkenswertes Phänomen – die Zuneigung der Familie, die eheliche, elterliche oder kindliche Liebe begann in dieser von den Autoren der Grabinschriften entwickelten Welt die offiziösen Verdienste abzulösen.

Die Treue des Andenkens, die im Mittelalter aus der religiösen Pflicht erwuchs, die heiligen, der irdischen und himmlischen Unsterblichkeit geweihten Verdienste zu bewahren, und später auf die heroischen Großtaten des öffentlichen Lebens ausgedehnt wurde, unterwirft sich künftig das Alltagsleben – Ausdruck einer neuen Empfindung, des Familiengefühls. Es hat sich eine Beziehung zwischen diesem Familiengefühl und dem Bedürfnis, sein Gedächtnis zu verewigen, hergestellt.

Häufig widmen sich die Inschriften der Verherrlichung berühmter Familien. In einem allgemeineren und bezeichnenderen Sinne aber hat die Familie sich im Epitaph einen Platz nach altem, im 16. Jahrhundert wiederentdecktem Brauch gesichert. Die Inschriften dieser Art setzen sich aus zwei Teilen zusammen, die, namentlich im 16. und 17. Jahrhundert, auf zwei verschiedene Stellen der Grabplatte verteilt werden, der eine für die Lobeserhebung, den Bericht und den biographischen Lebensabriß des Verstorbenen, der andere für den Hinterbliebenen, der das Epitaph entworfen und das Monument »aufgestellt« *(posuit)* hat. So folgt auf die langen Schlachtbeschreibungen der jungen Rostangs, die wir oben zitiert haben, die folgende Nachschrift: »Sein Vater hat diesen Marmor aufstellen lassen, der der Nachwelt als immerwährendes Denkmal der Tugend eines so würdigen Sohnes und des Schmerzes eines so hochherzigen Vaters dienen soll.« Das »Grabmal« von Mathieu Chartier und Jehane Brunon, errichtet zum Lobe der ehelichen Tugend und des Glücks des Ehestandes, ist von ihren Kindern verfaßt und aufgestellt worden:

Leurs filles et petits-fils pleins de douleur amère
En larmoyant ont basti ce tombeau
Et honoré de ce présent tableau. (34)

Leurs filles... Ihre Kinder und Enkelkinder haben, von bitterem Kummer beschwert,/Unter Tränen dieses Grabmal errichtet/ Und es mit der hier sichtbaren Tafel geschmückt.

Wenn keine leiblichen Nachkommen vorhanden sind, obliegt es dem Diener (im weitesten Sinne), das Andenken zu bewahren. Ich habe oben das Epitaph eines Bildhauers und Schreiners aus Amiens zitiert, der in Provins bestattet liegt. Er hatte seine Kinder überlebt und muß, als er starb, bereits Witwer gewesen sein. Wem fiel also die Aufgabe zu, sein Epitaph und sein Grab in Auftrag zu geben? Die Inschrift läßt keinen Zweifel daran: *»Faict par Pierre Godot, son apprenti«* (Errichtet von Pierre Godot, seinem Lehrling).

Schließlich erhalten die Kinder selbst, sogar ganz junge Leute, das Recht auf die Lobeserhebung und die Klage um ihre Eltern, in edlem und dauerhaftem Stein – ein bemerkenswertes Phänomen, das die kolonisatorische Inbesitznahme des Grabes durch dieses familiäre Zusammengehörigkeitsgefühl bezeugt. Väter und Mütter bekunden ihrerseits ihr Bedürfnis, ihre Trauer und ihre Sorge um die unverzügliche Verewigung des Andenkens ihres verstorbenen Lieblings in unvergänglichem Material zu äußern. Dafür ein Beispiel aus einer Epitaphiensammlung: »Für Anna Gastelleria, die der Tod ihnen in früher Kindheit aus den Augen, aber nicht aus dem Gedächtnis [*non ex memoria*] entführt hat, haben die in Tränen aufgelösten Eltern, ihrer traurigen Pflicht getreu, dieses Monument errichtet. *Vixit annos VI menses IV dies XIV. Obiit Kalendas Junii MDXCI.* Friede den Hinterbliebenen. Ruhe den Verstorbenen.«

In Rom kann man *in situ* noch zahlreiche Epitaphien derselben Art aus derselben Epoche finden, namentlich in der Kirche Santa Maria in Aracoeli. »Michel Corniactus, ein polnischer Edelmann, ein junger Mensch, der zu großen Hoffnungen berechtigte, gestorben im Jahre 1594, im Alter von 19 Jahren.« Die Inschrift schließt mit dem Hinweis, daß seine beiden leiblichen Brüder ihm das Denkmal haben errichten lassen. Ebenfalls aus Aracoeli stammt die folgende sehr schöne Inschrift, die ein prächtiges Porträt ziert und die Einstellung der Zeit zum Alter verdeutlicht, weil sie einem jungen, unverheirateten Mann von neunundzwanzig Jahren gilt: »Für Flaminius Capelletus, *juvenis,* der sehr gebildet [*lectissimus*] auf den Gebieten [*disciplinae*] der Künste und Wissenschaften [*bonae artes*] war, bewundert und verehrt von jedermann wegen der Schönheit seines Antlitzes [die leibliche Schönheit ist zu einem der wesentlichen Elemente des posthumen Angedenkens geworden], seiner Redlichkeit [*judicii praestantia*], der Ernsthaftigkeit und Eleganz seiner Rede, der in der Blüte seiner Jugend und seines Ansehens der Liebe seiner Eltern [im buchstäblichen Sinne, der Umarmung: *complexu*] sehr schmerzlich entrissen wurde [*ereptus:* vom Tode entrissen, eine gebräuchliche, aus dem makabren Vokabular des 14.

und 15. Jahrhunderts ererbte Formel] im Alter von XXIX Jahren [ein *juvenis* von neunundzwanzig Jahren führte schon sehr lange ein Erwachsenenleben; er war jedoch nicht verheiratet, und deshalb stammt sein steinerner nekrologischer Lebensabriß auch nicht von seiner Gattin, sondern von seinen Eltern], im Jahre des Heils 1604.« Soweit das erste, dem Verstorbenen gewidmete Epitaph. Unmittelbar darauf folgt hier ein zweites, in dem von den Hinterbliebenen, ihrem Gemütszustand und ihrer Trauer die Rede ist: »Sein Vater M. C., Senator der Stadt, widmete dieses Grabmal seinem ehedem sehr geliebten, hinfort sehr betrauerten Sohn [*desideratissimo:* hier taucht ein Begriff auf, der genau zeitgleich mit dem der Klage vorkommt – »ewige Klagen«] und P. P., seiner sehr frommen Gattin, die ihrem Sohn vier Jahre später* folgte, des Anblicks dieser seiner Lieben beraubt [*luce carissimorum capitum orbatus*], in tiefer Trauer.«

Im selben Jahre 1604 fand auch, im Alter von 19 Jahren, Charlotte de Baudoin den Tod. Ihr Vater, Forstmeister von Beruf, wollte an derselben Stelle beigesetzt sein wie sie, in der Kirche Saint-Sulpice-de-Favière in der Ile-de-France. Er ließ in die Grabplatte ein Sonett nach Art der Gedichte eingravieren, wie sie in Frankreich unter dem Namen *tombeau*, in England unter dem der *elegy* anläßlich des Todes hochgestellter Persönlichkeiten verfaßt wurden:

Reçoy, reçoy, mon Cœur, ce don de moy ton Père
Ie te l'ay desdié, Ô mes chastes Amours,
Depuys que ce grand Dieu a retranché le cours
De ton ioly printemps par une mort amère.

Reçoy ma doulce amour les regrets que ta Mère
Souspire incessament et iette nuycts et iours
Pour toy nostre soulas réconfort et secours
Par le doux entretien de ta présance chère.

Ton âme est devant Dieu, pry le por nous, mon cœur,
Qu'il ayt pitié de nous et de nostre langueur
Tant qu'un mesme tombeau nous tienne renfermez.

* Der Verfasser der Inschrift schlug mit diesem in Zeiten niedriger mittlerer Lebenserwartung durchaus üblichen Verfahren zwei Fliegen mit einer Klappe: Seine Frau starb kurz nach seinem Sohn, aber eben doch vier Jahre danach, und man war noch immer nicht mit der Errichtung des Grabmals und der Eingravierung der Inschrift fertig geworden, was beweist, daß man, auch wenn man gelegentlich viel Zeit verstreichen ließ, seine Pflicht darüber doch nicht völlig vergaß.

Ie faictz veu d'en bastir un digne à ton amour
Affin qu'après la mort nous y facions seiour
Avecques toy mon cœur qui nous a tant aimez. (35)

Normalerweise stellten die Verfasser von Epitaphien nicht so große Originalität unter Beweis, wie das in den persönlicheren und eher literarischen Texten der Fall ist, die wir hier vorzugsweise ausgewählt haben. Mit den Inschriften verhält es sich nicht anders als mit den Testamenten: sie sind eine komplexe Mischung aus Konvention und persönlicher Prägung. Sehr häufig benutzen sie geläufige Formeln. Ich habe in einer kleinen Kirche in York auf einem kürzlich restaurierten Grab (restauriert – wie die ganze Kirche – nach den Zerstörungen des Zweiten Weltkrieges) die folgende lateinische Inschrift aufgespürt; sie ist ganz und gar banal, hat aber den Vorteil, daß sie in wenigen Zeilen die sukzessive Entwicklung der gefühlsmäßigen Einstellungen vom 13. bis zum 17. Jahrhundert zusammenfaßt.

»*Dominus* [Lord – vermute ich] *Gulielmus Sheffield,* Ritter [er hat sich an den Anfang des Epitaphs plaziert, ist aber nicht der Verstorbene, sondern nur der Zueignende, der letzten Endes nahezu ebenso wichtig wird wie der Verstorbene], hat dafür gesorgt, daß dieses Grabmal auf seine Kosten errichtet wurde [*suis sumptibus*: auch das muß derart feierlich festgehalten werden!], nicht aus nichtiger Ruhmsucht [Bekräftigung der christlichen Demut und der stolzen Schlichtheit, derzufolge das Monument dem allein mit dem Namen verbundenen Ruhm nichts hinzufügt; trotzdem hielt er es nicht für überflüssig, sein Grabmal und seine Gedenkstatue zu haben], sondern zur Mahnung an unsere eigene Sterblichkeit [das wenigstens seit dem 12. Jahrhundert traditionelle *memento mori*] und auch zum Gedenken an [hier endlich die Vorstellung der Verstorbenen mit dem neuen Vermerk: *in memoriam,* anstelle des *ci-gît,* zum Andenken des Verstorbenen im Gedächtnis der ihm Nahestehenden und seiner Familie, das sich an die Stelle des eitlen, d. h. des offiziösen, historischen Ruhmes setzt], meine

Reçoy, reçoy, mon Cœur... Empfange, mein Herz, empfange von mir, Deinem Vater, diese Gabe,/ Ich habe sie Dir zugeeignet, o Du meine keusche Liebe,/Seit dieser Große Gott dem Lauf/ Deines schönen Frühlings durch einen bitteren Tod Einhalt geboten hat. – Nimm, meine sanfte Liebe, nimm die Klagen auf, die Deine Mutter/Unaufhörlich seufzt und Tag und Nacht ausstößt,/ Um Dich, der Du unser Balsam, Trost und Hilfe warst/ Durch die sanfte Wohltat Deiner teuren Gegenwart. – Deine Seele ist bei Gott, bitte ihn für uns, mein Herz,/ Er möge sich unserer und unserer schmerzlichen Mattigkeit erbarmen,/ Sobald ein einziges Grab uns wieder vereint. – Ich habe das Gelöbnis abgelegt, ein Deiner Liebe würdiges erbauen zu lassen,/ Damit wir nach dem Tode dort unseren Aufenthalt nehmen/ Mit Dir, mein Herz, die Du uns so geliebt hast.

sehr geliebte Gattin Lady Elizabeth, Tochter und Erbin von Jean Darnley aus Kikhurst, *in agro Thor*. Sie starb am 31. Juli 1633 im Alter von 55 Jahren. *Requiescat in pace.*«

Dieses Epitaph aus Nordengland mag hier den vorläufigen Schluß bilden. Es illustriert den Übergang von der Beschreibung eines individuellen Personenstandes, den der Eintritt des Todes besiegelt und abschließt, zur Geschichte eines Lebens – eines anfangs heiligen oder heroischen, später zunehmend beliebigen Lebens – und zur gedächtnisstiftenden Klage der Hinterbliebenen, vor allem der Familie. Der Tod der Epitaphien ist familiär geworden, nachdem er aufgehört hat, anonym zu sein, um persönlich und biographisch zu werden. Aber keine dieser einzelnen Etappen hat sehr lange gedauert, und keine hat die früheren Bräuche völlig aufgehoben.

Eine Typologie der Grabformen. Das Epitaphien-Grab

Wir haben, aus Gründen der größeren Schlüssigkeit der Darstellung, das Epitaph bisher von seinem »Träger«, dem Grab, getrennt oder vom Fehlen eines solchen Trägers abgesehen, wenn das Epitaph allein das ganze Grab ausmachte. Was in diesem Falle noch möglich war – und sei es, eingestandermaßen, um den Preis einer gewissen Künstlichkeit –, ist es nicht mehr im Falle des Bildnisses, der sogenannten *représentation* oder des Porträts des Verstorbenen. Mehr noch als das Epitaph ist das Bildnis (oder sein Fehlen) Bestandteil des ganzen Grabes – was im übrigen bei den Grabskulpturen der Museen, wo sie aus dem Zusammenhang der Gesamtarchitektur und aus ihrer Umgebung herausgelöst sind, zu Täuschungen Anlaß gibt.

Die Wiederkehr des Porträts in der Grabkunst ist ein ebenso bedeutsames kulturelles Ereignis wie die des Epitaphs. Sie muß in den Rahmen der Gesamtentwicklung des Grabes eingebettet werden.

Die Formen des mittelalterlichen und modernen Grabes vom 11. bis zum 18. Jahrhundert (das Grab in oder dicht bei der Kirche) unterwerfen sich sehr konstanten und sehr einfachen räumlichen Zwängen, deren Kenntnis zum besseren Verständnis der sich dann in diesem Bereich entwickelnden Ikonographie unerläßlich ist. Diese Formen lassen sich auf drei große Haupttypen zurückführen. Den ersten Typus repräsentiert das, was man das Epitaphien-Grab nennen könnte: eine kleine Platte von 20/30 × 40/50 cm im Geviert, deren Fläche vollständig von der Inschrift in Anspruch genommen wird, ohne daß weiterer Zierat darauf Platz hätte. Dieser Grabtypus ist sehr alt; wir haben ihn bereits an der Außenmauer der Kirche von Auvillar beobachten können, deren Gräber aus dem 12. Jahrhundert stammen. Er ist häufig und noch heute an den Innen- und Außenwänden der katalanischen Kirchen (im französischen Katalonien) anzutreffen. Manchmal verschließen diese Epitaphien-Gräber – wie die Tür eines Geldschranks – kleine, in der Außenwand der Kirche ausgesparte Höhlen (sie müssen dann auch von außen betrachtet und gelesen werden), eine Art *loculi,* in denen die ausgebleichten Gebeine der Verstorbenen nach der Überführung von ihrer ersten, vorläufigen Grabstätte ihre endgültige Ruhe fanden. Diese sehr alten kleinen *ci-gîts* werden erst gegen Ende des 18. Jahrhunderts aufgegeben; sie sind in Stein oder Kupfer graviert und gewöhnlich ins Mauer- oder Pfeilerwerk der Kirchen, Kapellen oder der Galerien der Beinhäuser eingelassen, ohne sich anders als durch Sprache, Stil und Länge des Epitaphs und den Charakter des Schriftbildes zu unterscheiden. Die Geschichte der Epitaphien-Gräber fällt also mit der der Inschrift selbst zusammen, deren Entwicklung in Richtung der Profilierung der Einzelpersönlichkeit und später der Identifikation mit der Familie wir soeben darzustellen und zu erfassen versucht haben.

Die beiden anderen morphologischen Typen von Gräbern werden uns länger in Anspruch nehmen, denn sie bringen das Porträt des Verstorbenen wieder zur Geltung. Der eine Typus ist vertikal und raumorientiert, der andere horizontal und bodenbezogen.

Das vertikale Wandgrab. Das große Monument

Die vertikalen Wandgräber sind die direkten Nachfolger der altchristlichen Gräber, wie sie hochzuverehrenden Persönlichkeiten vorbehalten waren, den Päpsten etwa; es handelt sich in der Regel um einen Sarkophag (manchmal auch um einen wiederverwendeten älteren Sarkophag) ohne Inschrift oder Porträt (die Sarkophage des 3. bzw. 4. Jahrhunderts waren gewöhnlich mit beidem geschmückt), der dicht ans Mauerwerk gerückt steht (nur drei der vier Seiten sind verziert), mit einer Inschrift *darüber* (die nicht immer erhalten ist). Wenn der aus Sarkophag und Inschrift gebildete Gesamtkomplex sich unter einem Pfeilerbogen befand, sprach man von *arcosolium.* Die Sarkophage standen manchmal in der Nähe eines Altares – die Grabkapelle, die zweifellos noch als Vorbild für den *hypogée des Dunes* von Mellebaude in Poitiers (8. Jahrhundert) und für die Märtyrersanktuare gedient hat, in denen der Sarkophag des Heiligen ganz eng mit dem Altar verbunden war; diese letztere Anordnung wurde nicht lange beibehalten: die Sarkophage der Märtyrer wurden im Gegenteil eher in größerer Entfernung von den Altären gehalten und in der Krypta, in der *confessio* versenkt, oder die Reliquien wurden in Schreinen verwahrt, die in der Apsis oder im Triforium ihren Platz fanden.

Das *arcosolium* trat also am häufigsten in Erscheinung. Im Falle der Äbtissin von Jouarre oder der Herzöge des ersten, 1361 erloschenen Hauses von Burgund in Citeaux unterschied die in den Sarkophag eingravierte Inschrift (die im allgemeinen den Deckel umlief wie ein langes Band) das Grab einer denkwürdigen und hochehrwürdigen Persönlichkeit vom Allerweltsgrab eines beliebigen Menschen, dessen Los der ganz oder halb in die Erde versenkte oder der Standsarkophag war, der jedoch immer schmucklos, anonym und ohne Zeitangabe zu sein hatte.

Dieser Brauch der »Sarkophagisierung« – um einen bequemen, von E. Panofsky eingeführten Neologismus zu benutzen – ist im Abendland im Laufe des Mittelalters aufgegeben worden; er hat sich merkwürdigerweise jedoch in manchen Regionen – etwa in Spanien, in Italien und vor allem in Venedig – erhalten; manchmal wird der Sarkophag auch in beträchtlicher Höhe am Mauerwerk befestigt. Als er durch den in die Erde gebetteten Sarg ersetzt wurde, hat das Grab entweder an der Form des Sarkophages festgehalten, oder der Sarkophag erscheint auf einer Basrelief-Szene des Grabes. In Spanien kommt es vor, daß der Holzsarg bemalt wird (wie der Sarkophag skulpturengeschmückt war) und am Mauerwerk hochgewunden und den Blicken aller Besucher dargeboten wird (wie man auch mit dem Steinsarkophag verfahren war): es steht zu vermuten, daß die Gebeine, die er barg, von einer ersten vorläufigen Grabstätte stammten. In einem beträchtlichen Teil der mittelalterlichen Welt ist der Sarkophag also weiterhin das konventionelle Symbol des Grabes und des Todes geblieben, selbst nachdem er als reales Mittel der Grablegung außer Gebrauch gekommen war.

In einer Epoche, in der die Leichname auf diese Weise in unverweslichen steinernen Hüllen geborgen wurden, genügte es der öffentlichen Meinung der Zeit zu wissen, daß sie der Kirche anvertraut waren: Die Individualität des Leibes löste sich dann im irdischen Schoß der Kirche auf, die der Seele im Schoße Abrahams. Man möchte meinen, daß sich das Bedürfnis bemerkbar gemacht hat, den Verstorbenen in zunehmend häufigeren, wenn auch noch außergewöhnlichen Fällen mit einer getrennten und greifbaren Persönlichkeit auszustatten, als der Steinsarg aufgegeben wurde und man ihn durch den Holzsarg oder die schlichte Bettung ins Leichentuch ersetzte. In dieser ganzen Entwicklung scheint überdies eine kontinuierliche Tendenz zur Einsenkung in die Erde am Werk zu sein. Zunächst lagerte man die ersten Stand-Sarkophage *(sursum)* einfach auf dem Boden; dann wurden sie zur Hälfte in die Erde eingelassen, so daß der Deckel teilweise noch sichtbar war, während wieder andere noch weiter versenkt wurden, um weitere Sarkophage übereinanderschichten zu können – denn sie waren häufig auf kleinstem Raum, im unmittelbaren Umkreis der heiligen Stätten zusammengedrängt; und schließlich überließ der Steinsarkophag seinen Platz dem Holzsarg oder dem ganz tief in die Erde gesenkten Leichnam im Grabtuch.* Es verbreitete sich fortan die Gewohnheit, die Beisetzungen im tiefen Erdreich vorzunehmen, ohne an der Oberfläche überhaupt noch ein sichtbares Zeichen zu hinterlassen. Dann begann man gelegentlich ein sichtbares Zeichen anzubringen, wenn auch nicht notwendigerweise auf dem eigentlichen Grabe; das Grab war nicht mehr immer anonym wie das der antiken Sakophage: es gab eine Identität zu erkennen. Dieser Wandel macht sich zur gleichen Zeit bemerkbar wie der demographische Schub und die stürmische Stadtentwicklung des Hochmittelalters, als die Benutzung von Sarkophagen kaum mehr möglich war, weil sie allzuviel Raum in Anspruch nahmen.

Aber zurück zum Problem der Grabformen. Der altchristliche Sarkophag unter dem *arcosolium* wird im Mittelalter zum *Nischengrab*. Die Stelle des Sarkophages nimmt ein massiver rechteckiger Steinsockel ein, und der Raum darüber bleibt leer bis zum vollbogigen oder durchbrochenen Stützbogen, der die Höhe der Nische begrenzt. Viele dieser Gräber haben unter den Zeitläuften gelitten; es hat sich aber meist noch der schmucklose Sockel und der Entlastungsbogen am inneren oder äußeren Mauerwerk der Kirche erhalten. In Bologna und in Venedig säumen sie die Mauer, die auf die Straße hinausführt, auf der die heutigen Passanten achtlos entlangeilen. In vielen Kirchen auf dem Lande sieht man noch die klaffende Bresche einer leeren Nische in der Nähe der Apsis – dort, wo früher der Friedhof lag.

Bei diesem Grabtypus verlangen drei leere Flächen nach Ausfüllung: die drei Seitenwände des Sockels, die Oberseite des Sockels (die Stelle des früheren Sakophagdeckels) und die Rückwand der Nische. Die Geschichte des mittelalterlichen Grabes dieses vertikalen Typus wird von den verschiedenen Weisen der Ausschmückung dieser Flächen bestimmt: Basrelief oder Malerei an der Nischenwand, Basreliefs an den drei Seitenwänden des Sok-

* Mit Ausnahme bestimmter Fälle (übereinandergeschichtete und bemalte Särge im Spanien des 15., zur Schau gestellte Mumien im Italien des 17. und 18. Jahrhunderts).

kels und hocherhabene Statue des Verstorbenen auf dem Sockel. Das sind die wesentlichen Elemente.

Dieser raumorientierte Tpyus entfaltet sich, indem er sich weniger in die Breite als vielmehr in die Höhe entwickelt, um schließlich stattliche Ausmaße zu erreichen und beträchtliche Flächen in Anspruch zu nehmen, manchmal die ganze Rückwand einer Seitenkapelle – wie vom 14. Jahrhundert an die Gräber der Könige von Anjou in Santa Chiara in Neapel. Dieser Grabtypus erhält sich in seinem bombastischen Pathos und seinem Gigantismus bis ins 15. und 16., ja sogar bis zum Beginn des 17. Jahrhunderts.

Im 16. Jahrhundert zwingt ihn seine »Wachstumskrise«, sich vom Mauerwerk, das seiner Ausdehnung Grenzen setzt, zu lösen, wenn er auch der Vertikalität treu bleibt. Das Grab wird zum grandiosen und kompliziert gegliederten Baukörper, zum freistehenden und auf allen Seiten von Luft umgebenen Monument. Es bleibt jedoch einer höhenorientierten Komposition verhaftet, die es in übereinanderliegende Stockwerke aufteilt wie die zweigeschossigen Königsgräber des 16. Jahrhunderts in Saint-Denis. Vom 17. Jahrhundert an kehrt sich diese Tendenz zur deklamatorischen Monumentalität um, und die Dimensionen schrumpfen. Nach einer von den Historikern gewöhnlich als Phase barocker Deklamation gewerteten Blütezeit, in der sich die Trauerfeierlichkeiten in der Kirche tatsächlich wie Operndekorationen entfalten, mäßigen sich die Grabmäler der Anjou, der Valois und der Medici wieder, um schließlich zu bescheideneren Dimensionen zurückzufinden – Zeichen einer entschiedenen »Distanzierung« vom Tode, einer tiefgreifenden Bewegung, deren Entwicklung Thema des dritten Teiles des vorliegenden Buches sein wird.

Trotzdem eignete sich das vertikale Grab in besonderem Maße zur Monumentalität. Natürlich lag die Versuchung nahe, sich an den Wandflächen und im Inneren der Räume auszudehnen, um deren Leere zu füllen. Deshalb war dieser Typus von Grab gerade für große und denkwürdige Persönlichkeiten der Kirche und der neuen Staaten angebracht, wie er auch den artistischen Wagemut großer Künstler, Bildhauer und Architekten beflügelte. Gleichwohl ist er ebenfalls und sogar bald zu bescheideneren Zwekken miniaturisiert worden. (Die schlichteren Dimensionen waren übrigens älter als die Neigung zur Monumentalität, wie bereits eine aus dem 13. Jahrhundert stammende Grabplatte eines Kanonikers aus der Kathedrale von Toulouse zeigt, die nur wenige Zentimeter Seitenlänge aufweist [36].) In verknappter Form – auf das Basrelief an der Rückwand und die Inschrift oder auf die Inschrift und eine Büste (oder eine Kombination aus beiden Typen) reduziert, immer aber im vertikalen Sinne ausgerichtet und auf

Mauer oder Pfeiler bezogen – hat dieser Typus im 16., 17. und dem beginnenden 18. Jahrhundert ungezählten kleinen Edelleuten, Großbürgern, Justizbeamten, Männern des Richterstandes, der Kommunalverwaltung und Pfründeninhabern – kurzum: den Angehörigen einer oberen Mittelklasse *(upper middle class)* – als Grabstätte gedient. Man muß sich die Kirchen des 17. und des beginnenden 18. Jahrhunderts an Mauern und Pfeilern mit diesen Denkmälern von einigen fünfzig Zentimetern Seitenlänge bedeckt vorstellen. Die geläuterten Kleriker des 18. Jahrhunderts (wohlgemerkt Katholiken, denn die holländischen Kalvinisten waren nach den ersten bilderstürmerischen Attacken eher konservativ), die Revolutionäre von 1793 und die Immobilienspekulanten des beginnenden 19. Jahrhunderts haben sie in Frankreich nur allzu häufig zerstört. Man findet sie *in situ* jedoch noch unversehrt, so in England, Holland, Deutschland, in Italien und vor allem in Rom, wo man mehr Rücksicht auf sie genommen hat.

Das horizontale ebenerdige Grab

Der andere Typus des mittelalterlichen und modernen Grabes ist horizontal, flach und ebenerdig ausgerichtet. Das Grab besteht aus einer schlichten rechteckigen Steinplatte, deren Dimensionen variabel sind, im allgemeinen aber den Größenverhältnissen des menschlichen Körpers entsprechen und selten ausladender, sondern im Gegenteil eher kleiner sind. Man bezeichnet ihn auch mit neuen Ausdrücken. *Tumulus, monumentum, memoria* oder auch *sarceu* im Sinne von Sarg verschwinden und werden im allgemeinen Sprachgebrauch durch »Platte« *(lame)*, »Grube« *(fosse; »cy-git sous cette fosse«)*, Grab und Grabplatte ersetzt. *Tumba* war, im Sinne von *tumulus,* aus dem Griechischen entlehnt. In der lateinischen Form dürfte es im 5. Jahrhundert zum ersten Mal von Prudentius (37) benutzt worden sein; es hatte im Mittelalter jedoch eine große Zukunft vor sich, denn man begegnet ihm in allen abendländischen Kernsprachen wieder, im französischen *tombe,* im englischen *tumb* oder im italienischen *tomba.*

Lame bezeichnet den Stein, der den Grabhügel oder das Grab bedeckt, in dem der Leichnam beigesetzt worden ist. Dieser Grabtypus läßt also zunächst an die Einsenkung des Leichnams in die Erde denken, im Unterschied zur »Sarkophagisierung«. Sicher kommt es selten vor, daß die Grabplatte mit der genauen Stelle der Grablegung zusammenfällt, an der der Leichnam denn auch wirklich zur Ruhe gebettet liegt. Aber das verschlägt wenig. Sie ist das sichtbare Zeichen dieser unsichtbaren Heimstatt, und dieses Symbol genügt vollauf. Sie ist Bestandteil des Steinbodens, sie wird eins mit den Fliesenplatten und ein Stück von ihnen. Sie ist dann die harte und dauerhafte Grenze, die die überirdische von der unterirdischen Welt trennt.

Der Nachdruck, der so auf die Grabplatte über dem unterirdischen Erdreich gelegt wird – in einer christlichen Eschatologie, die ihm so gut wie keinen Raum gönnt (die mittelalterliche Hölle ist nicht unterirdisch) –, scheint mir originär. Ich bin der Meinung, daß dieser Typus des ebenerdigen Flachgrabes keinen direkten Vorfahren in der heidnischen oder christlichen Antike hat, im Unterschied zum vertikalen Nischengrab. Man mag mir die Grabmosaiken mit Inschriften und Porträts entgegenhalten, die bereits die Böden der christlichen Basiliken Afrikas zierten. Aber läßt sich eine reale Verwandtschaft zwischen den Mosaikgräbern des 5. Jahrhunderts und den ersten, mit einer kurzen Inschrift oder einem Zeichen geschmückten Steinplatten des 11. und 12. Jahrhunderts denken, trotz der von Panofsky erwogenen Möglichkeit spanischer (Tarragona), rheinischer und flämischen Zwischenstationen? Die Flachgräber scheinen mir eher in direkter Beziehung zur systematischen Erdbestattung der Leichname zu stehen, die künftig des Schutzes des Steinsarkophages entbehren müssen, in direkter Beziehung auch zu einem deutlicheren Bewußtsein der Wiederkehr zur Erde. In dem Maße, wie das heidnische und das christliche Altertum ein sichtbares Bauwerk für den Toten errichtete, neigte es auch dazu, ein mehr oder weniger hoch über dem Boden aufragendes Monument zu erbauen: einfache Stele, kolossales Mausoleum, Grabmal mit großen Säulen usw. Sicherlich setzte das Mittelalter diese Tendenz mit dem Vertikalgrab fort. Es brachte jedoch einen neuen Typus hervor, der seinem eigenen Traum mehr entsprach und, wenn auch immer noch sichtbar und schwach erhaben, die Aufmerksamkeit doch eher dem Erdreich zuwendet, aus dem wir kommen und in das wir wieder eingehen – ein Gefühl, das durchaus nicht christlich zu sein braucht und von einem für Jenseitshoffnungen wenig anfälligen Naturalismus beeinflußt sein kann. Sehen wir uns hier nicht einem der mehrdeutigen Elemente der christlichen Kultur gegenüber, das in den antiken Religionsgemeinschaften kaum wirksam war? Charakteristisch dafür ist sowohl ein gewisser Nihilismus, der nie bis zum Äußersten geht, als auch ein starker Glaube ans Jenseits.

Es besteht kein Zweifel, daß das Auftreten des Flachgrabes ein bedeutsames kulturelles Ereignis ist; es bezeugt eine neue Einstellung der gelasseneren Hinnahme und des freundlicheren Beisammenlebens mit den unterirdischen Gästen, die aufgehört haben Angst einzuflößen. Nichts hindert mehr, die Identifikation mit ihnen und sogar ihre Feier mit der mahnenden Erinnerung an ihre Auflösung zu verbinden – *pulvis es.*

Wie wir gesehen haben, waren die horizontalen Steinplatten nicht die älteste Grabform. Die ältesten Gräber standen, seit es die traditionellen Sarkophage nicht mehr gab, eher dem vertikalen Wandgrab-Typus nahe – so die nachgerade erstaunlichen Gräber von Arles-sur-Tech in den Pyrenäen; aber sie waren sicher die ersten, die zugleich sichtbar und bescheiden sein sollten. Vordem waren sie entweder nicht sichtbar (anonyme, tief in die Erde gesenkte Sarkophage) oder deutlich sichtbar, dann aber raumgreifend, monumental und pomphaft.

Das nahezu schmucklose, aber doch durch eine Gravur oder Skulptur identifizierte Flachgrab ist also zweifellos eine originäre Schöpfung des mittelalterlichen Geistes und seiner mehrdeutigen Sensibilität – Zeichen eines Kompromisses zwischen der traditionellen Bettung in geweihter Erde und dem neuen Bedürfnis nach verhaltener Bekräftigung der eigenen Identität.

Wenn also das Vertikalgrab aufgrund seiner Morphologie zum Monument für die Großen dieser Welt bestimmt zu sein schien, obwohl es auch als Vorbild für bescheidenere Gräber gedient hat, so verkörperte das Flachgrab eher die Aufforderung zur Demut. Es war Bestandteil des Erdbodens, es bot sich aus freien Stücken an, »mit Füßen getreten« zu werden. In den Perioden großer Monumentalität der Gräber – im 14., 15. und 16. Jahrhundert also – wurde es vorzugsweise von den Testataren gewählt, die ihre Demut unter Beweis stellen wollten. Es war überdies die einzige Grabform, die auch von den Gegenreformatoren gebilligt wurde – so vom Heiligen Karl Borromäus: *non excedens pavimentum* (den Estrich nicht überragend). Deshalb fällt ihm der Hauptanteil an den Grabausstattungen in Kirchen wie Il Gesù in Rom zu. Im 17. und 18. Jahrhundert wurde es – wie die Grabepitaphien – aufgrund seiner Schlichtheit auch von den neuen Befürwortern der sichtbaren Gräber in Anspruch genommen, den Handwerkern und Bauern.

Ebenso eignete es sich für den Wunsch nach künstlerischer Ausschmükkung und ehrgeiziger Selbstdarstellung. Ohne die Ebenerdigkeit anzutasten, ermöglichte das Marmormosaik ihm im 16., 17. und 18. Jahrhundert, sich in prunkvollen und vielfarbigen heraldischen Dekorationen im Verein mit prächtigen Inschriften zum Ausdruck zu bringen. Die schönsten Beispiele dafür finden sich wohl in Il Gesù in Rom und in der Kirche der Malteserritter in La Valetta. Andererseits begann vom 13. Jahrhundert an die hocherhabene Arbeit der Gravur und das flacherhabene Relief der vorhergehenden Perioden zu verdrängen und ließ einen Skulpturenschmuck entstehen, der dem des Sockelüberbaus des raumorientierten Vertikalgrabes ähnelte. Die Platte wurde, bei strenger Wahrung ihrer Form und ihrer Symbolik, vom Boden abgehoben und auf Säulen oder Pleurant-Statuen gesetzt, die sie trugen wie die Bahre des Geleits.

So eigneten sich, trotz einer gewissen Bevorzugung aufgrund der Morphologie, die horizontalen und die vertikalen Gräber in gleicher Weise für die verschiedenen Ausdrucksformen der mittelalterlichen Grabplastik und ihrer Gefühlswelt. Sie boten ihr einen anziehenden und bereits für sich genommen bezeichnenden Rahmen, in dem das Porträt und das Epitaph ihren Platz erhalten, nach einer längeren Phase der Vergessenheit wiederauftauchen, sich gemeinsam entfalten und schließlich, jedes für sich, wieder zurücktreten sollten. Fassen wir dieses komplizierte Wechselspiel von Porträt und Epitaph, das dem Grab Bedeutung verleiht, jetzt näher ins Auge.

Im imaginären Grabmuseum: Der Liegend-Ruhende

Stellen wir uns ein imaginäres Museum vor, das alle bekannten und katalogisierten Grabmonumente vereinigte, nach Alter und geographischem Vorkommen geordnet, so versetzte dieses ungeheure Korpus uns in die Lage, die ganze historische Entwicklung dieser Sammlung mit einem einzigen und raschen Blick zu überfliegen. Manche regionalen Besonderheiten träten dann zweifellos deutlich in Erscheinung – so das Überleben des Sarkophages in den Mittelmeer-Ländern oder die Beständigkeit der »wachen« Ruhenden in den »gotischen« Ländern. Diese Unterschiede würden jedoch vor dem panoramaartigen Überblick verblassen. Ins Auge fiele umgekehrt die genetische Einheit der Formen vom 11. bis ins 18. Jahrhundert, allen Ausdrucks- und Stilwandlungen zum Trotz. Vor dem 11. Jahrhundert gibt es, bis auf geringfügige Spuren, gleichsam keinen Anhaltspunkt für das Weiterwirken eines altchristlichen Erbes. Nach dem 18. Jahrhundert tritt etwas gänzlich Neues in Erscheinung – unsere zeitgenössischen Friedhöfe. Umgekehrt ist etwa zwischen dem 11. und dem 18. Jahrhundert die genetische Kontinuität ungebrochen; der Formwandel vollzieht sich in nahezu unmerklichen Übergängen, die häufig eher modischen Details als entscheidenden Strukturmerkmalen zuzuschreiben sind. Gleichwohl macht das Auge rasch zwei unterschiedliche formale Reihen aus: die Reihe der Ruhenden *(gisants)* und die der Betenden *(priants)*; beide Formtypen fallen nicht immer zusammen, sie folgen einander auch nicht exakt: sie greifen ineinander.

Diese beiden Figurentypen, an denen die Grabkunst für nahezu ein halbes Jahrtausend festhält, geben eine heimliche und hartnäckige Anhänglichkeit an eine tief empfundene und nie zum Ausdruck gebrachte volkstümliche Auffassung des Todes zu erkennen.

Fassen wir zunächst die Gruppe der Ruhenden und die Interpretation ins Auge, die sie nahelegt.

Der unbefangene und eilige Besucher unseres imaginären Museums wird keinen Augenblick zögern: Diese Ruhenden erscheinen ihm als Tote, die soeben verschieden und vor dem eigentlichen Leichenbegängnis für die Hinterbliebenen aufgebahrt worden sind. Er wird allerdings nicht umhin können, die frappierende Ähnlichkeit zwischen den Ruhenden des Mittelalters und der beginnenden Neuzeit und der traditionellen Haltung der Toten zu konstatieren, in der sie bis heute, wenigstens bis zum Tod im Krankenhaus oder *funeral home,* aufgebahrt werden.

Und in dieser Hinsicht täuschte er sich wohl nur halb, denn wenn der mittelalterliche Ruhende auch keine Kopie des aufgebahrten Toten ist, so kann der Tote doch durchaus nach dem Vorbild des Ruhenden der Grabkunst aufgebahrt werden.

Die ältesten Statuen von Ruhenden stellen keine Toten dar (und werden das übrigens, namentlich in den »gotischen« Ländern, auch lange nicht tun): sie haben die Augen weit geöffnet, die Falten ihrer Kleidung fallen, als ob sie aufrecht stünden und nicht lägen. Sie tragen Gegenstände in den Händen – das kleine Modell der Kirche bei Childebert in Saint-Denis (um 1160), der Krummstab bei Abt Isarn in Saint-Victor in Marseille (Ende des 11. Jahrhunderts) –, nach Art der Stifter der Bittgänge auf den Mosaiken von Rom und Ravenna. Darüber herrscht allgemeine Übereinstimmung, bei den älteren Historikern wie Émile Mâle und Erwin Panofsky wie bei den neueren Archäologen, die das, als Positivisten und Demystifikatoren, noch nicht bestritten haben. Ein jüngerer Autor schreibt über die königlichen Ruhenden der ersten Dynastie in Saint-Denis, die im 13. Jahrhundert auf Betreiben des Heiligen Ludwig serienweise hergestellt wurden, daß »sie die Füße auf einen Sockel gestellt halten, so als ob man einen Augenblick lang daran gedacht hätte, sie aufzurichten; die Gebärden sind ruhig, die Gesichter scheinen zeitlos.« (38)

Diese *gisants,* diese Ruhenden sind weder Tote noch Lebende, deren lebenswahre Ähnlichkeit man erhalten möchte; zweifellos sind sie identifizierbar, aber nicht mehr als irdische, als Menschen von Fleisch und Blut: sie sind *beati,* Glückselige, verklärte Leiber, die, nach Émile Mâle ewig jung, im Alter des leidenden Christus stehen, »irdische Glieder des Himmelreiches Gottes« nach Panofsky oder Archetypen der herrscherlichen Funktion, wie man heute mit Vorliebe sagen würde.

Diese Deutung dürfte Leser, die mir bis hierher gefolgt sind, wohl nicht überraschen. Sie werden in diesen Lebenden-Nichtlebenden, in diesen sehenden Toten die Gestalten der ersten und ältesten Grablegungsliturgie wiedererkennen, die eine Liturgie der Schlafenden, der Ruhenden ist wie die der sieben schlafenden Epheser. Es sind in Wahrheit weder sorglose Lebende noch schmerzverzerrte Sterbende noch verwesliche Tote noch gar glorreiche Wiederauferstandene, sondern Erwählte, die im Frieden und in der Ruhe *(requies)* die Verwandlung des Jüngsten Tages, die Auferstehung, erwarten.

Freilich hatte die Liturgie in der Phase, in der diese glückseligen *gisants* dargestellt und in Stein oder Holz gehauen oder geschnitten wurden, diese Vorstellungen von Ruhe und Frieden bereits unter den künftig beherrschenden Themen der Seelenwanderung und des Gerichts begraben *(Libera).* Es hat dann jedoch den Anschein, als ob das alte, aus der Liturgie und aus dem eschatologischen Denken verdrängte Leitbild der Ruhe in der Vorstellung des *gisant* überlebte. Ein bedeutungsvolles Überleben, verrät es doch eine tiefe und stille Anhänglichkeit an einen von den Eliten längst aufgegebenen Glaubensinhalt.

Émile Mâle vertrat die Auffassung, daß diese Einstellung nur für die ersten Ruhenden des 12. und 13. Jahrhunderts bezeichnend ist. Er machte die Beobachtung – wie sicher auch der weniger geübte Besucher des imaginären Museums –, daß vom 14. Jahrhundert an die Augen der *gisants* sich zu schließen beginnen (in Frankreich und Deutschland weniger als in Italien und in Spanien) und daß die liegende Stellung durch den Faltenwurf der Kleidung und die Lage der Glieder plausibler und wahrscheinlicher gemacht wird. Der Kopf ruht auf einem Kissen. Kurzum: Nach Émile Mâle, der diese Metamorphose bedauert, ist der Glückselige zu einem schlichten Toten geworden, und bald wird er sogar zu einem »ähnlichen« Toten. Damit ist ein Weg gebahnt, der zum verfallenen Leichnam, zum *transi* und zum Skelett führt.

Panofsky kommt zu ganz ähnlichen Ergebnissen. Er ist weniger als É. Mâle für die Öffnung oder Schließung der Augen empfänglich. Umgekehrt räumt er dem ästhetischen Formalismus beträchtliche Bedeutung ein. Er vermutet, daß die Künstler vom 14. Jahrhundert an die körperlichen Unwahrscheinlichkeiten der stehend-liegenden Statue, die der Schwerkraft spottete, nicht mehr ertrugen. Und darin sieht er den Grund dafür, daß der *gisant* entweder aufgerichtet wird (so im Falle des segnenden Bischofs in der Basilika Saint-Nazaire in Carcassonne) oder, krank oder tot, auf ein Bett gelegt oder schließlich gar – aber das in einem anderen Zusammenhang, der uns später interessen wird – belebt und sitzend oder kniend dargestellt wird.

Man muß durchaus einräumen, daß sich – gemäß Mâle und Panofsky – im 14. und 15. Jahrhundert ein Wandel in der Einstellung zum Bildnis vollzieht. Dieser Wandel aber – darauf sei ausdrücklich hingewiesen – tritt vor allem bei den Monumenten der großen Kunst in Erscheinung, die von bedeutenden Künstlern für erlauchte Persönlichkeiten entworfen werden. Nun beginnen die Gräber mit Bildnis aber vom 15. bis zum 17. Jahrhundert zunehmend häufiger zu werden. Und wenn wir die große Grabplastik ausklammern und unsere Aufmerksamkeit auf die bescheideneren und manchmal bereits von Handwerkern benutzten Grabformen richten, drängen sich folgende Schlüsse auf: Das Grab, das wir verbreitet-geläufig nennen – um nicht volkstümlich zu sagen, was falsch wäre –, übernimmt die beiden Leitfiguren der fürstlichen Grabplastik, *gisant* und *priant,* den Ruhenden und den Betenden; im Falle des *gisant* bleibt sie jedoch bis ins erste Drittel des 17. Jahrhunderts (d. h. die Zeit, in der der Ruhende dann verschwindet) dem archaischen Typus des glückseligen *gisant* treu. Die Frau mit Kappe, der Mann mit Halskrause der Jahre um 1600 werden auf einer Platte des Steinbodens dargestellt, und zwar häufiger eingraviert als erhaben skulptiert; die Platte wird serienmäßig von einem Grabsteinmetzen hergestellt, der nur die Stelle des Kopfes frei läßt. Die Ruhenden werden präsentiert, als ob sie aufrecht stünden, mit gefalteten oder über der Brust gekreuzten Händen und weitgeöffneten Augen. Ein Priester hält gewöhnlich einen Kelch in Händen. Die gewöhnlichen Verstorbenen des 16. und 17. Jahrhunderts werden in der »aufrechten und stehenden« Position dargeboten – wie die großen Persönlichkeiten vom 11. bis zum 13. Jahrhundert.

Möglicherweise hat man dann den Zusammenhang dieser Stellung mit dem Thema der Ruhe aus dem Blick verloren. Man hält jedoch daran fest, den Verstorbenen auf dem Boden ausgestreckt darzustellen, als ob er noch lebte, wenn auch in einer für den Lebenden sogar im Gebet ungewöhnlichen Haltung, einer Haltung frommer Erwartung, willfähriger Reglosigkeit, ungebrochener Ruhe, in einer Haltung des Friedens.

Das traditionelle Bild also als Träger alter Vorstellungen und alter Sehnsüchte, die, wenn sie auch nicht mehr bewußt sind, doch nicht weniger schwer auf den tiefliegenden Gefühlen, auf den verschütteten Erinnerungen lasten.

Das Überdauern des archaischen Typus des *gisant*, der sich auf den geläufigen Flach-Gräbern bis zum Anfang des 17. Jahrhunderts erhält, schmälert die Bedeutung der von Mâle und Panofsky beobachteten ästhetischen Wandlungen in der großen Grabplastik beträchtlich. Diese Grabplastik ist nämlich in ihren formalen Details weniger bezeichnend als die handwerkliche Produktion der Steinmetzen, die den alten prägenden Vorbildern treuer geblieben ist. Was verschlägt es bei genauerem Nachdenken, ob die Augen offen oder geschlossen sind, ob der Faltenwurf der Kleidung die aufrechte oder liegende Haltung zum Ausdruck bringt, wenn doch deutlich wird, daß der Verstorbene gleichwohl im Frieden ruht. Was zählt, ist dieses Gefühl des Friedens.

Zwei entscheidende Themen werden hier verknüpft. Einmal das Thema des Flachgrabes – die Annäherung und Versöhnung mit der Erde, der Zusammenhang mit dem Boden. Andererseits das Thema des *gisant*, das der Ruhe im Jenseits, einer Ruhe, die weder Ende noch Nichts ist noch gar volles Bewußtsein, Erinnerung oder Antizipation.

Die Flachgräber mit *gisant*-Statuen vom Anfang des 17. Jahrhunderts sind in den gebildeten Schichten – immer noch die einzigen, die Grabmäler haben – die letzten und unveränderten Spuren der sehr alten Einstellung, die im Tod den *gezähmten* Tod sah: sie stellen einen Kompromiß zwischen dem neuen Bedürfnis nach Identifikation, das etwa im 11. und 12. Jahrhundert in Erscheinung tritt, und dem jahrtausendealten Leitbild der Ruhe dar. Dahingehen, aber nicht für immer, sondern nur, um einen langen Schlaf zu tun, einen Schlaf, der einem die Augen nicht schließt, der dem Leben ähnelt, ohne doch Leben zu sein noch gar Leben nach dem Tode.

Der nach dem Vorbild des *gisant* aufgebahrte Tote

Als Überbleibsel eines aufgegebenen eschatologischen Modells bewahrt sich der *gisant* in seinen geläufigen, wenn auch nicht volkstümlichen Ausprägungen eine erstaunliche formale Stabilität, während ihn die große aristokratische Grabplastik mit ungezählten Varianten ausschmückt und ihn bald als ganze Figur – etwa die eines Ritters mit seiner Lanze in Händen –, bald (und zwar lieber) als eher realistische Darstellung des Todes präsentiert: im 14. Jahrhundert figuriert der Ruhende in England und Deutschland häufig als im Kampf getöteter Krieger in Waffen; die englischen Ritter liegen ausgestreckt, die Füsse auf dem Kiesboden, wo sie gefallen sind, übereinandergelegt; in der einen Hand halten sie die Scheide des Schwertes, das sie mit der anderen zücken; die Augen sind noch immer weit geöffnet. Ein deutscher *gisant,* die Statue eines im Jahre 1431 verstorbenen Apothekers und Bürgermeisters von Straubing, Ulrich Kastenmayer, wird von Panofsky wie folgt kommentiert (39): »Hier ruft der Einfluß des Eyck'schen Naturalismus, vielleicht verbunden mit dem des nicht zu fernen Italien, ein Bild hervor, das mit dem sibyllinischen Satz ›*vivit et non vivit*‹ bezeichnet werden mag. Der verstorbene Bürgermeister ist im Augenblick des Übergangs vom Leben zum Tode dargestellt; sein auf einem Kissen ruhendes Haupt neigt sich zur Seite, seine Augen sind nicht ganz geschlossen, aber todesmatt.« Diese Beschreibung könnte auch für ein Werk gelten, das nahezu ein Jahrhundert früher entstanden ist, für das Grabmonument von Conrad Werner von Hattstadt, Rechtsanwalt aus dem Elsaß. Der früher in einer Nische der Jakobinerkirche zu Colmar geborgene *gisant* wird heute im Museum, das an die Stelle des Klosters getreten ist, aufbewahrt. Er hält die Hände gefaltet, der Kopf ist nach hinten gesunken und ruht auf dem Helm. Sein Schwert und seine Handschuhe liegen ihm zur Seite. Die Neigung des Kopfes hebt die konventionelle Feierlichkeit des glückseligen Ruhenden auf. Dieser Mensch hier ist ein soeben Verstorbener.

Pathetischer noch der *gisant* Guidarello Guidarellis, der im Jahre 1501 in Diensten Cesare Borgias getötet wurde. Der Bildhauer des Jahres 1520, Tullo Lombardo, hat die große schmerzliche Verstörung eines jungen Menschen zum Ausdruck gebracht, den soeben der Tod heimgesucht hat (Ravenna, Accademia di Belle Arti).

Im Kloster von Santa Maria della Pace in Rom stellt ein Grabrelief einen unfreiwillig zu Tode gekommenen jungen Menschen dar, der allerdings nicht Selbstmord begangen hat, wenn er auch Opfer eines gewaltsamen Todes geworden ist. Im Profil dargestellt, hält der *gisant* den Eindruck des noch geschmeidigen, aber plötzlich des Lebens beraubten Körpers fest.

Im 16. Jahrhundert bezeugt ein neues, kunstvolles Leitbild, das ebenfalls auf die große Grabplastik beschränkt und ohne weitreichenderen Nachhall bleibt, die Neigung, sich mit dem Ruhenden nicht zufriedenzugeben und ihn durch einen dramatischeren Vorwurf abzulösen: den Halb-Ruhenden oder den sich Aufstützenden der sogenannten *statues accoudées.* Der Verstorbene liegt halb hingestreckt – der Oberkörper ist aufgerichtet – und stützt sich auf einen Ellenbogen, während der andere Arm ein Buch halten kann. Von der etruskisch-römischen Grabplastik ebenso wie von einer symbolischen Geste beeinflußt (und zwar von der des in die Hand gestützten Hauptes, das auf den Fresken Giottos bereits das melancholische Grübeln bezeichnet), gefiel diese Haltung den Künstlern des 16. und 17. Jahrhunderts so ausnehmend, weil sie sich für Phantasien ihrer eigenen Einbildungskraft eignete: Der Sterbende wird, halb aufgerichtet, in ihren Darstellungen von der Frömmigkeit gestützt oder im Sarkophag vom Genius des Ruhms oder vom Engel der Auferstehung geweckt. Aber diese Art der Präsentation gehört zum adeligen Genre; sie hat den Bereich der großen Kunst nicht verlassen, und die volkstümlich-verbreitete Ikonographie hat von ihr keine Kenntnis genommen.

Eine andere Abweichung von der Leitvorstellung der Ruhe brachte im 15. und 16. Jahrhundert den Ersatz des *gisant* durch den *transi*, durch die Mumie, ins Spiel. Die traditionelle Ikonographie ist hier in einer anderen Richtung ausgebeutet worden, um nämlich das bitter-schmerzliche Gefühl zum Ausdruck zu bringen, das unausweichlich war, wenn man die köstlichen Dinge des Lebens lassen mußte. Bekanntlich war die Verbreitung dieses Motivs sowohl zeitlich (15./16. Jahrhundert) als auch räumlich beschränkt (man vergleiche das vierte Kapitel).

Festgehalten werden sollte, daß, auch wenn der Liegend-Ruhende bis ins 17. Jahrhundert in den mittleren Schichten das bevorzugte Bild des Todes geblieben ist, die Eliten doch versucht haben, sich seiner zu entledigen, ohne daß eines der verschiedenen aus diesen Emanzipationsversuchen hervorgegangenen neuen Leitbilder sich auf dauerhafte Weise hätte durchsetzen können.

Die vorstehenden Analysen haben aus einem Anschauungsmaterial geschöpft, das vor allem im sogenannten gotischen Europa zusammengetragen worden ist, im nördlichen Frankreich, in den Ländern des Hauses Burgund, in Deutschland und in England. Sie haben den mediterranen Quellen (ausgenommen einige hervorstechende Beispiele der großen Kunst) und den in diesem geographischen Raum gängigen Praktiken wenig Beachtung geschenkt. Nun fügt es sich aber, daß die im Hochmittelalter in diesen meridionalen Landstrichen verbreiteten Grabtypen bestimmende Auswirkungen auf die reale Aufbahrung und Zurschaustellung des Toten im gesamten Abendland haben, und zwar bis in die Gegenwart – eine recht verwickelte Geschichte der wechselseitigen Beeinflussung von Toten und Lebenden, von Statue oder Stich des *gisant* und Gewandung und Darbietung des Verstorbenen.

Zum besseren Verständnis dieses Phänomens sei erneut auf das imaginäre Museum verwiesen. Wenn wir uns den Details der Grabplastik mit größerer Sorgfalt zuwenden, werden wir gewahr, daß sich eine Entwicklung fortsetzt, die den *gisant* von seinem ursprünglichen Leitbild zwar nicht sehr weit abrückt, ihn aber einem Mitteltypus annähert, der nicht der des *beatus* ist und mehr einem Toten ähnelt, dennoch aber weder ein wirklich im Todeskampf Liegender noch ein *transi* ist. Das Bild, das sich gegen Ende dieser Entwicklung durchsetzt, ist wohl das eines wirklichen Toten; aber dieser Tote wird noch immer als *beatus* dargestellt, als liegender *gisant.*

Seit der zweiten Hälfte des 13. Jahrhunderts stellen die Basreliefs an den Seitenwänden des den Ruhenden tragenden Sockels im ganzen Abendland – und nicht nur in den südlichen Regionen – häufig die Abfolge des Geleits dar, dessen Bedeutung für die Grablegungszeremonien des Hochmittelalters wir bereits kennengelernt haben. Zunächst überirdischer Kondukt von einander abwechselnden Engeln und Klerikern, wird es zum realen Geleit, wie es in den Testamenten beschrieben wird, zum Gefolge von Mönchen, Geistlichen und gedungenen Leidtragenden in der *cagoule,* die die Bahre tragen und begleiten. Auf denselben Reliefs der Seitenwände folgt auf die Szene der *absoute* gewöhnlich die des Geleits, namentlich in Italien und Spanien vom 14. bis zum 16. Jahrhunderts.

Der Leichnam des Verstorbenen – oder seine *représentation* – ist also auf ein und demselben Grab mehrfach abgebildet: gewöhnlich zweimal in verkleinertem Maßstab und als Relief – während der *absoute* und beim Geleit –, und noch einmal in hocherhabener Arbeit und in natürlicher Größe, als Liegend-Ruhender.

Nun ist jedoch bemerkenswert, daß der beim Geleit auf der Bahre transportierte oder während der Absolution auf dem offenen Grab dargebotene Leichnam – oder seine *représentation* – auf eben die Art und Weise präsentiert wird wie früher gewöhnlich der *gisant,* nämlich in voller Kleidung* und mit gefalteten oder auf der Brust übereinandergelegten Händen. Es kommt also zu einer körperlichen Annäherung, einer Art Identität von fleischlichem Leib, den man überführt und zur Schau stellt, und steinernem oder metallenem *gisant,* der das Andenken des Verstorbenen auf dem Grabe verewigt.

* Es hat sich die Gewohnheit verbreitet, den Verstorbenen nach seinem Tode anzukleiden. Durandus von Mende, der Liturgist des 13. Jahrhunderts, beklagte sich noch darüber, daß man die Toten für ihre Grablegung bekleidete, anstatt sie – wie es alter Brauch war – einfach ins Leichentuch zu hüllen, so wie er meinte, daß es schicklich sei. Er ließ jedoch eine Ausnahme zu, und zwar die der Geistlichen, die in ihren Priestergewändern bestattet werden durften. Und zweifellos hat erst die Nachahmung der Kleriker die Adeligen zu dem Wunsch veranlaßt, ihren Leichnam in die entsprechende Prunk- oder Amtstracht gehüllt zu sehen – den Krönungsmantel bei den Königen, den Harnisch bei den Rittern.

Diese Herrichtung des Toten nach dem Ebenbild des Liegend-Ruhenden muß zeitlich in die Phase fallen, da der Steinsarkophag aufgegeben und der im Holzschrein geborgene Leichnam durch die *représentation* ersetzt wird (Kapitel 4), d. h. zunächst durch das Holz- oder Wachsbildnis, dann – banaler und dauerhafter – durch den Katafalk.

Dann hat sich für den kurzen Zeitraum zwischen Tod und Bettung auf der Bahre der Brauch verbreitet, den Leichnam nach dem Bilde des *gisant* der Grabplatte oder der *représentation* zur Schau zu stellen, wenn diese das Bildnis reproduzierte. Es entwickelte sich die Gewohnheit, den Verstorbenen nach neuem Brauch anzukleiden, ihn auf den Rücken zu legen und ihm die Hände zu falten. Diese horizontale Stellung, die, wie wir bereits im ersten Kapitel gesehen haben, von Durandus von Mende vorgeschrieben wurde, scheint für den gesamten christlichen Raum verbindlich. Die Juden des Alten Testaments kauerten sich zusammen und kehrten sich der Wand zu, und die Spanier der Renaissance glaubten an dieser Haltung die nur zum Schein bekehrten *marraños* zu erkennen. In den Ländern des Islam beweist die Enge der Grabmonumente, daß die Leichname auf der Seite liegend bestattet wurden. Dieser horizontalen Haltung der Christen wuchs mit der Zeit eine prophylaktische Bedeutung zu, weil sie den Toten – Leib *und* Seele – vor Angriffen des Teufels schützte. In der Tat, so schreibt J.-Cl. Schmitt (40), erlaubt »einzig die vertikal-aufrechte Haltung den Eingang in die Hölle«. Die Bettung in dieser Stellung hat dann größere Bedeutung erlangt als die alten Maßnahmen, die darauf abzielten, den Leichnam zu waschen, mit wohlriechenden Essenzen zu salben und ihn von allen Besudelungen zu reinigen. Eines der wichtigsten Elemente dieser neuen Einstellung ist die Faltung oder Kreuzung der Hände, die wie beim Ehegelöbnis vereinigt werden, die *dextrarum junctio* (die Verbindung der rechten [Hände]). Sind die Hände nicht zusammengefügt, so ist das ein Verstoß gegen das Schema, das dann seine Bedeutung verliert. So ist der Liegend-Ruhende des 12. und 13. Jahrhunderts zum Vorbild für die realen Toten geworden. Der *gisant* sucht keine Ähnlichkeit mit dem Toten zu erzielen. Es ist der Tote, der zum Ebenbild des *gisant* gemacht wird.

Im 15. Jahrhundert beeinflußt der zur Schau gestellte ruhende Tote dann seinerseits den *gisant*, sein Vorbild. Der italienische *gisant* des 15. und 16. Jahrhunderts ist ohne Frage ein Toter und kein glückseliger Lebender, kein *beatus:* er ruht auf einer Bahre oder einem Prunkbett und hat soeben seinen letzten Seufzer getan. Gleichwohl ist er kein realistisches Abbild: sein Leichnam, den das irdische Leben verlassen hat, gibt kein Zeichen von Auflösung zu erkennen, im Gegenteil; er bietet sich in der schweigenden Unbewegtheit der ewigen Ruhe dar, in der friedlichen Erwartung des Jüngsten Tages.

Zurück zum imaginären Museum. Neben den *gisants* – und schließlich an ihrer Stelle – macht auch das weniger geschulte Auge einen anderen Typus von Grabplastiken aus; der Verstorbene ist in diesem Falle gewöhnlich kniend (manchmal auch stehend) vor einem Mitglied der Heiligen Dreifaltigkeit oder in tiefer Versenkung in eine heilige Szene dargestellt. Wir nennen diese Figuren *priants*, Betende. Anfangs treten sie gelegentlich zusammen mit Ruhenden auf, dann eher allein: der *priant* ist in den Konventionen des Todesverständnisses an die Stelle des *gisant* getreten.

Unsere erste Regung ist die, diesen künstlerischen Ausdruckswandel mit einem Mentalitätswandel gleichzusetzen. Das ist wahr und falsch zugleich. Wohl gibt es einen Wandel der Mentalität, der Auffassung des Seins und der Vorstellung des Übergangs ins Jenseits; aber der alte Glaube hat sich nicht gänzlich verflüchtigt und lebt in anderer Gestalt weiter: der *gisant* überdauert im *priant*, bevor sich die jahrtausendealte Vorstellung der Ruhe, der *requies* vollends auflöst.

Die Wanderung der Seele

Der archaische *gisant* ist ein *homo totus* wie die sieben schlafenden Epheser. Als Einheit von Leib und Seele ist er zunächst der Ruhe, später dann der Verwandlung am Ende der Zeiten geweiht. Eine Form der bildlichen Darstellung, die sich sowohl von den Leitbildern der Ruhe als auch des Jüngsten Gerichts fernhält, tritt seit dem 12. Jahrhundert in Erscheinung, genauer: tritt *erneut* in Erscheinung, denn die Sarkophage der heidnischen Antike waren bereits mit der *imago clipeata* geschmückt, dem Medaillon mit dem Porträt des Verstorbenen, den zwei Genien in einer Art Apotheose *ad astra* geleiten. Dieser Form der Grabausstattung sind wir bereits auf der Grabplatte des Abtes Begon in Conques wiederbegegnet. Der erlauchte und ehrwürdige Verstorbene ist im Himmel angelangt und weilt dort – *stat* sagt die lateinische Tradition – im Kreise der Heiligen, in der Haltung frommer Zwiesprache. Der Erwählte wartet nicht mehr, er hat seinen ewigen Lohn bereits erhalten, er steht aufrecht in danksagender Stellung. Im Falle Begons ist es noch immer der *homo totus*, der mit Leib und Seele zum Himmel auffährt. Im 13. Jahrhundert ist man darauf verfallen, den Erwählten nicht nur bei seiner Ankunft im Himmel, sondern noch bei seinem

Aufbruch darzustellen, indem man die neue Vorstellung der Überfahrt in den Himmel mit der alten der Ruhe verknüpfte. Engel schweben zu Häupten des *gisant,* bereit, ihn in ihren Armen zu bergen und ins himmlische Jerusalem zu tragen (so in Elne in den östlichen Pyrenäen). Überdies wird dieser Einzug einer überirdischen Absolution gleichgestellt, bei der die Engel die Rolle des Klerus der Trauerfeierlichkeiten übernommen haben und selbst Kerzen und Weihrauchfässer tragen, wobei sie der in dieser Weise erhobenen Verschiedenen die Krone der Erwählten darbieten.

Ein alter Vorgesang der römischen Grablegungsliturgie beschreibt die Szene, wie wir sie auf zahllosen Grabplatten des imaginären Museums vor Augen geführt bekommen.

In paradisum: »Die Engel mögen Dich ins Paradies geleiten, die Heiligen und Märtyrer mögen Dir entgegengehen, Dich empfangen und Dich in die Heilige Stadt führen, ins himmlische Jerusalem, wie den armen Lazarus«; der Tod des armen Lazarus, Prototyp des Todes des Gerechten, wurde häufig dargestellt. *Aeternam habeas requiem:* die Vorstellung der Ruhe ist mit der des Paradieses und der beseligenden Vision verknüpft, als ein und derselbe Zustand. Der zum Himmel aufgefahrene *gisant* der Gräber ist denn auch sowohl der schlafend harrende Tote (wie die sieben schlafenden Epheser) als auch der in tiefer Kontemplation versunkene Tote (wie der Abt Begon). Überdies ist sein Haupt von baldachinartigen Formen umgeben, ganz wie bei den Statuen der Vorhallen oder den Propheten-, Apostel- und Heiligenfiguren der Glasfenster des 14. und 15. Jahrhunderts. Sie symbolisieren das himmlische Jerusalem, in dem der Glückselige angelangt ist. Das Bild der Ruhe wird vom Eintritt ins Paradies kaum verändert.

Dagegen tritt ein neues, revolutionäreres Thema in Erscheinung, das Thema der wandernden Seele (*qui migravit,* sagen die Grabinschriften des 14. Jahrhunderts) und nicht mehr des *homo totus.* Ein anderer Vorgesang der römischen Liturgie, das *Subvenite,* bringt es ins Spiel: »Eilt herbei, ihr Heiligen Gottes [das ist die Einberufung zum himmlischen Hof wie beim *In Paradisum,* allerdings nicht zum Zwecke der Fürbitte wie beim *Confiteor* oder in den Präambeln der Testamente, sondern zum Zwecke der Danksagung, im Überschwang einer verklärten Vision]. Eilt herbei, ihr Engel des Herrn, empfanget seine Seele [*suscipientes animam ejus*] und geleitet sie zum Höchsten, damit die Engel sie in Abrahams Schoß führen [der in der mittelalterlichen Ikonographie als sitzender Greis dargestellt wird, der eine Schar von Kindern auf den Knien hält, die Seelen symbolisieren].«

Heute kann man sagen, daß das Wort *anima* das ganze Wesen bezeichnete und den Leib nicht ausschloß. Seit dem 13. Jahrhundert aber macht die

Ikonographie im allgemeinen – und die Grabikonographie im besonderen – deutlich, daß man den Tod als Trennung von Seele und Körper zu empfinden begann. Die Seele wird in Gestalt eines nackten Kindes dargestellt (das gelegentlich in Windeln gewickelt ist), wie auf den Szenen des Jüngsten Gerichts. Sie wird vom *gisant* ausgehaucht – daher der bis heute gebräuchlich gebliebene Ausdruck *rendre l'âme* (den Geist aufgeben). Sie wird beim Ausfahren aus dem Mund von Engeln in einem Linnen geborgen, dessen Zipfel sie in Händen halten, und in dieser Zurüstung dann ins himmlische Jerusalem getragen. So wird die Seele des armen Lazarus von Engeln geleitet, während dem bösen Reichen ein schrecklicher und gieriger Teufel das symbolische Kleinkind entreißt, bevor es noch den Mund ganz verlassen hat – wie man einen schlechten Zahn ausreißt.

Auf den Kreuzigungen des 15. und 16. Jahrhunderts schwebt nicht selten ein Engel herab, der die Seele des guten Schächers in Empfang nimmt – wie die des Lazarus.

Die bezeichnendste und berühmteste bildliche Darstellung dieser Art ist die der *Heures von Rohan* aus dem 15. Jahrhundert: Der Sterbende ist da in dem Augenblick abgebildet, da er »den Geist aufgibt«. Sein Leib ist nahezu nackt, weder entspannt ausgestreckt wie der der *gisants* noch verwest wie der der *transis,* dennoch aber abgemagert und erbarmungswürdig und – ein bemerkenswertes Detail – bereits von der Leichenstarre befallen. Er liegt auf einem prächtigen Gewebe, das ihm – nach sehr altem und sicher bereits außer Gewohnheit gekommenem Brauch – als Grabtuch dient. Nein – das ist nicht der Körper eines friedlich ruhenden *gisant,* das ist ein lebloser Körper. Er ist der Erde zugedacht, die ihn in Empfang nehmen und verzehren wird. Aber dieser Leichnam ist nur *ein* Element des Kompositums Mensch: es gibt überdies noch die Kind-Seele. Die hat ihren Flug *ad astra* unter dem Schutz des Erzengels Michael angetreten, der sie dem Dämon entrissen hat (Kapitel 3). Der starke Gegensatz zwischen Körper und Seele wird auch auf den Nischengräbern deutlich herausgearbeitet, wo die direkte Aushauchung der Seele mit der Szene der Absolution am Sterbebett verknüpft wird – so im Falle der deutschen Gräber aus dem Jahre 1194 im Dom von Hildesheim, des Grabes von Bernard Mege in Saint-Guilhem-du-Désert, des Heiligen Sernin in Saint-Hilaire in der Nähe von Limoux und von Bischof Randulph in Saint-Nazaire zu Carcassonne.

Der *gisant* erleidet mit dem Verlust seiner Seele keine strukturelle Veränderung. Man begnügt sich damit, die beiden Vorstellungsebenen säuberlich zu trennen: unten der unversehrte *gisant,* oben die Seele.

In Saint-Denis hat der Bildhauer des im 13. Jahrhunderts ausgebesserten

Grabes von Dagobert die ganze Rückseite der Nische darauf verwendet, die gefahrvolle Reise der Seele des Königs in ein keltisches Jenseits darzustellen – als umlaufenden Fries mit vielen dramatischen Einzelheiten. Unten aber, auf dem Sockel, ruht der Leichnam des Königs im Frieden, wie der *homo totus* der traditionellen *gisants,* ohne vom Verlust seiner Seele betroffen zu sein.

Ein im Jahre 1273 verstorbener Kanoniker aus Provins ist auf seiner Grabplatte als Stehend-Liegender dargestellt, der, mit weitgeöffneten Augen, den Kelch in Händen hält (diese Haltung ist für die Grablegung von Priestern verbindlich geworden). Darüber wird die Seele des Verstorbenen von zwei Engeln in ein Tuch gehüllt, die mit ihr zu den Zinnen des himmlischen Jerusalem auffahren.

Es kommt überdies vor, daß die Wanderung der Seele nicht mehr mit dem *gisant,* sondern mit einem neuen Typus des verklärten Toten verknüpft wird, den wir in Kürze analysieren wollen, dem auf den Knien liegenden Betenden: Eine aus dem Jahre 1379 stammende bemalte Grabplatte an einem Pfeiler des Schiffes der Kathedrale von Metz besteht aus zwei Stufen (wenn man die Inschrift berücksichtigt, sogar aus dreien): auf der oberen ist die Reise der Seele dargestellt wie auf dem Grabe von Dagobert – einer Seele, die der Heilige Michael gerade dem Drachen entrissen hat –, unten kniet der Verstorbene andächtig vor der Szene der Verkündigung Mariae.

Gleichwohl gilt für das Motiv der Seelenwanderung das gleiche wie für die *transis:* beide sind in der Grabikonographie des 14. bis 16. Jahrhunderts zwar nicht ungewöhnlich und haben darin ihre Bedeutung; sie verschwinden jedoch schnell wieder und gehören nicht zu den strukturellen und dauerhaften Elementen der Grabplatte.

Das Hochmittelalter zögert dann, den *gisant* und seine Seele auf derselben Ebene darzustellen: es äußert sich da eine Art tiefes Widerstreben, das den Einflüsterungen der Lehre von der Unsterblichkeit der Seele – der glückseligen wie der unglückseligen – Widerstand leistet.

Es kommt durchaus vor – wenn auch nur in den Ländern des Südens –, daß der Ruhende dem Motiv der Seelenwanderung weichen muß. Auf einem von Panofsky (41) beschriebenen spanischen Sarkophag im Kloster Santa Cruz zu Jaca, dem Sarkophag von Doña Sancha, der allerdings aus der Zeit um 1100 stammt, füllt das Thema der Seelenwanderung das gesamte Zentrum der Längsseite; es wird von zwei Absolutionsszenen eingerahmt, die eine mit dem Bischof und dem ministrierenden Klerus, die andere mit einer Gruppe von sitzenden Klageweibern (nebenbei sei festgehalten, daß die Klageweiber auf spanischen Gräbern häufig, andernorts dagegen sehr selten oder gar nicht dargestellt werden; an ihre Stelle tritt da das Geleit mit Klerus, den vier Bettelorden, den Bruderschaften und den Armen in *cagoule*). Zwei Jahrhunderte später steht die Auffahrt der Seele dann auf dem archaisierenden Sarkophag eines Malteser Großpriors sogar allein da (Augustinermuseum in Toulouse, aus Saint-Jean, 14. Jahrhundert). Die Mandorla der Seele ist hier nicht mehr von Absolutionsszenen, sondern von zwei Wappen eingerahmt – ein deutliches Beispiel für die Bedeutung, die der Heraldik sowohl für den priesterlichen Ornat wie für den Prozeß der Individualisierung zugewachsen ist.

Aber diese Fälle sind selten. Im allgemeinen hat die Seele sich verflüchtigt, und der *gisant* (oder *priant*) bleibt in seiner traditionellen Haltung allein.

Die Aus-»Hauchung« der Seele wird in der Ikonographie dann im allgemeinen nicht mehr dargestellt, mit Ausnahme eines einzigen Falles: des Todes der Heiligen Jungfrau, deren Seele Christus selbst in Empfang nimmt. Die Szene der Absolution am Sterbebett, die aus dem Brauchtum verschwunden war, seitdem *recommendaces* und Totenfürbitten an ihre Stelle getreten waren, hat sich nichtsdestoweniger bis ins 17. Jahrhundert in den Genreszenen des »Schlafes« der Jungfrau Maria erhalten. Diese Bezeichnung [frz. *dormition*] führt zur Vorstellung der Ruhe zurück, obwohl der Leichnam der Jungfrau in Darstellungen des 16. und 17. Jahrhunderts, vor seiner endgültigen Himmelfahrt, alle Farben und Zeichen der Agonie, des Leidens und der Auflösung zu erkennen gibt.

Die Verbindung von *gisant* und *priant:* Die »Doppeldecker«-Gräber

Die Wanderung der Seele und die ungefähr zur gleichen Zeit in Erscheinung tretenden makabren Zeichen der Verwesung markieren, wie kurzlebig sie auch immer gewesen sein mögen, doch eine Krisenphase der traditionellen Auffassung des Seins im Stande der Ruhe.

Es bricht sich dann eine Tendenz Bahn, die im 16. Jahrhundert den großen Hauptwerken der Grabkunst zur Entstehung verhilft, ohne doch einen dauerhaften Grabtypus zu begründen: eine Tendenz, das Sein zu unterteilen. Sie führt zur Entwicklung eines Modells, bei dem das Bildnis der Verstorbenen in verschiedenen Haltungen auf verschiedenen geschoßartigen Stufen ein und desselben Grabmonuments wiederholt wird. Die Kunsthistoriker haben angenommen, daß dieses Modell den königlichen Nekropolen vorbehalten war, bei denen neue kirchliche Glaubensvorstellungen und künstlerischer Wagemut zuerst zum Zuge kamen. In Wirklichkeit tritt es aber bereits seit dem 13. Jahrhundert bei gewöhnlichen Gräbern in Erscheinung. Ich führe als Beweis eine kleine, vom Ende des 13. Jahrhunderts stammende Wandtafel eines Kanonikers der Kathedrale von Toulouse an, die eine Seitenlänge von 37×45 cm aufweist. Das ist eine *Miniatur-Grabtafel*, wie es sie bereits in früheren Zeiten gegeben hatte und die später massenhaft auftauchen, so massenhaft, daß man sie gewöhnlich geringschätzt und bedenkenlos der Zerstörung durch die Zeitläufte überläßt. Sie erhebt nicht den geringsten künstlerischen Anspruch und gibt nicht das geringste Streben nach öffentlichem Aufsehen zu erkennen. Sie spiegelt die Anschauungen von Tod und Jenseits wider, wie sie ein achtbarer, wenn auch uneitler Pfründeninhaber ohne ästhetische Ambitionen zusammenzutragen für wert hielt. Die kleine Fläche der Tafel ist bis an die Ränder gefüllt: Wo Brauch und Herkommen sonst nur eine überdies kurze Inschrift vorsahen, mußte hier eine ganze Eschatologie Platz finden. Die Inschrift ist also an den Rand verwiesen und umläuft in zwei Zeilen die vier Seiten wie ein Band: »*Anno Domini MCCLXXXII XVI Kalendas Augusti, illustrissimo Philippo Rege Francorum* [Philipp der Kühne], *Reverendissimo et valentissimo Bertrando Episcopo Tolosano, obiit magister Aymericus canonicus, cancellarius et operarius Ecclesiae Tolosanae* [eine kurze Personenstandsnotiz mit dem Todesdatum und der gesellschaftlichen Stellung des Verstorbenen, allerdings ohne sein Alter], *ejus anima requiescat in pace.*« Die bereits in der Inschrift kenntlich gemachte Identität des Kanonikers wird überdies durch sein zweimal wiederholtes Wappen bekräftigt.

Der von dieser Inschrift umsäumte Raum wird völlig von Reliefszenen ausgefüllt. Dieser skulptierte Teil ist in zwei Teile gegliedert. Unten finden wir wieder den *gisant:* Der Kanoniker liegt, mit der Kappe seines Domherrenpelzes bedeckt, in der traditionellen Haltung auf dem Rücken, die Hände auf der Brust gekreuzt, die Füße auf einem unbestimmbaren Tier, gemäß den Worten der Schrift: »*Conculcabis leonem et draconem* (Auf Löwen und Ottern wirst du gehen, und treten auf junge Löwen und Drachen« [Psalm 91,13]). Er hat das Böse besiegt. Er ruht im Frieden, wie es die Inschrift bereits vorausnimmt.

Der obere Teil ist seinerseits der ganzen Breite nach in zwei horizontal nebeneinandergestellte Szenen aufgeteilt: zur linken die Wanderung der Seele, der von einem Engel geleiteten Kind-Seele. Zur rechten die beseligende Vision, *in Paradisum.* Der ewige Vater im Zentrum einer von zwei Engeln gehaltenen ovalen Gloriole, wie der Christus der Apokalypse auf den Tympana des 12. Jahrhunderts. Mit der rechten Hand teilt er seinen Segen aus (die sakramentale Gebärde der Segnung hatte damals noch eine sehr tiefe Bedeutung; der Bischof wiederholte sie auf Erden, und in dieser segnenden Haltung werden Bischöfe gewöhnlich auf ihren Gräbern dargestellt). In der linken Hand hält der ewige Vater – als Herrscher – die Weltkugel. Der Kanoniker Aymeric kniet vor ihm mit gefalteten Händen, in der Stellung, die die Historiker die Stellung des »Stifters« nennen. Und hier erkennen wir den zweiten großen Figurentypus der Grabkunst, den *priant*, den Betenden.

Diese Ikone bietet in gedrängter Form eine Vergegenständlichung der Themen, an denen der Kanoniker Aymeric – und viele seiner Zeitgenossen – mit Inbrunst hing. Es gab sie seit langem in der geistlichen Literatur; aber erst jetzt treten sie in der Grabikonographie und in den tiefliegenden Gefühlsschichten zutage, die diese Ikonographie zum Ausdruck bringt. Es sind die Themen der Teilung des Seins: des vom Leben verlassenen Körpers, der Seele auf ihrer Wanderung und des Glückseligen im Paradies. Und man verspürt beim Auftraggeber dieser Grabplatte das Bedürfnis, diese verschiedenen Seinszustände gleichzeitig darstellen zu lassen. Die Pluralität der Seinszustände und die Simultaneität ihrer Darstellung sind die beiden neuen Wesenszüge, die die Ikonographie in jener kurzen Krisenphase beherrschen, in der sich ein Zögern zwischen der traditionellen Auffassung des Seins im Stande der Ruhe und der der Pluralität der Seinszustände bemerkbar macht, die sich letztlich dann durchsetzt. Dieses Zögern läßt sich lediglich an den Grabmonumenten einer Elite der Macht, der Kunst und des Denkens ablesen – der, wie ich vermute, der Kanoniker Aymeric angehörte. Andere, im Schoß dieser Elite oder weniger entwickelt und knapp darunter stehend, blieben dem alten, im *gisant* symbolisierten Vorbild treu.

Die Tafel des Kanonikers Aymeric muß also als eine Art Programm gelesen werden, das eine ganze Entwicklung ankündigt. Ein Teil dieses Programms, die Wanderung der Seele, ist im Jahre 1282 bereits aufgegeben. Der Rest aber, d.h. die Übereinanderschichtung von *gisant* und *priant*, sollte noch länger Bestand haben.*

Sie setzt sich gleichwohl nicht ohne Zögern durch. Andere kurzlebige Formen von Übereinanderschichtung gehen ihr voraus, die man nicht au-

* Diese zweigeschossigen Grabmäler sind bei Kunsthistorikern deshalb besonders geschätzt, weil sie in ihre Kategorie von Meisterwerken fallen.

ßer acht lassen kann, einerseits wegen ihrer fraglosen Qualität, andererseits deshalb, weil sie große Bildhauer beeinflußt haben.

Es hat den Anschein, als ob man Versuche mit verschiedenen Typen von Übereinanderschichtung angestellt hätte, bevor man bei der Koppelung von *gisant* und *priant* anlangte. Da ist einmal der Fall der Übereinanderschichtung zweier *gisants* derselben Persönlichkeit – eine Anordnung, wie sie zweifellos von den Zeremonien großer Leichenbegängnisse beeinflußt worden ist. Das Grab eines im Jahre 1260 verstorbenen Sohnes des Heiligen Ludwig (42) stellt auf einer der Längsseiten des Sockels den Leichnam dar, wie er beim Geleit auf einer Bahre getragen wird, und bietet darüber, auf dem Sockel, die Statue des Verstorbenen dar, der auf dem Rücken liegt wie ein traditioneller *gisant*.

Später findet man eine andere Art der Übereinanderschichtung zweier *gisants* derselben Person, wobei der eine vom Tode gezeichnet, der andere dagegen mit allen Attributen des Lebens ausgestattet ist. J.-B. Babelon (43) erkennt in dieser Anordnung die während des Leichenbegängnisses vorgenommene *reale* Übereinanderschichtung von Sarg und Holz- oder Wachs-*représentation* auf dem Grabe wieder. Das tiefe Bedürfnis, zwei Seinszustände gleichzeitig zu vergegenständlichen, gab also der Grabikonographie ebenso wie der Beisetzungszeremonie die gleiche expressive Form ein. Die Logik dieses Modells mußte dazu führen, daß einer der beiden *gisants* – und zwar der, der den Leichnam darstellte – mit sichtbarer Hinfälligkeit ausgestattet wurde.

Diese Hinfälligkeit ist das Zeichen des verwesenden Leibes – des *transi*. Das ist etwa der Fall beim Grabmal des Kanonikers Yver in Notre-Dame in Paris (14./15. Jahrhundert), in dem ein *transi* und ein *gisant* übereinanderliegen. Im Falle des Grabes von Ludwig XII. in Saint-Denis ist der *transi* durch einen Sterbenden ersetzt worden: »Es ist nicht mehr der von Würmern zerfressene Leichnam, sondern eher der Übergang vom Leben zum Tode, der hier dargestellt wird. Ludwig XII. bäumt sich in einer Art Krampf auf [...], die Augen schließen sich, den Lippen entringt sich ein letztes Röcheln.« (44)

Man hat diese Übereinanderschichtung zweier *gisants* derselben Person rasch aufgegeben, ohne doch vom Prinzip der Übereinanderschichtung bei diesem Grabtypus abzulassen, dem man so stark verhaftet war. Also versuchte man, andere Figuren in den beiden »Stockwerken« unterzubringen: so lagerte man die *gisants* zweier verschiedener Personen übereinander, etwa den eines Mannes und den seiner Frau (Straßburg, 14. Jahrhundert, Ulrich und Philippe de Verd). Oder man stellte zwei Altersstufen des irdischen Lebens einer Person zusammen (das Grab von Jean de Montmirail in der Abtei von Longpont [45]: unten der Ritter mit gefalteten und auf der Brust zusammengelegten Händen, in der klassischen Haltung des *gisant;* oben, in derselben Weise ausgestreckt, derselbe Mann im Mönchsgewand, das er doch erst im hohen Alter überstreifte, mit in den Ärmeln verborgenen Händen).

Wir haben den Eindruck eines Konflikts zwischen der alten und verbreiteten Glaubensgewißheit, wie sie im noch immer häufigen einzigen *gisant* zum Ausdruck kommt, und der neuen Pluralitätsvorstellung, die sich im strukturalen Zeichen der Dualität der Darstellungsformen verdichtet. Dieser Konflikt wird allmählich gelöst, und zwar einerseits durch die Dualität von *gisant* und *priant,* andererseits durch das Verschwinden des *gisant,* der dem *priant* weichen muß.

Das Modell, das für eine bestimmte Zeit die Oberhand behalten und die Entwicklung der Grabikonographie des späten Mittelalters und der beginnenden Neuzeit beherrschen sollte, besteht in der Übereinanderschichtung von *gisant* und *priant,* wie sie vom Kanoniker Aymeric auf seiner Wandtafel antizipiert worden war. Ein aus derselben Zeit – also vom Ende des 13. Jahrhunderts – stammendes monumentales Grabmal in Neuvillette-en-Charnie (Sarthe, Abguß im Musée du Trocadéro) zeigt unten den *gisant,* das Schwert zur Seite, mit gefalteten Händen und geöffneten Augen, dem zwei Engel Weihrauch streuen; die Rückwand der Nische nimmt ein Gemälde des Verstorbenen ein, der als vor der Jungfrau mit dem Kinde kniender *priant* dargestellt ist.

Auf dem Grabmal von Enguerrand de Marigny in Écouis (46) ruht der *gisant,* im Harnisch des Ritters und mit gefalteten Händen, auf einem Prunkbett, und auf der Nischenrückwand knien Enguerrand und seine Gattin, begleitet von den beiden großen Fürsprechern, der Jungfrau und dem Heiligen Johannes, links und rechts neben Christus nieder.

Die ältesten Formen dieses Darstellungstyps scheinen also bei den vertikalen Nischengräbern auf einer Verbindung von Skulptur für den *gisant* und Wandmalerei für die Anbetungsszene zu beruhen. Die Wandmalerei ist später dann durch ein Flachrelief ersetzt worden.

Es wird häufig behauptet, daß die Kombination von *gisant* und *priant,* die für nahezu ein Jahrhundert zur relativ verbreiteten und stabilen Darbietungsform wird, eigens für die großen Königsgräber der Valois in Saint-Denis erfunden worden sei – »Doppeldecker«-Gräber mit *gisant* im unteren und *priant* im oberen Stockwerk, die als Hauptwerke der Grabkunst und der Kunst überhaupt berühmt geworden sind. Philipp II. ließ sie im Escorial nachbilden, mit dem einzigen Unterschied, daß nur die *priants* im eigentlichen Kircheninneren zu sehen sind; die *gisants* des Untergeschosses sind durch die Leichname selbst ersetzt worden, die in Nischen der Krypta geborgen wurden. Diese großen Werke bringen eine Tendenz zur Monumentalität, zur Riesenhaftigkeit zum Ausdruck, wie sie die Gräber des Hochmittelalters und der beginnenden Neuzeit charakterisiert. Sie sind beeindruckend. Deshalb haben die Kunsthistoriker ihnen eine Bedeutung zugestanden, die uns möglicherweise irreführt. Man muß sich nämlich fragen, ob sie wirklich repräsentativ sind oder ob sie nicht im Gegenteil, im hellen Licht der Kunst zunächst, dann der Geschichte, eine außergewöhnliche und etwas skandalöse Verbindung der Toten mit den Lebenden aufrechterhalten haben, der es nie gelungen ist, sich gänzlich durchzusetzen.

Der Betende

Die diesen Gräbern zugestandene Bedeutung hat zur Folge gehabt, daß man ihnen die Vaterschaft am *priant* zuerkannte: da er immer am »Scheitel« des Grabes steht, sei er eben eine Umgestaltung des oberen *gisant*, den man von unten sonst nicht mehr hätte sehen können. Aber *priants* gab es auch schon früher, nicht nur auf Gräbern mit Wandmalereien aus dem 13. und 14. Jahrhundert (Durandus von Mende in Santa Maria sopra Minerva in Rom), sondern auch auf Skulpturen, Flachreliefs, Gemälden und Glasfenstern: die berühmten »Stifter«, die man seit dem Ende des 13. Jahrhunderts überall eingeführt sieht.

Ihre Ubiquität hat die Kunsthistoriker glauben lassen, daß sie nicht zwangsläufig eine funeralistische Rolle spielten. Ich bin dagegen der Meinung, daß ihre Präsenz eng mit dem Grab zusammenhängt – wenn auch nicht mit dem Grab *stricto sensu*, so doch mit einer erweiterten Konzeption des Grabes, die damals nicht auf die Grabstelle und noch weniger auf den genauen Lageplatz des Grabes beschränkt ist. Seine doppelte Mission als Gedenkstätte und als Glaubensbekenntnis erstreckt sich über das Grab und das symbolische Monument hinaus, auf dem die identifizierende Inschrift eingraviert ist, auf die Umgebung, auf die Kapelle, in der es liegt, auf deren Glasfenster und das Retabel ihres Altares, an dem die Messen für den Verstorbenen gelesen und gesungen werden, und im Falle großer Persönlichkeiten auf die ganze Kirche, die dann zur Grabkapelle wird, zum Familiengrab. Der Stifter, d. h. der künftige Verstorbene, oder der Erbe des Verstorbenen kann sich dann in der Haltung des Betenden am Portal darstellen lassen, wie der Herzog von Burgund in der Kartause zu Champmol. Es sieht so aus, als hätte er zwei ineinander verschachtelte Gräber – das eine stofflich-kondensiert, das andere diffus.

Tatsächlich treten die *priants* im Innenraum der Kirche in dem Augenblick in Erscheinung, da der Stifter seine Zukunft im Jenseits darstellen will. Denn der Betende ist ein überirdisches Wesen. Während der ersten Jahrhunderte seiner langen Existenz – vom 14. bis zum Anfang des 17. Jahrhunderts – wird der *priant* nie allein dargestellt, weder auf einem Grab noch anderswo. Er gehört zum Himmlischen Hofstaat, wie er im *Confiteor* oder in den Präambeln der Testamente beschworen wird. Er wird den Heiligen zugesellt und ist in einer heiligen Zwiesprache begriffen, ohne deshalb doch mit den himmlischen Gestalten verwechselt zu werden; man trennte die kanonisierten Glückseligen durchaus von den namenlosen, den anderen Himmels- oder gar Erdbewohnern, die des Himmels aufgrund ihrer Verdienste bereits sicher sein durften. In der byzantinischen Tradition – in Ravenna, in Rom – werden die Päpste oder die Herrscher auf den Mosaiken unter die Apostel und Heiligen versetzt, von denen sie sich lediglich durch eine viereckige und nicht mehr runde Aureole unterscheiden.

Die *priants* des Spätmittelalters treten die Nachfolge der Gestalten mit rechteckiger Aureole in den Vorräumen des Himmels an. Sie liegen auf den Knien und haben die Hände gefaltet, während die »ordentlichen« Mitglieder des Himmlischen Hofstaates aufrecht stehen, *stant.* Das früher einigen wenigen Päpsten und Herrschern vorbehaltene Privileg, im Paradies dargestellt zu werden, ist virtuell auf alle Notabeln des 15. und 17. Jahrhunderts ausgedehnt worden, denen nach Auffassung ihrer Gemeinde eingeräumt wurde, das Recht auf ein sichtbares Grab geltend zu machen.

So ist – und das muß mit allem Nachdruck hervorgehoben werden – der Betende, selbst wenn er noch lebt, doch kein Mensch dieser Erde. Er ist eine *Gestalt der Ewigkeit,* kniend vor der Majestät des ewigen Vaters (wie der Kanoniker Aymeric), vor der Jungfrau mit dem Kinde (wie der Kanzler Rollin) oder vor den auseinanderfliehenden Reihen einiger großer Heiliger. Er wird nicht nur ins Paradies geleitet, sondern in den Mittelpunkt der göttlichen Handlungen gerückt, die die Heiligen Schriften darstellen und deren in den Liturgien der Erde und des Himmels gedacht wird. Man findet ihn zu Füßen des Kreuzes, am Ölberg und vor dem leeren Grab nach der Auferstehung.

Seine Haltung bringt die Antizipation des Heils zum Ausdruck, wie die des *gisant* den Genuß der ewigen Ruhe. Hier wie da die gleiche Ewigkeit:

aber hier liegt der Nachdruck auf der Dynamik des Heils, dort auf der Passivität der Ruhe. Wie die Heiligen, aber mit seinen eigenen Attributen, die ihn gesondert kenntlich machen, ist er in die überirdische Welt eingetreten, und er stellt diese Zugehörigkeit solange sichtbar unter Beweis, bis die protestantischen und katholischen Reformationen diese anmaßende Sicherheit aufgeben und den Lebenden mehr Demut und Furcht des Herrn auferlegen.

Solange die Gestalt des auf Knien Betenden mit gefalteten Händen Bestand hat, ist die Grenze zwischen Diesseits und Jenseits verwischt.

Jetzt läßt sich auch die Genese der Formen rekonstruieren. Der *priant* ist zunächst in der Weise dargestellt worden, wie wir ihn soeben beschrieben haben – im Himmel, im Angesichte Gottes oder vor Christus, der Jungfrau, dem Kruzifix oder angesichts der Auferstehung, immer im oberen Geschoß des Grabes. Er entspricht einem der Zustände des Seins, dessen anderen der *gisant* verkörpert.

Dann verschwindet der *gisant*, so als ob, den höheren Theologien und mystischen Strömungen zum Trotz, mit der Zeit ein starrsinniger Glaube an die Unteilbarkeit des Seins triumphiert hätte; so als ob es auf ein und demselben Grab nicht zwei unterschiedliche Darstellungen ein und desselben Wesens hätte geben dürfen. Entweder *gisant* oder *priant*. Die Wahl des *priant* ist dann bezeichnend: Man ergreift langsam die Partei der Seele.

Im Zuge dieser Entwicklung hat das Grab – fast immer ein Wandgrab – also lediglich an der Konstellation des *priant* im Himmel festgehalten, die mit einer religiösen Szene verknüpft wird. Manchmal wird diese Figurengruppe vom Grab im eigentlichen Sinne gelöst und auf einem Altarretabel oder an einer anderen sichtbaren Stelle der Kirche gesondert wiederholt.

Schließlich verschwindet die religiöse Szene, und der *priant* bleibt allein übrig, so als ob er aus der Gruppe, der er früher angehört hatte, herausgetreten wäre. In allen Fällen wird er zur zentralen Gestalt des Grabes. Symbolische Figur des Toten, ist seine Haltung mit dem Tod selbst verknüpft, gleichgültig, ob er schon eingetreten ist oder noch erwartet oder vorausgesehen wird.

Vom 16. bis zum 18. Jahrhundert hat das skulptierte Grab künftig nahezu immer einen *priant* vorzuweisen. Es kann zwei Formen annehmen: eine, die sich miniaturisieren läßt – das Wandgrab oder die »Tafel«, die im unteren Teil die Inschrift, im oberen den *priant* oder die *priants* vor einer religiösen Szene bietet (Flachrelief oder Gravur) –, oder eine *monumentale* Form, und das ist das große Sockel-Grab mit hocherhabener Statue des Betenden (der im allgemeinen allein ist), die häufig über einem Sarkophag aufragt.

Der *priant* kam – dank seiner besonderen Eignung für die Intentionen des Bildhauers, die der *gisant* nicht hatte, was auf lange Sicht seinen Erfolg verständlich macht – den neuen Bedürfnissen der religiösen und familiären Sensibilität entgegen. Im 16. und 17. Jahrhundert ist er dann nicht mehr immer allein: er wird von seiner ganzen Familie begleitet, die mit ihm in die überirdische Welt eingeht, in einer bald ganz verbreitet und geläufig gewordenen Anordnung: links die himmlischen Gestalten und die Gattin mit allen Töchtern, rechts, d. h. auf dem Ehrenplatz, der Gatte mit allen Söhnen, immer einer hinter dem anderen.

Das war das erste sichtbare Bild der Familie, Vorfahr der Familienporträts, die lange Versammlungen von *priants* vor einer religiösen Szene blieben, d. h. Bestandteile der Grabikonographie, die sich von ihrer ursprünglichen Funktion gelöst hatten. Auch die individuelle Porträtplastik hat lange an dieser Anordnung festgehalten (der Kanzler Rollin vor der Jungfrau), die zugleich *memento mori, memento* der lebenden oder toten Angehörigen und Freunde, und frommes Bildnis ist.

Die *priants* werden nicht nur von ihrer Familie begleitet, sondern auch von ihrem Schutzheiligen, der, namentlich im 15. und 16. Jahrhundert, Advokat und Fürsprecher in eins ist und sie am Himmlischen Hofstaat einführt. Der Schutzheilige hält sich hinter dem Betenden, legt ihm mitunter die Hand auf die Schulter und stellt ihn vor. Die Beispiele dafür sind zahllos. Hier ein Grab mit Fresken aus dem 16. Jahrhundert an einem Pfeiler der Kathedrale von Metz, gegenüber der Kanzel. Es mißt ungefähr 1,50 × 2 m. Unten die Inschrift in *cy-gist*-Form, darüber eine Pietà. Vor der Pietà der Tote, ein Ritter in Waffen, auf den Knien vor einem Beichtstuhl, auf dem ein Stundenbuch liegt. Hinter dem Betenden sein Schutzheiliger, ein Franziskanermönch, der mit der Hand eine Banderole schwingt, auf der die Beschwörung *O Mater Dei, Memento mei* zu lesen steht: Der Schutzheilige spricht für den Toten und läßt ihn in der ersten Person reden wie ein Advokat in seinem Plädoyer. Festgehalten sei, daß *memento mei* eine fromme Anrufung der Heiligen ist, bevor es im 19. Jahrhundert zur Formel der Bitte um Gedenken bei den Lebenden wird, zum Memento.

Die Rolle des Fürsprechers korrespondiert mit der neuen Bedeutung, die dann der Familie zuwächst. Jede Familie hatte einen Taufnamen, der geflissentlich vom Vater auf den Sohn, von der Mutter auf die Tochter übertragen wurde. Der Schutzheilige hörte damit auf, nur der Patron des Verstorbenen – oder eines einzelnen Individuums – zu sein, und wurde zu dem der gesamten männlichen oder weiblichen Nachkommenschaft (je nach Geschlecht).

Die fürbittende Intervention des Heiligen auf dem Grabmal entwickelte sich zwei oder drei Jahrhunderte nach der der Heiligen Jungfrau oder des Heiligen Johannes bei den Jüngsten Gerichten der großen Tympana: das ist die Zeitspanne, deren es bedurfte, damit die Ungewißheit des Heils ganz faßlich und spontan erfühlt und eine Beihilfe *post mortem* unerläßlich wurde. In derselben Weise wandeln sich die Darstellungen der himmlischen Gefilde. Anfangs beschwören sie unmittelbar die beseligende Vision: Gottvater oder seine aus den Wolken sich herabsenkende Hand, die Dreieinigkeit, Christus, die Jungfrau und das Kind. So als ob er dem Ergebnis des Jüngsten Gerichts zu weit vorgriffe, dem die kollektiven Mentalitäten mehr Raum geben, wird dieser Darstellungstyp dann seltener; er wird durch eine der Leidensgeschichte oder der Auferstehung Christi entnommene fromme Szene ersetzt, die entweder eine eschatologische Bedeutung hat (Auferstehung des Lazarus) oder die göttliche Barmherzigkeit unter Beweis stellt (die barmherzige Jungfrau, die mit ihrem Mantel die säuberlich nach Geschlechtern getrennte Menschheit schützt, rechts die Männer, links die Frauen; die Verkündigung, erster Akt der Erlösung der Sünder). Die Szenen aus dem Leben Christi werden überdies nicht außerhalb des Paradieses angesiedelt: Die Aufsätze von Altären des 15. Jahrhunderts stellen häufig kanonisierte Heilige – einen Heiligen Augustinus, einen Heiligen Antonius, einen Apostel – im Himmel dar, die gleichwohl eine Szene des Evangeliums betrachten.

Im Verlauf des 17. Jahrhunderts wird das mit einer religiösen Szene verbundene Modell des *priant* konventionell. Es hat sich also mehr als drei Jahrhunderte lang ohne größere Veränderungen gehalten, von Dekor und Stil abgesehen: eine Zeitspanne, die der des Liegend-Ruhenden vergleichbar ist und beweist, in welchem Maße das Modell – in beiden Fällen – einer tiefen und beständigen psychologischen Notwendigkeit entsprach.

Wie das Flachgrab eignet sich auch das Grab mit *priant* zu bescheideneren und kommerziellen Zwecken, zur handwerklichen Serienherstellung. Man kauft vorbereitete Wandtafeln von etwa 1 m × 0,50 m Seitenlänge, die beispielsweise eine Pietà darstellen, mit einem bewaffneten Ritter und dem Heiligen Nikolaus oder Petrus auf der einen, einer Matrone mit Kappe auf der anderen Seite, die von der Heiligen Katharina oder Maria Magdalena begleitet wird, wobei der Kopf dieser Gestalten und der Raum für die Inschrift jeweils leer gelassen werden. Dieser Grabtypus ist das verbreitetste Modell des sichtbaren Grabes im 17. und 18. Jahrhundert gewesen. Viele dieser Gräber sind verschwunden.

Wenn die prunkvollsten und aus diesem Grunde auch am besten erhaltenen Gräber im 17. Jahrhundert auf die Darstellung der heiligen Szene verzichtet haben – ein Prunk, der auf denen der kleineren Honoratioren fortbesteht –, so nicht aus Unglauben, sondern aus Asketismus und Demut. Damals tritt der Sarkophag wieder in Erscheinung – oder eher seine Nachbildung, der Katafalk, oder das Symbol, das ihn ersetzt und bei den Wandgräbern mit *priant* und religiöser Szene völlig verschwunden war – und wird zu einem der Hauptelemente der Struktur. Das andere, ebenso bedeutsame, ist der *priant,* der sich vom miniaturisierten Stifter zu menschlichem Normalmaß – und manchmal auch darüber hinaus – entwickelt hat: diese *priants* haben geradezu Riesenstatur! Sie können, wie der alte *gisant,* über dem Sarkophag aufgestellt sein, aber auch überall sonst, etwa in einer Bresche der Chorschranke (Saint-Étienne, Toulouse), in einem Winkel der Familienkapelle oder nahe dem Chor, von wo aus sie der Messe folgen können. Diese *priants* sind in der Kirche verstreut, als ob sie am Gottesdienst teilnähmen: große Herren, Beamte höchster Gerichtshöfe, Prälaten ... Im Frankreich des 17. und des beginnenden 18. Jahrhunderts tragen sie gefaßte und ernste Mienen nach Art der Andächtigen der gallikanischen Reform zur Schau, die sich allen überschwenglichen spirituellen Kundgebungen verweigern.

Umgekehrt geraten sie im Rom Berninis und Borrominis in heftige Bewegung; sie regen sich, agieren und lassen den Gebärden freien Lauf, die ihre mystische Verzückung rückhaltlos zum Ausdruck bringen. In natürlicher Größe füllen sie in den Kirchen, deren generöse Vorsteher sie ehedem waren, die hohen Galerien, von denen aus sie der Messe zu folgen pflegten. Sie neigen sich über die Brüstung, um besser sehen zu können – wie in einer Theaterloge. Sie teilen sich mit großem mimischen und gestischen Aufwand ihre Gefühle mit. Ihre Exaltiertheit ist nämlich irdisch und himmlisch zugleich. Der *priant* hat hier seine traditionelle Feierlichkeit eingebüßt, sich in seiner neuen barocken Bewegtheit aber doch sein überirdisches Wesen erhalten. Er folgt mit seinen steinernen Augen der Messe der Pfarre, die die posttridentinische Andacht mit feierlichen Elementen durchsetzt hat! Diese Messe ist aber auch die ewige Messe, die am himmlischen Altar, im Paradies zelebriert wird, in das er bereits geleitet worden ist. So hat sich eine alte Dame von siebzig Jahren in der römischen Kirche San Pantaleone neben dem Eingangsportal beisetzen lassen – ein würdiger, sehr begehrter Ruheplatz, wenn man den Testamenten Glauben schenken darf –, vor dem Hochaltar und dem wundertätigen Heiligenbild der Jungfrau, das den Altar überragt und vor dem sie zu ihren Lebzeiten betete; sie hat die Hände um den Hals gelegt, in einer Gebärde, die nicht mehr die des Opfers oder des traditionellen Gebetes ist, sondern die der Ekstase: der mystischen Ekstase und zugleich der beseligenden Vision.

Wo diese Antizipation des Paradieses nicht Fuß fassen konnte wie in den protestantischen Ländern, blieb man ganz einfach den alten Vorbildern treu, entweder dem mittelalterlichen Modell des Flachgrabes mit *gisant* oder *priant* oder dem frühneuzeitlichen des Wandgrabes mit Stifter und religiöser Szene oder schließlich dem ernsten *priant* des gallikanischen Typus.

Außer Zweifel steht, daß der *priant* im Zuge dieser Entwicklung mit vielfältig variierenden Details, aber einfachem Gesamtverlauf sich seinen festen Platz in einer Gefühlswelt erobert hat, die so verbreitet ist, daß man sie letztlich sogar volkstümlich nennen kann.

Nach dem *gisant* ist der *priant* zum konventionellen Leitbild des Todes geworden.

Die Wiederkehr des Porträts. Totenmaske und Gedenkstatue

Das Hauptverdienst der *priants* liegt für uns Heutige darin, daß sie hervorragende Porträtplastiken sind. Ihr Realismus lenkt unsere Aufmerksamkeit auf sich. Wir neigen allerdings dazu, Individualisierung und Ähnlichkeit zu verwechseln, die doch zwei deutlich getrennte Aspekte sind. Die Individualisierung des Grabes tritt, wie wir gesehen haben, gegen Ende des 11. Jahrhunderts bei den Großen dieser Welt und der Kirche in Erscheinung. Umgekehrt sollte es ungefähr bis zum Ende des 13. Jahrhunderts – und definitiv bis zur Mitte des 14. – dauern, bis die Grabbildnisse zu wirklichen Porträts werden. A. Erlande-Brandenburg schreibt über die Grabplastik des im Jahre 1380 verstorbenen Karls V. in Saint-Denis: »Zum ersten Mal – oder wenigstens eines der ersten Male – schuf ein Bildhauer einen *gisant* nach einer lebenden Person. Er zögerte nicht, daraus ein wirkliches Porträt zu machen. Bis dahin hatte es nur idealisierte Bilder gegeben.« (47)

Ein Intervall von ungefähr sechs Jahrhunderten hatte zwischen dem Verschwinden des Grabes mit Bildnis und Inschrift und seinem Wiederauftauchen im 11. Jahrhundert gelegen; es bedurfte weiterer drei Jahrhunderte, damit das Bildnis ähnlich wurde. Früher begnügte man sich damit, die Person dadurch zu identifizieren, daß man ihr die Attribute ihres Ranges in der idealen Ordnung der Welt mitgab; diese Attribute waren nicht nur das Szepter und die richtende Hand des Königs oder die segnende Geste, der

Krummstab und die Priestergewänder des Bischofs. Auch der Gesichtsausdruck gehörte zum selben Arsenal: der Kopf hatte zum Amt zu passen, und wenn das nicht von Natur aus der Fall war, so verlangte man von der Kunst, der Nachwelt eine bessere Form der Übereinstimmung zu hinterlassen. Aufgabe des Bildnisses war es, die Erfüllung der Funktion und des Amtes zum Ausdruck zu bringen, während die Inschrift die Auskünfte über den bürgerlichen Stand beizusteuern hatte.

Von der Mitte des 14. Jahrhunderts an wird unser imaginäres Museum jedoch zum Porträt-Museum. Diese Entwicklung setzt mit der Grabkunst im Auftrag von Königen und Bischöfen ein und breitet sich immer weiter aus, bis in die Kategorien der mächtigen Lehnsherren und gebildeten Honoratioren hinein, mit Ausnahme der Welt der kleinen Beamten und Handwerker, die davon nicht erfaßt werden und sich noch lange mit den bloßen Kleidungs- und Berufsattributen ihres gesellschaftlichen Standes zu begnügen haben.

Dieses Bedürfnis nach Ähnlichkeit ist nicht zwangsläufig und unausweichlich aufgetaucht. Manche entwickelten Kulturen haben es nie verspürt. Die Tendenz zum Porträtrealismus, wie sie das Spätmittelalter (und die romanische Kunst) charakterisiert, ist ein originärer und bemerkenswerter kultureller Wesenszug, der mit dem in Zusammenhang gebracht werden muß, was wir aus Anlaß der Testamente, der makabren Bildwelt, der leidenschaftlichen Liebe zum Leben und des Lebenswillens angemerkt haben, denn es besteht eine direkte Beziehung zwischen Porträt und Tod, wie auch eine Beziehung zwischen makabrer Verwesungsfaszination und gesteigertem Lebenswillen besteht.

Ich glaube ein Indiz – wenn nicht sogar einen Beweis – für diese Beziehung zwischen Porträt und Tod im Grabmonument der Königin Isabella von Aragon zu sehen, dem Grabmal für ihren fleischlichen Leib in Cosenza. Sie war seit dem Tode des Heiligen Ludwigs IX. in Tunis Königin von Frankreich und kehrte mit ihrem ganzen Hofstaat und dem Kreuzfahrerheer auf dem Wege über Italien nach Frankreich zurück: ein außergewöhnliches Trauergeleit*, denn man überführte den Leichnam des verstorbenen Königs und die anderer Fürsten. Isabella fand im Jahre 1271 in Kalabrien nach einem Sturz vom Pferde, der eine Frühgeburt auslöste, den Tod. Ihr Gatte, Philipp der Kühne, ließ ihr am Ort ihres Todes ein Wandgrab mit *priant* errichten (zweifellos eines der ersten). Sie liegt – als Skulptur und nicht als Wandmalerei – auf den Knien vor der Jungfrau mit dem Kind.

* Es dürfte sich hier übrigens um die erste größere Überführung dieser Art gehandelt haben.

Ein Abguß dieses Grabmonuments findet sich im Musée du Trocadéro. Der Besucher kann sich der Wirkung dieses verschwollenen, durch eine Wundnaht entstellten Gesichtes mit geschlossenen Augen schwerlich entziehen. Es überrascht durchaus nicht, daß dieser Gesichtsausdruck einer unmittelbar nach Eintreten des Todes abgenommenen Totenmaske zugeschrieben worden ist, die der Bildhauer dann kopiert hätte. Wir wissen, daß die Praxis der Abnahme von Totenmasken im 15. und 16. Jahrhundert verbreitet war. Man möchte meinen, daß sie bereits im Jahre 1271 bekannt gewesen ist. Diese Hypothese hat mich anfangs verführt: Das Gesicht der knienden jungen Frau ist das einer Toten; es wird nicht reproduziert, um Angst einzuflößen wie bei den makabren Bildern, sondern um Ähnlichkeit zu erzielen.

Heute wird diese Hypothese verworfen: »Es gibt aus dieser Epoche keinerlei Zeugnis für eine Totenmaske. Sie tritt in der Tat erst im 15. Jahrhundert in Erscheinung. Die Erklärung für das Rätsel dieses Antlitzes liefert das Material: Eine Ton-Ader im kalkhaltigen Tuffstein läßt auf eine Ungeschicklichkeit des Bildhauers schließen.« (48)

So weit, so gut. Aber die geschlossenen Augen? Die *priants* halten die Augen nie geschlossen. Wenn man also auch einräumt, daß kein direkter Wachs- oder Gipsabdruck vom Antlitz der Toten genommen worden ist: ließe sich denn nicht annehmen, daß das Antlitz des Grabmals trotzdem eine Nachahmung ist?

Wenn die Praxis der Abnahme von Totenmasken auch noch nicht gebräuchlich war, so verstand man sich doch seit langem auf den Umgang mit Leichnamen, vor allem auf deren Transport über weite Strecken. Der älteste Brauch war der, sie in Ledersäcke einzunähen wie im Tristan-Roman. Vorher aber entfernte man Herz und Eingeweide, salbte sie mit aromatischen Essenzen und balsamierte sie ein. Es gab eine uneingestandene Beziehung zwischen der Erhaltung des Körpers und der des Seins: Die Leichname der Heiligen waren auf wunderbare Weise unverweslich. Diese Auffassung erlaubte es, die Grabstätten und die sie kenntlich machenden sichtbaren Gräber um ein Vielfaches zu vermehren. Die Eingeweide Wilhelms des Eroberers ruhten in Châlus, sein Leib in der Abbaye aux Dames in Caen und sein Herz in der Kathedrale von Rouen. Sehr viel später hatte König Karl V. noch drei Gräber – eines für das Herz, ein zweites für die Eingeweide, ein drittes für den Leib – und sein Kronfeldherr, Bertrand du Guesclin, deren gar vier – eines für das Fleisch, eines für das Herz, eines für die Eingeweide, eines für die Gebeine: das Grab mit den Gebeinen wurde der Ehren von Saint-Denis teilhaftig.

Wenn man im Hochmittelalter einen Leichnam zu transportieren hatte, nähte man ihn nicht mehr in einen Ledersack ein. Man ließ ihn vielmehr kochen, um Fleisch und Gebeine voneinander zu trennen. Das Fleisch wurde an Ort und Stelle beigesetzt – Gelegenheit für ein erstes Grab. Die Gebeine waren für die begehrteste Grabstelle und das feierlichste Monument bestimmt, denn die ausgebleichten Knochen galten als der edelste, weil fraglos beständigste Teil des Leichnams. Ein merkwürdiger Parallelismus von Teilung des Leichnams in Fleisch, Gebeine, Herz und Eingeweide und Teilung des Seins in Körper und Seele!

Im 14. Jahrhundert war dieser Brauch so verbreitet, daß Papst Bonifatius VIII. daran Anstoß nahm und ihn untersagte; im Verlauf des Hundertjährigen Krieges aber wurde sein Verbot in verschiedenster Weise umgangen. Derartige Manipulationen mit Leichen und die Wiederholung der Grablegung für jeden Körperteil bezeugen eine neue besorgte Anteilnahme an diesem Körper als Sitz der Persönlichkeit. Die Abnahme von Totenmasken scheint mir, in welche historische Ursprungsphase man sie auch verlegt, zu eben dieser Reihe von Maßnahmen zu gehören und aus denselben Motiven gespeist zu sein: man versucht etwas aus dem Schiffbruch zu retten, was eine unverwesliche Individualität zum Ausdruck bringt, namentlich das Gesicht als Geheimnis der eigenen Person.

Der Brauch der Abnahme von Grabmasken hat sich bis ins 19. Jahrhundert erhalten; Zeugnis davon legt Beethovens Totenmaske in den bürgerlichen Salons ab. Wir haben gesehen, daß die Mumien der Grafen von Toulouse (Augustinermuseum), Terrakotta-Statuen des 16. Jahrhunderts, nach Totenmasken gearbeitet waren. Im 17. Jahrhundert wartete man dann nicht mehr erst den Augenblick des Todes ab, um einer fraglosen Ähnlichkeit sicher sein zu können. Samuel Pepys berichtet vom Verdruß, den ihm ein Abguß seines Gesichtes bereitete, als er noch bei bester Gesundheit war und an den Tod nicht einmal dachte. Die Reproduktion des Totenantlitzes war zunächst das geeignetste Mittel der lebenswahren Darstellung.

Bei genauerer Überlegung verschlägt es für meine Beweisführung wenig, ob das Antlitz Isabellas von Aragon in Cosenza die Kopie einer Totenmaske ist. Man kann zugestehen, daß der Bildhauer sich vom Gesicht der Toten hat beeinflussen lassen. Wir haben im Zuge der vorhergehenden Analysen das Widerstreben der mittelalterlichen Grabsteinmetzen beobachten können, den *gisant* als einen Sterbenden oder gerade Gestorbenen darzustellen. Umgekehrt haben die Schnitzer und Bildner von Holz- oder Wachs-*représentations* sich von der Ähnlichkeit des Toten beeinflussen lassen, um einen völlig authentischen Lebenden abzubilden.

Was den Ausschlag gibt, ist die Gleichzeitigkeit dieser unterschiedlichen Phänomene: der Beziehung zwischen dem Antlitz des Toten und dem Porträt des Lebenden (Totenmasken), der großen Trauerkondukte und Leichenbegängnisse und der ersten monumentalen Gräber, die nach Art der Katafalke und ihrer *représentations* erbaut werden.

Es hat sich also eine enge Beziehung zwischen Tod und Ähnlichkeit hergestellt, eine Beziehung wie zwischen *gisant* oder *priant* des Grabes und realistischem Porträt.

Das wachsende Bemühen um Ähnlichkeit gesellt sich dem Wunsch nach Überlieferung der Biographie eines Menschen hinzu, wie sie im Epitaph zum Ausdruck kommt. Die gedächtnisstiftende Funktion des Grabes hat sich dann zum Nachteil des eschatologischen oder, wie Panofsky sagt, »antizipatorischen« Zieles durchgesetzt. Und doch waren bis ins 18. Jahrhundert, manchen Äußerlichkeiten zum Trotz, die heute irreführen, die beiden Unsterblichkeiten – die irdische und die himmlische – zu sehr verknüpft und miteinander verflochten, als daß die eine die Oberhand über die andere hätte gewinnen oder sie ersetzen können. Man verlegt den Beginn der Abspaltung dieser beiden Unsterblichkeiten häufig in die Renaissance und sieht in den Gräbern der Valois zum ersten Mal ein Erinnerungsbedürfnis ohne religiösen Hintergedanken verkörpert. Dasselbe müßte dann für die biographischen Basreliefs und die geschilderten Waffen- und Glanztaten gelten, die die Gräber der Päpste der Gegenreformation schmücken! In Wirklichkeit bekräftigen diese weitschweifigen Epitaphien des 16. und 17. Jahrhunderts, die, ähnlich den steinernen Chroniken der Päpste und Könige, von den Verdiensten des Verstorbenen künden, die Gewißheit oder die Anmaßung des jenseitigen Heils eher, als daß sie sie widerlegen.

Erst im 18. Jahrhundert beginnt sich die Situation in dieser Hinsicht zu ändern, und zwar zunächst bei denen, die man, im modernen Sinne des Wortes, die großen Staatsdiener nennen kann, die ein Recht auf die Dankbarkeit der Völker und das Gedenken der Geschichte haben. Nicht mehr nur die Könige, sondern auch die großen Heerführer und Staatslenker. In der Abtei von Westminster läßt sich der bruchlose Übergang vom ganzheitlichen, eschatologischen und kommemorativen Grab zum nur kommemorativen, offiziösen und bürgerlichen nachverfolgen, zum öffentlichen Denkmal von heute.

Wir wollen die Analyse dieser Entwicklung mit dem Vergleich zweier holländischer Gräber eröffnen, dem von Wilhelm dem Schweiger (1614–1622) in der Nieuwen Kerk in Delft und dem Grab eines im Jahre

1665 in der Schlacht gefallenen Nationalheros, einer Art holländischen Nelsons, in der Groten Kerk in Den Haag. Das Grab von Wilhelm dem Schweiger ist noch dem alten fürstlichen, zweigeschossigen Modell des spätmittelalterlichen »Doppeldecker«-Grabes verhaftet, mit dem einzigen Unterschied, daß das obere Geschoß auf dieselbe Höhe gesenkt worden ist wie das untere, von ihm aber deutlich geschieden bleibt. Der *stathouder* ist *vor* dem Monument abgebildet (nicht *darüber*), nicht mehr auf den Knien liegend, sondern als Triumphator auf einem Thron sitzend. Diese Haltung war bei den königlichen Souveränen zur Tradition geworden, von den Gräbern Heinrichs VII. in Pisa und den Monumenten der Anjous in Neapel über die der Medici von Michelangelo bis zu den päpstlichen Prunkgräbern von Bernini: Ihre Majestäten waren von Gottes Gnaden und Gott gleichgestellt. Hier wird, nach einer Formulierung Panofskys, der *pater patriae* gefeiert.

Die Feierlichkeit der Präsentation wird jedoch gleichsam abgeschwächt durch die Vertrautheit des *gisant*. Kann man jenen alten Titel aber noch diesem liegenden Mann verleihen? Er trägt häusliche Kleidung, ist, eher nachlässig, mit einer Mütze bekleidet, der Koller ist nur halb zugeknöpft, die Augen sind geschlossen, der Gesichtsausdruck friedlich. Man meint, er schliefe. Seine Hände sind weder gefaltet noch in der traditionellen Haltung des Betenden über der Brust gekreuzt; die Arme sind seitlich ausgestreckt, die Handflächen nach außen gekehrt, wie es häufig vorkommt, wenn man auf dem Rücken schläft. Einzig die Strohmatte, auf der er liegt, weist darauf hin, daß er soeben gestorben ist und, nach Brauch und Herkommen, »auf dem Stroh« ruht. Hier steht außer Zweifel, daß der *gisant* mit der Aufgabe der Gebetshaltung seine traditionelle Bedeutung eingebüßt hat. Er ist zu einem Toten mit freundlichem Gesicht geworden. Und das ist etwas gänzlich anderes.

Das Grabmal von Admiral J. Van Wassenaer ist etwa fünfzig Jahre später entstanden. Sein Autor kannte ohne Zweifel das damals berühmte Monument Wilhelms des Schweigers. Die Gründe, aus denen er sich davon abhebt, sind also bezeichnend. Er hat festgehalten am geflügelten Genius des Ruhmes, der in eine Trompete bläst und in dem man den säkularisierten Engel des Jüngsten Gerichts wiedererkennt, und ihm einen besonderen Platz in der Gesamtkomposition* eingeräumt, in der kein *gisant* mehr vorkommt: es ist also weder die Sterblichkeit des großen Mannes noch seine

* Auf anderen Grabmonumenten des 16., 17. und 18. Jahrhunderts wird diese Rolle sehr viel zurückhaltender vom Motiv der ägyptischen Pyramide übernommen.

echatologische Unsterblichkeit, die der Autor feierlich bekanntgeben will, sondern seine Berühmtheit. Deshalb nimmt die Statue des Admirals den gesamten Raum des Grabmals ein.

Dieselbe Entwicklung des mittelalterlichen *gisant* zur großen Gedenkstatue findet sich auf katholischem Boden, in Venedig, zu einer früheren Zeit. Die ältesten Dogen-Gräber aus dem 14. und 15. Jahrhundert sind sehr häufig Wandgräber im monumentalen Genre, wie sie später die Anjous in Neapel und die Valois in Frankreich beflügelten. Wie beim Grab des Dogen Marosini in Santi Giovanni e Paolo tritt der Fürst als *priant* nur in Erscheinung, wenn er Bestandteil einer religiösen Szene ist, die ihn mitumfaßt, etwa zu Füßen eines Kalvarienberges oder als Schützling eines Heiligen.

Andererseits beugt er – vom 15. bis zum 18. Jahrhundert und zum Unterschied von den Valois in Saint-Denis oder den Habsburgern im Escorial – niemals das Knie, wenn er allein ist. Er ist immer – wie andere Fürsten – entweder in majestätischer Sitzhaltung oder (und das sehr häufig) aufrecht stehend dargestellt.

Es setzte sich dann – vielleicht gerade in dieser italienischen Provinz – die Idee durch, die großen Staatsmänner aufrechtstehend und die großen Heerführer vorzugsweise zu Pferde abzubilden: aufrechtstehend etwa Lorenzo Bregno im Jahre 1500, zu Pferde Paolo Savelli im Jahre 1405, beide in ein und derselben venezianischen Kirche I Frari. In den ältesten Fällen läßt man – in Venedig wie in den Niederlanden – das Grab mit dem einem nationalen Anlaß gewidmeten Denkmal zusammenfallen: Diese Verbindung besteht noch lange fort, etwa in Westminster oder in St. Paul's Cathedral zu London, sogar noch beim Marschall von Sachsen, der aufrechtstehend auf seinem Grabmal in Straßburg dargestellt ist. Aber die Statue ist mit dem Grabmal nur noch durch ein schwaches Band verbunden und im Begriff, sich ganz davon zu lösen; die kommemorative Funktion obsiegt über die eschatologische und individualisierende. Diese Entwicklung setzt in Venedig vom 14. Jahrhundert an ein, mit der Statue des Colleoni von Verrochio, die unter freiem Himmel, auf einem öffentlichen Platz aufgestellt wird; aber dieser Fall des Colleoni bleibt selten. Es den *condottieri* gleichzutun, ging vorerst noch ein wenig zu weit. Auch die hartnäckige Tradition der Bestattung *ad sanctos* und das Widerstreben, beide Funktionen zu trennen, die kommemorative und die eschatologische, führten in Venedig zu nachgerade erstaunlichen Kompromissen, die andernorts nicht Schule machten. Gegen Ende des 17. Jahrhunderts werden die Statuen oder Büsten des sichtbaren Grabes zwar draußen, im Freien aufgestellt, aber noch nicht von der Kirche getrennt, sondern an der großen Außenfassade emporgewunden und über dem Eingangsportal aufgestellt. In Santa Maria del Giglio ist die Fassade sogar ganz mit Statuen der Familie Barbaro gefüllt, oben der im Jahre 1679 verstorbene hervorragende *capitan da mar* mit allen Attributen seiner Macht, darunter, ebenfalls aufrechtstehend, die bürgerlichen Mitglieder der Familie in Perücke und Robe.

Im Frankreich des 17. Jahrhunderts trennt sich die Statue vom Grabe und wird zu einem Teil des Stadtbildes zum Ruhm des jeweiligen Fürsten – die Statue Heinrichs IV. auf dem Pont-Neuf, die Ludwigs XIII. auf der Place Royale, heute der Place des Vosges, die Ludwigs XIV. auf der Place des Victoires – oder in Versailles. Die Statue ist jetzt weniger für das kirchliche Grabmal als für die öffentlichen Plätze oder die Giebelseiten der staatlichen Paläste und Regierungsgebäude bestimmt. Merkwürdig bleibt es, daß der amerikanische Bürgersinn in Washington der traditionellen Verbindung von *memorial* (leerem Grabmal) und bürgerlichem Monument in stärkerem Maße treu geblieben ist.

Einer der hervorstechendsten Züge des gedächtnisstiftenden Monuments, des Denkmals, ist das möglichst ähnliche Porträt des großen Mannes. Das Monument ist zur Statue geworden. Zur selben Zeit – d. h. vom 16. bis zum 18. Jahrhundert – wird das Porträt, im Verein mit der Inschrift, auch zum Hauptelement des gewöhnlichen Grabes. Nicht die lebensgroße Bildsäule – ein Privileg der Elite –, sondern die Büste oder gar nur der Kopf. Die entscheidenden Wesenszüge der Person werden mehr und mehr im Antlitz verdichtet, und zwar in einem Maße, daß die anderen Elemente des Körpers immer weniger interessieren und vernachlässigt werden: es ist nicht mehr erforderlich, sie darzustellen. Deshalb ist der *priant* auf den bloßen Kopf reduziert.

Das Grab ist also eine Wandtafel von etwa 1 m × 0,40 m. Es wird gebildet aus dem Kopf in einer Nischenhöhlung und einer Inschrift darunter, das alles eingeschlossen in einen mit architektonischem Zierat geschmückten Rahmen. Dieser so gut wie überall anzutreffende Grabtypus ist namentlich in Rom verbreitet und dort besonders gut erhalten. Er verleiht den Kirchen der Heiligen Stadt den Reiz und die Anziehungskraft eines Porträt-Museums, eines Museums von wunderbaren Porträts.

Wenn die Kirchen im Halbschatten zu versinken beginnen, scheinen alle diese Häupter, die ohne eine bestimmte Ordnung längs der Mauern und Pfeiler aneinandergereiht sind, sich aus ihren Nischen herauszulehnen – wie aus einem Fenster. Das unruhige Flackerlicht der Kerzen läßt auf ihren Gesichtern Streifen gelblichen Lichts aufscheinen, und die flüchtigen

Hell-Dunkel-Kontraste heben die Gesichtszüge hervor und verleihen ihnen ein regloses und verdichtetes Leben.

Zur selben Zeit wird das Antlitz anderswo durch eine eher abstrakte Identitätsangabe ersetzt, etwa durch das Wappen im katholischen Spanien oder im kalvinistischen Holland. Das – vertikale oder horizontale – Grab setzt sich dann aus Wappen und Epitaph zusammen.

Die eschatologische Bedeutung von Ruhendem und Betendem

Bevor wir unseren Besuch des imaginären Museums fortsetzen, halten wir einen Augenblick inne – für einen Vergleich des *gisant* und des *priant*.

Der *priant* schien uns der unsterblichen Seele näherzustehen. Der *gisant* war letztlich dem unverweslichen Leib wesensgleich. Gegensatz von Körper und Seele? Hier liegt zweifellos der entscheidende Grund für die Dualität der beiden Modelle. Wir haben gleichwohl gesehen, daß der plastische Ausdruck dieser Dualität, wenn auch in Übereinstimmung mit der kirchlichen Lehre, gegen einen schweigenden, aber hartnäckigen Widerstand anzukämpfen hatte. Mit der Zeit – und nach dem Verschwinden des *gisant* – hat der *priant* seinen Rang als *homo totus,* als Einheit von Geist und Materie, übernommen, indem er seinen eigenen ausschließlich spirituellen Ursprung vergessen machte. Hat der *priant* dem *gisant* gegenüber immer den Schein größerer Individualisierung gehabt? Die Haltung des *priant* brächte dann den Wunsch zum Ausdruck, seine biographische Originalität zu bekunden, während der *gisant* eher einer anonymeren und fatalistischeren Konzeption treu bliebe. Zweifellos hat sich der Typus des *priant* zur selben Zeit durchgesetzt wie das realistische Porträt und die Aufmerksamkeit, die man dem Antlitz entgegenbrachte – und deshalb steht er am Ursprung des individuellen wie des Familienporträts. Auch der *gisant* hat nach Ähnlichkeit getrebt und sie schließlich erreicht, aber erst gegen Ende einer langen Entwicklung. Bei den gewöhnlichen Gräbern der beginnenden Neuzeit (16. Jahrhundert) wird im übrigen in beiden Fällen wenig Wert auf Ähnlichkeit gelegt, und sie geben sich damit zufrieden, die gesellschaftliche Stellung des Verstorbenen anzudeuten.

Ist der *priant* also aktiver, lebendiger als der *gisant?* Seine kniende Haltung deutet das offenbar an; er scheint für einen oberflächlichen Beobachter dem Leben, der augenblickshaften Lebendigkeit eines guten Porträts näherzustehen. Umgekehrt ist der *gisant* mehr dem Tode verbunden, den er schließlich sogar repräsentiert – sei es den feierlichen Tod der liturgischen

Zurschaustellung, sei es den unterirdischen Tod der Verwesung. Gleichwohl sind die äußeren Zeichen des Lebens beim *priant* trügerisch. Dieser Beinahe-Lebende ist in Wirklichkeit in einer feierlichen und reglosen Haltung erstarrt. Er ist zwar in die überirdische Welt eingetreten, steht aber den himmlischen Erscheinungen gleichgültig gegenüber, die ihn ergreifen sollten – wie sie die Gestalten Berninis und Borrominis ergriffen haben. Man sagte vom *gisant:* Er lebt und lebt doch nicht. Er ist im Himmel, ohne doch im Himmel zu sein, möchte man vom *priant* sagen.

In Wirklichkeit stehen der *gisant* wie der *priant* einem neutralen Zustand nahe, von dem sie sich manchmal entfernen – sei es in Richtung des Todes, des Lebens oder der Glückseligkeit. Diese Schwankungen sind interessant und hängen von Zwängen des Denkens oder der gebildeten Spiritualität, jedenfalls der Schriftkultur ab und sind deshalb besser bekannt. Interessanter aber noch und beeindruckender ist diese zentrale Zone von Neutralität, in der sich *priants* und *gisants* zusammenfinden.

In dieser ursprünglichen Neutralität muß man einen späten Aspekt der unvordenklich alten Einstellung zum Tode – »des gezähmten Todes« – sehen, die sich am besten im Begriff der *requies* ausdrückt.

Diese Ineinssetzung ist nicht evident und droht die Mißbilligung der Eingeweihten zu wecken. Sie muß der stummen Sprache der Bilder und ihrer nie explizit ausgedrückten Logik am Rande der Schriftkultur entnommen werden.

Der Glaube an einen neutralen Zustand, der in manchen Kulturen als eher traurig (die graue Welt des Hades), in anderen als eher glücklich vorgestellt wird (die sieben schlafenden Epheser), hat also überlebt, den Widerständen oder der feindseligen Abwehr der Kleriker zum Trotz. Er hat sich in elementaren und schwer faßbaren, nie ganz bewußten Formen erhalten und tiefliegende und hartnäckige Verhaltensweisen motiviert, die sich durch Ablehnungen zum Ausdruck bringen: Ablehnung eines Dualismus des Seins, Ablehnung des Gegensatzes von Toten und Lebenden, Ablehnung der völligen Gleichstellung des menschlichen Nachlebens im Jenseits und des unaussprechlichen Ruhmes der himmlischen Gestalten. Dieser Glaube schien im 11. Jahrhundert geschwächt und durch eine orthodoxere Eschatologie ersetzt. Er war jedoch nur verdrängt und tauchte mit den ersten sichtbaren Gräbern und mit der Figur des *gisant* erneut auf, der ihn mit erstaunlicher Genauigkeit in die Welt der Formen übersetzte.

Dieser Glaube erhält sich bis ins Spätmittelalter, und er ist es denn auch, der die originäre Vorstellung des *priant* umbiegt und an der Tradition der Ruhe und Unbewegtheit orientiert.

So hat ein mächtiger Tiefenstrom während eines halben Jahrtausends der Grabikonographie – und der kollektiven Sensibilität – massive und erstaunlich konstante Zwänge auferlegt, die die Schriftkultur nicht zum Ausdruck bringt und die sie außer acht gelassen hat – eine Vorstellung des Jenseits, die mit der der kirchlichen Lehre durchaus nicht genau zusammenfällt.

Diese unterirdische und doch schwer lastende Tradition verliert sich seit dem 17. und 18. Jahrhundert: Der dritte Teil des vorliegenden Buches wird die Wandlungen der kollektiven Sensibilität untersuchen, die einer jahrtausendelangen Kontinuität ein Ende setzen. Der *gisant* war zu Beginn des 17. Jahrhunderts verschwunden. Der *priant* verschwindet seinerseits gegen Ende des 18. In den neuen Auffassungen, die einer Gelehrtensphäre entstammen und sich dann den mündlichen Kulturen und der gemeinschaftlichen Sensibilität mitteilten, hat sich die sehr alte und sehr widerstandsfähige Vorstellung eines neutralen Zwischenzustands jenseits des Todes – zwischen Leben und Himmel – verloren und ist verblaßt. Sie ist durch Glaubensinhalte ersetzt worden, in denen man auf die von einer spontanen Sensibilität assimilierte Idee einer Trennung von Seele und Körper stößt: das Nichts für den Leib, und für die Seele ein – je nach Auffassung – unterschiedliches Geschick, das Überleben in einem wohlorganisierten Jenseits, das irdische Überleben im Andenken oder ebenfalls das Nichts. Das ist die gänzlich neue Vorstellungswelt vom 18. bis zum 20. Jahrhundert.

Auf dem Friedhof: Die Grabkreuze

Die bisher untersuchten Gräber stammen alle oder nahezu alle aus Kirchen: Man muß das Kircheninnere als Bezugspunkt wählen, um die Kontinuität und die Bedeutung der ikonographischen Reihen zu erfassen. Was vollzog sich denn nun aber auf der anderen Seite der Kirchenmauern, auf dem Friedhof? Gab es auch da sichtbare Gräber? Weniger zweifellos als in der Kirche und äußerlich auch anders gestaltete; aber sie fehlten doch nicht völlig.

Ein Teil des Friedhofs, seine innere Peripherie, war gleichsam die Fortsetzung der Kirche, und die Grabausstattung war dort die gleiche und ebenso üppig. Die Außenmauern der Kirchen waren von Nischengräbern besetzt. Die unteren Galerien der Beinhäuser waren in Kapellen aufgeteilt, analog den seit dem 14. Jahrhundert in den Kirchen auftauchenden Seitenkapellen, und dienten ebenfalls zu Bestattungszwecken. Sie waren mit Epitaphien und Wandgräbern ausgekleidet.

Aber selbst auf der ständig von den Totengräbern umgescharrten Oberfläche im Zentrum des *aître*, zwischen den großen Armengräbern, die die anonyme Hauptmasse der Toten verschlangen, fanden sich einige wenige verstreute Monumente. Sicher nichts, was an die Dichte und Regelmäßigkeit der Ausstattung unserer heutigen Friedhöfe erinnerte. Es genügt ein Blick auf das kostbare Gemälde des Musée Carnavalet, das den Cimetière des Innocents gegen Ende des 16. Jahrhunderts darstellt, um sich davon zu überzeugen: Zwischen den verstreut liegenden Grabmonumenten stehen einige, die zur kollektiven und öffentlichen Benutzung bestimmt sind – ein Predigtstuhl, ein an die Totenleuchten von West- oder Zentralfrankreich erinnerndes Bethaus, ein Hosianna-Kreuz als Kreuzwegstation bei der Palmsonntagsprozession. Wie die Innenwände der Kirche konnten auch diese kleinen Bauwerke mit Grabschmuck versehen werden: an ihren Sockeln waren Tafeln mit Epitaphien angebracht. Im Raum zwischen diesen Bauten und den großen Gemeinschaftsgräbern erkennt man einige Einzelgräber – Platten, die auf kurzen Stützpfeilern aufruhen oder einen massiven Sockel bedecken, wie man dergleichen auch in Klöstern sieht –, und überdies Kreuze auf direkt in den Boden gepflanzten Stelen, deren Seitenflächen skulptiert oder graviert sind.

Diese Darstellung entspricht der Beschreibung des Cimetière des Innocents von Berthod: »Auf den Ruhestätten [...] bezeichnete man einfach die Stelle des Grabes [nicht immer: daher die freien Räume ohne Zeichen oder Monumente] durch [1] ein Holz- oder Steinkreuz [das zuweilen unter einem kleinen Dach mit zwei Schrängen stand, wie man dergleichen noch heute auf den Friedhöfen Mitteleuropas sieht], das ein gemaltes oder graviertes Epitaph [am Sockel] trug; [2] durch einfache Platten [d. h. manchmal aufgestockte Flach-Gräber] und durch Inschriften an den Mauern der Beinhäuser [Epitaph-Wandtafeln].« Anderswo, und zwar in Vauvert, »sieht man auf dem Friefhof [...] mehrere Kreuze, sowohl aus Stein als auch aus Holz«. (49)

Die neue Form, die uns auf dem Gemälde des Musée Carnavalet ebenso auffällt wie in der Beschreibung von Berthod oder der von Raunié zitierten über den Friedhof von Vauvert, ist die des Kreuzes. Diese Kreuze bezeichneten die genauen Lageplätze von Einzel- oder Gruppengräbern.

»Manche Testatare«, so A. Fleury mit Blick auf das 16. Jahrhundert, »ließen auf dem Cimetière des Saints-Innocents ein Kreuz errichten, und die Grabstellen ihrer Familienangehörigen sammelten sich dann in dessen Umkreis.« So möchte im Jahre 1557 Marie Valet beigesetzt sein »an der Stelle, wo ihr verstorbener Gatte gebettet und bestattet liegt, welche Stelle in der Nähe eines Kreuzes liegt, das ihnen gehört und von ihnen auf besagtem Friedhof erbauen und aufrichten lassen worden ist«. Henriette Gabelin möchte im Jahre 1558 auf dem Cimetère des Innocents ihre Ruhe finden, und zwar »in der Nähe eines Kreuzes, das sie dort errichten und befestigen lassen hat«. (50)

Es gibt häufig – und ohne offenkundige Verwandtschaft der Bestatteten – mehrere Grabstellen im Umkreis eines Kreuzes; es kann dort auch ein ganzer Komplex von (Familien-)Kreuzen liegen. Ein Testatar des Jahres 1411 (51), eine angesehene Persönlichkeit – Generalprokurator beim Stadtparlament von Paris –, beschreibt auf die folgende Weise das Grab, das er auf dem Friedhof für seine Kinder (die zu klein waren, um kirchlicher Ehren teilhaftig zu werden) und für seine Eltern errichten will, die für ihre Beisetzung den Friedhof von Coulommiers vorgezogen hatten (er selbst möchte mit seiner Frau im Innern der Kirche bestattet werden):

»In Hinsicht darauf, daß mein Vater in seinem Testament angeordnet hatte, daß man für sein Grab und das seines Vaters auf dem Friedhof von Coulommiers zwei hohe Gräber aus Gips errichten sollte [die Tradition der Gips-Sarkophage, wie sie im Hochmittelalter in der Ile-de-France verbreitet war], mit schönen Kreuzen aus Gips. Nach welcher Anordnung ich drei oder vier meiner Kinder [drei oder vier: er erinnert sich nicht mehr genau!] dort habe beisetzen lassen.« Wahrscheinlich hatte er es versäumt, die von seinem Vater geforderten Kreuze aufstellen zu lassen, denn er fährt fort: »Meine Testamentsvollstrecker oder Erben [...] mögen dort 5 Stelen [eine große zwischen zwei kleineren Zweiergruppen] eine neben der anderen aufstellen lassen, alle von gleicher Länge, mit schönen Gipskreuzen, und das in der Mitte soll das höchste sein, und die beiden zu Seiten des mittleren ein wenig niedriger, und die beiden äußeren Kreuze wiederum niedriger. [Es scheint gar nicht sein Ziel zu sein, jedem sein Grab zuzuweisen, sondern eine symmetrische und exakt gestufte Architektur von Kreuzen aufzuführen.] Und überhaupt will ich, daß sie von ordentlicher Höhe sind, etwa zweieinhalb bis drei Fuß, und daß man sie so aufstellt, daß das Wasser gut ablaufen kann, wenn es regnet, so daß sie dauerhafter sind.« Aber dieser Komplex von fünf Kreuzen reicht noch nicht aus. Sie müssen überdies von einem großen Kreuz beherrscht werden, einem öffentlichen Kreuz, wie man es auf den Friedhöfen der Zeit häufig findet. Man muß es übrigens eigens aus Paris herbeischaffen lassen; es soll aus Holz und nicht aus Gips sein: »Ich wünsche, daß man in Paris ein schönes Kreuz aus bemaltem Holz machen läßt, das wie die Kreuze auf dem Cimetière des Saints-Innocents beschaffen sein soll, und man soll ein mittleres wählen und die größten und die kleinsten beiseitelassen.« Also ein Kreuz mit Säulenfuß, und an dem Säulenfuß ist eine Grabplatte nach Art des vertikalen Wandtypus angebracht: »Und auf einer der Seiten [der Stele] soll die Kreuzigung, auf der anderen die Jungfrau Maria mit dem Kind dargestellt sein. Und unter der Kreuzigung zwei *priants* [hier taucht das Wort auf!] oder *représentations* zweier Bürger [man macht sich um die Ähnlichkeit dieser *représentations* nicht allzu große Sorgen; die Insignien des gesellschaftlichen Ranges genügten], und unter Unserer Lieben Frau ein Mann, eine Frau und die Kinder [wieviele Kinder?], und sie soll mit guten Eisenkrampen ganz oben am höchsten der fünf Gräber befestigt und gut befestigt und verankert werden, damit sie so lange wie möglich hält.«

Aus welchen vergessenen oder verdrängten Motiven diese Kreuze auch hervorgegangen sein mögen – sie dienten als topographische Bezugspunkte: Ein Testatar des Jahres 1480 (52) erwählt sich seine Grabstelle »auf dem Friedhof der Kartäuser zu Paris, zwischen den beiden Steinkreuzen, die dort stehen«. Auf dem Friedhof von Vauvert waren sie im 17. Jahrhundert numeriert wie die Fliesenplatten mancher Kirchen. (53) Sie waren mit Epitaphien geschmückt: die Vorderseite der zehnten Säule zierte das Epitaph des im Jahre 1612 verstorbenen Advokaten Jacques Bourgeois, die Rückseite eine weitläufige Inschrift mit der Familiengeschichte der de Fenes, und zwar seit 300 Jahren. Jean de Fenes, »ehedem Ratssekretär des Königs, des Hauses und der Krone und seiner Finanzen, der seinen Vater und seine Mutter überlebt hat, hat diese Inschrift zu Füßen dieses Kreuzes anbringen lassen, als ewiges Zeichen seiner Liebe und seiner Achtung ihres Andenkens. Betet zu Gott für ihre Seelen.«

Zunächst kollektiver Bezugspunkt, später dann zunehmend individualisiert, wird das Grabkreuz zum entscheidenden Element des neuen Prototyps des im 17. und 18. Jahrhundert entworfenen Grabes. Versuchen wir die Entstehung dieses Modells nachzuvollziehen.

Im Musée Lorrain von Nancy wird ein Grabmal des 16. Jahrhunderts aufbewahrt, das mit Sicherheit von einem Friefhof stammt und die erste Phase des individuellen Grabkreuzes verkörpert. Es leitet sich vom Modell des menschengroßen öffentlichen Kreuzes mit Grabsockel her, dessen Miniaturisierung es ist: das Kreuz ist ganz klein geworden und nur noch aus dem oberen Ende der Stele herausgemeißelt, die sich ihrerseits im vertikalen Sinne verlängert und den vom Kreuz des Friedhofstypus eingebüßten Rang erobert hat. Mit anderen Worten: Die Stele besteht aus drei aufeinanderruhenden Teilstücken – der Spitze mit dem skulptierten Kreuz, dem Mittelstück mit einem Flachrelief mit makabren Motiven (hier dem eines den Kopf in die Hand stützenden, sitzenden *transi*) und dem breiteren Sokkel, auf dem der Name des Verstorbenen und eine Anrufung verzeichnet stehen: »Ave Maria Muttergottes«. Ein Friefhofsgrab also und kein Kirchengrab, aber ein schönes Steingrab, kein Armengrab. In diesem Falle sieht das Grab wie eine Säule aus, allerdings wie eine Säule ohne horizontale Bodenplatte.

Es gab einen anderen Typus, der die Eigenschaften von Flachgrab und Kreuz vereinte. Ein Testament des 17. Jahrhunderts beschreibt ihn folgendermaßen: Ein Pariser Kanoniker verzichtet darauf, in der Cité beigesetzt zu werden, und wählt sich seine Grabstelle auf dem Friedhof von Saint-Cloud, einem Freilandfriedhof, »auf dem seine verstorbenen Eltern bestattet liegen, und auf dem ein Grab auf vier niedrigen Podesten [ein Flachgrab] mit einem Kreuz an der Kopfseite aufgerichtet werden soll, alles so bescheiden wie möglich«. Wiederum also kein Armengrab, sondern das eines Reichen, der erklärten Demut zum Trotz.

Der Typus des Grabes mit Kreuz ist also für Honoratioren entwickelt worden. Später wird es zum Grab der kleinen Leute, zum Grab des Armen, wenn er denn überhaupt eines hat – eine Entwicklung, die mit der der zunehmenden Nutzung der Freilandfriedhöfe Hand in Hand geht.

Bis zum 16. Jahrhundert war der Friedhof, trotz einer gewissen Priorität der Kirchen, von den Leuten von Stand noch immer nicht vollständig aufgegeben worden. In England wird er es sogar nie werden (Kapitel 2 und 11). Zunächst waren die Außenmauern der Kirche und die Galerien der Beinhäuser kaum weniger begehrt und teuer als das Kircheninnere. Jeder Friedhof war also an seiner inneren Peripherie mit einer Einfriedung vornehmer Wandmonumente gesäumt. Diese Notabeln-Gräber rückten manchmal sogar vom Innenraum her aufs Zentrum zu.

Als im Jahre 1569 das Generalkapitel der Malteserritter sich entschloß, die Klosterkirche von La Valetta auf Malta wiederaufzubauen, bestand es darauf, »daß ein Raum [*locus seu spatium*] freigehalten werden soll, der groß genug ist, um als geschlossener Friedhof zu dienen [*pro cimeterio clauso*].« Man nannte ihn dann *il cimeterio del cortile*. Die Ordensritter wurden dort bis zum Jahre 1603 bestattet. Erst dann wurde er zugunsten der Kirche als Bestattungsort aufgegeben.

Man errichtete an seiner Stelle ein besonderes, den geistlichen Übungen der Ordensritter vorbehaltenes Bethaus, und in dieser Betkapelle und ihrer Krypta wurden die Malteserritter fortan beigesetzt. Der Text des Jahres 1631 spricht nicht mehr vom *cimeterium clausum* von 1569: »Keiner unserer Brüder soll in einer anderen Kirche ins Leichentuch gehüllt und beigesetzt werden als in unserer Haupt- und Klosterkirche oder in der Krypta ihrer Grabkapelle [*in ejus sepulchrali capella subterrane*].« (54)

Im 17. Jahrhundert sind die Friedhöfe auf diese Weise von den sozialen Eliten aufgegeben worden – mit Ausnahme der Galerien – und den Armen zugefallen, den *sans-tombeaux*. Gleichwohl ist diese erkaltende Anhänglichkeit durch eine Strömung in der Gegenrichtung, von der Kirche zum Friedhof, kompensiert worden. Manche Honoratioren wollten auf dem Friedhof bestattet sein, und zwar nicht aus einem gewissen Traditionsbedürfnis, wie das früher der Fall gewesen sein mochte, sondern aus trotziger Demut. Wir kennen den Grabtypus nicht, den sie gewählt haben, denn sie gaben vor, sich um ihre Grablegung nicht zu bekümmern, und vertrauten sich der Umsicht ihrer Erben oder Testamentsvollstrecker an. Es läßt sich aber doch annehmen, daß ihr Grab unter freiem Himmel, wenn sie denn überhaupt eines hatten, bald eine von der Antike beeinflußte, noch immer preziös-gesuchte Form übernahm, die eines Obelisken, einer Säule, einer Pyramide, bald auch die einfachere eines Kreuzes aus Stein oder bemaltem Holz.

Überdies schickte sich im 18. Jahrhundert eine neue Bevölkerungsschicht an, auf den Friedhöfen sichtbare Gräber zu errichten. Leute einfacher Herkunft – kleine Beamte, Handwerker, Bauern – gaben sich nicht mehr damit zufrieden, nur in geweihter Erde zu ruhen, ohne Sorge um das irdische Andenken, das sie der Nachwelt hinterließen. Sie erhoben ihrerseits Anspruch auf ein Grab. Die hierarchische Konzeption der Gesellschaft erlaubte ihnen zwar keines der Modelle der Oberschicht. Manche aber – Schuster, Schneider, Pariser Bürger – zögerten nicht im geringsten, die mit Inschriften verzierten Wandtafeln der Kirchen nachzuahmen.* Diese Handwerksmeister bildeten allerdings eine wirkliche Mittelklasse, ein Kleinbürgertum, dessen Lebensbedingungen in den meisten Fällen an Wohlstand grenzten. Sie verspürten – wie die bäuerliche Elite – Lust, auf ihrem Grabe das Zeichen ihrer gesellschaftlichen Stellung darzubieten, auf dem ihr Selbstwert beruhte: ihr Arbeitsinstrument. So wird im Musée des Augustins zu Toulouse ein kleines steinernes Friedhofskreuz aus dem 16. oder 17. Jahrhundert aufbewahrt, auf dessen einer Seite ein Weberschiffchen dargestellt ist (auf der anderen die Jakobsmuschel der Pilger). Im Musée Lorrain in Nancy figurieren ein Pflug und eine Egge auf der Grabstele eines Bauern, der seinen wirklichen Reichtum zeigen wollte. Im

* Im Musée de Cluny in Paris werden beträchtlich viele Beispiele derartigen Zierats aufbewahrt, die bis ins Spätmittelalter zurückreichen.

18. Jahrhundert legte man im Jakobinerkloster zu Toulouse Grabplatten frei, auf denen der Name des Verstorbenen zusammen mit seiner Berufsbezeichnung auftaucht: Grab von X., Kerzendreher- (oder Küfer-)Meisters, und seiner Angehörigen. Als einziger Zierat sind Kerzen und Werkzeuge abgebildet.

Gleichwohl ist diese Darstellung von Berufssymbolen sehr selten, sogar dann, wenn man sich die sehr wahrscheinliche zeitbedingte Zerstörung dieser schlichten Dokumente vor Augen hält. Sie ist nicht voll zum Durchbruch gekommen, und wir haben fast nichts in Händen, was den zahlreichen Handwerkergestalten der gallo-romanischen Gräber ähnelte.

Die neue Kategorie der einfachen Leute, die namentlich seit dem Ende des 17. Jahrhunderts die Friedhöfe zu bevölkern begannen, übernahm natürlich die bereits existierenden einfacheren Typen der Grabausstattung: die schlichte, auf den Namen und eine fromme Anrufung reduzierte Inschrift in der jeweiligen Muttersprache, in *oil* oder *oc* (Nord- oder Südfranzösisch). Sie legte von Anfang an jedoch eine Vorliebe für das Kreuz an den Tag (das aufgestellte, in eine Stele eingravierte oder herausgemeißelte Kreuz). Seit der Mitte des 17. Jahrhunderts werden diese sehr einfachen Gräber immer zahlreicher: zunächst nur schmucklose Platten mit dem bloßen Namen, einer Inschrift und sehr häufig einem kleinen Kreuz. Manche davon haben sich durch Zufall erhalten, so in Poissy das linkisch gestaltete Kreuz eines »Verwalters des Herrn Königlichen Hausvorstehers« (Mitte des 17. Jahrhunderts), oder ein aus dem Jahre 1734 stammendes in Santa Maria dei Miracoli in Venedig, das oberflächlich, wie ein *graffito*, in eine kleine Steinplatte des Keramikestrichs geritzt ist. Andere haben sich in den Klosterkirchen erhalten. Wieviele aber, die die Friedhöfe geschmückt haben mögen, müssen verschwunden sein! Bei diesem ersten Grabtypus ist das Kreuz nur ein Zeichen, das einzige Ornament der Grabplatte.

Der andere Typus ist die Stele in Kreuzform – ein kleines Kreuz, das aus Stein sein kann, sehr häufig aber aus Holz gewesen sein muß. Beispiele aus Stein finden sich im Musée des Augustins in Toulouse. Nicht das hohe, schlanke Kreuz auf einem Säulenfuß, sondern ein kurzes, niedriges Kreuz mit gleichlangen und dicken Armen. Die Inschrift ist sehr kurz und in die Mitte gerückt.

In Avioth (Meuse) existieren noch Teile eines alten Friedhofs neben der Kirche. Er enthält eine Totenleuchte, die *La Recevresse* (Eintreiberin) genannt wird, und eine niedrige Einfriedung vom Ende des 18. Jahrhunderts, die zweifellos nur errichtet wurde, um den Weisungen der Bischöfe Gehorsam zu leisten, die sich über die schlechte Instandhaltung der Friedhöfe beklagten und eine Ringmauer forderten. Es sind dort einfache und schöne Grabstelen erhalten, die aus zwei Abschnitten bestehen, oben ein Reliefkreuz, darunter ein sehr kurzes Epitaph.

Diese kreuzförmigen oder – häufiger – mit einem skulptierten Kreuz geschmückten Stelen finden sich auf auf den alten Friedhöfen Englands und des Großherzogtums Luxemburg. In Luxemburg sind auf einem alten, in der Nähe der Kirche gelegenen Friedhof des 18. Jahrhunderts die bereits sauber gereihten Stelen erhalten, die einander allesamt ähneln und an denen das Moos noch nicht alle Daten getilgt hat. Die Stele ist vertikal und massig; das skulptierte Reliefkreuz an einer der Seiten wird von Palmen eingerahmt, die auf das Paradies verweisen: Nachklang des *refrigerium* auf dem Höhepunkt des Zeitalters der Aufklärung.

Im Süden Frankreichs, im Languedoc, hat man in der kleinen Kirche des Dorfes Montferrand (Aube) unter dem Portikus Grabstelen des 18. Jahrhunderts deponiert, die auf dem Friedhof gestanden haben müssen, und zwar vor seiner Neugestaltung um 1850. Diese Stelen – schmal, schlank und vertikal – münden in ein skulptiertes und einem Kreis einbeschriebenes Kreuz.

Es mag durchaus der Fall sein, daß die berühmten baskischen Stelen einfach nur eine Variante dieses Typus sind, die sich ohne Veränderung bis heute dort erhalten hat.

Ein originäres Modell des Grabes unter freiem Himmel hat sich also zwischen dem 15. und dem 18. Jahrhundert entwickelt; es ähnelt in keiner Weise mehr der Grabausstattung der Kirchen und verbindet an einer vertikalen Stele ein Kreuz und eine kurze Inschrift miteinander. Dieses Modell war nicht das einzige, das auf den Friedhöfen des 17. und 18. Jahrhunderts gebräuchlich war. Es gab andere, die aber nicht in gleicher Weise originell waren: einfache Nachahmungen der Flachgräber oder der Wandtafel-Epitaphien in den Kirchen.

Der Friedhof von Marville

Wir finden diese Grabformen noch an Ort und Stelle auf einem sanft-poetischen Friedhof, der sich seit dem Spätmittelalter wohl kaum verändert hat: eine ganz außergewöhnliche historische Kontinuität. Marville ist eine kleine Stadt im Département de la Meuse, die sich im Umkreis eines Schlosses entwickelt hat, das im Spätmittelalter dem Grafen von Bar gehörte: eine neue Stadt, die neben einer sehr viel älteren Siedlung errichtet wurde, von der sich noch eine dem Heiligen Hilarius geweihte Kapelle erhalten hat. Diese Siedlung ist aufgegeben worden, aber Saint-Hilaire ist weiterhin die Pfarrkirche von Marville geblieben, und zwar bis zum Bau der Kirche Saint-Nicolas im 14. Jahrhundert, und ihr Friedhof war immer der der ganzen Stadt. Weil er bereits von der Stadt getrennt *war* – ein außergewöhnlicher Umstand in der alten Gesellschaft, die ihre Toten inmitten der Lebenden beisetzte –, entsprach dieser alte Gottesacker des Mittelalters durchaus auch den Erfordernissen zeitgenössischer Friedhofsgesetzgebung, und Marville brauchte seinen Friedhof nicht aus dem Stadtbild zu verbannen – eben deshalb ist er so gut erhalten. Darüber hinaus ist merkwürdig, daß sich auf halbem Wege zwischen dem Friedhof Saint-Hilaire und der eigentlichen, stark befestigten Stadt ein gotisches Bauwerk befindet, das die Kreuzigung darstellt und an die *mont-joies* (Steinhaufen) erinnert, die den Trauerkondukten auf dem Wege von Paris nach Saint-Denis als Zwischenstationen dienten.

Die sehr kleine Kirche Saint-Hilaire konnte nicht allzu viele Gräber fassen; deshalb wurde die Mehrzahl der Grabstellen außerhalb der Kirche, auf dem Friedhof selbst angelegt: manche Inschriften wurden direkt in die Außenmauer eingraviert. Viele Stelen waren unter freiem Himmel aufgestellt. Manche davon stehen noch in der alten Stellung, von der Witterung allerdings zu sehr angegriffen, als daß sich eine Überführung noch lohnte. Im Jahre 1870 sind denn auch bereits die schönsten und besterhaltenen, die nahezu alle aus dem 17. Jahrhundert stammen, geborgen und im Schiff der kleinen Kirche in Sicherheit gebracht worden, das zu einem regelrechten Museum des im Ancien Régime verbreiteten und landläufigen Grabes geworden ist, zu einem Museum, wie es mit Sicherheit nirgendwo sonst existiert.

In diesen Gräbern treffen wir aber auf die genaue Nachahmung der Wandtafel-Epitaphien der Kirchen oder der Galerien der Beinhäuser: oben die religiöse Szene (Kreuzigung – mit der Jungfrau und dem Heiligen Johannes, Pietà, Grablegung, Auferstehung, der den Dämon zu Boden streckende Engel, die Unbefleckte Empfängnis, Darstellungen von Heiligen, des Heiligen Johannes des Täufers und vor allem des Heiligen Nikolaus, des Schutzheiligen der neuen Kirche von Marville); in derselben Höhe vor der religiösen Szene kniend die *priants* (der Verstorbene mit seiner Gattin und der ganzen Familie); darunter die Inschrift. Wenn der Stil auch linkisch und naiv ist, so sind die Verstorbenen doch nicht unachtbaren Standes, zumal sich manche Gerichtsbeamte darunter befinden.

Der Effekt ist seltsam: so als ob die Tafeln von der Wand, an der sie gewöhnlich befestigt waren, abgelöst worden wären, um dann im Boden eingelassen zu werden. Dieser Brauch war noch zu Beginn des 19. Jahrhunderts sehr verbreitet: man begegnet ihm überall da, wo die Beisetzung auf dem Friedhof die Regel war, d. h. seltener in Frankreich, sehr häufig dagegen in England, im kolonialen Amerika und sogar in Mitteleuropa (wie der berühmte jüdische Friedhof von Prag bezeugt).

Neben diesen vertikalen Stelen stößt man in Saint-Hilaire von Marville auf kreuzartige, mit einem ovalen Zierrahmen für die Inschrift versehene Stelen, die an die der Einfriedung des übrigens benachbarten Avioth erinnern, und darüber hinaus auf einen weiteren Typus, der Aufmerksamkeit verdient. Er besteht aus einer vertikalen, aus der Wandtafel abgeleiteten Stele und einer horizontalen, aus dem Flachgrab abgeleiteten Platte, so als ob man eine Wandtafel am Kopfende eines Flachgrabes aufgestellt hätte. Die Inschrift ist auf der vertikalen Stele angebracht. Die horizontale Platte ist lediglich mit einem zwischen zwei Kerzen eingravierten Kreuz geschmückt (Symbolik des Lichts: die Kerze, die man dem mit dem Tode Ringenden in die Hand gab oder zu Häupten des Toten brennen ließ). Diese Kombination eines vertikalen mit einem horizontalen Element kündigt das im Frankreich und Italien des 19. und 20. Jahrhunderts verbreitete gewöhnliche Grab an. Es genügt, die Stele durch das freistehende Kreuz zu ersetzen, das bisher einfach auf die Platte graviert oder skulptiert war, und – umgekehrt – die Inschrift von der Stele auf die Platte zu übertragen: damit erhält man das auf dem Kontinent verbreitetste Grabmodell unserer Epoche.

Wenn wir allerdings den Friedhof des 17., 18. und beginnenden 19. Jahrhunderts aus den Resten rekonstruieren wollen, die heute noch davon erhalten sind, so fehlt uns ein Element: das Holzkreuz. Wir wissen nämlich, daß, wenigstens seit dem 15. Jahrhundert, die Friedhofskreuze, selbst bei Gräbern hochachtbarer Leute, aus Holz waren.

Ein späteres Gemälde, das aus dem Jahre 1859 stammt, bietet ein realistisches Bild eines Friedhofs aus der Mitte des 19. Jahrhunderts*; es gibt manche Hinweise darauf, daß es sich dabei um einen alten Friedhof handelt (noch immer liegt er im Umkreis der Kirche), dessen Zustand gegen Ende des 18. und zu Beginn des 19. Jahrhunderts nicht sehr viel anders gewesen sein dürfte. Die Außenmauern der Kirche und die Mauern der Einfriedung sind mit Platten eines Typs bedeckt, der heute nicht mehr erhalten ist, seit dem 17. Jahrhundert in Holland und Deutschland aber verbreitet war: sie

* Jules Breton: *Plantation d'un calvaire* (Die Errichtung einer Schädelstätte).

haben die Form einer Raute, die die Inschrift einrahmt, und werden von einem kleinen Kreuz gekrönt. Diese Honoratiorengrabmäler blieben der alten Art der Lokalisierung treu und suchten nicht die Nähe des genauen Lageplatzes der Grabstelle. Deshalb sind sie aufgegeben worden. Der Hauptteil des Friedhofes wird nicht mehr von den seit langem verbotenen Gemeinschaftsgräbern, sondern von einfachen Holzkreuzen unter kleinen Dächern mit je zwei Schrägen eingenommen, wie man sie auf dem Cimetière des Innocents des 16. Jahrhunderts und heute noch in Deutschland und Mitteleuropa findet. In Frankreich sind sie im 19. Jahrhundert verschwunden und haben ihren Platz entweder aufwendigeren Monumenten oder der einfachsten Form des Holzkreuzes überhaupt abgetreten: dem Soldaten- und Armenkreuz. Aber die Form des Kreuzes gibt hier nicht den Ausschlag; das Modell des einfachen Armengrabes ist fortan fixiert: das Holzkreuz am Kopfende eines Erdhügels. (55)
Vom 15. bis zum Beginn des 19. Jahrhunderts hat sich so, abseits der kirchlichen Vorbilder, ein Modell des Friedhofs entwickelt, auf dem das Kreuz allen Raum einnahm, der für Dekor und Ikonographie vorgesehen war. Gegen Ende des 18. und zu Beginn des 19. Jahrhunderts endgültig verbindlich geworden – zu einer Zeit also, da die Friedhöfe sich mit den sichtbaren Gräbern derer füllten, die darauf bisher nie Anspruch erhoben hatten –, verbreitet sich das Kreuz dann und wird Allgemeingut, das bis ins 20. Jahrhundert sogar in sogenannten entchristianisierten Gegenden peinlich genau respektiert worden ist. Kein Kreuz auf seinem Grab oder dem seiner Angehörigen aufzustellen, ist noch heute Zeichen einer außergewöhnlichen Herausforderung der Gemeinschaft der Gläubigen. Die äußerlich am wenigsten religiöse Gesellschaft hält also noch an der Präsenz des Kreuzes fest. Zunächst deshalb, weil es, aufgrund einer ein bis zwei Jahrhunderte währenden Assoziation, zum Zeichen des Todes geworden ist; ein Kreuz vor einem Namen bedeutet, daß die betreffende Person verschieden ist. Dann aber auch deshalb, weil das Kreuz, das selbst bei gläubigen Christen von seiner historischen christlichen Bedeutung mehr oder weniger abgelöst worden ist, dunkel als Zeichen der Hoffnung, als schützendes Symbol empfunden wird. Man hält daran fest, ohne zu wissen warum, aber man tut es. Es beschwört nicht die jenseitige Welt, sondern etwas anderes, Geheimnisvolles, Tiefes, Unaussprechliches jenseits der Helligkeit des rationalen Bewußtseins.

Die Stiftungsgräber: Die »Tafeln«

Auf den vorgehenden Seiten haben wir – im Zusammenhang mit den Wandtafeln mit *priants* in den Kirchen wie auf den Friedhöfen – häufig das Wort »Tafel« *(tableau)* benutzt. Wir müssen darauf zurückkommen, denn es bezeichnet die verbreitetste, gebräuchlichste und auch bezeichnendste Grabform der gegen des Ende des Mittelalters triumphierenden neuen Mentalität.

Die Grabinschriften und -monumente, die wir bisher untersucht haben, gaben einem doppelten Bedürfnis Ausdruck: einmal dem Wunsch, aufs Jenseits vorzugreifen und sich in der Haltung der Reglosigkeit und der transzendenten Ruhe dargestellt zu sehen; andererseits der Sehnsucht, im Gedenken der Menschen weiterzuleben; im Grunde also nichts Neues in der religiösen Geschichte der abendländischen Kultur. Ich habe meinerseits lediglich die beiden Formen von Transzendenz hervorgehoben und einander entgegengesetzt, die eine gebildeten Ursprungs, bei der Seele und Körper im Jenseits voneinander geschieden werden, die andere mündlich tradiert und volkstümlich verbreitet, bei der der *homo totus* im Frieden der Auferstehung harrt.

Die »Tafel« des Spätmittelalters macht deutlich, daß das dualistische Konzept der gebildeten Kleriker sich der Mentalität der breiten Volksschichten bemächtigt hat. Wir stoßen da erneut auf die individualistische Vorstellungswelt der Testamente, auf ihre Neigung, die Angelegenheiten des Heils und des Jenseits mit juristischer und rechenhafter Genauigkeit zu handhaben, und auf die argwöhnische Vorsicht, wie sie die irdischen Dinge erfordern.

Man benutzte die Worte Tafel und Epitaph zuweilen unterschiedslos im Sinne von Grab, weil das Epitaph den größten Teil des Raumes der Tafel in Anspruch nahm, wenn auch das Wesen der Inschrift, wie wir sehen werden, in beiden Fällen durchaus nicht immer das gleiche war.

Aber die Sprache der Zeit (des Spätmittelalters und der beginnenden Neuzeit) unterschied zwischen Tafel und Grab. Die Tafel konnte eine der vielfältigen Grabformen ein und derselben Persönlichkeit darstellen. Sie konnte auch für sich allein Grab sein. Man prüfe das am Beispiel des aus dem Jahre 1400 stammenden Testamentes von Guillaume de Chamborand, eines königlichen Kämmerers. An erster Stelle steht die Grabwahl: »Er möchte seinen Leichnam beigesetzt wissen in der Église de la Terne, der Kirche des Cölestinerordens der Diözese Limoges, und zwar vor dem Chor besagter Kirche, ziemlich nahe dem Hauptaltar, an der an die Außenmauer grenzenden Seite.« (56) Dann spricht der Testatar von seinem Grab im eigentlichen Sinne: »Über seinem Leichnam soll ein Grab [eine Platte] bereitet werden [...], eineinhalb Fuß über der Erde aufgestockt und aus Stein gefertigt, auf dem seine mit seinem Wappen geschmückte *représentation* ruht [d. h. ein *gisant*]. Und auf und um besagtes Grab soll geschrieben stehen sein Name, sein Titel und Tag und Jahr seines Hingangs.«

Der so auf einem Sockel liegende *gisant* bildet das untere Stockwerk eines in der Nähe der Mauer befindlichen Nischengrabes: »Und über diesem Grabe soll ein Bildnis Unserer Lieben Frau an die Wand gemalt sein, welches Bildnis schön und mit Sorgfalt gearbeitet sein soll, wie sie Unseren Herrn als Kind in den Armen hält. Und vor diesem Bildnis, an der Wand über dem Grabe, soll als Gemälde eine *représentation* seiner Person angebracht werden, bei der er, mit seinem Wappen geschmückt, mit gefalteten Händen auf den Knien liegt. Und vor ihm sollen stehen der Heilige Johannes der Täufer und der Heilige Wilhelm.« (57) Man erkennt den oben untersuchten Typus des zweigeschossigen Grabes wieder – unten ein *gisant*, oben ein *priant* mit einer religiösen Szene und seinen Schutzheiligen als Fürsprechern.

Zweifellos ein schönes und durchaus vollständiges Grab. Es hat dem Erblasser jedoch noch immer nicht genügt. Er bedingt sich ein zweites Grabmonument aus, das er aber nicht mehr Grab nennt, sondern Tafel: »Item, ich wünsche und verfüge, daß eine Kupfertafel angefertigt wird, auf der der Name, der Zuname, der Titel besagten Testatars, Jahr und Tag seines Hingangs [aber weder Alter noch Geburtsdatum] und die Messe verzeichnet sein sollen, die immerwährend für seine Seele und die seiner verstorbenen Eltern, Freunde, Angehörigen [die Freunde werden den Angehörigen gleichgestellt!] und Wohltäter in besagter Kirche gelesen werden soll.« Dieser immerwährende Gottesdienst soll aus den Erträgen eines dem Kirchenvorstand gestifteten Kapitals bezahlt werden: »Und soll diese Tafel an der Kirchenmauer über besagtem Grab angebracht werden, zu Füßen genannten Bildnisses Unserer Lieben Frau und seiner *représentation* [seines Porträts als *priant*], die als Wandmalerei über besagtem Grabe ausgeführt sein sollen, wie oben verfügt.«

Die Tafel wird also vom Grabe unterschieden; sie ist im allgemeinen von ihm getrennt und auch räumlich entfernt, obwohl der Testatar hier beide Elemente an ein und derselben Stelle vereint hat.*

* Ein Testatar aus derselben Epoche, Priester, Kanoniker zu Reims und königlicher Sekretär, verlangt »ein schönes und ansehnliches Grab [...] und eine an der Kirchenmauer befestigte Kup-

Ein anderes Testament aus dem Jahre 1409 bedingt sich Grab und Tafel wie folgt aus: »Wünscht und verfügt, daß eine Messingtafel angefertigt und an einem Pfeiler oder der Kirchenmauer befestigt wird, ziemlich nahe ihrer vorgesehenen Grabstelle [die gleiche Suche nach Nachbarschaft von Grab und Tafel wie eben], und besagte Tafel soll ihren Hingang und den ihres Schwiegersohnes und ihrer Tochter vermelden.« Vierzig Pariser Sous sind für die Ausführung vorgesehen. Dann wird das Grab folgendermaßen beschrieben: »Für die Grabstelle soll angefertigt und bereitet werden ein Steingrab [d. h. Steinplatte], auf dem drei *représentations* eingraviert und drei Personen dargestellt sind, die ihre, die ihres besagten Schwiegersohnes und die ihrer genannten Tochter«. (58) Ein Grab mit *priants* also, ebenfalls ein Wandgrab, aber von der Stiftungstafel deutlich unterschieden.

Zwei Jahrhunderte später, zu Beginn des 17. Jahrhunderts (1622 [59]), begegnen wir denselben unverändert vorgebrachten Wünschen und Bräuchen, wie die folgende »Erlaubnis der Kirchenvorsteher der Kirche Saint-Jean-en-Grève« für die Witwe eines »königlichen Haus- und Wundarztes« illustriert – die Erlaubnis, »sich ein Epitaph an dem Pfeiler befestigen zu lassen, an dessen Fuß die Bank besagter Witwe steht [von der aus sie der Messe beiwohnte], *oder* vor dem Grab, wo besagter Verstorbener beigesetzt worden ist, und darauf gravieren oder verzeichnen zu lassen, was ihr zum Gedenken des Verstorbenen angemessen scheint«, *und überdies* »über besagtem Grab eine Platte anbringen zu lassen. In diese Platte kann sie die Gestalt eines Mannes und einer Frau eingravieren lassen, und darüber ebenfalls eine Inschrift.« Nach der Beschreibung handelt es sich also noch um ein Flachgrab mit eingravierten *gisants*. Der Verstorbene hat also ein Anrecht auf eine Wandtafel *und* ein Flachgrab in ein und derselben Kirche.

Manche Testatare hingen mehr an ihren Tafeln als an ihren Gräbern: »Und bedingt sich aus, daß nach dieser Stiftung und Verfügung eine Tafel angefertigt wird, die in besagter Kapelle mit einer Eisenkette befestigt werden soll.« (60) Denn die Aufzeichnung der Testamentsauszüge in Stein oder Metall garantierte die Öffentlichkeit der Stiftungen, deren Erträge die regelmäßige Abhaltung der Gottesdienste für die Ruhe der Seele sicherstellten. Die Geistlichen und Kirchenvorstände hätten sie ja vernachlässigen können! Diese in dauerhaftem Material verewigten Texte, die manchmal sogar noch Namen und Adresse des an der Verordnung beteiligten Notars verzeichneten, führten allen Betroffenen ihre Verpflichtungen vor Augen.

fertafel, auf der verzeichnet steht, was seine Testamentsvollstrecker verfügen«, d. h. die Einzelheiten seiner Stiftung.

Ziel des Grabdenkmals war es also nicht, das Gedenken der Nachwelt im allgemeinen wachzurufen – wie es die oben analysierten biographischen Inschriften tun sollten. Es richtete sich vielmehr an die kleine, tendenziell ewige Gruppe derer, die mit der Abhaltung der Gottesdienste betraut und der Pflichtversäumnis verdächtig waren. Manche Testatare waren der Arglist fähig, ihre eigenen Erben für die Überwachung der Seelsorger, Kirchenvorsteher und Geistlichen der mildtätigen Institutionen und Kirchen einzuspannen, die sie bedacht hatten, indem sie ihnen die Erlaubnis erteilten, die Legate wiedereinzutreiben, wenn die damit verbundenen Auflagen nicht erfüllt werden sollten.

Die Stiftungstafel ist also eine Verlängerung des Testaments, ein öffentlich genutztes Mittel zur sicheren Gewährleistung seiner Forderungen. Deshalb begnügten sich die Testatare nicht immer – wie in den vorhergehenden Fällen – mit einer einzigen Tafel in der Nähe ihrer Grabstelle, sondern zogen es vor, sie an Zahl zu vermehren und an jeder Stelle eine anzubringen, der eine ansehnliche Stiftung zugedacht war. Dieser Brauch war im 16. und 17. Jahrhundert sehr verbreitet.

Ein Testament des 17. Jahrhunderts macht deutlich, in welchem Maße die Öffentlichkeit der Stiftungen in der Ökonomie der Tafeln über die transzendentalen und kommermorativen Werte des Grabes mit *gisant*, *priant* oder lobpreisendem Epitaph die Oberhand behielt.

Im Jahre 1611 sieht Claude Evrard, Lehnsherr von Moustier-en-Brie, davon ab, seinem Testamentsvollstrecker irgendeine bindende Regelung für seine Grablegung zu hinterlassen, ausgenommen die, daß sie »in der Kirche Saint-Michel stattfinden soll, in der sein Vater, der verstorbene Lehnsherr, beigesetzt und bestattet worden ist«. Er bedingt sich keine besondere Stelle, keinen speziellen Grabtypus aus. »Er vertraut sie an und stellt sie in das Belieben und Ermessen seines Testamentsvollstreckers« – eine Formel, die zu dieser Zeit Gleichgültigkeit bezeugt. Umgekehrt äußert er sich detailliert zu den frommen Legaten und den dafür zu erwartenden Gegenleistungen. Das erste bedeutsame Legat gilt dem Spital Saint-Louis: »Sie sollen [nämlich der Leiter und der Direktor des Spitals] immerwährend dafür Sorge zu tragen haben, daß in der Kapelle besagten Ortes wöchentlich und an geeignetem Orte eine stille Requiem-Messe gelesen und zelebriert wird, an deren Ende ein *De profundis* und die herkömmlichen Gebete gesprochen werden sollen [...]. Und jährlich soll am Todestage besagten Testatars eine Hohe Requiem-Messe mit lautem Gesang zelebriert werden, mit Laudes, Vigilien und Fürbitten, und es sollen von genanntem Leiter und Direktor Schmuck, Kerzen- und Fackelbeleuchtung,

Brot und die anderen zur Feier besagter Hohen Messe erforderlichen Dinge bereitgestellt werden.« (61)

Als Gegenleistung erlegt er dem Direktor dieses Hauses die Verpflichtung auf, »zum ewigen Andenken an besagte Stiftung auf Kosten genannter Erben ein Marmorepitaph [anfertigen zu lassen], und zwar am dafür geeignetsten Orte«. Ferner wünscht er, daß in Neuf-Moustier-en-Brie, einem anderen Ort, dem ebenfalls ein Legat zufließt, »zum Andenken an besagte Stiftung von besagten [Kirchenvorstehern] in besagter Kirche ein Marmorepitaph aufgestellt wird«. Das »Andenken«, das es zu verewigen gilt, ist das der »Stiftung« und nicht das eines Menschen oder seines Lebens.*

Die meisten Stiftungen fließen Hospitälern zu; aber auch Aufwendungen für Schulen sind nicht außergewöhnlich: Katechismusschulen (vgl. die Fußnote), Grundschulen und Gymnasiastenstipendien, wie die folgende Tafel aus dem Jahre 1556 ausweist, die in Saint-Maclou zu Pontoise noch an Ort und Stelle erhalten ist: »Der ehrwürdige Herr und Meister Renault Barbier, zu seinen Lebzeiten Priester und Prior zu Anvers und apostolischer Nuntius zu Pontoise, hat dem hiesigen Gymnasium 32 Livres, 10 Sous und 5 Deniers [Heller] jährlicher Rente vermacht, mit der Auflage, daß die Leiter besagten Gymnasiums verpflichtet sind, in besagtes Gymnasium 4 Zöglinge der Pfarrgemeinde Anvers aufzunehmen und für sie den Klassenlehrern das Monatsgeld zu zahlen, und jedes Jahr in besagtem Gymnasium eine Hohe Requiem-Messe zu seinem Heil am 16. April lesen und am Vorabend des Festes der Jungfrau Maria von den Zöglingen besagten Gymnasiums unter Leitung eines Klassenlehrers um 11 Uhr morgens ein Schlußgebet mit *De profundis* in der Kapelle der Bruderschaft der Geistlichen singen zu lassen, ebenfalls zu seinem Heil, wie es im Testament besagten Barbiers festgelegt und notariell beglaubigt ist [...], zu Pontoise, am 18. März 1596. *Requiescat in pace.*«

Manche Testatare ersparen sich – aus ökonomischen Gründen oder aus christlicher Demut – die Kosten für eine Stiftungstafel aus Erz oder Mar-

* Hier ein anderes Beispiel für die zahlenmäßige Vermehrung der Stiftungstafeln aus dem Jahre 1667. Die Erblasserin ist in der Kirche Saint-Médéric beigesetzt. Sie bedingt sich die Stiftung einer kleinen, in erster Linie für den Katechismusunterricht bestimmten Schule in Puteaux aus: »Ich wünsche, daß besagte Stiftung auf einer Marmortafel verzeichnet wird, die in der Kirche besagten Ortes auf Kosten meiner Universalerbin aufgestellt werden und der ähneln soll, die sich in der Kapelle der meinem Haus in Puteaux zugehörigen Kirche befindet.« Andererseits vermacht sie dem Hospital eine Stiftung, »und soll besagte Stiftung [...] an einem Ort, der von den Herren Verwaltern gutgeheißen und bestimmt werden möge, auf einer Kupfer- oder Marmor-Tafel verzeichnet werden.« (62) Das macht, alles in allem, bei dieser Erblasserin *drei Tafeln* aus.

mor. Sie ersetzen sie dann durch eine andere, wenn auch gefährdetere Form der öffentlichen Darbietung. So vermacht ein Winzer aus Montreuil im Jahre 1628 seiner Pfarrkirche die Summe von 400 Livres, »mit der Verpflichtung, daß besagter Testatar in die Gebete eingeschlossen wird, die in besagter Kirche gesprochen werden [die Verkündigungen bei der sonntäglichen Hauptmesse], und auch unter der Bedingung, daß, wenn besagte sechs Messen gelesen werden [an Allerheiligen, Weihnachten, Maria Lichtmeß, Ostern, Pfingsten und am Tage Unserer Barmherzigen Frau], besagte Kirchenvorsteher gehalten sein sollen, sie in die Verkündigungen besagter Kirche aufzunehmen«. (63)

Die Kirche wurde zur Buchführung über die Gottesdienste genötigt, zu deren immerwährender Abhaltung sie sich verpflichtet hatte. Ein Testatar des Jahres 1416 ging so weit zu verlangen, »daß das im *marteloyge* besagter Klosterkirche *pour souvenance* [zur Erinnerung] verzeichnet wird.« (64)

Die Aufstellung einer Tafel war – wie die Aushebung des Grabes – Gegenstand eines notariell beglaubigten Vertrages zwischen dem Testatar oder seinem Testamentsvollstrecker und den Kirchenvorstehern. Ein Beispiel dafür aus dem Jahre 1616: »Pierre Vieillard, Königlicher Rat, Präsident und Generalschatzmeister von Frankreich im Finanzamt zu Soissons, Universalerbe seines Onkels Nicolas Vieillard, zu seinen Lebzeiten ebenfalls Präsident und Generalschatzmeister von Frankreich zu Soissons, erhält von den Kirchenvorstehern der Kirche Saint-Jean-en-Grève die Erlaubnis, zum immerwährenden Andenken des Verstorbenen [und nicht nur der Stiftung: die beiden Motive der Kommemoration und der erlösenden Sündentilgung fallen hier zusammen] an einem Platz in der Kapelle Saint-Claude besagter Kirche, an der Südseite [immer die begehrteste Seite], vor und gegenüber dem Altar besagter Kapelle [eine Platte] aufstellen zu lassen, auf der die Inschrift über besagte Stiftung des Verstorbenen zugunsten der Katechismusschule besagter Kirche Saint-Jean verzeichnet steht [wie die oben zitierte Gymnasiumsstiftung eine Stiftung der Gegenreformation mit seelsorgerischem Zweck], und dies alles gemäß und in Übereinstimmung mit dem Vertrag, der zwischen den Amtsvorgängern besagter Kirchenvorsteher einerseits und besagtem Herrn Vieillard andererseits um besagter Stiftung willen geschlossen worden ist vor M[e] ... [*Maître;* der Name des Notars ist offengelassen].« (65)

Die Bedeutung, die der Stiftungstafel vom 16. und bis zum 18. Jahrhundert zugemessen wurde, war so groß, daß sie häufig die Stelle des Grabes einnahm und mit ihm zusammenfiel. Es entstand so ein sehr verbreiteter Typus von Wandgrab, das die charakteristischen Merkmale von Epitaph mit *priant* und religiöser Szene und Stiftungstafel in einem einzigen kleinen Denkmal zusammenfaßte. Es wird oben von einer schmalen eingravierten Bandleiste gesäumt, auf der die *priants* vor einer religiösen Szene knien – übrigens in sehr schematischer Darstellung, denn diese Komposition ist nicht das wesentliche. Die Inschrift darunter nimmt dann nahezu den ganzen restlichen Raum ein. Sie besteht aus zwei Abschnitten. Der eine, sehr kurz, ist das *ci-gît,* die trockene Identitätsangabe der Person ohne biographische oder hagiographische Details; der andere, sehr lang, beschreibt die Stiftung, den Betrag, die dafür beanspruchten Gottesdienste und verzeichnet häufig auch den Namen des Notars.

Diese kleinen Denkmäler müssen in Frankreich vom 16. bis zur Mitte des 18. Jahrhunderts zahlenmäßig sehr verbreitet gewesen sein. Trotz der wechselvollen Schicksale unserer Kirchen vom 18. Jahrhundert bis heute und trotz des geringen Interesses, das ihnen Priester, Architekten, Archäologen und sogar Historiker entgegengebracht haben, haben sich doch genug erhalten, um eine Vorstellung davon zu vermitteln, wie die mit diesen Tafeln geradezu verkleideten Pfeiler und Mauern ausgesehen haben mögen – verkleidet fast so, wie heute die Wallfahrtssanktuare mit Votivbildern, mit Exvotos. (66)

Bald liegt das Hauptgewicht auf dem *ci-gît,* bald auf dem Stiftungsnachweis. Hier ist die Reihe der *priants* sehr deutlich herausgearbeitet, dort wird sie vernachlässigt. Das allgemeine Darstellungsverfahren bleibt jedoch dasselbe und bringt den beständigen Wunsch zum Ausdruck, die für das eigene Seelenheil getroffenen Verfügungen zu perpetuieren.

Wir werden auf diesen Tafeln einer Mentalität gewahr, die sich sowohl von der archaischen der *gisants* und *priants* als auch von unserer heutigen deutlich unterscheidet: es ist dieselbe, die sich auch in den Testamenten niederschlägt. Sie bilden einen neuen Grabtypus, den ich *tombeau d'âme* (Seelengrab) nennen möchte; dafür hier einige Beispiele.

Das erste stammt aus dem Jahre 1392 und ist dem Repertorium von Gaignières entnommen. (67) »Unter dieser Marmorplatte ruht der verstorbene Meister Nicholas de Plancy, zu seinen Lebzeiten Herr von [...], verstorben im Jahre 1392 [ein sehr knappes *ci-gît*], der zusammen mit seiner

Frau diese Kapelle von CIIX l. Rente gestiftet hat, die umgesetzt und für den Unterhalt der Kanoniker und Kapläne aufgewendet werden soll, damit jeden Tag eine Messe gelesen wird, und zwar unmittelbar nach der Wegnahme des Leibes Unseres Herrn Jesu Christi bei der Hauptmesse dieser Kirche [Zeichen der gleichsam magischen Andacht beim Anblick des Corpus Christi im Augenblick der Erhebung der Hostie] und damit besagte feierliche Messen jedes Jahr gelesen werden: an Mariae Verkündigung, an den beiden Tagen des Heiligen Nikolaus und der Heiligen Katharina und an Mariae Empfängnis.«

In der Kirche von Cergy-sur-Oise findet sich eine Wandtafel aus dem Jahre 1404. Oben der Abschnitt des *priant:* der Heilige Christoph, der Schutzpatron der Kirche, und vor ihm auf den Knien der Verstorbene in Waffen. Der ganze Rest bleibt der Inschrift vorbehalten: »Hier ruht der Edle Pierre Gossart, zu seinen Lebzeiten Junker und Herr von Dammartin, der dem Kirchenvorstand dieser Kirche die Summe von 60 Pariser Sous jährlicher Rente auf ein in Pontoise gelegenes Haus hinterlassen hat, das Roger de Quos verwaltet und [hier die vollständige Adresse!] das an der Ecke der Rue de Martre liegt und auf der einen Seite an das des Drechslers Robin grenzt, des Nachbarn der Erben von Richard de Quos, auf der anderen an königliches Eigentum [diese Adresse des 15. Jahrhunderts hat bereits die Genauigkeit und Eindeutigkeit einer englischen oder Londoner Anschrift von heute], den Geistlichen und Ältesten des Kirchenvorstandes von Saint-Christoph zu Cergy. Vorausgesetzt, daß der hiesige Geistliche jedes Jahr an dem Tage, da besagter Verstorbener aus dem Leben geschieden ist, verpflichtet wird, eine Hohe Messe und Vigilien mit IX Psalmen und IX Lesungen [von Bußpsalmen] zu halten und zu zelebrieren, mit Diakon und Subdiakon, und zugleich soll der Geistliche gehalten sein, an jedem Mittwoch der Quatember-Fasten eine Hohe Messen mit Diakon und Subdiakon, mit Totenvigilien mit IX Psalmen und IX Lektionen zu lesen und zu zelebrieren, und zu diesem Zweck und zur Aufrechterhaltung besagten Gottesdienstes soll der Geistliche von jenen LX s. p. [*sous parisis*] die Summe von XL s. p. erhalten, ausgezahlt von besagten Kirchenvorstehern, und die von den LX s. p. verbleibenden XX s. p. hat der besagte Verstorbene dem Vorstand für Bücher, Schmuck und Kerzenbeleuchtung hinterlassen, um jenen Gottesdienst abzuhalten und die besagten LX s. p. Rente einzuziehen [die Beitreibungskosten]. Welcher Herr verschieden ist am 9. April 1404, zwei Tage nach Ostern.« Die juristische Präzision des Textes verdient Bewunderung.

Die folgende Tafel aus dem Jahre 1458 ähnelt der vorhergehenden. Sie ist in Saint-Maclou zu Pontoise noch an Ort und Stelle zu besichtigen und bietet im oberen Abschnitt eine zwischen den beiden Verstorbenen eingravierte Pietà; die beiden Knienden, Mann und Frau, werden jeweils von ihrem hinter ihnen stehenden Schutzheiligen vorgestellt, der ihnen die Hand auf die Schulter legt.

»Hier ruhen der verstorbene Pierre de Moulins, zu seinen Lebzeiten königlicher Abgeordneter von Pontoise, und seine Frau Martine Lataille, welche die Stiftung gemacht haben, daß in dieser Kirche Saint-Maclou zu Pontoise jede Woche zwei stille Messen am Altar Unserer Lieben Frau gelesen und zelebriert werden sollen, zur Stunde [...] oder wenigstens ungefähr, zum Heil ihrer Seelen, die eine dienstags, die andere donnerstags, mit Vigilien, IX Psalmen und Lektionen. Einmal im Jahr soll jede dieser Vigilien am ersten Sonntag der XII Monate gelesen werden. Alle diese Vigilien und Messen ist der Vorstand dieser Kirche verpflichtet, zu ...« In derselben Kirche von Pontoise hat sich ein anderes *ci-gît* aus dem Jahre 1550 erhalten: das von Nicolas Lefebre und seiner Frau. Dem Kirchenvorstand wird eine Wiese gestiftet, mit der Auflage, »in dieser Kirche an jedem Freitag der Quatemberfasten immerwährend für die Seelen besagter Verstorbenen und die ihrer Freunde [d. h. nahe oder entfernte Verwandte, Freunde, die immer mehr oder weniger verschwägert sind] Vigilien und Requiem-Messen lesen zu lassen.« Dann die Mahnung an die Pflicht, die erforderlichen Gegenstände bereitzustellen und »für das Bahrtuch [man sagt später auch *représentation;* es handelt sich jedenfalls um den Katafalk anstelle des Leichnams] auf den Gräbern« während des Gottesdienstes zu sorgen. Folgt die Verteilung von Spenden an den Klerus, die Verfügung hinsichtlich des Geläuts und das Verbot, die Stiftung zu anderen Zwecken zu entfremden.

Die Handwerker blieben an Freizügigkeit und öffentlicher Bekanntgabe nichts schuldig. Die Epitaphiensammlungen zu Paris äußern sich mit der folgenden Tafel aus dem Jahre 1564 (68) so: »Hier ruht der ehrenwerte Jacques de la Barre, zu seinen Lebzeiten Schneidermeister und Bürger von Paris, der am XXII. Oktober des Jahres MDLXIV verschied und der Bruderschaft vom Heiligen Abendmahl am Altar der Kirche S. Benoit le Bien Tourné zu Paris 5 Livres jährlicher Rente auf ein in der Cité von Paris gelegenes Haus hinterlassen hat, an dem als Erkennungszeichen die goldene Rattenfalle hängt, mit der Verpflichtung, daß die Vorsteher dieser Bruderschaft gehalten sind, an dem Tage, da der Testatar verscheidet, oder an anderen passenden Tagen eine Hohe Requiem-Messe mit Diakonen, Subdiakonen und Chorrockträgern, mit Vigilien und Fürbitten am Schluß und einem *Libera* und einem *De profundis* lesen und zelebrieren zu lassen.«

Nichts verändert sich in dieser Hinsicht im 17. Jahrhundert; eine wiederum in Saint-Maclou zu Pontoise angebrachte Zierleiste aus dem Jahre 1674 trägt die folgende Inschrift: »Der ehrenwerte Antoine, Bürger von Pontoise, dessen Leichnam in dieser Kapelle ruht, und zwar aufgrund der Verehrung, die er immer dem Sehr Heiligen Abendmahl entgegengebracht hat, hat der Kirche von Saint-Maclou zu Pontoise XII Schlußgebete vom Heiligen Abendmahl gestiftet, die immerwährend am ersten Donnerstag eines jeden Monats mit Ausstellung des Heiligen Abendmahls [eine Frömmigkeitsgeste der Gegenreformation] und 10 Kerzen von weißem Wachs auf dem Altar gelesen werden sollen. Es sollen ein *O Salutaris*, die Vespern des Heiligen Abendmahls, das Gebet *Exaudiat*, der Vers *Fiat manus tua*, die Gebete für den König, *Ecce Panis, Bone Pastor, Qui cuncta* und *Ave verum corpus* [kein *Tantum ergo?*] gelesen und der Segen erteilt werden, dann das *Libera* und das *De profundis* am Grabe, über dem die *représentation* der Toten stehen soll [ein mit dem Bahrtuch bedeckter Katafalk], beleuchtet von vier Kerzen aus weißem Wachs. Jedes Schlußgebet soll bei den Verkündigungen des vorhergehenden Sonntags angekündigt werden, es sollen die großen Glocken und das Glockenspiel geläutet werden, und das alles im schönsten roten Schmuck, mittels der Summe von 2000 Livres gemäß dem Vertrag vor den Notaren J. F. und H. D. in besagtem Pontoise am 13. März 1674.«

Eine andere, ebenfalls in Pontoise befindliche Tafel beginnt mit den Namen der Notare, so als ob sie die letztlich wichtigsten Personen wären. »Durch einen weiteren Vertrag, der vor den Notaren C. L. und B. F. am 4. Januar 1681 geschlossen worden ist, ist in besagter Kirche für die Ruhe der Seele des besagten Verstorbenen vom gnädigen Herrn Ritter Pierre du Monthiers, Herrn von S. Martin, Präsident des Amtsgerichts von Pontoise, zusammen mit Marie Seigneur, seiner Gattin, und Martin Seigneur, Rat und königlicher Sekretär, Sohn der besagten Verstorbenen, ein vollständiger Gottesdienst von drei Hohen Messen gestiftet worden usw.... Alles Erforderliche soll von den Herren Geistlichen und Kirchenvorstehern bereitgestellt werden, mittels der Summe von 360 Livres, gemäß obenerwähntem Kontrakt. Betet zu Gott für seine Seele.«

Die Tafeln vom Anfang des 18. Jahrhunderts orientieren sich noch immer am selben Modell. Gleichwohl läßt sich eine gewisse Trockenheit und Indifferenz hinsichtlich der Grabstelle selbst feststellen; man weiß nicht einmal mehr, wo sie gelegen ist, und die Absolutionen werden vollständig fallengelassen. Aus der folgenden Tafel des Jahres 1704, die in der Kirche von Andresy noch an Ort und Stelle erhalten hat, wird nicht ersichtlich, ob der Stifter nun auch wirklich hier bestattet liegt oder nicht. Oben das Wappen und eine fromme Anrufung: »Zum Angedenken der fünf Wunden NSJC [Unseres Herrn Jesu Christi].« Weder *priant* noch Bildnis. Dann der biographische Abriß: »Claude Le Page, Truchseß, Herr und Eigentümer der Kapelle, früherer Vorsteher des königlichen Reitstalles, Mundschenk des Königs, früherer Kammerherr des verstorbenen *Monsieur*, des einzigen Bruders seiner Majestät Ludwigs XIV., dem er zweiunddreißig Jahre gedient hat bis zu seinem Ableben, um dann den gleichen Dienst bei seinem Sohn, dem Herzog von Orléans, aufzunehmen [hier taucht der Lebensabriß wieder auf, der auf den Stiftungstafeln sonst eher fehlt], hat eine immerwährende Messe [hier endlich die Stiftung] für die Ruhe seiner Seele und die seiner Verwandten und Freunde gestiftet, die an jedem sechsten Tag jeden Monats in der Kapelle Saint-Jean gelesen werden soll – eine davon soll eine Hohe Messe sein, am Tag des Heiligen Klaudius [seines Schutzheiligen] –, bei der fünf Arme und ein Kind zugegensein sollen, um bei besagten Messen zu respondieren [wir haben bereits im Zusammenhang mit den Willenserklärungen der Testamente gesehen, daß die Präsenz von Armen beim Geleit häufig gefordert wurde; bemerkenswert ist, daß diese Forderung sogar da noch weiterbesteht, wo sich andere traditionelle Details verflüchtigen], denen die Kirchenvorstände jedem fünf Heller auszuhändigen haben, von denen sie einen als Opfergabe darbringen müssen. Das alles ist gebilligt worden von den Herren Geistlichen, amtierenden Kirchenvorständen und Ältesten der Pfarre St. Germain in Andresy und wird ausführlicher erläutert in dem am 27. Januar vor den Herren Bailly und Desfforges, Notaren am Châtelet von Paris, geschlossenen Vertrag. Dieses Epitaph ist auf Betreiben des Stifters errichtet worden, der am 24. Januar 1704 neunundsiebzig Jahre alt ist«, wenige Monate später fügte man hinzu: »und verstorben am 24. Dezember des gleichen Jahres«! Der Stifter hatte sein Epitaph also zu seinen Lebzeiten errichten lassen.

Eine andere, aus dem Jahre 1722 stammende Tafel in der Kathedrale zu Toulouse macht ebenso nicht die geringste Andeutung auf den Ort der Grablegung, und es ist schwer, in diesem immer häufigeren und verbreiteteren Schweigen anderes als Gleichgültigkeit zu erkennen. Die philanthropische Absicht hat die Tendenz, sich über die Sündentilgung hinwegzusetzen. »Der gnädige Herr Jean de Cabrerolle de Villespan, Parlamentsrat und Propst der Kirche von Toulouse, hat eine immerwährende Totenmesse gestiftet [früher sagte man: eine Requiem-Messe, denn es gab nur *eine* Totenmesse], die von den Herren Geistlichen des Domkapitels am 31. März, seinem Todestage, gelesen werden soll, mit einem Honorar von 20 Sous für jeden der Domherren und von 10 Sous für jeden der Chorknaben, die allein den Ministranten und gerade Anwesenden von seinem Erben ausbezahlt werden sollen, dem Krankenhaus S. Jacques. Ferner hat er in besagtem Krankenhaus 24 Plätze [Bettplätze] für arme und unheilbar Kranke gestiftet, mit einem Kaplan, der verpflichtet ist, wöchentlich zwei Messen am Altar dieser S. Étienne geweihten Kapelle zu lesen, für die Ruhe seiner Seele und der seiner Angehörigen.« Es folgen die Anweisungen zur Auswahl der Kapläne. Ich werde im Zusammenhang mit den Kapellenstiftungen auf dieses Dokument zurückkommen.

Fassen wir zusammen: Im 15. Jahrhundert taucht die Tafel häufig in der unmittelbaren Nachbarschaft des Grabes auf, ohne doch zu seinem festen Bestandteil zu werden; es kommt sogar vor, daß sie räumlich von ihm abrückt. Vom 16. bis zum 18. Jahrhundert bildet sie die geläufigste Form des Grabmonuments; dann trennt sie sich entweder vollständig vom Grab und bezeichnet den Ort der jeweiligen Stiftung, oder sie verleibt sich das Grab ein und wird zu dessen wesentlichstem Element. Im 18. Jahrhundert gibt man ihr nicht mehr den Namen Tafel; man nennt sie vielmehr einfach Epitaph – ein Ausdruck, der dann die Bedeutung von Grab annimmt.

In der Tat: Diese Dokumente haben uns veranlaßt, einen vierten Grabtypus nach *gisant, priant* und den kreuzgekrönten Friedhofsstelen zu unterscheiden, und über dessen Bedeutung werden wir uns jetzt zu verständigen haben.

Priants, gisants und Kreuze bezeugten den Glauben an ein Zwischenreich zwischen Himmel und Erde. Die Epitaphien vermeldeten die Verdienste des Verstorbenen in dieser wie in jener Welt. Mit der Stiftungstafel verändern sich die Perspektiven mit einem Schlage: Wir haben bemerkt, daß der in anderen Inschriften so breit entfaltete Lebensabriß hier sehr häufig auf eine kurze Personenstandsnotiz zusammenschrumpft. Die religiösen Szenen und Anrufungen werden ebenfalls auf sehr elliptische Weise behandelt und auf einige wenige Zeichen reduziert. Das alles ist nicht die Hauptsache – und doch steht das Barockzeitalter in voller Blüte! Es kommt vor allem darauf an, die Priester zu verpflichten, die für »die Rettung der eigenen Seele« ausbedungenen und im voraus bezahlten kirchlichen Gegenleistungen auch wirklich zu erbringen. Das Grab hört also auf, »antizipatorisch« und gedächtnisstiftend zu sein, und wird, zusammen mit dem Testament, zum Element des Garantiesystems für das Seelenheil im Jenseits. Es eignet sich den Stil des Testaments an, aus dem es bestimmte Abschnitte übernimmt, und der Notar wird – mit dem Verstorbenen selbst, dem Klerus und den Heiligen – zu einer der Hauptpersonen. Der Aspekt, dem es ewige Dauer zu sichern gilt, ist weder der des gesellschaftlichen Ranges noch der der Verdienste und Ehren des Verstorbenen, nicht einmal der der Aufwendigkeit seiner Legate; sondern der geistliche Gegenwert seiner Schenkungen, die kirchlichen Gottesdienste.

Sicherlich ist der hier bekundete Glaube an die Gemeinschaft der Heiligen und den Schatz der Kirche früheren Ursprungs. Wir haben ihn die Betbruderschaften der karolingischen Abteien und die pseudo-sakramentalen Testamente des Hochmittelalters (Kapitel 4) ins Leben rufen sehen. Aber erst gegen Ende des 15. und vor allem im 16. und 17. Jahrhundert setzt er sich über die Hindernisse hinweg, die ihm ältere, aus dem vertrauten Fundus der mündlichen Kulturen geschöpfte Glaubensinhalte insgeheim in den Weg legten. Diese archaischen Glaubensinhalte verweigerten sich der Trennung von Seele und Körper und einer allzu aktiven Jenseitsvorstellung. Die Stiftungstafel schreibt den Triumph einer anderen Konzeption fest, wie sie zweifellos seit langem von den gelehrten Orthodoxien der Kirche gepredigt wurde, die jedoch erfolglos geblieben wären, wenn sich die traditionellen Abwehrmechanismen nicht abgestumpft hätten und die kollektive Sensibilität für ihre Übernahme nicht in stärkerem Maße bereit gewesen wäre.

Die sicher verbreitetste Form des Grabmals, die Stiftungstafel, ist nicht mehr Grabmal des Leibes, sondern der Seele: der *homo totus* und der Leichnam sind in graue Indifferenz zurückgefallen, während die Seele sich alle Dimensionen des Seins verfügbar gemacht hat; sie ist zum ganzen Menschen geworden; sie ist bedroht und doch – durch genaue Buchführung über die ausgesetzten Gebete – errettbar. Lange nach dem Einfluß der bedrohlichen Darstellungen des Jüngsten Gerichts der Kathedralen und den je einzelnen Gerichten der *artes moriendi* hat sich die Seele, dank der individuellen Praxis der Testamente, diese stark verteidigte Tiefenschicht der kollektiven Sensibilität einverleibt, wie die Morphologie der Gräber bezeugt. Sie ist zum unverweslichen und luftigen Element geworden, das der Tod aus den drückenden Bedrängnissen der Erde erlöst hat und das jetzt bei vollem Bewußtsein eine Existenz führen kann, die vordem nur schemenhaft blieb. In einer fortan transparenten Welt steht es für sie mit Sicherheit zum Besten oder zum Schlimmsten. Die großen Gnadenakte des Mittelalters sind wirkungslos geworden und haben aufgehört, die Gesetze der Vorsehung umzustoßen. Umgekehrt erlaubt die Freiheit des Menschen ihm, gleich hier auf Erden, wo er doch zur Hälfte blind ist, seiner unsterblichen Seele die Wege zu ebnen. Die Zukunft seiner Seele hängt von seinen heutigen Werken ab, von seiner Einsicht, seiner Selbstbeherrschung, seiner Vorsorge und von den Verfügungen, die er *hic et nunc* zu treffen weiß. Die Seele ist zu einem Teil seiner selbst geworden.

Die Exvotos

Das Ende des 16. und der Beginn des 17. Jahrhunderts sehen ein neues, aus der volkstümlichen Frömmigkeit hervorgegangenes Genre entstehen, dessen Beziehungen zur Grabikonographie, wie wir sie soeben untersucht haben, von Interesse sind: das Exvoto. Dabei handelt es sich nicht um das nachgebildete und der Gottheit als Zeichen der Dankbarkeit zugeeignete Objekt: ein geheiltes Glied (Auge, Bein, Brust, Bauch usw.), das Schiff, das einen Schiffbrüchigen birgt, die Ketten des Gefangenen oder des befreiten Galeerensträflings. Dieser Brauch ist sehr alt, reicht weit hinter die christliche Ära zurück und wird überdies noch immer praktiziert. Was jetzt auftaucht, ist vielmehr das gemalte Bild, das im Sanktuar des Heiligen aufgehängt wird, den man im Augenblick der Gefahr anruft – oder als Danksagung für seinen Schutz, den man genossen hat.

Die ältesten dieser Bilder sind zweigeteilt: links der auf den Knien liegende Stifter; rechts eine himmlische Szene, die die Erscheinung des Heiligen Fürsprechers in den Wolken darstellt. Später fügt man einen dritten Bildteil hinzu: die Szene der wunderbaren Errettung, die Schilderung der Gefahr, der der Stifter entronnen ist. Im 18. Jahrhundert gewinnt dieser letzte Aspekt zunehmend an Bedeutung; zu Beginn des 19. Jahrhunderts reduziert er die Heiligen und Stifter schließlich sogar zu bloßen Nebenfiguren. Das Wunder hat sich seinen überirdischen Charakter bewahrt, und es wäre abwegig, sich diese ganze Entwicklung aus einem Zuwachs von Rationalismus zu erklären. Vielmehr ist das Überirdische zur Erde herniedergefahren, und seine Hauptäußerungsform ist eher das Wunder als die Erscheinung des Heiligen.

Man erkennt in dieser Art der Gestaltung sogleich das so volkstümliche Genre der kleinen Wandtafel mit *priants* wieder, die Seelengräber. Die spirituelle Distanz zwischen Tafel und Exvoto ist nämlich nicht groß. Die eine stellt die Auffahrt eines Verstorbenen zum Himmel dar, das andere den Abstieg des Himmels zu einem in Gefahr schwebenden Lebenden, bei Gelegenheit eines Wunders. Der Opfernde des Exvoto ist wenigstens zeitweise in die überirdische Welt einbegriffen, in der der Verstorbene bereits für immer weilt.

Es kam sogar vor, daß das Exvoto sich dem Grabe so sehr näherte, daß es an seine Stelle trat – ein Phänomen, das ein deutscher Kunsthistoriker, Lenz Kriss-Rettenbeck, die »Totentafel« nennt. (69) Eine Abbildung seines Buches zeigt eine solche Totentafel aus dem Jahre 1716, die zwei Wiegen mit je zwei Kindern darstellt; ein einziges lebt, die anderen drei halten kleine rote Kreuze in den Händen – Zeichen dafür, daß sie tot sind. Vater und Mutter, auch sie bettlägerig, haben überlebt und werden in einer Ecke der Tafel noch einmal als *priants* dargestellt.

Läßt sich nicht annehmen, daß diese Familie das Opfer einer Epidemie geworden ist, der allein die Eltern und ein einziges Kind entronnen sind? Und aus diesem Anlaß das Exvoto, das dankbare Stiftung der Lebenden und Totenfürbitte in eins ist.

Eine andere Tafel aus dem Jahre 1799 stellt eine ganze Familie dar, die sich wiederum vor einer religiösen Szene versammelt hat: drei Männer, drei Frauen und vier Kinder in Windeln. Die Kinder sind sämtlich tot; ebenso zwei Männer und zwei Frauen. Am Leben sind nur noch ein Mann und eine Frau – eben die Stifter. Ein böswilliger Beobachter möchte meinen, daß der Anblick der Toten das Glück der Überlebenden noch steigerte! Aber durchaus nicht; sie bringen ebensosehr Mitgefühl und Bedauern wie Erleichterung zum Ausdruck.

Die Toten werden zusammen mit den Lebenden, ihrer Stellung gemäß, in die Schar der *priants* eingereiht – und das hat nichts Erstaunliches, denn im Vorraum der überirdischen Welt als dem angestammten Ort der *priants* zählen die Gegensätze von Leben und Tod nicht mehr. Gleichwohl gibt es ein Unterscheidungsmerkmal, das vom flüchtigen Beobachter kaum bemerkt wird: ein kleines rotes Kreuz, das die Toten in den Händen tragen oder das über ihren Häuptern schwebt.

Nun ist dieses Zeichen aber nicht auf die Exvotos oder die Volkskunst beschränkt. Man begegnet ihm etwa auch auf flämischen Altarretabeln des 16. Jahrhunderts im Museum von Brüssel über den Häuptern mancher Stifter oder bei einigen Mitgliedern einer Familie, die zu Füßen einer schönen Kopie der Kreuzigung von Van Dyck auf den Knien liegt, in der Sakristei des Frankfurter Doms, wahrscheinlich einer Grabtafel, die mit einem Grab, einer Kapelle oder einer Stiftung verknüpft war.

In der Tat: Dies Exvoto ist das Grab der Grablosen – der ertrunkenen Holzfäller, die von den Hölzern ums Leben gebracht wurden, die sie getreidelt hatten; der im Krieg gefallenen Soldaten (drei im Verlauf des Rußlandfeldzugs von Napoleon getötete Soldaten liegen vor dem Heiligen Martin, ihrem Schutzpatron, auf den Knien).

Im 18. Jahrhundert bringt ein bewegendes Dokument die Verbindung zwischen drei eng benachbarten Ikonographien zustande (das Grab mit *priant* oder die Stiftungstafel, das Danksagungs-Exvoto und das Retabel mit Seelen im Purgatorium): eine Tafel, die einen Soldaten darstellt, der ebenfalls auf den Knien liegt, auf den Knien vor der Unbefleckten Empfängnis; ihm zu Füßen tritt ein neues Bild in Erscheinung – das Purgatorium. Die Präsenz des Purgatoriums legt dem Exvoto den Charakter der inständigen Bitte und nicht mehr der Danksagung bei – einer Bitte jedoch, die die Hoffnung als erfüllt voraussetzen läßt. (70)

Im 18. und 19. Jahrhundert ertrug man es nicht mehr – wenigstens nicht mehr in jenem Mitteleuropa, das von der Geschichtswissenschaft thematisiert worden ist –, den im Krieg oder durch Unfall zu Tode gekommenen Menschen ohne Grabstätte zu lassen. Das Grab, das man ihm dann besorgte, wurde von den *ex-votos susceptos* nachgebildet, die ihrerseits an der Anordnung der alten *priant*-Gräber festhielten, und zwar so, daß das Grab des grablosen Toten des 19. Jahrhunderts immer noch ein *priant*-Grab ist, zu einer Zeit also, da der *priant* bereits seit einem ganzen Jahrhundert außer Gebrauch gekommen war. In diesem Sinne publiziert Kriss-Rettenbeck zwei aus den Jahren 1843 und 1845 stammende Holztafeln von 170 × 38 cm Seitenlänge, die nicht nur den Stifter unter dem Schutzheiligen darstellen, sondern darüber hinaus auch eine Inschrift und einen Totenkopf aufweisen: ein Zeichen für das außerordentlich hartnäckige Überdauern einer spezifischen Art von Grabgestaltung, die sich vom Spätmittelalter – auf dem Wege über das Exvoto – bis zur Mitte des 19. Jahrhunderts erhält.

Kapellen und Familiengrüfte

Bei den angeführten Beispielen aus dem Spätmittelalter und der beginnenden Neuzeit hat der Leser sicher nicht umhin können, eine beständige Mehrdeutigkeit bei der Einschätzung der Distanz zwischen dem Ort der Grabstätte und der wirklichen Grablegungsstelle des Leichnams zu konstatieren (man vergleiche Kapitel 2). Diese Mehrdeutigkeit tritt erst mit dem Verzicht auf den Sarkophag in Erscheinung.

Gleichwohl werden die Wünsche zur Grabwahl häufig so geäußert, als ob in dieser Hinsicht eine fraglose Koinzidenz bestünde: »Mein Leichnam möge überführt und geleitet werden in die Église de la Terne, um unter besagter Grabplatte zu ruhen« (1400 [71]). Im 17. Jahrhundert spricht man davon, daß man eine Steinplatte auf das Grab gelegt haben will. Wir wissen aber andererseits, daß diese Koinzidenz durchaus nicht erforderlich war und im Falle der Wandtafeln auch gar nicht gewahrt werden konnte – weniger noch bei den bloß kommemorativen »Gräbern« ohne reale Grabstätte. (71)

Neben vielen Formeln, die die Koinzidenz nahelegen, finden sich in der Tat zahlreiche andere, die nur die Nähe suggerieren: »nahe dem Grabe«, »so nahe wie möglich« usw.

Es kommt, wenn auch selten vor, daß die Inschrift anderswohin, auf die reale Grabstätte verweist. Ein *ci-gît* vom Ende des 16. Jahrhunderts in der römischen Kirche Santa Maria in Aracoeli zeigt an, daß der Leichnam von Bruder Matthias, der eigentlich zu Sant' Eustachio gehört, in größerer Entfernung zur Ruhe gebettet liegt, »zwischen dem Denkmal der Heiligen Helena und der Pforte zur alten Sakristei«; es handelte sich jedoch um einen hohen Würdenträger der Franziskanerfamilie.

Gegen Ende des Ancien Régime sieht man dagegen das Bedürfnis sich Bahn brechen, die Toten einer Familie in ein und derselben Kapelle zu versammeln: ein modernes Bedürfnis, aus dem sich dann das zeitgenössische Brauchtum entwickelt hat, das im Prinzip die genaue Koinzidenz von Grabstätte und Leichnam zur Geltung bringt – die letzte Episode dieser sehr langen Geschichte. Wir sind im Zusammenhang mit den Testamenten bereits auf zwei verschiedene Bedeutungen des Ausdrucks Kapelle gestoßen: der Altar, an dem die Messen gelesen wurden, und die Stiftung zum Unterhalt des Priesters, der sie zelebrierte. Später taucht dann eine dritte Bedeutung auf: die der Grabstätte.

Ursprünglich lag die Vorstellung fern, die kultische Bestimmung der Kapelle auch auf die Grablegung zu beziehen; die Stifter nahmen jedoch die Gewohnheit an, sich zugleich mit der Einhandlung von Gottesdiensten, der Verfügung über den Ort der Grablegung und der Erlaubnis, dort Grabplatten und Epitaphien errichten zu lassen, auch das Recht der Bestattung in der Kapelle auszubedingen, also nicht mehr unter freiem Himmel, sondern in einer gewölbten Gruft. Die großen Adels- und Fürstenhäuser waren zweifellos die ersten, die den traditionellen Ort der Grablegung *ad sanctos* aufgaben: den achtbareren Teilen der Kirche – etwa dem Chor – zogen sie den für sie reservierten Raum einer Seitenkapelle vor. Im 16. Jahrhundert waren die Souveräne bestrebt, diesen Kapellen ein abgehobeneres, grandioseres Äußeres zu verleihen – so die Borghese in Santa Maria Maggiore in Rom. Sie haben sogar versucht, ihre Kapelle von der Kirche zu lösen, wobei sie an der für den freien Austausch der Gnadenmittel unabdingbaren Verbindung doch festhielten: die Valois in Saint-Denis, die Medici in Florenz und später das Haus Lothringen in Nancy.

Diese »Privatisierung« hat zweifellos auch die Entstehung der Schloßkapellen beeinflußt – etwa die der La Tremoille in Niort. Gleichwohl beschränken sich diese Fälle auf die ganz großen Familien mit souveränen Herrschaftsansprüchen. Ihr Beispiel hat nicht Schule gemacht: Die herrschende Praxis ist die bereits im 14. Jahrhundert verbreitete geblieben – die Verwendung einer Seitenkapelle der Kloster- oder Pfarrkirche zu Grablegungszwecken. Diese Praxis ist im 17. und zu Beginn des 18. Jahrhunderts bei den gehobeneren Familien verbindlich geworden.

Ein Beispiel dafür, wie das in diesen Kreisen vor sich ging: »Vertrag [geschlossen am 8. Mai 1603] mit den Kirchenvorstehern von S. Gervais, um auf dem Friedhof besagter Kirche [d. h. auf einem Teil des Friedhofs, der dicht an der Kirche lag; ein Beispiel für allmähliche Einverleibung der alten Friedhöfe des 16. und 17. Jahrhunderts durch Kapellen und Bethäuser] eine Kapelle und Bethaus dicht an der großen Mauer erbauen zu lassen, 12 Fuß lang und 12 Fuß breit, 8 Fuß hoch, unter und neben der Kapelle, die von M. Etienne Puget, Königlichem Rat und Schatzmeister Seiner Kasse, errichtet worden ist.« (72) Diese Erlaubnis wurde zu »Zwecken der Grablegung« erteilt, d. h. um da »eine Gruft ausheben zu lassen [eine Gruft und kein Grab in bloßer Erde] vom selben Umfang [wie die Kapelle], wenn es ihm angemessen erscheint, um dort die Leichname seiner Frau, seiner Kinder und seinen eigenen beisetzen zu lassen«.

Die Kapelle muß zur Kirche hinaus führen, damit man den Gottesdienst hören kann; eingeschlossen wird diese Kapelle neben der Kirche durch ein »Holzgeländer von Tischlerarbeit mit Tür und Eingang besagter Kapelle, die sich nach innen öffnen. Und sie soll durch ein Schloß gesichert sein, dessen Schlüssel verwahren sollen« der Stifter und seine Erben, »um darin den Gottesdienst zu hören«.

Ein anderes Dokument desselben Vorstandes* aus dem Jahre 1603 erteilt ebenfalls die Erlaubnis, »besagte Kapelle und Bethaus auf ihre Kosten [der Stifterin] erbauen zu lassen, eine Bresche in die große Mauer der Kirche zu legen [und anzulegen] ein getischlertes Holzgeländer [...] für besagte Dame Niceron und ihre Kinder und Rechtsnachfolger auf immerdar [...], um in besagter Kapelle und Bethaus [...] den Gottesdienst zu hören [das ist die vorrangige Bestimmung der Kapelle; im Gegenzug verzichtet die Dame Niceron auf die Bank, die sie vordem in der Kirche innehatte] und darin

* Der Rat der Verwalter der Pfarre.

eine Gruft desselben Ausmaßes anlegen, wenn es ihm angemessen erscheint, um dort die Leichname seiner Familienmitglieder beisetzen zu lassen«: die Grablegung ist somit also das zweite Motiv der Stiftung einer Kapelle, die nichtsdestoweniger Kultstätte bleibt. Diese beiden Funktionen galten als gleichermaßen bedeutsam.

Manche Verträge behandeln lediglich die Verfügungen, die getroffen werden, um den Gottesdienst »hören« [*ouir*] zu können, zweifellos deshalb, weil die Familie ihr Grab anderswo hatte. So erlaubten im Jahre 1617 die Kirchenvorsteher von Saint-Gervais »dem edlen Herrn Jehan de Dours, Königlichem Rat und Generalaufseher über Seine Bauwerke, in besagter Kirche einzurichten und durch ein Holzgeländer abzuschließen *eine Bank in Form einer Betkapelle,* und zwar neben dem Altar der Kapelle des Heiligen Nikolaus, die einerseits an besagten Altar, andererseits an die große Mauer besagter Kirche und mit dem einen Ende an die Kapelle von Rechnungsrat Texier stößt. Besagtes Bethaus soll 5 Fuß breit und etwa sechseinhalb Fuß lang sein.« (73*)

Es kommt jedoch selten vor, daß der kultische Zweck der Kapelle nicht mit ihrem anderen, dem der Grablegung, zusammenfällt. Das bemerkenswerte und neue Phänomen ist die Vereinigung von bereits familiär genutzter Grabstätte und privatem Betraum an ein und demselben Ort – ein privater Betraum, in dem die Familie ihre Andacht verrichtet und von dem aus sie der Messe der Pfarre beiwohnt.

Selbst wenn man keine wirkliche von Mauern und einem Holzgeländer eingeschlossene Kapelle hat, so möchte man doch wenigstens seine Bank über dem Grab eines Angehörigen haben (1622): »... um eine Tafel aus Kalkstein [eine Grab-Platte also] über dem Grab anbringen zu lassen, in dem der Verstorbene beigesetzt ist, im Schiff, nahe seiner im unteren Teil der Kirche, dicht an einem der Pfeiler des Turms neben den Taufbecken gelegenen Bank«. Der Betreffende bedingt sich ferner aus, daß über der Bank am selben Pfeiler »ein Epitaph aus Stein [...] angebracht und darauf ein *ci-gît* zum Angedenken des Verstorbenen eingraviert wird«; also eine Art Miniaturkapelle aus einer Bank, einer Grabplatte und einem Epitaph in einem kleinen Raum an einem Pfeiler. (74)

Dieser Brauch besteht im 18. Jahrhundert fort, wenn er vielleicht auch seltener wird. Im Jahre 1745 äußert sich der Junker Pierre Bucherie (74),

* In derselben Kapelle erhält der Stifter das Recht, zwei weitere Bänke errichten zu lassen, deren Beschreibung ebenso exakt ist: »welche drei Bänke er herzurichten wünscht, um sich in besagte Kirche zurückzuziehen und dort den Gottesdienst hören zu können«.

Gendarm der Leibgarde des Königs und Gefreiter seiner Kompagnie, wie folgt: »Ich wünsche, daß mein Leichnam nach meinem Tode in der Kirche der Pfarre Muzac beigesetzt wird, welcher Kirche ich die einmalige Zahlung von 1000 Livres stifte und vermache, die dazu benutzt werden soll, eine Kapelle zu Ehren der Heiligen Jungfrau erbauen zu lassen, und zwar an der Südseite« – der begehrtesten Seite.

Es kam vor, daß mehrere Familien sich in dieselbe Kapelle teilten – natürlich unter Aufsicht der Kirchenvorsteher, denn der Kirchenvorstand blieb, trotz der üblichen Nutzungsveräußerung, doch Grundeigentümer, und die Verträge beharren hartnäckig auf der fortdauernden Gültigkeit dieses Rechtes. In einer der oben beschriebenen Kapellenstiftungen hatten die Kirchenvorsteher im Jahre 1617 den Stifter autorisiert, eine seiner drei Bänke über dem Grab einer Familie anzubringen, die bereits daneben eine Bank hatte: »unter der Bedingung, daß besagte kleine Bank« von den Neuankömmlingen »geräumt und freigegeben wird, wann immer besagte Dame de L., ihre Tochter, ihre Angehörigen oder ihre Erben des Grabes bedürfen, auf dem die kleine Bank angebracht ist«.

Der Ausdruck »bedürfen«, wie er in diesem Text benutzt wird, ist bezeichnend: die Nachfahren *bedürfen* fortan des Grabes ihrer Angehörigen und Vorfahren, für eine neue Grablegung oder für die *absoutes* der Jahrestage. Aber man sieht in diesen Texten auch, ganz zurückhaltend noch, eine neue Einstellung zutagetreten: langsam zeichnet sich der Brauch ab, die Lebenden *und die Toten* ein und derselben Familie aus den gehobeneren Schichten in einem zur Kirche hin offenen Raum der Kirche zu versammeln, der nichtsdestoweniger aber doch geschlossen ist, für den sie den Schlüssel verwahren und den sie als einzige betreten können, so als ob sie die Eigentümer wären. Diese Kapelle also verfügt über ein farbiges Glasfenster, das sie gestiftet haben und auf dem ein Mitglied als *priant* dargestellt ist; der Boden ist mit Steinfliesen gedeckt, die Wände mit Tafeln, Skulpturen und Epitaphien verkleidet, die die Familiengeschichte in Wort und Porträt beschreiben und vor Augen führen. Sie sind immer noch in kirchlichem Raum, und in ebendiesem Raum versammeln sie sich, um der Messe beizuwohnen; zugleich aber sind sie bei sich selbst zu Hause und mit ihren Toten vereint.

Diese Toten – das sei hier wiederholt – sind nicht im eigentlichen Erdreich beigesetzt, nicht in einem frisch ausgehobenen Grab oder einem zur Wiederbenutzung hergerichteten Altgrab, sondern in einer Gruft: *cave*, ein älteres Wort für *caveau*, dem das heutige Umgangsfranzösisch vor allem eine funeralistische Bedeutung beilegt. Die Gruft ist ein Gewölbe [frz. hier *voûte*], in dem der Sarg vor direkter Bodenberührung geschützt ist. *Voûte* wird überdies gelegentlich synonym mit *cave* benutzt: »um unter besagter, Saint Gervais geweihter Kapelle ein Gewölbe ausheben zu lassen, um darin besagte Leichname des Stifters, seiner Frau und seiner Kinder beisetzen zu können«. (1600 [75]) Man sagte, man habe seine Gruft an der und der Stelle, wie man auch Kapelle hätte sagen können: »Wünscht seinen Leichnam beigesetzt zu wissen in der Kirche von Dodonville in der Gruft, die er dort hat ausheben lassen.« (1650 [75])

Die ersten Grüfte sind also von den Stiftern der Kapellen angelegt worden, und zwar jeweils im räumlichen Ausmaß der betreffenden Kapelle – eine Praxis, die mittelalterlichem Brauchtum sehr fern und dem unsrigen näherssteht.

Im Laufe des 18. Jahrhunderts scheint der Begriff der Gruft, ohne daß sie die der Kapelle verdrängte, deren Symbolik lebendig bleibt, mehr und mehr an Bedeutung zu gewinnen, in dem Maße, wie die physische Bewahrung des Leichnams zur realen Hauptsorge der Hinterbliebenen wird. Die Geistlichen machen sich dieses Bestreben zunutze, um das unterirdische Erdreich ihrer Kirche aufzuteilen und in Form sauber gemauerter und numerierter Steingrüfte zu bewirtschaften: Ein Mitglied der Pfarre Saint-Jean-en-Grève erhält die Erlaubnis, den Leichnam seines Vaters, eines auf dem Lande verstorbenen Königlichen Rates, »in eines der Gewölbe unter der Abendmahlskapelle zu überführen, die die vierte und letzte vor dem zu den Beinhäusern führenden Portal ist, um ihn da seine *immerwährende Ruhe* finden zu lassen«, mit dem Recht, ein Epitaph in der Kapelle anbringen zu lassen.

So haben auch die Toten ihren gesonderten Raum zugesprochen bekommen, eine gewölbte Gruft, die, nach bündigem Versprechen, ihre immerwährende Ruhestätte sein soll und fortan von den traditionellen Umbettungen in den Beinhäusern ausgenommen ist. Schließlich ist dieser den Toten vorbehaltene Raum der unterirdische Bereich des Raumes der Lebenden, der Kapelle, in der sie sich zur Teilnahme am Gottesdienst versammeln.

Ein neuer Typus von Grabstätte und eine neue Einstellung zu den Toten setzen sich damit durch, die im 19. Jahrhundert auf die Gesamtgesellschaft übergreifen.

Hat es nicht den Anschein, als sagte ein aufmerksamer Besuch im imaginären Museum mehr über die kollektiven Einstellungen zu Tod und Jenseits aus als gelehrte geistliche und theologische Bibliotheken? Freilich, die vorherrschenden Ideen dieser Literatur, namentlich der Dualismus des »der Auferstehung harrenden« Leibes und der den Wonnen des Himmels oder den Martern der Hölle geweihten Seele, haben die Grabausstattung und die Modalitäten der Grablegung tief geprägt. Wir sehen in dieser Grabausstattung aber auch etwas an die Oberfläche treten, was sonst kaum je zum Ausdruck kommt und was wir anders gar nicht erfassen könnten: Glaubensinhalte, die man für längst untergegangen hielt und die nur unterschwellig wirksam waren.

Schließlich machen sich Zeichen gänzlich neuer Einstellungen bemerkbar, die die Romantik des 18. und 19. Jahrhunderts ankündigen.

Drei Hauptentwicklungslinien lassen sich aus diesem umfangreichen Korpus herauslösen.

Die erste ist, wie zu erwarten war, bereits durch unsere früheren Untersuchungen zur Ikonographie des Jüngsten und des individuellen Gerichts, zur Ökonomie der Testamente und zur Grablegungsliturgie vorbereitet worden: die Entwicklung des Individuums, die im Denken oder in der Stunde des Todes gemachte Entdeckung der eigenen Identität, der eigenen Geschichte – in dieser Welt wie in jener. Das Bedürfnis, man selbst zu sein, reizt zum Verzicht auf die Anonymität der Gräber, die zu großen gedächtnisstiftenden Monumenten werden. Zugleich macht es die Seele zum wesentlichsten Element der Persönlichkeit: aus der drückenden Bedingtheit des Raumes entlassen, wird die Seele zur Verdichtung des Seins, zur Individualität selbst, deren entscheidende – gute oder schlechte – Züge keiner Veränderung mehr unterliegen. Das Seelengrab ist direkter Ausdruck dieses Gefühls, das zunächst das einer geistlichen Elite gewesen ist, sich dann aber – seit dem Spätmittelalter und der beginnenden Neuzeit – auf die ansehnliche soziale Schicht des Adels und des gehobenen Bürgertums ausgedehnt hat.

Die zweite Hauptentwicklungslinie, die sich aus dem imaginären Museum ableiten läßt, ist die des dauerhaften Glaubens an einen neutralen Zustand der Ruhe als Zwischenstadium zwischen irdischer Rastlosigkeit und himmlischer Kontemplation. Sie beeinflußt die feierliche Haltung der *gisants* und *priants* in den Kirchen und – noch heute – die Kreuze der Friedhöfe, Zeichen einer unbestimmten und verschwommenen Hoffnung. Wir erkennen hier das sehr alte Leitbild des gezähmten Todes und des friedvollen und milden Jenseits wieder.

Die dritte Linie hat sich erst spät ausgeprägt, und zwar im Zusammenhang mit den Kapellen, in denen in ein und demselben Raum die lebenden und die toten Mitglieder einer Familie versammelt werden: sie bringt das ehedem unbekannte Bedürfnis nach physischer Annäherung der beiden Kategorien zum Ausdruck.

Zweites Buch

DER VERWILDERTE TOD

Dritter Teil

Der lange und nahe Tod

6. Der Rückfluß

Ein unauffälliger Wandel

Durch das ganze Mittelalter haben wir die fortschreitende Entwicklung einer Sensibilität verfolgt, die dem realen Tod immer mehr Bedeutung, immer mehr Gewicht einräumte. Diese Bewegung, die sich bis zu den klösterlichen Unruhen der karolingischen Epoche zurückverfolgen läßt, hat bei den *litterati* eingesetzt und sich zugleich mit ihrem wachsenden Einfluß verbreitet. Ihr Fortgang verläuft mehrere Jahrhunderte lang sehr stetig, und gegen Ende des Mittelalters hat sie eine Intensität erreicht, die in den erschreckenden Bildern der makabren Künste zum Ausdruck kommt. Sie führt zu einer gedanklichen und sinnlichen Konzentration auf den unmittelbaren Augenblick des physischen Todes. In diesem Stadium angelangt, kommt sie zum Stillstand und beginnt gleichsam zurückzufluten.

Diesen Rückfluß werden wir jetzt ins Auge zu fassen haben. Er macht sich ungefähr seit der Renaissance bemerkbar und setzt sich bis ins 17. Jahrhundert fort. Im dichten Geflecht der Fakten schwer auszumachen, muß er gerade unterm äußeren Schein von Stabilität erschlossen, müssen gerade seine Unauffälligkeit und seine Mehrdeutigkeit respektiert werden. Die Dinge verlaufen nämlich zunächst weiter so wie in der mittelalterlichen Vergangenheit: das gleiche literarische Genre wie das der *artes moriendi*, die gleichen Totentänze*, sogar mehr Totenköpfe und Schienbeine in den Kirchen, dieselbe Erblassungsverpflichtung, derselbe Weihecharakter beim Testament. Keine ins Auge fallenden Veränderungen – man könnte sich täuschen und glauben, daß die jahrhundertelange Kontinuität bruchlos fortbesteht. Und dennoch scheint unter dieser gleichbleibenden Stetigkeit

* Fünf von elf Totentänzen in Frankreich stammen aus dem 16. und 17. Jahrhundert. 18 von 26 deutschen Totentänzen stammen aus dem 16., 17. und 18. Jahrhundert, und einer sogar noch aus dem Jahre 1838. (1)

eine neue Einstellung auf – oder wenn nicht eine neue Einstellung, so doch eine kaum eingestandene Abwertung alter Einstellungen.

Denn die jetzt gewahrte Distanz zum Tode fällt nicht mit dem großen Bruch zusammen, der Generationen von Historikern geblendet hat und theologischer und geistlicher, also mehr oder weniger »elitärer« Art ist, dem Bruch zwischen den beiden christlichen Reformationen und – wenn man manchen Autoren Glauben schenken will – möglicherweise auch zwischen Religion der Vergangenheit und Freigeisterei der Zukunft. Wir werden katholische und protestantische Quellen und Dokumente bedenkenlos mischen. Denn ihre Unterschiede, wenn es sie denn gibt, liegen nicht auf der Ebene der Kollektivpsychologie, die in beiden Lagern nahezu die gleiche ist.

Der unmittelbare Augenblick des Todes soll uns als Bezugspunkt dienen, an dem sich der Wandel ermessen läßt. Sicher flößt der Tod in der gelebten Alltagsrealität des Hochmittelalters nicht mehr und nicht weniger Angst ein als vordem; die *litterati* fügen sich, wie das Volk, in die Tradition ein. Aber wenn er auch – und das ist das Ausschlaggebende – noch nicht Angst einflößt, so sät er doch Zweifel und Unruhe. Und Moralisten, Geistliche und Bettelmönche haben sich diesen Riß in der herkömmlichen Vertrautheit zunutzegemacht, um sich selbst zur Geltung zu bringen und diese neue Unruhe zu Zwecken der Bekehrung auszubeuten. Eine ganze Erbauungsliteratur, wie sie durch den sich gerade entwickelnden Buchdruck verbreitet wurde, hat dann das Thema der Leiden und Delirien des Todeskampfes zum Kampf der geistlichen Mächte weiterentwickelt, in dem jedermann alles gewinnen oder verspielen konnte.

Seit dem 16. Jahrhundert beginnt der unmittelbare Augenblick des Todes zu Hause und auf dem Sterbebett seine relative Bedeutung einzubüßen. Wenn die Frömmigkeit – wenigstens die gebildete Frömmigkeit – diesen Zeitpunkt verdrängt, so deshalb, weil sie im voraus eine noch verborgene Tendenz der kollektiven Sensibilität zum Ausdruck bringt. (2)

Die Abwertung der *hora mortis*

Der entscheidende Aspekt der Vorankündigung des Todes büßt an Bedeutung ein und geht sogar vollends verloren: Der Tod gibt keine Fingerzeige mehr.

Bei Erasmus von Rotterdam spielt gelegentlich noch die Krankheit die alte Rolle. Er hat sie an sich selbst verspürt, dieser große Kränkelnde, der es zu allem Überfluß auch noch einzurichten verstand, daß er vom Pferd stürzte und sich so zu seinem alten Nierenleiden die neuen Sturzverletzungen gesellten. Seine Krankheit mahnt ihn zur Einkehr: »Ich bewege in meinem Herzen, wie ich das, was mir vom Leben noch bleibt (ich weiß nicht wie lange [er ist im Jahre 1506 noch nicht vierzig Jahre alt]), ganz der Frömmigkeit und Christus widmen kann.« (3) Dieser Wunsch nach Weltabkehr – Molières Misanthrop zieht sich in die Einöde zurück – scheint Übereinstimmung mit der Tradition zu verraten und ist es wohl auch wirklich. Es handelt sich für Erasmus jedoch nicht um die Askese des Klosters: er will durchaus in der Welt bleiben, aber um zu meditieren, und jede Meditation bringt unweigerlich den Tod ins Spiel. Wenn wir Plato Glauben schenken wollen, so ist Philosophie immer *meditatio mortis.* Es bedarf aber der Schicksalsschläge, um sich diese Philosophie zu eigen zu machen! Eben das ist Erasmus selbst zugestoßen, der an seinem Nierenstein so heftig gelitten hat, daß er sich den Tod wünschte. *Monitor calculus* – der Stein ist der Mahner, er ist unsere Philosophie, *vere mortis meditatio.*

Bellarmin seinerseits konstatiert mit einer gewissen Brutalität, daß sogar das Alter den Menschen nicht gefügig macht, Buße zu tun und sein Seelenheil zu bedenken. Es wird nicht als Mahnung aufgefaßt, denn tauben Ohren ist schlecht predigen, und die Greise wollen nun einmal nichts davon wissen: »Sie sind nur aufs Leben bedacht, und wenn der Tod auch nahe ist, so ist er es doch, woran sie am wenigsten denken« – so ein Autor eines im 18. Jahrhundert neu aufgelegten *Miroir de l'âme pécheresse.* (4)

Fern liegt die Zeit der Greise mit wallendem Bart, die ihre Feinde in zwei Hälften hieben, große Schlachten lenkten und ihren Hof mit Weisheit führten. Wir sind in der Phase der »Lebensalter«, wie sie auf Kupferstichen verbreitet werden – und die letzten Stufen dieser »Lebensalter« werden von wenig einnehmenden, dahindämmernden und altersschwachen Siechen repräsentiert.

Der Kranke liegt auf dem Sterbebett. Er wird bald verscheiden, und dennoch geht nichts Außerordentliches vor sich, nichts, was den großen Dramen ähnelte, die das Sterbezimmer der *artes moriendi* des 15. Jahrhunderts erschütterten.

Sogar die Leiden des Todeskampfes selbst werden beargwöhnt. Im Jahre 1561 vertritt der englische Puritaner Thomas Becon, der Autor von *The Mannes Salve,* die Auffassung, daß sie von der mittelalterlichen Rhetorik mit allzuviel entgegenkommender Willfährigkeit beschrieben worden seien. »Die Bitterkeit des Todeskampfes« ist seines Erachtens nur »eine kurze und leichte Pein« im Vergleich zu den Martern der Propheten und

Märtyrer. Die Agonie ist eine ganz natürliche Sache, die zu dramatisieren unzulässig ist: *»It is naturally to dye, why then labour we to degenerate und growe out of kind?«* (Es ist natürlich zu sterben; warum also bemühen wir uns denn, zu entarten und der Natur ein Schnippchen zu schlagen? [5]) Man greift auf die stoische Vorstellung der Reise zurück, wenn die denn überhaupt je aus dem allgemeinen Bewußtsein geschwunden war, wie es das französische Wort *trépas* [Heimgang] bezeugt.

Ein Jahrhundert später hielt im selben England Taylor, der Autor von *The Rule and Exercises of Holy Dying* (1651), der durchaus kein Sektierer war und sich, ohne zu zögern, von der katholischen Literatur im Banne des Ignatius von Loyola beeinflussen ließ, die Visionen auf dem Totenbett frank und frei für »Phantasien«, die vom Teufel eingegeben seien, für *abused fancies* deprimierter und neurasthenischer Kranker.

Bellarmin wundert sich, daß die Menschen so viel Zeit für ihren Prozeß, für ihr Eigentum und ihre Geschäfte und so wenig für ihr Seelenheil aufwenden oder daß sie – genauer – die Sorge um ihre Zukunft im Jenseits auf den Augenblick vertagen, da sie nicht mehr Herr ihrer selbst, siech und nahezu bewußtlos sind: *vix sui compos* (ihrer selbst kaum mächtig). Wenn er denn überhaupt die Schrecken des Todes ins Auge faßt, so sieht er nur seine negativen Seiten, die Austilgung von Willen und Bewußtsein, und er bringt keine Mildherzigkeit, keine natürliche Frömmigkeit für die sterblichen Reste auf, die das Leben bereits verlassen hat. Die mittelalterliche Bildwelt bewahrte im Leib, der zum Leichnam wird, länger die Freiheit des Seins und seine Fähigkeit des Gebens und Nehmens. Genauso lieblos wie mit dem Sterbenden geht Bellarmin auch mit dem Greis um.

Die geistlichen Autoren stimmen in der Einsicht überein, daß der Tod nicht jene scheußliche Karikatur ist, die ihnen aus dem Spätmittelalter überliefert wurde. Wenn die Katholiken in dieser Hinsicht mehr Vorsicht an den Tag legen, so äußern sich die Protestanten – und namentlich Calvin (6) – ohne deren Verschämtheit: »Wir erleben ihn [den Tod] in Schrekken, weil wir ihn nicht erfassen, wie er an sich ist, sondern als verzehrend, hager und elend, so wie er den Malern erschienen ist [d. h. den Malern der Totentänze], die ihn an den Mauern abgebildet haben. Wir fliehen ihn, aber nur deshalb, weil wir, befangen in solchen nichtigen Einbildungen, uns nicht die Muße einräumen, ihn anzuschauen. Halten wir inne [die Zeit der Meditation], bleiben wir fest, fassen wir ihn entschlossen ins Auge, und wir werden ihn ganz anders finden, als man ihn uns ausmalt, und in ganz anderem Lichte als dem unseres elenden Lebens.«

Wozu ist er aber dann geworden, der Tod, wenn er nicht mehr der auf dem Sterbebett Ruhende ist, der Schwitzende, Leidende und Betende? Er wird zu etwas Metaphysischem, das in einer Metapher zum Ausdruck kommt: der Metapher der Trennung von Seele und Leib, die wie die Trennung zweier Ehegatten oder gar zweier lieber und alter Freunde empfunden wird. Der Gedanke des Todes wird mit der Vorstellung der Teilung des menschlichen Kompositums verknüpft, und zwar zu einer Zeit, die die des Seelengrabes ist, zu einer Zeit, in der jener Dualismus in die kollektive Sensibilität einzudringen begann. Der Schmerz des Todes wird nicht zu den realen Leiden der Agonie, sondern zur Trauer über eine zerbrochene Freundschaft in Beziehung gesetzt.

Die neuen *artes moriendi:* Mit dem Tode leben

Es darf seiner also nicht erst im Augenblick des Sterbens oder in drohender Todesnähe gedacht werden. Vielmehr während des ganzen Lebens. Für Jean de Vauzelles aus Lyon, der im Jahre 1538 den Text eines Totentanzes von Holbein dem Jüngeren veröffentlichte, den Nathalie Z. Davis untersucht hat, ist das irdische Leben Vorbereitung aufs himmlische, so wie die neun Monate einer Schwangerschaft Vorbereitung aufs spätere Dasein sind. (7) Die *ars moriendi* wird ersetzt durch eine Kunst des Lebens. Nichts entscheidet sich mehr im Zimmer des Sterbenden, im Gegenteil. Alles wird auf die Gesamtspanne des Lebens und auf jeden einzelnen Tag dieses Lebens verwiesen.

Welchen Lebens aber? Jedes beliebigen. Ein Leben, das vom Gedanken an den Tod beherrscht wird, und ein Tod, der nicht der physische oder moralische Schrecken der Agonie, sondern Anti-Leben ist, Vakuum des Lebens, das die Vernunft aufruft, sich nicht ans Dasein zu klammern; deshalb besteht eine enge Beziehung zwischen heilsamem Leben und heilsamem Sterben.

Pour mourir bienheureux, à vivre il faut apprendre.
Pour vivre bienheureux, à mourir faut apprendre.

Diese Verse im Geiste des Ignatius von Loyola haben den Calvinisten Duplessis-Mornay zum Autor. (8) Wer sein ganzes Leben im Vertrauen auf

Pour mourir... Um glückselig zu sterben, muß man zu leben lernen./ Um glückselig zu leben, muß man zu sterben lernen.

Gott verbracht hat, wie es Erasmus wünscht, ist jederzeit zum Sterben bereit und bedarf keiner besonderen Vorbereitung:

Celuy qui s'est toujours en Dieu fié
Il vit en Foy si uny en la vie
Que mort le rend sans mort déifié.

Andererseits ist es unmöglich, in der Welt zu leben, d. h. ohne den Schutz von Klostermauern, wenn man sich nicht die Überzeugung von der Vergänglichkeit der irdischen Dinge zu eigen macht, inmitten derer man lebt, die man rastlos in Bewegung setzt und sich zunutze macht. Deshalb steht die Meditation über den Tod im Mittelpunkt der Lebensgestaltung. »Die Bilder des Todes«, schreibt Jean de Vauzelles, »sind der wirkliche und eigentliche Spiegel, aus dem man die Ungestalten der Sünde ersehen und die Seele schmücken muß.« In den geistlichen Traktaten des 16. und 17. Jahrhunderts handelt es sich also nicht mehr darum – oder ist es wenigstens nicht mehr vorrangig –, die Sterbenden auf den Tod vorzubereiten, sondern die Lebenden darin zu üben, den Tod beizeiten zu bedenken.

Dafür gibt es regelrechte Techniken; eine Art Einübung des Denkens und der Vorstellungskraft, deren Meister der Heilige Ignatius von Loyola mit seinen *Geistlichen Übungen* ist. Sie sind zur Genüge bekannt. Wir wollen sie hier nur soweit in Betracht ziehen, wie der Tod in dieser neuen Ökonomie zum Vorwand für eine metaphysische Meditation über die Hinfälligkeit des Lebens wird, um nicht gar dessen Gaukelbildern zu erliegen. Der Tod ist nicht mehr als ein Mittel zum besseren Leben. Er könnte ja auch Einladung zur Lust der Epikuräer sein; im Gegenteil: er ist Verweigerung jener Lust. Gleichwohl ist das Skelett auf den Trinkbechern der epikuräischen Genießer das gleiche wie auf den Stichen der *Geistlichen Übungen.*

Der französische Reformierte und der gallikanische Theologe sprechen genau wie der römische Kardinal. In diesem Punkt herrscht in der christlichen Elite Übereinstimmung. Man ist fortan davon überzeugt, selbst bei traditionalistischen und konservativen Katholiken, für die das Zeugnis der mittelalterlichen Mönche seine Gültigkeit behält, daß – abgesehen vom Einwirken einer außergewöhnlichen Gnadenmacht, der überdies nicht vorgegriffen werden darf – nicht der Augenblick des Todes selbst dem ver-

Celuy qui s'est toujours... Wer sein Vertrauen immer auf Gott gesetzt hat,/Lebt [bereits] im Leben in einem so einträchtigen Glauben,/ Daß der Tod ihn auch ohne Tod vergöttlicht. (Duplessis-Mornay)

gangenen Leben seinen gerechten Preis verleiht oder über das Geschick des Betroffenen in der anderen Welt entscheidet. Dafür ist es dann schon zu spät – oder wenigstens darf dieses Risiko nicht mehr eingegangen werden. Die Eingebung des letzten Augenblicks kann ein gänzlich dem Bösen geweihtes Leben nicht mehr der Verdammnis entreißen: »Es ist weder vernünftig noch billig, daß wir, die wir im Laufe unseres ganzen Lebens so viele Sünden begangen haben, nur einen Tag oder eine Stunde haben möchten, um sie zu bedauern und Buße dafür zu tun.« (9) Jeder Augenblick des Lebens muß in der Verfassung verbracht werden, in die die *artes moriendi* des Mittelalters den Sterbenden versetzen wollen: *in hora mortis nostrae,* wie der zweite Teil des *Ave Maria* sagt, das gerade im 16. Jahrhundert volkstümliche Verbreitung gefunden hat.

Diese Anschauung läßt sich durch zwei Beispiele verdeutlichen. Das eine gehört in die Zeit der Gegenreformation. Es wird von der kirchlichen Tradition dem Heiligen Ludwig von Gonzaga zugeschrieben. Eines Tages, als der jugendliche Heilige sich mit dem Ballspiel vergnügte, fragte man ihn, was er wohl tun würde, wenn er wüßte, daß es ans Sterben ginge. Man stelle sich vor, was ein Mönch des 10. bis 15. Jahrhunderts darauf geantwortet hätte: daß er alle seine weltlichen Angelegenheiten fahrenlassen und sich ganz dem Gebet und der Buße weihen, daß er sich in einer Einsiedelei einschließen würde, in der ihn nichts mehr von der Sorge um sein Seelenheil abziehen könnte. Oder ein Laie dieser Zeit: daß er sich ins Kloster zurückziehen würde. Doch was antwortet dieser junge Heilige der Gegenreformation: ganz einfach, daß er sein Ballspiel fortsetzen würde.

Die andere Anekdote stammt von einem englischen, den Ideen der Reformation verpflichteten Humanisten des Jahres 1534. (10) Vom Stoizismus beeinflußt, greift er auf Senecas Bericht über den Tod des Canius zurück, um ihn als Exempel hinzustellen.

Der Philosoph Canius war von Caligula zum Tode verurteilt worden. Als der Henker ihn holen kam, um ihn zur Folter zu geleiten, fand er ihn beim Schachspiel, so wie der Heilige Ludwig sich mit seinem Ballspiel abgab. Und er war sogar auf dem besten Wege zu gewinnen!

Für einen Menschen, der sich wirklich auf den Tod vorbereitet hat, gleicht jeder Augenblick des Lebens dem des eigentlichen Hingangs. »Möchten wir doch«, sagt Calvin (11), »bei bester Gesundheit immer den Tod vor Augen haben, [so daß] wir nicht immer nur unsere irdische Rechnungsführung bedenken, sondern, wie man sagt, *stehenden Fußes bereit* sind.«

In einer seiner *Familiarum colloquiorum formulae* beschreibt Erasmus die konkreten Auswirkungen dieser Geistesverfassung im Alltagsleben: Bei einem Schiffbruch geraten Seeleute und Passagiere in Panik. Während die Mehrzahl die Heiligen anfleht und das *Salve Regina* anstimmt, sich ins Gebet flüchtet oder auf einen Eingriff des Himmels wartet, wie es die Bräuche der Zeit anraten, bewahrt eine tapfere und vernünftige junge Frau, anstatt den Kopf zu verlieren, die Fassung und handelt weder aus Angst noch aus Trotz, sondern einfach so, wie es ihr der gesunde Menschenverstand eingibt. »Unter all den Leuten blieb niemand so ruhig wie eine junge Mutter, der ein Kind an der Brust lag, das sie stillte [...]. Sie allein schrie nicht und weinte nicht und machte keine Gelöbnisse. Sie schloß das Kind in ihre Arme und betete still vor sich hin.« Ein Gebet, das sich wie die Fortsetzung ihres Alltagsgebetes ausnimmt und keinerlei außergewöhnlichen Bezug auf das jetzige Ereignis erfordert. Ihre Gelassenheit und Schlichtheit retten sie, die als erste am Strand anlangt: »Wir hatten sie auf eine gebogene Planke gesetzt und so festgebunden, daß sie nicht leicht herunterrutschen konnte; dann gaben wir ihr ein Brett in die Hand, das sie als Ruder benutzen konnte; unter allen guten Wünschen setzten wir sie in die Flut und stießen sie mit einem Bootshaken vom Schiff ab, das ihr hätte gefährlich werden können. In der Linken hielt sie ihr Kind und ruderte mit der Rechten.« Sie ruderte, wie der Heilige Ludwig von Gonzaga Ball spielte und der Stoiker Canius Schach. »Was tut Christus anderes«, kommentiert Erasmus, »als uns zu einem Leben in steter Wachsamkeit einzuladen, wie wenn wir augenblicklich sterben müßten, was anderes als uns auf die Ausübung der Tugend zu verpflichten, wie wenn uns ewig zu leben bestimmt wäre.« (12)

Aber diese beispielhafte Einstellung der jungen schiffbrüchigen Frau hält Erasmus in seiner Zeit für außergewöhnlich – oder möchte es wenigstens. Die Angst vor dem Tode und die gleichsam magischen Rezepte, um über ihn zu triumphieren, haben sich nämlich, dank der skandalösen Propaganda der Bettelmönche, beträchtlich gemehrt. »Wieviele Christen habe ich nicht ein elendes Ende nehmen sehen! Die einen setzen ihre Hoffnung auf Dinge, die es gar nicht verdienen [eben das ist die *avaritia*!], die anderen ihrer Ruchlosigkeit sich bewußt und von Zweifeln gepeinigt, werden in ihrer letzten Stunde dermaßen von den Unwissenden bedrängt [den »geistlichen Freunden« Gersons], daß sie nahezu verzweifelt den Geist aufgeben [und gleichwohl war die Verzweiflung eine der klassischen Versuchungen des Todeskampfes, deren Gefahr die »geistlichen Freunde« sehr wohl kannten und die sie zu bannen versuchten, wenn man den *artes moriendi* glauben darf].« »Ich tadle die Verbrecher und Abergläubischen oder, um meine Sprache zu mäßigen, die Einfältigen und Unwissenden, die die Gläubigen anhalten, ihr Vertrauen in diese Zeremonien [des Todes] zu setzen und eben das außer acht zu lassen, was uns zu wahren Christen macht.«

Erasmus hält das Vertrauen in die wirksamen Eigenschaften der letzten Zeremonien aus denselben Gründen für Aberglauben wie der oben zitierte Jean de Vauzelles und manche andere Autoren des 17. Jahrhunderts, weil es ihnen letztlich darauf hinauszulaufen scheint, einem liederlichen Leben die Rettung *in extremis* zu verheißen. »Wenn dann schließlich ihre letzte Stunde schlägt, stehen auch für diese Gelegenheit Zeremonien bereit. Der Sterbende legt seine Generalbeichte ab. Man reicht ihm die Letzte Ölung und das Viatikum. Kerzen brennen, und Weihwasser wird versprengt. Man hat nicht versäumt, den Sündenablaß zu erteilen. Man hält dem Sterbenden eine päpstliche Bulle vor, und allenfalls verkauft man sie ihm sogar. Dann regelt man den pomphaften Vollzug des Leichenbegängnisses. Man entreißt dem Sterbenden seine letzten feierlichen Verpflichtungen. Jemand brüllt ihm ins Ohr und beschleunigt damit sein Ende, wie es häufig vorkommt, sei es durch heftige Schreie, sei es durch seinen nach Wein stinkenden Atem.«

Das ist die Karikatur der traditionellen Szene der Absolution am Sterbebett, wie sie auf dramatischere und eher klerikale Weise von den *artes moriendi* geschildert (und deshalb für Erasmus so unerträglich) wird. Die Kirche der Gegenreformation bewahrt davon nur die wesentlichsten Elemente, schränkt die parasitären Frömmigkeitsbekundungen ein und legt allen Nachdruck auf die Letzte Ölung und das Viatikum. Die volkstümliche Frömmigkeit aber bleibt den Bußpsalmen, den Fürbittgebeten, treu.

Überdies läßt Erasmus gelten, daß an diesen Bräuchen nicht alles in Bausch und Bogen zu verurteilen sei. »Ich räume ein, daß diese Dinge heilsam sind, namentlich die, die uns aus der Tradition der Kirche überkommen sind [vor allem die Sakramente]. Ich halte jedoch dafür, daß es andere, unaufdringlichere gibt [persönlichere jedenfalls, von der individuellen Beziehung zwischen Gott und dem Menschen geprägte], dank derer wir diese Welt leichten Herzens und mit christlichem Vertrauen verlassen.«

Die reformatorische Elite der protestantischen wie der katholischen Kirche hat – auf den Spuren der Humanisten – nicht aufgehört, den späten Reuetränen, wie sie die Angst vor dem Tode entlockt, mit Argwohn zu begegnen. Zweifellos tritt dann, unter dem Einfluß fortbestehender volkstümlicher Bräuche, im 19. Jahrhundert in der katholischen Kirche eine Kehrtwendung in Erscheinung, ein Rückgriff hinter die Gegenreformation. Deshalb bildeten die vom subtilen Wandel der *artes moriendi* ausgelösten Reflexionen seit dem 16. Jahrhundert ein neues Genre aus, neu, wenn es auch die alten Etiketten beibehielt; es handelte sich nicht mehr um Sterbehandbücher, sondern um eine neue Kategorie von Erbauungsbüchern zur täglichen Andacht: eine fortan geläufige Frömmigkeitsform.

Sicherlich bringen sie auch weiterhin einen Abschnitt, der den Besuch am Krankenbett, die dem Sterbenden zu widmende Pflege und die Sterbesakramente und letzten Zeremonien behandelt. Die römische Kirche kennt ihre Macht. Umgekehrt läßt ein anglikanischer Autor, wenn auch ebenso wenig radikal wie Taylor, sie als bloße Bräuche gelten. Wenn er auch einige Ratschläge für die letzten Stunden gibt, so gesteht er doch frei, daß die Sterbeszene für ihn nichts mehr von der Intensität hat, die sich bei den katholischen Autoren wie Bellarmin zum größten Teil erhält. Die traditionelle Zeremonie ist zum weltlichen Ritual ohne religiöse oder moralische Bedeutung geworden. »Bußtränen auf unseren Sterbebetten sind wie die Waschung des Leichnams, *it is cleanly and civil*, aber unter der Haut verändert das nichts.« (13)

Was mitten im 18. Jahrhundert in Frankreich dem verbreitetsten Frömmigkeitsgefühl geboten wurde, unterschied sich kaum von dem, was wir bei den Humanisten gefunden haben, bei Taylor und Bellarmin. *Le Miroir du pécheur et du juste pendant la vie et à l'heure de la mort* (14) macht schon im Titel deutlich, daß es sich ebenso sehr und mehr noch um die Kunst zu leben als um die Kunst zu sterben handelt. Er stellt das Geschick des Sünders und das des Gerechten in einem dramatischen Konflikt einander gegenüber. Ein im übrigen mittelmäßiges und flaches Erbauungsbuch, läßt es doch den Einfluß des Ignatius und die Hervorhebung der Vorstellungskraft durchscheinen. Es empfiehlt, sich den eigenen Tod möglichst deutlich auszumalen: »Es ist also sicher, daß ich binnen zwei Stunden sterben werde. [...] Mein Leib wird nur noch ein scheußlicher Kadaver sein, der jedermann Grauen einflößt [Bellarmin enthielt sich solcher Beschwörungen, möglicherweise deshalb, weil sie zum klassischen Methodenkanon der Meditation gehörten]. Man wird mich ins Grab werfen, das man dann mit Erde füllt. Mein Leichnam wird von Würmern zerfressen werden und verwesen.« (14) Noch einmal werden diese zur Meditation anempfohlenen Bilder als bewährte Mittel hingestellt, sich auf lange Sicht einen guten Tod durch die heilsamen Entschlüsse zu sichern, die sie eingeben; sie sind nicht dazu bestimmt, unmittelbar auf einen natürlichen Tod vorzubereiten.

Andererseits stellt sich der Autor mit Nachdruck dem Irrtum entgegen, wie er bereits von Jean de Vauzelles im 16. Jahrhundert beklagt wurde und zu seiner Zeit sehr verbreitet war, daß man nämlich nur auf einen guten Tod zu hoffen brauche, um ein elendes Leben zu sühnen: »Ihr seid ohne Zweifel überzeugt, daß es für ein christliches Sterben genügt, vor dem Tode die

Sterbesakramente erhalten, das Kruzifix geküßt und den Beistand eines Priesters bekommen und ihm die religiösen Formeln nachgesprochen zu haben, die man die Kranken gewöhnlich sprechen läßt. Wenn das ausreichte, wäre eure Sorglosigkeit sicher weniger strafbar; aber es ist bei weitem noch nicht genug. Auf diese Weise sterben heißt einen Tod sterben, der zwar für die Heiden tröstlich, für den Sterbenden gewöhnlich aber unheilvoll ist, wenn er keine anderen Vorbereitungen getroffen hat. [...] Die Sünder rufen im Tode Herr, Herr, d. h. daß sie, wenn man so will [eine merkwürdige Einschränkungsfigur], zwar die Sakramente empfangen, deshalb aber doch nicht in den Himmel kommen. Denn wenn es nur einiger christlicher Handlungen vor dem Tode bedürfte, um sich das Himmelreich zu verdienen, so folgte daraus doch, daß Jesus Christus die Unwahrheit gesprochen hätte. Man muß sich lange vorher darauf einstellen, d. h. es ist nicht weniger als das ganze Leben erforderlich, um sich auf den Zustand vorzubereiten, der einem guten Tode dienlich ist und den die Vermessenen mit einem Schlage zu erreichen hoffen, in dem Augenblick, da er sich ankündigt.« (14)

Die volkstümlichen Andachtsformen des guten Todes

Deshalb haben dieselben reformatorischen Moralisten nicht aufgehört, die abergläubischen Praktiken zu beklagen, die die wunderbare Erkenntnis der verborgenen Dinge verhießen, um daraus Nutzen zu ziehen und seine Seele im letzten Augenblick zu retten wie mit einem Würfelwurf, dessen man sich sicher glaubt. »In manchen Stundenbüchern«, so Pater Doré, ein Jesuit, im Jahre 1554, »stehen Gebete zu Unserer Lieben Frau und den Heiligen gedruckt, in deren Titelköpfen merkwürdig apokryphe Dinge auftauchen, etwa: Wer dieses Gebet spricht, wird die Stunde seines Todes im voraus wissen [eine alte Wißbegier, auf die gelegentlich die Divinationsgabe der mittelalterlichen Magier reagierte], denn Unsere Liebe Frau wird ihm vierzehn Tage zuvor erscheinen [...]. Die Gebete sind nützlich, aber man muß sich vor solchen unglaubwürdigen Überschriften hüten.« (15)

Die römische Kirche hat in ihrer Alltagspraxis nicht ausdrücklich alle die Frömmigkeitsformen des guten Todes geächtet, die von ihrer Elite verdammt wurden. In Wirklichkeit füllten die Zeugnisse dieser Frömmigkeit ihre Gotteshäuser und zogen das Volk an, das ihnen hartnäckig treu blieb und eine besondere Anhänglichkeit an Skapulier und Rosenkranz zeigte:

Das Skapulier gab dem, der es trug, schon zu Lebzeiten die Gewißheit eines guten Todes ein – oder wenigstens die Gewißheit der Linderung seiner Zeit im Purgatorium. G. und M. Vovelle haben die Verknüpfung des Skapuliers des Heiligen Simon Stock und des damals dem Heiligen Dominikus zugeschriebenen Rosenkranzes mit der vom Ende des 18. bis ins 19. Jahrhundert sehr verbreiteten Verehrung der Seelen im Fegefeuer deutlich herausgearbeitet. Beide waren Attribute, die auf den Retabeln zum Schmuck der Kapellen für die Seelen im Purgatorium häufig dargestellt wurden. (16) Auf einer Altartafel der Kirche von Perthuis führt ein Engel eine Seele aus den Flammen zum Himmel, die das Skapulier in Händen trägt. In der Kirche von Pelissane trägt die gerettete Seele einen ums Handgelenk geschlungenen Rosenkranz.

Damals, als sich das post-tridentinische Frömmigkeitsattribut des Rosenkranzes verbreitete, entwickelte sich sicher auch die Sitte, die Hände der Verstorbenen, die bereits in der traditionellen Haltung des mittelalterlichen *gisant* gefaltet waren, wie die der Seelen im Purgatorium mit einem Rosenkranz zu umschlingen, und das ist bis auf unsere Tage so geblieben.

Noch im 19. Jahrhundert waren zählebige Vorstellungen über die Wirksamkeit des Skapuliers verbreitet. Ein unerwartetes, aber pathetisches Zeugnis dafür findet sich, wo man es sicher nie gesucht hätte – in einem Jugendwerk von Charles Maurras, das er später verleugnet hat. Die Erzählung mit dem Titel *La Bonne Mort* war in der ersten Auflage von *Le Chemin de Paradis* enthalten, eines im Jahre 1891 veröffentlichten, ein wenig skandalösen Buches, und wurde in der Neuausgabe von 1924 (17) getilgt. Sie erzählt die Geschichte des Selbstmordes eines Schülers eines geistlichen Stifts, der, kaum erwachsen, Maurras wie ein Bruder ähnelt. Er hat sich erhängt, weil er sich von der Sünde des Fleisches versuchen ließ und fürchtete, als Verdammter zu sterben, wenn er ihr nachgäbe. Ein Fall für Julien Green. Tatsächlich war er sicher, von der Jungfrau gerettet zu werden, solange er das Skapulier trug – ungeachtet der Schwere seiner Verfehlungen. Später würde er vielleicht Gefahr laufen, das Tragen des Skapuliers zu vergessen, und, irgendeiner Verrücktheit folgend, in ewige Verdammnis gestürzt. Deshalb war es besser, sich seine gegenwärtige Sicherheit zunutzezumachen, sich zu töten, solange er das wundertätige Amulett am Leibe trug, und sich so das ewige Leben zu erwirken. Eine befremdliche Erzählung, deren Kern sich jedoch zweifellos aus echten Erinnerungen eines von Selbstmordabsichten gequälten Heranwachsenden entwickelt hat, dem seine geistlichen Lehrer oder seine Mutter von der übernatürlichen Heilkraft des Skapuliers erzählt hatten.

Offenbar hat sich ein Kompromiß zwischen den offen als Aberglauben verworfenen, aber dennoch dauerhaften Glaubensinhalten und dem Rigorismus der Reformatoren gebildet. Er läßt sich an den Retabeln der Seelen im Fegefeuer ablesen; sie verbinden volkstümliche Vorstellungen mit einer Lehre, die lange auf eine kleine Elite von Theologen (den Heiligen Thomas von Aquin) oder philosophischen Schriftstellern beschränkt blieb (etwa Dante): die Lehre vom Purgatorium. Das Purgatorium taucht in der »Öffentlichkeit« nicht vor der Mitte des 17. Jahrhunderts auf (in Pariser Testamenten findet man es vor 1640 nur selten). Dann aber wird es volkstümlich – zur gleichen Zeit übrigens wie das Seelengrab und die Stiftungstafel. In der Vorstellung des Purgatoriums treffen die willige Aufnahme der radikalen Ideen der Reformatoren und ihre Abschwächung durch die Beibehaltung alter Praktiken zusammen. Derselbe Kompromiß läßt sich bei den Testamenten verfolgen. Es gelang den herrschenden Lehren nicht, die Unruhe angesichts der letzten Stunde und den tiefverwurzelten Glauben an all die außergewöhnlichen Möglichkeiten dieses unvergleichlichen Augenblicks zu tilgen. Im Jahre 1652 entschließt sich »ein Mädchen im vollen Besitz ihrer Rechte« und »bei bester Gesundheit«, ihr Testament zu machen. Die Zeit zwischen dem Augenblick, da sie es abfaßt, und ihrer letzten Stunde kann aber noch lange währen. Diese Distanz, die von den reformatorischen Moralisten befürwortet wurde, ängstigt sie, wie man deutlich spürt. Sie wünscht sich also, »daß Gott mir die Gnade zuteil werden lasse, daß ich am Ende meiner Tage eine umfassende Beichte ablegen und Buße für alle meine Sünden tun kann, und daß er mir vergönne, als gute und wahre Christin zu sterben und von jetzt an [notariell beglaubigt] allen Versuchungen abschwöre, die mir zustoßen könnten«. (18) Man ahnt, daß sie nicht vollkommen ruhig ist, allen Vorsichtsmaßnahmen zum Trotz.

Ein Priester des Jahres 1690: »Bei vorgerücktem Alter und schweren Krankheiten ausgesetzt, die mich sehr häufig befallen und mir *ankündigen*, daß der Tod nahe ist [der traditionelle Fingerzeig] und ich zu jeder Stunde sterben kann [er hat den Fingerzeig abgewartet und sich nicht dem neuen Brauch verschrieben, dem sich das junge Mädchen des Jahres 1652 beugt], habe ich mich verpflichtet, um nicht überrascht zu werden [denn die Abfassung eines Testaments bleibt immer noch wesentliche Pflicht, sowohl in protestantischen als auch in katholischen Traktaten], so bald als möglich zu tun, was ich im letzten Augenblick meines Lebens getan haben möchte [vielleicht ist es besser, es jetzt zu tun, denn man weiß nunmehr, daß das sehr riskant ist], wenn ich, aufgrund der Schwäche, die Körper und Geist befallen, vielleicht nichts mehr ausrichten kann.« (19)

Offenkundig bleibt der Tod im Alltagsleben ein dramatisches Ereignis. Aber die Männer der Kirche zeigen sich vom 16. bis zum 18. Jahrhundert bestrebt, das nicht gelten zu lassen, und versuchen im Gegenteil sogar, seine Intensität abzuschwächen.* Diese Einstellung der Humanisten und Reformatoren wirkt sich zunehmend mehr auf die Alltagswirklichkeit aus. Die heutigen Historiker setzen sie umstandslos mit dem Phänomen der Moderne gleich, und sie haben zweifellos recht. Wir werden uns jetzt für die Folgen dieser Einstellung und ihre tiefere Bedeutung zu interessieren haben.

Die Folgen der Entwertung des guten Todes: Der nicht-natürliche Tod. Die Mäßigung. Der schöne und erbauliche Tod

Die erste Folge der Entthronung und Desakralisierung des Todes ist die, daß er seine gleichsam magischen, jedenfalls irrationalen und von primitiver Wildheit bestimmten Kräfte einbüßt. Das gilt auch für den plötzlichen und den gewaltsamen Tod. Beide werden banalisiert. Weder Salutati noch Erasmus oder Bellarmin sehen in der *mors improvisa* noch eine Gefahr; die beiden ersten Autoren ziehen sie sogar den entwürdigenden und mit schweren Leiden verbundenen langen Krankheiten vor: Das Nierensteinleiden treibt Erasmus, sich den Tod zu wünschen, und er gedenkt der *graves auctores* der Antike, die »nicht ohne Grund sagen, daß der plötzliche Tod das größte Glück des Lebens ist«. »In der Tat ist die Seele, die sich ein für alle Male dem göttlichen Willen überantwortet hat, bereit, einen tausendfachen Tod zu erleiden.«

Die Einstellung der Reformatoren zur Hinrichtung der zum Tode Verurteilten ist ebenso überraschend. Für sie hat die Hinrichtung – wenn auch wohl nicht in der gelebten Alltagswirklichkeit – den Charakter eines feierlichen und ausgleichenden Opfers eingebüßt. Der Schuldige ist in ihren Au-

* Dennoch läßt sich in Frankreich in der zweiten Hälfte des 18. Jahrhunderts eine Rückbesinnung der christlichen Apologeten und ihrer Gegner, der atheistischen oder gar deistischen Philosophen, auf die *hora mortis* beobachten, wie R. Favre – *La mort au siècle des lumières,* Lyon, Presses Universitaires de Lyon, S. 186ff. – deutlich gemacht hat. Diese Rückbesinnung kommt in der neuen Bedeutung zum Ausdruck, mit der fortan der gute, d. h. der friedliche Tod ausgestattet wird, seit der – neue – Gegensatz von Gläubigen und Ungläubigen den traditionellen von Gerechten und Ungerechten abgelöst hat. Künftig erheben der Gläubige und der Ungläubige, jeder für sich, Anspruch auf den guten und bedrohen den jeweiligen Widerpart mit der Aussicht auf den wilden und aufrührerischen Tod.

gen nicht mehr die schreckliche Personifizierung des Bösen, das von allen menschlichen und göttlichen Kräften erdrückt wird, gegen die es sich aufgelehnt hat. Es bedeutet ihnen wenig, daß der Vollzug des Todesurteils in schweren Fällen wie eine Liturgie in aller Öffentlichkeit zelebriert wird. Für lange Zeit neigte die öffentliche Meinung des Mittelalters der Auffassung zu, daß der Verurteilte eine bereits der Hölle verschworene Kreatur des Teufels sei. Jeder geistliche Trost schien ihr folglich sinnlos, unstatthaft, wenn nicht gar frevelhaft. Die Kirche, die diese Auffassung nie geteilt hat, machte die Anwesenheit eines Beichtvaters neben dem Henker verbindlich.

Darüber hinaus war der zum Tode Verurteilte für Bellarmin und die Autoren in seiner Nachfolge durch sein Leiden und seine Buße tatsächlich rehabilitiert. Seine Frömmigkeit hatte seine Hinrichtung in Sühne verwandelt, und sein Tod wurde zum guten Tod, besser als mancher andere. »Wenn sie angefangen haben, im irdischen Leben zu sterben«, schreibt Bellarmin, »beginnen sie in der glückseligen Unsterblichkeit zu leben.«

Die zweite Folge der Entwertung des »genauen« Todes, der Todesstunde – läßt sie sich, wie es Alberto Tenenti letztlich vorschlägt, als Neubewertung des Lebens auffassen? Tenenti sieht, wenn ich ihn richtig verstehe, darin die zweite Etappe einer älteren Strömung, deren erste Äußerung dann die makabre Reaktion gewesen wäre. Ich räume ein, daß die makabre Bildsprache zwar eine entfesselte Liebe zu Dingen und menschlichen Wesen zum Ausdruck gebracht hat; andererseits glaube ich jedoch, daß die Abwendung vom Tode – Gegenstand unserer augenblicklichen Überlegungen – keine zweite Phase dieser selben Gefühlsentwicklung ist, sondern eine andere, asketischere, wenn nicht sogar nüchternere Konzeption des Lebens zum Ausdruck bringt.

Die Einstellung des Hochmittelalters zur Welt und zu den Dingen dieser Welt, zum Mammon, ist eine doppelte: einerseits verdammenswürdige Liebe, die die Autoren des 16. Jahrhunderts maßlos schelten und die *avaritia* heißt; andererseits endgültiger Bruch, totaler Verzicht, Verteilung der Güter an die Armen und Weltabkehr in einem Kloster. Es gibt nur ein Entweder-Oder, und der einzige Kompromiß besteht in einem komplexen System von Versicherungsmaßnahmen, in dem die materiellen Reichtümer von den geistlichen Schätzen verbürgt werden, zu denen sie ihrerseits beitragen (Kapitel 3 und 4).

Seit der Renaissance – und zugleich mit der Abkehr von der *hora mortis* zugunsten des gesamten Lebenslaufes – treten neue Verhaltensweisen in Erscheinung, in denen eine unterschiedliche Bewertung der Tugenden und Verfehlungen zum Ausdruck kommt.

Der Mensch – soviel steht fest – muß in der Welt leben, wenn er auch nicht von dieser Welt ist. Die Zuflucht im Kloster wird nicht mehr als die vollkommene christliche Haltung dargestellt. Es gilt als ausgemacht und wird dem Menschen anempfohlen, daß er von seinen Gütern Gebrauch macht wie Abraham und Salomon, daß er jedoch beherzigt, daß er diesen Reichtum nicht selbst besitzt, sondern nur sein Nutznießer ist. Diese moralische Betrachtungsweise ist keine merkwürdige Eigenheit frommen Denkens, sondern findet sich, durchaus häufig, in den geläufigen Vorstellungen und Testamenten beliebiger Menschen des 16. und 17. Jahrhunderts. Wir sind ihr bereits begegnet. (20) Bellarmin hat diesbezüglich eine geradezu unerschütterliche Meinung: In den Beziehungen zu anderen Menschen ist jedermann Herr seines eigenen Hab und Guts. Es kann sich nicht darum handeln, die Legitimität des Eigentums in Zweifel zu ziehen. In der Beziehung zu Gott aber, *comparatus Deo*, ist er nicht mehr als sein Verwalter.

Dieser Begriff der Nutznießung hat eine neue Tugend zur Folge, deren Name alt, deren Bedeutung und Färbung jedoch gänzlich neu sind: die Enthaltsamkeit, die *sobriété* (Mäßigkeit). »Diese Tugend«, schreibt Bellarmin, und zwar nicht in einem beiläufigen moralischen Traktat, sondern in seiner *De arte bene moriendi*, »ist nicht nur einfach das Gegenteil von Rausch oder Trunkenheit*«, sie ist synonym mit maßvoller Beschränkung und Enthaltsamkeit, während die *avaritia* als *amor immoderatus* (maßlose Liebe) gescholten wird. Wenn er nüchtern und genügsam ist, »bewertet der Mensch die Dinge, die zur Pflege und Erhaltung seines Leibes unerläßlich sind, mit seiner Vernunft, und nicht nach seiner Lust«. Bellarmin fügt hinzu, daß diese Tugend sehr selten vorkomme.

So ist die Mäßigkeit in einer Welt, in der der Christ leben und sich heiligen muß, nicht nur einfach einsichtiges Verhalten. Sie wird zur Kardinaltugend, die die gesamte Lebensführung prägt. Damit wird ihre Bedeutung gerade für die Sexualmoral im allgemeinen und für die Ehe im besonderen verständlich. Sie bringt Reflexion und Voraussicht ins Spiel, in einem Maße, wie es vordem nicht üblich war.

Fortan wird die *avaritia* zur verabscheuungswürdigsten Sünde. Noch einmal sei darauf hingewiesen, daß sie immer auch die Liebe zu menschlichen Wesen einschließt, die uns heute doch als die legitimste gilt. In dieser Weise spricht Marguerite von Navarra vom guten Tod und vom freudigen und glückseligen Hingang:

* Wie im 15. Jahrhundert *avaritia* auch nicht einfach Angst vor Mangel und Widerstreben vor Vergeudung und Verausgabung war, wozu sie heute geworden ist.

Car sans regret de père, mère ou sœur,
N'ay mémoire avoir de rien ça bas.
Mon âme print à soy mon redempteur. (21)

Die *avaritia* ist maßlose, überschwengliche Liebe zur Welt. Mehr als eine Sünde, deren man sich schämt oder die man bereut, ist sie *odium Dei*, Haß auf Gott, der zur Verhärtung und zum Trotz drängt, zum Bündnis mit dem Teufel. Die ihr verfallen sind, sind Verstockte, Hochmütige.

Das *odium Dei*, dem im Gesamtzusammenhang der Versuchungen, denen der Mensch des 16. und 17. Jahrhunderts sich ausgesetzt sieht, ein bedeutsames Kapitel gewidmet ist, hat im Traktat Bellarmins zwei Aspekte und symbolisiert zwei Seiten ein und derselben Verfehlung. Die eine ist die der Hexerei: Bellarmin spricht nicht mehr von einem Pakt mit dem Teufel, sondern analysiert die rationale Psychologie der Menschen, die – zu Recht oder Unrecht – davon überzeugt sind, daß sie in der anderen Welt, und sicher auch schon hienieden, die ungeheuren Machtvollkommenheiten des Teufels für sich genießen können. Deshalb stellen sie angesichts der Martern und Foltern eine solche Sicherheit unter Beweis; überdies – und das ist seit den Tagen der Inquisition bekannt – verleiht ihnen der Teufel eine physische Unempfindlichkeit, die sie gegen jede Reue feit. Die andere Seite des *odium Dei* ist die *avaritia*.

Sehr bezeichnend ist, daß *avaritia* und Hexerei im selben allgemeinen Bezugsrahmen zusammengefaßt werden. Ihnen liegt die gemeinsame – bewußte oder verworrene, direkte oder indirekte – Vorstellung zugrunde, daß der Teufel oder der Nicht-Gott auf Erden Macht hat. Um diese Macht sich aneignen und ausüben zu können – in dieser Welt wie in jener –, bedarf der Mensch Gottes nicht mehr. Gott würde sie ihm sogar im Namen seiner Vorsehung verweigern!

Eine Welt, in der Mäßigkeit herrschen soll, tritt damit langsam und unmerklich an die Stelle einer Welt des Exzesses, in der Liebe und Verzicht einander, beide gleich überschwenglich, abwechseln. In dieser neuen Welt hat der Tod nicht mehr die frühere Macht, alles durch die dunkle Hoheit seines sich ausbreitenden Schattens in Frage zu stellen. Auch der Tod ist dem gemeinsamen Gesetz des Maßes unterworfen.

Die letzte Auswirkung des hier untersuchten Phänomens ist ein Modell des guten Todes – der schöne und erbauliche Tod –, das auf das der mittelal-

Car sans regret... Denn *ohne Klage um Vater, Mutter oder Schwester*/Habe ich nichts, dessen ich in der hiesigen Welt zu gedenken hätte./Meine Seele nimmt zu sich mein Erlöser.

terlichen *artes moriendi* folgt, die das Sterbezimmer mit höllischen und himmlischen Mächten, mit Erinnerungen ans Leben und Wahngebilden des Teufels besetzt hatten. Es ist der Tod des Gerechten, der seinen physischen Tod nicht erst bedenkt, wenn er nahe ist, sondern ihn sein ganzes Leben lang bedacht *hat:* seinem Tod ist weder der bewegte Aufruhr noch die Intensität der *artes moriendi* des Hochmittelalters anzumerken; er ist auch nicht genau der Rolands, der des Tagelöhners von La Fontaine oder der Bauern Tolstois – und doch ähnelt er ihm. Er hat dessen friedliche Ruhe und Öffentlichkeit (der Tod der *artes moriendi* war im Gegenteil dramatisch und verinnerlicht: er vollzog sich, ohne daß die *corona amicorum* seiner gewahr wurde).

Dieses Modell tritt gegen Ende des 14. Jahrhunderts in Erscheinung und besteht bis ins 18. fort. Alberto Tenenti hat einige ältere Beispiele dafür namhaft gemacht.

Das erste stammt von Salutati aus dem Jahre 1379. (22) Es handelt sich um den Tod des Hermes Trismegistos, der – wie Sokrates – öffentlich stirbt, im Kreise seiner Freunde. »Bis jetzt verbannter Pilger, kehre ich nun ins Heimatland zurück [*migro revocatus in patriam*]. Beweint mich nicht, als ob ich ein Toter wäre. Ich werde beim allmächtigen Schöpfer der Welt eurer harren.«

Bewegender noch und der kollektiven Sensibilität der beginnenden Neuzeit bis zum Ende des 18. Jahrhunderts näher ist der folgende Bericht über einen guten Tod – ein Auszug aus einem Brief von Francesco Barbara an seine Tochter. (23) Die Sterbende ist eine fromme Frau »in der Blüte ihrer Jahre«, d. h. noch sehr jung. Eine abstoßende Krankheit hat sie befallen, sie mit Schwären bedeckt und sie gemartert. Sie bringt ihre Leiden Gott dar, »der uns heimsucht, um uns zu retten, und der uns den Tod gibt, damit wir nicht sterben.« Im Augenblick, da sie fühlt, daß – gemäß der traditionellen Ankündigung – der Tod nahe ist, erhebt sie sich, nachdem sie die Sakramente empfangen hat, und kniet auf dem nackten Boden nieder.*

* Diese Haltung des Sterbenden ist meines Erachtens im Mittelalter unbekannt: zu jener Zeit lag der Sterbende ausgestreckt auf der Bahre, in der Stellung des *gisant*. In diesem Falle nimmt der Betreffende die des *priant* ein, der, wie wir gesehen haben, den *gisant* abgelöst hat: eine erstaunliche Mimikry des Lebenden, der um Ähnlichkeit mit dem Toten bemüht ist, aber um Ähnlichkeit mit dem glückseligen Toten. Es muß für einen Sterbenden im Todeskampf nicht leicht sein, sich auf diese Weise zu erheben, um seine schwachen, zitternden Glieder *(quassi)* zu beugen! Bellarmin empfiehlt, obwohl er mit Details dieser Art sparsam umgeht, ebenfalls eine solche Stellung, hält sich aber für verpflichtet, eine Art Rechtfertigung dafür zu geben: Gott, sagt er, verleiht den Todgeweihten häufig die außergewöhnliche Kraft, diese letzte Geste des Glaubens

Luchina – so heißt die junge Frau – war zu diesem Zeitpunkt »so erschöpft, daß sie, wenn auch noch atmend, doch bereits vom Tode gezeichnet und unglaublich entstellt erschien, sie, die zu ihrer Zeit so schön, so majestätisch gewesen war. Und nachdem sie dann im Herrn entschlafen war, lösten sich die harte Klarheit und die Spannung in ihrem Antlitz. Ihre Gesichtszüge verloren ihre Fahlheit und Strenge, ihr abstoßendes Aussehen schwand, und an seine Stelle trat eine edle Schönheit, eine majestätische Würde. So schön und unentstellt, wie sie jetzt war, mochte man nicht glauben, daß sie tot war, man hielt sie für schlafend [*non mortua sed dormiens creditur*].« In diesem Milieu gelehrter und vernünftiger, aber doch sensibler und leicht mystischer Humanisten findet man sich auf das traditionelle Leitbild des *in somno pacis* ruhenden *gisant* zurückverwiesen. Eine neue nachdrückliche Betonung aber gilt der Schönheit, der unaussprechlichen Schönheit, die nach den letzten Schrecknissen des Todeskampfes in Erscheinung tritt. Diese Schönheit wird hier unter andere gleichsam überirdische Erscheinungen einbegriffen, die an den Leibern der Heiligen beobachtet wurden und bei Untersuchungen zur Seligsprechung als Beweise ihrer Heiligkeit dienten: die Unverweslichkeit des Leichnams und die Lieblichkeit seines Geruches. Der Leichnam widersteht der universalen Verwesung und ihren physischen Schrecknissen.

»Dann heilten, ohne jede Beihilfe der Medizin, augenblicklich alle Wundmale, mit denen ihr Körper bedeckt war, und schlossen sich, ein köstlicher Geruch verdrängte den Gestank ihrer Eiterschwären, und jedermann im Zimmer und draußen [*domi et foris*] war starr vor Bewunderung.«

Der Briefsteller, der an seine Tochter schreibt, erklärt sich dieses Geschehen durch den Triumph einer reinen Seele über den abgehärmten Leib. Luchina hatte *in fide, vix in carne* gelebt. Deshalb erschien ihr gleichwohl wunder, schwärenbedeckter und übelriechender Körper nach ihrem Tode heil, leuchtend und wohlriechend – aufgrund der Schönheit ihrer Seele. »So als ob ihre *nobilitas* ihn in ein Gewand aus Schönheit gekleidet hätte.« Welch wundersame Verwandlung des Leibes nach dem Tode! Sie erscheint jedoch zunehmend weniger wundersam, in dem Maße, wie die Zeit voranschreitet. Was hier noch ein außergewöhnlicher Aspekt des Todes des Gerechten ist, wird im 19. Jahrhundert zum banalen, aber tröstlichen Grundzug des Todes des geliebten Wesens. Wie oft murmeln nicht – selbst heute

und der willigen Hingabe zu vollziehen. Es kommt tatsächlich sogar vor, daß die im Spätmittelalter und in der gesamten Neuzeit so häufigen Darstellungen des Todes der Jungfrau sie auf den Knien liegend abbilden.

noch – angesichts des zur Schau gestellten und aufgebahrten Toten die Besucher, wenn es deren denn noch überhaupt gibt: »Man glaubt, er schliefe.« *Sed dormiens creditur.*

Wie man sieht, kündigt der schöne und erbauliche Tod der frommen Todesbilder des 16. und 17. Jahrhunderts von fernher bereits den romantischen Tod an; aber täuschen wir uns hier nicht. Er steht noch immer dem traditionellen, dem gezähmten Tode näher.

In denselben einfachen und vertrauten Rahmen möchte man den realen Tod des englischen Jesuiten Parson einordnen, wie er von seinen Mitbrüdern beschrieben wird. Autor einer *ars moriendi,* die, ziemlich kompliziert, einen beträchtlichen Teil von weitschweifigen Erwägungen und Beispielen enthält, ist er selbst, wie sein Biograph (24) vermerkt, *in typically Jesuit fashion* gestorben: »sanft, ohne viel Aufhebens [*undramatically*] und mitten in der Arbeit.« Dennoch hatte er den uns ungewöhnlich anmutenden Einfall, zu verlangen, daß ihm während der Lesung der Fürbitten, d. h. während der Agonie, der Strick um den Hals gelegt werden sollte, der bei der Hinrichtung des Jesuiten-Märtyrers Campion verwendet worden war!

Der Tod Parsons bestätigt den Eindruck, den der Bericht über das Ende Luchinas hinterlassen hat. Der schöne und erbauliche Tod – Ende eines gerechten und heiligen Lebens in dieser Welt – ähnelt dem traditionellen vertrauten und tröstlichen (oder resignativen) Tod, mit einem kleinen Mehr an Dramatik und Inszenierung, an dem Kenner das Zeichen des Barockzeitalters ablesen werden. Dieses bis zum Ende des 18. Jahrhunderts eher unauffällige dramatische Element entfaltet sich dann voll in der großen Rhetorik der neo-barocken Romantik.

Der Tod des Freigeists

Dieses auf die abgeklärte Erwägung der eigenen Sterblichkeit gegründete Leitbild des Todes tritt in Gegensatz zu dem des Mittelalters – dem eines von der Einkehr im letzten Augenblick besessenen Lebens. Aber der Abbau dieser Besessenheit konnte auch andere, für die Frömmigkeit weniger vorteilhafte Folgen haben; wenn man schon die Angst vor dem physischen Tode abstreifte, lief man auch Gefahr, dabei nur zu erfolgreich zu sein und die metaphysische Bedeutung der Sterblichkeit außer acht zu lassen; man öffnete sich der Indifferenz und sogar dem Unglauben.

Und eben das ist tatsächlich eingetreten. Die Fälle sind weder außergewöhnlich noch abweichend, ohne daß darin immer der Ursprung einer irreversiblen Entwicklung zum Atheismus oder zur wissenschaftlichen Ablehnung von Unsterblichkeit und Jenseits gesehen werden müßte!

Als Erasmus erkrankte, erkannte er im Nierenstein oder im Sturz vom Pferde das Zeichen der Vorsehung, die ihn aufforderte, Tod und Seelenheil zu bedenken. J. B. Gelli, dessen Denken Alberto Tenenti untersucht und dessen Schriften er zitiert hat, reagierte in ähnlichen Umständen anders. Er glaubte nicht an Fingerzeige des Todes und überhob sich prahlerisch: »Ich erinnere mich, daß ich eine Krankheit gehabt habe, die mich bis an die Schwelle der anderen Welt führte, und doch habe ich mit keinem Gedanken gedacht, daß ich sterben würde. Ich habe mir nichts daraus gemacht, als man mich zur Beichte bewegen wollte [wir sind gar nicht weit vom *odium Dei* Bellarmins]. Wäre ich damals wirklich gestorben, so ohne jeden Gedanken daran und und ohne jede Qual.« (25)

Hingehen, ohne davon zu wissen; vergessen, daß es den Tod überhaupt gibt – was kann einem besseres zustoßen! Das ist es überdies, was dem Tier seine Überlegenheit über den Menschen verschafft. Auf der Insels Circes fragt, nach Gelli, Odysseus einen seiner in ein Schwein verwandelten Gefährten, warum er nicht wieder zu dem Menschen werden will, der er war. Das Tier, in das er verwandelt ist, antwortet, das große Verhängnis des Menschen seien sein Bewußtsein des eigenen Todes, die daraus folgende Angst und das Gefühl des Verfließens der Zeit. Die Tiere haben weder dieses Bewußtsein noch dieses Gefühl. Deshalb sind die besten Augenblicke des Lebens die, in denen – wie im Schlaf – das Bewußtsein der Dauer aufgehoben ist.

Anderswo berichtet Gelli von der Auseinandersetzung zweier Freunde, die sich fragen, was nach dem Tode aus ihnen werden mag. Der eine sagt: »Ich empfehle mich dem, der im Jenseits am meisten vermag, Gott oder dem Teufel.« Der andere, im Glauben, daß auch die Seele durchaus sterblich ist, ruft vor dem Tode aus: *»Presto saro fuori d'un gran fosse.«* Bei Gelli macht sich also, wie Tenenti herausgearbeitet hat, große Skepsis hinsichtlich des Seelenheils und des Jenseits bemerkbar. Der einzige Wert, der für ihn zählt, ist »die Nächstenliebe, auf die allein sich die ganze christliche Religion gründet«. Also bereits ein Mann der Aufklärung? (25)

Solche Ideen mögen außergewöhnlich, anachronistisch oder gar wenig repräsentativ erscheinen, wenn sie nicht durch das Zeugnis Bellarmins bekräftigt und bestätigt würden, jenes Bellarmin, der durchaus nicht in den Wind redete und Fälle, die zu selten waren, als daß sie zu Besorgnis Anlaß geben konnten, sicher nicht zitiert und ihnen damit eine gefährliche Wendung gegeben hätte.

So erzählt er, in Anlehnung an Petrus Baroccius, die Geschichte der beiden sehr gelehrten und frommen Lehrer an derselben Schule, deren einer bereits kurz nach seinem Tode *totus ardens* dem Hinterbliebenen in dessen Studierzimmer erschien, um ihm von einem Streitgespräch mit dem *hostis antiquus* zu berichten, bei dem er verführt und verdammt worden sei, und ihn zu strenger Rechtgläubigkeit zu mahnen – was denn auch den Erfolg hatte, daß der zweite im Wortkampf mit dem Teufel obsiegte und das Himmelreich gewann.

Den interessantesten Fall steuert jedoch ein persönliches Zeugnis Bellarmins bei. Er selbst wurde ans Krankenbett eines Sterbenden gerufen, der ihm ganz kaltblütig sagte, *constanti animo et sine ullo metu:* »Hochwürdiger Herr, ich habe Euch sprechen wollen, aber nicht um meinetwillen, sondern wegen meiner Frau und meiner Kinder, denn ich selbst werde geradewegs zur Hölle fahren, und es gibt nichts, was Ihr für mich tun könntet. Und das sagte er mit ruhiger Miene, so als ob er davon spräche, in sein Landhaus oder Schloß zu reisen.« Bellarmin bezeugt sein Erstaunen angesichts dieser kaltblütigen Sicherheit. Er gesellt diesen geizigen und ungerechten Advokaten den Hexern zu – aufgrund des beiden gemeinsamen Zuges hartnäckiger Verstocktheit.

Der Tod in vorsichtiger Distanz

Alle vorhergehenden Beobachtungen sind von einem unscheinbaren Umstand religiöser, namentlich seelsorgerischer Art beeinflußt: Die Männer der Kirche haben aufgehört, für die Einkehr *in articulo mortis* zu werben, um dafür die rechtzeitige Beherzigung des Todes der Alltagsfrömmigkeit aufzuerlegen.

Muß dieser Nebenumstand als Faktum der Religionsgeschichte gedeutet werden, das sich der Initiative einer reformatorischen Elite von Humanisten und Klerikern verdankt? In diesem Falle bezeichnete es vor allem einen Wandel der religiösen Leitvorstellungen, den bewußten Übergang von einer mittelalterlichen Religion mit dem Übergewicht des Übernatürlichen zu einer modernen, in der die Moral dominiert. Oder gehört dieser Nebenumstand umgekehrt in die Geschichte der globalen Kultur, ist er die Übersetzung einer elementaren Reaktion der kollektiven Sensibilität auf Leben und Tod in die Sprache der Kirchenmänner? Ich gebe dieser zweiten Deutung den Vorzug, in der Überzeugung, daß die geistlichen Autoren in der Mehrzahl der Fälle eher die Tendenzen ihrer Zeit ausbeuten als daß sie sie initiieren.

Im Hochmittelalter hatten sie die *hora mortis* ins Zentrum ihrer seelsorgerischen Bemühungen gerückt, weil sie fragwürdig geworden war und das leidenschaftliche Interesse ihrer Zeitgenossen weckte. Umgekehrt lassen sie seit der Renaissance von eben diesem Thema ab, weil es weniger fragwürdig ist, wofern es nicht im Gegenteil sogar ernstlich Unruhe zu stiften beginnt, aber eine so fleischliche und mysteriöse Unruhe, daß die Männer der Kirche sie fürchten und es vorziehen, sie zugunsten einer bitter-süßen Meditation über die Hinfälligkeit des Lebens und sein schnelles Verstreichen zu übergehen.

So bringen sie auf ihre Weise eine Wendung des mittelalterlichen Todes- und Lebensgefühls zum Ausdruck, die es zu einem besseren Verständnis jetzt zu entschlüsseln gilt.

Was zunächst ins Auge fällt, ist folgendes: Der Mensch der Neuzeit hat begonnen, dem Zeitpunkt seines eigenen Todes mit Zurückhaltung entgegenzusehen. Eine nie zum Ausdruck gebrachte, eine wahrscheinlich sogar nie deutlich erfaßte Zurückhaltung. Sie hat eine Tendenz zur Abschwächung jenes vordem – dank der Kirchen – privilegierten Augenblicks freigesetzt, privilegiert durch Vermittlung der Andachtsbücher einer Zeit, in der sie durch den Buchdruck massenhafte Verbreitung fanden. Es war lediglich eine kleine, eine unauffällige Distanzierung, die nicht bis zum Bedürfnis nach Ablehnung, Verdrängung oder Indifferenz ging – oder gehen konnte: so mächtig blieb die vertraute Praxis des Todes und der von ihr mitgeführte Schwemmsand von Traditionen und Erfahrungen.

Der Tod wurde dann durch die Sterblichkeit im allgemeinen ersetzt, d. h. das früher in der historischen Realität der *hora mortis* verdichtete Gefühl des Todes wurde nun im Gesamtstrom des Lebens verdünnt und aufgelöst und büßte damit seine ganze Intensität ein.

Das Leben wurde damit einer subtilen Veränderung unterworfen: ehedem von den Pseudo-Toden in kurze Abschnitte geteilt – der wirkliche Tod setzte dem letzten Abschnitt ein Ende (26) –, wird es nunmehr voll, dicht und zusammenhängend, und der immer gegenwärtige Tod hat darin nur an einem entfernten und leicht zu verdrängenden äußersten Grenzpunkt Raum, dem Realismus der *Geistlichen Übungen* zum Trotz. Ein Leben ohne Bruch. Man will die Tunika nahtlos; es handelt sich nicht so sehr um das Kleid des Glückes und der Lust, sondern um das Arbeitsgewand, aus rauhem Stoff gewoben, übergestreift für langwierige und erschöpfende Aufgaben. Dieses Leben, aus dem der Tod in vorsichtige Distanz abgedrängt worden ist, scheint uns weniger von überschwenglicher Liebe zu Dingen und Menschen erfüllt als das, dessen Mittelpunkt der Tod war.

Die Auseinandersetzung über die öffentlichen Friedhöfe zwischen Protestanten und Katholiken

Die vorsichtige Distanz, die wir soeben in den neuen *artes moriendi* entdeckt haben, findet sich wohl auch bei den Friedhöfen. Auch da vollzieht sich im 16. und 17. Jahrhundert etwas Neues, etwas sehr Subtiles, über das wir uns klarwerden müssen: es hat den Anschein, daß die Friedhöfe in den Städten jetzt verlegt werden.

In einem vom Ende des 16. Jahrhunderts stammenden Büchlein mit dem Titel *Plaintes des Églises reformées* (Beschwerden der reformierten Kirchen [27]) führten die französischen Protestanten, die damals bereits öffentlich anerkannt waren, Klage über die Hindernisse, die ihnen die Katholiken bei der Durchsetzung ihres Anspruches auf freie Grabwahl in den Weg legten. Sie behinderten sie »an der Nutzung [der Friedhöfe], die ihnen vormals von der Gerichtsbarkeit zugesprochen wurden oder die sie für ihren eigenen und gesonderten Gebrauch erworben haben«. Diese angeführten Aspekte waren aber in Wirklichkeit nicht das Ausschlaggebende. Sie protestierten vor allem gegen die »ihnen verweigerte Mitbenutzung der geweihten Friedhöfe der Katholiken«. Eben das lag ihnen wirklich am Herzen.

So gaben sich die Reformierten nicht mit den Friedhöfen zufrieden, die ihnen vom Edikt von Nantes zugebilligt wurden: vielleicht glaubten sie sich da »in profaner Erde« beigesetzt. »In der Mehrzahl der Städte, in der Ihr herrscht, begnügt Ihr Euch nicht einfach mit den *öffentlichen Friedhöfen,* sondern wollt obendrein noch in den Kirchen bestattet werden, in denen Ihr nichts dagegen ausrichten könnt, daß die Katholiken dort ihre Andacht verrichten«. Gegen ebendiesen Anspruch schrieb Bischof Henri de Sponde eine im Jahre 1598 in Bordeaux erschienene kleine Streitschrift mit dem Titel *Les Cimetières sacrez*.

Trotz seiner Neigung zur Polemik gelingt es dem Bischof nicht, eine bestimmte Mißlichkeit vergessen zu machen. Er wagt nicht, das Recht der Protestanten auf eine Beisetzung auf einem *öffentlichen* Friedhof schonungslos anzugreifen. Der hier benutzte neuartige Ausdruck macht deutlich, daß dem Friedhof fortan der Charakter der Öffentlichkeit beigelegt wurde, und zwar nicht nur durch die Praxis des Alltagslebens, sondern durch eine bewußte Willensentscheidung. Manche Orte wie der Friedhof symbolisierten die Zugehörigkeit zur Gemeinschaft, eine Zugehörigkeit, auf der die Reformierten bestanden und die stärker war als ihre Abneigung gegen eine papistische Promiskuität.

Henri de Sponde bewegt sich auf unsicherem Boden. Er zieht es vor, sich auf Argumente aus der Praxis zu berufen. Wenn man Katholiken und Protestanten auf diese Weise miteinander vermischte, »so setzte man sich der Gefahr von Unruhen und Wirren aus«. Sie müssen voneinander getrennt gehalten werden, im Leben wie im Tode. Beide Parteien sollen ihre gesonderten Friedhöfe haben. Die Katholiken könnten durchaus die Initiative ergreifen und aus eigenem Antrieb tun, was Henri de Sponde letztlich von den Protestanten verlangt: daß »wir [Katholiken] nämlich bei jeder Gelegenheit einen neuen Friedhof anlegen, den wir weihen und auf den wir die Leichname der Unseren überführen lassen, die auf den Friedhöfen liegen, die Ihr Euch angeeignet habt«. Wir sehen nämlich – wenn ich einmal in der Sprache dieser Katholiken des 16. Jahrhunderts fortfahren darf – darin nichts prinzipiell Unzulässiges. Wir hängen nicht so sehr an diesen Örtlichkeiten, die Ihr für traditionsgeprägt haltet, und wir werden sehen, daß sie es gar nicht einmal sind. Was uns angeht – wir geben sie ohne Skrupel her. Nur: »Was gewinnen wir dabei? Denn Ihr wolltet sicherlich alsbald Euren Anteil daran haben, und wenn man ihn Euch nicht gäbe, so würdet ihr Barbarei, Unmenschlichkeit rufen und nach Rache schreien.«

Warum bestehen aber die Protestanten so hartnäckig darauf, auf den öffentlichen Friedhöfen beigesetzt zu werden? »Warum gebt Ihr Euch nicht mit Euren Friedhöfen zufrieden? Was für Klagegründe könnt Ihr denn noch namhaft machen, wenn Ihr nicht auf den katholischen Friedhöfen beigesetzt werdet?« »Weshalb bereitet Euch diese widrige Nachbarschaft keinen Abscheu?« »Möchtet Ihr etwa am Tage der Auferstehung das Gelöbnis tun, mit den Katholiken vereint und zusammen von ein und demselben Friedhof, aus ein und demselben Grab aufzufahren?«

»Es widerstrebt Euch, zu Euren Lebzeiten sowohl die Kirchen als auch die Friedhöfe zu betreten, und doch fürchtet Ihr Euch nicht, Euch als Tote in den Kirchen und auf den Friedhöfen beisetzten zu lassen.« Es bedarf wohl eines scharfen Verstandes, um daraus solche Widersprüche abzuleiten!

Diesen Grund haben die Protestanten geliefert, und Henri de Sponde teilt ihn uns mit: *»Es sind die Grabstätten und Friedhöfe unserer Väter«*, von denen wir nicht getrennt sein wollen. Eine gewichtige und beeindrukkende Antwort, bei der man sich fragen mag, ob sie, ebenso präzise, ein Jahrhundert zuvor formuliert worden wäre. Kommt darin nicht ein neue Art von Anhänglichkeit zum Ausdruck, die dann die Bewilligung und Abtretung von Familienkapellen in den Kirchen und unter den Beinhäusern begünstigte (vgl. Kapitel 5)?

Es war ein zu jener Zeit bereits verbreitetes Gefühl, das Henri de Sponde zu bestreiten sich hütete. Er läßt es gelten. Er gibt sich damit zufrieden zu sagen, daß man sich täusche, was das Ziel angeht, und ebendas interessiert uns lebhaft. Ihr Protestanten, meint er, macht Euch zum Spielball einer Illusion. Ihr haltet diese öffentlichen Friedhöfe von heute für die Eurer Väter. Sie sind es nicht mehr, und das ist überdies Eure Schuld: »Ihr habt die Erde, in der Eure Väter ruhten, durchwühlt und mit Euren unreinen Rüsseln die Gräber umgepflügt, um Euch an ihrem Fleisch und ihren Gebeinen zu sättigen und zu mästen oder mit dem ganzen Spott und der ganzen Liederlichkeit der Welt Euer Spiel damit zu treiben.« Ihr habt die herkömmlichen Friedhöfe profaniert.

Deshalb sind sie in den Religionskriegen verlegt worden. »Diese Grabstätten und Friedhöfe, die heute vorhanden sind und die Ihr Euch aneignen wollt, sind nicht mehr die alten, die Ihr Euch vorstellt. *Ihr habt jene alten geschleift, und wir haben diese neuen angelegt* [...]. Ihr habt hier nichts mehr zu schaffen.«

Warum hängen sie – das nur im Vorbeigehen – so daran, »gemeinsam bestattet zu werden«, zumal ja der Friedhof ihrer Väter für immer zerstört ist? »Wo ist der Evangelientext (da Ihr ja nur ans Evangelium glaubt), der sagte, daß niemand in seinem Gehölz, auf seinem Feld, in seinem Haus gesondert bestattet werden dürfe, wie es doch mit Abraham geschah [...] und bei den Alten ganz allgemein üblich war, bei den Juden wie den anderen?« »Wenn Ihr also Friedhöfe haben wollt, so sucht Euch andere als diese, auf die Ihr kein Recht mehr habt, weder das Recht der Natur [es sind nicht mehr die Eurer Väter] noch das der Menschheit [Bestattungen können an beliebigem Orte vorgenommen werden] noch das der Religion.«

Diesem Text lassen sich zwei Folgerungen entnehmen. Die erste ist zweideutig: Die Mitglieder ein und derselben Familie, ein und derselben *patrie*, d.h. ein und derselben kleinen Gemeinschaft, werden von einem bestimmten Gefühl angetrieben, ihre Toten an einem gemeinsamen Ort zu versammeln, dessen öffentlicher Charakter, der früher eine Einheit mit dem religiösen und kirchlichen bildete, jetzt bewußter geworden ist. Sicher ein weiterer Grund dafür, daß dieser Ort geweiht bleibt, wie er es immer gewesen ist. Es sei jedoch ausdrücklich darauf hingewiesen, daß, was H. de Sponde als geweiht gilt, weniger die Gemeinschaft der Gräber ist, auf die er Wert genug legt, um die Protestanten davon auszuschließen, als die einzelne, die »besondere« Grabstelle, wie er sie seinen Gegnern anempfiehlt. Man hat das Gefühl eines Schwankens zwischen zwei noch undeutlichen Strömungen der öffentlichen Meinung.

Die zweite Folgerung, die sich aus dem Text erschließen läßt, ist dagegen ganz eindeutig. Wenigstens in den Städten – und zwar da, wo es Auseinandersetzungen zwischen Katholiken und Protestanten gegeben hat – sind die Friedhöfe verlegt worden. H. de Sponde ist sich dessen sicher, und wir haben keinen Grund, sein Zeugnis in Zweifel zu ziehen. Er schreibt die Ursachen dafür den Verheerungen der Religionskriege zu. Seine Beobachtung ist sicher richtig, seine Deutung durchaus anfechtbar.

Die Verlegung der Pariser Friedhöfe. Die Vergrößerung der posttridentinischen Kirche

Wir haben im Gegenteil gute Gründe zu glauben, daß die Religionskriege damit nichts zu schaffen haben. Halten wir uns Paris vor Augen, so läßt sich sagen, daß die Verlegung der Friedhöfe sicher schon gegen Ende des 16. Jahrhunderts einsetzte, weil sie damals H. de Sponde auffiel, im großen Stil aber erst im 17. Jahrhundert begann, um sich im 18. dann fortzusetzen. Sie rührt von der Vergrößerung der Kirchen her, die die neuen Formen von Frömmigkeit und Seelsorge im Gefolge des Konzils von Trient erforderlich machten. Diese Umwandlung des Raumes – und vor allem die räumliche Trennung, die geringe Sorge um die Toten, die ihn bevölkerten – hat eine psychologische Bedeutung.

Im Rahmen einer allgemeinen Politik der öffentlichen Hygiene wurden die Sonderkommissionsmitglieder am Châtelet zur Vorbereitung der Verlegung der Friedhöfe außerhalb der Stadt im Jahre 1763 damit beauftragt, für den Generalprokurator des Stadtparlaments eine Untersuchung über den Zustand der Pariser Friedhöfe zu erarbeiten. Wir verfügen über die amtlichen Protokolle ihrer Besichtigungen und über die Berichte, die ihnen die Geistlichen und die Kirchenvorsteher übergaben. (28) In jedem einzelnen Fall hat sich das betreffende Sonderkommissionsmitglied darum bemüht, das genaue Gründungsdatum des Friedhofes zu ermitteln.

Diese Dokumente haben mich zu den folgenden Bemerkungen angeregt. Anfangs hatten viele Kirchen, wie zu erwarten war, keinen eigenen Friedhof und überführten ihre Toten zum Cimetière des Innocents. Umgekehrt unterhielten die Kirchenvorsteher gegen Ende des 18. Jahrhunderts unter den Kirchen regelrechte unterirdische Friedhöfe, Grabgewölbe, die zunächst zusammen mit den Familienkapellen der Seitenschiffe als Begräbnisstätte übereignet, dann aber zu einer verbreiteten Form der Grablegung bei den Reichen geworden waren.

Es hat den Anschein, daß die Kirchen – sogar die, die ihre Toten zum

Cimetière des Innocents überführen ließen – allesamt über ein *aître* oder über *charniers* verfügt haben. Einige davon haben sich erhalten und waren auch im Jahre 1763 noch in Gebrauch: die von Saint-Séverin, von Saint-André-des-Arts, von Saint-Gervais und von Saint-Nicolas-des-Champs. Diese letztere war im Jahre 1223 geweiht worden, weil es die Mönche nicht mehr duldeten, daß die Pfarrmitglieder in ihrem Hof bestattet wurden, wie es bis dahin Brauch war. »Man nimmt hier seit unvordenklichen Zeiten Beisetzungen vor«, erklären nicht ohne Stolz Geistliche und Kirchenvorsteher.

Es ist aber nun ein bemerkenswertes Phänomen, daß eine große Zahl dieser ersten Friedhöfe verschwunden oder zerstört und zu Zeiten, die unbekannt sind, aber nicht sehr weit zurückliegen können, durch andere ersetzt worden sind, die nicht mehr in unmittelbarer Nachbarschaft lagen. Abgesehen vom Cimetière des Innocents stammt die Mehrzahl der großen Friedhöfe im Paris des 18. erst aus dem 17. Jahrhundert. Im Jahre 1763 waren sie also kaum mehr als ein Jahrhundert alt: Saint-Eustache 1643 (der Cimetière Saint-Joseph), Saint-Sulpice 1664 (der Vieux-Cimetière), Saint-Benoît 1615, Saint-Jacques-du-Haut-Pas 1629, Saint-Hilaire 1587, Saint-Étienne-du-Mont 1637, Saint-Martin 1645, Saint-Côme und Saint-Damien 1555, Saint-Laurent 1622, Saint-Jean-en-Grève um 1500, Sainte-Marguerite 1634, Saint-Roch 1708 und La-Ville-l'Évêque 1690. Das ist, wenn ich so sagen darf, die erste, vom mittelalterlichen deutlich unterschiedene Generation des modernen Friedhofs. Die zweite ist die des 18. Jahrhunderts. Wenn die Friedhöfe der ersten Generation ihren zugehörigen Kirchen auch nicht »benachbart« sind, so liegen sie doch auch nicht sehr weit entfernt, während die der zweiten Generation schlechterdings abgelegen sind: Man sucht nach preiswertem Gelände. Saint-Eustache gesellt seinem alten Friedhof aus dem Jahre 1643 dann 1760 einen neuen hinzu, der aber in der Rue Cadet liegt [Saint-Eustache liegt im 1. (Louvre), die Rue Cadet im 9. Arrondissement (Opéra) auf dem rechten Seine-Ufer; d. Übers.]. Der zweite Friedhof von Saint-Sulpice, im Jahre 1746 geweiht, liegt in der Gegend von Vaugirard [6. bzw. 15. Arrondissement]. Die Geistlichen beklagten sich übrigens über die Unzuträglichkeit dieser weiten Entfernung.

Man fragt sich natürlich, was aus den früheren Friedhöfen geworden ist. Wir wissen, daß einige durch Märkte ersetzt worden sind – so Saint-Jean und La-Ville-l'Évêque –, eine übrigens mit dem traditionellen Leitbild durchaus konforme Umwandlung, die nicht immer das Verschwinden des Wortes Friedhof nach sich gezogen hat, wie der Friedhof Saint-Jean beweist. In der Mehrzahl der Fälle hat der Friedhof jedoch den Erweiterungsbauten der Kirchen weichen müssen, die meisten davon Seitenkapellen, die in diesem Fall dann bis ins 16. Jahrhundert zurückreichen können wie in Saint-Germain-le-Vieil: »Vor etwa 300 Jahren hatten sie einen [Friedhof], der an die Kirche grenzte; er wurde jedoch aufgelassen, um sie vergrößern zu können, und sein Terrain ist heute Bestandteil dieser Kirche.«

In Saint-Gervais wurde der Friedhof nicht zerstört, sondern lediglich verkleinert und damit unzulänglich für die Bedürfnisse der Pfarre: »Die acht Seitenkapellen, die Beinhäuser und die Kommunionskapelle haben viel Platz davon eingenommen.« Auffällig ist die Kommunionskapelle. In der Mehrzahl der Fälle sind die parasitären Baulichkeiten der Friedhöfe in der Tat Kapellen oder Bethäuser, die neuen Andachtsformen entsprechen – so die Abendmahlskapellen – oder mit der regelmäßigeren Praxis der Beichte und der Kommunion oder der Gottesdienstordnung in Zusammenhang stehen – so die Kanzlei des Kirchenvorstandes, die (früher unbekannte) Sakristei, das Pfarrhaus, das Haus der in weltlicher Gemeinschaft lebenden Priester, die Säle für den Katechismusunterricht, die Kleinkinder, die Weltflüchtigen usw.*

Man muß sich bewußt halten, wie beschränkt die seelsorgerischen Funktionen des Klerus vor dem Konzil von Trient waren, wenn man von der den Mönchen vorbehaltenen Predigt absieht. Die Gegenreformation hat seinen Spielraum erweitert; für seine neuen Aufgaben bedurfte er aber des Raumes, den er sich ohne Skrupel auf dem Friedhof verschaffte. Das erklärt auch die Neuanlage der Friedhöfe des 17. Jahrhunderts.

Die Friedhofsgründungen des 18. Jahrhunderts reagieren auf demographische Zwänge: Angesichts der raschen Bevölkerungsentwicklung verfügten die Pfarrgemeinden über zwei Friedhöfe – oder wollten darüber verfügen können: einen angrenzenden oder wenigstens sehr nahen für die Reichen, deren Leichname den Weg durch die Kirchen nahmen, in denen man einen Gottesdienst zelebrierte, bei dem der Leib zugegen war, und einen entfernteren für die Armen, die ohne kirchliche Weihehandlungen

* In Saint-Jean-en-Grève gab es »neben der Kirche und in nächster Nähe des Hôtel de Ville [einen kleinen Friedhof], der, mit Rücksicht auf die Kleinheit der Kirche, seit etwa vierzig Jahren [zu Beginn des 18. Jahrhunderts] aufgelassen worden ist, um dort die Kommunionskapelle zu errichten«.

Die Pfarre Saint-Roch eröffnete im Jahre 1708 einen neuen Friedhof; an der Stelle des alten hatte der Kirchenvorstand eine Kalvarienkapelle errichten lassen (eine neue Andachtsform franziskanischen Ursprungs: der Kreuzweg) »für die religiöse Unterweisung, den Katechismusunterricht, die Weltflüchtigen und den größten Teil der Beichtstühle«.

vom Sterbeort direkt ins Gemeinschaftsgrab überführt wurden. Die topographische Scheidung des Todes der Reichen und der Armen wurde damit nachdrücklich hervorgehoben: die Kirchen und die angrenzenden oder nahen Friedhöfe für die einen, die entfernten Vorstadtfriedhöfe für die anderen – eine Trennung, die unsere zeitgenössische Epoche ankündigt. (29)

Die Lockerung der Verbindung von Kirche und Friedhof

Während der letzten beiden Jahrhunderte des Ancien Régime hat sich also die Zerstörung alter Friedhöfe aus kirchenpolitischen Gründen und die Anlage neuer, zunehmend weiter entfernter vollzogen.

Die erste Feststellung, die sich aufdrängt, ist die des Bruches der Einheit von Kirche und Friedhof, der für H. de Sponde bereits abgeschlossen ist. Es gab offenbar keinen Vorbehalt mehr, einen von der Kirche räumlich getrennten Friedhof anzulegen, und in den Städten wurde dieser Fall sogar zur Regel. Die einzigen Nachteile, die die Entfernung mit sich brachte, waren praktischer Art: Ermüdung und Zeitverlust für den Klerus, der die Trauerfeierlichkeiten betreute. Das sollte sich gegen Ende des Jahrhunderts ändern, als Bestrebungen aufkamen, alle Einzelfriedhöfe der Pfarrgemeinden zugunsten eines großen Zentralfriedhofes aufzulassen. Die Form der kollektiven Sensibilität, die wir hier untersuchen, ist die der Epoche der Verlegungen des 17. und des beginnenden 18. Jahrhunderts. Die des späten 18. ist eine andere (vgl. Kapitel 11).

Die Verlegungen wurden in der Tat von den Kirchenvorständen selbst organisiert. Sie führten dann dazu, daß aus dem Friedhof ein auf Beisetzungen spezialisierter Raum wurde – der er ein Jahrtausend lang nicht gewesen war! Ohne jeden Kommentar, sogar ohne sich dessen bewußt zu werden, ließ man von den Beisetzungen *ad sanctos* ab, mit Ausnahme der Reichen, allerdings nicht einmal aller Reichen: denn wahrscheinlich hat sich die Zahl der gesonderten »Einzel«-Bestattungen auf den Friedhöfen unter freiem Himmel in der zweiten Hälfte des 18. Jahrhunderts erhöht (ohne daß die der Beisetzungen in den Kirchen sich deshalb verringert hätte). Die Grablegungswünsche in dieser Hinsicht wurden häufiger, und die Geistlichen zitieren sie in ihren Berichten aus dem Jahre 1763 als keineswegs außergewöhnliche Fälle. Vom 17. Jahrhundert an wurden die kleinen Freilandfriedhöfe gleichsam als Verlängerungen der Familienkapellen gehandhabt

– so etwa der des Kanzlers Séguier in Saint-Eustache, »sein Friedhof, der ihm zusagte«.

Es besteht kein Zweifel, daß sich die Nabelschnur zwischen Kirche und Friedhof im Laufe des 17. Jahrhunderts gelockert hat, ohne doch schon zu zerreißen. Eine Geschichte ohne Worte, die ganz und gar unbemerkt bleiben und im Sinne einer fortschreitenden Laisierung gedeutet werden könnte, während sie doch das Werk einer gottesfürchtigen Elite ist, aus deren Mitte sich die Pariser Geistlichen und die Kirchenvorsteher des 17. und 18. Jahrhunderts rekrutierten.

Und doch ist die langsame, übrigens durchaus noch nicht abgeschlossene Trennung von Kirche und Friedhof nicht der einzige Aspekt dieses Phänomens. Man führe sich all die Exhumierungen, die Umschichtungen und Verknäuelungen menschlicher Überreste vor Augen, die man sich bei den Friedhofsauflassungen vorzustellen hat: Man machte sich nicht die Mühe, die Gebeine sorgsam einzusammeln und sie gesondert und beiseite aufzuschichten. Man stampfte vielmehr einen aus Erdreich und Gebeinen gemischten Boden zusammen, um darauf die Baulichkeiten zu errichten, die eine neue Frömmigkeitsform für nötig hielt. So haben die Malteserritter im 16. Jahrhundert ihr privates Bethaus in La Valetta auf dem Friedhof ihrer Vorfahren errichtet. Geistliche und Laien blieben indifferent angesichts der Behandlung, die sie den sterblichen Resten ihrer Vorväter angedeihen ließen. Diese Gleichgültigkeit hatte keine Ähnlichkeit mehr mit dem früheren vertrauten Verhältnis von Lebenden und Toten, wie es im Schmuck der Beinhäuser, in den alle Lücken einebnenden Gebeinen zum Ausdruck kam. Man war nicht mehr versucht, im Vorbeigehen einen Schädel in diesem makabren Garten aufzuheben – wie Hamlet. Der Schädel wäre fortgeworfen oder als Material verwendet worden ... wofern er nicht einem geheimen und esoterischen Zweck diente (Kapitel 8).

7. Vanitas

Das Bedürfnis nach Schlichtheit der Leichenbegängnisse und des Testaments

Dieses Kapitel setzt das vorhergehende fort und beleuchtet das gleiche Phänomen lediglich von einer anderen Seite: das Sich-vom-Leibe-Halten eines Todes, der nichtsdestoweniger immer nahe bleibt. Bemühen wir uns, die im späten 17., im 18. und namentlich in der zweiten Hälfte des 18. Jahrhunderts stetig fortschreitende Entwicklung eines Bedürfnisses nach Schlichtheit in allen Aspekten des Todes nachzuvollziehen. Dieses Bedürfnis bringt zunächst, und zwar mit größerer Überzeugtheit als ehemals, den traditionellen Glauben an die Hinfälligkeit des menschlichen Lebens und an die Verweslichkeit des Leibes zum Ausdruck. Es gibt weiterhin ein verkrampftes Nichtigkeitsgefühl zu erkennen, dem Entlastung zu verschaffen auch der Jenseitshoffnung nicht gelingt, die gleichwohl aufrechterhalten und bekräftigt wird. Es mündet schließlich in eine Art Indifferenz gegenüber dem Tode und den Toten ein, die bei den gebildeten Eliten als Zutrauen zur wohltätigen Natur, bei den städtischen Volksmassen als vergeßliche Sorglosigkeit in Erscheinung tritt. Im Laufe des gesamten 17. und 18. Jahrhunderts treibt die Gesellschaft an steil abschüssigem Hang den Schlünden des Nichts entgegen.

Dieses Bedürfnis nach Schlichtheit bekräftigt sich in den Testamenten. Es hat übrigens nie völlig gefehlt: Wir haben bereits gesehen, daß es immer eine Kategorie von Testataren gegeben hat, die, aus manchmal mit einem Schuß Exhibitionismus einhergehender ostentativer Demut, auf den herkömmlichen Prunk des Leichenbegängnisses verzichteten. Sei dem Ende des 17. Jahrhunderts aber wird diese Art von Testamenten häufiger, und mehr noch als die bloße Zahl der Erwähnungen der Schlichtheit ist es vor allem ihre allgemeine Verbreitung, die bezeichnend ist. Anfangs (im 16. und im 17. Jahrhundert) wird die Einfachheit eher zur Schau getragen und gelegentlich von Verfügungen begleitet, die ihr widersprechen; später dann (im 17. und 18. Jahrhundert) wird sie sehr häufig beschworen und (im 18. Jahrhundert) schließlich zur bloßen stilistischen Floskel.

Die Großen machen da keine Ausnahme, wenn sie nicht sogar die Vorläufer sind: Elisabeth von Orléans, eine Tochter Gastons von Orléans, bestimmte in ihrem 1684 abgefaßten Testament (sie starb im Jahre 1696), daß ihre Totenwache nur von den beiden mit der Lesung des Psalters beauftragten Priestern gehalten werden sollte, und zwar einfach deshalb, weil diese Lesung Bestandteil der Grablegungsliturgie war. »Man lagere mich auf einen Strohsack auf dem Bett, auf dem ich sterbe, mit einem Tuch darüber [anstatt zur Schau gestellt zu werden wie eine *représentation*], *man schließe die Vorhänge* [sie will den Blicken entzogen sein], auf einem Tisch zu Füßen meines Bettes sollen ein Kruzifix und zwei Kerzenhalter mit zwei gelben Kerzen stehen [das ist wenig für eine so große Dame, eine Prinzessin von Geblüt], kein schwarzer Wandbehang [wir werden später auf die Abschwächung der Trauerbekleidung zu sprechen kommen], zwei Priester [nur zwei!] meiner Pfarre [ohne einen Vertreter der vier Bettelorden], die den Psalter lesen, und *es sollen mir keine Hofdamen die Totenwache halten*, da ich es nicht verdiene, anders behandelt zu werden. Ich bitte meine Schwestern, sich all dem nicht zu widersetzen, ich bedinge mir dies als Beweis ihrer Freundschaft aus, zumal ich, da ich bei meiner Taufe der Welt und ihrem Pomp entsagt habe [also nicht späte Konversion, sondern stoische Hinnahme einer Lebensgegebenheit], bestattet werden will, wie ich hätte gelebt haben sollen. Deshalb verfüge ich, daß ich in meiner Pfarre Saint-Sulpice beigesetzt werde, in der Gruft unter meiner Kapelle, *ohne jede Zeremonie.*« (1)

Im Jahre 1690 verlangte auch Françoise Amat, Marquise von Solliers, die sich zweitausend Messen ausbedungen hatte – davon tausend am Tage ihres Hingangs –, wie das Fräulein von Alençon, daß ihre Totenwache von nur einem Priester gehalten werden sollte. »Ich bitte die barmherzigen Schwestern [denen die Armenbestattung oblag] der Pfarre, in der ich sterbe, einen Priester zu beauftragen, besagte Zeit an meinem Leichnam zu wachen« und ihn beizusetzen »auf dem Friedhof der barmherzigen Schwestern, *auf die bei ihnen herkömmliche Weise*«, d.h. ohne frühmorgens oder spätabends den Weg durch die Kirche zu nehmen. (2)

Ein Pariser Kanoniker im Jahre 1708: »Ich lege ganz ausdrücklich Wert darauf, daß alle diese Zeremonien meines Leichenbegängnisses sehr einfach, sogar ärmlich vollzogen werden. [...] Daß bei besagter Zeremonie und Gottesdienst mehr Kerzen auf dem Hochaltar als um meinen *elenden*

Leichnam brennen [der Nachdruck liegt auf dem Elend des verweslichen Leibes]. Daß bei dieser Zeremonie auf das Glockengeläut und all den anderen Aufwand verzichtet wird, der nicht absolut erforderlich ist und wofür es bereits Beispiele des Verzichts bei der Beisetzung irgendwelcher Würdenträger oder Kanoniker der Pariser Kirche gibt.« Die Demut des Kanonikers darf der Würde des Stiftes und der Pfründe keinen Abbruch tun! (3)

Um die Mitte des 18. Jahrhunderts wird der Hinweis auf die Einfachheit zur geläufigen, nur wenig variierten Formel. Während man gegen Ende des 17. Jahrhunderts noch forderte, »mit so wenig zeremoniellem Aufwand wie möglich« beigesetzt zu werden, sagt man im 18. Jahrhundert: »Ich möchte um 7 Uhr morgens mit größter Schlichtheit beigesetzt werden.« »Ich möchte so einfach wie möglich beigesetzt werden.« Also die *decent funerals* der englischen Testamente.

Die handgeschriebenen Testamente – die »schönen Testamente« Michel Vovelles – sind nicht sehr viel redseliger: »Ich wünsche und will«, schreibt im Jahre 1723 Jean Molé, Rat im Stadtparlament von Paris, »daß nach meinem Tode Geleit, Überführung und Beisetzung meines Leichnams ohne Pomp und mit sehr geringem Aufwand vollzogen werden«: das alles ist nicht der Mühe wert! Sogar der Herzog von Saint-Simon, der doch über nichts auf schlichte Weise sprechen kann, gibt in seinem Testament aus dem Jahre 1754, einem feierlichen Zeugnis ehelicher Verbundenheit und Liebe, Anweisung, daß seine Grabtafel, die später in der Nähe seiner Gruft aufgestellt wird, »ohne jeden Prunk und Unbescheidenheit« ausgeführt werden soll. Wenn er sich dazu herbeiläßt, eine ausführlichere Grabschrift zu diktieren, so deshalb, weil sie für den Sarg bestimmt ist und sie unter der Erde ohnehin niemand mehr lesen wird. (4)

Gegen Ende des 17. und vor allem im 18. Jahrhundert verzichten die Testatare auch darauf, Verfügungen für ihr Leichenbegängnis zu treffen, und überlassen das lieber ihren Testamentsvollstreckern. Dieses Vertrauen ist übrigens mehrdeutig. Es hat mit Sicherheit zwei Aspekte. Der erste ist Gleichgültigkeit: Der Kontext bringt deutlich zum Ausdruck, daß keine anderen Anweisungen gegeben worden sind und daß man sich weigert, dem Schicksal seiner irdischen Hülle weitere Aufmerksamkeit zukommen zu lassen. So wählt sich ein Pariser Bürger im Jahre 1660 (5) seine Grabstelle in seiner Pfarre Saint-Germain-l'Auxerrois zu Füßen des Kruzifixes – denn in dieser Hinsicht darf nicht dem Ermessen Dritter überlassen bleiben; umgekehrt »stellt er seine Trauerfeierlichkeiten und das Leichenbegängnis seinen Testamentsvollstreckern anheim [...], die er inständig bittet, sie schlicht und mit aller christlichen Bescheidenheit zu vollziehen«.

Ein anderer, »Edelmann und Pariser Bürger« (6), verlangt im Jahre 1657, auf dem Cimetière des Innocents beigesetzt zu werden (Beweis der Demut), wo bereits seine Eltern ruhen; er fügt hinzu: »Ich bedinge mir aus, daß die Trauerfeierlichkeiten so vollzogen werden, wie es die Vollstrecker meines vorliegenden Testamentes für das Beste halten [...], denen ich alles anheimstelle.«

Der Verzicht auf eigene Wünsche und die Bevollmächtigung des Testamentsvollstreckers verändern sich gegen Ende des 18. Jahrhunderts bedeutungsmäßig – ohne daß man dessen bei der bloßen Lektüre der Texte gewahr würde. Der Verzicht wandelt sich vom Bedürfnis nach Entsagung zum Zeugnis gefühlvollen Vertrauens – wobei dieses Bedürfnis nach Entsagung im übrigen nicht zwangsläufig ausgeschlossen wird.

Die Unpersönlichkeit der Trauer

Schließlich muß eine gewisse Nüchternheit in den Äußerungen der Trauer mit dieser Tendenz zur Schlichtheit in Zusammenhang gebracht werden. Die Nüchternheit der Trauer! Läßt sich in dieser Weise von einer Zeit sprechen, die doch die Phase der großen barocken Prunkobsequien war? Sie waren jedoch eigentlich Theater – ein Theater, das die Effekte eines sehr viel älteren Zeremoniells, des Zeremoniells der *représentation* und des Katafalks, weiterentwickelte, sich zu geistlichen Übungen eignete und der Vorliebe fürs augenergötzende Spektakel schmeichelte. Wenn man sich aber auch nur wenig vom Vorbild des Hofes oder der großen Gottesdienste des Reiches entfernt, so kommt es doch durchaus nicht selten vor, daß sich die Erblasser aus Demut den Verzicht auf pomphafte Trauerbekundungen zu Hause oder in der Kirche ausbedingen; das hängt mit ihrer Bitte um Schlichtheit zusammen. »Hinsichtlich ihres Geleits und ihrer Beisetzung wünscht sie, daß so wenig Aufwand wie möglich getrieben wird, und will überhaupt keine Wappen und all das, was nicht unbedingt erforderlich ist« (1648). »Ich untersage jeglichen Vorhangschmuck bei meinem Geleit, dem Gottesdienst und der Beisetzung« (1708). Man dispensiert seine Erben, wenn sie arm sind, sogar davon, kostspielige Trauerkleidung zu tragen, wie diese Pariser Witwe des Jahres 1652: »Schenkt und vermacht ihrer Dienerin und ihrem Diener jedem 500 Livres, wobei sie nicht wünscht, daß sie Trauerkleidung anlegen.« (6)

Es sei jedoch eingeräumt, daß die Bedeutung solcher Fälle nicht übertrieben werden darf. Sie stellten die allgemeine Praxis der Trauerbekundung nicht in Frage, weder zum Zeitpunkt des Todes noch für die Dauer der Zeremonie noch für die auf den Todesfall folgende Phase. Die Trauerbekundung als Brauch wurde peinlich genau respektiert, vor allem dann, wenn sie sich auf den sozialen Status der Person bezog, weil sie ihn bekräftigte oder ihn durch Nichtachtung in Zweifel gezogen hätte. So etwa im Falle des Königshauses: bei Hofe bezeichnete jedes Detail der Gewandung, ob man seine Trauer nun zur Schau stellte oder nicht, einen bestimmten Rang in der Hierarchie.

Was uns heute in Erstaunen setzt, ist eben dieser soziale oder rituelle, dieser obligatorische Charakter der Traueräußerungen, die ursprünglich doch den Schmerz des Abschieds, das herzzerreißende Leid der Trennung ausdrücken sollten. Freilich ist diese Tendenz zur Ritualisierung alt, sie reicht weit hinter das 17. Jahrhundert zurück. Sie beginnt sich im Hochmittelalter bemerkbar zu machen, als die Priester, die Bettelmönche und später die Bruderschaften und Armen zu Hause, beim Geleit und in der Kirche den Platz der tränenüberströmten Familie und der trostlosen Freunde einnahmen. Wir haben gesehen, daß dieser Wandel den mediterranen Süden, Spanien, einen Teil des südlichen Frankreich und Süditalien ausgespart hat. Wir wissen, daß – dem *Romancero* zufolge – an der Beisetzung Chimenas durchaus noch Klageweiber teilgenommen haben können. Flachreliefs auf spanischen Gräbern des 15. Jahrhunderts, die Absolutionsszenen darstellen, bezeugen mit aller wünschenswerten Deutlichkeit die dramatischen Gebärden der Umgebung, namentlich der Frauen, die Spontaneität vortäuschen. Die Trauerbekundung durch gedungene Klageweiber hatte noch bis ins 18. Jahrhundert Bestand. Ein Arzt schrieb im Jahre 1742: »Ich habe beobachtet, daß der Brauch der großen Lamentationen in Frankreich noch durchaus lebendig ist. Er wird, wenn auch nicht vom ganzen Volk, so doch wenigstens noch in der Picardie befolgt, nicht in den Städten, wohl aber auf dem Lande, wo, wenn man sich anschickt, den Sarg in die Erde zu betten, alle Frauen sich darüber werfen, schreckliche Schreie ausstoßen und den Toten beim Namen rufen, ohne aber eine Träne zu vergießen und ohne gar die Neigung dazu erkennen zu lassen; ebenso machen sie es mit ihnen ganz Fernstehenden, wenn der Zufall es fügt, daß sie im Sterbehaus zugegen sind, wenn man den Leichnam aufbahrt. [...] Ein Hausmädchen, über diese Schreie befragt, gab zur Antwort, daß sie sie immer schon bei solchen Anlässen von allen weiblichen Anwesenden gehört habe.« (7)

Diese namentlich im mediterranen Süden lebendigen Traditionen haben sich bis heute in Sizilien, auf Sardinien (8) und in Griechenland erhalten. Jedenfalls werden sie im Laufe der Zeit zu immer mehr ritualisierten Bräuchen, aus denen jede Spur von Spontaneität gänzlich schwindet. In dieser Weise führt sie der Mediziner des 18. Jahrhunderts vor Augen, und in dieser Weise werden sie von Caroly de Gaïx noch in den ländlichen Gegenden des 19. Jahrhunderts erlebt. Die Ritualisierung hatte übrigens gegen Ende des Mittelalters ihren Höhepunkt erreicht. Das 17. Jahrhundert hat aber die Unpersönlichkeit und den Ritualismus der vorhergehenden Periode, die sich im 16. Jahrhundert vielleicht geringfügig abgeschwächt hatten, noch einmal gesteigert.

In welchem Maße die Aufwendungen für die Trauer als soziale Erfordernisse und nicht als Ausdruck persönlichen Schmerzes aufgefaßt wurden, stellt das folgende gerichtliche Verfahren unter Beweis, das im Jahre 1757 in Toulouse von der Marquise de Noë nach dem Tode ihres Gatten gegen ihre Schwägerin geführt wird. (9) Sie verlangt 8000 Livres aus der Erbmasse als Kostenerstattung für ihren Traueraufwand. Im Falle ihrer Schwägerin ist »das Angebot von 3000 Livres, das ich ihr zur Deckung der Unkosten ihrer Trauergewänder gemacht habe, vollauf ausreichend für alles, was sie in dieser Hinsicht zu beanspruchen berechtigt ist«. Die Witwe entwickelt ihre Argumente in einer Denkschrift: »Da der *öffentliche Anstand* es erforderte, daß die Frauen Trauer um ihre Gatten trugen, war es also nur billig, ihnen für die wiederholte Beschaffung von Trauergewändern das gleiche Privileg einzuräumen wie für die Kosten des Leichenbegängnisses. [...] Die Trauergewänder, die man der Witwe zur Verfügung stellt, sind für sie weder Vorteil noch ehelicher Zugewinn des überlebenden Gatten. Da sie *von Gesetz wegen zu Traueraufwand genötigt* und nicht zur Übernahme der Kosten verpflichtet ist, kommt es vielmehr dem Erben des Verstorbenen zu, sie ihr zur Verfügung zu stellen.«

Das will nicht besagen, daß es keinen echten Kummer gegeben hätte, wenn auch in diesem 17. Jahrhundert, wo man nur allzu leicht in Ohnmacht fällt, Sterbefälle und Todesanzeigen sehr kühl aufgenommen werden. Wer seine Frau oder seinen Mann verliert, sucht auf dem schnellsten Wege Ersatz – ausgenommen den Fall der unbeugsamen Frauen oder den, daß der Hinterbliebene der Welt entsagt und in aller Stille seinem eigenen Ende entgegensieht. Diese Fühllosigkeit, die an Kälte grenzt, wird fraglos toleriert, wenn sie als Phänomen auch nicht allzu verbreitet ist und manche Ausnahmen leiden muß. Die Fälle derer, die zu Tode betrübt sind und das auch zu erkennen geben möchten, sind durchaus zahlreich, aber selbst da wird ihre Bekümmernis noch in einem Ritual kanalisiert, dessen Rahmen sie nicht sprengen darf. Der Ausdruck des Schmerzes am Totenbett ist nicht gestattet; er wird, jedenfalls in den nördlichen Regionen, in der vornehmen

Gesellschaft und unter wirklichen Christen mit Stillschweigen übergangen. Umgekehrt gilt es seit dem 16. Jahrhundert als ratsam, sich ihm rückhaltlos zu überlassen, und das soll bis zur Mitte des 19. Jahrhunderts so bleiben, in den Grabinschriften, den poetischen Abschiedsklagen um einen Gatten, eine Gemahlin oder ein Kind, den »Grabmälern« und »Elegien«. Nach der vorgeschriebenen Trauerzeit dulden Brauch und Herkommen keine persönlichen Trauerbekundungen mehr: Wer zu verstört ist, um sich nach der kurzen von der Tradition eingeräumten Frist sofort wieder ins normale Leben zu schicken, hat keine andere Möglichkeit, als sich ins Kloster, aufs Land zurückzuziehen, abseits von der Welt, in der er bekannt ist. Ritualisiert und sozialisiert, spielt die Trauer, wenigstens in den oberen Schichten und in den Städten, nicht mehr immer – und nicht mehr ausschließlich – die Rolle der Affektentlastung, die ihr früher eigen war. Unpersönlich und kalt, erlaubt sie dem Menschen nicht mehr auszudrücken, was er angesichts des Todes empfindet, hindert ihn vielmehr daran und lähmt ihn. Die Trauer spielt die Rolle einer Trennwand zwischen dem Tod und dem Menschen.

Das Bedürfnis, die Rituale des Todes zu vereinfachen und die affektive Bedeutung der Bestattung und der Trauer zu schmälern, ist wohl aus religiösen Motiven, aus christlicher Demut gespeist, die sich jedoch sehr bald mit einem eher mehrdeutigen Gefühl verquickt hat, das Gomberville, in Übereinstimmung mit den Frömmlern, eine »gebührende Verachtung des Lebens« genannt hat. Diese Einstellung ist zwar noch christlich, aber in gleicher Weise »natürlich«. Die Leere, die der Tod im Herzen des Lebens und der Liebe zum Leben, zu Dingen und Menschenwesen ausgehöhlt hat, geht ebenso auf ein Gefühl für die Natur und ihre Gesetze zurück wie auf den direkten Einfluß des Christentums.

Einladung zur Melancholie: Die Vanitasdarstellungen

Dieses Gefühl beschränkt sich nicht auf die Stunde der Abfassung des Testaments, auf die kritischen Augenblicke, in denen der Lebende seinen Tod bedenkt; es ist diffus und strahlt ins ganze Alltagsleben aus. Die Menschen des 15. Jahrhunderts liebten es, sich zu Hause, in ihren Gemächern und Arbeitszimmern, mit Bildern und Gegenständen zu umgeben, die den Gedanken an das Verfliegen der Zeit, an die Trugbilder der Welt eingaben – bis zum *taedium vitae.* Man nannte sie – mit einem zugleich moralistischen und andächtigen Wort, das ihr Vergänglichkeitspathos gut zum Ausdruck bringt – *vanités,* Nichtigkeiten.

Die *vanités* des 16. und 17. Jahrhunderts, die im 18. dann seltener werden, sind eine Kombination zweier Elemente; eines anekdotischen, das das Sujet, das Thema liefert (Porträt, Stilleben ...), und eines symbolischen, eines Bildes der Zeit und des Todes.

Die makabren Bilder, ehedem in die Grenzen eines religiösen Bereiches eingeschlossen – die Mauern der Kirchen und Beinhäuser, die Grabmäler, die Stundenbücher –, haben diesen Rahmen bald gesprengt und sich im Inneren der Häuser und Wohnstätten eingenistet. Einmal säkularisiert, werden sie fortan zum festen Bestandteil des häuslichen Dekors, wenn auch nur da, wo hinreichender Wohlstand einen privaten Lebensbereich und seine Ausschmückung gewährleistet. Manche Gravuren aber dringen auch in die Gemeinschaftsräume vor, in denen die Promiskuität des Gemeinschaftslebens noch besteht.

Auf seinem Wege von Kirche und Friedhof ins private Hauswesen hat sich das makabre Repertoire nach Form und Bedeutung gewandelt. Zweck des makabren Bildes ist es nicht mehr, das unterirdische Werk der Verwesung bloßzulegen. Deshalb ist an die Stelle des von Würmern zerfressenen, von Schlangen und Kröten heimgesuchten *transi* das saubere und glänzende Skelett getreten, *la morte secca*, mit dem noch heute – in Italien an Allerseelen, in Mexiko jederzeit – die Kinder spielen dürfen. Es flößt keine so große Angst ein, es ist nicht so gräßlich-bösartig. Es erweckt nicht mehr den Anschein eines Gehilfen und Verbündeten der Dämonen – wie der Sendbote der Hölle. Das Skelett ist im 16. und 17. Jahrhundert *finis vitae*, einfacher Vertreter dessen, was damals Vorsehung und künftig Natur heißt; in seinen allegorischen Aspekten wird es denn auch bald von der Zeit abgelöst, die von einem guten, ohne verdächtige Hintergedanken verehrungswürdigen Greis verkörpert wird; auf den Altarretabeln der Kirchen nimmt er, hinter dem Stifter, den Platz des Schutzheiligen ein, in derselben beschirmenden Haltung (Brüssel, 16. Jahrhundert). Auf Grabmälern des 18. Jahrhunderts fährt er mit dem Bildnis des Verstorbenen zum Himmel auf – anstelle der Engel, denen diese Mission der Apotheose im allgemeinen anvertraut wird. In der Kirche Gesù e Maria del Corso in Rom umrahmen die symmetrischen Grabplatten zweier Brüder das Eingangsportal: Der Hauptunterschied zwischen beiden ist der, daß die Zeit auf der einen den Raum einnimmt, der auf der anderen dem Skelett zukommt. Die Rolle des angsteinflößenden Mahners fällt künftig, seit dem 17. Jahrhundert, dem grauen und düsteren, körperlosen Schatten oder dem schwarzgekleideten Gespenst zu und nicht mehr dem Skelett.

Das braucht im übrigen nicht mehr unversehrt zu sein, um seine Aufgabe erfüllen zu können. Es wird zerlegt, zerfällt in Einzelteile, und jedem einzelnen Knochen für sich kommt dieselbe symbolische Bedeutung zu. Diese kleinen Knöchelchen sind leichter auf der Fläche eines Gemäldes oder Schmuckgegenstandes unterzubringen. Ihre Ausmaße und ihre stumme Reglosigkeit machen sie zu Gegenständen unter anderen Gegenständen, die die kleine, ausgewogene Welt des Privatraums oder Studierzimmers nicht in dem Maße aufstören, wie es die Extravaganz des Skeletts in lebhafter Bewegung tun würde. Schädel und Schienbeine werden also abgelöst, nach einer Art Algebra oder Heraldik aneinandergereiht und überdies mit anderen Zeichen kombiniert: mit der Sanduhr, der Uhr im allgemeinen, der Hippe und dem Spaten des Totengräbers ... Diese Zeichen haben sich dann nicht nur in der Grabkunst verbreitet, sondern auch an jenen vertrauten Schmuck- und Gebrauchsgegenständen, eben den *vanités.*

Auch ein Porträt kann eine Vanitasdarstellung sein. Da das Modell jetzt nicht mehr in der feierlichen Haltung des kniend Betenden dargestellt wird, kommt es häufig vor, daß es sich zusammen mit einem Schädel oder einen Schädel in Händen haltend malen, in Stein meißeln oder gravieren läßt: Der Schädel ist an die Stelle der religiösen Szene getreten, die ehedem mit dem knienden Stifter verknüpft war. Wird diese Darstellungsweise vielleicht von den Wüstenszenen mit Maria Magdalena oder dem Heiligen Hieronymus imitiert? Dieses Porträtgenre ist sehr verbreitet. Täusche ich mich? Aber ich habe den Eindruck, daß der Schädel häufiger von Männern als von Frauen gehalten wird! Derselben Darstellungsweise begegnet man auf den Grabtafeln des 16. Jahrhunderts, die räumlich ganz so wie Gemälde gestaltet sind, namentlich die Gräber von Humanisten. Auf der Grabtafel von J. Zene in Berlin ist der Verstorbene als Brustbild dargestellt; er hält in der linken Hand einen Totenkopf und in der rechten eine Uhr, wie die Sanduhr ein Zeichen der verrinnenden Zeit.

Die dargestellten Figuren tragen den Schädel nicht nur, wenn sie allein sind. Sie halten sie auch auf Gruppenbildern in Händen. Ein Porträt von J. Molenaer (1635 [10]) stellt eine Familie dar, die sich aus drei Paaren und vier Generationen zusammensetzt: Beim Paar der Urgroßeltern hält die Frau ein Buch und der Mann einen Totenschädel in den Händen, beim Paar im mittleren Alter (dem der heutigen Vierziger, denen die damaligen Dreißiger entsprechen) spielt die Frau Laute, der Mann Cembalo; beim Paar der Jungen, das im Alter der Liebe steht, reicht der Jüngling dem Mädchen Blumen dar, und schließlich umgeben mit Früchten und Tieren spielende Kleinkinder die Gruppen. Das Porträt ist also auch wie eine Allegorie der Lebensalter behandelt, in der der Schädel und das Skelett Attribute des Greisenalters sind. Der Totenschädel hat einen besonderen, ausgewählten Platz im *studiolo*, im Arbeitszimmer inne, denn die sitzenden Tätigkeiten der Lektüre, der Meditation und des Gebetes bleiben dem reiferen Alter vorbehalten, während die körperlichen Aktivitäten der Jagd, des Krieges, des Geschäftslebens und der Bodenbearbeitung der Blüte der Mannesjahre entsprechen und die Liebe ein Vorrecht der Jugend ist. In den sehr verbreiteten Stichen der Lebensalter bezeichnet das Skelett die letzte Stufe des menschlichen Entwicklungsganges, oder es wird unter der Pyramide der Lebensalter wie im Hintergrund einer Grotte, im Herzen der Welt, versteckt.

Die Präsenz des Schädels macht aus dem Vanitasporträt ein Mittelding zwischen Allegorie und Genreszene.

Diese Genreszene ist ebenfalls vom Gegensatz zwischen Jugend und Alter als dem zwischen Leben und Tod bestimmt.

Ein Gemälde von Gregor Erhart im Kunsthistorischen Museum in Wien, das vom Anfang des 16. Jahrhunderts stammt, stellt ein schönes und nacktes junges Paar dar, neben dem nicht mehr ein ausgebleichtes Skelett, sondern, in einer mittelalterlichen Tradition, der man noch drei Jahrhunderte später bei Goya wiederbegegnet, eine häßliche, zahnlose, dürre alte Vettel steht.

Im flämischen und niederländischen Genre gibt Gérard Dou auf einem Bild, das eine Operation darstellt, einen Innenraum, das Zimmer eines Chirurgen oder eines Patienten; auf einem Wandregal, zwischen Zinngeschirr und -töpfen: ein Totenschädel. (11)

In der italienischen Malerei hängt das Motiv der Entdeckung eines einsamen Grabes auf dem Lande mit demselben Einfluß zusammen. In ihrer ältesten Form, wie man sie im Traum des Polyphilus findet, wird sie als eine Art *Memento mori* behandelt – das Thema des Schäfers in Arkadien. So hat es auch Guercino aufgefaßt: Frische und arglose Jünglinge umstehen einen Sarkophag. *Et in Arcadia ego* – aber diese Worte werden, wie Panofsky gezeigt hat, vom Tod selbst vorgebracht, dessen sprechender Schädel auf der Grabplatte steht. In Poussins Version derselben Szene hat sich das Gefühl vom traditionellen *Memento mori* in Richtung auf das Vanitasmotiv verschoben. In einer ersten Fassung hatte Poussin noch am Schädel festgehalten. In einer zweiten, der im Louvre, hat er ihn weggelassen. Jetzt entziffern die Schäfer das Epitaph des Sarkophages, und es handelt sich nicht mehr um den symbolischen und unpersönlichen Tod, sondern um den Tod, der ihnen seine Botschaft verkündet und spricht: Auch ich war, wie ihr, in Arkadien – »Der Gedanke an den Tod schürt das Gefühl der Widerruflichkeit und das des Wertes des Lebens zugleich.« (A. Chastel [12])

Die Vanitasdarstellung kann schließlich – und das ist ihre gebräuchlichere Bedeutung – ein Stilleben sein, in dem die Gegenstände, sei es durch ihre Funktion, sei es durch ihren Grad der Abnutzung, auf das Verrinnen der Zeit und das unausweichliche Ende anspielen. Die Beispiele dafür sind zahlreich und bekannt. Ich möchte nur eines, ein besonders bezeichnendes zitieren, ein aus der Mitte des 17. Jahrhunderts stammendes Gemälde von L. Bramer im Kunsthistorischen Museum von Wien. Auf einem Tisch liegen alte rostzerfressene Harnische, zerfetzte und verschlissene Bücher und zerbrochenes Geschirr; neben dem Tisch ein alter Mann in Rembrandtscher Manier; schließlich, in der Tiefe eines Gewölbes, zwei Skelette. Besser läßt sich die Gleichstellung von menschlichem Tod und Verschleiß der Dinge wohl kaum darstellen.

Die Zeichen des Endes der Dinge und des Lebens sind nicht nur einfach die manchmal beiläufigen Themen von Gemälden und Stichen. Sie lassen die Mauern, an denen sie aufgehängt sind, hinter sich und verbreiten sich auf Möbel- und Kleidungsstücken. Savonarola empfiehlt, einen kleinen beinernen Totenschädel bei sich zu tragen, den man häufig betrachten kann. Jean de Dinteville trägt ihn auf einem Porträt von Holbein (London, National Gallery) an seiner Hutkappe. Im England des 16. und des beginnenden 17. Jahrhunderts werden Ringe auf diese Weise mit makabren Motiven geschmückt.

Eine Engländerin vermacht im Jahre 1554 ihrer Tochter ihren Ring »mit dem weinenden Auge« *(with the weeping eye)* und ihrem Sohn einen anderen, den »mit dem Totenkopf« *(with the dead manes head)*. »Verkaufe einige deiner Gewänder, um dir dafür einen Totenkopf einzuhandeln und am Mittelfinger zu tragen«, sagt der elisabethanische Autor Massinger. (13)

In den Sammlungen der Museen stößt man auf Schmuckstücke dieser Art – so im Musée de Cluny, in Yale oder in Baltimore (The Walter's Art Gallery) –, auf Ringe aus dem 17. Jahrhundert, deren Fassung mit einem Totenkopf und zwei gekreuzten Knochen geschmückt ist; diese Trauerringe wurden in Neu-England zusammen mit Handschuhen an die Teilnehmer von Leichenbegängnissen verteilt (14); im Museum von Amiens ist eine aus derselben Epoche stammende und mit einem Totenkopf verzierte Uhr zu sehen; im Victoria and Albert Museum in London Broschen in Sargform. Sogar Gebrauchsgegenstände und Möbel im privaten Wohnhaus wurden dazu ausersehen, zu ähnlichen Reflexionen anzuregen. Man konnte ein kleines Skelett in die Sammlung seines Arbeitszimmers aufnehmen, wie das aus dem 16. Jahrhundert stammende in The Walter's Art Gallery in Baltimore.

Es war üblich, auf den Kamingesimsen Sentenzen eingravieren zu lassen, die an die Kürze und Unbeständigkeit des Lebens gemahnten. Émile Mâle hat mehrere davon zitiert. (15) Im Musée Calvet in Avignon hat sich ein Gesims mit der folgenden Inschrift erhalten: *Sortes meae in manu Dei sunt* (Mein Geschick liegt in Gottes Hand). Ich habe bei einem Pariser Antiquar einen vom Ende des 18. Jahrhunderts stammenden Sekretär im nordischen bzw. germanischen Stil gesehen, ein Hochzeitsgeschenk. Darauf waren in eingelegter Mosaikarbeit die Initialen und ein Skelett eingelassen. Noch im 19. Jahrhundert gehörte das Skelett zum Verzierungsrepertoire von Fayence-Tellern.

So hatte man zu Hause und an sich selbst die gleichen Formeln vor Augen, die sich auch in der Öffentlichkeit, an den Kirchenmauern und Sonnenuhren den Blicken aufdrängten: *Respice finem. Dubia omnibus* [*hora*] *ultima multis.*

Alle diese Gegenstände luden zur Einkehr ein, beschworen aber auch die Melancholie des unbeständigen Lebens. Sie verbanden beide Aspekte miteinander, wie ja auch die Landschaftsbilder anfangs die Natur mit einer Genreszene kombinierten, die ihnen als Alibi diente.

Schließlich büßten die Vanitasdarstellungen, wie die Landschaften, ihre Unabhängigkeit ein. Sie ließen den äußeren Schein religiöser Zwiesprache fahren; die Melancholie, ihr entscheidendes Thema, wurde um ihrer selbst willen geschätzt; bitter-süße, überreife Frucht des Spätherbstes, brachte sie das permanente Gefühl dieser beständigen und diffusen Präsenz des Todes im Herzen der Dinge zum Ausdruck, das alles Leben in einen emotionalen Schleier hüllte. Es handelt sich nie mehr um jenes plötzliche Aufsteigen von Monstren, Kadavern und Würmern aus einer unterirdischen Welt. Deshalb ist der Tod dieser zweiten makabren Ära präsent und entfernt zugleich: man führt ihn nicht mehr in Gestalt des verwesten Menschen vor Augen, sondern in einer Form, die nichts Menschliches mehr hat – sei es die eines ebenso phantastischen Wesens wie des mit Verstand begabten und belebten Skeletts, sei es, und zwar häufiger, die eines abstrakten Symbols. Und sogar in den *auch* tröstlichen Zügen, mit denen man ihn ausstattet, entzieht er sich; er kommt und geht, er steigt an die Oberfläche und sinkt in seine Abgründe zurück, ohne mehr zu hinterlassen als einen Abglanz, wie auf jenem Gemälde des deutschen Malers Furtenagel, das zwei Ehegatten darstellt, wie sie sich in einem Spiegel betrachten, in dessen Tiefe, wie in den Tiefen der Gewässer, zwei Totenschädel aufschimmern (Kunsthistorisches Museum, Wien).

Nie ist diese seine Präsenz evident, nie offen erkennbar – dank des äußeren Scheins, der sich über ihr schließt, ohne sie doch ganz zu verdecken. Fortan wird die Präsenz des Todes sichtbar nur im gebrochenen Widerschein eines magischen Spiegels. Holbein der Jüngere hat ihn in den Rebus seiner Anamorphosen verrätselt: Man erkennt ihn nur, wenn man das betreffende Bild aus einem bestimmten Blickwinkel betrachtet. Sobald man den Standpunkt wechselt, entzieht er sich wieder.

Der Tod ist also ins hinfällige und nichtige Wesen der Dinge selbst eingelassen, während er im Mittelalter von außen zugriff.

Der Tod im Herzen der Dinge. Das Ende der *avaritia*

Damit wird die grundlegende Differenz verständlich, die die gefühlsmäßige Einstellung zu Leben und Tod im 16. und 17. Jahrhundert von der des Hochmittelalters trennt, ohne daß sich etwas – oder doch nur sehr wenig – im Rahmen der Bräuche und Rituale der Todesbegegnung verändert hätte.

Bemerkenswert ist, daß die Vanitasdarstellung des 17. Jahrhunderts das Negativ des Stillebens mittelalterlichen Ursprungs ist, wie es zur gleichen Zeit noch weiter vorkommt, der Gegenströmung zum Trotz, die wir hier analysieren. Das Stilleben brachte, wie wir im dritten Kapitel gezeigt zu haben glauben, eine leidenschaftliche Liebe zum Leben und zu den Dingen zum Ausdruck – eine maßlose Liebe im Sinne der gottesfürchtigen Moralisten, die *avaritia.* Das Leben war, ganz naiv, zu begehrenswert, als daß man sich hätte entschließen können, es zu lassen, als daß man nicht den Wunsch verspürt hätte, es auch nach dem Tode im Reiche des Teufels, der Fürsten dieser Welt, weiter zu genießen.

In den Vanitasdarstellungen verkehrt sich, wie in den letzten Generationen der *artes moriendi,* die Situation ins Gegenteil. Diese so liebenswerte, so schöne Welt ist moderig und hinfällig. Der Tod, der sich in ihren Falten und Finsternissen verbirgt, ist im Gegenteil der glückverheißende Hafen abseits der sturmgepeitschten Wasser und bebenden Kontinente. Das Leben und die Welt haben die Funktion des abstoßenden Pols übernommen, die das Spätmittelalter und die beginnende Renaissance einmütig dem Tode anvertraut hatten. Tod und Leben haben die Rollen getauscht.

Die Vanitasdarstellungen haben uns eine neue Vorstellung zu erfassen erlaubt, nicht mehr eine Vorstellung des Todes, sondern des sterblichen Lebens; eine Vorstellung, die zu dem geworden ist, was ich hier eine *Ge-*

meinvorstellung nennen möchte, in dem Sinne, wie es Gemeinplätze gibt. Jede Kultur, vor allem jede Schriftkultur wie die moderne oder zeitgenössische, umfaßt einige dieser Gemeinvorstellungen, die der Gesamtgesellschaft als eine Art Basis-Repertoire vorgelegt, wenn nicht gar aufgedrängt werden. Sie sind starke Elemente der Konditionierung, die einer Gesellschaft ihren Zusammenhalt verleiht. Sie brauchen, um wirksam zu werden, nicht anerkannt und gebilligt, ja nicht einmal einmütig akzeptiert zu werden. Es genügt, daß sie im Strom der Zeit als Selbstverständlichkeiten, als Gemeinplätze existieren.

Um mich verständlich zu machen, möchte ich ein zeitgenössisches Beispiel anführen. Wir kennen seit dem Zweiten Weltkrieg einige dieser Gemeinvorstellungen, wie sie von der Presse, den Massenmedien und der öffentlichen Diskussion kolportiert werden. Etwa die Vorstellung des Mangels an zwischenmenschlicher Kommunikation, der Einsamkeit des Menschen in der Masse. Diese Vorstellung ist vornehmen und durchaus identifizierbaren Ursprungs: ihre philosophischen Väter sind Sartre, Camus und manche andere. Sie hat sich jedoch rasch emanzipiert, und die Intellektuellen, die sie aufgebracht oder weiterentwickelt haben, erkennen sie in der summarischen und anonymen Form, zu der die Vulgarisierung und der daraus folgende Verschleiß sie haben verkommen lassen, gar nicht mehr wieder. Der Erfolg dieser Gemeinvorstellungen rührt eben daher, daß sie in gefälliger Glätte einfache und tiefe Gefühle zum Ausdruck bringen, die heute ganze Menschenmassen aufrütteln und ehedem große, einflußreiche Gruppen aktivierten.

Die Vorstellung der Vergänglichkeit des Lebens fällt in diesen Bereich. Sie ist aus kirchlichem Sprachgebrauch hervorgegangen, dann ins kollektive Unbewußte eingedrungen und hat ein neues Verhalten, eine neue Beziehung zu Reichtum und Lust initiiert. Sie muß in dem Sinne verstanden werden, wie wir sie uns aus den versteckten Winkeln der moralischen Literatur und der Kunst erschlossen haben, ganz einfach und schmucklos. Ihre Ursprünge sind zweifellos religiöser Art, aber nicht ihre eigentlichen Wurzeln.

Unter dem Schleier von Melancholie, der sie einhüllt, sind die Reichtümer nicht mehr um ihrer selbst willen begehrenswert, nicht mehr um der Lust willen, die sie verschaffen. Der Genuß erweckt Unruhe, sei er nun mystisch oder sinnlich. Die mit Todeslauge getränkte Welt ist durch und durch fragwürdig geworden.

Zweifellos ist diese Gemeinvorstellung nicht das einzige Element einer Zivilisation auf der Suche nach ihrer Komplexität gewesen, wie sie das

Abendland im 17. Jahrhundert war; aber sie hat nachhaltigen Einfluß auf die Alltagswirklichkeit gehabt: der Kapitalismus hätte sich nicht durchsetzen können, wenn die Suche nach Lust und der unmittelbare Genuß der Güter, d. h. eben die *avaritia* oder die maßlose Liebe zum Leben, weiter ihre mittelalterliche Macht und Gültigkeit behalten hätten. Der kapitalistische Unternehmer hat sich damit abfinden müssen, den Genuß auf die Zukunft zu verschieben und seine Profite zu akkumulieren. Der erworbene Reichtum wurde bald zur Quelle neuer Investitionen, die ihrerseits neuen Reichtum hervorbrachten.

Ein solches System der Akkumulation auf Zeit setzte die Erfüllung vieler sozio-ökonomischer und kultureller Bedingungen voraus. Aber wenigstens eine dieser Bedingungen war psychologischer Art und für die Vorbereitung und Entstehung des Kapitalismus unabdingbar erforderlich: das Ende der *avaritia* und ihr Ersatz durch eine asketischere Beziehung zum Leben und zu den irdischen Dingen. Ein merkwürdiges und vielleicht sogar paradoxes Phänomen: Das Leben hat zur gleichen Zeit aufgehört, so begehrenswert zu sein, als der Tod aufhörte, sich derart punktuell, derart beeindruckend in Szene zu setzen.

Die Einfachheit der Gräber: Könige und Privatpersonen

Der bittersüßen Melancholie der Vanitas, die das ganze 17. Jahrhundert durchzieht, entspricht ein subtiler Wandel bei den Gräbern und Friedhöfen, so subtil und langsam, daß er von den Zeitgenossen oder von den Historikern kaum bemerkt worden ist. Der Tod der Gräber und Friedhöfe wird – wie der der *artes moriendi* und der Vanitasdarstellungen – seinerseits verschwiegen, zurückhaltend und ruft nach »Ausstoßung«, wie Michel Vovelle zu bedenken gibt. (16)

Ein erstes Phänomen muß zwangsläufig jeden Franzosen in Erstaunen setzen: Die Könige des größten Kronreichs in Europa, die, auf dem Gipfel ihrer Macht, den größten Stolz auf ihren Rang und ihre Berühmtheit an den Tag legten, haben keine Grabmäler gehabt und auch nie wirklich danach verlangt. Die Valois hatten eine Kapelle, die Bourbonen hatten keine – und sie haben überdies die ihrer Vorgänger zerstören lassen, deren ganze Ausstattung dann sogar in die Kirche Saint-Denis überführt worden ist. Sicher ist die Entscheidung, daß die Bourbonen keine großen Grabdenkmäler haben wollten, nicht plötzlich getroffen worden, im Gegenteil. Wiederholt ist die Rede davon gewesen, für ihre Gräber eine Kapelle zu errichten. Bernini wurde zu Rate gezogen, ebenso manch andere Autorität. Unbestreitbar ist jedoch, daß alle diese Projekte fehlschlugen. Ein so großer Baumeister wie Ludwig XIV. hat sich nicht dafür interessiert. Man mag ruhig behaupten, daß das Schloß von Versailles oder die Place Royal im Umkreis der Statue des Souveräns im 17. Jahrhundert die Rolle des großen Grabdenkmals gespielt haben; nicht weniger wahr ist, daß die Aufnahme der königlichen Särge in die Kellergrüfte von Saint-Denis, ohne irgendein sichtbares Zeichen über dem Erdboden, etwas Bestürzendes und Beunruhigendes hat.

Wo es solche dynastische Grabkapellen gibt wie in Nancy, im Escorial oder in Wien, haben sie einen durchaus originären Charakter, der ein besseres Verständnis der radikalen Einstellung der Bourbonen ermöglicht. Namentlich der Escorial ist interessant: er scheint eine Übergangsform zwischen der früheren Kapelle der Valois und dem späteren Grabgewölbe der Bourbonen in Saint-Denis zu bilden. Freilich ein in großer Architektur ausgeführtes unterirdisches Grabgewölbe, wie es in Saint-Denis nicht zu gestalten versucht worden ist. In der Kirche ragt der ständig sichtbare Bauabschnitt der Grabkapelle auf. Zu beiden Seiten des Hochaltars sind die Familien von Karl V. und Philipp II. versammelt. Ihre ganz der Tradition entsprechende Haltung ist die von Betenden wie beim oberen Stockwerk von »Doppeldecker«-Gräbern. Sie folgen der Messe. Aber sie bleiben allein, wie die erlauchten und unnachahmlichen Helden. Keiner ihrer späteren Nachfolger kniet an ihrer Seite nieder. Sie finden hier wohl ihre Ruhe, aber unter der Kirche, im Grabgewölbe, in dem, gemäß einem ausgeklügelten Protokoll, bis ins 20. Jahrhundert die königlichen Toten gebettet werden. Dieses Gewölbe, Pantheon genannt, faszinierte den Besucher des 17. Jahrhunderts. Noch Saint-Simon hat es besichtigen wollen, als er im Jahre 1721 Spanien besuchte. Er äußert sich wie folgt: »Beim Abstieg ins Pantheon sah ich eine Tür zur Linken, auf halber Höhe der Treppenstufen. Der grobschlächtige Mönch, der uns begleitete, erläutert uns, daß es sich dabei um das *Pourrissoir* [die Verwesungskammer] handle.« Man barg da die Särge im Mauerwerk. Hier bettete man möglicherweise die Leichname der weniger angesehenen Fürsten, wie die scharfe Zunge Saint-Simons vermuten läßt. Die Könige und Königinnen, »die Kinder gehabt haben«, wurden in die »Laden des Pantheons« überführt. Die Infanten und die kinderlos verstorbenen Königinnen wurden in einem dem Pantheon benachbarten Grabgewölbe zur Ruhe gebettet, das einer Bibliothek ähnelte. »Das dem Eingang entgegengesetzte Ende und die beiden Seiten dieses [fensterlosen] Raumes, der keinen anderen Ausgang hat als die Tür, durch die man ihn betritt, sind genau wie eine Bibliothek ausgestattet, aber anstatt, wie die Regale einer Bibliothek, auf die Maße der dafür bestimmten Bücher ausgerichtet zu sein, dienen diese hier als Abstellplatz für die Särge, die dort einer neben dem anderen gelagert werden, das Kopfende am Mauerwerk, das Fußende am Rand der Regalleisten, die eine Inschrift mit dem Namen der darin gebetteten Person tragen. Diese Särge sind zum Teil mit Samt, zum Teil mit Brokat ausgeschlagen. [...] Dann stiegen wir weiter die Treppe ins Pantheon hinab.«

Das Pantheon ist ein Oktogon; eine seiner Seiten nimmt die Eingangstür in Anspruch, vier andere werden von vier übereinanderliegenden Nischenreihen gebildet. Zu jedem Sarkophag gehört eine zur Aufnahme der Gebeine aus dem *Pourrissoir* bestimmte Halbsäule. Zur Linken die Könige, zur Rechten die Königinnen, die eine eigene Nachkommenschaft hinterlassen haben. »Man erwies mir die einzigartige Gunst«, fährt Saint-Simon fort, »etwa zwei Drittel der Kerzen des ungeheuren und bewunderungswürdigen Leuchters anzuzünden, der in der Mitte des Gewölbes hängt und dessen Licht uns blendete und uns half, nicht nur die undeutlichsten Schriftzüge auch der kleinsten Inschrift in jedem Teil des Pantheons zu entziffern, sondern auch, was sonst noch an allen Ecken und Enden Bemerkenswertes zu sehen war.« (17)

Dieses gigantische Kolumbarium kommt einem angesichts der übereinanderliegenden Nischenreihen der Friedhöfe in mediterranen Ländern oder in Südamerika in den Sinn, die hier aber nicht unterirdisch verlaufen, sondern hochgeschossig unter freiem Himmel aufragen.

In der Kapuzinerkirche in Wien, die sich die österreichischen Habsburger als Grabstätte gewählt haben, ist der sichtbare Teil der Anlage des Escorial verschwunden. Alle Monumente sind im Grabgewölbe versammelt, der Kaisergruft, einer einfachen unterirdischen Gruft, die nichts von der großen Architektur des Pantheon hat; aber die Särge sind auch nicht gänzlich den Blicken entzogen wie die der Bourbonen in Saint-Denis, die dort fast wie in die Erde gebettet ruhen. Ein Grabgewölbe, das besichtigt werden kann und den Besuch lohnt. Die Grabmäler sind Särge oder sind es jedenfalls dem äußeren Anschein nach. Der heutige Besucher hat nicht den mindesten Zweifel daran. Er befindet sich nicht in einer Kapelle oder auf einem Friedhof, über dem der sichtbare und sterilisierte Teil des Todes aufragt, sondern auf der Sohle eines Grabes, unmittelbar inmitten der Leichname: die Särge sind, einer neben dem anderen, in langer Reihe aufgestellt. Die ältesten und die jüngsten sind völlig schmucklos. Im Gegensatz dazu verschwinden die Särge Maria Theresias und ihrer Eltern nahezu ganz unter

Rokoko-Schmuck; darüber und im unmittelbaren Umkreis ihre Porträts, ihre Insignien, die Engel in lebhafter Bewegung, weinende Frauen, die Genien, die die Trompete des Nachruhms blasen, und alle Arten von makabren Symbolen. Ein einziger, der Maria Theresias und ihres Gatten, stellt die beiden Verstorbenen auf dem Deckel als *gisants* dar, auf die Ellbogen gestützt wie auf einer etruskischen Grabplatte. Wie verziert aber auch immer, diese Gräber bleiben Särge, Bleisärge, wie sie häufig vorkamen, und die sie an allen Seiten umlaufenden Skulpturen sind aus demselben Material gefertigt wie die Versailler Becken – des Versailles aus Blei.

In allen drei Fällen verlagert sich der Hauptakzent nahezu ganz in den unterirdischen Bereich, und in Saint-Denis ist sogar kaum mehr etwas wahrzunehmen, außer dem, was auch in einem beliebigen Gewölbe einer beliebigen Familienkapelle zu sehen ist. Die Könige haben wie Bossuet gedacht, der am Samstag vor Ostern von der Kanzel des Collège de Navarre herab predigte: »Wenn wir uns die prunkvollen Gräber vor Augen führen, in denen die Großen dieser Welt die Scham über ihre Verwesung verbergen zu wollen scheinen, kann ich mich kaum des Staunens über die äußerste Narrheit der Menschen enthalten, die derart großartige Siegesmäler für ein wenig Asche und einige ausgebleichte Gebeine errichten.« (18)

Die Könige haben ein Beispiel gegeben, sie haben eine neue Mode eingeleitet. Zwar gibt es weiterhin prunkvolle und komplizierte Grabmonumente – angefangen mit denen der Päpste –, Grabkapellen, in denen Engel in lebhafter Bewegung mit den Bildnissen der Verstorbenen zum Himmel auffahren, in denen lebensgroße allegorische Figuren eine Pyramide, einen Obelisken umringen und gebärdenreich eine Geschichte darstellen wie in der Kapelle der Sangro in Neapel, wie auf dem Grab des Grafen d'Harcourt in Paris oder dem des Marschalls von Sachsen in Straßburg; St Paul's Cathedral in London birgt ebenfalls eine Vielzahl solcher Grabmäler. Sie rufen möglicherweise die monumentalen Projekte des Spätmittelalters in Erinnerung und kündigen die theatralischen Szenen der Romantik an, aber sie sind den kollektiven Mentalitäten des 17. und des 18. Jahrhunderts fremd geworden. Was sich an großartigen und ehrgeizigen Strebungen in der Grabkunst erhält, ist eher vereinzeltes Werk, folgenlose Schöpfung eines um Originalität bemühten Künstlers. Aus der späteren Nachfolge dieser Meisterwerke lassen sich nicht genügend gemeinsame Züge herleiten, aus denen sich eine Entwicklungsreihe und ein Modell bilden ließe wie bei denen des Mittelalters (vgl. das fünfte Kapitel).

Anstelle der mittelalterlichen Modelle gibt es nur zwei Reihen von gewöhnlichen Gräbern: Bleisärge in Grabgewölben und sehr bescheidene

Bodenplatten als vereinfachte Erbschaft der früheren Grabplatten, Teilelemente des Fliesenbodens.

Die Bischöfe der Gegenreformation hatten wohl versucht, wieder auf den alten Brauch der Friedhofsbestattung zurückzugreifen, aber sie mußten sich mit der Forderung zufriedengeben, daß die Grabstelle in der Kirche des Niveau des Fliesenbodens nicht überragen sollte. Diese Verfügung reagierte überdies auf die der Epoche eigene Tendenz zur Einfachheit des Begräbnisses. Und diejenigen, die der Tradition der Prachtentfaltung treu blieben, wurden davon durchaus nicht unvorbereitet betroffen. Wenn auch niedrig, so waren ihre Gräber doch nicht bescheiden, und zweifellos hat die Verpflichtung zum ebenerdigen Grab das Glück der Mosaikhandwerker gemacht, die mit ihren Marmorspielen die Fußböden der Kirchen verkleideten, so in Il Gesù in Rom oder in der Kirche der Malteserritter in La Valetta; diese wunderbaren vielfarbigen Kombinationen, letzter glänzender Höhepunkt der Mosaikkunst vor unseren heutigen Badezimmern, benutzten Wappenbilder als ornamentales Motiv.

Aber diese großen ebenerdigen Entwürfe aus vielfarbigem Marmor, Kardinals- und Fürstengräber, waren doch eher selten. Der Mosaikboden der Kirche San Giovanni dei Fiorentini in Rom ist in seiner Komposition von einem Wechselspiel monochromer Kreise und Rechtecke bestimmt. Die Rechtecke sind sämtlich Einzelgräber mit ganz einfachen Inschriften. Vor dem Hauptaltar ein großer Kreis: Er schließt das Grabgewölbe der Bruderschaft der Florentiner. Diese schlichten Platten setzten sich auch außerhalb der Kirchen durch, in den Klöstern und auf den Friedhöfen (so etwa im Kloster Santa Annunziata in Florenz). Die äußerst schlichte Grabplatte ist in Italien bis zur Mitte des 19. Jahrhunderts gebräuchlich, einer Epoche, die doch die der schwülstigen Grabmäler mit Statuen, Porträts und theatralischen Szenen des Campo Santo in Genua ist.

Andernorts war es ähnlich; aber die schlichten Platten ohne künstlerischen Anspruch sind im Zuge der unbarmherzigen Renovierung der Böden im 19. und 20. Jahrhundert verschwunden. In ärmeren und entlegenen Gegenden haben sich einige erhalten – so in Frankreich in der kleinen romanischen Kirche von Bozouls im Département de l'Aveyron, deren Boden noch heute beinahe vollständig mit Grabplatten des 18. Jahrhunderts bedeckt ist; ihre äußerste Schlichtheit rührt wahrscheinlich von der Nähe der Protestanten her: es stehen darauf nur der Name oder der Name und das Datum oder, seltener, der Name, das Datum und der Beruf (Notar usw.); gelegentlich die Zeichnung eines Kreuzes auf einem Kalvarienberg; die Gräber von Priestern (PRT) werden mit dem Bild eines aufgeschlagenen

Buches gekennzeichnet. Von diesem nahezu schmucklosen Fliesenboden geht ein starker Eindruck von Sprödigkeit und Entsagung aus.

Die Rehabilitation des Friedhofes unter freiem Himmel

Gleichwohl ist die erstaunlichste Neuerung im Rahmen des Beisetzungsbrauchtums dieser Epoche die Rückkehr zum Friedhof. Eine größere Anzahl von Leuten von Stand, die sich im 16. und zu Beginn des 17. Jahrhunderts in der Kirche hätten beisetzen lassen, ziehen gegen Ende des 17. und zu Beginn des 18. den Friedhof unter freiem Himmel als letzte Ruhestätte vor.

In Frankreich wählt man den Friedhof aus denselben Gründen, wie andere das ebenerdige Grab in der Kirche vorziehen: aus Demut. Wenigstens legitimiert man so eine Art der Grabwahl, die nie vollständig aufgegeben worden war.

Die im Jahre 1763 unternommene Friedhofsenquête des Generalprokurators des Stadtparlaments von Paris, deren wir uns als Quelle bereits im vorhergehenden Kapitel bedient haben, gibt einige genaue Hinweise. Die Grablegungen auf dem Friedhof sind damals so zahlreich, daß die Geistlichen sie bei ihren Erörterungen über die Verlegung der Friedhöfe jenseits der Pariser Stadtgrenzen als Argument benutzen. So im Falle von Sainte-Marie-Madeleine im Stadtkern: »Ihre Pfarre hat keinen anderen Friedhof, um [nicht die Armen, sondern] diejenigen Gemeindemitglieder beizusetzen, die, im Geiste christlicher Demut, durchaus nicht im Grabgewölbe ihrer Kirche zur Ruhe gebettet sein wollten, sondern in dem des Cimetière des Innocents.« (19)

Der Geistliche und die Kirchenvorsteher von Saint-Sulpice weisen, beunruhigt über die geplante Verlegung der Friedhöfe, mit Nachdruck auf die Notwendigkeit hin, ihren Friedhof in der Rue de Bagneux zu erhalten: »Er wird schwerlich irgendwelche Nachbarn belästigen [...], aber es sind andere, für die Pfarre Saint-Sulpice dringliche Gründe, die ihn [den Friedhof] für sie unverzichtbar machen. Erstens birgt er auf seinem weitläufigen Gelände eine *Vielzahl* von hochangesehenen Bürgern, die, aus Frömmigkeit und aus Demut, auf Friedhöfen beigesetzt zu sein wünschen.«

Aus denselben Gründen fürchtet schließlich der Vorstand der Kirche Saint-Louis-en-l'Ile die Verlegung und die »Entfernung des Friedhofes«. Sie veranlasse »die Familien der Verstorbenen nämlich häufiger, ihre Beisetzung in den Grüften der Kirche [anstatt auf dem Friefhof] zu wünschen, ohne daß es in diesem Falle möglich war, sich dem Letzten Willen mehrerer Personen von Stand zu fügen, deren Frömmigkeit und Demut ihnen den Wunsch eingaben, inmitten der Armen auf dem Friedhof bestattet zu werden, wofür es in der Pfarre Saint-Louis zahlreiche Beispiele gibt«. Ein Mensch dieser Art war der Polizeidirektor La Reynie. In dem Porträt, das O. Ranum ihm gewidmet hat, beschreibt er ihn folgendermaßen: »La Reynie wurde durch seine aufrichtige religiöse Ergebenheit sogar zu einem außergewöhnlichen Akt der Demut veranlaßt: er verlangte in seinem Testament, ganz anonym, ohne Grabmonument, auf einem kleinen Friedhof bei Saint-Eustache beigesetzt zu werden.« (20)

Manche dieser Gemeindemitglieder der Region Paris wählten den Friedhof auch aus Gründen bürgerlicher Tugend, aus sozialem Verantwortungsgefühl und nicht aus Demut – wenigstens sind das die Gründe, die sie angaben, so etwa der Kanzler d'Aguesseau: der Obelisk vor der Kirche Notre-Dame d'Auteuil in Paris ist ein Überbleibsel seines Grabmals unter freiem Himmel.

Es ist nicht ausgeschlossen, daß im 18. Jahrhundert auf dem Lande ein langsamer Prozeß der Bewußtwerdung und der Parteinahme der Gemeinde für ihren Friedhof einsetzt, für den Friedhof und gegen den Geistlichen, der den in der Kirche bestatteten Toten zu viele Privilegien einräumte. Y. Castan hat über ein Gerichtsverfahren berichtet, das im September 1735 der Geistliche von Viviers bei Mirepoix gegen eines seiner weiblichen Gemeindemitglieder und ihren Gatten führte. »Am Tage nach dem Fest des Ortes [9. September], berichtet der Gemeindeschreiber, ruft sie laut, daß es keineswegs der Brauch sei, das *Libera* in der Kirche zu singen. Sie entreißt dem Kantor das Buch, drängt die Menge nach draußen und ruft ihr zu: ›Auf, kommt zum Friedhof.‹« Ihr Mann sagt, daß sie »im Namen der Frauen« gesprochen und dem »Brauch der Friedhofsgebete wieder Geltung« verschaffen wollen hat. (21)

Man muß jedoch einräumen, daß die erneute »Blüte« des Friedhofs in Frankreich, wenn auch beglaubigt, doch spät eintritt und schwer zu erkennen und vorzustellen ist: es hat sich kaum ein sichtbares Grab bis heute erhalten.

In England ist das gänzlich anders. Sicherlich haben sich wie in Frankreich nur wenige Freilandgräber des späten Mittelalters und der beginnenden Neuzeit erhalten. Die wenigen Beispiele haben die Form der aufrechtstehenden, schmalen Stele, die in eine scheibenartige Fläche ausläuft, in die ein Kreuz eingemeißelt ist – ein ähnlicher Typus wie der, dem wir im 16.

Jahrhundert auf dem Kontinent begegnet sind (Kapitel 5). Umgekehrt sind die Kirchengräber, skulptierte oder gravierte *gisants*, hier besser erhalten und zahlreicher als in Frankreich, ein Hinweis darauf, daß die Gepflogenheiten fast dieselben waren und die Adeligen, Kaufleute und Honoratioren sich ebenfalls in der Kirche beisetzen ließen. Dennoch gibt es Beweise dafür, daß der Friedhof seit dem Spätmittelalter in England nicht so umstandslos preisgegeben worden ist (Kapitel 2).

Aber erst nach der »Restauration« in der zweiten Hälfte des 17. Jahrhunderts werden die Zeugnisse zahlreicher. Im Jahre 1682 notiert John Evelyn in seinem Tagebuch, daß sein Schwiegervater auf dem *churchyard* und nicht in der Kirche beigesetzt sein will, »da er sehr entrüstet über den neuen Brauch ist [neu im Verhältnis zu dem der christlichen Kirche der ersten Jahrhunderte und zum kanonischen Recht], jeden Hergelaufenen im Innern der Kirche beizusetzen«. (22)

Aus dieser Epoche haben sich viele Vertikalstelen erhalten, wenn auch nicht immer an ihrem ursprünglichen Platz, so doch wenigstens dicht an der Kirchenmauer oder der Einfriedung. Ihre Zahl vermittelt eine Vorstellung davon, wie ein *churchyard* gegen Ende des 17. und zu Beginn des 18. Jahrhunderts ausgesehen haben mag: eine Art Anger – auf dem die Tiere des Geistlichen weideten –, übersät mit häufig reich verzierten *headstones*. Es ist durchaus möglich, daß einige der ältesten davon sich von hölzernen Vorbildern herleiteten. Die Mehrzahl aber stammt eher vom sehr verbreiteten Typ der Wandtafel mit Inschrift ab, die von ihrem traditionellen Träger, dem Mauerwerk der Kirche, gelöst und in die Erde verpflanzt wurde. Sie haben an der Inschrift, am verzierten Rahmen und in manchen Fällen sogar an der religiösen Szene festgehalten (die Schöpfung und der Sündenfall, die Auferstehung des Fleisches, die Himmelfahrt der Seele in Gestalt eines Engels). Es ist also nicht die Form des Grabes, die dem englischen Freilandfriedhof seine Originalität verleiht, sondern seine Häufigkeit und sein Alter. Es ist überraschend, Stelen vom Typ der *headstones* auf jüdischen Friedhöfen Mitteleuropas wie dem von Prag wiederzubegegnen.

Was veranlaßte also die Engländer von Stand, sich auf dem Friedhof beisetzen zu lassen? Etwas, das sich von der radikalen und, nach Art der Jansenisten, ostentativen Demut, wie man sie in Frankreich an den Tag legte, geringfügig unterschied, etwas, das die Mitte zwischen der absoluten Indifferenz der Puritaner und dem traditionellen Bedürfnis nach posthumer Bewahrung des Standes und Gedächtnisstiftung hielt. Das läßt etwa die folgende Inschrift aus dem Jahre 1684 erkennen: »Unter der Vorhalle dieser Kirche ruht der Leib von William Tosker, der lieber Türhüter [*door keeper*] des Hauses seines Gottes sein wollte, als im Tabernakel der Unsterblichkeit Wohnung zu nehmen.« (23)

Diese psychologische Neigung war so verbreitet, daß die englischen Auswanderer sie als entscheidenden Wesenszug ihrer Heimatkultur nach Amerika exportierten. In den englischen Kolonien in Amerika ist der gewöhnliche Ort der Grablegung der Friedhof, und die amerikanischen Historiker legen sich von der Originalität, der Neuheit und der frühzeitigen Entwicklung dieses Faktums vielleicht nicht hinreichend Rechenschaft ab. Im puritanischen Neu-England ist keine Rede vom Grab in der Kirche, und die feierlichen und gedächtnisstiftenden Beisetzungsakte vollziehen sich immer auf dem Friedhof. (24)

In Virginia ließen sich seit der Mitte des 17. Jahrhunderts die Honoratioren der Kolonie unter freiem Himmel, in der Natur beisetzen, sei es auf ihren Pflanzungen, sei es auf dem *churchyard.** Es hat sich eine reichhaltige Sammlung dieser Grabmonumente erhalten, die von P. H. Butler inventarisiert und untersucht worden ist. Ohne auf alle Details einzugehen, lassen sich doch drei Kategorien von Gräbern erkennen, denn die Morphologie ist hier bezeichnend:

1. Die *box-tumbs* oder Gräber mit Schrein oder Sockel in der Nachfolge der mittelalterlichen *gisant*-Gräber, hier aber ohne *gisant*, von denen sich nurmehr der Sockel erhalten hat. Im 16. Jahrhundert gab es diesen Typus auf dem Cimetière des Innocents, wie das bereits zitierte Gemälde des Musée Carnavalet bezeugt. Wohlgemerkt: auch in England gab es ihn – so auf dem kleinen Invaliden-Friedhof von Chelsea in London. In Virginia waren diese Gräber bedeutenden Persönlichkeiten vorbehalten; ihre Sockelflächen waren anfangs im barocken, später im klassischen Stil verziert. Rustikalere Modelle wurden in der zweiten Hälfte des 18. Jahrhunderts aus Ziegelsteinen gefertigt. P. H. Butler hat Beispiele dafür photographiert, und zwar aus den Jahren 1675, 1692, 1699 und 1700.

2. Zahlreicher und verbreiteter, wenn auch ebenfalls verziert, und manchmal aus England eingeführt, sind die Grabplatten oder *slabs* und

3. die Stelen oder *headstones*, die auf jener anderen Seite des Atlantik den *churchyard* vom Ende des 17. Jahrhunderts nachbilden. Der älteste in der Arbeit von P. H. Butler aufgeführte *headstone* stammt aus dem Jahre 1622.

* In Virginia hat man *manchmal* auch Beisetzungen in den Kirchen vorgenommen, aber nicht ausschließlich und zunehmend weniger; die Grabplatten oder Wandtafeln lassen sich seit 1627 nachweisen und kommen zur Mitte des 18. Jahrhunderts außer Gebrauch – ein bemerkenswertes Phänomen (P. H. Butler).

Derselben massenhaften Verbreitung von *headstones* begegnet man in Neu-England, das sie sogar ins Virginia des 18. Jahrhunderts exportiert hat.

Einzig die Ikonographie ermöglicht die Unterscheidung zwischen den anglikanischen Gräbern Virginias und den puritanischen Neu-Englands. In Virginia beherrschen, wie in England, zwei Hauptmotive die Spitze der Stele, d. h. den Raum, der der religiösen Szene und dem Bildnis des Verstorbenen vorbehalten war. Das erste ist das des Engels oder des Kopfes eines geflügelten Engels, Symbol der unsterblichen Seele und ihrer Himmelfahrt. Das zweite ist das des Totenkopfes und der gekreuzten Beinknochen, Zeichen des körperlichen Verfalls. Dieses makabre Motiv hat in Neu-England die Oberhand behalten.

Natürlich ist die Präsenz der Cherubim bedeutungsvoller als die makabre Algebra, die in jener Epoche im ganzen Abendland so geläufig geworden ist. Der geflügelte Cherub kommt in Frankreich kaum vor. In Italien taucht er in der Vielzahl anderer dekorativer Elemente unter. In Amerika dagegen hat er sich eine originäre Intensität und Ausdruckskraft bewahrt: Es war nicht in Vergessenheit geraten, daß er die unsterbliche Seele darstellte. Deshalb hat sich im 18. Jahrhundert in Neu-England, wo die Bedeutung des Todes sich veränderte und die Puritaner erst spät aufhörten, seine Schrecknisse als Mittel der Beschwörung einzusetzen, der Kopf des geflügelten Toten zum Kopf des geflügelten Engels gewandelt, durch eine gleichsam kinematographische Verwandlung des Antlitzes, das allmählich und fortschreitend voller und milder wird. (25)

So hat sich im 17. und 18. Jahrhundert in England und seinen transatlantischen Kolonien im Umkreis der Kirche ein Raum gebildet, der nicht mehr der Friedhof der anonymen Gräber, der Friedhof ohne sichtbare Gräber, der Friedhof der Armen und Demütigen ist. Er ist mit einfachen, häufig aber auch reichverzierten Grabmonumenten durchsetzt, an denen sich mühelos der Einfluß der großen Kunstströmungen der Zeit ablesen läßt, bei denen auf das Barock der neo-palladianische Klassizismus folgt, der seinerseits der Romantik vorausgeht und möglicherweise das allgemeine Streben nach weniger Pomp und mehr Entsagung zum Ausdruck bringt.

Dieses Bild des Friedhofs fehlt außerhalb Englands nicht völlig. Noch heute hat der Zufall es da erhalten, wo man es am wenigsten erwartete, etwa auf dem kleinen Friedhof eines katalanischen Dorfes in unmittelbarer Nähe der spanischen Grenze; ich war überrascht, hier auf alte Gräber zu stoßen, die lediglich durch eine gravierte Stele zu Häupten und einen schmucklosen Stein zu Füßen gekennzeichnet waren. Tatsächlich wurde in England und Amerika die Grabstätte durch den *headstone* und den *footstone* markiert:

Dieser Brauch legt Zeugnis ab von der neuen Sorge um die genaue Lokalisierung des Grabes an der Bodenoberfläche, scheint aber nicht weiter als bis ins 18. Jahrhundert zurückzureichen. In den ersten Jahren des 19. Jahrhunderts war diese Art der Grablegung allgemein verbreitet, sogar bei den Reichen.

Emily Brontë beschreibt in *Wuthering Heights* einen kleinen Friedhof auf dem Lande. Zwei bedeutende Familien leben auf ein und derselben Scholle in zwei Häusern von gleich vornehmem Äußeren. Die eine hat ihre Grabstätte in der Kirche – die des *squire;* die andere auf dem *churchyard.* Die Gemahlin des *squire* hat auf dem Totenbett verlangt, nicht in der Kirche, sondern auf dem Friedhof beigesetzt zu werden. Ihr Gatte verzichtet also auch auf die Grabstätte seiner Ahnen, um in der Nähe seiner Gemahlin ruhen zu können, in einem Winkel des Friedhofes nahe der Einfriedungsmauer. Beide werden nur einen einzigen *headstone* haben *»and a plain grey block at their feet, to mark their grave«* (und einen schmucklosen grauen Steinblock zu ihren Füßen, um die Stelle ihres Grabes zu bezeichnen).

Der *churchyard* auf dem Lande bezeugt mit seinen unter freiem Himmel aufgerichteten oder liegenden Grabsteinen eine abgeklärte, etwas distanzierte Einstellung, für die Hoffnungen und Ängste sich in gleicher Weise abgeschwächt haben. Eben diesen Friedhof hatte zu Beginn des 18. Jahrhunderts Thomas Gray vor Augen, und er beeinflußte noch die Romantiker, als sie eine andere Art des Sich-Verhaltens und Fühlens angesichts des Todes entdeckten.

Die Verlockung des Nichts in der Literatur

Man möchte meinen, daß zu Beginn des 18. Jahrhunderts eine gewisse ruhige Ausgewogenheit dieses melancholischen Schlichtheitsstrebens erreicht ist, wofür der englische und amerikanische Friedhof das Symbol wäre. Aber bereits das bitter-süße Grundgefühl, in das diese Kultur getaucht war, hatte unter einer seiner eigenen Konsequenzen zu leiden. Es vollzieht sich nämlich der Übergang von der Vergänglichkeit zum Nichts. Nicht immer, nicht zwangsläufig, aber doch so häufig, daß er den Stil der Epoche charakterisiert. Es liegt darin so etwas wie eine Art dramatische Rückkehr eines melancholischen Lebens in sein entleertes Zentrum. Der Zeitpunkt dieser Rückkehr ist zweifellos die Phase des Sich-zur-Ruhe-Setzens, der Einsamkeit in der »Wüste«.

In seiner *Vie de Rancé* kommt Chateaubriand auf Mme. de Rambouillet zu sprechen, die im Jahre 1655 im Alter von 82 Jahren starb. »Seit langem hatte sie bereits zu existieren aufgehört, es sei denn, sie zählte die bedrückenden Tage. Sie hatte ihre Grabschrift entworfen:

Et si tu veux, passant, compter tous ses malheurs.
Tu n'auras qu'à compter les moments de sa vie.«

In diesem Alter schickte es sich, der Welt zu entsagen, um den Tod zu bedenken, denn einem alten Menschen blieb keine andere Möglichkeit. Aber diese Weltabkehr war nicht mehr so absolut verbindlich wie die des mittelalterlichen Klosters. Eine der häufig praktizierten »Übungen« war die der Abfassung der eigenen Memoiren. M. Fumaroli sieht »in den Memoiren des 17. Jahrhunderts [die derart häufig sind ... und im allgemeinen zu dem Zeitpunkt geschrieben werden, da der Autor das aktive und profane Leben hinter sich läßt] geistliche Übungen (im Sinne des Heiligen Ignatius).« Diese Memoirenschreiber »sind auf der Suche nach der verlorenen Zeit, einer Suche, für die die Zeit sich ausschließlich als Schwerpunkt der Vergänglichkeit, als Leere, als Nichts darstellt.« (26)

Dieser Hang zum Nichts muß mit der bereits konstatierten fortschreitenden Entwicklung des Glaubens an die Zweiteilung des Seins zusammengesehen werden. Sicher glaubte man an die Auferstehung des Fleisches, sie wurde gelegentlich in den Epitaphien beschworen, und der Verstorbene harrte ihrer; aber sie stand nicht mehr im Zentrum der spirituellen Grundhaltung und reagierte nicht mehr auf die Erschütterungen der Sensibilität. Der Gegensatz von Körper und Seele führt zur Vernichtung des Leibes.

»Solange wir in unserem Körper zu Hause [*at home*] sind«, schreibt im Jahre 1721 Increase Mather, Sproß einer Familie großer Prediger aus Neu-England, »sind wir des Herren beraubt. [...] Wir möchten lieber unseres Leibes beraubt und in dem Herrn zu Hause sein.«

Der nach dem Tode verbleibende Leib gilt dem englischen Puritaner nichts mehr. »Dein Leib wird, wenn die Seele ihn verlassen hat, zum Abscheu für alle, die ihn betrachten, zur abstoßenden und entsetzlichen Erscheinung. Die ihn am meisten geliebt haben, finden in ihrem Herzen jetzt nicht mehr die Kraft, ihn zu betrachten, wegen der schrecklichen Entstellungen, die der Tod über ihn verhängt hat. Ihm ist bestimmt, in einem Abgrund von Fäulnis und Verfall zu versinken. Von Würmern wimmelnd, nicht imstande, auch nur den kleinsten Finger zu rühren, um das Ge-

Et si tu veux... Und wenn du, Vorübergehender, alle ihre Nöte zählen willst,/ So brauchst du nur alle Augenblicke ihres Lebens zusammenzunehmen.

schmeiß zu verscheuchen, das ihn zerfrißt und sich von seinem Fleische ernährt.« Während die Seele, »wenn sie dieses Leben hinter sich gelassen hat, [...] nichts mit sich führt als die Schönheit, die Gnade Gottes und ein gutes Gewissen«. (27)

Bossuet äußert sich kaum anders als der englische Nonkonformist, wenn er in seinem *Sermon sur la mort* schreibt: »Wird es mir heute erlaubt sein, angesichts des Hofes ein Grab zu öffnen, und werden nicht so empfindliche Augen von einem so düsteren Anblick beleidigt?«

Diese Meditation über den Tod hatte Bossuet gleichwohl im Alter von zwanzig Jahren begonnen *(Méditation sur la brièveté de la vie):* »Mein Leben währt höchstens achtzig Jahre [...]. Ich nehme wenig Raum ein in diesem großen Schlund der Jahre.« Er nimmt diese Formulierung im *Sermon sur la mort* Wort für Wort wieder auf: »Wenn ich den Blick über mich hinaus richte, welch unendlicher Raum, in dem ich nicht mehr bin! Wenn ich ihn rückwärts richte, welch schreckliche Zeitenfolge, in der ich nicht gewesen bin, und ich nehme wenig Raum ein in diesem ungeheuren Schlund der Zeit.«

Hier stoßen wir erneut auf das Gefühl der Vergänglichkeit, der Kürze des Lebens, der Flucht der Zeit und der Winzigkeit des Menschen in der unendlichen Weite der Zeiten und Räume – ein Pascalsches Gefühl. Schon 1648, in der *Méditation sur la brièveté de la vie,* geht Bossuet von diesem »wenig Raum« zum »Nichts« über. »*Ich bin nichts.* Diese kleine Zwischenzeit ist nicht imstande, mich vom Nichts abzuheben, in das ich eingehen muß. Ich bin nur zur Welt gekommen, um zahlenmäßig zu Buche zu schlagen; zu mehr war ich nicht nutze.« Ein Text, der ebenfalls im *Sermon sur la mort* wörtlich wiederaufgenommen wird.

Ich bin nichts. Zu mehr war das Ich nicht nutze? Ein doch so wichtiges Ich, daß die Schätze der Kirche für sein persönliches Heil zusammengetragen wurden, daß sein Erfolg oder Scheitern die ganze Gemeinschaft auf die Probe stellte, daß die großen Einschnitte und Wendepunkte seines Lebens mit Festen begangen wurden. Dieses Leben wird von Bossuet nur noch als »Kerze, die ihr Wachs verzehrt hat«, aufgefaßt, vom Deutschen Gryphius (1640) nur noch als Rauch im Windhauch, als »ein Tautröpfchen, das auf eine Lilie herniedersinkt« – so Binet in seinem *Essay des Merveilles;* »ein Tautropfen« oder »eine Wasser- und Seifenblase« – so der Engländer Crashaw –, *homo bulla.*

Jean Rousset hat ein außerordentliches lateinisches Gedicht von Crashaw zitiert und übersetzt, eine Meditation über diese Seifenblase des Lebens:

Sphæra, non vitrea quidem, ...
Sed vitro nitida magis,
Sed vitro fragilis magis.

Zerbrechlich, hinfällig wie das Leben, aber auch zauberhaft wie die Gaukelbilder des Lebens:

Sum blandum, petulans, vagum, ...
Distinctum nivibus, rosis,
Vndis, ignibus, aëre,
Pictum, gemmeum, & aureum.

Aber dieses ganze wie ein barockes Deckengemälde strahlende Wunderwerk ist nichts – so statuiert es die nahezu unübersetzbare Schlußkadenz des Gedichtes:

O sum, scilicet, o nihil.

Rhetorische Figuren, wird man sagen, Metaphern eines Dichters. Dieselben Worte und Bilder wird Bossuet benutzen, nicht von der Kanzel herab, sondern in einem schlichten Brief an den Abbé de Rancé, in dem er ihm die Sendung zweier Leichenreden für die Königin von England und für *Madame* (die älteste Tochter des Königs) ankündigt: »Ich habe Auftrag gegeben, Euch zwei Leichenreden zukommen zu lassen, die, weil sie das Nichts der Welt kenntlich machen, wohl einen Platz unter den Büchern eines Einsiedlers verdienen und die er jedenfalls als zwei hinlänglich rührende Totenköpfe betrachten mag.« (29)

Sphæra... Eine Kugel, freilich nicht aus Glas,/ ...Sondern glänzender als Glas,/ Zerbrechlicher als Glas. – *»Sphère non pas de verre,/ ... Mais plus que verre brillante,/ Mais plus que verre fragile.«* (Jean Rousset)

Sum blandum... Ich bin lockend, mutwillig, unstet.../ Ich bin eine buntschillernde Mischung/ Von Schnee, Rosen,/ Wellen, Feuer, Luft,/Bemalt, edelsteingeschmückt und goldglänzend... *»Je suis une bigarrure/ De neiges et de roses,/ D'eaux, d'air et de feux,/ Peinte, gemmée et dorée...«* (Jean Rousset)

O sum... Ich bin, leider!, nichts weiter als ein Nichts.

Diese Variationen über das *nihil* – ob nun vertraut oder hochtrabend-schwülstig – sind heute in wenig gelesenen Büchern vergraben. Dieses Nichts ist ein wenig erkaltet. Wir streifen nahezu achtlos darüber hinweg und stellen uns vergeßlich. Dennoch kann uns das Nichts noch heute mit der gleichen Intensität anrühren wie im 17. und 18. Jahrhundert. Es zieht sich in die Kirchen zurück; die Gräber und Epitaphien aber schleudern es uns ins Gesicht wie ein Donnerwort, und wer es einmal gehört hat, wird es nicht mehr aus dem Gedächtnis verlieren – so stark ist die außerordentliche Ausdruckskraft der Grabplastik.

Das beste Beispiel für das, was ich sagen möchte, ist das Grabmal des Ehepaares Altieri in einer Seitenkapelle von Santa Maria in Campitelli in Rom, ein einzigartig schönes und bewegendes Monument. Die Gräber – es sind in der Tat zwei getrennte Gräber – stammen aus dem Jahre 1709. Sie sind einander ähnlich und symmetrisch zu beiden Seiten des Altars der Kapelle angeordnet.

Den unteren Abschnitt jedes Grabes bildet ein enormer Sarkophag aus rotem Marmor. Auf dem Sarkophagdeckel halten zwei betrübte Engel eine gesenkte Fackel und weisen eine Inschrift vor, die aus nur einem Wort besteht, in großen Goldlettern geschrieben, die sich vom Untergrund abheben wie die riesigen Schriftzeichen eines Reklameplakates. Auf dem Grab des Mannes ist dieses Wort *nihil*, auf dem der Frau *umbra*.

Nihil und *umbra*, letztes Bekenntnis von Menschen, die an nichts mehr glauben, möchte man meinen, wenn man nur das Untergeschoß des Grabes ins Auge faßt, wie wenn man Bossuet, ohne Rücksicht auf den Kontext, wörtlich nähme. Sobald man aber den Blick in die Höhe richtet und über die schrecklichen Motti hinaus schaut, ändert sich alles, und wir stoßen auf vertraute und beruhigende Formen. Die beiden Toten sind als Kniende in der traditionellen Haltung des *priant* im Himmel dargestellt. Der Mann hält die Hände auf der Brust gefaltet, und sein Gesichtsausdruck beim Gebet kommt dem einer verzückten Ekstase nahe. Er hält den Blick auf den Altar gerichtet, der zugleich der seiner irdischen Pfarre und seiner himmlischen Wohnstatt ist. Seine Gattin dagegen neigt den Kopf und blickt zur anderen Seite, in Richtung des Kapelleneingangs. Sie hält ihr halbgeschlossenes Gebetbuch, den Finger als eine Art Merkzeichen eingelegt. Ihr Gesicht ist von Melancholie verschattet, so als warte sie. Zwei beherrschende Gefühlslagen treten in diesem großartigen Werk in Erscheinung. Einerseits die Melancholie des Schattens, der weder dunkle Nacht noch Schroffheit des Nichts ist; andererseits, aber in einer davon völlig getrennten Welt, die Glückseligkeit des Jenseits. Der Gegensatz ist scharf und schneidend.

Er kommt auch auf dem Grab von G. B. Gisleni in Santa Maria del Popolo in Rom zum Ausdruck, wenn auch hier durch traditionellere Gestaltung und redseligere Rhetorik gebrochen. Die Idee des Nichts wird in der kirchlichen Lehre festgehalten, ist aber in der Welt der Bilder in Auflösung begriffen. (30) Das hochaufragende Grabmal stammt aus dem Jahre 1672. Im oberen Abschnitt ist das gemalte Bildnis des Verstorbenen in einem runden Rahmen angebracht, mit der Bildlegende *Neque hic vivus.* Unten – und das ist der beeindruckendere Teil des Grabmals – schaut ein Skelett hinter Gitterstäben den Betrachter an: *Neque illic mortuus.* Warum diese Gitterstäbe? Zwischen Bildnis und Skelett dann Epitaphien, Inschriften und Unsterblichkeitssymbole wie der Phönix und der aus seiner Puppe schlüpfende Schmetterling. Zwar wiederholen diese sehr orthodoxen Inschriften das paulinische Motiv des Todes als des wahren Lebens, des Lebens als des wahren Todes. Aber der Vorübergehende, an den das Grabmal sich wendet, überfliegt die Details dieser kleinen symbolischen Szene und ihrer tröstlichen Kommentare. Er sieht und hört dagegen nichts anderes als das Skelett hinter seinem Gitter.

Einfacher und banaler, also weniger ausdrucksstark, wenn vielleicht auch repräsentativer für das Durchschnittsgefühl, ist eine Grabplatte mit schlichtem Epitaph vom Ende des 16. Jahrhunderts in Sant' Onofrio in Rom, wiederum in Rom (dieses barocke Rom ist geradezu eine Prunkstadt des Nichts!). Auf dieser Platte ist, ebenso mehrdeutig wie bei den beiden vorhergehenden Gräbern, die Vorstellung des Nichts mit der der glückseligen Unsterblichkeit verquickt. Sie beginnt mit der umstandslosen Bekräftigung, daß das Leben nichts ist: *Nil vixisse juvat* (es frommt nichts, gelebt zu haben); dann wird die Brutalität dieser Behauptung wieder korrigiert. Es ist *stabile* und *bonum,* im Himmel zu wohnen. Aller sprachlicher Nachdruck aber liegt, dank der spezifischen Wortfügung des Lateinischen, auf dem *Nil* des Satzanfangs, und der Rest des Satzes büßt an Gewicht ein. Überdies wird das Epitaph von einem anderen Wort überragt wie von einem Kolumnentitel auf einer Druckseite: *Nemo.* Nichts und Niemand. Viele andere Inschriften derselben Zeit lassen sich nicht auf theologische Spitzfindigkeiten ein und versteifen sich nicht darauf, widersprüchliche Wahrheiten zu versöhnen. Sie bekräftigen in einem kurzen Satz, daß die Welt nichts gilt, ohne jede weitere Anspielung auf das Seelenheil, auf Christus oder einen himmlischen Tröster, die ein Gegengewicht bildete. So dieses neapolitanische Epitaph (San Lorenzo Maggiore):

Quidomnia
Quid omnia nihil
Si nihil cur omnia
Nihil ut omnia.

Oder dieses andere, ebenfalls aus Neapel (San Domenico) stammende Epitaph: *Terra tegit terram* (Erde bedeckt die Erde). Man wird den im Jahre 1631, also auf dem Höhepunkt der Gegenreformation verstorbenen Kardinal Antonio Barberini nicht des Atheismus verdächtigen; gleichwohl hielt er in seinem Epitaph in Rom an derselben Vorstellung fest, die uns heute verzweiflungsvoll anmutet: »Hier ruhen Staub und Asche [traditionelle Zeichen der Bußfertigkeit, aber das letzte Wort schneidet wie ein Fallbeil] *et nihil.*« (31)

Bei diesen Christen des 17. und des beginnenden 18. Jahrhunderts, sicherlich glaubensstarken Christen, war die Verlockung des Nichts dennoch stark. Zwar gelang es ihnen, sie zu zügeln; aber das Gleichgewicht wurde anfällig und gestört, als die beiden Bereiche, der des Nichts und der der Unsterblichkeit, sich immer weiter voneinander entfernten und alle Verbindungen zueinander abbrachen. Eine Schwächung des Glaubens (die Entchristianisierung?) oder, wie ich meine, eher eine Schwächung der eschatologischen Unruhe im inneren Glaubenskern genügte, das Gleichgewicht zunichte zu machen und dem Nichts zum Siege zu verhelfen. Die Schleusen sind geöffnet, durch die sich dann all die faszinierenden Ströme des Nichts, der Natur und der Materie ergießen können.

Die besänftigende und die schaurige Natur. Die Nacht der Erde: Die Gruft

Eben dies ist im 18. Jahrhundert eingetreten; das Nichts ist damals jedoch nicht in seiner absoluten Nacktheit wahrgenommen worden, einem Privileg der Mitte des 20. Jahrhunderts; es ist vielmehr sofort mit der Natur verquickt und von ihr abgewandelt und gebrochen worden. Das gilt mit Sicherheit für die zweite Hälfte des 18. Jahrhunderts, wenn es auch schon bei Gomberville im Jahre 1646 spürbar ist. In seiner *Doctrine des mœurs* führt er den Tod vor Augen, um seine seit dem Mittelalter übliche makabre

Quid omnia ... Was ist die Welt?/ Was ist die Welt? Nichts./ Wenn sie aber nichts ist, warum dann die Welt?/ Das Nichts ist wie die Welt.

Maskierung zurückzuweisen. »Der einsichtige Mensch« lehnt diese Bilder ab. Dagegen verleiht er dem Tod »in seinem Denken die eigentliche Gestalt, über die er verfügen sollte, betrachtet er ihn auf die gleiche Weise, wie er seinen *Ursprung* auffaßt.«

Der Begriff des Ursprungs ist in der Tat ausschlaggebend: »Wir gehen alle wieder in den Zustand ein, in dem wir vor unserem Dasein waren«, sagt mehr als ein Jahrhundert nach Gomberville der Geistliche Meslier in seinem *Testament*. Bemerkenswert ist, daß die Welt des Ursprungs unsern Zeitgenossen heute Mißgestalten eingibt, die wahrscheinlicher und abstoßender sind als das alte höllische Bestiarium. Wenn die Maler der Jahre um 1950 die Schrecknisse des Krieges, der kollektiven Massaker und der Mißhandlungen und Foltern darstellen wollen, ersetzen sie das Skelett und die Mumie durch den Fötus, das Bild des unfertigen und monströsen Ursprungs.

Sicher ist für Gomberville der Ursprung nicht der abstoßende Fötus, sondern ein metaphysischer, gelöster und tröstlicher Ursprung, er ist die Natur: »Wir müssen der Natur zurückerstatten, was sie uns geliehen hat. Wir müssen dahin zurückkehren, woher wir gekommen sind.« (32)

Diese Natur, in der alles endet, hat zwei Aspekte. Einer ist, wie wir bereits gesehen haben, der Friedhof, der *churchyard*, der ländliche Gottesakker von Thomas Gray und der englischen Elegiker des 18. Jahrhunderts. Das ist der verklärte Aspekt. Der andere ist der des Schattens der Nacht und der Erde, es ist die *Gruft*, konkretes Bild des Nichts.

Der zweite Band der *Doctrine des mœurs* von Gomberville schließt mit einem Stich, der einen Friedhof darstellt, einer Allegorie der *Finis vitae*. Es handelt sich nicht um einen realen Friedhof aus der Zeit Gombervilles. Er weist vielmehr bereits im Jahre 1646 auf die Vorstellungswelten Piranesis, Boullées und die kalten Visionen des späten 18. Jahrhunderts voraus, in denen die Friedhöfe dieser Stadtplaner von der Welt des Lichtes abgeschnittene Nekropolen sein werden. Der Friedhof von Gomberville ist eine verlängerte Gruft, ein geheimer Säulengang, wie er in Rom freigelegt und in den italienischen *villae* nachgeahmt worden ist, wenn auch ohne Fenster. Die Mauern sind mit Graburnen ausgekleidet. Auf dem Boden stehen geöffnete Sarkophage, die Skelette schleifen zu ebener Erde, und als einzige regsame Elemente streifen Schatten vorbei.

Das 17. und das 18. Jahrhundert haben damit ein anderes Bild des Todes beigesteuert, die unterirdische Gruft: ein großer geschlossener Raum, der nicht, wie die Hölle, eine andere Welt ist; er gehört zur Erde, ist aber des Lichtes beraubt: *huis clos* – hinter verschlossenen Türen.

Unter solchen Umständen wird besser verständlich, warum die Königsgräber des 17. und 18. Jahrhunderts, anstatt gewaltig aufzuragen wie die des 14. und 15. Jahrhunderts, in den Boden einsinken und sich der Erde gleichmachen; man erfaßt, warum die Gruft, zusammen mit dem Friedhof auf dem Lande, zum repräsentativen Bild des Todes geworden ist, vor allem im 18. und im beginnenden 19. Jahrhundert und namentlich im vorromantischen England.

In den Jahren um 1740 erscheinen zwei epische Gedichte unter zahllosen anderen, das eine über den Friedhof in der freien Natur, von Thomas Gray, das andere über die Grabgruft, von Robert Blair, *The Grave* (1743).

»*The Grave, dread thing*... [das Grab, eine schaurige Gruft], *where nought but Silence reigns, and Night, dark Night* [wo nichts als Schweigen herrscht und Nacht, schwarze Nacht].« In ihren moosbewachsenen Gewölben läßt das Licht einer schwachflackernden Kerze die Nacht nur noch schauriger erscheinen und

Lets fall a supernumerary horror.

Das Motiv der Gruft ist im Schauerroman der Ann Radcliffe und M. G. Lewis benutzt worden, um mehr oder weniger erotische und sadistische Situationen pikant auszuschmücken.

Auch die Grabplastik hat sich des Bildes der Gruft bemächtigt und sie mit den bereits seit altersher bekannten Unsterblichkeitssymbolen wie der Apotheose des Verstorbenen, dessen Bildnis von Engeln zum Himmel hinaufgetragen wird, oder anderen neueren verknüpft, die – wie Pyramide und Obelisk – aus einem phantasierten Ägypten entlehnt sind.

Manche Länder, besonders England und Amerika, in denen das andere Bild des Todes, das des Friedhofs in freier Natur, die Oberhand behalten hat, haben das Leitbild der unterirdischen Gruft aus der Alltagsrealität schließlich völlig verbannt (Kapitel 10).

Die Symbolik der Gruft hat keine allgemeine Verbreitung gefunden. Wo sie vorkommt, ist sie jedoch ergreifend. Wir begegnen ihr etwa beim Grab der im Jahre 1805 verstorbenen Erzherzogin Maria Christina in der Wiener Kapuzinergruft, einem Werk von Canova. Der *Tod* ist hier ein feierlicher Abstieg in die Erde. Die Pforte, ein aus der römischen Grabikonographie übernommenes Symbol, öffnet sich nicht auf den Himmel, sondern auf die Finsternisse.

Lets fall... verbreitet einen zusätzlichen Schrecken.

Das Seelen-Porträt mag auf zahlreichen traditionelleren Gräbern weiter gen Himmel getragen werden: die neue schöpferische Tendenz der Einbildungskraft wird nicht mehr vom Oben, sondern vom Unten angeregt. Der Tote steigt hinab. Ein Engel (nicht mehr der Cherub der barocken Apotheosen, sondern ein nackter Ephebe als Symbol der Jugend und der Liebe) hütet den Eingang der schwarzen Pforte. Gleichwohl hat das Nichts, wie bei Gomberville, an der Natur teil, die kalte Nacht der Gruft wird durch die geradezu ländlich-gemächliche Gangart des Trauerkondukts gemäßigt, der die Tote geleitet, die mit Blumen geschmückt ist wie eine ferne Erinnerung an dionysische Mysterien. Das Grab öffnet sich ins Nichts, ist aber in der Natur gelegen, wenn es sich auch noch im Innern einer Kirche befindet: Deshalb hat der Künstler vor der Pforte zur Gruft die Fluren ländlicher Gefilde dargestellt. Es ist der Tag gekommen, da diese Natur nicht mehr im Umkreis des Grabes vorgetäuscht, sondern da das Grab selbst in die wirkliche Natur verlegt wird.

Die der Natur überlassenen Gräber

Welche Beziehung besteht zwischen all dem, was hier soeben über Vergänglichkeit und Nichts ausgeführt worden ist, und jenem Phänomen der wachsenden Empfindlichkeit gegenüber dem elenden Zustand der Friedhöfe und ihrer Gefahr für die Volksgesundheit, die in der zweiten Hälfte des 18. Jahrhunderts im ganzen Abendland in Erscheinung tritt?

Diese neue Geistesverfassung – wir werden im vierten Teil des vorliegenden Buches (Kapitel 11) darauf zurückkommen – will ich hier nur beiläufig ins Spiel bringen, und zwar wegen der Weiterungen, die unsere Kenntnis der Einstellungen zu Vergänglichkeit, Nichts und Natur dadurch erfährt.

Sie bietet zwei allgemeine, wenn auch nicht miteinander verbundene Aspekte. Der eine ist der der polizeilichen Sicherheit und der öffentlichen Hygiene (die Gefahr von Epidemien). Der andere ist moralischer und religiöser Art (es ist schmählich, Menschen wie Tiere zu bestatten).

Im England der zweiten Hälfte des 17. Jahrhunderts werden die ersten umfassenden und von den unerträglichen Verhältnissen motivierten Klagen vorgetragen: »Wir haben mehrere offene Gräber und darüber aufgeschichtete Gebeine gesehen.« (1685 [33]) Ein ganz normaler Tatbestand, der auf allen Friedhöfen die Regel war, ohne daß man bisher daran Anstoß genommen hätte. Neu und bezeichnend ist vielmehr der jetzt von englischen und protestantischen Autoren konstatierte Zusammenhang zwischen Verwahrlosung der Friedhöfe und Lässigkeit der Leichenbegängnisse.

Pierre Muret empört sich in einem ursprünglich französisch geschriebenen – *Cérémonies funèbres de toutes les nations* (Paris 1679) – und schon 1683 ins Englische übersetzten Buch *(Rites of funerals)* über die englische Art und Weise der Beisetzung von Toten. Er erinnert sich, daß früher das Jahresgedächtnis des Hingangs feierlich in Erinnerung gerufen wurde. Heute spricht man nicht mehr davon, so als schmeckte das zu sehr nach Papismus. Begegnet man etwa noch einem Trauergeleit? Diejenigen, die dem Leichnam das Geleit geben, führen sich mit einer solchen Anstößigkeit auf und treiben im Laufe des ganzen Zuges derart zwanglose Scherze, daß man glauben möchte, daß sie auf dem Wege ins Theater sind anstatt zu einer Beisetzung. Früher waren die Gräber mit Blumen* geschmückt, heute ist davon keine Rede mehr. »Es gibt nichts Trostloseres als einen Friedhof, und beim Anblick dieser Gräber möchte man eher meinen, daß sie zur Beisetzung des Gerippes eines Schweines oder Esels gedient haben.«

Die Zeitgenossen haben die Verfassung der Friedhöfe dem Einfluß der Dissidenten und der Zerstörungswut der bilderstürmerischen Puritaner zugeschrieben. Wie gewöhnlich neigte man dazu, ein diffuses Phänomen, dessen allgemeine Verbreitung nicht wahrgenommen wurde, aus einer speziellen Ursache herzuleiten. Auf die vorgebrachten Gründe kommt es wenig an. Bemerkenswert ist, daß sie als erste den Zustand der Friedhöfe als unerträgliche Belästigung der Alltagswirklichkeit beklagt haben, die die Würde des Menschen antaste.

Auch in Frankreich stammen die ersten Beobachtungen dieser Art vom Anfang des 17. Jahrhunderts (Untersuchungen und Klagen mehren sich vor allem um die Mitte des 18. Jahrhunderts); sie beziehen sich jedoch nur auf die öffentliche Hygiene und stellen die zwanghafte Angst vor Epidemien unter Beweis: »Die schrecklichen Nöte [Ansteckung, Pestilenz], die abgewehrt werden müssen und denen es mit Sorgfalt und genauen Verfügungen zuvorzukommen gilt, lassen sich dadurch bannen, daß man die wirklich toten Leiber [!] rasch in sehr tiefen Gruben beisetzt, selbst wenn es zahlreiche Todesfälle gibt, wie das ja in Kriegszeiten und bei anderen massenhaften Seuchenopfern die Regel ist oder wenn sie der Ansteckung mit Lepra oder eines Gifttodes verdächtig sind.« Dieses Zitat ist ein Auszug aus

* Diese Beobachtung von Muret erinnert an eine Notiz von Erasmus in seinen *Familiarum colloquiorum formulae:* »Ich habe das Grab des Heiligen Thomas (von Canterbury) mit kostbaren Steinen überladen gesehen. Ich meine, daß dieser große Heilige sein Grab lieber mit Laubwerk und Blumen geschmückt gesehen hätte.« (34) Ein Fresko in Bologna zeigt die Leiber der Heiligen im Schmuck von Blumen, ein seltener Hinweis auf den Brauch des Blumenschmucks von Gräbern, wie er vielleicht erst spät, als Nachahmung der Antike, eingeführt worden ist.

La Grande et Nécessaire Police von 1619. Bekanntlich waren die »Pestepidemien« damals häufig und qualvoll, namentlich in Frankreich.

Es kommt schließlich dahin, daß man sich über die Ungebührlichkeit der Umwandlung von Kirchen in Friedhöfe, und in unzureichend gepflegte Friedhöfe, empört. (35) Die Würde des Allerheiligsten wird verletzt, und manche Autoren beginnen sich darüber zu erregen. Dennoch ist es das Allerheiligste, das Schonung und Fürsorge erheischt, und nicht die Toten. Der moralische und soziale Aspekt wird außer acht gelassen, sei es, weil die katholischen Zeremonien schicklicher waren als die Leichenbegängnisse der Dissidenten, sei es, weil die Franzosen diesem Aspekt gleichgültiger gegenüberstanden, was dann immerhin die Verspätung erklärte, mit der der Friedhof unter freiem Himmel Eingang in ihre Kultur fand.

Wir haben heute im allgemeinen den Eindruck, daß die Bewußtwerdung eines alten und dauerhaften Phänomens, des schlechten Zustandes der Friedhöfe, mit dessen gleichzeitiger Verschlimmerung zusammenfiel.

In den amerikanischen Kolonien, die interessante soziologische Laboratorien sind, wurden die Vernachlässigung der Leichenbegängnisse und die Verwahrlosung der Friedhöfe als zusammengehörig beklagt, und zwar mit um so mehr Empörung, als der amerikanische Friedhof auf dem Lande einerseits gleichsam neu und von dem Unrat frei war, der in Europa von der sehr langen Benutzung herrührte: andererseits weil er auch von den Honoratioren gewählt wurde, und weil er schließlich, vor allem in Neu-England, der Ort war, an dem die Gemeinde ihren Zusammenhalt bekräftigte. Als Reaktion auf diese Proteste ist die Bestattung der Leichname in einer Mindesttiefe und die gebührende Schicklichkeit der Leichenbegängnisse durch Gesetz geregelt und kontrolliert worden, während andere Gesetze den Luxus und den Prunk der Beisetzungszeremonien einschränken sollten. In New York wurden gegen Ende des 17. Jahrhunderts Maßnahmen ergriffen, um die Nachbarn eines Verstorbenen zur Teilnahme an seinem Geleit zu zwingen und sicherzustellen, daß die Totengräber sich des Sarges auf dem Wege nicht einfach entledigten, sondern ihn auch wirklich zum Friedhof überführten.

In England und Frankreich wurden andere, weniger skandalöse Phänomene beobachtet, die sowohl die Leichtfertigkeit bei Leichenbegängnissen als auch eine gewisse Erbitterung über diese Zwanglosigkeit unter Beweis stellen. Man empört sich etwa über die Geistlichen, die den Friedhof als eine Art Anger nutzen, für den sie das Weiderecht zu haben glauben.

So trafen in Frankreich in Montapalach in der Nähe von Saint-Antonin im Languedoc der Pfarrer und die Syndizi seiner Pfarre im Jahre 1758 in einem Prozeß aufeinander. Gegen ihn wurde der Vorwurf erhoben, »unter Mißachtung der Religion und der der Asche der Gläubigen geschuldeten Ehrerbietung eine Scheune auf dem Friedhof besagter Pfarre« errichtet zu haben. (36) In Wirklichkeit war an dieser Stelle nur eine einzige Grabstätte bezeugt, und zwar die der Schwester eines Landarbeiters, der, dem Gerichtsschreiber zufolge, sich weigerte, an Ort und Stelle die Fakten zu bestätigen, »um nicht Gelegenheit zu haben, seinen Schmerz zu erneuern«. Das ist wirklich Greuze oder Marmontel auf dem Dorfe!

Man bemerkt in dieser Anekdote vom Ende des 18. Jahrhunderts eine Mischung von Indifferenz oder Positivismus auf Seiten des Geistlichen und von Sentimentalität auf Seiten der Dorfbevölkerung. (37)

In England wurde im Jahre 1550 ein *parson* (Pfarrer) verfolgt, weil er seine Schafe in der Kirche (oder unter dem Portikus) eingepfercht hatte. Umgekehrt erbaute im Jahre 1603 ein Pfarrer in aller Ruhe eine große Scheune auf seinem Friedhof – wie der Geistliche von Montapalach im 18. Jahrhundert.

Die französischen Bischöfe des 18. Jahrhunderts verschärften die Einfriedungsverordnungen und die Verbote, auf dem Friedhof Herden von Haustieren zu halten. Es ist das auch die Epoche, in der die Einzelgräber häufig eigenmächtig mit einem Eisengitter umgeben wurden, um sie vor der Plünderung durch Tiere zu schützen, deren Trift nicht zu vermeiden war.

Entweder gehorchte man in Frankreich den Bischöfen – der Friedhof wurde dann instandgehalten, durch Mauern gesichert und vor Tieren geschützt wie später im 19. Jahrhundert –, oder er verharrte in dem Zustand, in dem er seit dem Mittelalter belassen worden war, Durchgangsort für Menschen und Tiere.

Umgekehrt wurde in England im 18. Jahrhundert dem *parson* das Weiderecht ausdrücklich zugestanden, und seine Schafe störten die Zeitgenossen nicht mehr, nicht aus Gleichgültigkeit, sondern weil dieser Brauch einem neuen ländlich-bukolischen Bild der Romantik entgegenkam.

Ein anderer interessanter Fall ist der der französischen Protestanten im 18. Jahrhundert, nach der Aufhebung des Edikts von Nantes. Nachdem sie des ihnen in diesem Edikt zuerkannten Rechts auf einen eigenen Friedhof (wie den in Charenton) verlustig gegangen waren, verfügten sie über keine anderen legalen Mittel mehr – da sie ja keine legale Existenz mehr hatten –, als sich auf den öffentlichen Friedhöfen beisetzen zu lassen, die in den Händen von Katholiken waren (wir haben gesehen, daß sie seit dem Ende des 16. Jahrhunderts dieses Recht zurückforderten). Viele haben sich unterworfen, aber im 18. Jahrhundert weigerten sich manche andere, die es dann vorzogen, auf den Öffentlichkeitscharakter des Begräbnisses zu verzichten, auf den sie zu Zeiten H. de Spondes noch Wert gelegt hatten.

Der Abbé von Saint-Maximin, Großvikar von Alais, schreibt im Jahre 1737 eine Denkschrift gegen die *»faux convertis«* (die falschen Bekehrten), die die Kirche nur aufsuchen, wenn sie nicht anders können, und auch dann noch ihren Spott äußern: »Sobald sie das Joch der Bußstrafen abschütteln zu können glauben [Sanktionen für Abwesenheit vom Gottesdienst], tun sie sich keinen Zwang mehr an, und wir sehen sie erst wieder in der Kirche, wenn von Hochzeit die Rede ist.« Sie lassen ihre Kinder taufen, damit deren bürgerlicher Personenstand gesichert ist; »sie haben eine derart große Abneigung, hierher [in die Kirche] zu kommen, daß manche Patres sie nicht einmal mehr hierher begleiten mögen.« Sie könnten natürlich auch ein letztes Mal wiederkommen, aus Anlaß ihres Todes, wie die Saison-Katholiken von G. Le Bras. Aber nein. »Der Kranke stirbt immer vertrauensvoll [ohne Beistand eines Geistlichen] und *wird eilends beigesetzt* [ohne Geleit oder Zeremonie und, wohlgemerkt, auch ohne sichtbares Grab], ohne daß sein Tod von einem sichtbaren Grabmal angezeigt würde, was nicht verhindert, daß sein Erbe verteilt, sein Testament vollstreckt wird und seine Witwe sich wiederverheiratet.« (38)

Schließlich ein letzter Fall, der für das 18. Jahrhundert noch utopisch, für das Jahr 1806 aber bereits anachronistisch ist – der des in vollem Ernst und aus tiefster Überzeugung geschriebenen Testaments des Göttlichen Marquis. Er bezeugt die vollständige Verquickung der beiden einander bis dahin nahen, aber getrennten Vorstellungswelten, der Verachtung des Leibes und der radikalen Absage an die Unsterblichkeit. Bald nach seinem Tode, verlangt de Sade, »soll ein Bote zu dem Holzhändler Le Normand in Versailles [...] geschickt werden, damit er selbst mit einem Wagen komme und meine Leiche unter seiner Begleitung auf diesem Wagen in das Gehölz auf meinem Landgute Malmaison, Gemeinde Maucé nahe bei Épernon, gebracht werde, wo sie ohne jede Zeremonie in dem ersten Gebüsch bestattet werden soll, das sich rechts in besagtem Gehölze findet, wenn man durch die große Allee von der Seite des alten Schlosses hereintritt [die gleiche Genauigkeit wie bei der Lokalisierung einer Grabstelle in einer Kirche]. Die Grube soll durch den Pächter von Malmaison geschaufelt werden, unter der Aufsicht des Herrn Le Normand, der nicht vor vollendeter Bestattung fortgehen soll. Bei dieser Zeremonie können diejenigen meiner Freunde oder Verwandten zugegen sein, die mir dieses letzte Zeichen ihrer Liebe geben wollen. Wenn die Grube bedeckt ist, soll der Boden *mit Eicheln besät* werden, damit, wenn das Erdreich besagten Grabes wieder begrünt ist und das Unterholz sich wieder wie früher geschlossen hat, die Spuren meines Grabes von der Erdoberfläche verschwinden, wie ich hoffe, daß mein Andenken in der Erinnerung der Menschen ausgelöscht werden wird [sinnlos, es durch ein Grabmonument verewigen zu wollen], ausgenommen gleichwohl die kleine Zahl derer, die mir bis zum letzten Augenblick ihre Liebe bezeigt haben und an die ich eine sehr sanfte Erinnerung mit ins Grab nehme.« (39)

In einem Roman aus derselben Epoche (1804/5) läßt sich eine der Hauptpersonen auf dem Totenbett folgendermaßen vernehmen: »Nichts wird von mir bleiben. Ich schwinde gänzlich dahin [wie bei de Sade: weder Leib noch Seele noch Ansehen], ebenso namenlos, wie wenn ich nie geboren worden wäre. *Nichts, empfange also deine Beute.*« (40)

Rückkehr zur Natur und zur ewigen Materie. Nur wenige Menschen, wenn denn überhaupt einige, haben sich aus freien Stücken so bestatten lassen, wie de Sade es für sich verlangt hat. Sicher aber sind viele andere, aufgrund der allgemeinen Indifferenz, in den dichtbesiedelten Städten des späten 18. Jahrhunderts unfreiwillig einfach so verscharrt worden, und in diesen Fällen nahm ihnen der Umstand, daß die in aller Eile abgewickelten Beisetzungen auf viel zu kleinen und schlecht instandgehaltenen Stadtfriedhöfen vorgenommen wurden, die elegische oder wilde Poesie der Rückkehr zur Ursprungs-Natur.

Das utopische Testament des Marquis de Sade weist auf einen schwindelnden Absturz der Epoche hin, der nie bis in die äußerste Tiefe ausgeschritten werden sollte, aber sogar Christen anzog und einen Teil der Gesellschaft in den Taumel des Nichts versetzte.

8. Der tote Körper

Im Verlauf der beiden vorhergehenden Kapitel sahen wir, wie der Tod – und die Stunde des Todes – sich auf die ganze Dauer des Lebens verteilt und in ein melancholisches Gefühl der Kürze dieses Lebens aufgelöst hatte. Der Tod scheint nun weiter weggerückt zu sein und die kraftvolle Gegenwärtigkeit, die er bei den *litterati* am Ende des Mittelalters hatte, zu verlieren. Wir werden im vorliegenden Kapitel sehen, daß der Tod im siebzehnten und achtzehnten Jahrhundert, also im gleichen Zeitraum, in anderer Gestalt wiederkehrt, nämlich der des toten Körpers, der makabren Erotik, der Gewalt der Natur.

Zwei Ärzte: Zacchia und Garmann. Das Leben des Leichnams

Wir gehen von zwei medizinischen Werken aus, die zeigen, wie weit die Frage am Ende des siebzehnten Jahrhunderts gediehen war. Dabei müssen wir beiläufig darauf hinweisen, daß die Ärzte von nun an für uns die besten Medien der allgemeinen Glaubensvorstellungen sein werden. Sie ersetzen die Geistlichen, die beinahe die einzigen waren, die diese Rolle im Mittelalter und in der Renaissance gespielt haben. Es handelt sich hierbei nicht immer um echte Gelehrte, wenn dieses Wort einen Sinn hat: sie sind leichtgläubig, weil die Grenzen auf medizinischem Gebiet und in der Wissenschaft vom Leben unsicher und weil die Fakten hier durch mündliche Berichte überliefert sind, und es ist nicht einfach, Erdichtetes von Beobachtung zu trennen. Auch haben sie wie die Geistlichen ein Empfinden dafür, welche Gedanken in ihrer Zeit in der Luft liegen.

Das erste dieser Werke, das von Paul Zacchia stammt, trägt den Titel *Totius Ecclesiastici protomedici generalis* (so der Titel) *quaestionum medicolegalium libri tres* (Drei Bücher über gerichtsmedizinische Fragen der gesamten grundlegenden kirchlichen Medizin). Ich habe eine Lyonnaiser

Ausgabe von 1674 benützt. Es handelt sich um eine Abhandlung über Gerichtsmedizin, das Wort findet sich schon dort. Diese Gattung ist alt: sie beginnt 1596 mit der Abhandlung von Fidelis. Sie leitet sich in der Tat aus dem Eingreifen des Arztes als Experten in bestimmten Fragen der Justiz her (Kontrolle der Tortur, strafrechtliche Angelegenheiten, Ermittlung des Mörders), die sie zur Untersuchung von Leichnamen veranlaßten. Strafrechtliche und zivile Angelegenheiten, bei denen die Vorgänge der Fortpflanzung eine Rolle spielen: Geburten und Fehlgeburten, Fälle von Unfruchtbarkeit, Ermittlung der Vaterschaft oder der Herkunft, die zum Studium der Ähnlichkeiten führten, *de similitudine et dissimilitudine*, sexuelle Gutachten, Unterscheidung zwischen den Fällen von natürlicher Heilung und Wundern, Kontrolle der inquisitorischen Tortur, Aufdeckung der Simulation von Krankheiten, die erlaubte, ihr zu entgehen, Kontrolle der Dauer ihrer Anwendung, Überwachung der öffentlichen Gesundheit, Diagnose der Epidemien und der prophylaktischen Maßnahmen (Hygiene des Wassers, der Luft, der Aborte usf.).

Diese Abhandlung räumt dem Leichnam einen besonderen Platz ein. Dies geschieht nicht nur für eine bessere Unterweisung durch die Gerichte in den Fällen eines gewaltsam herbeigeführten Todes, sondern auch, weil der Leichnam die Geheimnisse des Lebens und der Gesundheit birgt.

Die zweite Abhandlung über Medizin, die man benutzt hat, ist dem Leichnam und dem Tod gewidmet. Sie stammt von einem lutherischen deutschen Arzt aus Dresden, der von 1640 bis 1700 lebte, L. Christ. Frid. Garmann. Nach seinem Tod wurde sie von seinem Sohn, der ebenfalls Arzt war, unter dem für uns seltsamen Titel *De miraculis mortuorum* (Von den Wundern der Toten) veröffentlicht. Die Leichen taten also Wunder? Auf alle Fälle vollbrachten sie nur unzulänglich bekannte und erklärte Wundertaten, und es oblag den Ärzten, die natürlichen Phänomene von den anderen zu unterscheiden. (1)

Der Tod und der tote Körper sind selbst Gegenstand wissenschaftlicher Untersuchungen, unabhängig von den Ursachen des Todes: das heißt, daß man den Tod studiert, bevor man seine Ursachen kennt, und nicht nur, um diese zu entdecken. Man sieht sich den Toten an, wie man später den Kranken auf seinem Bett ansah. Dies ist eine Haltung, die der gegenwärtigen Medizin fremd ist; der Tod ist dort nämlich nicht mehr von der Krankheit zu trennen, sondern ist eine der beiden Formen ihres Endes, während die andere die Heilung ist. Man beschäftigt sich also heutzutage mit der Krankheit und nicht mehr mit dem Tod, außer in dem ganz besonderen Fall der Gerichtsmedizin, die allerdings eine geringere Rolle als früher spielt. (2)

Diese beiden Bücher werden uns also vom Tod, wie ihn die Ärzte des siebzehnten Jahrhunderts sahen, berichten. Garmann ist vor allem über die Ähnlichkeit zwischen Tod und Schlaf erstaunt, die wahrzunehmen ihn ein der Frömmigkeit und der Literatur gemeinsames Klischee einlud. Der Schlaf gibt dem Menschen ein Wissen von und eine Verbindung zu Gott, über die er im Wachzustand nicht verfügt. Im Schlaf und im Tod konzentriert sich die Seele außerhalb des Körpers, anstatt über den ganzen Körper verteilt zu sein. Eine solche Ähnlichkeit führt dazu, daß man sich zugleich über die Kräfte des Todes und den Grad der Trennung zwischen Seele und Körper befragt. Diese Frage, die im Zentrum des medizinischen Nachdenkens über den Tod steht, ist auch eine der Hauptsorgen der Epoche.

Der Tod wird als vielschichtiges und wenig bekanntes Phänomen wahrgenommen. Garmann stellt zwei Thesen einander gegenüber, die die Natur des Lebens betreffen. Leben wird noch in der *mummia* konserviert, von der die Salben die Elemente des Verfalls ferngehalten haben; es endet, wenn die Kraft der Balsame erlischt, wenn die zersetzende Natur wieder die Herrschaft übernommen hat. *Leben ist also eine Ausnahme von der Natur:* eine sehr wichtige Idee, die heimlich eine neue Vorstellung vom Tod herbeiführen wird.

Die zweite These, die der Schulphilosophie entspricht, ist, daß das Leben weder Materie noch Substanz ist, es ist Form: *ipsissima rei forma.* Es ist Licht und Ursprung *(initium formale)*, ein Ursprung, der jedes Mal vom Schöpfer ausgeht, wie das Feuer vom Feuerstein.

Die Gegenüberstellung der beiden Thesen findet sich in der Untersuchung des Leichnams wieder *(quid cadaver?)*. Die erste These, die der von Paracelsus nahe ist, wird der jüdischen Medizin, den Rabbinern, und Ärzten wie Karman, Malhter, Cardan zugeschrieben. Der Kadaver ist noch der Körper und schon der Tote. Auf Grund des Todes ist er jedoch nicht eines Empfindungsvermögens beraubt. Er bewahrt eine *vis vegetans*, eine Lebenskraft, ein *vestigium vitae*, einen Rückstand von Leben. Diese Meinung stützt sich auf zahlreiche Beobachtungen, die von Plinius bis in unsere Tage berichtet werden, auf die Zeugnisse der Grabepigraphie, wenn etwa die lateinischen Grabinschriften verlangen, daß die Erde für die Toten leicht sein soll. Im selben Sinn wird, merkwürdigerweise wider besseres Wissen, eine andere Autorität angerufen, nämlich Tertullian. Die Argumente von Tertullian zugunsten der Unsterblichkeit der Seele, des Überlebens nach dem Tod werden interpretiert, als ob sie nicht die Seele, sondern den Körper betreffen, und werden gebraucht, um die Existenz eines Empfindungsvermögens im Leichnam zu zeigen.

Unter den Beobachtungen, von denen man berichtet, gibt es die *cruentatio* des Leichnams, das heißt das wunderbare Bluten des Leichnams eines Ermordeten, wenn er in die Nähe seines Mörders gebracht wird, sowie Phänomene von Sympathie und Antipathie. Man berichtet auch von dem Fall eines Herrn aus derselben Zeit, dessen Frau eben gestorben ist, und der den Totengräbern empfiehlt, sie sanft zu tragen, aus Angst, ihr weh zu tun! Der populäre Aberglaube ist davon überzeugt, daß der Körper nach dem Tod hört und sich erinnert, deswegen wird empfohlen, in seiner Gegenwart nur das notwendigste zu sprechen, *»ad ejus necessitatem«* [um sich zu vergewissern, daß er tot ist, ruft man ihn mehrere Male] *et honorem«*.

Die zweite These leugnet das Überleben des Leichnams. Sie beruft sich auf Scaliger, auf Gassendi und auch auf Seneca. »Die Seele des Menschen kann nicht außerhalb des menschlichen Körpers wirken.« Der Körper ohne Seele ist nichts mehr.

Also zwei entgegengesetzte Meinungen. Einerseits diejenigen, die an die Fortsetzung einer bestimmten Form von Leben und Empfindungsvermögen im Leichnam glauben, wenigstens solange das Fleisch erhalten und der Leichnam nicht auf den Zustand eines ausgetrockneten Skeletts reduziert ist. Diese erkennen implizit eine Zusammensetzung des Lebewesens an, die sich nicht auf die Vereinigung von Körper und Seele beschränkt. Das Volk hat sich übrigens lange geweigert zuzugeben, daß der Verlust der Seele den Körper allen Lebens beraube.

Andererseits gibt es vor allem die orthodoxe christliche Elite, die Erbin der mittelalterlichen Wissenschaft, nämlich der Scholastik, für die die Vereinigung und die Trennung von Leib und Seele von Schöpfung und Tod zeugen, und dann die Geister, die uns heute rationaler erscheinen, da ihr kritischer Sinn in der zeitgenössischen Wissenschaft den Triumph davongetragen hat.

Diese Gegenüberstellung ist nicht nur die von zwei Gemeinschaften von Gelehrten, sie ist auch die von zwei Lebensauffassungen, die selbst an zwei existentielle Haltungen geknüpft sind. Man muß sich fragen, ob unsere Ärzte gewählt haben, und wenn ja, welche der beiden Thesen. Das ist nicht klar, und aus diesem Grund wird Garmann von den Verfassern der medizinischen Biographien vom Ende des sechzehnten Jahrhunderts – beinahe Männern von heute – als leichtgläubiger Wissenschaftler verurteilt, der den absurdesten Geschichten Glauben schenkt: in der Tat, er zögert und wagt nicht, für etwas einzutreten; der Glauben an das Empfindungsvermögen des Leichnams hat das Volk auf seiner Seite (und das, was wir die Volksweisheit nennen), aber die Gelehrten mißtrauen der volkstümlichen Neigung zum Aberglauben *(vulgus superstitione maxime implicatus)*. Dennoch stellt Garmann fest, daß es viele glaubwürdige Beobachtungen zugunsten dieser Meinung gibt; er begnügt sich damit, einige Vorsichtsmaßnahmen zu ergreifen: wenn er eine außergewöhnliche Geschichte erzählt, fügt er sofort einen skeptischen und vernünftigen Kommentar hinzu, aber seine Einschränkungen hindern ihn nicht daran, alle Details zu liefern. Diese Vorsicht war damals ein üblicher Kniff, um strittige Ideen vorzubringen und dabei ein möglichst geringes Risiko auf sich zu nehmen.

In der Tat schließt sich Garmann der Vorstellung vom Empfindungsvermögen des Leichnams an. Diese erlaubt ihm, tatsächlich beobachtete Phänomene zu erklären. Abgesehen vom Bluten des Leichnams in Gegenwart des Mörders, der verdächtig ist, gibt es bestimmte, klar bewiesene Fälle von Bewegungen beim Leichnam. Es sind übrigens diese Bewegungen, die das Erkennen des Todes so schwierig machen, da der Tote sich bewegt, anders als der Lebende, aber er bewegt sich: seine Haare, Nägel, Zähne wachsen nach dem Tod weiter (ein noch heutzutage verbreiteter Glaube), der Schweiß fährt fort zu fließen. Der Tod verhindert nicht die Erektion des Penis, die bei den Gehängten häufig ist, daher die Vorstellung von der sexuellen Erregung des Gehängten. Man berichtete im achtzehnten Jahrhundert, daß es einige Amateure gab, die auf die wollüstige Reaktion, die zu Beginn des Erhängens eintritt, erpicht waren, auch auf die Gefahr hin, erst *in extremis* ihr Gleichgewicht wiederzufinden, manchmal zu spät. Als man die Soldaten, die auf dem Schlachtfeld gefallen waren, entkleidete, fand man sie, wie Garmann sagte, in dem Zustand, in dem sie gewesen wären, wenn sie einen Kampf mit Venus ausgefochten hätten. Übrigens kann bei Toten die Erektion nach Wunsch erzielt werden. Man muß lediglich eine bestimmte Flüssigkeit in die Arterien spritzen.

Die Spekulationen über den Leichnam hängen übrigens mit denen über die Unteilbarkeit des Körpers zusammen. Gehört das Leben zum ganzen Körper oder nur zu seinen Elementen, die man dann abtrennen könnte? Es zeigt sich deutlich, daß die Doktrin der Empfindsamkeit des Leichnams die der Unteilbarkeit des Körpers voraussetzt. Garmann berichtet von Fällen von Organverpflanzungen, die zu seiner Zeit wohlbekannt waren und die er belegt: ein Edelmann hatte im Krieg seine Nase verloren, man setzte ihm eine andere Nase an; die Operation glückte, und die Nase blieb an ihrem Platz bis zu dem Augenblick, als sie, später, zu faulen begann. Nachdem man Erkundigungen eingezogen hatte, stellte man fest, daß dies im Augenblick des Todes des Spenders geschehen war: der hatte seine abgetrennte und ferne Nase bei seinem eigenen Ende mitgenommen.

Diese Phänomene sind natürlich. Andere dagegen sind wunderbar, etwa Tote, die gehen und Wohlgerüche ausströmen, sichere Anzeichen von Heiligkeit. Andere Fälle sind zweifelhaft; man weiß nicht, ob sie der Natur, der Leichtgläubigkeit des Volkes, einer falschen Interpretation oder auch einem Mirakel oder diabolischen Wunder zuzurechnen sind ... zum Beispiel bestimmte Bewegungen der Gliedmaßen nach dem Tod: wenn eine Klosterfrau die Hand einer anderen toten Klosterfrau küßt, antwortet die Hand der Toten und drückt dreimal die der Lebenden.

Zweifelhaft auch, aber schwerwiegend und eines genaueren Studiums wert sind die Fälle von Leichnamen, die vom Grund ihres Grabes Geräusche – wie die von Schweinen – von sich geben; wenn man das Grab öffnet, sieht man, daß die Toten ihr Leichentuch oder ihre Kleider verzehrt haben; das ist ein schreckliches Vorzeichen der Pest. Garmann widmet diesen lärmenden und ausgehungerten Leichnamen ein langes Kapitel seines Buches. Es handelte sich um halb natürliche, halb dämonische Phänomene. Man streitet sich darüber (3) ... Wir müssen hier nicht nur auf die Leichtigkeit des Übergangs vom Natürlichen zum Übernatürlichen hinweisen, auf die Schwierigkeit, das Natürliche, das nicht mehr Natürliche, das oft diabolisch ist, und das Wunderbare oder authentisch Übernatürliche voneinander zu unterscheiden, sondern vor allem auf die Wahrscheinlichkeit der Phänomene selbst, so unerhört sie sein mögen, die die Existenz einer wie auch immer gearteten Sensibilität beim Leichnam beweisen: man kommentiert sie nicht ohne Vorbehalte und Bedauern, aber schließlich erkennt man sie an.

Dieses Empfindungsvermögen des Leichnams hat praktische Konsequenzen, die im täglichen Leben nicht zu vernachlässigen sind, und vor allem geht davon eine ganze Arzneikunde aus: die Leichname liefern den Grundstoff zu sehr wirksamen Heilmitteln (aber ohne magischen Charakter). So ist der Schweiß von Toten gut für Hämorrhoiden und »Gewächse«; die Berührung der Hand eines Toten, die Reibung des kranken Körperteils mit dieser Hand können heilen, wie es einer wassersüchtigen Frau ergangen ist, die ihren Bauch mit der Hand eines noch warmen Leichnams reiben ließ (deshalb sind die Hände der Anatomen immer in gutem Zustand). Eine Reihe von Heilmitteln sind dazu bestimmt, das lebende Glied mit demselben toten Glied zu heilen, den Arm durch den Arm, das Bein durch das Bein. Der ausgedörrte Schädel bringt dem Epileptiker Erleichterung (die Knochen werden in Form eines aus ihrem Pulver gebrauten Suds eingenommen). Der *priapus* des Hirsches wird mit gutem Erfolg bei Hysterikern angewendet, aber er hat auch eine Kraft *ad Venerem promovendam* (zur

Steigerung der Liebeskraft), ein Zeichen übrigens für eine Beziehung zwischen der Hysterie und erotischen Delirien.

Diese Heilmittel sind durch die Anwendung eines allgemeinen Prinzips von Sympathie und Antipathie auf den Leichnam bestimmt, das einen Restbestand von Leben in den toten Körpern voraussetzt. Dieses Prinzip bringt es mit sich, daß bei einer Trommel, die unglücklicherweise mit der Haut eines Wolfes und der eines Schafs bespannt ist, die des Schafs beim ersten Schlag aus Angst vor dem Wolf zerreißt.

Plinius berichtet, daß ein Verwundeter genas, indem er das Fleisch des Tieres zu sich nahm, das mit dem Pfeil, der ihn verletzt hatte, getötet worden war. Ebenso wird eine Pfeilwunde mit einem Verband aus der Asche von Pfeilen behandelt. Das Eisen, das einen Mann getötet hat, besitzt therapeutische Kräfte.

Auch die Knochen haben eine vorbeugende Kraft. Es wird empfohlen, sie um den Hals gehängt oder in die Kleider eingenäht zu tragen, nicht als ein *memento mori*, sondern wegen der ihnen innewohnenden Kräfte: das ist der Übergang vom *memento mori*, vom aus Wirbelknochen hergestellten Rosenkranz zum vorbeugenden Amulett. Soldaten bekommt es gut, den Finger eines toten Soldaten bei sich zu tragen.

Die Erde von Gräbern, vor allem der Gehängten (immer dieselbe zwanghafte Vorstellung!), ist ebenfalls reich an therapeutischen Kräften (für den Menschen ebenso wie für Tiere). Die Nähe eines Leichnams beschleunigt auch das Wachstum einer Pflanze, da mit Knochen angereicherte Böden am fruchtbarsten sind: die Verwendung von Leichen als Düngemittel, die von der modernen Wissenschaft gerechtfertigt worden ist, ist nicht von anderen medizinischen Verfahrensweisen zu trennen. Die Verwesung ist fruchtbar, die Erde aus Toten ist wie der Tod selbst Quelle des Lebens: *exquisitum alimentum est* (sie ist eine ausgezeichnete Nahrung), eine Vorstellung, die im achtzehnten und zu Beginn des neunzehnten Jahrhunderts bis zu den revolutionären Entdeckungen Pasteurs allgemein wird.

Die Liste der wohltätigen Eigenschaften des Leichnams erstreckt sich bis zum Aphrodisiakum, das auf der Grundlage von ausgeglühten Knochen glücklicher Ehepaare und toter Liebespaare zusammengestellt wird. Die Kleider von Toten, sogar ein Fetzen, heilen Kopfweh und Hämorrhoiden *(ani procidentia)*, zumindest glaubten die Belgier daran.

Garmann gibt ebenfalls ein Rezept von *göttlichem Wasser* (so genannt auch auf Grund seiner wunderbaren Eigenschaften) nach Th. Bartholin und Hieronymus Hirnhaim: man nimmt den ganzen Leichnam *(totum cadaver)* eines Mannes, der zuvor bei guter Gesundheit war, aber eines gewaltsamen Todes gestorben ist, man schneidet ihn in sehr kleine Stücke, Fleisch, Knochen und Eingeweide, man mischt das Ganze gut und löst es anschließend in der Retorte zu Flüssigkeit auf. Neben vielen anderen medizinischen Wirkungen ermöglicht dieses Wasser, die Lebenserwartung eines Schwerkranken mit Sicherheit abzuschätzen: in eine bestimmte Menge dieses Wassers gießt man drei bis neun Blutstropfen des Kranken, man rührt das Ganze vorsichtig überm Feuer um; wenn Wasser und Blut sich gut mischen, ist das ein Zeichen für Leben; wenn sie getrennt bleiben, ist das ein Zeichen für Tod (mangels Blutes kann man auch Urin, Schweiß oder ander Sekrete benützen).

Diese aus Leichnamen gewonnenen Heilmittel wurden vor allem von erlauchten Patienten gesucht und benützt, da sie kostspielig und schwierig herzustellen sein mußten. Karl II. von England hat während seiner letzten Krankheit eine Mixtur von 42 Tropfen aus Extrakten des menschlichen Schädels getrunken!

Es gibt aber Fälle, wo im Gegensatz zu dem eben Gesagten die Berührung mit dem Toten schädlich ist. Die Beimischung von Knochen im Bier macht die, die es trinken, grausam. Die Berührung eines Leichnams kann die Regelblutung einer Frau zum Stillstand bringen. Ein Sargnagel, der in eine Pflanze geschlagen wird, macht sie unfruchtbar. Pflanzen sind durch die Ausdünstungen von Friedhöfen zerstört worden. Man erkennt darin eine Beobachtung, die später in einer Kampagne für die Verlegung der Friedhöfe als Argument dient, aber die Gefahren werden hier als Spezialfall eines viel allgemeineren Phänomens benützt: die Wirkung des Leichnams auf den Menschen und die Lebewesen.

Die nützlichen Wirkungen der Leichname tragen zweifellos über die schädlichen den Sieg davon. Sowohl die einen wie die anderen werden als natürlich betrachtet, die Magie spielt dabei nur eine geringe Rolle, und die Fälle eines Gebrauchs *ad veneficia magica* (zu magischem Liebeszauber) sind selten. Dennoch benützt man die rechte Hand von zu früh oder tot geborenen und ungetauften Kindern oder ein aus ihrer Haut gemachtes Pergament (denken wir an die Rolle der toten Kinder in den Hexenszenen von Goya). Außerdem wird noch berichtet, daß eine Kerze aus menschlichem Talg hilft, Schätze wiederzufinden.

Zacchia widmet ein wichtiges Kapitel den Wundern, das heißt den übernatürlichen Phänomenen, die der Arzt beglaubigen muß (wunderbare Heilungen, Epidemien, die von Gott befohlen sind, Geißeln Gottes). Unter den als wunderbar bekannten Tatsachen gibt es unverwesliche Leichname (*De cadaverum incorruptibilitate* – Über die Unverweslichkeit von Leichen). Aber entsprechend der üblichen Zweideutigkeit dieser Medizin gibt es eine natürliche Unverweslichkeit und eine andere, die wunderbarer Natur ist. So gibt es eine ganze Abhandlung über die Verweslichkeit der Leichen, in der wir sehen, wieviel Bedeutung das Thema für den Autor hat: eine praktische Bedeutung in den Strafprozessen und für die öffentliche Hygiene; eine wissenschaftliche Bedeutung, denn der Widerstand des Körpers gegen die Zersetzung setzt einen Rest von Leben und Empfindungsvermögen voraus; eine gefühlsmäßige und beinahe sinnliche Bedeutung schließlich, denn der Leichnam selbst weckt Interesse und Anteilnahme, man hört nicht auf, von ihm zu sprechen.

Unter den Fällen von normaler Unverweslichkeit gibt es die, die künstlich erzeugt sind: die Entfernung der Eingeweide mit oder ohne Einbalsamierung, das heißt die Einführung von Spezereien; sie ist wirksam. Es gibt auch wunderbare Fälle wie den, von dem Karman berichtet, der, wie man weiß, für die »Sensibilität« des Leichnams eintritt: der Fall eines Gehängten, der zwei Jahre am Galgen blieb, ohne zu faulen. Und dann gibt es eine Reihe von Fällen, in denen die Konservierung natürlich war, ohne daß man mit künstlichen Maßnahmen eingegriffen hätte, was durch mehrere Faktoren erklärt wird: die Art der Krankheit, die Jahreszeit, das Alter des Verstorbenen. Die Unverweslichkeit kann übrigens von den weiter oben bei den Bewegungen des Leichnams genannten Phänomenen begleitet werden: es kommt vor, daß sie bluten, daß sie schwitzen.

Der Umstand, der die Aufmerksamkeit am meisten auf sich zieht, ist der Ort der Bestattung. Es gibt Böden, die verzehren, und andere, die konservieren. Ebenso Mineralien: Bleisärge konservieren, deshalb haben die Großen der Erde sie anderem Material vorgezogen.

Auch die Tiefe des Vergrabens spielt eine Rolle. Sind die Leichen tief vergraben, werden sie *arida et sicca* (dürr und trocken) und werden wie »Rauchfleisch« konserviert. Es heißt auch, daß die Leichen, die den Mondstrahlen ausgesetzt sind, sich schnell zersetzen, zumindesten behauptet das Galen, und Zacchia berichtet, ohne daran zu glauben.

Manche Friedhöfe waren für die Schnelligkeit der Verwesung bekannt, wie der »Fleisch-Fresser« Les Innocents, auf dem angeblich binnen vierundzwanzig Stunden von einer Leiche nichts als die Knochen übrig war. Umgekehrt erhielten manche Friedhöfe die Leichen und wandelten sie in Mumien um. Zacchia zitiert den Fall einer Kirche in Toulouse – Les Cordeliers –, den eines *campum sanctum* in Rom – die Kapuzinerkirche Santa Maria della Concezione nahe bei der Piazza Barberini. Zu Beginn des neunzehnten Jahrhunderts war nach der Darstellung Emily Brontës auf dem kleinen Friedhof von *Wuthering Heights* »die Feuchtigkeit des Torfs dafür bekannt, daß sie auf die wenigen dort bestatteten Leichen dieselbe Wirkung ausübte wie die Einbalsamierung.« (4) Eine derartige Erde hat auch die Konservierung einer *Mummia Danica,* wie sie von Thomas Bartholin beobachtet wird, ermöglicht: nach fünfzig Jahren war das Fleisch immer noch fest, die Haut trocken, der Bart rot, die spärlichen Haare waren noch vorhanden. Das Volk, das von diesen Fällen der Konservierung fasziniert war, erklärte diese Unverweslichkeit entweder dadurch, daß die *Mummia Danica* zu ihren Lebzeiten auf königlichen Befehl hingerichtet worden war, oder dadurch, daß sie in schlechtem Einverständnis mit ihrem Ehegatten gelebt hatte; auf alle Fälle war die Mumie verflucht. Die Erhaltung erscheint hier als Strafe. Im allgemeinen wurde die Verwesung eher als Wohltat begehrt: die Testatare des fünfzehnten Jahrhunderts, die nicht auf dem Cimetière des Innocents beerdigt werden konnten, verlangten, daß ein wenig Erde von diesem Friedhof in ihr Grab gelegt werde. Man war sicher, auf dem Cimetière des Innocents schnell zu vergehen. All dies war ein Erfolg der Idee des Nichts, der Verachtung des Körpers, die wir im Zusammenhang mit der Vorstellung von der Nichtigkeit in den beiden vorhergehenden Kapiteln analysiert haben.

Zacchia zitiert den Fall einer Hand, die unversehrt in einem Grab gefunden wurde, wo der restliche Leichnam verschwunden war. Es ging das Gerücht, daß die Hand einen Vater oder eine Mutter erschlagen habe. Deshalb blieb sie als Schandmal erhalten. Aber »diese Gründe sind übernatürlich«, meint Zacchia, wie die Geschichte von Beda, derzufolge die Kinder, die an bestimmten Tagen gegen Ende des Monats Januar geboren werden, der Zersetzung entgehen.

Dies sind, kurz umrissen, denn die Literatur ist umfangreich und geschwätzig, die Vorstellungen der Ärzte vom Ende des siebzehnten Jahrhunderts über die Erscheinungen an Leichen, wie sie bei Zacchia und Garmann zu verfolgen sind. Sie gestanden dem Toten eine Art von Persönlichkeit zu, sie suggerierten, daß er noch Sein in sich habe und es bei Gelegenheit manifestiere.

Im neunzehnten Jahrhundert wird die Medizin diesen Glauben aufgeben und sich der These anschließen, daß der Tod an sich nicht existiert, Trennung von Seele und Körper, Deformation und Nicht-Leben ist. Der Tod ist reine Negativität geworden. Er wird keinen Sinn mehr außerhalb der charakterisierten, benannten und katalogisierten Krankheit haben, deren letzte Etappe er darstellt. Dennoch sind Reste der alten Medizin noch in einem Artikel der *Revue française de médecine militaire* von 1860 auszumachen, wo von dem Gesichtsausdruck von Soldaten, die auf dem Schlachtfeld getötet worden sind, gehandelt wird: eine sehr ernsthafte physiognomische Untersuchung der Leichname.

Öffnung und Einbalsamierung

So lösten die Ärzte die Geistlichen ab oder rivalisierten mit ihnen in der Übersetzung des Unausgesprochenen, in der Aufdeckung der geheimen Bewegungen der Sensibilität. Ihre Ideen liegen in dieser Zeit in der Luft, weit über ihre gelehrten Kreise hinaus. Die Kenntnis des Körpers erstreckt sich auf ein großes Publikum von *litterati*.

Um diese Kenntnis zu erlangen, nahm man die Sektion zu Hilfe, die an den medizinischen Fakultäten schon lange in Gebrauch war, und nicht nur dem Ziel der wissenschaftlichen Beobachtung diente, sondern auch praktischen Zwecken wie der Erhaltung der Leichen durch Manipulanten, die keine Ärzte waren. Vom vierzehnten Jahrhundert an wurden die Leichen bestimmter großer Persönlichkeiten präpariert, um ihren Transport zu einem entfernten Bestattungsort zu ermöglichen, oder sogar zerteilt und bestimmungsgemäß auf mehrere Gräber verstreut. Man begann damit, daß man sie wie ein großes Wild zerlegte, dann kochte man die Reste aus, um das Fleisch abzulösen und den edlen Teil, die Knochen, herauszuschälen.

Diese Techniken entsprachen nicht einem Bedürfnis nach völliger Konservierung, sondern nach Reduktion. Sie zeigten ein seltsames Gemisch von Respekt vor dem in dieser Weise konzentrierten Leichnam und von Gleichgültigkeit gegenüber seiner Vollständigkeit.

Vom fünfzehnten Jahrhundert an wurden sie durch die Einbalsamierung mit dem Ziel der Konservierung ersetzt. Diese hat sich zur selben Zeit verbreitet wie der Prunk der königlichen Bestattungen, der großen Zeremonien zur Verherrlichung des monarchischen Gefühls und der dynastischen Treue. Der König stirbt nicht. Kaum hatte er den letzten Seufzer getan, wurde er wie ein Lebender ausgestellt, mit allen Attributen der Macht, die er zu Lebzeiten hatte, und zwar in einem Raum, in dem ein Bankett vorbereitet war. Die Aufrechterhaltung des Anscheins von Leben war notwendig, um diese Fiktion glaubwürdig zu machen, wie die Verzögerung der Zersetzung wegen der Länge der Zeremonien geboten war. Der derartig erhaltene Leichnam hat die Rolle gespielt, die anschließend durch die Darstellung aus Wachs und aus Holz, die *représentation,* wieder aufgenommen wurde. (5)

Die Einbalsamierung der Könige wurde durch die Prinzen von Geblüt und den hohen Adel nachgeahmt. L. Stone hat festgestellt, wie allgemein verbreitet sie in der englischen Aristokratie am Ende des sechzehnten und dem Beginn des siebzehnten Jahrhunderts war. Er erklärt das mit der Feierlichkeit und Kompliziertheit der Begräbnisse, mit den zahlreichen Maßnahmen, die auszuführen waren, und der langen Zeit, die zwischen dem Augenblick des Todes und dem des Begräbnisses lag.

Nun, L. Stone beobachtet in der zweiten Hälfte des achtzehnten Jahrhunderts eine Abnahme der »Öffnungen« in Verbindung mit schnelleren und einfacheren Beerdigungen. Diese Feststellung wird uns nicht mehr überraschen. Sie entspricht einer allgemeinen Entwicklung hin zur Einfachheit, wenn nicht Dürftigkeit, wie wir sie im vorhergehenden Kapitel analysiert haben. Das Beispiel, das L. Stone gibt, unterstreicht die Beziehung zwischen der Verweigerung der Öffnung und der Schnelligkeit: eine Frau bittet in ihrem Testament, daß man ihren Körper nicht öffnen solle und daß man sie nach ihrem Tod »auf Stroh und in Blei lege, *bevor sie kalt sei*«. (6)

Es ist sicher, daß in der französischen Aristokratie des siebzehnten Jahrhunderts die Einbalsamierung eine feste Tradition war. Wenn man in den Pariser Testamenten wenig Anspielungen darauf macht, heißt das lediglich, daß die Testatare sie als Routinesache, die sich von selbst erledigte, ansahen. Sie war jedesmal mit einbegriffen, wenn es sich um ein »Herzgrab« und folglich um Entfernung der Eingeweide handelte. Sie wurde manchmal ausdrücklich erwähnt in Fällen, wo der Erblasser einen Transport und eine längere Aufbewahrung vor der Beerdigung verlangte. So in diesem eigenhändig geschriebenen Testament von 1652: »Ich möchte und befehle, daß mein Leichnam 24 Stunden nach meinem Tod geöffnet, einbalsamiert und in einen bleiernen Sarg gelegt wird, um für den Fall, daß ich in dieser Stadt sterbe, in das Kloster der *Jakobiner* transportiert zu werden [...] und daß er da niedergelegt wird, wo schon das Herz meiner teuren und heiß geliebten verstorbenen Gemahlin ruht [die einbalsamiert worden war], damit wir dort der eine wie der andere fünfzehn Tage oder drei Wochen oder weniger, wenn es möglich ist, konserviert und von dort zusammen in meine Kirche von Courson getragen werden. Sie werden dort auch der eine wie der andere in die Gruft meiner Kapelle gebracht werden.« (7)

Man wird hier auch einen Unterschied zu dem von L. Stone zitierten englischen Testament feststellen. Der französische Testatar verlangt nicht, daß man ihn in Blei legt, bevor er kalt ist, sondern vielmehr erst nach 24 Stunden, und der Unterschied ist sinnvoll: wir sehen hier die Furcht auftauchen, lebendig begraben zu werden, eine Furcht, die zwanghaft werden wird und von nun an immer bei den Entscheidungen über die Öffnung des Leichnams eine Rolle spielt. Wenn man im achtzehnten Jahrhundert festlegt, daß der Leichnam geöffnet werden soll, erscheint diese Entscheidung, wenn nicht ein anderer Grund angeführt wird, von der Angst eingegeben, lebend begraben zu werden, da die Öffnung eines der Mittel zur Verifizierung des Todes wird: ist nicht der Abbé Prévost, den man für tot gehalten hatte, unter dem Seziermesser des Anatomen zum Leben zurückgekehrt?

Die Comtesse de Sauvigny schreibt in ihrem Testament von 1771: »Ich möchte geöffnet werden [erste Vorsichtsmaßnahme], und zwar 48 Stunden nach meinem Tod [zweite Vorsichtsmaßnahme] und man lasse mich während dieser Zeit in meinem Bett [dritte Vorsichtsmaßnahme].« (8)

Chaptal berichtet, wie ihm die Medizin verleidet wurde: »Eines Tages kam Fressine, um mir [in Montpellier] anzukündigen, daß er eine Leiche in sein privates Amphitheater hatte bringen lassen. Wir gingen anschließend dorthin; ich fand den Leichnam eines Mannes [...], der seit vier bis fünf Stunden tot war. Ich schickte mich an, ihn zu sezieren, aber beim ersten Schnitt des Seziermessers in die Knorpel, durch die die Rippen mit dem Brustbein verwachsen sind, führte der Leichnam seine rechte Hand aufs Herz und bewegte schwach den Kopf; das Seziermesser fiel mir aus der Hand, und ich floh vor Entsetzen.« (9)

Dennoch sind die meisten Bemerkungen zur Öffnung negativ: es war kein Vergnügen, unter dem Messer des Anatomen zu sich zu kommen, und es gab andere Möglichkeiten, den Tod festzustellen. In diesen Fällen spricht man von der Leichenöffnung, um sie zu untersagen: man fürchtet, lebend seziert zu werden. So stellt ein Testatar 1669 fest: »Ich erkläre, daß es meine Absicht ist, daß mein Körper so lange wie möglich aufbewahrt werde, aber ohne daß man ihn zum Einbalsamieren öffnet.« Élisabeth d'Orléans, die Tochter von Gaston, eine Prinzessin von Geblüt, die sicher ihrem Rang nach dazu bestimmt ist, einbalsamiert zu werden, fordert eine sehr einfache Beerdigung: »Ich verbiete, daß man mich öffnet, und ich will, daß man mich nach 24 Stunden begräbt...«, ein Verbot, das mit einem Sicherheitsaufschub und Nachprüfungen verbunden ist, um sich des Todes zu vergewissern. (10)

Françoise Amat, Marquise de S. (1690): »Ich will und empfehle, daß man mich nicht öffnet und daß man mich zwei Mal 24 Stunden im selben Bett läßt.« (10)

Aber abgesehen von diesen Gründen mischt sich eine Sorge um die Unversehrtheit des Körpers ein, die ich für neu halte. In dem Testament, das der Herzog von Terranova 1597, zwei Jahre vor seinem Tod, in Madrid aufsetzt, trifft er die Anordnung, daß er auf Sizilien, das er indes vor zwanzig Jahren verlassen hatte, begraben werde, »in der Kirche von San Domenico von Castelaetrano [einem Kloster, das 1440 von seinen Vorfahren gegründet worden war und eine Grabkapelle für die Familie enthielt], in dem Grab vor dem Altar, wo die Herzogin, meine sehr geliebte Gemahlin, bestattet ist«. (11) Trotz des langen Transports befiehlt er ausdrücklich, daß sein Leichnam »nicht geöffnet werde, um Spezereien oder irgend etwas anderes hineinzutun, sondern daß man ihn so lasse und so bestatte«. Welche Manipulationen und Zurüstungen hätte ein oder zwei Jahrhunderte vorher ein adliger Leichnam über sich ergehen lassen müssen, bevor seine Knochen zum sizilianischen Sanktuarium gelangten! Wir erraten hier die uns schon von den Ärzten bekannte Vorstellung vom vollständigen Leichnam, der eine Einheit und ein einziges Wesen ist.

Ein dritter Grund wird schon am Ende des siebzehnten Jahrhunderts vorgeschützt, um die Öffnung oder die Verweigerung der Öffnung zu rechtfertigen. Das Ziel der Öffnung ist dann weniger die Konservierung als die wissenschaftliche Erkenntnis und außerdem auch eine existentielle Unruhe und Neugier.

In seinem Testament von 1754 erklärt sich der Herzog von Saint-Simon ohne Umschweife. Nachdem er die üblichen Vorkehrungen getroffen hat, um einen Scheintod zu vermeiden: »Ich will, daß meine Leiche [...] nach dieser Zeit [dreißig Stunden, ohne daß man daran rührt] an zwei Stellen geöffnet werde [partielle Leichenöffnung], und zwar oben an der Nase und an der Kehle, am oberen Ende der Brust, damit man zum öffentlichen Wohl die Ursachen des Stockschnupfens, der eine wirkliche Krankheit für mich war, und diese Atembeschwerden, die ich immer gespürt habe, erkenne.« Seine Leiche mußte anschließend in seine Dorfkirche getragen werden: es besteht sehr wohl die Möglichkeit, daß er ausgenommen und einbalsamiert wurde, aber es wird nichts darüber gesagt. (12)

Es wäre wohl möglich, daß die Öffnung aus pseudowissenschaftlichen Gründen zu Beginn des 18. Jahrhunderts den Sieg davongetragen hat. Thomas Green bedauert in *The Art of embalming* (13), 1705 erschienen, daß die »anatomischen Präparierungen der hauptsächliche Gebrauch dieser Kunst [der Anatomie] seien. Dennoch werde ich einen anderen Gebrauch beschreiben, der älter und allgemeiner ist, die gänzliche Bewahrung des menschlichen Leichnams [...], ein Gebrauch, der [zu Unrecht] außer Gewohnheit gekommen ist und nur noch als Ursache von unnützen Kosten und Ärgernissen angesehen wird.« Die Veröffentlichung dieses Buches wolle darauf hinwirken, daß die Erhaltung des toten Körpers von neuem Interesse finde, obwohl es noch andere Mittel als die Einbalsamierung gebe, um dies zu erreichen: die Wahl eines Begräbnisplatzes, wo die Erde die Eigenschaft der Mumifizierung hat. Wir werden gleich darauf kommen. Bleiben wir im Augenblick auf dem Gebiet der »anatomischen Präparierung« und der wissenschaftlichen Neugier.

Manche Testatare weigern sich, sich öffnen zu lassen, trotz der wissenschaftlichen Argumente, die in ihrer Umgebung vorgebracht werden. Hier ein Testament von 1712: »Erstens [unmittelbar nach dem Glaubensbekenntnis und der Empfehlung der Seele, als eines der wichtigsten Gelübde], aus welchem Grunde auch immer, verbiete ich, daß mein Leichnam geöffnet wird, da ich davon überzeugt bin, daß man keinerlei Hinweis zu Nutzen und Erhaltung meiner lieben Kinder daraus ziehen kann, die ich genügend liebe, daß ich für sie meinen Widerwillen opferte, wenn ich glaubte, daß ihnen das in irgend einer Weise nützlich sein könnte.« (14)

Man findet dieselben Argumente im Testament von Jean Molé, dem Ratsherrn am Parlament von Paris, im Jahre 1723 wieder: »Ich wünsche und ich will, daß mein Leichnam nicht geöffnet werde, aus welchem Grund, welcher Ursache und bei welcher Gelegenheit das auch sein mag, selbst wenn es geschehen sollte, um andere irdische Unglücksfälle zu vermeiden.« (14)

Die Anatomie für alle

Es war wohl möglich, daß der Chirurg der Familie, wenn keine gegensätzliche Anordnung bestand, in einem privaten Anatomieraum eine heimliche Leichenöffnung vornahm. In der Tat war die Anatomie nicht nur den Ärzten und Chirurgen nützlich. Sie war auch für den Philosophen wichtig, wie uns der Autor des Artikels »Anatomie« der *Encyclopédie* mitteilt: »Die Kenntnis seiner selbst setzt die Kenntnis seines Körpers voraus, und die Kenntnis des Körpers setzt die einer so wunderbaren Verkettung von Ursachen und Wirkungen voraus, daß man sagen kann, daß keine direkter zum Begriff eines allweisen und allmächtigen Verständnisses führt; sie ist sozusagen die Grundlage der natürlichen Theologie.« Wichtig auch für die höheren Beamten, die besonders »verpflichtet sind, sich blind an die Berichte der Ärzte und Chirurgen«, der Experten, zu halten. Notwendig auch für die Maler und Bildhauer, das versteht sich von selbst, aber schließlich gehört die Anatomie, die *jedem Menschen* nützlich ist, zum unerläßlichen

Gepäck eines kultivierten Mannes. »Jeder hat ein Interesse daran, seinen Körper zu kennen.« Es gibt niemanden, den die Struktur, die Gestalt [der Teile des Körpers] nicht im Glauben an ein allmächtiges Wesen bestärken könnten. Zu diesem so wichtigen Motiv kommt ein Interesse hinzu, das nicht zu vernachlässigen ist, nämlich das, über die Mittel unterrichtet zu sein, wie man sich wohlfühlt, sein Leben verlängert, die Stellen, die Symptome seiner Krankheit erklärt [»den Stockschnupfen« des Herzogs von Saint-Simon], wenn es einem schlecht geht, die Scharlatane auszusondern, wenigstens im allgemeinen die verordneten Heilmittel beurteilen zu können... *Die Kenntnis der Anatomie ist für jedermann wichtig*« (Hervorhebung von Ph. A.).

Im *Journal d'un bourgeois de Paris pendant la Révolution* beobachtet Célestin Guittard de Floriban jeden Tag das Funktionieren seines Körpers und notiert es sorgfältig. (15)

So hat man auch Interesse daran, gut über Anatomie unterrichtet zu sein. Es wäre dann allerdings nötig, daß sie auf sehr zugängliche Weise gelehrt wird, »daß es in den verschiedenen Krankenhäusern Sezierer gibt, die genug davon verstehen, um an verschiedenen Leichen alle Teile zusammen und getrennt zu präparieren, und daß es all denen, die durch ihren Stand dazu verpflichtet sind oder die die Neugier dazu veranlassen würde, sich zu unterrichten, erlaubt wäre, an diese Orte zu gehen [...] Es gäbe sogar genug für die, die keineswegs danach streben, ihre Kenntnisse zu vertiefen, und ich glaube, daß sie darauf verzichten könnten, selber an diesen Leichenöffnungen zu arbeiten.« (16)

Der Gebrauch der Sache hat dem Wort erlaubt, sehr bald in die Umgangssprache einzudringen. Nach dem Wörterbuch von Furetière »sagt man sprichwörtlich, daß eine Person eine wahre Anatomie geworden ist, wenn sie durch eine lange Krankheit so mager geworden ist, daß man sie für ein Skelett halten könnte.«

Die Barockdichtung verwandte diesen Ausdruck, z.B. Agrippa d'Aubigné:

Je mire en adorant dans une anathomye
Le portrait de Diane entre les os.

Je mire... Ich bewundere anbetend in einer Anatomie/ Das Abbild von Diana zwischen den Knochen.

Oder noch Chassignet:

> *Je me présente icy comme une anatomie*
> *Le coeur sans battement, la bouche sans souris,*
> *La teste sans cheveux, les os allangouris.* (17)

Ein etwas dümmlicher Freier namens Thomas Diafoirus, der sich diesen Gebräuchen anschloß, die Molière und einige andere anfingen lächerlich zu finden, schenkt seiner Verlobten Angélique eine Anatomiezeichnung und lädt sie zu einer Seziervorführung ein. Der Anatomieunterricht, der so oft in der Graphik und der Malerei des siebzehnten Jahrhunderts dargestellt worden ist, war wie die Doktordisputationen und die Aufführungen der Schulbühnen eine große öffentliche Zeremonie, bei der sich die ganze Stadt mit Masken, bei Erfrischungen und Zerstreuungen versammelte.

Andererseits waren die Sammlungen von anatomischen Stichen alles andere als technische Werke, die lediglich den Spezialisten vorbehalten waren, sondern gehörten zu den schönen Büchern, die von Bibliophilen begehrt wurden. Wie A. Chastel bemerkt hat, »inspirieren diese Stiche sich in ihrer Aufteilung oft an Bildern oder berühmten Skulpturen: die Skelette und die Disposition nehmen die Posen von Figuren Raphaels oder Michelangelos oder von antiken Statuen an.« (18) Sie sind auch Vanitasdarstellungen desselben Typs wie die, die wir im vorhergehenden Kapitel behandelt haben, Predigten über den Tod, Meditationen über das Nichts, die Flucht der Zeit: »Sie präsentieren sich in einer moralisierenden Atmosphäre mit deutlichen Inschriften [...], zum Beispiel das Skelett, das vor dem Schädel eines Zunftgenossen in Meditation versunken ist [...], das Skelett als Totengräber, das auf seine Schaufel gelehnt ist.« Schließlich dient die Anatomiestunde auch als Vorwand für ein Gruppenbild an Stelle der religiösen Szene, auf der die Stifterfiguren erscheinen, ein weiteres Zeichen dafür, daß die Dinge des Körpers an die Stelle der Seele treten. »Das Gruppenporträt ist völlig vereinheitlicht durch die Umgebung und, wie wir hinzufügen können, durch die Stärke des Gefühls, das die Assistierenden in eine Meditation über die Fremdheit des Organismus und das Geheimnis des Lebens zu versenken scheint.« (A. Chastel)

Im achtzehnten Jahrhundert beklagte man sich, daß es den jungen Chirurgen auf Grund der Konkurrenz der *privaten*, das heißt außerhalb des

Je me ... Ich stelle mich hier als eine Anatomie vor,/Das Herz ohne Schläge, den Mund ohne Lächeln,/Den Kopf ohne Haare, die Knochen morsch.

medizinischen Unterrichts vorgenommenen Sektionen nicht gelang, genügend Leichen aufzutreiben, und daß dieser Unterricht in den öffentlichen Hörsälen der Universitäten oder in den privaten Amphitheatern, die damals zahlreich waren, erteilt wurde.

Die privaten Sektionen.
Die Entführungen von Leichen

Die Sektion war Mode geworden; ein reicher Mann, der auf die Gegenstände der Natur neugierig war, konnte in seinem Haus ein privates Anatomiekabinett ebenso wie sein Chemielabor besitzen. Aber dieses Kabinett mußte beliefert werden! Das erklärt folgender Satz aus der *Encyclopédie*, im Artikel »Leichnam«: »Jede Familie will, daß ein Toter zu seinem Leichenbegängnis kommt, und duldet nicht oder sehr selten, daß er der öffentlichen Belehrung geopfert werde; *höchstens erlaubt sie in bestimmten Fällen, daß es zu ihrer privaten Belehrung oder vielmehr ihrer Neugier geschehe.*« Das ist der Sinn von manchen testamentarischen Klauseln.

Wir haben eine Vorstellung von diesen privaten Sektionen dank einem sehr keuschen Roman des Marquis de Sade, *La Marquise de Gange* (1813). Das Thema war einer berühmten Zeitungsnachricht entnommen. Die Marquise de Gange ist von Freunden ihres Gatten geraubt worden und wird in einem Saal eines »uralten Schlosses« gefangen gehalten. Wir befinden uns hier im Schauerroman mit Bergfried, Verliesen, Grüften und Gräbern. »Entsetzlich erregt eilte sie quer durch diesen großen Saal [...], als sie eine kleine Tür, die halb offenstand, zu sehen glaubte. Es war noch Nacht [gerade »einige schwache Strahlen eines blassen Mondes«]. Sie eilt zu dieser Tür [...]. Beim Licht einer Lampe, die am Verlöschen ist, kann sie gerade das Kabinett erkennen, das von der Tür geschlossen wird, die sie eben entdeckt hat; sie tritt ein... Aber welch schrecklicher Anblick bietet sich ihr! Sie sieht auf einem Tisch einen halbgeöffneten Leichnam, der fast gänzlich zerfetzt ist und an dem eben noch der Chirurg des Schlosses gearbeitet hat, *dessen Werkstatt dieser Raum ist*«, und den er verlassen hat, um schlafen zu gehen, die Fortsetzung der Sektion auf den nächsten Tag verschiebend. (19)

Das ist ein anatomisches Kabinett, wie ein aufgeklärter und reicher Amateur es besitzen konnte. Der Brauch ging auf das sechzehnte Jahrhundert zurück, zumindesten in Italien, wie es dieser Text von 1550 (20) zu verstehen gibt, der den Tod sagen läßt: »Ich bin mehrere Male versucht gewesen [...], in das Zimmer dieser Leute, die die Anatomie des toten Körpers [*no-*

tomia] betreiben und den Rest der Knochen zusammenbinden [ein schönes Skelett], um ihre Wohnung zu schmücken, einzutreten, mich mit diesen Knochen zu behängen, sie mitten in der Nacht aufzuwecken und ihnen einen Schrecken einzujagen, damit sie ein für alle Mal die Gewohnheit ablegen, die sterblichen Hüllen, diese Trophäen meiner Siege, von den Friedhöfen in ihr Haus zu tragen.« In diesem Text gehen wir vom Triumph des Todes zum anatomischen Kabinett über. Wir können uns eines dieser Kabinette auf Grund dessen vorstellen, was davon aus dem Neapel des achtzehnten Jahrhunderts im Palast des Prinzen Raimondo di Sangro (1710–1771) erhalten ist. Wie aus dem Grabspruch des Prinzen hervorgeht, hatte er sich in allen seinen Unternehmungen ausgezeichnet, vor allem in der Kriegswissenschaft, der Zucht der Infanterie, der Mathematik, der Medizin und dem, was wir die Biologie nennen könnten, aber eine geheimnisvolle und aufregende Biologie: *in perscrutandis reconditis naturae arcanis* (immer dieser Begriff des Geheimnisses, das man besiegen muß, als ob die Natur sich verteidigte und sich verteidigen könnte). Das Kabinett war mit der Kapelle verbunden, und in der Sakristei, wo sich die Familiengräber und einige Kunstwerke befinden, die übrigens seltsam und »morbide« sind, sind heute noch einige Männer mit bloßliegenden Arterien und Muskeln, auch Muskelfiguren genannt, konserviert, Reste des berühmten Kabinetts. Kein Zweifel, daß man dort »öffnete« und daß die »zerfetzten« Leichname dort herumlagen wie in dem Schloß, in dem Mme. de Gange eingeschlossen war.

Diese Laboratorien des Todes machten einen großen Eindruck auf die Phantasie. Wenn sie geheimnisvoll und verwirrend zu sein schienen, so nicht wegen der Seltenheit dieser Erfahrungen, denn man sezierte viel (ein Arzt in Aix-en-Provence, der später Arzt Ludwigs XIV. wurde, rühmte sich, 1200 Leichen geöffnet zu haben), sondern eher auf Grund des Schwindels, der die Menschen angesichts der Quellen des Lebens erfaßte.

Der Marquis de Sade hat sich für die phantastische Galerie des Großherzogs von Toscana die Einrichtung eines anatomischen Kabinetts ausgemalt: »Ein bizarrer Einfall wird in diesem Saal ausgeführt. Man sieht dort ein mit Leichen gefülltes Grab, an denen sich alle verschiedenen Grade der Zersetzung vom Augenblick des Todes bis zur völligen Zerstörung des Individuums verfolgen lassen. Diese düstere Ausführung ist aus Wachs, das so natürlich gefärbt ist, daß die Natur nicht ausdrucksvoller, noch echter sein könnte.« (21) Es gibt derartige Wachsmodelle, die Pestkranke darstellen. Die Muskelfiguren ersetzen im achtzehnten Jahrhundert die Erstarrten *(transis)* des fünfzehnten und sechzehnten Jahrhunderts, die im siebzehnten Jahrhundert verschwunden sind. Jedenfalls haben sie einen anderen Sinn bekommen. Sie dienen immer weniger als *memento mori*, sondern sind mehr und mehr als verworrene und unruhige Fragen an die Natur des Lebens anzusehen (zum Beispiel die Muskelfigur, die sich an der Fassade des Doms von Mailand erhebt).

Es waren sehr viele Leichname nötig, um der Nachfrage, die durch eine solche »Passion für die Anatomie« – das Wort stammt von Sébastien Mercier – hervorgerufen wurde, zu entsprechen. Man stritt sich darum. So ist auch die Literatur angefüllt mit Geschichten von Leichendiebstählen auf den Friedhöfen. Man erzählte diese Geschichten gern aus Gründen, die nicht nur aus wirtschaftlichen Notwendigkeiten des Marktes erklärt werden können. Sie gingen um.

Aber nicht alles an diesen Berichten war Erfindung. Die Untersuchungen von Joly de Fleury Ende des achtzehnten Jahrhunderts sprechen sehr ernsthaft von wirklichen Fällen von Leichenraub: man muß die Friedhöfe überwachen, »um dem Mißbrauch des Verkaufs der Leichname vorzubeugen«. (22) Die heiligen Prinzipien »fordern auch die Protektion durch die Autorität eures Ministers, um einen ebenso empörenden wie für die empfindsamen Seelen schmerzlichen Raub zu verhindern. Im Verlauf dieses Winters [1785–86] sind auf diesem Friedhof [Saint-Jean], dessen Auflösung die Bittsteller mit Nachdruck verlangen, verschiedene Entführungen von mehreren Leichen auf einmal vorgekommen, die zur Sektion durch die Studenten der Chirurgie dieser Hauptstadt bestimmt waren. Das ganze Stadtviertel hat sich über diesen Frevel, der die Menschheit empört und die Religion verletzt, laut beschwert. Man hat die Klage vor den Kirchenvorstand von S. Eustache gebracht, der geantwortet hat, das gehe nicht ihn an [eine sehr kühle Antwort], sondern das Ministerium für öffentliche Angelegenheiten. Die Gärtner, die diesem Friedhof [der offen ist, weil die Mauern z. T. eingestürzt sind] benachbarte Grundstücke bepflanzen, haben sich zum Kommissar begeben, um ihm diese Diebstähle und den Schaden, den sie dadurch in ihren Pflanzungen hatten, anzuzeigen. Diese Diebstähle haben aber nicht aufgehört. In der Nacht vom Donnerstag, dem 12., auf Freitag, den 13. Januar 1786, hat es Diebstähle von sieben großen Leichen und drei Kindern gegeben, die an zwei Stellen von sechs Männern über dieses Sumpfgelände weggezogen und getragen worden sind.«

Sébastien Mercier beschreibt diese Entführungen: »Sie [die jungen Chirurgen] tun sich zu viert zusammen, nehmen eine Mietkutsche, erklimmen einen Friedhof. Der eine kämpft gegen den Hund, der die Toten bewacht, der andere steigt mit einer Leiter in die Grube, der dritte sitzt rittlings auf der Mauer, wirft den Leichnam hinunter, der vierte hebt ihn auf und legt ihn in den Wagen.« Der Leichnam wird in einen Speicher gebracht. »Dort wird er von Lehrlingshänden seziert. Und um die Reste vor den Augen der Nachbarn zu verbergen, verbrennen die jungen Anatomen die Knochen. Im Winter heizen sie mit dem Fett der Toten.« (23)

Das geschah auch in London. 1793 lebte ein junger französischer Emigrant, René de Chateaubriand, in einem *garret*, dessen Dachluke sich auf einen Friedhof öffnete. »Jede Nacht verkündete mir die Klapper des *watchman*, daß soeben Leichen gestohlen worden waren.« (24)

Die öffentliche Meinung erregte sich manchmal über Entdeckungen, die ihr finster erschienen. 1734 schreibt Barbier (25): »Man hat dieser Tage 15 bis 16 tote Kinder in das Leichenschauhaus von Châtelet gebracht [...], dieses neuartige Schauspiel hat einen großen Zulauf von Leuten verursacht und hat das ganze Volk erschreckt [...]. Wie sollte man alle diese Kinder zusammen und im selben Augenblick gefunden haben? [...] Man hat gemunkelt, daß es der Arzt, der den Jardin Royal unter sich hat, sei, der alle diese toten Kinder beim Chirurgen gesammelt hatte [einem Arzt, der nicht selber seziert], um sie zu Anatomien zu verwenden. Die Nachbarn, die das erfahren haben, haben sich beschwert. Der Kommissar hat die Kinder wegbringen und ins Leichenschauhaus legen lassen, und die Angelegenheit wurde vom Arzt dargelegt.«

Die Annäherung von Eros und Thanatos im Barockzeitalter

Den gleichsam mondänen Erfolg der Anatomie kann man nicht nur aus wissenschaftlicher Neugier erklären. Wir erraten es wohl, er entspricht einer Anziehung durch die schwer defininierbaren Erscheinungen auf der Grenze zwischen Leben und Tod, zwischen Sexualität und Leiden, die den klaren Sittenlehren des neunzehnten und zwanzigsten Jahrhunderts immer verdächtig waren, wo sie in eine neue Kategorie eingeordnet wurden, die des Verworrenen und des Morbiden. Diese Kategorie, die im neunzehnten Jahrhundert aus einer Annäherung von Eros und Thanatos entstanden ist, hatte am Ende des fünfzehnten oder zu Beginn des sechzehnten Jahrhunderts begonnen und sich während der ersten Hälfte des siebzehnten Jahrhunderts erweitert. Wir verlassen damit die Welt der wirklichen Vorgänge, wie es die Sektionen in den Anatomiekabinetts waren, um in die dunkle und geheime Welt des Imaginären einzudringen.

Wenn die makabren Tänze im vierzehnten und fünfzehnten Jahrhundert keusch waren, sind die im sechzehnten Jahrhundert entstandenen gewaltsam und erotisch zugleich: der Reiter der Apokalypse von Dürer sitzt auf einem ausgemergelten Tier, das nur noch die Haut hat, aber diese Magerkeit läßt die mächtigen Genitalien in einem sicher gewollten Kontrast hervortreten. Bei Nicklaus Manuel begnügt sich der Tod nicht damit, eine Frau, sein Opfer, zu bezeichnen, indem er sich ihr nähert und sie durch seinen Willen allein mit sich zieht, er vergewaltigt sie und stößt seine Hand in ihr Geschlecht. Der Tod ist nicht mehr Werkzeug der Notwendigkeit, er ist von Begierde nach Genuß belebt, er ist zugleich Tod und Begierde.

Eine andere Reihe von Bildern ist die des Gartens der Qualen. Die Erotik erscheint dort nicht in einer so offenkundigen Form. Die Idee ist unschuldig und geistvoll, aber die Verwirklichung, der Stil, die Gesten verraten uneingestandene Emotionen, die von der Mischung von Liebe und Tod hervorgerufen sind, vom Leiden und vom Vergnügen daran, von dem, was man den Sadismus nennen wird. Vom sechzehnten bis zum neunzehnten Jahrhundert ist ein Wiederanstieg des Sadismus zu beobachten, der im sechzehnten und siebzehnten Jahrhundert unbewußt war, im achtzehnten und neunzehnten Jahrhundert dann jedoch eingestanden und problematisiert wurde.

Es ist interessant zu sehen, wie die Themen im sechzehnten Jahrhundert sich verändern und mit einer zuvor unbekannten Sinnlichkeit befrachtet werden. Vergleichen wir dasselbe Thema, das Martyrium des Heiligen Erasmus, im fünfzehnten und siebzehnten Jahrhundert.

Auf dem flämischen Gemälde, das die Ruhe einer Miniatur ausstrahlt (Dierik Bouts), rollt ein gewissenhafter Henker vor dem Kaiser und seinem Hof die Eingeweide des Heiligen Erasmus um eine Haspel. Alles ist friedlich; jeder verrichtet seine Arbeit ohne Hast noch Heftigkeit, ohne Leidenschaft, mit einer Art von Gleichgültigkeit. Der Heilige selbst wohnt seiner Todespein wie ein Fremder bei, wie der Sterbende der ersten *ars moriendi* seinem eigenen Tod beiwohnte. Nichts trübt die Ruhe der Szene. (26)

Auf dem Gemälde von Orazio Fidani (Palazzo Pitti, Florenz), der dasselbe Thema im siebzehnten Jahrhundert behandelt, ist der Heilige senkrecht zur Bildfläche ausgestreckt. Er wird also perspektivisch gesehen, wie oft der Leichnam einer Anatomiestunde oder der Leib Christi, der vom Kreuz abgenommen ist. Es gibt eine Beziehung zwischen der Tiefe der Perspektive und der Heftigkeit der Szene. Ein Knecht öffnet den Unterleib des Märtyrers und nimmt ihm die Eingeweide heraus; das ist nicht mehr das einfache Aufwickeln wie bei Bouts, das ist der Anfang einer Sektion am lebenden Körper. Die Henker sind große unbekleidete Burschen mit mächtigen Muskeln und von der Anstrengung gekrümmtem Kreuz. Es sind dieselben Personen, es ist dieselbe Szene, aber eine andere Sensibilität, bei der die dargestellte und aufgestachelte Erregung nicht immer religiöser Natur ist und nicht nur zur Andacht einlädt.

Ein anderer Vergleich, in diesem Fall ein literarischer, wird uns von J. Rousset vorgeschlagen. Es handelt sich um zwei Beschreibungen derselben Szene, der Marter der Makkabäer – die eine noch vorbarock, die andere barock.

J. Rousset kommentiert sie folgendermaßen. Die erste ist ein Mord in der Tragödie *Les Juives* von Garnier. (27) »Bei Garnier wird der Mord in einigen schlichten und verhaltenen Versen berichtet:

Cette parole à peine il avait achevée
Que la teste lui est de son col enlevée
Le sang tiède jaillit qui la place tacha
Et le tronc immobile à terre trébucha.

Das ist ruhig und linear wie ein Martyrium des Fra Angelico.« Von denselben Gegebenheiten ausgehend, wird Virey de Gravier ein ganzes Marterstück schreiben ...

Il faut que sur la roue à cette heure on l'estende
[...] *et qu'à ses pieds on pende*
Deux fers qui soient fort gros [...]
En lui tirant ainsi les entrailles par force [...]
Qu'on lui coupe la langue avecque un couteau
Et qu'on l'écorche *après, tout ainsi comme un veau.*

Ein Gemälde von Menescardi (1751–1776) stellt auf den Mauern einer Kapelle der Ordensbruderschaft der Scuola Grande dei Carmini in Venedig dasselbe Martyrium der Makkabäer dar. Folterszenen: der eine Makkabäer wird skalpiert, sein Haar wird durch den Zug einer Winde ausgerissen,

Cette parole ... Kaum hatte er dieses Wort beendet/ Als ihm das Haupt vom Hals abgeschlagen wurde/ Das warme Blut sprang hervor und befleckte den Ort/ Und der unbewegliche Rumpf strauchelte zur Erde.

Il faut ... In dieser Stunde soll er auf dem Rad ausgestreckt werden [...] und an seine Füße sollen zwei Eisen gehängt werden, die sehr groß sein sollen [...] In dem man ihm so mit Gewalt die Eingeweide herauszieht [...] Daß man ihm die Zunge mit einem Messer abschneide und ihm nachher genau wie einem Kalb die *Haut* abziehe.

während ein Henker sich anschickt, einen Eingriff mit dem Skalpell zu beenden. Ein anderer beobachtet mit der präzisen Aufmerksamkeit eines Technikers den Körper, dem er die Haut abziehen wird.

Das Abziehen der Haut, eine Technik des Anatomen, ist die populäre Foltermethode des sechzehnten Jahrhunderts, nicht nur beim Heiligen Bartholomäus – dem Schutzheiligen der Schuster, wegen der Haut, die ihm abgezogen worden ist –, sondern auch die Strafe seines heidnischen Leidensgefährten Marsyas, dem von Apollo das Fell abgezogen wurde, oder auch die des pflichtvergessenen Richters, ein Thema, das Herodot entliehen und von Gerard David gemalt worden ist.

Von einer Folterqual zur anderen ist es die ganze Märtyrerliste, die zu überfliegen man eingeladen wird, so wie sie mit Schreien und Gebärden auf den barocken Mauern dargestellt oder in den Heiligenleben beschrieben wird. Hier ist zum Beispiel der Heilige Laurentius auf dem Rost zu nennen, dessen Erzählung J. Rousset nach einer *Flos sanctorum*, die 1603 in Spanien veröffentlicht wurde, kommentiert: »Die Henker machen sich an der Vorbereitung des Rostes zu schaffen, zünden das Feuer an, reißen dem Heiligen die Kleider ab, entblößen einen Körper, dem bereits die Haut abgezogen ist [auch hier!] und werfen ihn auf das glühende Eisen. Der Tyrann heult vor sadistischer Freude, die Augen blutunterlaufen, das Gesicht verzerrt, Schaum auf den Lippen. Die Knechte fachen unermüdlich die Flamme an.« (28)

Die Heilige Agatha, zum Beispiel von Cavallino (1622–1654), ist in eine zugleich erotische und mystische Ekstase entrückt. Sie ist vor Wollust halb ohnmächtig und bedeckt mit beiden Händen einen blutigen Oberkörper, von dem beide Brüste abgerissen worden sind: runde und volle Brüste, die auf einer Platte dargereicht werden. Oder noch einmal der Heilige Sebastian, der Schutzheilige gegen die Pest und das Muster männlicher Schönheit: vom siebzehnten bis zum neunzehnten Jahrhundert, bis zu Delacroix, erregten seine Schönheit und seine Leiden die Emotion der heiligen Frauen, deren zarte Hände die Pfeile aus dem anmutigen Körper ziehen, mit Gesten, die Zärtlichkeiten gleichkommen.

R. Gadenne hat unsere Aufmerksamkeit auf das Werk des guten Bischofs Camus gelenkt. Einer der Titel ist suggestiv: »Die Greuelschauspiele« (29). 1630 ist das eine Sammlung von schwarzen Geschichten, die die vom Ende des achtzehnten Jahrhunderts ankündigen, bis auf die Perversität. Die Qualen darin sind zahlreich: »Diese beiden Verzweifelten, die auf Anordnung der Justiz an den Füßen aufgehängt wurden, dienten lange Zeit denen, die sie betrachteten, als abschreckendes Beispiel und fanden am Ende [als sie verfault waren] kein anderes Begräbnis als das der Esel.« Eine dieser Erzählungen trägt den Titel: »Die aufgeschichteten Toten«. R. Gadenne hat die Toten bei Camus gezählt: 38 durch Mord, 33 durch Marter, 9 durch Selbstmord, 24 durch Unfall, 19 aus unterschiedlichen Ursachen (8 aus Angst, 6 aus Schmerz, 1 aus Hunger, 4 von Tieren getötet). Nur drei sind eines natürlichen Todes gestorben. (29)

Bei Camus findet man Geschichten, die des von Garmann berichteten Klatsches und der *Miracles des morts* würdig sind, etwa die von den drei Kalbsköpfen, die von einem Metzger an einen Mörder verkauft wurden und sich dann in Menschenköpfe verwandelten, um den Mörder anzuklagen, und die ihre ursprüngliche Gestalt erst wiederfanden, als Gerechtigkeit geübt und der Verbrecher gehängt war.

Diese Verkettung von Katastrophen und Dramen hat R. Gadenne dazu veranlaßt, es für »gerechtfertigt zu halten, ihn [Camus] als Vorläufer eines Prévost oder eines Sade anzusehen«.

Der Tod ist kein friedliches Ereignis mehr: wir haben es gesehen, nur drei von allen Todesfällen bei Camus sind natürliche. Der Tod ist auch nicht ein Augenblick der moralischen und psychologischen Konzentration wie in der *ars moriendi.* Er ist nicht von Gewalt und Leid zu trennen. Er ist auch nicht mehr *finis vitae,* sondern »ein Herausgerissenwerden aus dem Leben, ein langer keuchender Schrei, eine Agonie, die in zahlreiche Fragmente zerteilt ist«. (J. Rousset [30])

Diese Gewaltsamkeiten erregen die Zuschauer und wühlen elementare Kräfte auf, deren sexuelle Natur heutzutage offensichtlich ist.

Lange Zeit haben die Historiker, außer Mario Praz und André Chastel, sich geweigert zu sehen, was doch Paulina, der Heldin von P.-J. Jouve, 1880 in die Augen stach, und sie ist es, die den besten Kommentar zu den barocken Folterqualen geben wird: »Paulina liebte als junges Mädchen in den Kirchen vor allem die Qual der Heiligen. Sie ging zur Kirche, um sie leiden zu sehen. Sie erblickte Märtyrer [...]. In manch anderer kleinen italienischen Kirche, die in volkstümlichen Stadtvierteln verborgen ist, hörte man nur das Geräusch von Schluchzen, das Tropfen von Blut, Agonie und schließlich Glückseligkeit auf dem Gesicht des Heiligen. Paulina wußte nicht, was Malerei war, und sie las niemals Gedichte, aber sie vergötterte ein Bild, das sie besaß: die Ekstase der Heiligen Katharina von Siena, gemalt von Sodoma mit einer verworrenen, unendlichen und ganz in ihr eingeschlossenen Liebe. Die kniende Heilige Katharina bricht zusammen. Ihre Hand ist vom Stigma verletzt. Ihre Hand hängt herab, sie ruht keusch in der Schenkelmulde. Wie sehr sie Frau ist, das reine Bild, die Nonne, diese breiten

Hüften, diese sanfte Brust unter dem Schleier und diese Schultern ... Die Schenkelmulde bedeutet Liebe ... Das ist ein Gedanke von Satan.«

Die Heilige Katharina von Sodoma erinnert an die heiligen ohnmächtigen Frauen von Bernini in Rom, die berühmte Heilige Theresia in der Kirche Santa Maria della Vittoria oder die Heilige Ludovica Albertoni von San Francesco a Ripa. Andere wollten ihnen gleichen und in derselben Haltung auf ihren Gräbern erscheinen (Aurora Bertiperusino in San Pantaleone in Rom), der Haltung des Schwindens der Sinne, wenn der Höhepunkt der Wollust vorbei ist, der einen wie der Pfeil des Engels trifft. Diese mystischen Ekstasen sind Ekstasen von Liebe und Tod. Diese heiligen Jungfrauen sterben vor Liebe, und der kleine Liebestod wird mit dem großen körperlichen Tod verwechselt:

Douce est la mort qui vient en bien aimant.

Die Verwechslung von Tod und Wollust geht soweit, daß jener das Hochgefühl nicht unterbricht, sondern im Gegenteil noch steigert. Der tote Körper wird seinerseits zum Gegenstand der Begierde.

Eine andere Betrachtung, der Vergleich zwischen den beiden Gestaltungen eines selben Themas, wie wir es für den Heiligen Erasmus oder die Makkabäer versucht haben, wird uns ermöglichen, die Epoche zu bestimmen, in der diese makabre Erotik entsteht. Der Zustand *ante* wird durch ein lateinisches Gedicht von Poliziano belegt, das vom Tod der schönen Simonetta, der Freundin von Guiliano de Medici, inspiriert ist. (31) Sie ist jung gestorben. Amor sieht sie ausgestreckt auf der Bahre, das Gesicht nach dem italienischen Bestattungsbrauch entblößt. Ihr unbelebtes Gesicht erscheint immer noch als begehrenswert und schön: *Blandus et exanimi spirat in ore lepos* (verführerisch atmet die Anmut auch auf dem unbeseelten Gesicht).

So schön, daß Amor wohl geglaubt hat, der Tod könne ihr nichts anhaben. Sie wird noch die Seine sein, glaubt er, wenn auch leblos. Doch er läßt sich nicht täuschen, er weiß im selben Augenblick, daß er nichts zu erwarten hat. Kaum hat er das ausgesprochen, weint er schon. *Dixit et ingemuit* (sprach's und weinte). Amor hat begriffen, daß der Augenblick des Todes nicht der des Triumphes sein konnte, sondern nur der Tränen.

Im siebzehnten Jahrhundert dagegen wird man diese Illusion pflegen. Die Liebe besteht fort, aber es ist nicht eigentlich mehr die Schönheit des

Douce est ... Der Tod ist süß, der bei der Liebe kommt.

lebenden Körpers, die man zu lieben fortfährt. Es ist eine neue Schönheit, die mit anderen Reizen geschmückt ist, es ist die Schönheit des Todes.

Die große makabre Epoche des fünfzehnten Jahrhunderts hatte vom Tod nur die Zersetzung festgehalten, die Zerstörung der Gewebe und das unterirdische Gewimmel der Würmer, Schlangen, Kröten. Vom sechzehnten Jahrhundert an haben die Aufmerksamkeit und alle Emotionen, die ihre Voraussetzung sind, sich auf die ersten Anzeichen des Todes gerichtet. Die Maler haben mit Wonne nach den Farben gesucht, die den vom Tode berührten Körper von dem des Lebenden unterscheiden, und stellen die noch unauffälligen Zeichen der Auflösung dar: Grüntöne, die die Malerei des fünfzehnten Jahrhunderts nicht kannte. Ein Lesueur aus dem Museum von Rennes zeigt Hagar in der Wüste vor ihrem Sohn, den der Engel wiedererwecken wird. Kein Zweifel, daß die Wiederauferstehung alle Merkmale von Echtheit, die Zacchia forderte, zeigt, denn der Körper des Kindes ist schon grün.

Um dieselben leichenblassen und schwammigen Farben bemüht sich Rubens, wenn er eine Medusa oder eine Kreuzabnahme malt (Kunsthistorisches Museum in Wien), ohne Schaudern ausdrücken zu wollen, man könnte beinahe sagen, um des Vergnügens an der Farbe und um ihrer Üppigkeit willen. Ein Bild von Donato Creti (1671–1749) aus Bologna zeigt Achill, nackt, hinter seinem Wagen den Leichnam Hektors herschleifend. (32) Der Kontrast zwischen dem Lebenden und dem Toten ist ergreifend.

Die Nekrophilie des 18. Jahrhunderts

Von nun an werden die ersten Anzeichen des Todes nicht mehr Grauen und Flucht, sondern Liebe und Begehren einflößen, wie man schon beim *Adonis* von Poussin sehr gut erkennen kann. Ein Repertoire von Formen, Haltungen und eine ganze Palette von Farben entstehen, die bis zum Anfang des neunzehnten Jahrhunderts verfeinert werden.

Auch dort wird uns der beste Kommentar für diese schon »morbide« Malerei nicht von schüchternen Geschichtsschreibern, sondern von dem Autor eines Schauerromans gegeben. Dieses Mal handelt es sich um einen Autor vom Anfang des neunzehnten Jahrhunderts, Charles Robert Maturin (33), der in seinem *Melmoth the Wanderer* (1820) die Geschichte eines schönen jungen Mannes erzählt, der sein Blut verkauft hat, um seine Familie vor dem Elend zu retten; leider ist die Ader schlecht abgebunden worden, und er stirbt beinahe am Blutverlust. Der Autor beschreibt den Anblick des schönen leichenblassen Jünglings, der ihn an alle schönen Leichen der neueren Malerei erinnert: »[...] in einer totenhaften Schönheit [*corpslike beauty*], welcher das Mondlicht einen Effekt verlieh, würdig des Pinsels eines Murillo, Salvator Rosa oder irgendeines jener Meister, die, vom Genius des Leidens inspiriert, darin zu schwelgen lieben, die schönsten menschlichen Körper in den entsetzlichsten Martern wiederzugeben. Ein geschundener Sankt Bartholomäus, welchem die in Streifen abgezogene Haut in den anmutigsten Ornamenten um den Leib drapiert ist, ein Sankt Laurentius, geröstet auf eisernem Bratrost, und dabei seinen herrlichen Körper den Blicken der mit dem Anblasen der Kohlenglut beschäftigten, nackten Folterknechte darbietend.« Jedes dieser Werke wurde »bei weitem übertroffen durch jene halb im Schatten, halb im Mondlicht hingestreckte Jünglingsgestalt«. Derselbe Autor begeistert sich etwas später für die Schönheit eines gemarterten Mönches: »Keine menschliche Form war so schön...«

Maler des ausgehenden achtzehnten und beginnenden neunzehnten Jahrhunderts werden nicht zögern, die Doppeldeutigkeit zu unterstreichen, die ihre Vorgänger im achtzehnten Jahrhundert mit mehr Diskretion oder einfach ahnungsloser ausdrückten. Auf einem Gemälde von W. Etty im Museum von New York wirft sich Hero mit Leidenschaft über den Leichnam des ertrunkenen Leander, den das Meer ans Ufer zurückspült und der sich durch einen Elfenbeinton von der rosigen Frische der lebenden Haut abhebt. Eine Brunhilde von Füssli, in ein durchsichtiges Gewand gehüllt, das ihre Nacktheit hervorhebt, liegt auf einem Bett ausgestreckt und betrachtet den Mann, den sie Folterqualen ausgeliefert hat; Gunther ist nackt, Füße und Hände mit demselben Seil zusammengebunden, die Muskeln gespannt. (34) Die Werke von Füssli und von Etty sind Beispiele unter vielen anderen für die Gefühle, die der tote Körper und der schöne Gefolterte erwecken. In der Welt des Imaginären sind Tod und Gewalt auf die Begierde getroffen.

Wie die Malerei offenbart auch das englische oder französische Theater des siebzehnten Jahrhunderts eine Neigung für die Grabszenen und für das Thema des erwachenden Scheintoten. (35)

Bringt es nicht eine vollständige Neuerung? Die Orte des Begräbnisses waren seit dem Mittelalter zu vertraut und zu sehr mit dem täglichen Leben verbunden, als daß beispielsweise die Erzähler sie nicht in naiver Weise und ohne verwirrende Hintergedanken je nach Laune ihrer Phantasie benutzten. Gräber und Leichen verstopften schon die schlüpfrige Literatur des

Mittelalters, aber man muß sehen wie: im vierzehnten Jahrhundert Boccaccios entledigt sich ein geiler Mönch, ein halber Zauberer, für die Zeit, die ihm paßt, eines zu eifersüchtigen Gatten, indem er ihm ein Gebräu zu trinken gibt, das ihm den Anschein des Todes verleiht. Deshalb beerdigt man ihn »mit den üblichen Zeremonien«. Als die Frau schwanger wird und man mit der Komödie Schluß machen muß, erwacht der falsche Tote und steigt aus seinem Grab (3. Tag, Novelle VIII). Ein anderes Mal, immer noch im *Decamerone,* will eines dieser Mädchen mit unglaublich erfinderischen Einfällen ihre beiden Liebhaber auf die Probe stellen. Sie befiehlt dem einen, sich am Grund eines Grabes an Stelle eines Toten, den man dort deponiert hat, niederzulegen, und dem anderen, begünstigt von der Nacht den falschen Toten zu entführen (9. Tag, Novelle I).

In diesem Falle ist das Grab nicht imstande, Emotionen zu wecken, es ist vielmehr das banale Instrument einer List.

Und dennoch bricht bei einer Gelegenheit eine starke Begierde durch, die fähig ist, einen Lebenden einem Leichnam anzunähern. Ein Mädchen tötet sich und preßt dabei das ganz frische Herz ihres Geliebten, das ihr Vater ihr in einer goldenen Schale hat bringen lassen, an ihr eigenes Herz (4. Tag, Novelle I).

Ein anderes Mädchen erfährt in einem Traum über ihren Geliebten, daß er getötet wurde und wo er begraben ist. Sie geht zur Stätte des Begräbnisses, schneidet dem Leichnam das Haupt ab (man fürchtete diese rohen Zerstückelungen damals nicht), legt es auf den Boden eines großen Gefäßes im Garten, und pflanzt dort ein Basilikumkraut, das sie mit ihren Tränen begießt und das wunderbar gedeiht (4. Tag, Novelle V).

Diese Leichenstücke sind dennoch eher von derselben Art wie die heiligen Reliquien, die eine fleischliche Erinnerung verewigen, als daß sie die Begierden weckten und ausdehnten.

Auf den ersten Blick seltsamer und der modernen Erotik näher erscheint ein anderes Märchen von Liebe und Tod: in der Folge eines Schwangerschaftsunfalls wird eine Frau für tot gehalten. Sie wird begraben, wie es sich gehört. Ein Ritter, der sie in ihrer Jugend geliebt und den sie abgewiesen hatte, glaubte, daß die Gelegenheit günstig sei, um ihr einige Küsse zu rauben. Er öffnet das Grab, küßt ihr Gesicht, indem er es mit Tränen benetzt. »Es kam ihm der Gedanke, es damit nicht genug sein zu lassen. Warum, sagte er sich, soll ich, da ich schon hier bin, nicht ein wenig die Brust berühren. Es wird ein erstes und letztes Mal sein.« Aber er merkt, daß sie lebt. Da unterbricht er seine Zärtlichkeiten, als ob die Begierde ihn verlassen hätte. Mit Respekt hebt er die Frau aus dem Grab, trägt sie zu seiner Mutter, wo sie niederkommt, dann übergibt er sie mit dem Kind dem Gatten und wird der Freund der Familie (10. Tag, Novelle IV). Man stößt hier auf den kaum merklichen Übergang von der Vertrautheit mit den Toten zur makabren Erotik, aber man sieht auch, wie diese Erotik schon an ihrer Quelle versiegt.

Im Theater des siebzehnten Jahrhunderts dagegen wagt sie sich weiter und offener vor: die Liebenden umarmen sich im Grabe, auf dem Friedhof, an Orten, die von nun an dem Begehren günstig sind. Auf alle Fälle gehen sie noch nicht so weit, daß sie sich mit einem Toten paaren. Nicht, daß sie sich selbst dem widersetzten, aber im Augenblick, wo es es wirklich dazu kommen könnte, erwacht der Tote: es war ein falscher Toter, ein Scheintoter oder, wie Scudéry sagt, »ein Toter, der sich bewegt«. Oder auch, daß eine noch rechtzeitig eingetretene Metamorphose im letzten Augenblick die Szene zum Phantastischen hin verändert. So glaubt Cardenio in einem Stück von Gryphius (in dem man eine Leiche ausgräbt), seine Geliebte, die ihn verlassen hat, wiederzuerkennen. Er verfolgt sie, erreicht sie ... und entdeckt ein Skelett. »Unter der Hülle der lebenden und geliebten Frau«, bemerkt J. Rousset, »ist es der Tod selbst, den der Liebende umarmt. Das Leben ist nur eine Verkleidung des Todes.« In dieser Welt der Vermummung sind auch die Dinge immer maskiert. Die Inbesitznahme des toten Körpers wird nur durch die Gegenwart des Grabmals als Liebeslager angezeigt. (36)

Die Realität der Annäherung von Eros und Thanatos ist noch verdeckt. Darin liegt der große Unterschied zwischen der ersten Hälfte des siebzehnten und dem Ende des achtzehnten Jahrhunderts. Sicherlich sind während dieser beiden Epochen die zugrundeliegenden Antriebe, die Themen kaum verschieden: dieselben köstlichen Qualen, dieselbe Grabszenerie, dasselbe grünliche Fleisch, dieselbe Schönheit der toten Körper, dieselbe Versuchung, die Liebe im Herzen des Todes anzusiedeln, aber im siebzehnten Jahrhundert spielt sich all das noch im Unbewußten und Uneingestandenen ab – eher als im Eingestehbaren. Noch kennt niemand den Namen der Dämonen, die die Träume beunruhigen. Zweifellos finden die Henker, die Zuschauer, die Opfer selbst an diesen todbringenden Gewalttätigkeiten ein Vergnügen, das wir heute leicht erkennen und als sadistisch bezeichnen können. Aber die Zeitgenossen ahnten nichts von dieser Perversität, noch von der sexuellen Grundlage ihrer Neigung zum Entsetzen. Weder der fromme Bernini, noch seine gottesfürchtigen Geldgeber und Prälaten, noch der ausgezeichnete Bischof Camus ahnten, was in ihnen gärte und ihre Phantasie anstachelte. Sie glaubten, ein frommes und erbauliches Werk zu tun, indem sie Martern auf Folterqualen häuften, und die Nacktheit der Henker schien ihnen lediglich eine tolerierbare Konzession an den Zeitgeschmack.

Außerdem gab es auch im barocken Theater die Neigung, die Liebe zu steigern, indem man sie möglichst nah am Tod ansiedelte, aber die Annäherung ging nie bis ans Ende, bis zur Überschreitung des Verbotenen; ein sittliches Empfinden der letzten Stunde überführte die Handlung entweder ins Phantastische oder in Vanitas oder ein *memento mori*.

Das verhindert nicht, daß Leser und Zuschauer gegen ihren Willen und ohne es zu wissen bis ins Mark verwirrt sein mußten; man merkt dies an einer Art Schwindel, den man heute in der Kunst und der barocken Literatur spürt.

Im achtzehnten Jahrhundert ändert sich alles. Der Präsident des Brosses hat sich vor der Theresia von Bernini nicht täuschen lassen, er hat wohl gesehen, was der Künstler dort ohne sein Wissen hineingelegt hatte, und begriffen, was Berninis Zeitgenossen in den Tiefen des Unbewußten gefühlt hatten, ohne es zu ahnen. Diese Scharfsicht war nicht als Verdienst anzusehen, denn die Maske war überall abgefallen. Eine mächtige Strömung von Empfindsamkeit hatte sich der Kunst und vor allem der Literatur bemächtigt, einer Literatur, die im neunzehnten Jahrhundert schnell populär werden wird: Die Texte des achtzehnten Jahrhunderts sind schon voll von Liebesgeschichten mit Toten. Einige sind »wahre« Geschichten.

Eine der schönsten dieser Geschichten wird vom Chirurgen Louis in einem Buch über überstürzte Beerdigungen erzählt. Wie man sehen wird, handelt es sich nicht nur um Scheintod, sondern um Liebe; die ernsten Werke über den Tod sind niemals ganz ohne Zweideutigkeit (37): der jüngste Sohn eines Edelmannes wurde gezwungen, ohne innere Berufung in einen Orden einzutreten*. Auf der Reise hält er in einem Gasthaus, dessen Wirtsleute um ihre soeben verstorbene Tochter trauern. »Da das Mädchen erst am nächsten Tag beerdigt werden sollte, bat man den Mönch, während der Nacht bei ihr zu wachen. Weil die Gerüchte über ihre Schönheit seine Neugier geweckt hatten, entblößte er das Gesicht der vermeintlichen Toten und, weit davon entfernt, sie durch die Schrecken des Todes entstellt zu sehen, fand er dort lebendige Reize, die ihn die Heiligkeit seiner Gelübde

* Das ist das Thema der *Nonne* von Diderot, das oft mit der makabren Erotik vom achtzehnten bis zum neunzehnten Jahrhundert assoziiert wird; der Mönch wider Willen und der ehebrecherische Liebhaber sind die üblichen Personen des Schauerromans.

vergessen ließen und, die düsteren Vorstellungen, die der Tod im allgemeinen weckt, erstickend, ihn dazu veranlaßten, sich mit der Toten dieselben Freiheiten zu erlauben, welche das Sakrament im Leben autorisieren konnte.« So vereinigte dieser Mönch sich mit einer Toten.

In Wirklichkeit war die Tote nicht tot. Im barocken Theater bemerkt man es vorher; am Ende des achtzehnten Jahrhunderts merkt man es erst nachher. »Die Tote erwachte« nach der Abreise des Mönchs, und »neun Monate später brachte sie zum großen Erstaunen ihrer Eltern und ihrer selbst ein Kind zur Welt. Der Mönch kam zu dieser Zeit am selben Ort vorbei [ein glücklicher Zufall, wie es sich für einen Roman gehört], und indem er so tat, als sei er überrascht, sie, die er angeblich für tot gehalten hatte, lebend zu finden, gestand er, der Vater des Kindes zu sein, nachdem er sich von seinen Gelübden hatte entbinden lassen.«

In der zweiten Hälfte des neunzehnten Jahrhunderts finden die Ärzte, die noch auf diese Geschichte Bezug nehmen, daß dieser außergewöhnliche Vorfall »[...] nicht ganz den Grad von Wahrscheinlichkeit besitze, den man ihm wünschen würde.« Louis hatte ihn den *Causes célèbres* entnommen. Im achtzehnten Jahrhundert hatte er noch Wahrscheinlichkeit gehabt, und man zitierte ihn als ganz und gar glaubwürdig. Dennoch warf schon damals ein Punkt Fragen auf: und zwar die, wie eine unbelebte Frau hatte empfangen können. Man glaubte in der Tat, daß das Vergnügen oder zumindest die Bewegung für die Fruchtbarkeit des Koitus notwendig waren. Der Bürger Louis dachte, daß dieses Mädchen wirklich durch die Bewegungen, die dem Akt vorausgegangen sein mußten und dann durch den Akt selbst erregt worden war. (38)

Wohlgemerkt, die Paarung mit Toten ist im Werk von Sade häufig. Die erschlagene Justine wird von dem verfluchten Abbé und seinen Kumpanen mißbraucht. Wenn manche Fälle von Nekrophilie auch außergewöhnlich sind, gehören andere, bis auf einige Pikanterien, zu einer damals üblichen Form von Anekdoten. Das Thema ist ungefähr folgendes: Personen lassen sich in einer Kirche einschließen mit dem Ziel, ein Grab zu öffnen, sei es aus Liebeskummer, sei es aus sexueller Perversität, oder ganz einfach, um den Leichnam seines Schmuckes zu berauben.

La Durand und Juliette, die Heldinnen Sades, bleiben in der Kirche, nachdem sie geschlossen ist: »Wie sehr ich diese finstere Stille liebe ... sie ist das Abbild der Grabesruhe und ... ich f ... für den Tod.« Man hatte eben ein junges Mädchen begraben. Der Vater hat dieselbe Überlegung angestellt wie die beiden Frauen. Er kommt mit dem Totengräber: »Hole sie wieder herauf, mein Schmerz ist so groß, daß ich sie noch einmal küssen möchte, bevor ich mich für immer von ihr trenne.« »Der Sarg erscheint, die Leiche wird vom Totengräber daraus hervorgezogen, dann auf die Stufen des Altars gelegt...« Bis jetzt ist alles im Klima des Schauerromans einigermaßen normal. Sade führt hier den Inzest ein, der übrigens nicht außergewöhnlich ist. Der Vater bleibt allein, um seine Tochter zu entkleiden und wie eine Lebende zu lieben. Juliette und ihre Begleiterin schließen sich ihm an, und die Orgie geht auf dem Boden des Grabes, wohin die Leiche und der Sarg wieder gestellt worden sind, weiter. Juliette wird sich sogar zum Vergnügen des Vaters einen Augenblick in der Gruft einschließen lassen. Die Geschichte entgleist in sadistische Phantastik. (39)

Aber hier noch eine andere Geschichte derselben Provenienz, die banaler und zweifellos bezeichnender ist. Sie stammt aus Jan Potockis *Handschrift von Saragossa* (1804–1805). Trivulzio hatte in der Kirche die Frau, die er liebte, sowie ihren Bräutigam in dem Augenblick getötet, als der Priester sie trauen wollte. Man beerdigte sie zusammen an derselben Stelle. Später kommt der Mörder, von Reue gepeinigt, in die Kirche seines Verbrechens. »Zitternd begab sich Trivulzio dorthin, und als er zum Grab gelangte, küßte er es und vergoß einen Strom von Tränen [wir kommen hier zu den ersten Besuchen am Grab]. [...] Aus diesem Grund gab er dem Sakristan seine Börse und erhielt dessen Einwilligung, so oft er wollte, die Kirche zu betreten. So kam er schließlich jeden Abend.« Eines Abends wurde er dort eingeschlossen: »Freudig faßte er den Entschluß, die Nacht dort zu verbringen, denn er liebte es, seine Trauer zu pflegen und seine Melancholie zu nähren. [...] Schließlich schlug es Mitternacht. [...] Da öffneten sich die Gräber, die Toten erhoben sich eingehüllt in ihre Leichentücher und stimmten in einem ungemein melancholischen Tonfall eintönige Litaneien an.« (40)

Nach demselben Muster erzählt man in Toulouse eine Geschichte, die wie bei de Sade und Potocki anfängt, aber auf realistische Weise endet. M. de Grille »verliebte sich in ein schönes Fräulein und liebte es so sehr, daß er sich niemals über seinen Verlust trösten konnte. Es starb an den Blattern. Und M. de Grille versteckte sich voller Verzweiflung in der Kirche der Jakobiner, wo es begraben wurde. Am Abend war ein Ordensbruder, der die Aufgabe hatte, Öl in die Lampen zu gießen, außerordentlich überrascht, M. de Grille vor sich zu sehen, der ihm mit einer Hand eine Börse mit 400 Pfund anbot unter der Bedingung, daß er das Grab von Mlle. Daumelas öffne – dies war der Name seiner Geliebten – und in der anderen einen Dolch, mit dem er ihn zu töten drohte, wenn er sich weigern sollte, das Grab zu öffnen.« Dem Bruder gelang es, die Polizei zu alarmieren. Der

Kommissar bemächtigte sich des verzweifelten Liebhabers und führte ihn nach Hause, wo er sich tötete. (41)

Eine Variante dieser Geschichte vom wiedergeöffneten Grab ist die List, die einem Lebenden erlaubt, sich für tot auszugeben, seine Identität zu wechseln und sein Leben neu zu beginnen. Eine Nonne aus Toulouse, die in einen Kavalier verliebt war, »entschloß sich, die Mauern eines Klosters zu verlassen, um ihm nachzulaufen. [...] Man hatte an diesem Tag eine ihrer Gefährtinnen begraben, und da das Grab noch nicht geschlossen war, stieg sie, während alles im Kloster schlief, hinein und trug diese Tote in ihre Zelle, legte sie auf ihr Bett und legte danach Feuer [Man transportierte ohne ersichtliche Mühe schwere Leichen!]. [...] Man glaubte, daß sie es sei, die verbrannt war.« (42)

Toulouse scheint eine spezielle Anziehung für diese Fälle besessen zu haben, denn hier ist ein anderer von 1706: M. de Saint-Alban, Rat am Parlament von Toulouse, hatte seine junge Frau verloren. Diese war vor ihrer Heirat mit einem Ritter de Sézanne verlobt gewesen, der, wie man annahm, in Amerika getötet worden war. Es war nichts damit: M. de Sézanne kam verheiratet nach Toulouse zurück. Da war M. de Saint-Alban über die Ähnlichkeit [man erinnert sich an das Problem *de similitudine* bei Zacchia] von Mme. de Sézanne mit seiner Frau erstaunt. Um sich zu vergewissern, erreichte er, daß sie ausgegraben wurde: der Sarg war leer. Die Nonne der vorhergehenden Anekdote war geschickter gewesen. (43) M. de Sézanne erklärte sich: bei seiner Rückkehr nach Frankreich erfuhr er zugleich die Heirat und den Tod seiner Verlobten. Er beschloß, sich zu töten. »Dennoch wollte ich, bevor ich Selbstmord verübte, ein letztes Mal die, die ich so sehr geliebt hatte, wiedersehen [...]. Umsonst machte ich mir klar, daß ich, wenn ich dieses Grab schändete, mich eines Aktes der Entweihung schuldig machen würde [...] und eines Verbrechens [...]. Mir schien, daß ich durch ein Verhängnis mitgerissen wurde...«

Diese Stimme war die der Vorsehung, »die mich erwählt hatte, um einen schrecklichen Irrtum der Menschen wieder gutzumachen«. Er erreichte vom Totengräber, daß er den Sarg freilegte: diese heimlichen Exhumierungen können durchaus eine Geldquelle der Wärter jener Zeit gewesen sein! »Einen Augenblick danach gaben mir die auseinanderklaffenden Bretter den Blick auf ein weißes Leintuch frei, unter dem sich undeutlich eine menschliche Gestalt abzeichnete; da kniete ich nieder, schob sanft die Falten des Leintuchs auseinander; ein Haupt mit einer dichten Haarkrone erschien vor meinem von Tränen verschleierten Augen.« Wir sind nicht mehr beim Marquis de Sade; man weint, man betet, anstatt zu lästern und zu trotzen, aber der Untergrund von Sinnlichkeit bleibt wohl derselbe: »Ich beugte mich nieder, um einen letzten Kuß auf ihre Stirn zu drücken, wobei ich mein Gesicht dem ihren näherte, und es schien mir, daß ich einen letzten Seufzer spürte oder hörte... sie lebte.« Inspirierten sich diese Phantasien an wirklichen Geschichten? Sade sagt uns freilich: »Ich habe oft einen Mann in Paris gesehen, der alle Leichen junger Mädchen und junger Knaben, die eines gewaltsamen Todes gestorben und frisch in die Erde gesenkt worden waren, mit Gold bezahlte; er ließ sie zu sich bringen und beging an diesen frischen Leichen eine unendliche Zahl von Greueln.« Der Marquis ist kein glaubwürdiger Zeuge. Seine Äußerung wird dennoch auf merkwürdige Weise durch einen Bericht über die Unschicklichkeit der Begräbnisse bestätigt, der 1781 beim Oberstaatsanwalt von Paris vorgelegt wurde. »Die Leichen, die in diese allgemeine Grube niedergelassen werden, werden alle Tage der unwürdigsten Schändung ausgesetzt: die Leute begnügen sich unter dem Vorwand, Studien zu treiben, nicht nur mit den Leichen, die sie in den Krankenhäusern erhalten, sondern entführen auch noch die Leichen von den Friedhöfen und begehen an ihnen alles, was *Ruchlosigkeit und Ausschweifung* ihnen eingeben konnten.« (44) War das wahr? War das falsch? Man glaubte es, und die »speziellen« Liebhaber der Anatomie wurden der »Libertinage« mit Leichnamen verdächtigt. In Neapel hatte Raimondo di Sangro wegen seiner Experimente am menschlichen Körper einen schlechten Ruf. Wir können annehmen, daß diese Anschuldigungen der Grundlage entbehren; es ist deshalb nicht weniger wahr, daß man in der Kapelle seines Palastes noch heute einen seltsamen Eindruck hat. Sie ist mit dem Palast verbunden, und in der Sakristei bewahrt man die Überbleibsel des ehemaligen anatomischen Kabinetts auf. Abgesehen von den Grabdenkmälern der Familie ist die prächtige Kapelle mit Statuen geschmückt, die auf jeden Fall überraschend sind, aber noch mehr, wenn man weiß, daß sie neben einem Anatomiekabinett stehen. Sie sehen wie frische Leichname aus, die mit feinen, angefeuchteten Schweißtüchern, die Falten schlagen, bedeckt sind. Nach der moralischsten aller möglichen Hypothesen scheinen sie auf das Seziermesser des Anatomen zu warten. Sie könnten sich ebenso gut der makabren Perversität eines reichen Amateurs darbieten.

Der Friedhof der Mumien

Wir wollen nicht zu sehr nach der Realität suchen, die hinter diesen romanhaften Berichten liegt. Selbst wenn etwas Wahres daran sein sollte, und es mußte etwas daran sein, ist dieses Wahre nur ein flüchtiger Reflex des Imaginären. Das Wesentliche spielt sich hier im Imaginären ab, und die wichtigsten Tatsachen, die am folgenreichsten sind, gehören nicht zur gelebten Realität, sondern zur Welt der Phantasmen. Diese Phantasmen entsprechen dem Diskurs der Ärzte. Sie gestehen der Leiche eine Art Eigenleben zu, das die Begierde hervorruft, die Sinne erregt.

Vorstellungen von Gelehrten, die von Beobachtungen über die zurückbleibende Sensibilität der Leiche beeindruckt sind? Vorstellungen von abartigen Menschen, blasierten Müßiggängern, die auf der Suche nach starken Emotionen, nach unbekannter Wollust sind? Zweifellos, aber diese Vorstellungen gehörten zu den *in der Luft liegenden Gedanken*, die ein bis in volkstümliche Milieus sehr verbreitetes Publikum hatten. Der gemeinsame Nenner dieser in der Luft liegenden Ideen ist die Überzeugung, daß der Leichnam nicht verschwindet, daß in ihm etwas bleibt, daß man ihn konservieren muß, und daß es gut ist, ihn auszustellen und zu sehen. Einer solchen Überzeugung ist es – nicht überall, aber an bestimmten Stellen, vor allem in den Mittelmeergegenden, dann im spanischen Amerika im siebzehnten Jahrhundert – gelungen, das physische Aussehen mancher Friedhöfe zu modifizieren. Hier liegt der Ursprung dessen, was wir in Ermangelung eines besseren Ausdrucks die Mumienfriedhöfe nennen, die am Ende des neunzehnten Jahrhunderts in Europa verschwunden sind, in Lateinamerika aber länger überlebt haben.

Man erinnert sich, daß die Ärzte des siebzehnten Jahrhunderts, und auch noch Zacchia, sich mit der Erhaltung oder Nichterhaltung von beerdigten Leichnamen beschäftigten.

Dieser Begriff von Konservierung war, wie wir gesehen haben, den Anatomen, den Malern von Leichen und denen, die sich daran zu schaffen machten, seien es Gelehrte oder Libertins, nicht fremd. Er berührte in einer viel geläufigeren und allgemeineren Weise die Vorstellung vom Schicksal des Leichnams nach dem Begräbnis. Jetzt erscheint eine neue Idee: den Leichnam nicht mehr unwiderruflich zu verlassen und einen physischen Kontakt mit ihm zu bewahren. Man will ihn in seinen verschiedenen Zuständen verfolgen, in seine Umwandlungen eingreifen, ihn aus der Erde zurückholen und ihn in seiner endgültigen Gestalt als Mumie oder Skelett zeigen.

Es gibt dabei etwas Neues. Die Vorstellung von der rituellen Überführung des Leichnams, die in bestimmten Kulturen existiert, war im heidnischen und christlichen Okzident unbekannt. Der Leichnam wurde ein für alle Mal beerdigt, selbst wenn im christlichen Mittelalter, und es war schon ein ungewohnter Brauch, die Knochen lange nach der Beerdigung ausgegraben und in den Galerien der Beinhäuser angehäuft wurden, in den *»hangars«* oder in den Kapellen. Es gab keine Friedhöfe ohne diese Abstellräume. Jedenfalls hatte in diesem Fall die Überführung ins Beinhaus keinen symbolischen Sinn: ihr einziges Ziel war, einen Raum für andere Gräber freizumachen. Die Knochen blieben nahe bei der Kirche und den Heiligen, denen sie anvertraut worden waren. Die Beinhäuser waren nicht anonymer als die Gräber des Hochmittelalters. Wir haben gesehen, wieviel Zeit und wie viele psychologische Veränderungen es gebraucht hat, um auf diese Anonymität zu verzichten.

Nur zwei Vorgänge erscheinen noch als Ausnahme gegenüber diesem allgemeinen tausendjährigen Brauch: die Überführung der Reliquien von Heiligen, und dann eine sehr lokale und eigenartige Sitte, die wir schon kommentiert haben (in Kapitel 2): in den Mauern der romanischen Kirchen von Katalonien waren im Mittelalter durch Platten mit Grabinschriften verschlossene Nischen eingerichtet, die die auseinandergenommenen Knochen eines Verstorbenen aufnehmen sollten. Dennoch ändern diese Fälle nichts am allgemeinen Brauch.

Im siebzehnten Jahrhundert nun ist das Begräbnis in zwei Etappen nicht mehr unbekannt, wenn es auch selten bleibt. Es gibt sogar berühmte Beispiele, wo derselbe Leichnam zwei Begräbnisse nacheinander erhält, die durch die Frist der Verwesung getrennt sind: das endgültige Grab ist das der Knochen oder des ausgetrockneten Leichnams.

Diese Methode scheint zuerst berühmten Personen vorbehalten gewesen zu sein, ohne daß sie in den königlichen Familien allgemein wird. In Malta war sie für die großen Ordensritter vorgesehen. Während die einfachen Ritter in einem Sarg, der mit ungelöschtem Kalk bedeckt war, im Innern einer kleinen Gruft, der ein sichtbares, in den Fliesenbelag eingefügtes Mosaikgrab an der Oberfläche des Kirchenbodens entsprach, bestattet waren, waren die großen Meister des Ordens in der Krypta beerdigt, und zwar in einem provisorischen Grabmal, wo sie ein Jahr oder länger blieben. Anschließend wurden sie in ein großes Grab in einer Kapelle der Kirche überführt. Das Zeremoniell des Ordens legte die Umstände des feierlichen Ritus fest, in dessen Verlauf der Sarg geöffnet wurde, die Reste durch einen Arzt (einen Experten für Leichen) identifiziert wurden, der Sarg wieder geschlossen und nach der Absolution in sein endgültiges Grab gestellt wurde. (45)

Eine Überführung derselben Art in den Escorial war für die königliche Familie von Spanien vorgesehen. Die Leichen wurden zuerst in dem, was Saint Simon »Verwesungsraum« nannte, abgelegt: »Ein schmaler und langer Raum. Man sieht dort nichts als die weißen Mauern, ein großes Fenster am einen Ende, neben dem man eintritt, eine ziemlich kleine Tür gegenüber [die in eine Gruft führt], an Möbeln lediglich einen langen Holztisch, der die ganze Mitte des Zimmers einnimmt und der dazu dient, die Leichen niederzulegen und vorzubereiten. Für jeden, den man dort niederlegt, gräbt man eine Nische in die Mauer, in die man den Leichnam schiebt, damit er dort verfault. Die Nische wird wieder geschlossen, ohne daß zu merken ist, daß man an die Mauer gerührt hat, die überall glatt ist und vor Weiße glänzt; der Ort ist sehr hell [was Saint-Simon überrascht, da er daran gewöhnt ist, den Tod mit der Nacht des unterirdischen Gewölbes in Verbindung zu bringen].« Die Leichen »werden nach einer bestimmten Zeit hervorgezogen und ohne Zeremonie«, sei es »in die Schubkästen des Panthéon«, sei es in eine andere Gruft, die an den »Verwesungsraum« grenzt, getragen. Dort bleiben »sie für immer«. (46)

Der Grund der provisorischen Aufbewahrung scheint die Absicht zu sein, das endgültige Grab für Leichen zu reservieren, die sich nicht mehr verändern, sei es, weil sie zu trockenen Knochen geworden sind oder weil sie mit ihrem Fleisch konserviert, d. h. mumifiziert wurden. In beiden Fällen übersprang man die Etappen der Verwesung, um den Leichnam in einem Trockenzustand zu erhalten, in dem er ausgestellt werden konnte.

In der Tat war diese Technik nicht nur auf fürstliche Personen beschränkt. Man findet sie hier und dort im Süden und am Mittelmeer (zugleich mit der offenen Ausstellung des Gesichtes des Toten), ohne daß ich die Ursachen dieser Lokalisierung ganz begreife. »Ich war in der Kirche der Franziskaner [in Toulouse]«, erzählt ein Briefschreiber zu Beginn des achtzehnten Jahrhunderts. »Ich habe das Beinhaus, das *charnier* gesehen, von dem ich soviel habe sprechen hören.« Achtung! das Wort *charnier* bezeichnet hier etwas anderes als das mittelalterliche *charnier*, wie es noch auf dem Cimetière des Innocents existierte, so wie wir oft im Verlauf unserer Untersuchung gesehen haben. Es ist ein *charnier* für Mumien, »wo die Leichen sich durch Jahrhunderte als ganzes erhalten. Der Leichnam der schönen Paulą bewahrt noch die Merkmale der Schönheit. Ich fragte diese guten Väter, durch welches Mittel sie diese Leichen vor der Verwesung bewahren konnten. [Die Technik der Franziskaner war berühmt, was ihnen eine zahlreiche »Kundschaft« brachte.] Sie sagten mir, daß sie sie zuerst in einer bestimmten Erde begruben, die ihr Fleisch aufzehrte; und daß sie sie dann der Luft aussetzten [zweifelsohne in einem Saal des Kirchturms, wie man gleich sehen wird]. Daß man sie, wenn sie genügend ausgetrocknet waren, in den *charniers* lagerte [mit Inschriften an den Mauern: sie waren aufgereiht, aufrecht oder liegend]. Während der Mönch mit mir sprach, sah ich andere kommen, die mit toten Körpern auf ihren Schultern vom Glockenturm herabstiegen; diesen hatte die Luft alles, was sie an schlechten Gerüchen hätten an sich haben können, genommen, und ich schloß daraus, daß der gute Franziskaner mir die Wahrheit gesagt hatte.« Die Toten wurden also nacheinander an drei Stellen niedergelegt, von denen sich nur die erste unter der Erde befand. Sie wurden ein wenig so behandelt, wie in Amerika die Leichen von den *morticians* hergerichtet werden, mit dem Unterschied, daß es sich damals um Mönche handelte, und daß die Behandlung mehr Zeit erforderte, da die aufeinanderfolgenden Stationen jeweils mindestens ein Jahr dauerten. (47) Danach kamen die Leichen in ein Beinhaus, das den Besuchern – man ging dorthin wie zu einem Schauspiel – eine Mischung aus Knochen und Mumien darbot.

Einige Friedhöfe dieser Art gibt es heute noch. Der eine ist in Rom, in einer Kapuzinerkirche nahe beim Palast der Barberini, die dort beerdigt waren. Man findet dort aufrechtstehende Mumien, die denen ähneln, die die Beinhäuser der Franziskaner in Toulouse füllten. Es sind, heißt es, Mönche, die im Ruf der Heiligkeit gestorben sind. Es könnte sich auch um Laien handeln, Terziare des Franziskanerordens, die das Privileg hatten, mit Kutte und Strick beerdigt zu werden. In Palermo existiert, ebenfalls mit einer Kapuzinerkirche zusammenhängend, ein anderer berühmter Mumienfriedhof. Hier handelt es sich um Laien in Stadtkleidung, die von ihren Familien besucht wurden. Diese Art der Zurschaustellung hat bis 1881 gedauert: sie wird nicht viel weiter als bis zum Ende des fünfzehnten Jahrhunderts zurückreichen.

In Rom kann man in der Kapuzinerkirche oder auf dem Friedhof der Ordensbruderschaft della Orazione e della Morte, der leider nach der Errichtung der Tiberquais restauriert wurde, außer den Mumien ein Ossuarium sehen, in ein Muschelornament umgewandelt, wo die Knochen Kiesel oder Muscheln ersetzen. Einige bemerkenswerte Skelette sind wiederhergestellt worden, wie die der drei kleinen Kinder Barberini. Im übrigen wird jeder Knochen seiner Form gemäß verwendet: die Beckenknochen sind in Rosetten angeordnet, Schädel bilden Säulen, Schienbeine oder Gliedmaßen unterstützen das Gewölbe einer Nische, Wirbel sind zu Girlanden aufgereiht oder bilden Lüster. Das Werk wird einem Mönch des achtzehnten Jahrhunderts zugeschrieben. Das Beinhaus ist dann nicht mehr nur ein Lager, es ist ein Theaterdekor, in dem der menschliche Knochen sich allen Konvulsionen der barocken oder Rokokokunst fügt; das Skelett wird wie eine Bühnenmaschinerie gezeigt und wird selbst zum Schauspiel. Gewiß, es gibt kein vegetatives Leben des Leichnams, das in der Mumie fortzudauern scheint. Er hat sogar seine Individualität verloren. Es ist ein kollektives Leben, das den Zierat belebt, mit dem Lachen von Hunderten von Schädeln, den Gesten von Tausenden von Gliedmaßen. Im selben Augenblick, da die Könige unter die Erde herabstiegen und auf die sichtbaren Denkmäler verzichteten, da das nächtliche Königreich des Todes in gewölbten Grüften, wie die Kirchenvorsteher sie erbauten, wie die Autoren der Schauerromane oder die phantastischen Holzschnittkünstler sie ersonnen, organisiert wurde, brachte eine andere Strömung der Sensibilität die Leichen an die Oberfläche, trieb dazu, sie zu konservieren und sie von oben dem Volk zu zeigen wie bei einer Parade. Man ging sie besuchen, man konnte mit ihnen sprechen.

Es ist interessant, die älteren Bilder Carpaccios (ca. 1455–1526) mit diesen realen Friedhöfen zu vergleichen. Auf einem Bild in Berlin (Dahlem) liegt der Leichnam Christi ausgestreckt da, bereit zur Bestattung. Der Friedhof, wenn es überhaupt einer ist und nicht vielmehr ein Schindanger (denn es gibt sogar Tiere), ist mit Knochen übersät, wie auf einem Friedhof dieser Zeit üblich. Dennoch sind die Knochen nicht mehr wie Kiesel verstreut: Mumien, Menschen- und Tierskelette ragen als ganze aus dem Boden heraus, mit etwas, was einem Gesichtsausdruck ähnelt. Dieser Friedhof ist einer von denen, deren Erde konserviert; er bringt gute Mumien hervor.

Auf einem anderen Bild in der Sammlung Frick in New York stellt Carpaccio die Begegnung der Eremiten in der Wüste dar: über dem Heiligen Antonius hängt, an der Mauer befestigt, sein Rosenkranz, der aus kleinen Wirbeln gemacht ist wie die Lüster des Friedhofs della Orazione e della Morte in Rom!

Die geistlichen Schriftsteller, Bossuet selbst, hätten gerne, zumindest behaupteten sie es, die Gräber geöffnet, um die Lebenden zu beeindrucken und sie daran zu erinnern, daß sie sterblich sind. Aber sie wagten es nicht wirklich, so unerträglich wäre das Grauen gewesen. Und dennoch werden gar nicht weit entfernt von ihnen die Leichen herausgeholt und gezeigt, allerdings in einer annehmbaren Form, die einen Anschein von Leben bewahrt hat.

Die Mumie im Haus

Übrigens findet sich die Mumie nicht nur auf den Friedhöfen, sondern auch auf den Altären. Die Leichen der Heiligen bestehen nicht mehr aus Knochen, die in einem Reliquienschrein angehäuft sind, sondern es sind wirkliche Mumien, die wie Lebendige angezogen und wie *représentations* ausgestellt werden. Man unterschiebt ihnen Abbilder aus Wachs oder Holz, wenn es nicht anders geht. Die Kirchen von Rom bewahren einige von diesen heiligen Mumien unter einem durchsichtigen Reliquiar mit Glaswänden: die Heilige Francesca Romana in der Forumkirche, deren Schutzherrin sie ist; in San Francesco a Ripa wird eine andere Mumie gezeigt, immer noch liegend, doch etwas eingeknickt, da sie sich mit dem Ellenbogen aufstützt, mit einem langen Gewand bekleidet, das durch einen Spalt unter einem Schleier den Körper sehen läßt. Der ganze sichtbare Teil des Skeletts ist von einem Haarnetz eingehüllt, das die Knochen an der richtigen Stelle hält. Die Doria hatten, ebenfalls in Rom, das Privileg, in der kleinen Privatkapelle ihres Palastes über eine eigene Mumie zu verfügen. Ich bin nicht sicher, ob viele unserer Zeitgenossen einwilligen würden, mit einer Mumie unter demselben Dach oder im Zimmer daneben zu schlafen.

Übrigens, warum hätte man diesen Geschmack an der Mumie nicht auch auf seine nächste Umgebung ausdehnen sollen? Später (Kap. 10) werden wir sehen, wie die Entwicklung der Affektivität den Überlebenden den Tod derer, die sie geliebt haben, grausamer gemacht und ihnen einen manchmal manischen Erinnerungskult eingegeben hat. Wir wollen hier nur belegen, daß die Vorliebe für die Mumie, von der wir viele Spuren im achtzehnten Jahrhundert aufgezeigt haben, von diesem Gefühl in andere Bahnen gelenkt worden ist.

Die Versuchung war alt: man fand sie schon zu Beginn des achtzehnten Jahrhunderts, nicht im wirklichen Leben, sondern im Theater: in einer Tragödie des elisabethanischen Dichters Christopher Marlowe bewahrt der Protagonist Tamburlaine die einbalsamierte Leiche seiner teuren Zenokrate bei sich auf. (48) Die römische Ordensbruderschaft della Orazione e della Morte (eine Bruderschaft von Totengräbern, von der wir berichtet haben, daß sie unter ihrer Kirche ein Beinhaus mit einem Dekor aus Knochen unterhielt) organisierte für ein jährliches Fest lebende Bilder, die anschließend in Form von Stichen abgebildet wurden. Eines dieser lebenden Bilder stellte das Fegefeuer dar. Bei den Inszenierungen hatte man sich wirklicher Leichen bedient.

Im achtzehnten Jahrhundert ist dieser Brauch vom Theater auf die Stadt übergegangen. Es war selten, aber nicht unbedingt außergewöhnlich, daß man bei sich den Leichnam des Wesens aufbewahrte, von dem man sich nicht durch ein Begräbnis trennen wollte. So bewahrte Martin van Butchell 1775 seine Frau zu Hause auf, bis seine zweite Gattin von diesem Schauspiel genug hatte. Die Mumie wurde dann dem *Royal College of Surgeons* in

London anvertraut, wo sie bis zu den Bombenangriffen des Zweiten Weltkriegs blieb.

Ein anderer Fall ist der von Jacques Necker, dem Minister Ludwigs XVI. und seiner Frau Suzanne Curchod, den Eltern von Mme. de Staël. Mme. Necker hatte Angst, lebendig begraben zu werden, und schrieb eine Abhandlung über voreilige Beerdigungen (unser Kapitel 9 ist diesem Gegenstand gewidmet). Sie hoffte, nach dem Tod die Verbindung zu ihrem Gatten aufrechtzuerhalten (unser Kapitel 11 wird diesen am Ende des achtzehnten Jahrhunderts und vor allem im neunzehnten Jahrhundert allgemeinen Wunsch analysieren). »Tu genau das, was ich gesagt habe«, schrieb sie ihm. »Vielleicht wird meine Seele um Dich irren ... Vielleicht kann ich mich auf köstliche Weise der Zuverlässigkeit erfreuen, mit der Du die Wünsche der Frau erfüllst, die Dich so liebt.« Sie gab folgende Anweisungen: in ihrem Besitz von Coppet am Ufer des Genfer Sees sollte für sie und ihren Gatten ein Mausoleum gebaut werden. Sie sollten beide in einem mit Weingeist gefüllten Becken konserviert werden. Jacques Necker behielt sie zuerst drei Monate bei sich. Der französische Spion, der die Familie überwachte, berichtete, daß Mme. Necker befohlen habe, daß ihr Körper wie ein Embryo in Weingeist konserviert werde. Und Germaine de Staël schrieb ihrerseits: »Vielleicht wissen Sie nicht, daß meine Mutter so seltsame, so außergewöhnliche Anordnungen über die verschiedenen Arten, sie einzubalsamieren, sie zu konservieren, sie unter eine Glasscheibe in Weingeist zu legen, gegeben hatte, daß, wenn ihre Gesichtszüge in so vollkommener Weise bewahrt geblieben wären, wie sie wohl annahm, mein unglücklicher Vater sein Leben damit verbracht hätte, sie zu betrachten.«

Das Mausoleum wurde am 28. Juli 1804 wieder geöffnet, um den Sarg von Mme. de Staël dort aufzustellen: »In einem Becken aus schwarzem Marmor, das noch zur Hälfte mit Alkohol angefüllt war, lagen unter einem weiten roten Mantel Necker und seine Frau. Das Gesicht von Necker war völlig unversehrt; der Kopf von Mme. Necker war eingesunken und wurde durch den Mantel verdeckt.« (49)

Man kann im *Paris-Soir* vom Oktober 1947 folgende Geschichte lesen: Am 21. Mai 1927 starb der Marquis Maurice d'Urre d'Aubais in Paris. 70 Jahre alt, kinderlos, hinterließ er dem französischen Staat sein unermeßliches Vermögen unter seltsamen Bedingungen: »Nach meinem Tod«, so verfügte er in seinem Testament, »wünsche ich, in einem Sessel unter einem gläsernen Reliquienschrein zu sitzen. Dieser Reliquienschrein muß mit Blick auf das Meer aufgestellt werden, an einem öffentlichen, ständig erhellten Platz in der Nachbarschaft eines Leuchtturms und einer Funk- und

Telegraphenstation«. In der Tat hat man seinen Sarg – und nicht seine sichtbare Mumie – in einem Zimmer seines Schlosses, das in eine Art von erleuchtetem Katafalk umgestaltet war, aufgestellt.

Jeremy Bentham, der 1832 starb, hatte auch verlangt, daß sein einbalsamierter Leichnam an der Universität von London, die er gegründet hatte, aufbewahrt wurde, wo man ihn gelegentlich sehen und befragen konnte.

1848 entdeckte die österreichische Polizei in der Villa der Prinzessin Belgiojoso, der berühmten Mätresse des Historikers Mignet und vieler anderer, den einbalsamierten Leichnam ihres jungen Sekretärs, von dem sie sich nicht hatte trennen wollen: im Sarg hatte man den Leichnam durch einen Holzklotz ersetzt.

Wir werden die Gelegenheit haben, auf dieses Phänomen zurückzukommen, und der Brauch der Konservierung zu Hause wird uns weniger erstaunen, da wir nun den Platz der Mumie in der volkstümlichen Vorstellungwelt der Epoche kennen.

Man begreift, daß die Freimaurer keinen größeren Widerwillen mehr hatten, bei ihren Initiationsriten einbalsamierte Leichen zu benutzen. Wir wissen auf Grund der Untersuchung von M. Vovelle über Joseph Sec (50), daß die Leiche von Anicet Martel, dem Mörder von d'Albertes, 1791 durch reitende Jäger den blauen Büßermönchen*, die ihn beerdigen sollten, entrissen und präpariert wurde, um den Versuchen einer Freimaurerloge in Aix-en-Provence zu dienen. Man kann auch im Museum Arbaud in Aix eine Gipsfigur des provenzalischen Bildhauers J.-P. Chastel sehen, die mit dem Realismus eines Abgusses »eine Momentaufnahme des Todes« (M. Vovelle) eines Zimmermanns darstellt, der nach einer Rauferei von Handwerksburschen auf den Baustellen desselben Joseph Sec ums Leben gekommen war. Es gab sogar noch 1873 in einem ehemaligen Pavillon von Joseph Sec, einem Grundstücksmakler und Freimaurer, dessen seltsame Silhouette M. Vovelle gezeichnet hat, einen Nußbaumsitz, »eine Art von seltsamem Kompromiß zwischen Sofa und Sarkophag«. Wenn man den Deckel hob und eines der langen Seitenteile des Unterbaus entfernte, entdeckte man die Statue von Chastel, realistisch gemalt, zweifellos eine farbige Kopie des in Weiß gehaltenen Originals im Museum Arbaud. Für Vovelle handelt es sich um »ein Zubehör des Betrachtungskabinetts einer Freimaurerloge, einen Bestandteil der Prüfungen bei der Initiation«. Insgesamt ein Äquivalent zur Mumie, eine *représentation* wie die der Heiligen in barocken Kirchen.

* Ordensbrüder in Italien und Südfrankreich, die Verbrechern bei der Hinrichtung beistanden und sie beerdigten. Es gab blaue, weiße, schwarze Büßermönche, je nach der Farbe ihrer Kleidung (Anm. d. Übers.).

Wenn man nicht den ganzen Leichnam konservieren konnte, begnügte man sich mit einem seiner Elemente. Das seit langem begehrteste, das edelste, war das Herz, Sitz des Lebens und des Gefühls. Es gibt einen Symbolismus des Herzens, dessen erste Manifestationen in unserer Kultur die Herzgräber sind, von denen wir schon gesprochen haben. Wenn der Leichnam ausgenommen wurde, wurde das Herz von den Eingeweiden getrennt, die ebenso wie das Herz ihr eigenes Begräbnis fanden. Diese Gräber haben sich durch Jahrhunderte erhalten; das letzte, das ich kenne, ist das von Charles Maurras, der wünschte, daß sein Herz in den Nähkasten seiner Mutter eingeschlossen wurde! Ein bizarrer Wunsch, würdig eines – vielleicht freimaurerischen – Erblassers des ausgehenden achtzehnten oder beginnenden neunzehnten Jahrhunderts.

Das Herz wurde seit langem in idealisierter Form dargestellt: das Herz, das von Liebe entbrannt ist, oder das Heilige Herz Jesu. Im siebzehnten und achtzehnten Jahrhundert, zu eben der Zeit, als der tote Körper in Europa eine seltsame Verführungskraft hat, wird in Mexiko das Herz der heiligen Liebe nicht mehr in stilisierter Form dargestellt, sondern blutend, mit aufgeschnittenen Venen und Arterien, wie auf einer farbigen Anatomietafel. Die Besessenheit vom Herzen tritt in Mexiko immer bei der Darstellung des Fegefeuers in Erscheinung. Während bei uns im südlichen Europa die Seelen brennen und die Engel sie holen kommen, wird in Mexiko dasselbe Bild von einer zweiten Szene verdoppelt, die sich im Himmel abspielt: das Jesuskind nimmt ein Herz, das die befreite Seele darstellt, aus einem Weidenkorb.

Die revolutionären Kulte haben ihrerseits das Thema des Herzens wiederaufgenommen. Nach dem Tod von Marat wurde sein Herz im Verlauf eines Festes, das am 28. Juli 1793 zu seiner Ehre gegeben wurde, auf einem Ruhealtar in »einer wertvollen Deckelkapsel des Abstellraums« präsentiert. Es ist nicht überraschend, daß das Herz ebensowenig wie die Mumie im Grab geblieben und ein häuslicher und tragbarer Gegenstand geworden ist. Der Marquis de Tauras, Gemahl von Mlle. de Bernis, der in Flandern (beim Feldzug des Maréchal de Luxembourg) tödlich verletzt wurde, »ordnete nun an, daß man, sobald er tot wäre, sein Herz nehme und zu seiner Frau bringe«.

1792 fügte man bei der Beerdigung von Mirabeau-Tonneau, dem Bruder des großen Mirabeau, die in der Emigration stattfand, den traditionellen Riten eine ungewöhnliche Zeremonie hinzu: »Das einbalsamierte Herz des Grafen, das in eine bleierne Schachtel gelegt wird, wird an den Schaft der Flagge des Bataillons der Freiwilligen [der Legion Mirabeau, die er ausgehoben hatte] gebunden.« Das ist nicht mehr das Herzgrab in einer Kirche. Vielmehr ist das Herz hier ein Erinnerungsstück, das man mit sich herumträgt und seinen Erben übermittelt. So werden die Herzen von La Tour d'Auvergne und von Turenne bis auf unsere Tage in ihren Familien aufbewahrt.

Im neunzehnten Jahrhundert (und schon im achtzehnten) wurde das Herz im allgemeinen durch die Haare ersetzt, also durch einen anderen Teil des Körpers, der aber trocken und unvergänglich wie die Knochen ist. Man findet im Victoria and Albert Museum eine ganze Reihe von Schmuckstükken, die dazu bestimmt sind, Haare aufzunehmen und zum Teil selbst aus Haaren gemacht sind: Medaillonbroschen in Form von Kameen auf einem Untergrund von Haaren, die ältesten aus den Jahren 1697, 1700, 1703. Zahlreiche Armreifen aus Haaren im neunzehnten Jahrhundert. Im Museum der Archäologischen Gesellschaft von Provins, kann man ein Andenken von Hégésippe Moreau sehen, das sein Grab inmitten von Trauerweiden darstellt, die aus den Haaren des Verstorbenen gemacht sind.

Die Manipulationen am Körper erweckten ebensowohl Spott wie Pietät. 1723 berichtete man nicht ohne Eindringlichkeit von einem Vorfall, der die Präparierer der königlichen Leichen im fünfzehnten und sechzehnten Jahrhundert nicht gestört hätte: Als der Herzog von Orleans eben gestorben war, »hat man den Körper wie gewöhnlich geöffnet, bevor man ihn einbalsamierte, und sein Herz in eine Schachtel legte, um es wie üblich zum Val-de-Grâce zu tragen. Während dieser Öffnung befand sich im Zimmer ein dänischer Hund des Prinzen. Dieser stürzte sich, ohne daß jemand die Zeit gehabt hätte, ihn daran zu hindern, auf das Herz des Herzogs und verzehrte drei Viertel davon«. (51)

Vom Leichnam zum Leben: Der moderne Prometheus

Wir wollen die Erforschung der verschwommenen Welt, in der sich die unterirdischen Wasser des Imaginären und die Strömungen der Wissenschaft mischen, hier beenden. Aus dieser Unruhe, diesen fixen Ideen, Beobachtungen und Betrachtungen entwickelte sich eine Vulgata, die fast überall zu finden ist und einen trivialen Hintergrund der Kenntnisse und Glaubensvorstellungen bildet. Man begegnet ihr durchaus bei den Ärzten des achtzehnten Jahrhunderts, in den gelehrten Vorstellungen von der Natur; aber ebenso wie man heutzutage den Einfluß der Psychoanalyse auf die

Sitten besser ermessen kann, wenn man Frauenzeitschriften studiert, ist es für unser Vorhaben vorzuziehen, die Phänomene des Todes in den Mischformen ihrer Vulgarisierung zu erfassen.

So waren an einem Abend des Jahres 1816 Shelley, Byron, der Arzt Polidori und Lewis, der Autor des *Mönchs*, bei einem Unwetter am Genfer See versammelt und dachten sich zur Verkürzung des Abends Schauergeschichten aus. Das war der Ursprung von *Frankenstein oder der moderne Prometheus* von Mary Shelley, der 1818 veröffentlicht wurde. Die Verfasserin gesteht, wie sehr man damals mit der Frage nach den Ursprüngen des Lebens beschäftigt war. »Man versichert, daß er [Darwin] unter einem Glas ein Stück Fadennudel aufbewahrte, das sich nach einer bestimmten Zeit durch ein außergewöhnliches Mittel zu bewegen anfing [die Fadenwürmer, das Ungeziefer, alles was in der dunklen Tiefe der Kellerräume und der Gräber wimmelt, ist Quelle des Lebens. Es gibt einen sicheren Zusammenhang zwischen Verwesung und Leben]. Vielleicht würde es gelingen, einen Leichnam wieder zu beleben [ein uneingestandener Traum der alten Medizin, die sich voll Unruhe fragte, welchen Rest von Leben der Leichnam noch enthalte]. Der Galvanismus zeigte diese Möglichkeit schon an.« (52) Elektrizität und Verwesung haben mit dem Ursprung des Lebens zu tun.

Jan Potocki bringt die beiden Phänomene in der *Handschrift von Saragossa* zur Sprache. »Was den Menschen und die Tiere betrifft [...], so verdankten sie ihre Existenz einer Zeugungssäure, die die Materie zum Gären brachte und ihr dauerhafte Formen verlieh [...]. Er hielt die schwammigen [sic!] Substanzen, die das feuchte Holz hervorbringt, für das Kettenglied, das die Kristallisation der Fossilien mit der Reproduktion der Pflanzen und Tiere verbindet.« »Man erkennt hier«, fügt der Autor in einer Fußnote hinzu, »die Ursprungssäure von Paracelsus.« Soweit zur Verwesung. Und dies zur Elektrizität: »Hervas wußte, daß man beobachtet hatte, wie der Blitz Weine sauer machte und zum Gären brachte.« Aus den Experimenten von Sanchuniathon schloß er, »daß die Materie des Blitzes der Zeugungssäure den ersten Anstoß zur Entwicklung gegeben hatte.« Hervas hatte dieselben Ideen wie Frankenstein. (53)

Frankenstein wird dann versucht sein, diese Ideen auf ein außergewöhnliches Projekt der Wiedererschaffung des Seins anzuwenden. »Vielleicht würde es einem gelingen, die Elemente eines Wesens wiederherzustellen, sie wieder zusammenzufügen und ihnen eine vitale Wärme mitzuteilen«, dank der Gärung und der Elektrizität.

Diese Untersuchung erforderte eine vertiefte Kenntnis des Körpers: »Eines der Phänomene, die mich besonders anzogen, war die Struktur des menschlichen Körpers und allgemeiner die der lebenden Wesen. Woher kam das Prinzip des Lebens selbst? fragte ich mich häufig.« Frankenstein entdeckt die Beziehung wieder, die die alten Ärzte zwischen dem Körper, dem Leben und dem Leichnam gesehen hatten. »Um die Ursachen des Lebens zu erforschen«, schreibt er, »muß man zuerst die des Todes studieren.« Und der Tod, das war der Leichnam, der Leichnam, aus dem das Leben nicht völlig gewichen war. »Ich lernte die Anatomie, aber das genügte nicht, ich mußte auch die Zerstörung und Zersetzung des menschlichen Körpers beobachten. [...] Ich mußte Tage und Nächte zwischen den Gräbern und den Beinhäusern verbringen. Ich sah, wie die Fäulnis des Todes auf die Farben des Lebens folgte, ich sah, wie das Ungeziefer das Erbe dessen, was die Wunder der Augen und des Hirns waren, antrat.« Eine Entwicklung, die man in umgekehrter Richtung durchlaufen könnte?

Aus den Wundern der Leichen wird Frankenstein das Geheimnis des Lebens ziehen. Dem Leichnam ist die Erkenntnis einbeschrieben, und außerdem besteht dort noch ein Lebenselement fort. »Nach Tagen und Nächten voller Arbeit und unglaublicher Ermüdung gelang es mir, das Geheimnis der Erzeugung und des Lebens zu finden; ja mehr noch, es wurde mir möglich, die Materie zu beleben.«

Da entschloß er sich, den menschlichen Körper wiederherzustellen und zu beleben.

»Ich nahm Knochen aus den Beinhäusern und berührte mit meinen profanen Händen die wunderbaren Geheimnisse des menschlichen Körpers. Die Werkstatt, wo ich diese ekelhafte Sache erschuf [ekelhaft aus zwei Gründen, wegen ihres Ursprungs aus zersetztem Fleisch, aber auch weil, wie wir sehen werden, die vitale Kraft in natürlichem und rohem Zustand Ekel erregt], befand sich in einem abseits gelegenen Raum [...]. Der Saal der Zerlegung der Leichen und die Schlachthöfe [Carpaccios Friedhof der Mumien war ja schon menschlicher Leichenacker und Schindanger von Tieren] lieferten mir viel Material, das ich brauchte, und mich würgte oft der Ekel über das, was ich tun mußte.«

Eines Tages wird das auf diese Weise wiederhergestellte leblose Ding durch den elektrischen Funken belebt. Ein lebendes Wesen wird aus den zusammengefügten anatomischen Teilen geboren. Mensch oder Teufel? Ein bösartiges Wesen jedenfalls, aber das ist eine andere Geschichte. Wir wollen hier nur das Wunder des Sektionstischs festhalten: ein *miraculum cadaveris*. Man ist von der unbelebten Materie zum Leben übergegangen, weil es eine Kontinuität der Natur oder der Materie gibt, die beiden Wörter sind beinahe synonym. Der atheistische Gelehrte von Potocki, Hervas, drückt sich wie der moderne Prometheus von Mary Shelley aus: »Er klammert sich an die Kräfte der Natur, wobei er der Materie eine Energie zuschreibt, die ihm geeignet erschien, alles zu erklären ohne Zuflucht zur Schöpfung zu nehmen.«

Die Sadesche Begegnung des Menschen und der Natur

In allgemeiner und banaler Weise wird die Natur als das Gegenteil oder die Negation der sozialen, regulierenden, ordnungs- und arbeitsschaffenden Macht des Menschen angesehen. Sie erscheint immer als zerstörerisch und heftig und kann bösartig sein, wobei das Maß ihrer Bösartigkeit vom Vorurteil des Menschen ihr gegenüber abhängt.

Die radikalste Haltung, die die Schädlichkeit der Natur am deutlichsten hervorgehoben hat, ist offensichtlich die des göttlichen Marquis. Gerade seine Exzesse lassen einen besser begreifen, was damals als allgemeine Ansicht über die Natur in Geltung stand, die man für bösartig und gütig zugleich hielt.

Sade wirft Montesquieu vor (54), er habe die Gerechtigkeit als ewiges und unveränderliches Prinzip aller Zeiten und Orte aufgerichtet. »Sie hängt nur von den menschlichen Lebensbedingungen, den Charakteren, den Temperamenten, den moralischen Gesetzen eines Landes ab«, die Welt des Menschen ist der der Natur zumindest fremd, und für Sade sind sie zwei feindliche Welten. Die Gerechtigkeit ist einer der Versuche des Menschen, sich der Natur zu widersetzen. »Ich betrachte die ungerechten Dinge als unerläßlich zur Aufrechterhaltung des Universums, das durch eine gerechte Ordnung der Dinge gestört wird.« »Alle Gesetze, die wir gemacht haben, sei es, um die Bevölkerung zu ermutigen, sei es, um die Zerstörung zu strafen, widersprechen notwendiger Weise all ihren eigenen [...]; aber im Gegenteil, jedes Mal, wenn wir uns hartnäckig dieser Vermehrung, die sie verabscheut [durch sterile Erotik], widersetzen oder wenn wir zusammen an den Morden, die sie erfreuen und ihr dienen, wirken [Erotik und Folter oder der gewaltsame Tod sind die beiden Mittel, die der Welt des Menschen und der Natur erlauben, miteinander zu kommunizieren], werden wir sicher sein, ihr zu gefallen, sicher, nach ihrer Sichtweise zu handeln.« Die Natur wünscht »die völlige Vernichtung der in die Welt gesetzten Wesen, um die Fähigkeit, die sie hat, neue in Umlauf zu bringen, zu genießen.« Die Natur zerstört, um zu erschaffen: das ist ein Gemeinplatz geworden. Es gibt mehrere Möglichkeiten, um an dieser universalen Zerstörung zu partizipieren. Die, zu der Sade rät, ist das Verbrechen. »Der abscheulichste Mörder ... ist nur das Organ ihrer Gesetze.« Der Mord ist die zügellose und leidenschaftliche Durchbrechung der Verbote, er ist reine Gewalt: »Alles, was in der Natur heftig ist, hat immer etwas Interessantes und Sublimes.« Deshalb zeigt das Kind, das dem Naturzustand am nächsten ist, spontan eine Grausamkeit, die die Gesellschaft noch nicht besiegt hat: »Bietet das Kind uns nicht das Beispiel dieser Wildheit, die uns umgibt? Es beweist uns, daß sie in der Natur ist. Wir sehen es auf grausame Weise seinen Vogel erwürgen und an den Zuckungen des armen Tieres seinen Spaß haben.«

Die zerstörerische Gewalt ist eine der Charaktere der Natur und sichert ihre Kontinuität. Wenn auch der Überschuß an Heftigkeit des Marquis de Sade keine einmütige Zustimmung findet, akzeptiert doch fast jeder mehr oder weniger die Vorstellung dieser Kontinuität, die theoretisch den Tod ausschließt. Der Tod, ein Begriff, der vom Menschen gehegt wird, verschwindet im Plan der Natur. »Der Tod ist nur eingebildet.« Er sagt auch, daß »es keinen Tod gibt«: »Er existiert nur symbolisch und ohne jede Realität. Die Materie, die dieses anderen sublimen Teils der Materie beraubt ist, der ihr die Bewegung mitteilte, zerstört sich deswegen nicht, sie ändert nur die Form, sie zersetzt sich.« Die Bewegung hört also beim Leichnam dank der Zersetzung niemals völlig auf. Sade hat nie versucht, den umgekehrten Weg von der Zerstörung zur Menschheit zurückzugehen und Prometheus zu spielen, er hat nicht genügend Interesse am Menschlichen und zieht, wie sein Testament bezeugt, die Verwandlung in andere Formen des Lebens vor: »Er [der Tod] liefert der Erde die Säfte, macht sie fruchtbar und dient der Wiederherstellung der anderen Reiche [der Tier- und Pflanzenwelt].«

Im achtzehnten Jahrhundert werden viele sich weigern, weiter zu gehen und mit Sade »die seltsamen Verbindungen, die sich zwischen den physischen Emotionen und den moralischen Verirrungen finden«, anzuerkennen. Im Gegenteil, sie werden Aspekte der Kontinuität der Natur und des unendlichen Werkes der Zerstörung und der Wiedererschaffung darlegen, die in ihren Augen beruhigend sind. Sie werden für den Menschen eine Möglichkeit erkennen, diese Kraft der Zerstörung zu beherrschen und sie wohltätig zu machen, indem sie ihre Gesetze studieren und sich daran anpassen. Das ist die »Natur« der Philanthropen, die der der Sade-Anhänger entgegengesetzt ist. Die eine wie die andere haben dennoch dieselbe Grundlage, und es gibt zahlreiche Übergänge zwischen beiden.

Die Sadesche Tendenz war sicherlich verbreiteter, als man lange geglaubt hat, aber in schicklicheren und weniger provozierenden Formen; man findet sie in neuen Ausprägungen des Satanismus, wobei der neue Satan der Mensch ist, der sich mit der Natur verbündet hat: so auch das monströse Geschöpf Frankensteins. Die moderne Versuchung ist eher die des Übermenschen, des Nachfolgers Satans. Für die starken Männer, die das Sadesche System der Natur begriffen haben, gibt es keine »legale Ordnung« mehr; alles ist ihnen erlaubt: »Ihr natürliches Ziel muß die Erfüllung ihrer eigenen Wünsche sein.« (Potocki) Sie wissen, daß die Tugenden der Philanthropen nur Heuchelei sind: »Die sanfte Frömmigkeit, die kindliche Zuneigung, die brennende und zarte Liebe, die Milde der Könige sind ebenfalls Verfeinerungen des Egoismus.« (Potocki) Die Begegnung des Menschen mit der Natur vollzieht sich hier nämlich nicht auf der Ebene der Tugenden, sondern auf der der blinden und unsittlichen Allmacht.

Der Schutzwall gegen die Natur hat zwei schwache Punkte: die Liebe und den Tod

In zwei Bereichen wirkt die Allmacht der Natur auf den Menschen: Sexualität und Tod. Bis zum Ende des Mittelalters waren diese in unseren westlichen Kulturen einander fremd. Diese Unvereinbarkeit ist kein christliches Phänomen: sexuelle Anspielungen sind in der griechisch-lateinischen Grabkunst, wenn man die Etrusker ausnimmt, sehr selten. Seit dem sechzehnten Jahrhundert aber haben sie sich einander genähert, bis sie Ende des achtzehnten Jahrhunderts ein wirkliches Korpus makabrer Erotik bildeten. Fast alles übrige, was mit dem Tod zusammenhängt, hat sich nicht geändert: die Festlichkeit des Grabprunks oder die gekünstelte Einfachheit der Beerdigungen setzen sich fort und erweitern die Traditionen, die im Mittelalter entstanden sind. Die Veränderung der Kunst des guten, rechten Sterbens durch die Meditation über die Melancholie des Lebens, die real, aber unauffällig verläuft, springt nicht in die Augen. Die Verlegung der Friedhöfe, auf denen nun die Exkommunizierten und die öffentlichen Sünder ihren Platz haben, hat sich in der Stille, ohne Skandal oder Überraschung, vollzogen.

Aber tief im Unbewußten hat sich im siebzehnten und achtzehnten Jahrhundert etwas Verwirrendes abgespielt: dort haben sich, ganz im Imaginären, Liebe und Tod einander genähert, bis sich ihre äußere Erscheinung verwischte. Das hat sich, wie wir gesehen haben, in zwei Etappen vollzogen. Am Ende des sechzehnten Jahrhunderts und während der ersten Hälfte des siebzehnten, zur Zeit des Barock, hat eine noch unbekannte Welt von Emotionen und Einbildungen sich zu regen begonnen. Aber die derart hervorgerufenen Wirbel haben kaum die Oberfläche der Dinge erreicht, und die Zeitgenossen haben sie nicht bemerkt. Dennoch hatte der Abstand zwischen Liebe und Tod sich schon verkleinert und die Künstler waren, ohne es zu wollen, versucht, einst unbekannte Ähnlichkeiten zwischen dem einen und dem andern Bereich zu evozieren.

Von der Mitte des achtzehnten Jahrhunderts an wird ein gefährlicher wilder Kontinent ahnbar, der tatsächlich aufgetaucht ist und auf diese Weise ins allgemeine Bewußtsein aufsteigen ließ, was bis dahin sorgfältig verdrängt worden war und was sich in der Vorstellung der heftigen und zerstörerischen Natur ausgedrückt hat. Das Ausmaß dieser Bewegung ist von G. Bataille in einem surrealistischen Klima, das ihrem Verständnis günstig war, richtig erkannt und analysiert worden. Zum Schluß wollen wir dieses große Phänomen des Imaginären interpretieren.

Jahrtausende lang hatte der *homo sapiens* seine Fortschritte dem Widerstand, den er der Natur entgegensetzte, zu verdanken. Die Natur ist nicht eine wohlgeordnete und wohltätige Vorsehung, sondern eine Welt der Vernichtung und der Gewalt, die, auch wenn sie je nach Neigung der Philosophen als mehr oder weniger gut oder böse eingeschätzt werden kann, dennoch dem Menschen immer fremd, wenn nicht feindlich bleibt. Der Mensch hat also die Gesellschaft, die er errichtet hat, der Natur, die er unterdrückt hat, entgegengesetzt. Die Gewalt der Natur mußte außerhalb des vom Menschen für die Gesellschaft vorgesehenen Gebietes gehalten werden. Dieses Verteidigungssystem ist durch die Schaffung von Moral und Religion, die Errichtung der Stadt und des Rechts und durch die Einführung der Ökonomie zustandegekommen und erhalten worden, dank der Organisation der Arbeit, der kollektiven Disziplin, und selbst der Technologie.

Dieser gegen die Natur errichtete Wall hatte zwei schwache Punkte, Liebe und Tod, wo immer ein wenig wilde Gewalt durchsickerte.

Diese beiden schwachen Punkte zu schützen hat sich die Gesellschaft sehr bemüht. Sie hat alles, was sie konnte, getan, um die Heftigkeit der Liebe und die Aggressivität des Todes abzuschwächen. Sie hat die Sexualität in Verbote eingeschlossen, die von einer Gesellschaft zur anderen variierten, aber immer versucht haben, ihren Gebrauch einzuschränken, ihre Macht zu vermindern, ihre Abweichungen zu unterbinden. Sie hat außerdem den Tod seiner Brutalität, seiner Unschicklichkeit, seiner ansteckenden Wirkungen beraubt, indem sie seinen individuellen Charakter zugunsten des Fortbestandes der Gesellschaft abschwächte; indem sie ihn ritualisierte und aus ihm einen Übergang unter anderen Übergängen gemacht hat, die es in jedem Leben gibt, nur daß er ein wenig dramatischer war.

Der Tod ist gezähmt worden; in dieser ursprünglichen Form sind wir ihm am Anfang dieses Buches begegnet (Kapitel 1). Es bestand also eine gewisse Symmetrie zwischen den beiden Welten, der Gesellschaft der Menschen und der Natur. Sie bildeten jede ein zusammenhängendes Ganzes, wobei die Fortdauer der Gesellschaft durch die Institutionen und den Kodex der traditionellen Moral gesichert wurde. Sie bewegten sich im gleichen Tempo, und es fand ein Austausch zwischen ihnen statt, der aber durch den Brauch so eingeschränkt war, daß er sich nicht in einen Einbruch verwandeln konnte.

Es war die Aufgabe der Feste, in periodischen Abständen die Schleusentore zu öffnen und manchmal auch die Gewalt eindringen zu lassen. Auch die Sexualität war ein Bereich, wo dem Instinkt, der Hingabe an Begierde und Wollust mit großer Vorsicht ein Platz gelassen war. In manchen Zivilisationen, wie bei den Malgachen, war der Tod der Anlaß für eine vorübergehende Aufhebung der Verbote; in unseren westlichen und christlichen Zivilisationen war die Kontrolle strenger, die Ritualisierung zwingender, der Tod wurde besser überwacht.

Auf diesem Hintergrund von Zeremoniell trat gegen Ende des Mittelalters eine erste Veränderung im christlichen Abendland ein, zumindest bei seinen Eliten. Ein neues Modell erschien, das des eigenen Todes. Die Kontinuität der Tradition war gebrochen. Die Tradition hatte den Tod stumpf gemacht, damit es keinen Bruch gab. Aber im Mittelalter ist der Tod in wachsendem Maße als Ende und Abbruch eines individuellen Lebens aufgefaßt worden. Die alte Kontinuität wurde durch eine Summe von Diskontinuitäten ersetzt. Damals hat die Dualität von Körper und Seele begonnen, sich an die Stelle des *homo totus* zu setzen. Das Überleben der Seele, das bereits im Augenblick des Todes wirksam war, verdrängte das Zwischenstadium des Schlafs, dem die allgemeine Meinung lange Zeit verhaftet geblieben war. Seiner Seele beraubt, war der Körper nur noch Staub, der der Natur zurückerstattet wurde. Diese Vorstellung hat jedenfalls solange keine großen Folgen gehabt, als man der Natur nicht eine demiurgische Persönlichkeit zuerkannte, als die sie eine Rivalin Gottes wurde.

Übrigens galt die Ersetzung der ursprünglichen Kontinuität durch eine Reihe von biographischen Abschnitten noch nicht universell, und das alte Modell des gezähmten Todes bestand weiter. Deshalb war das Verhältnis zwischen der Ordnung des Menschlichen und der Unordnung der Natur vor dem siebzehnten Jahrhundert nicht wirklich gestört. Das Verteidigungssystem hielt immer noch.

Erst im Augenblick der großen katholischen und protestantischen Reformation, der großen Läuterungen des Gefühls, der Vernunft und der Moral hat es begonnen, Sprünge zu bekommen.

Die Ordnung der Vernunft, der Arbeit, der Disziplin hat sich den Instanzen des Todes und der Liebe, der Agonie und des Orgasmus, der Verwesung und der Fruchtbarkeit gebeugt, aber diese ersten Einbrüche geschahen zunächst im Imaginären, das seinerseits den Übergang zum Realen herbeigeführt hat.

Durch diese beiden Pforten ist die natürliche Wildheit in die geordnete Welt der Menschen eingebrochen, im Augenblick, als diese im neunzehnten Jahrhundert sich rüstete, die Natur zu besiedeln, und die Grenzen einer technischen Besitzergreifung und einer rationalen Organisation immer weiter trieb.

Man möchte meinen, daß die Gesellschaft der Menschen in ihrer Anstrengung, die Natur und die Umwelt zu erobern, ihre alten Verteidigungswerke um Sexualität und Tod aufgegeben hat, und die Natur, die man für besiegt halten konnte, ist *in* den Menschen zurückgeströmt, durch die verlassenen Tore eingedrungen und hat ihn wieder zum Wilden gemacht.

All das ist in der Lage der Dinge zu Beginn des neunzehnten Jahrhunderts noch lange nicht zur Reife gelangt, aber die Notsignale sind angezündet. Die Phantasmen des Marquis de Sade erscheinen als Vorzeichen der Apokalypse. Sehr unauffällig, aber sehr wirksam hat etwas Unwiderrufliches in die tausendjährigen Beziehungen zwischen Mensch und Tod eingegriffen.

9. Der Scheintote

Der Scheintod

Im Verlauf des vorhergehenden Kapitels haben wir gezeigt, welches Zwielicht Kunst, Literatur, Medizin im siebzehnten und achtzehnten Jahrhundert um das Leben, den Tod und deren Grenzen aufrechterhalten haben. Der Lebend-Tote ist vom barocken Theater bis zum schwarzen Roman ein ständiges Thema geworden.

Dieses seltsame Thema ist nun nicht auf die irreale Welt der Einbildung beschränkt geblieben. Es ist ins tägliche Leben eingedrungen, und wir finden es in Gestalt des Scheintodes wieder. 1876 schrieb ein Arzt, daß sich bei der Vorstellung, lebend beerdigt zu werden und tief unten im Grab wieder zu erwachen, eine »allgemeine Panik« der Gemüter bemächtigt habe. Er übertrieb nicht. (1)

Man darf jedenfalls den Scheintod nicht mit dem Todesschlaf der Jungfrau Maria vor ihrer Himmelfahrt, dem Schlaf von Barbarossa oder Dornröschen verwechseln. Das Mädchen im Lied, das drei Räuberhauptleute entführt haben, um es zu vergewaltigen, ist tot umgefallen.

La belle tomba morte
Pour ne plus revenir.

Aber die Räuberhauptleute stürzen sich nicht auf ihren unbeseelten Leib: Weh und ach, meine Liebste ist tot, was werden wir mit ihr tun? Es gibt keinen anderen Weg, als sie zum Schloß ihres Vaters unter den weißen Rosenstrauch zurückzutragen:

La belle... Die Schöne fiel tot nieder/ Und kehrte nicht mehr zurück.

Et au bout de trois jours
La belle ressuscite,
Ouvrez, ouvrez, mon père,
Ouvrez sans plus tarder.
Trois jours j'ai fait la morte
Pour mon honneur garder.

Niemand drückt irgendeine Angst über diese drei Tage unter dem weißen Rosenstrauch aus. Die Angst ist aber gerade das wesentliche Merkmal des vom Scheintod hervorgerufenen Gefühls. Die Unruhe kommt zum ersten Mal gegen Mitte des achtzehnten Jahrhunderts in den Testamenten zum Ausdruck. Eine Anekdote erlaubt, ihre Erscheinung ungefähr zu datieren: in der Mitte des sechzehnten Jahrhunderts war ein friesischer Student auf dem Friedhof von Saint-Sulpice beerdigt worden. Sein Bildnis als *gisant*, zweifellos auf den Ellenbogen gestützt, hatte einen Arm verloren. Im siebzehnten Jahrhundert vergaß man, daß dieser Arm zerbrochen war, und glaubte, daß die Verstümmelung auf dem herausragenden Teil des Grabes ein unterirdisches Drama widerspiegelte. Sauval berichtet, daß der Erzieher des jungen Mannes, der im Augenblick seines Todes abwesend war, ihn bei seiner Rückkehr ausgraben ließ und man dabei feststellte, daß der Leichnam seinen eigenen Arm verschlungen hatte. Der Fall ist in der medizinischen Literatur klassisch, aber zur Zeit Sauvals wurde er darauf zurückgeführt, daß man einen Lebenden begraben hatte. (2)

Aber erst in der ersten Hälfte des achtzehnten Jahrhunderts, gegen 1740, nahmen sich die Ärzte dieser Frage an, um auf eine der ernsten Gefahren der Epoche hinzuweisen.

Die Ärzte um 1740. Das Anwachsen der Furcht

Eine reiche Spezialliteratur griff damals die alten Tatsachen wieder auf – die Wunder der Leichen, die in den Gräbern gehörten Schreie, die fressenden Leichname –, um sie im Licht dessen, was man über den Scheintod wußte, neu zu interpretieren. Schon lange, so dachte man nun, fürchtete man den Scheintod, und die antike Weisheit mahnte zur Vorsicht. Die Totenverehrung, die Grabriten waren in Wirklichkeit nur Vorsichtsmaßnahmen, um

Et au bout... Und nach drei Tagen/ Wacht die Schöne wieder auf,/ Öffnet, öffnet, lieber Vater mein,/ Öffnet und zaudert nicht./ Drei Tag lag ich wie tot/ Zu retten meine Ehr.

vorzeitige Beerdigungen zu verhindern: nicht nur die *conclamatio* – die dreimal mit lauter Stimme wiederholte Anrufung des Namens des mutmaßlich Verstorbenen –, sondern auch die Sitte, den Leichnam auszuschmücken, auszustellen, die Trauerbekundung, deren Geräusch auch den Scheintoten wieder erwecken konnte, der Brauch, das Gesicht entblößt zu lassen, die Frist von mehreren Tagen, die man vor der Einäscherung verstreichen ließ usf.

Manche von diesen Gebräuchen bestanden noch in der Epoche, in der Bruhier und Wislaw schrieben. Sie bemerkten, daß die Bestattungen von Demonstrationen von Klageweibern begleitet wurden, und nicht nur im mediterranen Süden, sie hatten sie auch in der Picardie gesehen. Wir könnten hinzufügen, daß die *conclamatio* noch zur Zeit Tolstois gebräuchlich war: dreimal rief ihn der Arzt in dem Bahnhof an, wo er in der Agonie lag. Noch heute verlangt das Protokoll der Kirche, daß der Papst auf seinem Totenbett dreimal bei seinem Taufnamen gerufen wird.

Unter dem Druck der Kirche sei man also von diesen Vorkehrungen der antiken Weisheit abgekommen, und dies ist vielleicht das erste Mal, daß die Kirche gezwungen war, der zu Ende des Jahrhunderts häufigen Anklage einer zu freien Haltung gegenüber dem toten Körper entgegenzutreten. »Durch welches Verhängnis sind so weise Vorsichtsmaßnahmen wie die der Römer im Christentum gänzlich vernachlässigt worden?« (3) Wislaw, der Verfasser dieser Zeilen, hatte gute Gründe, sich zu beklagen und wußte, wovon er sprach, war er doch selbst zweimal in seiner Kindheit und Jugend allzu eiligen Ärzten und Totengräbern entkommen.

Die mangelnde Vorsicht, die Nachlässigkeit der Autoritäten, die die Bestattungen verwalteten, das heißt des Klerus, führten zu wohlbekannten, manchmal zeitgenössischen Dramen, von denen die Autoren so berichten, wie einst Garmann von den Wundern der Toten.

Es gibt verschiedene Fälle. Die weniger schweren Fälle sind die, in denen das »Wiederaufwachen« während des Transports der Leiche stattfindet: die Tochter eines Handwerkers, »die zum Hôtel-Dieu gebracht und für tot erklärt worden war [...], gab glücklicherweise in der Zeit, während sie auf der Bahre lag, mit der man sie zu ihrem Grab trug, ein Lebenszeichen«; »ein Lastträger, der in der Rue des Lavendiers wohnt, wird krank und zum Hôtel-Dieu gebracht. Da man ihn für tot hält, transportiert man ihn mit anderen Toten desselben Krankenhauses nach Clamart und wirft ihn zusammen mit diesen in die Grube. Um 11 Uhr nachts kommt er wieder zu sich, zerreißt sein Leichentuch, klopft an die Loge des Pförtners, der ihm die Tür öffnet und geht nach Hause.« (4)

Gelegentlich kam auch der Humor zu seinem Recht, und sogar in so schweren Fällen wie dem folgenden: »Ledran hat Louis, einem Arzt, der sich für dasselbe Problem interessierte, berichtet, daß der selige M. Chevalier, Chirurg in Paris, von einer Art Schlafkrankheit befallen wurde, bei der er kein Zeichen von Empfindung gab; man hatte ihn auf alle Arten heftig bewegt und geschüttelt, doch ohne Erfolg. *Man hatte ihn umsonst mit sehr lauter Stimme beim Namen gerufen* [die *conclamatio*]; jemand, der ihn als großen Piquetspieler kannte, kam auf den Gedanken, ziemlich lebhaft die Worte: fünf *(quinte)*, vierzehn *(quatorze)* und Punkt *(le point)* auszusprechen. Der Kranke war davon so beeindruckt, daß er im selben Augenblick aus seiner Lethargie aufwachte.« (5) Tatsächlich ist dieser Bericht vielleicht weniger humorvoll, als man annehmen möchte, denn alles, was das Spiel betrifft, ist ernst für die Spieler!

Wieviel Male hat man nichts gemerkt und in Wirklichkeit einen Lebenden beerdigt? Zufälle haben manchmal erlaubt, zur rechten Zeit zu kommen und den Unglücklichen, der in seinem Sarg eingeschlossen war, zu retten.

Das, was nun folgt, ist nicht die Beobachtung eines Arztes, sondern eine Anekdote, die von einer Art Schmierenjournalist, der den Skandal, das Leichte und Makabre liebte, erzählt wurde. In Toulouse starb ein Pilger von Saint-Sernin »in dem Wirtshaus, in dem er abgestiegen war«. Man führt ihn zur Kirche von Dalbade: »Der Tote wurde in dieser Kirche aufbewahrt bis zu der Zeit, die für die Beerdigung vorgesehen war. Am nächsten Tag glaubte eine fromme Betschwester, die in derselben Kapelle ihre Gebete hersagte [einer Kapelle der Ordensbruderschaft, die mit den Beerdigungen beauftragt war], in dem Sarg eine Bewegung zu hören und lief ganz entsetzt, um die Priester zu rufen. Zuerst hielt man sie für eine Phantastin, aber da sie darauf bestand, daß sie etwas gehört habe, öffnete man den Sarg und fand den angeblich Toten noch lebend. Er machte ein Zeichen und man begriff, daß er wollte, daß man sich seiner annahm. Es geschah. Aber alle Hilfeleistungen, die man ihm angedeihen ließ, waren vergebens, und er verschied kurze Zeit danach. Das habe ich vor noch nicht zwei Wochen gesehen, und mich schaudert, wenn ich daran denke. Denn ich stellte mir vor, daß man oft noch lebende Personen begräbt, und ich gestehe, daß ich gern auf ein derartiges Schicksal verzichte.« (6)

Kommen wir auf die Geschichten der Ärzte zurück: »P. Le Cler, vormals Oberstudiendirektor des Collège Louis-le-Grand, [...] erzählt denen, die ihm zuhören wollen, mit Vorliebe, daß nach dem Begräbnis der Schwester der ersten Frau seines Vaters, die mit einem Ring am Finger auf dem öffentlichen Friedhof von Orléans beerdigt worden war, ein Bedienter, angelockt von der Hoffnung auf Bereicherung, den Sarg freilegte, ihn öffnete und, da es ihm nicht gelang, den Ring vom Finger abzuziehen, den Entschluß faßte, den Finger abzuschneiden. Durch die heftige Erschütterung, die die Verwundung in ihren Nerven hervorrief, kam die Frau wieder zu sich, und ein lauter Schrei, den ihr der Schmerz entriß, entsetzte den Dieb derart, daß er floh. Die Frau aber befreite sich, so gut sie konnte, aus dem Leichentuch ... sie kehrte nach Hause zurück und überlebte ihren Gatten«, nachdem sie ihm einen Erben geschenkt hatte. (7)

Diese Geschichten gehen in der Stadt und am Hof um. »Man darf also«, wie unsere Ärzte von 1743 bemerken, »nicht erstaunt sein über die Vorkehrungen, die einige Leute getroffen haben, um in ihrem Testament zu verbieten, daß man sie, ehe 48 Stunden um sind, in den Sarg legt, wenigstens nicht, ohne daß man mit Eisen und Feuer verschiedene Proben an ihnen vorgenommen hat, um eine größere Gewißheit über ihren Tod zu erlangen.«

Die Vorsichtsmaßnahmen der Erblasser

In der Tat werden, wie wir schon gesehen haben, von ungefähr 1660 an derartige Vorsichtsmaßnahmen in den Testamenten häufig und zeugen mehr noch als die Beobachtungen der Ärzte von einer zumindest in der gelehrten Elite sehr verbreiteten Unruhe. Das älteste Testament aus meiner Sammlung, das diese Sorge ausdrückt, stammt aus dem Jahre 1662: »Daß meine Leiche 36 Stunden nach meinem Tode bestattet werde, aber nicht früher.« (8) Dann 1669: »Daß die Leichen bis zum Tage nach ihrem Verscheiden aufbewahrt werden.«

Das ist die erste Vorsichtsmaßnahme, die am weitesten verbreitet ist: sich einen bestimmten Aufschub vor der Beerdigung sichern.

Im allgemeinen beträgt er ein- oder zweimal 24 Stunden. Es kommt vor, daß er länger ist. Eine Erblasserin von 1768, eine adlige Frau, will, »daß nach meinem Hinscheiden mein Leichnam *drei Tage* lang aufbewahrt wird, bevor er bestattet wird.« Drei Tage ohne Mittel der Konservierung, das konnte lang sein! (8)

Die zweite Vorsichtsmaßnahme ist, daß man während einer bestimmten Zeit oder sogar für immer so gelassen wird, ohne berührt noch an- oder ausgezogen noch gewaschen, vor allem natürlich nicht geöffnet zu werden; 1690: »Daß man mich zweimal 24 Stunden im selben Bett, wo ich sterben werde, lasse, daß man mich in denselben Bettüchern ohne mich oder irgend etwas sonst zu berühren, bestatte.« (8)

1743: »Daß man sie, sobald der Tod eintritt, zwölf Stunden in den Kleidern, die sie anhaben wird, im Bett und vierundzwanzig Stunden danach auf dem Stroh lasse.«

1771: »Ich möchte 48 Stunden nach meinem Verscheiden beerdigt werden, und man lasse mich während dieser Zeit in meinem Bett.«

Die letzte Vorsichtsmaßnahme ist die Schröpfung. Sie ist seltener, wird aber am Ende des achtzehnten Jahrhunderts häufiger: Élisabeth d'Orléans schreibt 1696 vor: »Daß man mir vorher zwei Hiebe mit der Rasierklinge auf die Fußsohlen gebe.« 1790 bedingt sich eine Bürgerin von Saint-Germain-en-Laye aus: »Ich will, daß meine Leiche 48 Stunden in demselben Zustand, in dem sie sich im Augenblick meines Todes befindet, in meinem Bett bleibt, und daß man mir nach dieser Zeit mit der Lanzette auf die Fersen schlage.« (8)

Ausläufer im 19. Jahrhundert

Die Äußerungen von Unruhe hörten während der ganzen ersten Hälfte des neunzehnten Jahrhunderts nicht auf, auch wenn in Testamenten, die zurückhaltender geworden sind, die Anspielungen seltener werden. So in dem Testament von Mathieu Molé, das 1855 in altmodischer Weise, nämlich als ein »schönes Testament« verfaßt wurde: »Ich will, daß man sich durch Schröpfen und alle Mittel, die man in einem derartigen Fall verwendet, meines Todes versichert, bevor man mich beerdigt.« (8)

Man kann sich vorstellen, wie drohend die zweihundert Jahre alte Zwangsvorstellung noch war, wenn man die Rede liest, die am 28. Februar 1866 von Kardinal Donnet, dem Erzbischof von Bordeaux, vor dem Senat des französischen Reichs gehalten wurde (von demselben Prälaten, der seine Diözese mit neugotischen Kirchtürmen übersät hat, bis man über ihn spottete, er verwandle sie in einen Igel):

»Ich habe selbst in einem Dorf, in dem ich zu Beginn meiner Laufbahn als Seelenhirte den Gottesdienst versehen habe, zwei Bestattungen von lebenden Personen verhindert: Die eine von ihnen lebte noch zwölf Stunden, die andere kehrte ganz ins Leben zurück. [...] Später in Bordeaux galt eine junge Frau als tot; als ich bei ihr ankam, schickte sich der Krankenwärter an, ihr Gesicht zu bedecken [die von allen Gegnern der überstürzten Beerdigung angeklagte Geste]. [...] Sie hat dann noch geheiratet und ist Mutter geworden.«

Hier aber noch ein Bericht, der persönlicher und erstaunlicher ist. Man kann sich den Schauder vorstellen, der die Versammlung durchfuhr, und dieses denkwürdige Ereignis blieb in Bordeaux noch lange in Erinnerung. Meine Mutter, die in dieser Stadt aufgewachsen war, hat es mir einst erzählt: »1826 bricht ein junger Priester mitten in der überfüllten Kathedrale plötzlich auf der Kanzel zusammen. [...] Ein Arzt bestätigt den Eintritt des Todes und gibt die Genehmigung zur Beerdigung für den nächsten Tag. Der Bischof der Kathedrale, in der das Ereignis sich abgespielt hatte, rezitierte schon das *De profundis* am Fuß des Totenbettes, und man hatte die Größe des Sarges ausgemessen. Die Nacht rückte heran, und man begreift die Ängste des jungen Priesters, der das Geräusch all dieser Vorbereitungen wahrnahm. Endlich hört er die Stimme eines seiner Jugendfreunde [wie die Ausdrücke aus dem Spiel bei dem Arzt aus dem achtzehnten Jahrhundert in der Anekdote von Louis], und diese Stimme, die bei ihm eine übermenschliche Anstrengung hervorrief, führte ein wunderbares Ergebnis herbei.« Die Rückkehr ins Leben war schnell und vollständig, da »er am nächsten Tag wieder auf seiner Kanzel erscheinen konnte. Er ist heute unter ihnen.« Es war der Kardinal selbst, dem dieses Abenteuer begegnet war, als er ein junger Priester war. Meine Mutter fügte hinzu, daß damals seine Haare weiß geworden seien.

Diese mächtige Zwangsvorstellung war der Ursprung der Maßnahmen, die bereits Ende des achtzehnten Jahrhunderts zur Kontrolle der Beerdigungen getroffen wurden. Wir wären heute in Versuchung, sie der Vorsorge einer tüchtigen Polizei anzuvertrauen, dem Bedürfnis, die Morde aufzudecken und ihre Vertuschung zu verhindern. Doch ist es vor allem die Furcht vor vorzeitiger Beerdigung, die diese Maßnahmen hervorgerufen hat. Schon die Bischöfe hatten im achtzehnten Jahrhundert einen Aufschub von 24 Stunden gefordert, der dem von den Testataren im allgemeinen vorgeschriebenen entsprach: man lief nicht mehr Gefahr, einige Stunden nach dem Verscheiden abtransportiert zu werden, wie das früher geschehen war. Bruhier schlug 1743 die Institutionalisierung von Aufsehern für die Toten vor. 1792 verlangte man, daß das Verscheiden von zwei Zeugen beglaubigt wurde. Ein Erlaß vom 21. Vendémiaire (12. Oktober) des Jahres IX gibt folgende Ratschläge: »Die Personen, die sich im Augenblick seines mutmaßlichen Verscheidens bei einem Kranken befinden, werden in Zukunft vermeiden, ihm das Gesicht zu bedecken und zu verhüllen, ihn aus seinem Bett bringen zu lassen, um ihn auf eine Matratze aus Stroh und Roßhaar zu legen und ihn einer zu kalten Luft auszusetzen.« (9)

Es schien, daß man einen Widerwillen der Ärzte besiegen mußte, um sie zu zwingen, den Tod festzustellen. 1818 schreibt der Verfasser eines Wörterbuches der medizinischen Wissenschaften in 60 Bänden, das dem Tod noch einen großen Platz einräumt: »Selten werden die Ärzte gerufen, um den Tod festzustellen, diese wichtige Sorge wird gedungenen Helfern oder Individuen, die völlig frei von der Kenntnis der menschlichen Physis sind, überlassen. Ein Arzt, der einen Kranken nicht retten kann, vermeidet, sich bei ihm einzufinden, nachdem er den letzten Seufzer ausgestoßen hat, und alle praktischen Ärzte scheinen von diesem Axiom eines großen Philosophen durchdrungen: es gehört sich nicht, daß ein Arzt einen Toten besuche.« (10)

Am Ende des achtzehnten Jahrhunderts hatte man auch die Institution der »Abstellräume« *(lieux de dépôt)*, wo die Leichen unter Aufsicht bis zum Beginn der Verwesung blieben, damit man des Todes auch ganz sicher sein konnte. Das Projekt wurde in Frankreich nicht verwirklicht, aber in Deutschland. Die ersten *funeral homes* wurden *vitae dubiae azilia*, Asyle des zweifelhaften Lebens genannt, oder, was weniger freundlich ist, *obituaires*, Leichenhäuser. 1791 gab es welche in Weimar, 1797 in Berlin, 1803 in Mainz, 1818 in München. Eines von ihnen bildet den Rahmen einer Novelle von Mark Twain, der die makabren Berichte liebte. Die Arme der dort Ausgestellten waren mit Klingeln verbunden, die auf jede ungewöhnliche Bewegung reagierten!

Zweite Hälfte des 19. Jahrhunderts: Beruhigung und Ungläubigkeit der Ärzte

Gesetzliche Anordnungen wurden getroffen, um der allgemeinen Unruhe entgegenzutreten, und zwar in dem Augenblick, als diese sich zu beruhigen begann. Der Kardinal Donnet kam schon verspätet: deswegen hatte man ihn nicht abgehorcht! Die Ärzte seiner Zeit bestritten die Realität des Scheintodes, die Gefahr der vorzeitigen Beerdigung mit einer Autorität und Sicherheit, die denen ihrer Vorgänger glichen, als diese ein Jahrhundert zuvor im Gegenteil Alarm gegeben und Entsetzen verbreitet hatten. Die Umkehrung hat sich in beiden Fällen im Namen der positiven Wissenschaft gegen überalterten Aberglauben vollzogen.

Im Artikel »Tod« bringt ein *Dictionnaire encyclopédique des Sciences médicales*, das 1876 erschien, einen historischen Überblick über die Frage. Die wunderbaren Geschichten aus *De miraculis cadaverum* wurden noch von der Generation der Ärzte um 1740 ernst genommen, mit der Einschränkung, daß man sie als Fälle von Scheintod behandelte. (11) 1876 werden sie als völlig unwichtiger Klatsch abgetan. Obwohl es immer noch Fälle von Wiederbelebung gab, »verdankt die Frage des Scheintodes ihre ganze Popularität hauptsächlich den 1740 von Wislaw, 1742 von Bruhier gegebenen Impulsen«. Diese medizingeschichtlich interessierten Ärzte unterschieden zwei große Schübe dieser Zwangsvorstellung, der eine um 1740, der andere um 1770–80, wobei dieser letztere mit der Kampagne für die Verlegung der Friedhöfe außerhalb der Städte zusammenfiel, da dieselben Persönlichkeiten an beiden Vorgängen teilnahmen (Kap. 11). Aber all dies ist in den Augen der Ärzte vom Ende des neunzehnten Jahrhunderts nicht ernst zu nehmen. »Kein Teil der medizinischen Literatur ist reicher als der, der den Scheintod betrifft. Dieser Reichtum ist häufig steril.« Es ist Sache der Ärzte des achtzehnten Jahrhunderts, gegenüber dem Gerede und der Leichtgläubigkeit mißtrauisch zu sein: »Denn die Wissenschaft ist überfüllt mit Fakten, die kritiklos angehäuft worden, mit Berichten, die von Phantasie oder Angst eingegeben worden sind.« Offensichtlich ist das auch der Fall bei den Geschichten von Bruhier und seinen Zeitgenossen. »Zum Wunderglauben kommt oft das eitle Bedürfnis, die Öffentlichkeit in Aufruhr zu versetzen. Die Irreführung nimmt in der Geschichte des Scheintodes einen großen Raum ein.« Das heißt soviel wie, daß der Scheintod ein Scheinproblem ist.

Bauchot, ein anderer Arzt, kritisiert seinerseits in einem Buch von 1883 (12) Bruhier, Vicq d'Azyr und die Ärzte des achtzehnten Jahrhunderts, da sie behauptet hatten, daß die Grablegungssitten der alten Völker von der »Furcht, lebend begraben zu werden« inspiriert seien: Abergläubische, die andere vom Aberglauben Besessene denunzieren! 1883 wissen aufgeklärte Ärzte genau, daß diese Sitten »vom Wunder- und Aberglauben hervorgebracht und vom Hochmut am Leben erhalten werden«. Sie zeugen »viel eher von der Form der religiösen Glaubensvorstellungen und vom [sehr niedrigen!] Zivilisationsgrad der Völker als von ihrer Furcht, lebend begraben zu werden.« Sicherlich hat »diese Furcht in der Öffentlichkeit und in der Wissenschaft lange Zeit geherrscht«, in einer Wissenschaft, die von Philosophien überschwemmt war: »denn die Doktrin von der Unsicherheit der Anzeichen des Todes und der Glaube an die Bestattungsgeschichten haben fast immer in einigen Gemütern, sogar wissenschaftlichen, vorgeherrscht. Es ist eine ziemlich allgemeine Furcht, die man berücksichtigen muß«, aber um sie besser zu entdämonisieren. »Ich versichere, daß die geringste Aufmerksamkeit dem Arzt immer genügen wird, um den Tod im selben Augenblick, wo er eingetreten ist, zu erkennen.« Ich führe in diesem Buch die Früchte von 35 Studienjahren an: »ein gültiges Unterpfand für das sichere Wissen über die Bestattungen.«

Und es ist eine Tatsache, daß die Geschichten über den Scheintod immer seltener werden, und selbst, wenn es heutzutage geschieht, daß ein Toter im Leichenschauhaus eines Krankenhauses erwacht, ruft dieser Vorfall keine Emotionen mehr hervor. Am Ende des neunzehnten Jahrhunderts hat der Scheintod seine zwanghafte Macht, seine Faszination verloren. Man glaubt nicht mehr an diese Form von Lebend-Toten.

Die Ärzte und der Tod

So wird also die unbewegliche Oberfläche der *tatsächlichen* Haltungen gegenüber dem Tod im achtzehnten und neunzehnten Jahrhundert von einer Art Aufstand bewegt. Eine fürchterliche Drohung taucht auf; dann schwächt sie sich nach zwei Jahrhunderten ab und verschwindet. Diese monströse Anomalie ist zweifellos die erste Äußerung der großen Angst vor dem Tod. Sie ist damals nicht so sehr durch die Künste der Evasion und der Illusion ausgewertet worden, wie es gewöhnlich der Fall ist, wenn eine umfassende Unruhe sich des allgemeinen Bewußtseins bemächtigt: jenseits eines bestimmten Ernstes schweigt man immer. Die Gesellschaft hat den Scheintod aus dem Spiegel, in dem sie ihre Phantasmen hätschelte, vertrieben.

Erfassen wir diese Zwangsvorstellung lieber aus der Sicht der Ärzte. Sie sind die neuen Medien, die die psychologischen Kodes ihrer Zeit entziffern.

Wie wir gesehen haben, gab es drei Generationen von Ärzten, die sich für den Scheintod interessierten, die Ärzte im sechzehnten und siebzehnten, die im achtzehnten und die am Ende des neunzehnten Jahrhunderts.

Die Ärzte am Ende des neunzehnten Jahrhunderts, die unsere heutige Sprache sprachen, wiesen den Gedanken, daß der Scheintod eine wirkliche Gefahr dargestellt habe, als Aberglauben ohne experimentelle Grundlage, ohne wissenschaftlichen Wert zurück. Sie legten eine Leidenschaft, die uns überrascht, hinein; die Debatte über den Scheintod stellte nämlich die Existenz der Todeszeit als eines echten Mischzustandes in Frage; sie wollten nicht einräumen, daß es eine derartige Mischung von Leben und Tod geben sollte. Es handelte sich entweder ganz um das eine oder um das andere. Der Tod hatte nicht mehr Dauer als der geometrische Punkt Dichte oder Stärke. Er war nur ein doppeldeutiges Wort der natürlichen Sprache, das man aus der eindeutigen Sprache der Wissenschaft verbannen mußte, um den Stillstand der Maschine, der einfache Negativität bedeutete, zu bezeichnen. Die Auffassung des Todes als Zustand brachte die Ärzte auf.

Für die Ärzte der beiden anderen Generationen, die des sechzehnten und siebzehnten Jahrhunderts und für die des achtzehnten Jahrhunderts, war der Tod dagegen ein Zustand, dem gleichzeitig etwas vom Leben und etwas vom Tode innewohnte. Der Tod wurde erst später real und absolut, nämlich im Augenblick der Verwesung. Indem man die Verwesung verzögerte, zögerte man deshalb den absoluten Tod hinaus. Die Einbalsamierung, die Konservierung erlaubten es, diese Zeit des Todeszustandes, wo noch ein wenig Leben blieb, zu verlängern.

Der Unterschied zwischen diesen beiden Generationen besteht darin, ob sie im Todeszustand das Leben oder den Tod vorherrschen sehen: für den Arzt des sechzehnten und siebzehnten Jahrhunderts begann die Zeit des Todeslebens im Augenblick des Scheintodes und setzte sich im Leichnam oder der Mumie fort. Es gab kaum (außer bei Zufall, Verstellung, Einnahme eines Schlaftrunks oder im Zauberschlaf) ein Übergreifen des Todes auf das Leben, sondern im Gegenteil ein Übergreifen des Lebens auf den Tod. Daher die Leichen, die bluten, beißen, schwitzen, und bei denen Bart, Haare, Nägel und Zähne weiterwachsen.

Für die Ärzte des achtzehnten Jahrhunderts sind die so beobachteten Phänomene nicht immer absurd, es ist ihre überkommene Interpretation, die als dumm erscheint. Das Übergreifen spielt sich ihrer Meinung nach in umgekehrter Richtung ab, vom Tod auf das Leben. Der Anschein des Todes nistet sich schon während des Lebens ein. So ersetzen in der Literatur die Anzeichen des Scheintodes die Wunder der Toten.

Der wurde mit der gleichen existenziellen Bestürzung besetzt, welche die Wunder der Leichen hervorriefen. Diese beiden Formen der Unruhe, die alte und die neue, vereinen sich in der makabren Erotik: den Grabszenen, den Küssen der Mumien im französischen oder elisabethanischen Barocktheater und andererseits der Nekrophilie der medizinisch-sadeschen Erzählungen. Das Thema des Scheintodes hat auch einen sexuellen Aspekt. Abgesehen von dem, was hier und im vorhergehenden Kapitel gesagt worden ist, kann man nicht umhin, von der Symmetrie der beiden ärztlichen Diskurse im achtzehnten Jahrhundert betroffen zu sein, nämlich des Diskurses über den Scheintod und des Diskurses über die Masturbation. Man kennt den Raum, den die Masturbation in einer medizinischen Literatur einnimmt, die darin die Ursache aller Arten von physischen, moralischen, sozialen Übeln sah. Ebenso war der Scheintod bei anderen zeitgenössischen Ärzten die Grundlage und die Rechtfertigung der Religionen sowie die Ursache zahlreicher Dramen geworden. Im einen wie im andern Falle erkennen wir die gleiche Hervorkehrung von wissenschaftlicher Objektivität und denselben leidenschaftlichen Willen zur Entmythologisierung. Das heißt, daß es sich nicht um irgendeine Krankheit, und sei sie so ernst wie die Pest, handelt, über die man von nun an mit der Kälte, der Distanz des Wissenschaftlers sprechen kann, es handelt sich um etwas Zusätzliches, das Angst einflößt und das es zu entdämonisieren gilt.

Die Ursprünge der Großen Angst vor dem Tod

In der Nähe der Schleusentore, durch die die Unordnung der Natur in den vernünftigen Bezirk der Menschen einzudringen droht, verlieren die Ärzte ihre Kaltblütigkeit. Unter den ungewohnten und wilden Formen, die sie mit der Überzeugung und der Autorität des Spähers denunzieren, entdekken sie Sexualität und Tod: das einsame Laster und den »Schlaf«-Zustand. In beiden Fällen fühlt man bei diesen Männern der Wissenschaft und Aufklärung die Angst vor der Sexualität aufsteigen – doch diese wollen wir bei unserer Analyse auslassen – und die Angst vor dem Tod, die wahre Angst. Denn bis dahin, wage ich zu sagen, haben die Menschen, wie wir sie in der Geschichte ausmachen, niemals wirklich Angst vor dem Tod gehabt. Sicherlich fürchteten sie ihn, empfanden sie etwas Angst vor ihm und sagten es auch ruhig. Aber gerade diese Angst überschritt niemals die Schwelle des Unsagbaren, des Unausdrückbaren. Sie wurde in befriedende Worte übersetzt und in vertrauten Riten kanalisiert.

Der Mensch von einst machte Aufhebens vom Tod; der war eine ernste Angelegenheit, die man nicht leichtfertig behandeln durfte, ein starker, gewichtiger und fürchterlicher Augenblick des Lebens, aber nicht so furchtbar, daß man ihn hätte beiseiteschieben, ihn fliehen, so hätte tun, als ob er nicht existierte, oder gar seine Erscheinungsform verfälschen müssen.

Was die Mäßigung der Gefühle von einst angesichts des Todes noch besser zeigt, aber auch, wie wenig sie Gefahr liefen, in Panik auszuarten, ist das Fehlen von Skrupeln bei den Geistlichen, den Keim der damit verbundenen Angst auszunützen, um den Tod aufzublähen und in einen Gegenstand des Entsetzens zu verwandeln. Sie haben alles getan, um Angst zu machen: alles, außer dem, was die Gefahr mit sich brachte, zur Verzweiflung, der schwersten aller Versuchungen, zu führen. Gestehen wir es ein: keine Gesellschaft hätte diesem pathetischen Aufruf zum Entsetzen, dieser apokalyptischen Drohung widerstanden, wenn sie sie wirklich zugelassen und integriert hätte. Aber die abendländische Gesellschaft hat sich etwas davon angeeignet und etwas anderes beiseite gelassen, und die strengsten Moralisten wußten und berücksichtigten das, wenn sie die Dosis übertrieben.

Die Gesellschaft hat das übernommen, was durch die schrecklichen Bilder hindurch ihrer kollektiven und geheimen Vorstellung vom Tod entsprach, die auch die Geistlichen spontan fühlten und in ihrer Weise zum Ausdruck brachten. Sie liebte in dieser in Wirklichkeit populären und nicht nur mit Gewalt aufoktroyierten Literatur über die letzten Dinge die von der Kirche gewährte Linderung, aber auch das Gefühl, daß dort jeder seine Identität, seine Geschichte und deren melancholische Kürze widergespiegelt fand.

Dafür hat die Schreckensherrschaft sie aufgegeben oder sie entwaffnet. Deshalb blieb diese eher ein didaktisches Spektakel, das einige Konversionen hervorgerufen, und unter der Elite der Streitbaren Proselyten und Berufene gefunden hat. Diese Schreckensherrschaft hat auch manche hinters Licht geführt und zwar die, die sie wörtlich genommen haben, zuletzt die Vertreter der Aufklärung und des Fortschrittsdenkens im achtzehnten und neunzehnten Jahrhundert ... und die Historiker von heute.

Als man begann, ernstlich Angst vor dem Tod zu haben, hat man geschwiegen, zuerst die Geistlichen und auch die Ärzte: es wurde zu ernst.

Diese wortlose Angst haben wir aber schon in der Rhetorik der Ärzte ermittelt, die auf die Apokalypsen der Geistlichen folgte, und in den geheimen Geständnissen, die sie den Erblassern entlockt.

Wenn ein Mann oder eine Frau aus der Zeit Ludwigs XIV. befahlen, daß man sie nicht berühren solle, daß man sie während der Zeit, die sie festgelegt hatten, liegen lasse, ohne sie zu bewegen, daß man das Leintuch über ihrer Leiche erst, nachdem man sich mit Messerschnitten vergewissert hatte, schließe, kann man nicht umhin, hinter diesen Vorsichtsmaßnahmen die Angst zu wittern, die sich an einem geheimen inneren Bereich zusammenzog. Man war seit Jahrtausenden so sehr gewohnt, die Leichen zu behandeln! Nur die Armen wurden einigermaßen unversehrt weggebracht. Um sich diesen traditionellen Zurüstungen zu widersetzen, waren schwerwiegende Gründe nötig. Wer weiß, ob die Beliebtheit der Mumienfriedhöfe, wo Mumien dem Blick der Besucher ausgesetzt waren, nicht demselben Wunsch entsprach, der erstickenden Erde zu entgehen und nicht eines Tages unter ihrem Gewicht zu erwachen?

Eine verrückte Angst, welche die Ärzte des neunzehnten Jahrhunderts für unvernünftig erklärten, weil sie sich legte, und die im Gegensatz dazu die Ärzte des achtzehnten Jahrhunderts im Herzen ihrer zu jungen Wissenschaft eingenistet hatten, weil sie unter ihr litten.

Es ist seltsam, daß diese Angst in der Epoche entstanden ist, in der sich etwas an der alten Vertrautheit des Menschen mit dem Tod geändert zu haben scheint. Der Ernst des Gefühls für den Tod, der Hand in Hand mit der Vertrautheit bestanden hatte, ist seinerseits betroffen: man spielt perverse Spiele mit dem Tod bis zu der Steigerung, mit ihm zu schlafen. Zwischen ihm und der Sexualität hat sich eine Beziehung ergeben, deshalb fasziniert und verfolgt er einen wie die Sexualität: Zeichen einer fundamentalen Angst, die keinen Namen findet. So wird sie in die mehr oder weniger verbotene Welt der Träume, der Phantasmen abgedrängt, und es gelingt ihr nicht, die alte und gesicherte Welt der Riten und wirklichen Bräuche zu erschüttern. Als die Angst vor dem Tod auftauchte, blieb sie zunächst dort eingeschlossen, wo die Liebe so lange geschützt und abgeschieden gehalten worden war und woher einzig die Dichter, Romanschriftsteller und Künstler sie hervorzuholen wagten: im Imaginären.

Aber der Druck war zweifellos zu stark, und im Laufe des siebzehnten und achtzehnten Jahrhunderts ist die närrische Angst über die Ufer des Imaginären getreten und in die gelebte Wirklichkeit eingedrungen, in die bewußten und ausgedrückten Gefühle, unter einer dennoch begrenzten, beschwörbaren Form, die sich nicht auf den ganzen Komplex des Mythos erstreckt, in Gestalt des Scheintodes, der Gefahren, die man läuft, wenn man ein Lebend-Toter geworden ist.

Vierter Teil

Der Tod des Anderen

10. Die Zeit der schönen Tode

Die betäubende Süße

»Wir befinden uns in der Epoche der schönen Tode«, schrieb 1825 Caroly de Gaïx in ihr Tagebuch; »der von Madame de Villeneuve war erhaben.« (1) Das Wort ›erhaben‹ findet sich natürlich auch bei Chateaubriand: »Die Züge des Vaters hatten im Sarg etwas Erhabenes angenommen.« (2) In gleicher Weise gab die Mythologie der Zeit vor, im Tod einen ersehnten und lange erwarteten Hafen zu sehen, »in dem man essen und schlafen und sich niederlassen könnte«.

Die antike Ruhe vermischte sich mit anderen, neueren Vorstellungen von Ewigkeit und brüderlicher Vereinigung.

»Freut euch, mein Kind, ihr werdet bald sterben.« So sprach der Pfarrer eines kleinen Dorfes nahe bei Castres zu einem armen Kranken, der »auf seinem elenden Lager hingestreckt war«. Und Caroly de Gaïx, die ihn begleitete, fügt hinzu: »Dieses Wort, das einen Glücklichen des Jahrhunderts hätte erschauern lassen, entlockte ihm beinahe ein Lächeln.« (3)

Vorübergehender Triumph einer katholischen Reaktion, einer abwegigen und morbiden Frömmigkeit? Im Gegenteil, die *Encyclopédie* hatte den Geistlichen und den Kirchen vorgeworfen, daß sie unter einem ungebräuchlichen und erschreckenden Prunk »die betäubende Süße« des Todes verbargen und seine Natur veränderten, eine Natur, die die Romantik freilegen und glorifizieren sollte. »Ich würde gern die rechtschaffenen Leute gegen die Hirngespinste von Schmerz und Angst, die dieser letzten Periode [*sic*] des Lebens eigen sind, waffnen, ein allgemeines Vorurteil, das so einleuchtend vom beredten und tiefgründigen Verfasser der *Histoire naturelle* [Buffon] bekämpft worden ist... Man frage die Ärzte in den Städten und die Geistlichen, die daran gewöhnt sind, die Handlungen der Sterbenden zu beobachten und sich ihre letzten Gefühle anvertrauen zu lassen. Sie werden darin übereinstimmen, daß man mit Ausnahme einer kleinen Zahl sich schnell entwickelnder Krankheiten, bei denen die durch konvulsivische Zuckungen verursachte Erregung die Leiden des Kranken anzuzeigen scheint, bei allen anderen Krankheiten sanft und schmerzlos stirbt, und sogar die schrecklichen Agonien erschrecken den Zuschauer mehr als daß sie den Kranken quälen [der Verfasser hat die Tendenz, einerseits die Realität der großen Leiden der Agonie entgegen der mittelalterlichen und sogar modernen Tradition zu bagatellisieren, da beide Gefahr mit sich brachten, seine Vorstellung von der Süße des Todes abzuschwächen] ... Es scheint, daß es zumindest in den Feldlagern entsetzliche Todesqualen geben müßte; dennoch hört man von denen, die Tausende von Soldaten in Armeekrankenhäusern haben sterben sehen, daß ihr Leben so ruhig zu Ende geht, daß man glauben könnte, der Tod lege eine Schlinge um ihren Hals, die kein Würgegriff ist, sondern mit betäubender Süße handelt. Die schmerzhaften Tode sind also sehr selten und fast alle nicht zu spüren.«

Nicht zu spüren, aber noch nicht glücklich. Zuerst muß man den Tod von den Vorurteilen, die ihn entstellen, befreien: »Wenn man nicht durch diese traurigen Vorbereitungen und diesen finsteren Prunk, die in der Gesellschaft [aber nicht in der Natur, und mehr in der Stadt als auf dem Land] dem Tod vorangehen, diese Todesängste weckte, würde man ihn kaum nahen sehen [hier findet noch keine romantische Dramatisierung statt. Es ist lediglich die Ankündigung] ...« »Man fürchtet also den Tod so sehr nur aus Gewohnheit, Erziehung, Vorurteil. Aber diese großen Warnrufe herrschen vor allem bei den im Schoß der Stadt verweichlichten Personen, die durch ihre Erziehung sensibler als andere geworden sind, denn der Durchschnitt der Leute im allgemeinen, vor allem auf dem Land, sieht den Tod ohne Entsetzen; er ist das Ende der Kümmernisse und des Unglücks der Unglücklichen.«

Eine wichtige Bemerkung. Dank des Rousseauschen Mythos von der verderbten Stadt, dem Gegensatz zum naturnahen Land, spricht der Aufklärer auf seine Art eine Tatsache aus, die man wirklich beobachten kann, den auffallenden Unterschied zwischen einer Tradition der Vertrautheit mit dem Tod, wie sie auf dem Land und bei armen Leuten noch erhalten ist, und einer neuen Haltung, die häufiger in der Stadt und bei reichen und gebildeten Leuten anzutreffen ist, die im Gegenteil dazu tendiert, die Bedeutung und die dem Tod innewohnende Kraft zu vergrößern. Wir erkennen darin die beiden Haltungen wieder, die wir den »gezähmten Tod« und den »eigenen Tod« genannt haben. Aber der Aufklärer widerstrebt oder gibt sich den Anschein, einer Haltung zu widerstreben, die zumindest ursprünglich die der *litterati* gewesen war. Dennoch versuchte man im siebzehnten und achtzehnten Jahrhundert mit den Vorbereitungen auf den Tod die Aufmerksamkeit eher vom letzten Ende auf das ganze Leben hin abzulenken. Der Aufklärer achtet nicht auf diese verspätete und zu unauffällige Veränderung. Er legt keinen Wert darauf. Er sieht beim Tod in der Stadt eher den Einfluß der Priester und den Triumph ihres Aberglaubens. Ja, im Gegenteil, er äußert die Absicht, die Vertrautheit der Landbewohner mit dem Tod wieder zu erlangen: »Die Menschen fürchten den Tod, wie die Kinder den Schatten fürchten, und nur, weil man ihre Phantasie mit ebenso nichtigen wie schrecklichen Hirngespinsten erschreckt hat. Der ganze Aufwand der letzten Abschiedsworte, das Wehklagen unserer Seelen, die Trauer und die Beerdigungszeremonien, die Zuckungen dieser Maschine, die sich auflöst, all dies ist geeignet, uns zu erschrecken.«

Sicherlich werden die Dinge sich nicht so abspielen, wie der Verfasser der *Encyclopédie* es zu wünschen scheint. Der wäre erschreckt gewesen, wenn er die tiefe Trauer, die dramatischen Inszenierungen des neunzehnten Jahrhunderts hätte vorhersehen können. Er wäre vielleicht den ganz und gar zeitgenössischen Untersuchungen des Todes gegenüber weniger widerspenstig gewesen. Man kann in seinem Denken zwei Tendenzen erkennen: eine Sehnsucht nach dem einfachen und vertrauten Tod von einst und ein Bedürfnis, die »betäubende Süße« und den wunderbaren Frieden zu genießen. Dieses letzte Gefühl, das im Imaginären des siebzehnten und achtzehnten Jahrhunderts verbreitet ist, wird in der romantischen Epoche eine Art von barocker Apotheose provozieren, wie sie sich kein barocker Autor auszudenken gewagt hätte. Zu Beginn und dann noch geraume Zeit wird sich das romantische Neo-Barock nicht als Manifestation der christlichen Eschatologie darstellen, sondern im Gegenteil, als Sieg gegen die christliche Pastorale und ihre Propaganda der letzten Ziele. So hat der Lamartine von 1820, der Dichter des Todes von Elvire, zur gleichen Zeit, da er mit Emotion die frommen Totenwachen und das Kruzifix der letzten Stunde beschrieb, die Unsterblichkeitsvorstellung des Deismus der Aufklärung der des klerikalen Aberglaubens entgegenstellt.

Je te salue, ô mort! libérateur céleste,
Tu ne m'apparais point sous cet aspect funeste
Que t'a prêté longtemps l'épouvante ou l'erreur . . .:

Je te salue . . . Ich grüße dich, o Tod! himmlischer Erlöser,/ Du erscheinst mir nie unter diesem finsteren Aspekt,/ Den dir lange Schrecken oder Irrtum zugeschrieben haben –;/ Deine Stirn ist keineswegs grausam, dein Auge keineswegs falsch/ Ein milder Gott lenkt Dich zur

Ton front n'est point cruel, ton œil n'est point perfide
Au secours des douleurs un Dieu clément te guide;
Tu n'anéantis pas, tu délivres! ta main,
Céleste messager, porte un flambeau divin... (4)

Diese beiden letzten Verse wirken wie der Kommentar zu einem Grab von Houdon, von Canova, wo der Genius der Hoffnung und die Allegorie der Traurigkeit den Verstorbenen bis zu einer Türe begleiten, von der man nicht weiß, ob sie sich auf ein friedliches Diesseits oder ein leuchtendes Jenseits öffnet.

Et l'espoir près de toi, rêvant sur un tombeau
Appuyé sur la Foi, m'ouvre un monde plus beau!

So geht man unmerklich von der Zurückweisung der abergläubischen Vorstellungen und mittelalterlichen Riten der Vorbereitung auf den Tod zu den großen Liturgien des romantischen Todes über:

Quelle foule pieuse en pleurant m'environne?

In Frankreich: Die Familie de La Ferronays

Die Zeugnisse über die romantische Haltung angesichts des Todes sind zahlreich, die einen dank der Literatur sehr bekannt, die andern weniger. Ich habe eines der letzteren als Beispiel ausgewählt: den Briefwechsel und die persönlichen Tagebücher der Familie de La Ferronays, so wie sie ungefähr zwanzig Jahre nach der Abfassung der neuesten Dokumente 1867 durch Pauline de La Ferronays, Mme. Auguste Craven, unter dem Titel *Récit d'une sœur* (Bericht einer Schwester) veröffentlicht wurden. (5)

Zuerst zwei Worte über die Familie. Der Graf de La Ferronays wurde 1772 in Saint-Malo geboren wie Chateaubriand, der ihn »mein edler

Linderung der Schmerzen/ Du vernichtest nicht, du erlöst! deine Hand/ Himmlischer Bote, trägt eine göttliche Fackel...

Et l'espoir... Und nahe bei Dir die Hoffnung, die auf einem Grabe träumt/ Eröffnet mir, gestützt auf den Glauben, eine schönre Welt.

Quelle foule... Welche fromme Menge umgibt mich weinend?

Freund« nannte. Er war also 1792 zwanzig Jahre alt. Er emigrierte mit seinem Vater, Generalstatthalter von Beruf, diente in der Armee von Condé und in Klagenfurt in Kärnten, wo die Armee im Quartier lag; 1802 heiratete er die Tochter eines Offiziers des Grafen de Montsoreau. (Eine Schwester der neuen Gräfin de La Ferronays hatte den Herzog von Blacas geheiratet.) Schließlich war er mit dem Herzog von Berry verschwägert. Er gehörte also einem sehr royalistischen, der Revolution feindlichen Milieu an. Nach der Restauration trat der Graf de La Ferronays in den diplomatischen Dienst ein. 1815 zum Pair de France ernannt, wurde er 1817 Minister in Kopenhagen, 1819 Botschafter in Petersburg: er gewann das Vertrauen und die Freundschaft von Alexander I., der ihm eine Pension zusicherte (die er anschließend seiner Witwe auszahlen ließ), danach wurde er Minister für auswärtige Angelegenheiten im Kabinett Martignac. Die Revolution von 1830 überraschte ihn als Botschafter in Rom. Er kehrte nicht sofort in das Frankreich Louis-Philippes zurück, sondern blieb ehrenhalber im Exil, ohne übrigens politisch aktiv zu sein: er hatte lediglich eine Mission bei dem im Exil lebenden Karl X., um ihn nach dem unglücklichen Abenteuer der Vendée mit der Herzogin von Berry auszusöhnen.

Auf alle Fälle ist in dieser den Bourbonen so treuen Familie kein royalistischer Enthusiasmus zu beobachten. Unter sich sprechen sie fast nie von Politik, außer 1848; damit endet der *Récit d'une sœur*. Der Graf bedauert sogar, daß sein ältester Sohn Charles es für notwendig gehalten hatte, nach der Revolution von 1830 die Armee zu verlassen, und beklagt die Änderung des Regimes, das sie mit sich brachte. Sein anderer Sohn, Albert, einer der Helden des *Récit,* ist dagegen eng mit den katholischen Liberalen, mit Montalembert, Lacordaire, den Abbés Dupanloup, Gerbet und dem Italiener Gioberti liiert, was uns keine gute Gesellschaft für den Sohn des Adjutanten des Herzogs von Berry, für den Bruder des künftigen Vertrauensmannes des Grafen von Chambord zu sein scheint.

Während ihres russischen und italienischen Exils werden sich die La Ferronays zu einer exaltierten barocken Form des Katholizismus bekehren, des ultramontanen Katholizismus oder, wie die Gräfin Fernand, die Frau eines der Söhne sagte, »der italienischen Art«. Diese letztere veröffentlichte 1899 Memoiren, die reich an pikanten Details über die Familie ihres Gatten waren, eine Familie, die sie verabscheute. (6) Sie litt nicht nur unter der Verachtung dieser Adligen für eine alte Advokatenfamilie, die seit langem durch die *savonette à vilain* aufgewertet war, vor allem aber gab es zwischen ihnen einen weitreichenden Unterschied des religiösen Gefühls. Eines Tages fragte sie in einer Unterhaltung, in der man zweifellos von außergewöhnlichen Fällen sprach, was man unter einer Stigmatisierten verstünde: »Eine eisige Stille folgte auf diese unvorsichtige Frage, und man tat so, als habe man sie nicht verstanden.«

Die Gräfin Fernand war nicht gottlos, sondern hatte die gute französische Frömmigkeit des achtzehnten Jahrhunderts. Sie nannte Mary Tudor *The Bloody Queen,* bewunderte Elisabeth I., betrachtete »Gregor VII. und Innozenz IV. als Geißeln des Menschengeschlechts. So lernte man es im Geschichtsunterricht, und obwohl ich umlernte, war ich noch nicht ganz von dieser Denkweise abgekommen« (um 1890). »Ich war zwischen einem Vater, dessen Gefühle noch unter diesem Einfluß des Jahrhunderts von Voltaire standen und der sie zeigte, ohne sich überhaupt Rechenschaft darüber abzulegen, und einer Mutter erzogen worden, deren aufrichtige Frömmigkeit gallikanischer Strenge nahestand und ihr nicht erlaubte, sich den Sakramenten zu nähern, ohne sich ernsthaft darauf vorbereitet zu haben. In der Familie meines Gatten [bei den La Ferronays] war das ganz anders, und indem man die religiösen Sitten Italiens annahm [das war in der Tat der romantische Katholizismus], hatte man das vorweggenommen, was jetzt in Frankreich Brauch geworden ist. Alles hat sich in unserem Land geändert, sogar die Art, die Religion zu praktizieren.«

Man begreift, daß die Gräfin Fernand sich in der exaltierten Umgebung der Familie ihres Mannes nicht wohl fühlte. Aber nicht nur die Religion war im Spiel, wie sie glaubte: man hat immer den Impuls, die grundlegenden Änderungen durch den Einfluß der großen ideologischen und umbildenden (neugestaltenden) politischen oder religiösen Systeme zu erklären. In der Tat war diese Verschiebung auf Unterschiede in der Sensibilität zurückzuführen. So konnte es geschehen, daß, als Pauline, eine der Töchter des Grafen La Ferronays, die lange mit ihren Brüdern und Schwester korrespondiert und die Tagebücher und Briefe von zahlreichen Verstorbenen geerbt hatte, das Bedürfnis empfand, sie zu sammeln, zu präsentieren und zu veröffentlichen, diese Veröffentlichung der gallikanischen Gräfin Fernand als der Höhepunkt der Indiskretion, wenn nicht der Anstößigkeit erschien. »Das ist ein Buch, das mir immer ganz besonders auf die Nerven ging. Indem sie der Öffentlichkeit die geheimsten persönlichen Gefühle derer, deren Namen ich trage, enthüllte, hat Madame Craven, wie mir schien, im moralischen Bereich gehandelt, wie es im physischen eine Person täte, die andere zwingen würde, sich oben auf der Säule der Place Vendôme im Hemd zu zeigen.« (7)

Aber Pauline empfand diese Scham nicht. Sie errichtete ein »Grabmal« zum Gedächtnis derer, die sie liebte und deren Andenken sie verewigen wollte, mit denen sie in Verbindung blieb. »Die Erinnerung an die glücklichen Tage, die wir zusammen verbracht haben, ist für mich eine Freude und nicht ein Schmerz geblieben, und weit entfernt davon, Vergessen zu begehren, bitte ich den Himmel darum, mir immer die lebendige und treue Erinnerung an die verflossenen Tage zu bewahren. [...] An sie zu denken und von ihnen zu sprechen, war für mich immer süß, seitdem sie nicht mehr sind.« Der *Recit d'une sœur* ist also die mit Hilfe von Originaldokumenten rekonstruierte Geschichte einer Familie vom Anfang des 19. Jahrhunderts, die einer ebenso internationalen wie französischen Aristokratie angehört. Nun, diese Geschichte ist eine Abfolge von Krankheiten und Todesfällen, da die Familie durch die Tuberkulose dezimiert wurde.

In dem Augenblick, wo sich der Vorhang im Rom von 1830 hebt, ist der Graf La Ferronays 48 Jahre alt; er ist seit achtundzwanzig Jahren verheiratet und hat elf Kinder gehabt. Vier sind schon in frühen Jahren gestorben, ihre Mutter bewahrt andächtig die Erinnerung an sie, die sie noch lange Zeit danach bei Gelegenheit wachruft. Es bleiben also sieben Kinder übrig, von denen die beiden letzten Mädchen sind, geboren zu der Zeit, als ihr Vater Botschafter in Petersburg war.

Der erste Teil von *Récit d'une sœur* besteht aus Briefen und dem Tagebuch eines der Söhne, Albert, und seiner Verlobten Alexandrine, die bald seine Frau sein wird: es ist die Geschichte ihrer Liebe, ihrer Ehe, der Krankheit Alberts und seines Todes. Albert ist ein sehr intelligenter und empfindsamer Junge. Bei ihm ist keine Spur von diesem Adelsdünkel zu spüren, der von seiner Schwägerin, der Gräfin Fernand denunziert wird. Er übernimmt nicht die politischen Händel seiner geistigen Familie. Er empfindet keine der legitimistischen Leidenschaften seines Milieus, trotz seiner Treue dem älteren Zweig gegenüber: »Ich kann tun, was ich will, es gelingt mir nicht, mir das Blut wegen dieser kleinen Parteistreitigkeiten zu erhitzen. So müßten auch einige von meinen Angehörigen mich eigentlich verleugnen, wenn sie mich mit solchen Leuten umgehen sehen [den belgischen Liberalen], ich fühle, daß ich mich auf diesem Gebiet darauf beschränken werde, ihnen zu mißfallen.« Von einem brüderlichen Romantizismus und einer saint-simonistischen Ader durchdrungen, glaubt er, daß die Eisenbahnen die »Vorurteile und die nationalen Gehässigkeiten« zerstören, »neue Vorstellungen des Verschmelzens« verbreiten werden. »Der Geist der Nationalität, des Patriotismus, der in sich schön ist, aber in dem man vom höchsten Standpunkt aus noch Egoismus findet, wird alle Tage mehr dem Geist der Vereinigung Platz machen, der, wie ich überzeugt bin, eines Tages über die christliche Welt regieren wird.« Dieser sanfte Utopist träumt von einer »Assoziation der christlichen Nationen«. Er empfindet geradezu ein Bedauern über diese Nationalitäten, die dazu verdammt sind, zu verschwinden »in der Gesellschaft, die nun beginnt und in deren Schoß alles sich vereinen, vereinfachen und einebnen wird«. (8) Die Triebkraft dieser Umwandlung wird die Religion sein: »Die Religion ist, wie ich glaube, die Seele unserer Zukunft, die letzte Umwandlung der Gesellschaft. Unsere Vervollkommnungsfähigkeit, die das Ende ihres Aufschwungs erreicht hat, wird uns unser erstes Schicksal, den Glanz des Lichts, die Klarheit des Himmels wiedergeben.« Seine Verlobte ist die Tochter des Grafen von Alopoeus, eines gebürtigen Schweden, der Außenminister Rußlands in Berlin war, und einer Deutschen: Alexandrine, 1808 geboren. Mit zweiundzwanzig Jahren ist sie eine Freundin der jungen Damen La Ferronays, vor allem von Pauline, der Erzählerin. Lange Zeit danach, nämlich 1867, wird Pauline darüber schreiben: »Unsere Freundschaft gehörte zu denen, die nichts im Leben stören konnte und die der Tod nicht zu brechen vermag.« Man glaube ihr: diese Worte waren nicht in die Luft geschrieben.

1831 ist die ganze Familie in Neapel im Palais Acton versammelt. »Wir sprechen oft von Gott und vom anderen Leben«, ein Thema, das nicht aufgehört hat, im Lauf der Jahre ständig in ihren Unterhaltungen wiederzukehren.

1831 stirbt der Graf Alopoeus, der erste Todesfall einer langen Serie. Alexandrine wird Waise. Sie ist sehr beeindruckt: als Lutheranerin muß sie einige Zweifel bezüglich des Seelenheils ihres Vaters haben, der vielleicht kein tadelloses Leben geführt hat. Deshalb bittet sie Gott, »nun nicht mehr einen Augenblick des Glücks auf der Erde zu haben, doch daß *er* in Ewigkeit glücklich sei«; bei jeder Freude, die dieses zwanzigjährige Mädchen empfindet, ruft sie: »Mein Gott, laß mich an Stelle meines Vaters leiden.« Man wird sehen, daß sie erhört wurde!

Am 9. Februar 1832 notiert Albert: »Ich habe etwas Blut gespuckt. Meine Kehle war noch infolge einer Krankheit, die ich kürzlich in Berlin durchgemacht hatte, empfindlich.« Der Name der Krankheit wird nicht genannt. Sie war aber durchaus schon sehr gut bekannt! Einige Tage zuvor hatte Albert Alexandrine, die Freundin seiner Schwester, kennengelernt. Es ist Liebe auf den ersten Blick. Sie gehen eine Stunde in den Gärten der Villa Doria-Pamphili in Rom spazieren. »Wir sprachen, glaube ich, eine Stunde lang von Religion, von Unsterblichkeit und vom Tod, der, wie wir feststellten, in diesen schönen Gärten sanft sein müßte.«

Alexandrine sammelt Visitenkarten. Albert gibt ihr seine mit der Inschrift: »Welch sanfte Unsterblichkeit ist die, die hier auf Erden im Herzen derer, die euch vermissen, beginnt«, und Albert fügt in seinem Tagebuch folgenden Kommentar hinzu: »Seltsame und melancholische Worte in einem Album voller Narrheiten.« Als man spottet, reißt Albert die Karte aus dem Album und ersetzt sie durch ein weißes Blatt.

Eines Tages, als Alexandrine ein Heft mit Notizen und Gedanken an Albert öffnet, stößt sie auf folgenden Vers von Victor Hugo:

Je m'en irai bientôt au milieu de la fête.

Dann der folgende Gedanke von Massillon: »Man fürchtet weniger den Tod, wenn man bezüglich seiner Folgen ruhig ist.« Und zum Schluß: »Ich sterbe jung und habe es mir immer gewünscht. Ich sterbe jung und habe viel gelebt.« (9)

Im Juni 1832 schreibt Albert an Alexandrine: »Ich schwöre Euch, daß das, was ich empfinde, wenn ich nahe bei Euch bin, das Vorzeichen eines anderen Lebens zu sein scheint. Wie sollen Gefühle dieser Art das Grab nicht überschreiten können?«

Was hier überraschend ist, ist nicht der religiöse und mystische Ton, sondern die Konzentration des religiösen Gefühls auf den Tod und das Jenseits und ihre Mischung mit der Liebe. Alexandrine vertraut ihrem Tagebuch an: »Oh! der Tod ist immer mit Poesie und Liebe gemischt, weil er zur Verwirklichung der einen wie der anderen führt.«

Der Tod enthüllt also einen Aspekt seiner selbst, den wir noch nie in einer Unterhaltung angetroffen hatten, selbst wenn sie exaltiert war: die Unendlichkeit. Die beiden Freunde gehen bei Sonnenuntergang in Castellamare spazieren: »Oh, wenn wir dahin gehen könnten, wohin sie geht! Man hätte Lust, ihr zu folgen, ein neues Land zu sehen.« »Ich bin sicher«, schreibt Alexandrine, »daß er in diesem Augenblick gerne gestorben wäre.«

Einige Jahre später, 1834, hat er dieselbe Eingebung und notiert seinerseits: »Ausflug zu Pferde im Galopp, Glücksgefühle am Meeresufer. Ich würde gern ins Meer tauchen, um mitten in etwas Unermeßlichem zu sein.« Das Bedürfnis sich im Unendlichen zu verlieren, in der Unendlichkeit des Todes.

Ihre Eltern sind ein wenig über ihre Freundschaft beunruhigt und wollen sie trennen, um sie auf die Probe zu stellen. Sie verbringen einen letzten Abend im Theater San Carlo. Alexandrine ist traurig: »Der Saal, das Licht, die Szene [...], mir schien auf einmal, daß ich mich in einem erleuchteten Grab befände.« (10)

Je m'en... Ich werde bald inmitten des Festes fortgehen.

Um sie herum hört man nicht auf zu sterben, »von einer schnellen Krankheit dahingerafft«, deren Namen man verschweigt, und Alexandrine erkennt: »Bis in die letzten Monate seines Lebens war ich in einer seltsamen Verblendung über seine Gesundheit.« Keinerlei medizinische Neugier. Kein Vertrauen in den medizinischen Eingriff. Der Arzt pflegt, er heilt nicht, er ändert nichts.

Albert hat einen neuen Fieberanfall, von dem man annehmen kann, daß er von der Traurigkeit über die Trennung herrührt. In der Tat trägt er den Keim einer großen Krise in sich, die ihn in Civitavecchia niederstreckt; von dort sollte er seine Mutter nach Frankreich begleiten. Er läßt sie allein aufbrechen, um Zeit zu gewinnen, sich zur Ader zu lassen: »Diese Gewohnheit, sich Blut abnehmen zu lassen«, schreibt Alexandrine viel später, »die in Italien so verbreitet und unheilvoll war, hatte Albert nur zu sehr übernommen, der oft fühlte, wie ihm das Blut in den Kopf oder in die Brust stieg und der dann, ohne daß es irgend jemand wußte und ohne daß der Arzt es verordnet hätte, auf dieses Mittel zurückgriff.« Pauline kommentiert: »Eine schnelle und heftige Entzündung hatte sich kundgetan, und der Arzt sah sein Leben in Gefahr, einer beinahe verzweifelten Gefahr.« Sein Vater und seine beiden kleinen Schwestern harren bei diesem Bazillenträger in voller Krise aus und pflegen ihn. »Das Fieber war heftig, die Zunge trocken, der Husten quälend [...] Sauvan [der Arzt] hatte eine große Blutentnahme vornehmen lassen (10 Unzen Blut).« Senfpflaster an den Füßen. »Teure Freundin [es handelt sich um den Grafen de La Ferronays, der an seine Frau in Frankreich schreibt], ich werde dir nicht sagen, was ich empfunden habe, als ich sah, wie unser teures Kind derart gequält wurde.«

8 Uhr morgens, neuer Aderlaß. »Während ich dir schreibe, betrachte ich diesen armen Jungen, der so furchtbar verändert ist; seine Magerkeit ist erschreckend. Seine Augen sind groß und weit geöffnet, sie scheinen im Kopf eingesunken zu sein.« Neuer Fieberanfall, neuer Aderlaß, schließlich kündigt ein Schweißausbruch die Milderung an: »Dieser glückbringende Schweißausbruch [...] wirkte Wunder [...]. Ich glaube wahrhaftig, ich hätte diesen wohltuenden Schweiß, der unser Kind rettete, getrunken.« Er schöpft wieder Hoffnung: »Die Ärzte sagen, daß diese schreckliche Krise, mit 21 Jahren, seine Gesundheit wiederherstellen und daß es ihm, wenn er auf sich achtgibt, für lange Zeit prächtig gehen wird.« (11)

Da hat Alexandrine einen warnenden Traum: Albert lädt sie ein, mit ihrer Mutter zu einem Friedhof am Grund eines verlassenen Tales herabzusteigen. Man spricht über all das bei der Gräfin Alopoeus, die übrigens die Gesundheit von Albert »wenig beruhigend« findet, aber sich dennoch vor allem über sein mangelndes Vermögen und die ausbleibende Karriere aufhält sowie über seinen katholischen Bekehrungseifer. Niemand stellt sich vor, daß Albert nur noch eine kurze Frist gewährt ist. Man sorgt sich nur um seine schwache Gesundheit.

In der Tat hatte die schreckliche Krise zur Folge, daß die Eltern von Albert und Alexandrine, die begriffen, wie sehr die Verlobten sich liebten, darauf verzichteten, ihre Verbindung noch zu verzögern. Die Hochzeit findet am 17. April 1834 statt.

Zehn Tage später erleidet Albert einen Blutsturz. Alexandrine achtet nicht darauf, dennoch beschleicht sie Unruhe: sie hat Angst, wenn sie einen Trauerzug vorbeiziehen sieht, vor allem, wenn er einen jungen Mann begleitet.

Am 28. August 1834 heiratet Pauline, die Erzählerin, einen Engländer, Auguste Craven.

Albert hat Augenblicke von Müdigkeit: er fühlt sich nervös, erregbar, »aber wer wäre das nicht nach zwei Jahren Pflege, schlaflosen Nächten, Torturen, Aderlässen und Arztbesuchen«.

Die Ärzte glauben ihrerseits, daß Reisen ihm guttun würden: sie schikken ihn von Pisa nach Odessa! Er hustet ununterbrochen. Er wird ein großer Leidender, ohne daß er, sonst so vertraut mit dem Gedanken des Todes, daran denkt, daß er verurteilt ist: er fürchtet nur, nie wieder ganz gesund zu werden, zu einem Krankendasein verdammt zu sein, ohne in der Lage zu sein, seine Tätigkeiten wieder aufzunehmen. Alexandrine ist ihrerseits überzeugt, daß man die Geduld haben muß, noch fünf Jahre Prüfungen auf sich zu nehmen, denn wenn Albert »das glückliche Alter von 30 Jahren erreicht haben wird..., ich denke, daß er dann schön, stark sein wird... und daß ich alt sein werde, älter noch durch die Ängste als durch die Jahre, und meine Gesundheit zerstört durch die Sorgen, die ich mir um ihn gemacht haben werde.« (12) Zum ersten Mal begreift sie die Schwere des Falls und dennoch unternimmt sie nichts, das Übel zu identifizieren, zu benennen, um besser Bescheid zu wissen. Nichts, was unserem Wunsch entspräche, die Diagnose zu kennen oder zu ignorieren: Sie zeigt eine Gleichgültigkeit dagegen, als ob die Wissenschaft der Ärzte von keinerlei Nutzen für sie wäre; sie sollen ihre Aufgabe erfüllen, gute Betreuer zu sein. Doch häufen sich in Venedig die Krisen. »Er spricht nur unter Anstrengung mit mir und sagt nur, daß man einen Beichtvater kommen lassen solle. Sind wir schon soweit? Sind wir wirklich schon so weit? schreie ich.« Jetzt erst will sie wissen: »Ich fragte ziemlich ungeduldig nach dem Namen dieser schrecklichen Krankheit, Lungenschwindsucht, antwortete mir endlich

Fernand. Da fühlte ich, wie mich alle Hoffnung verlies.« Ihr Schwager Fernand wußte es, die Ärzte wußten es, aber ihr hatte man nichts gesagt. Sie kehrt in das Zimmer des Kranken zurück. »Ich fühle eine Art Bestürzung, die aber nicht nach außen sichtbar wurde, denn ich hatte mich seit mehreren Tagen darum bemüht, meine Befürchtungen zu verbergen.«

Albert seinerseits sehnt sich, von seinen Leiden erschöpft, nach ewiger Ruhe: »Wenn man im Grab noch fühlen kann, daß man schläft, daß man Gottes Gericht erwartet [merkwürdige Rückkehr zum Glauben an eine Wartezeit im Grabe, zwischen Tod und Gericht], daß selbst große Verbrechen nicht vermögen, einem Furcht vor dieser *mit unbestimmten Vorstellungen vermischten Ruhe* einzujagen; aber mehr als diesen verwirrenden Vorstellungen von der Erde, vielleicht allem, was die Erde bietet, vorzuziehen ist dieses Gefühl, sein Schicksal vollendet zu haben [...]. Die Lösung des Rätsels ist, daß ich nach Ruhe dürste, und wenn das Alter oder selbst der Tod sie mir geben, werde ich sie segnen.« (13)

Er fürchtet, weit weg von Frankreich zu sterben, wo er doch schon lange nicht mehr lebt: »Oh, Frankreich, Frankreich, daß ich nur dorthin gelange, dann werde ich das Haupt senken.«

Alexandrine gibt jede Hoffnung auf. Sie wünscht nur, »daß dieser geliebte Engel nicht mehr leide, wie er es schon so sehr getan hat, und daß alle himmlischen Freuden ihn einhüllen und ihm ein ewiges Glück schenken.« (14) Sie fürchtet aber, allein zu sein, wenn sie ihm die Augen schließt.

Sie findet an ihm manchmal »einen Ausdruck, der so traurig ist, daß er mir das Herz zerreißt. Und ich muß mich zwingen, ihm fröhlich zu erscheinen... Ach! *ich ersticke an diesem Geheimnis zwischen uns* – ich glaube, oft würde ich lieber mit ihm offen von seinem Tod sprechen und versuchen, uns gegenseitig durch den Glauben, die Liebe und die Hoffnung darüber zu trösten.« Ihr Wunsch wird erfüllt: am selben Tag, dem 12. März, ruft er sie, um sie darum zu bitten, sich nach seinem Tod wieder zu verheiraten. Dann fügt er hinzu: »Wenn ich sterbe, bleibe Französin [sie war als Russin geboren], verlasse nicht die Meinen, kehre nicht zu deiner Mutter zurück.« Nachdem er erreicht hatte, daß sie sich zum Katholizismus bekehrte, fürchtet er nun, daß nach seinem Tod der Einfluß ihrer Mutter sie zum Protestantismus zurückführen könnte. Für die Bekehrung Alexandrines hatte er Gott sogar sein Leben hingeben wollen!

Er will in Frankreich sterben. Nun beginnt eine lange Reise, auf der man den Sterbenden von Ort zu Ort schleppt: 10. April 1836, Abschied von Venedig; am 13. Ankunft in Verona; am 22. in Genua, am 13. Mai in Paris. Dort warnt zum ersten Mal ein Arzt Alexandrine, »daß es für mich eine tödliche Gefahr darstelle, im selben Zimmer wie Albert zu schlafen«. Es war höchste Zeit! Man glaubte, daß er sterben würde. Er lebt noch einige Wochen.

»Eines Tages rief Albert aus, indem er mir plötzlich die Arme um den Hals warf: ›Ich sterbe, und wir wären so glücklich gewesen.‹« Im Zimmer des Sterbenden wird die Messe gelesen und die Hostie zwischen den beiden Ehegatten geteilt.

Am 27. Juni wird ihm von Abbé Dupanloup die letzte Ölung erteilt. Das Zimmer ist voll. Nach dem Sakrament macht er ein Kreuzeszeichen auf der Stirn des Priesters, seiner Frau, seiner Brüder, seiner Eltern, Montalemberts, seines großen Freundes: »Als er sich ihm zuwandte, brach Albert einen Augenblick in Tränen aus, was mir das Herz zerriß. Aber er erholte sich auf der Stelle [...], er machte der Krankenschwester ein Zeichen, sich zu nähern, da er sie in diesem zarten, allgemeinen Lebewohl nicht vergessen wollte.« Am 28. Juni letzte Absolution. Man kann sich die Länge dieser Agonie vorstellen. Alexandrine verliert die Fassung – »da ich es nicht mehr aushielt, daß unsere Seelen sich nicht ineinander ergießen konnten, und da ich von den letzten Minuten, die mir noch blieben, etwas haben wollte, sagte ich ihm: Montal hat mir deine Briefe gebracht; sie sind so bezaubernd für mich. Er unterbrach mich. Genug, genug, rege mich nicht auf, sagte er [...]. Oh, Albert, ich bete dich an. Dieser Schrei kam aus meinem Herzen, das zerbrach, weil ich nicht mit ihm sprechen konnte. Aus Furcht, ihn zu beunruhigen, mußte ich schweigen, aber mein Mund schloß sich über dem letzten Wort der Liebe, das er ausgesprochen hat, und er hörte es, wie er es früher gewünscht hatte, sterbend.«

In der Nacht vom 28. zum 29. bettet man ihn um, mit dem Kopf zur aufgehenden Sonne gewandt [die Ausrichtung nach Osten]. »Um sechs Uhr [er war zu dem Zeitpunkt in einem Sessel nahe beim offenen Fenster gebettet] sah und hörte ich, daß der Augenblick gekommen war.« Die Schwester rezitiert die Gebete der Sterbenden – »Seine schon starren Augen waren auf mich gerichtet [...] und ich, seine Frau! ich fühlte, was ich mir niemals vorgestellt hätte, *ich fühlte, daß der Tod das Glück war...*«

Eugénie, die jüngere Schwester Alberts, schreibt in einem Brief an Pauline: »Am 29., vorgestern, hat man ihn auf sein Bett gelegt. Sein ruhiges Gesicht schien zu schlafen und sich endlich von all seinen Erschöpfungen auszuruhen.« Die Schönheit des Toten. »Gestern hat man ihn in seinen Sarg gelegt und mitten im Zimmer aufgebahrt. Wir haben ihn mit Blumen bedeckt. Das Zimmer duftete.« Diese Sitte, Blumen auf den Sarg – oder in den Sarg? – zu legen ist hier und da im sechzehnten und siebzehnten Jahrhundert bezeugt. Man warf auch manchmal Blumen ins Grab. Aber diese Geste wird vor dem Ende des achtzehnten Jahrhunderts zu selten erwähnt, als daß man ihr einen rituellen Sinn zuschreiben könnte. Seit dem Beginn des 19. Jahrhunderts dagegen wird die Blumengabe mit Nachdruck wiederholt erwähnt. Sie wird wieder zum wichtigen Element des Rituals.

»Am Morgen [des 1. Juli] hat man ihn hinausgetragen. Alex und ich [Eugénie], wir haben noch nahe beim Sarg gebetet, während er unter der Tür aufgestellt war, dann haben wir beide in einer Ecke der Kirche Saint-Sulpice verborgen der Andacht beigewohnt.« Sie waren versteckt, denn die Frauen der Familie, zumindest im Adel, hatten weder die Erlaubnis, dem Trauerzug zu folgen, noch der Andacht oder dem Schlußgebet beizuwohnen; die hergebrachten Konventionen verlangten, daß sie zu Hause eingeschlossen blieben. Zu Beginn des neunzehnten Jahrhunderts war dieser Brauch nur noch auf die Aristokratie beschränkt. Ebenso war die Witwe auch bei den Beileidsbezeugungen abwesend, eine einst viel allgemeinere Sitte, die im Adel fortbestand. In Sizilien nehmen noch heute die Frauen des Hauses nicht an den Beerdigungen teil.

Dieses Mal, im Paris des Jahres 1836, haben die Frauen der Familie La Ferronays diese Sitte nicht mehr geduldet, die ihnen zu grausam schien. Da Alexandrine auch keinen Skandal verursachen noch so erscheinen wollte, als ob sie einen ehrwürdigen Brauch zurückweise, schloß sie eine Art Kompromiß mit den Schicklichkeitsvorstellungen, indem sie dem Gottesdienst für ihren Mann beiwohnte, aber verborgen. Zu Hause vertraut sie ihrem Tagebuch an: »In der Kirche versteckt, habe ich allem beigewohnt«, und sie schrieb für sich selbst dieses letzte Lebewohl oder dieses erste Einführungswort auf: »Mein süßer Freund! meine beiden Arme haben dich gestützt, einer in Deinem letzten Schlummer, auf der Erde [gerade vor seinem Tod im Morgengrauen], der andere in diesem Schlummer, dessen Dauer wir nicht kennen. [Man ist erstaunt über diese Rückkehr zum alten Bild des Schlafes, bei diesen exaltierten Christen, die ungeduldig darauf warten, sich im Jenseits wiederzufinden. Wir sind dem schon bei Albert begegnet, als er an seinen eigenen Tod des großen Kranken dachte. Hier scheint der Schlaf eine Art von friedlichem Fegefeuer zu bezeichnen, eine Wartezeit vor der großen Wiederbegegnung.] Gott möge mir gewähren, daß diese beiden Arme sich nach meinem Tod vor dir öffnen [Statuen auf ganz gewöhnlichen Grabmälern des neunzehnten Jahrhunderts werden die Verstorbenen in dieser empfangenden Haltung, mit ausgestreckten Armen zeigen] zu unserem unsterblichen Wiedersehen im Schoß Gottes, im Schoß der Seligkeit der ewigen Vereinigung!«

Sie schüttet ihr Herz endlich in einem langen Brief an ihre beste Freundin und Schwägerin Pauline Craven aus, die in der Ferne festgehalten ist. (15) »Es war mir vergönnt, den Blick von Albert verlöschen zu sehen, zu fühlen, wie seine Hand auf ewig erkaltete [...]. Er ist auf meinen Arm gestützt gestorben, meine Hand die seine haltend, und ich war nicht einen Augenblick verwirrt, als ich seine letzten Seufzer vernahm, und als ich sah, daß er in der Agonie lag, habe ich die Schwester gefragt, ob er noch leide, und sie hat mir gesagt: Nicht mehr! Da habe ich ihn, wie mir selbst schien, ohne Bedauern gehen lassen. [Wir wollen das nicht wörtlich nehmen. Hier ist nichts von der ruhigen Resignation der alten Mentalität zu spüren. Weder Weigerung noch Resignation. Eine große, völlig assimilierte Trauer, die zur zweiten Natur geworden ist.] Ich küßte nur sehr ruhig seine teuren Augen, die schon nichts mehr erkannten und vielleicht fühllos waren, und ich rief auch ganz nahe, ganz nahe, seinen so geliebten Namen Albert in sein Ohr [...], um zu versuchen, ihn in diesen letzten Wolken, auf diesem letzten düsteren Weg, der zum Licht führt, meine Stimme hören zu lassen, meine Stimme, die sich mehr und mehr entfernte, meine Stimme, so wie mich selbst, der nichts übrig blieb, als an den äußersten Grenzen zurückzubleiben [...]. Vielleicht hat er mich gehört, wie einen Klang, der langsam schwächer wird, vielleicht hat er mich gesehen wie ein Ding, das nach und nach in der Dunkelheit verschwindet.«

Bei der Messe, fährt sie im Verlauf ihrer langen Beichte an Pauline fort, hat sie während der Erhebung der Hostie eine Art Vision gehabt: »Ich habe die Augen geschlossen, und meine Seele füllte sich mit einer Süße, die den süßen Klängen, die ich vernahm, glich [der Orgelmusik; sie war eine sehr gute Musikerin, und Musik begleitete ihre großen religiösen und Gefühlsaufwallungen], und ich habe mir vorgestellt (ausdrücklich, du verstehst es wohl, es gab in all dem nichts Außergewöhnliches), ich habe mir meinen Tod vorgestellt: einen Augenblick von völliger Nacht, und in dieser Nacht die Gegenwart eines Engels fühlend, auch unbestimmt etwas Helles sehend und diesen Engel, der mich zu Albert führte [...]. Und unsere Körper waren durchsichtig und golden.« *Sie waren vergeistigt.*

Wieder bei ihrem Tagebuch, versucht Alexandrine sich Klarheit über sich selbst zu verschaffen und schreibt am 4. Juli: »Ich würde gerne wissen, was in mir vorgeht. Es scheint mir deutlich, *daß ich Sehnsucht nach dem Tod habe.«* Sie, die so sehr das Leben liebte, Unterhaltung, Musik, Theater, Kunst, Natur, sie fühlt »Gleichgültigkeit gegenüber allen Dingen der Erde: es gibt dort nichts als die Reinlichkeit, das Wasser, für die ich meine Leidenschaft bewahrt habe.« Die Reinlichkeit! Dieser große Wert des viktorianischen Zeitalters, der so tief verankert ist, daß er in der allgemeinen Entsagung zusammen mit Gott und der Liebe fortbesteht. Das Wasser der körperlichen Intimität, die grenzenlose Liebe der Wesen, die uns teuer sind, die von ihnen alles verlangt und alles geben will, der Tod, der entreißt, aber auch zurückerstattet...

Und dennoch, welch großen Schmerz hinterläßt die Abwesenheit!

»Ich empfinde manchmal«, schreibt Alexandrine an Pauline, »ein schmerzhaftes Verlangen, mich zu zerbrechen, etwas zu versuchen, um eine Minute von dem Glück, das ich verloren habe, wiederzufinden, eine einzige Minute, seine Stimme, sein Lächeln, seinen Blick.« Sie zieht sich in das Zimmer von Albert zurück: »Dort fühle ich mich wohl. Oh! wie sehr ich wünschte, dort sterben zu dürfen!« Und die kleine Eugénie ist beunruhigt, was man von dieser großen leidenschaftlichen Trauer denken soll: »Ich hoffe, daß Gott nicht an dieser maßlosen Trauer Anstoß nimmt«, vorausgesetzt natürlich, daß sie christlich bleibt! »Sie zu nähren ist ein Trost.«

Wenn auch die anderen sich nicht damit abfinden, »sie für den Rest ihres Lebens traurig zu sehen«, denkt Eugénie doch, daß das von nun an die Berufung dieser jungen Witwe ist: »Man kann ihr eine Trauer erlauben, die ihr mehr und mehr zur Natur werden wird.«

Dennoch ist man mit den armen Resten von Albert noch nicht am Ende. Sie warten auf dem Friedhof Montparnasse auf ihren Transport nach Boury in der Normandie zum Schloß der Familie. Der Graf de La Ferronays nimmt sich ihrer an: »Wir beschäftigen uns [in Boury] in diesem Augenblick damit, den Friedhof herrichten zu lassen, wo wir, so Gott will, in einiger Zeit ausruhen werden.« Alexandrine wird dort auch ihren Platz haben. »Das ist heute der Gedanke, der uns beschäftigt; das, wovon wir sprechen, die Zukunft, auf die wir hoffen. [Offensichtlich wird die klassische Ausgewogenheit kaum gepflegt bei den La Ferronays!] Für viele Leute wäre das traurig. Für uns ist es nicht so [...]. Liebes treues Kind [Pauline], wenn Deine Mutter und ich neben Deinem heiligen Bruder ruhen werden, wirst Du uns besuchen kommen und uns Deine guten Gebete schenken [der Besuch am Grab]. Und dann eines Tages, oh ja, mein Kind, eines Tages, hoffen wir es wohl, eines Tages wird dein köstlicher Traum in seiner ganzen Fülle Wirklichkeit werden.« Welcher köstliche Traum? Pauline erklärt es in einer Fußnote: es handelt sich um ihren eigenen Tod: »Ich hatte eines Tages eine Art von Träumerei niedergeschrieben [Man schreibt enorm viel bei den L. F., Briefe, intime Tagebücher usw.], über das andere Leben, in dem ich das *unendliche Glück* beschrieb, *die, die man auf Erden geliebt hatte, wiederzufinden.*« (16) Schließlich ist der Friedhof von Boury bereit. Der Wagen, der den Leichnam befördert, kommt an einem Oktobertag mit Alexandrine und zweifellos auch mit Herrn de La Ferronays an: »Bei dem Kreuz, das sich am Eingang des Dorfes befindet, wurden wir von meiner Mutter und meinen Schwestern erwartet, die sich, sobald der Wagen in Sicht kam, auf die Knie warfen.« Der Abbé Gerbet, der große Freund Alberts, ist auch da »mit der Prozession, gefolgt vom ganzen Dorf. Der Wagen war offen, er segnete den Sarg. Maman und Alexandrine [Brief von Eugénie an Pauline] *küßten* ihn«: das Küssen des Sarges, das führt uns wieder zurück zu den Phantasmen vom Ende des achtzehnten Jahrhunderts, zu der Bilderwelt der makabren Erotik. Aber diese Küsse einer Mutter, einer Gattin sind frei von offener Sinnlichkeit. Dennoch ist ihre Bedeutung physischer Nähe und tiefer Vereinigung von Körper und Seele – des ganzen Wesens – bei der Frau offenkundig. Gottesdienst in der Kirche. Begräbnis auf dem Friedhof. Alexandrine »betrachtete mit einer Art Freude diese leere Grube«, die ihr bestimmt war: eine einzige Platte wird die beiden Gräber bedecken, »denn im Innern werden die beiden Särge sich berühren, so wie es unsere arme kleine Schwester gewollt hat.«

Einige Tage später spielt sich eine Szene ab, die außergewöhnlich und unverständlich ist, wenn man sich nicht an all die Geschichten, all die Anekdoten des schwarzen Romans, der Berichte vom Scheintod, der Liebe im Innern der Gräber erinnert. Es ist makabre Erotik des achtzehnten Jahrhunderts, aber real und sublimiert, verfeinert, wobei die Sexualität entweder abwesend oder verdrängt ist: »Vom Tag der Überführung an war die Grube provisorisch mit Brettern bedeckt worden; gestern hat man sie fortgenommen, und Alexandrine hat einen Plan, den sie sich zurechtgelegt hatte, aber fürchtete, nicht ausführen zu können, in die Tat umgesetzt. Ich vertraue ihn Dir als Geheimnis [von Olga an Pauline] an, denn sie hat ihn niemandem verraten aus Angst, daß das als extravagant erscheinen könnte. Gestern also [am 23. Oktober 1837] ist sie, nur in Anwesenheit von Julien, mit Hilfe einer kleinen Leiter *in die Grube* herabgestiegen, die nicht sehr tief ist [das könnte noch eine ignatianische geistliche Übung sein, wie eine Meditation über einen Sarg, über einem offenen Grab, aber die Folge beweist wohl, daß die Geste zu einer anderen Empfindsamkeit gehört und zu einer anderen Religion], um ein letztes Mal den Sarg *zu berühren und zu küssen,* wo all das, was sie geliebt hat, eingeschlossen ist. Als sie das tat, lag sie in ihrem eigenen Grab auf den Knien.«

Das Grab Alberts wird, wie es der Graf de La Ferronays ausdrückt, »das Ziel eines täglichen Pilgerzugs, wo wir zugleich für ihn beten und er für uns«. Er ist sechzig Jahre und die Gräfin 54. Sie sind alt.

Am dritten Todestag Alberts, dem 29. Juni 1839, notiert Olga, das vorletzte der Kinder der La Ferronays, in ihrem Tagebuch: »Albert! bete darum, daß ich gut sterbe. Dieses mit Rosen bedeckte Grab hat mich an den Himmel denken lassen.«

Der Bericht vom Tod Alberts ist beendet. Er ist nicht der einzige, der stirbt: sein großer liturgischer Tod wird von einer Konstellation von anderen Toden von Freunden umgeben, die mit einigen Details berichtet werden, die man vernachlässigen kann. Das erlaubt aber Olga, mit einer Art von Befriedigung zu schreiben: »Jedermann stirbt gegenwärtig jung.«

Das Leben beginnt wieder: 1840 gehen Frau de La Ferronays und Olga nach Goritz zu »dem König« (dem Grafen von Chambord). Dann kehrt die Familie nach Rom zurück (ohne Alexandrine, die in Paris geblieben ist bei Eugénie, die sehr krank ist, und ihrem Gatten Adrien de Mun). Aber nun stirbt Herr de La Ferronays. Ein Tod, der offensichtlich keiner wie die andern ist, sondern von Wundern begleitet wird.

Am Sonntag, den 16. Januar 1842, diniert Herr de La Ferronays mit dem Abbé Dupanloup bei den Borghese. Herr de Bussière spricht dort von der Anwesenheit des Juden Ratisbonne in Rom, dem Testamentvollstrecker von Sainte-Beuve, dem Autor von Fabeln für Kinder, dessen Bekehrung zum Katholizismus er wünschte. Der Fall Ratisbonne ist dem Grafen Ferronays aufgefallen. Am folgenden Morgen, Montag, »wunderbares Wetter«, Pilgerzug nach Santa Maria Maggiore; tägliche Vorbereitung auf den Tod (zwanzig »Gedenket...«, etc.) in der Kapelle Borghese. Am Abend, beklagt er sich »daß er seinen Schmerz fühlte*«, der zweifellos vom Herzen herrührt. Zuerst läßt man den Chirurgen zu einem Aderlaß kommen. Dann kommen der Arzt und der Beichtvater, der Abbè Gerbet erteilt ihm die Absolution. Der Arzt kündigt an, daß es keine Hoffnung mehr gibt, und es geht in der Tat sehr schnell, allerdings bleibt Zeit zum Abschied: »Lebt wohl meine Kinder, lebwohl meine Frau«, dann »riß er lebhaft das Kreuz ab, das über seinem Bett hing und küßte es mit Inbrunst [...]. Bald kam Entkräftung hinzu, ich sprach mit ihm, er hörte mich nicht mehr, ich bat ihn, mir die Hand zu drücken und diese teure Hand blieb ohne Bewegung [...]. Adrien de Mun [sein Schwiegersohn] fand mich einige Stunden später auf den Knien, diese teure Hand fest umklammernd; er näherte sich mir und mußte mich für toll halten, als ich ihm sagte: es geht mir gut, ich fühle mich so nahe bei ihm, mir scheint, daß wir niemals so vereint gewesen sind.« Sie verbrachte so den ganzen Tag »und hielt immer seine Hand, die ich in der meinen wärmte, um ihr den Anschein von Leben zu geben«.

* Der Bericht ist einem Brief von Frau de La Ferronays an Pauline entnommen.

Ein Tod, der wie viele andere zu dieser Zeit hätte sein können, wenn nicht etwas Außerordentliches geschehen wäre, das die Mitglieder der Familie zu »Zeugen eines wahrhaften Blitzschlags der Gnade« machte, wie einer von ihnen mit der in der Familie üblichen Einfachheit sagte.

Der Jude Ratisbonne, um dessen Bekehrung der Graf de La Ferronays Gott in seinem letzten Gebet angefleht hatte, hat sein Pauluserlebnis in der Kirche Sant' Andrea delle Fratte vor dem Altar, neben dem man das Grab seines Fürsprechers vorbereitet. Nach seiner übernatürlichen Vision ist das erste Wort des Neubekehrten: »Dieser Herr muß viel für mich gebetet haben.« »Welches Wort, teures Kind, über euren guten Vater, dessen Leichnam man kurz darauf in diese Kirche trug!« Der tote Graf de La Ferronays ist also der Urheber der Bekehrung von Ratisbonne. Man kann sich die Aufregung, den Enthusiasmus, die die Familie ergriffen, vorstellen. Diese unermüdlichen Briefschreiber finden keine Worte mehr, um ihre Gefühle auszudrücken; Eugénie schreibt an Pauline: »das bedeutet, daß Gott uns besucht hat. Ich bin außerstande, dir etwas zu erzählen, aber du wirst alles wissen, die Einzelheiten dessen, was sich abgespielt hat, und die wunderbaren Dinge, die uns umgeben haben. Oh! Pauline, warum bist Du nicht hier, um auch getröstet zu werden.«

Die Familie hat aber nicht die Zeit, sich lange über dieses außergewöhnliche Ereignis zu freuen. Ein anderes Drama bereitet sich vor: der Tod Eugénies.

Im Februar 1838 hat Eugénie Adrien de Mun geheiratet. Sie wird die Mutter von Albert de Mun sein: der große Katholiken- und Royalistenführer wurde zum Gedächtnis an seinen Onkel Albert de La Ferronays Albert genannt.

Sie führte auch ein Tagebuch in ihrer Jugend und während der Krankheit Alberts, in dem die Besessenheit vom Tod, das religiöse Gefühl, die leidenschaftliche Liebe zu ihrer Familie deutlich werden. »Ich habe Lust zu sterben«, schrieb sie damals, »weil ich Lust habe, Dich zu sehen, mein Gott! ... Sterben ist eine Belohnung, weil es der Himmel ist ... Vorausgesetzt, daß ich nicht in diesem letzten Augenblick Angst habe. Mein Gott! schicke mir Prüfungen, aber nicht diese. Die Lieblingsidee meines ganzen Lebens, der Tod, der mir immer ein Lächeln entlockt hat. Oh nein, Du wirst es nicht zulassen, daß mich diese beständige Vorstellung, zu Dir zu kommen, in diesem letzten Augenblick verläßt ... Nichts hat mir jemals das Wort Tod verdüstern können. Ich sehe ihn immer vor mir, klar, leuchtend. *Nichts kann für mich dieses Wort von den beiden lieblichen Worten trennen: Liebe und Hoffnung* [...] Shakespeare hat gesagt: Es ist ein Glück, nicht geboren zu sein! Nein, das nicht, denn man muß geboren werden, um Gott zu kennen und zu lieben. Aber das Glück besteht darin, zu sterben.« (17) Dies sind die geistlichen Übungen eines jungen Mädchens von weniger als zwanzig Jahren. Und dennoch fürchtet sie die Welt nicht und sieht voraus, daß sie ihre Rolle darin mit Leidenschaft spielen könnte: »Als Nonne würde ich die Welt nicht kennen, und es wäre mir nicht leid darum. Und doch, wer weiß, wenn ich in diese Welt geworfen würde, hätte sie für mich vielleicht eine Anziehungskraft, die meinem gegenwärtigen Haß gleichkäme.«

Vor dem Tod ihres Vaters ist sie mit einem zweiten Sohn niedergekommen. Tuberkulosekrank, wie sie bereits war, erholte sie sich nicht mehr. Pauline beginnt sich in ihrem fernen Brüssel zu beunruhigen: »Der Schatten eines bestimmten Schreckens folgte auf die unbestimmte Unruhe [in bezug auf Eugénie], die ich bis dahin gehegt hatte.«

Nach der üblichen Behandlungsmethode schickt man sie mit ihrem Sohn und ihrem Gatten nach Italien. Auf diese Weise wohnt sie dem »wunderbaren« Tod ihres Vaters bei.

Rückfälle werfen sie nieder, sie begehrt dagegen auf in einer Weise, die die sehr wachsame Pauline auf ihrem belgischen Beobachtungsposten beunruhigt, aber schnell kommt der Friede zurück, »den weder die Mutlosigkeit ihrer Seele noch die Leiden ihres Körpers störten«.

Am 2. April 1842 fährt sie von Rom nach Sizilien: die Ärzte fordern eine »Luftveränderung«. Die Familie begleitet sie bis nach Albano. »Man legte ihr kleines Kind in ihren Wagen, damit sie es nach allen andern küssen könne, und Frau de Bussière [die Frau des Freundes Ratisbonnes] [...] hörte sie murmeln, als sie ihr den letzten Kuß gab: Du wirst Deine Mutter nicht mehr wiedersehen.«

Am 5. April Aufbruch in Neapel nach Palermo, eine Reise, die ihr Ende beschleunigen mußte. Sie versucht Pauline zu schreiben, aber gelangt nicht über erste Worte hinaus: »Liebste Schwester meines Lebens...« Der Tod ist schnell und sanft: sie war zu schwach, um sich bei der üblichen Inszenierung aufzuhalten. Einer der Zuschauer, denn es gab immer welche, selbst wenn das Schauspiel kurz und schlecht vorbereitet war, schreibt: »Heute morgen zwischen 7 Uhr und 8 Uhr habe ich dem Tod oder eher der Glorifizierung eines Engels beigewohnt [...]. Sie war aus dem Leben geschieden ohne Erschütterung, ohne Anstrengung, mit einem Wort: so sanft, wie sie gelebt hat« (Brief des Marquis de Raigecourt an den Abbé Gerbet).

Und Frau de La Ferronays, die in einigen Monaten ihren Gatten und ihre Tochter verloren hat, schloß diese neue Familienepisode in einem Brief an Pauline: »Ich weine mit Dir über uns alle, denn was sie betrifft, so bleibt nichts mehr übrig, als sie im Himmel mit ihrem guten Vater, mit Albert, *mit den vier kleinen Engeln, die uns dort seit so langer Zeit erwarten* [ihren Kindern, die nicht gelebt hatten], in ihrer Herrlichkeit zu betrachten.« (18)

Kein Jahr ging vorüber ohne einen neuen Tuberkulosefall. Albert und Eugénie waren ihre ersten Opfer gewesen, jetzt war die Reihe an Olga, dem vorletzten der Kinder der La Ferronays. Nach dem Tod Eugénies zieht Olga zu Pauline nach Belgien. Die beiden Schwestern verbringen einige Tage am Meer bei Ostende: »Dort an diesem traurigen Strand, an einem Tag, den ich nie vergessen werde, als ich Olga im Schein eines gewittrigen Himmels betrachtete, war ich plötzlich über ihre Veränderung erschrocken und hatte den Eindruck, das Wort ist nicht stark genug, war *überzeugt*, daß auch sie sterben würde.« An die Blässe des Gesichts und die Röte der Lippen ist Pauline bereits gewöhnt; verglichen mit unserem medizinisch geschulten Blick von heute hat sie aber lange gebraucht, um die Diagnose zu stellen oder zu vermuten. In der Nacht, die auf ihre Beobachtungen folgt, tritt eine erste Krise ein, heftige Seitenstiche. Man kehrt schnell nach Brüssel ins Haus der Craven zurück: Olga legt sich zu Bett und wird sich nicht mehr erheben. Sie wird fünf Monate kämpfen, fünf Monate, »in denen wir alle Schwankungen dieses schrecklichen Übels, das mehr als irgend ein anderes das Herz mit Befürchtungen und Hoffnungen quält, durchmachten«. Man beobachtet bei Pauline 1843 eine größere Präzision als bei Alexandrine im Jahre 1835.

Olga hat, wie Albert, wie Eugénie, ihre Augenblicke der Entmutigung und der Verzweiflung: »Nur zu Beginn ihrer Krankheit weinte sie manchmal, aber seit Anfang Januar [1843], d. h. seit dem Augenblick, als ihr Zustand verzweifelt wurde, hatte sie keinen Augenblick mehr Nervenschmerzen und Zustände der Rührung.« (19)

Am 2. Januar 1843 schreibt sie an Alexandrine, die in Paris geblieben war, um ihr ein gutes Neues Jahr zu wünschen: »Ich bin schwach, ich huste; ich habe meine Seitenstiche, ich bin müde, ich habe Nervenschmerzen... Meine kleine geliebte Schwester, bitte darum, daß ich geduldig sei, solange Gott will. Ich habe den Entschluß gefaßt, so zu handeln, als ob ich wüßte, daß ich an dieser Krankheit sterben soll.« Man hat ihr nicht gesagt, daß keine Hoffnung mehr besteht, und sogar »der Arzt sagt, daß ich im Frühjahr geheilt sein werde«.

Während sie in ihrem Tagebuch immer vom Tod sprach, dem der andern und dem eigenen, vergißt sie einige Zeit, ihn zu sehen, als der Augenblick für sie gekommen ist (sie ist kaum zwanzig Jahre alt). »Eines Tages, als sie im Salon war, in den sie noch hinuntergehen konnte [...], war sie lange Zeit gedankenvoll gewesen, und ich saß schweigend nahe bei ihr und hörte ängstlich ihre beschleunigte Atmung und betrachtete ihr immer mehr verändertes Gesicht. Plötzlich sagte sie mir mit ruhiger Stimme: ›Weißt Du, daß ich in einer sehr guten Lage bin! Ja... Wenn ich gesund werde, werde ich das Frühjahr genießen, das Glück, meine Kräfte zurückkehren zu sehen, ... meine teuren Narishkin [ihre liebsten Freundinnen] wiederzusehen, und wenn ich statt dessen sterbe, siehst Du, nach diesem ganzen Jahr, das wir hinter uns haben [der Tod ihres Vaters, ihrer Schwester Eugénie], und dann bei dieser Krankheit, die ich nicht los werde, und dann der vollkommene Ablaß, den ich bei meinem Tod zu gewinnen hoffe [sehr wichtig: der Graf de La Ferronays hat sich, sobald er begriff, daß er sterben müsse, auf sein Kruzifix gestürzt, hat es von der Wand ›gerissen‹, um Zeit zu haben, diesen Ablaß zu gewinnen], all dies läßt mich glauben, daß ich recht schnell in den Himmel kommen werde.‹ Nach einem Augenblick des Nachdenkens, fuhr sie mit derselben Ruhe fort: ›Schließlich müßte ich, wenn ich genese, dennoch eines Tages wieder anfangen zu leiden, um zu sterben, so daß ich, da ich schon soviel gelitten habe und da ich an diesem Punkt angelangt bin...‹ Sie unterbrach sich, dann sagte sie zu mir: ›Auf alle Fälle hoffe ich,daß Du nicht, wenn man Dir mitteilte oder wenn Du merkst, daß es mir schlechter geht, so dumm bist, es mir nicht sofort zu sagen.‹«

Sie verfaßt fromme Verse. Sie erinnert mich an das junge Mädchen aus *Huckleberry Finn.* Am 3. Februar gibt man ihr die Letzte Ölung. Anschließend wird jeden Tag danach die Messe im Nebenzimmer gelesen, und man erteilt ihr die Kommunion.

Am 10. Februar, um 10 Uhr, beginnt die Agonie mit ihrer ganzen traditionellen Liturgie. Pauline beschreibt sie in ihrem Tagebuch: »Seit den ersten Augenblicken der Ohnmacht und der Atemnot verlangte sie nach einem Priester, dann schaute sie ängstlich zur Tür, um zu sehen, ob meine Brüder kämen. [Man hatte diese zur großen Schlußzeremonie zusammengerufen.] Herr Slevin (ein guter irischer Priester, der zu dieser Zeit zufällig bei uns wohnte) begann nach wenigen Augenblicken mit dem Sterbegebet. Olga hatte die Arme über der Brust gekreuzt [die Haltung der mittelalterlichen ›Ruhenden‹, dann der aufgebahrten Toten] und sagte mit leiser und inbrünstiger Stimme: ›Ich glaube, ich liebe, ich hoffe, ich bereue.‹ Dann: ›Ich verzeihe allen, Gott segne euch alle.‹« Es ist die Szene der Abschiedsworte und der Segnungen. Die Sterbende ist ein junges Mädchen, beinahe ein Kind, und dennoch ist sie es, die sie mit der Autorität und der Sicherheit, die ihr eine große Gewöhnung an derartige Zeremonien verliehen hatten, leitet. Einen Augenblick danach sagte sie: »Ich hinterlasse meine Jungfrau Adrien [ihrem Schwager, dem Witwer von Eugénie], indem sie die Augen auf die Jungfrau von Sasso Ferrato richtete, die über ihrem Bett hing. Dann, als sie meine Brüder sah [sie sind beide anwesend], rief sie zuerst Charles [den älteren] und küßte ihn, wobei sie ihm sagte: ›Liebe Gott, sei gut, ich bitte dich darum.‹ Ungefähr dieselben Worte zu Fernand, mit noch mehr Nachdruck [sie hatte zweifellos ihre Gründe], wobei sie Abschiedsworte für die Narishkin [ihre besten Freundinnen] hinzufügte.« Nun kommen nach der Familie die Bediensteten an die Reihe: »Sie umarmte Maria und Emma, der sie mit leiser Stimme einige Worte zuflüsterte [ein Geheimnis, dessen Vertraute sie war], dann sagte sie: ›Danke, meine arme Justine‹ [zu der Kammerfrau, die sie pflegte und die die Mühe der Pflege hatte ertragen müssen]. Endlich [nun waren ihre nächsten Anverwandten an der Reihe] umarmte sie mich [Pauline], dann wandte sie sich schließlich meiner Mutter zu, für die sie ihren letzten Kuß aufsparen zu wollen schien. Sie wiederholte noch einmal: ›Ich glaube, ich liebe, ich hoffe, ich bereue. Ich befehle meine Seele in Deine Hände.‹ Und dann schließlich einige undeutliche Worte, dessen letztes und das einzige, das ich gehört habe, der Name Eugénie war. Vater Pilat war in aller Eile angekommen und sprach in diesem letzten Augenblick über ihr die großen Ablaßsprüche, die mit dem Skapulier verbunden sind. Olga hob die Augen zum Himmel, und das war ihr letzter Blick. Ihre letzte Bewegung war, ihr kleines Kruzifix zu küssen, das sie niemals aus der Hand ließ und das sie während dieses kurzen Todeskampfes mindestens zehn Mal geküßt hatte...« Sie war bereits schön: »Ein strahlender Ausdruck triumphierte über den schrecklichen Verfall ihrer Züge. Sie keuchte, doch so, wie es in dem Augenblick geschehen mag, da man den Preis eines Wettlaufs gewinnt...« Einige Stunden nach ihrem Tod, war sie noch viel schöner geworden: »Die tröstlichste Verwandlung hatte stattgefunden, alle Spuren der Krankheit waren verschwunden, das Zimmer war in eine Kapelle verwandelt, in der unser Engel eingeschlafen war, umgeben von Blumen, weiß gekleidet und wieder so schön geworden, wie ich sie niemals während ihres Lebens gesehen hatte.« Man begräbt sie in Boury.

Einige Jahre gehen schnell vorbei, in denen sich nicht genug Todesfälle ereignen, denn Pauline interessiert sich nur für den Tod. Die Geburten, die Heiraten werden kaum erwähnt, lediglich als Orientierungspunkte.

Gegen 1847 tritt die Vorahnung wieder in Erscheinung, man fühlt, daß neue Liturgien sich vorbereiten, die letzten, eine von ihnen pathetisch und romantisch, die von Alexandrine, die andere unauffälliger und klassischer, die von Frau de La Ferronays, die diese lange Serie von zehn großen Todesfällen beendet, ohne die zweitrangigen Tode zu zählen, die über etwas mehr als zehn Jahre verteilt sind.

Seit dem Tod ihres Gatten wird Alexandrine von frommen Werken und Andachten beansprucht. Sie bewohnt ein Zimmer in dem Kloster, wo sie lebt. Bald, im Jahre 1847, magert sie ab, hustet, hat Atembeschwerden und Fieberanfälle. Es ist nicht erstaunlich, daß sie ebenfalls Tuberkulose bekommen hat. Im Februar 1848 legt sie sich zu Bett. Frau de La Ferronays kommt, um zu ihr zu ziehen und sie zu pflegen; sie schreibt an Pauline: »Sie [Alexandrine] spricht ganz schlicht von ihrem Tod, und gestern sagte sie mir: ›Meine Mutter, sprechen wir doch offen davon.‹« (20) In der Nacht vom 8. oder 9. Februar wird Frau de La Ferronays geweckt: »Der Augenblick ist ganz nah.« »Als sie uns sah, sagte Alexandrine zu uns: ›Glaubt Ihr denn, daß es mir schlechter geht?‹ Die Schwester sagt ja. Einen Augenblick danach wiederholt Alexandrine: ›Aber was läßt Euch denn glauben, daß ich sterben werde? Ich fühle mich nicht schlechter als gewöhnlich.‹ [Doppeldeutiger Satz, in dem ich eine letzte hartnäckige Illusion wiederzuerkennen glaube.] Die Schwester antwortete, daß sie schwächer werde. Ich drückte ihre Hand, ohne sprechen zu können. Sie war ruhig, sie sprach mit Mühe, aber sie artikulierte sehr gut, was sie sagen wollte.« Wenn Sterbende Durst haben, stillt man ihn heute durch intravenöses Spritzen von Serum, während man sich damals damit begnügen mußte, den Mund des Sterbenden zu befeuchten. Alexandrine glaubt, daß das ein Mittel ist, ihre Leiden zu verlängern, und macht sich Sorgen deswegen. Man beruhigt sie: »Das war eine kleine Erleichterung, die man ihr anbot.«

Der Augenblick der öffentlichen Zeremonie des Todes ist gekommen. »Albertine [die jüngere Schwester], Adrien [der verwitwete Schwager], Charles, Fernand waren angekommen, einer nach dem andern. Man sprach die Sterbegebete. Sie antwortete darauf mit sehr klarer und sehr fester Stimme ... Als man sie bewußtlos glaubte, schob sie noch die Lippen vor, um das Kruzifix zu küssen. Schließlich hört sie um halb neun auf zu atmen. Lieber Engel! Sie war für immer mit ihrem Albert vereint, mit all unseren lieben Heiligen [die Toten der Familie, Albert, Olga, Eugénie, werden Heiligen gleichgestellt. Sie sind das Paradies], und wir weinten nur noch für uns«, uns, meinte sie, die wir nicht mehr ohne ihre Gegenwart leben konnten.

Noch am Vorabend ihres Todes hatte Alexandrine für die, die nicht hatten kommen können und die ihrem Herzen am nächsten standen, zwei Briefe vorbereitet. Der eine, den sie noch die Kraft hatte zu schreiben, war für Pauline bestimmt: »Ich habe Dich so lebhaft wie nur möglich herbeigesehnt, doch was nützt es? Wir sind niemals getrennt, und bald werde ich da sein, wo man die wunderbare Einheit, die uns alle an Gott bindet, begreift, und ich hoffe, daß es mir möglich sein wird, *Dich zu betrachten*. Aber bete viel für mich, wenn ich im Fegefeuer sein werde [dort wird sie in der Tat der Verbindung mit den ihren beraubt sein, und sie wird nicht die Macht haben, Pauline zu betrachten] ... Im Himmel [wohin sie, wie sie glaubt, ziemlich schnell kommen wird, dank so vieler guter Werke, so großer Ablässe ...] werde ich *Dich sprechen*, die andern teuren und ich. Aber mein Gott! Ich spreche nicht von dem, was es bedeuten wird, Gott und die Heilige Jungfrau zu sehen«: Es war Zeit, daran zu denken, in der Tat, und diese etwas späte Erinnerung an ihre beseligende Vision zeigt sehr gut, wie sehr diese, trotz aller Anstrengungen der Frömmigkeit, als sekundär empfunden wurde: das wirkliche Glück des Paradieses ist die Vereinigung der »teuren« Geliebten.

Der andere Brief, den sie wohl diktiert hat, ist für ihre Mutter bestimmt. Man muß daran erinnern, daß Albert auf seinem Totenbett ihr ausdrücklich befohlen hatte, nicht zu ihrer lutheranischen Mutter zurückzukehren. Man erkennt hier das aggressive und fanatische Gesicht des Katholizismus des neunzehnten Jahrhunderts. Die einen und die andern sind davon überzeugt, daß ein Glaubenswechsel vom Katholizismus zum Protestantismus die einen der Gesellschaft der anderen im Paradies berauben würde. Man wagt die Mutter von Alexandrine nicht offen zur Hölle zu verdammen, aber Alexandrine, das ist sicher, hat wenig Aussicht, sie im Himmel wiederzusehen. Als ob es, im besten, aber durchaus nicht gewissen Falle, für jede Konfession getrennte Paradiese gäbe. In diesem letzten bewegenden und grausamen Brief von Alexandrine an ihre Mutter dringt die Unruhe über die Verschiedenheit der Religionen und ihrer Auswirkungen im Jenseits durch. »Ich hoffe, daß nichts Dein Vertrauen zu Gott erschüttert ... wir werden uns wiedersehen, wir werden niemals getrennt sein. [Das ist die große Frage, es besteht Zweifel, und dieser Zweifel hat seit der Heirat mit Albert in den dennoch vertrauensvollen Beziehungen zwischen Mutter und Tochter immer eine Rolle gespielt.] Aber deswegen ist es nötig, daß Du Deinen ganzen teuren Willen auf Gott richtest [heutzutage würde man hierin eine Erpressung sehen]. Ich flehe dich an [...], alle Tage zur Heiligen Jungfrau zu beten ...« »Auf Wiedersehen, ich fühle die süße Gewißheit, und dies nun ohne jeden Schmerz und vor allem mit dem unendlichen Glück, Gott nicht mehr zu kränken.« Es ist klar, daß die tiefere Ursache ihres Verhaltens die Möglichkeit oder Unmöglichkeit ist, sich jenseits des Grabes wiederzufinden. Da der Brief auf Französisch diktiert worden war, hatte Alexandrine mit ihrer sterbenden Hand die drei folgenden Worte auf Deutsch hinzufügen wollen: »Liebe süße Mama«.

Sie wird in Boury beerdigt, und Frau de La Ferronays macht folgende Bemerkung: »Die Ordensbruderschaft [es handelt sich um eine barmherzige Bruderschaft in der Normandie], wollte nicht dulden, daß man ihr helfe, den Sarg zu tragen, und sie verließen sie erst, nachdem man sie nahe bei ihrem Albert niedergelegt hatte.«

Einige Monate später bricht die Revolution aus. Man fürchtet die Rückkehr von 1789, und die ehemaligen Emigranten gehen wieder ins Exil. Albertine, die letzte der Töchter der Familie La Ferronays, wird nach Baden geschickt, »in den Teil Deutschlands (...), den der revolutionäre Strom noch nicht erfaßt hatte«. Frau de La Ferronays flüchtet zu ihrer Tochter Pauline nach Brüssel. Dort wird sie am 15. November sterben.

Ihr Fall ist deshalb interessant, weil sie, wenn sie die Gefühle ihres Gatten und ihrer Kinder auch geteilt hat, sie sich dennoch niemals ganz und gar angeeignet hat. Die Gräfin Fernand, die die Familie ihres Mannes verabscheut, hat wohl gesehen, daß ihre Schwiegermutter von anderer Art ist. »Aufrichtig fromm ihr ganzes Leben lang, war sie weit von der Unversöhnlichkeit der Neubekehrten entfernt, die man bei meinem Schwiegervater bemerkte.« Sie hatte sogar etwas Sinn für Humor, der ihrem Gatten und ihren Kindern völlig fremd war und den sie sich trotzdem bewahrt hatte. In dem Brief, in dem sie Pauline die Umstände des Todes von Alexandrine erzählt, berichtet sie, daß letztere ihr eines Tages erklärt hat: »›Man soll Pauline sagen, daß es süß ist zu sterben.‹ Dann ein andermal, indem sie sich an mich wandte: ›Und Sie, meine Mutter, haben Sie es nicht auch eilig, Gott zu sehen?‹« Obwohl sie eine gute Christin ist, hat Frau de La Ferronays es nicht so eilig: »Und ich, feige, wie ich bin, wurde von Angst gepackt und dachte, daß sie mich vielleicht nach sich ziehen würde, wie sie mich auch mit in den Katechumenenunterricht, dann mit ihr in die Zurückgezogenheit und schließlich hierher ins Kloster! nehmen wollte... Ich antwortete ihr, daß ich zu wenig Mut besäße, um so den Tod herbeizurufen, und daß ich mich darauf beschränkte, mich in Gottes Hand zu geben für alles, was ihm von mir zu verlangen gefiel.«

Schöne Antwort im erasmischen Tonfall, ein Stück siebzehntes Jahrhundert in diesem romantischen Gießbach. Krank legt sich Frau de La Ferronays nieder, aber man hält ihren Zustand nicht für ernst... Plötzlich erklärt der Arzt nach vier Tagen Krankheit, daß ihr Zustand gefährlich, und »eine Stunde später, daß er hoffnungslos« sei. Pauline weiß nicht, was sie tun soll. »Als sie aus dem Bad kam [...], sagte sie mir plötzlich, *während ich daran dachte, auf welche Weise ich ihr sagen könnte, was der Arzt dachte«*: ›Aber ich sehe überhaupt nichts mehr, ich glaube, daß das der Tod ist.‹« Das geschieht ganz natürlich, auf die alte Weise. Sie beginnt einfach zu beten: »Mein Gott, ich gebe Euch mein Herz, meine Seele, meinen Willen, mein Leben.« Pauline ist erleichtert. Sie reagiert nicht panisch wie ihre Brüder und Schwestern, die dies in den Briefen und Tagebüchern zugleich mit Unruhe und Verhaltenheit gezeigt hatten. Die Dinge werden so wie früher erledigt, wobei die Bräuche geachtet werden.

»Ich habe mich hingekniet und ich habe sie gebeten, mir mit ihrem kleinen Kreuz die Stirn zu berühren (das war ihre Art, uns zu segnen). Sie hat mich ebenso gesegnet wie Albertine [die aus Baden zurückgekehrt war] und hat uns gesagt: ›Und für alle andern auch‹ [die Abwesenden, die Knaben]. Dann hat sie dasselbe Zeichen auf die Stirn von Auguste [dem Gatten Paulines] gemacht. Ich habe sie gebeten, mir zu verzeihen ... Nach einem Moment hat sie hinzugefügt: ›Ich versichere Dir, daß ich mit großer Freude ans Sterben denke [sogar sie!], aber warum meine Kinder, habt Ihr nicht schon einen Priester kommen lassen?‹ Wir hatten schon ihren Beichtvater holen lassen, aber das war ein sehr kranker Greis, der nicht vor dem nächsten Morgen kommen konnte! ›Morgen wird es vielleicht zu spät sein‹, sagte meine Mutter [man wird die Deutlichkeit und Einfachheit des Tons bemerken: als ob es sich um eine Verabredung handelte, die man treffen muß].« Man entschließt sich, sich an den Vikar des Kirchspiels zu wenden. »Während man zur Kirche ging, erklärte meine Mutter mir einige kleine Details, die sich auf ihre letzten Verfügungen beziehen [die man früher in das Testament setzte, aber man begnügt jetzt sich damit, sie der Umgebung anzuvertrauen!], dann bemerkte sie, daß der Pfarrer nur deutsch sprach, eine Sprache, die sie kaum konnte. ›Aber schließlich habe ich vor wenigen Tagen gebeichtet!‹« Wenn wir diese Ruhe, diese positive Art, mit der Überschwenglichkeit ihres Gatten und ihrer Kinder vergleichen, begreifen wir die Bedeutung der Umwälzung, die in ein oder zwei Generationen erfolgt ist.

Der Priester trifft ein. Er erteilt die Letzte Ölung. Man setzt die Kranke einen Augenblick in ihrem Bett auf: »Ich erblickte auf ihrem Gesicht *eine große und feierliche Veränderung*, eine dieser Veränderungen, die dem Tod vorangehen. Aber diese Veränderung auf ihrem Gesicht war sehr *schön*... Kaum lag sie wieder auf ihrem Kopfkissen, sagte sie mir mit der deutlichsten und ruhigsten Stimme: ›Gib mir das Kruzifix deines Vaters.‹ Es war das Kruzifix, das mein Vater bei seinem Tod zwischen seinen Händen gehalten hatte.« Das Kruzifix der Toten!

Toi que j'ai recueilli sur sa bouche expirante
Avec son dernier souffle et son dernier adieu
Symbole deux fois saint, don d'une main mourante
Image de mon Dieu ...
Un de ses bras pendait de la funèbre couche,
L'autre languissamment replié sur son cœur
Semblait chercher encore et presser sur sa bouche
L'image du Sauveur ...
Ses lèvres s'entrouvaient pour l'embrasser encore,
Mais son âme avait fui dans ce divin baiser,
Comme un léger parfum que la flamme dévore
Avant de l'embraser. (21)

»Meine Mutter nahm [das Kruzifix], und erst in diesem Augenblick ließ sie aus ihrer Hand ein kleines Etui fallen, das das Porträt meines Vaters enthielt, das sie nie aus der Hand gab [*romantic love* der Geschichtsschreiber der Familie]. Sie legte es nachts unter ihr Kopfkissen und hatte es bis zu diesem letzten Augenblick in ihren Händen gehalten. Nun nahm sie das Kruzifix, küßte es zärtlich [es ist nicht mehr die Zeit der *temporalia*, so legitim sie seien, sondern die Gottes, das ist die alte Tradition der *artes moriendi*, die von den romantischen Katholiken vernachlässigt wurde].« Sie sprach dann einige Gebete, die sie bei Olga bewundert hatte: »Ich würde gern, wenn ich sterbe, wie sie sprechen.« Aber da der Tod nicht kommen wollte, begann man zum zweiten Mal mit der Abschiedsszene: »Sie machte uns noch dreimal das Zeichen über der Stirn, legte ihre Hand auf unsere Köpfe und sagte: ›Ich segne Euch alle, abwesende, gegenwärtige, große und kleine.‹ Dann nahm sie wieder das Kreuz und sagte, indem sie sie betrachtete: ›Bald‹.« Sie nahmen die Stoßgebete, Gebete, *Pater, Ave* wieder auf. Aber sie war immer noch nicht erschöpft. »Sie sagte sie mit mir auf, dann begann sie allein ihr *Credo* und sagte es bis zum Ende ... Danach schlummerte sie, dann wachte sie wieder auf, ein bißchen aufgeregt und sagte ›mein Gott, mein Gott‹, so wie wenn man leidet. Wir fingen wieder an, mit ihr zu beten; sie beruhigte sich bald und folgte dem, was wir sagten.

Toi que j'ai ... Dich, die ich auf ihrem sterbenden Mund gepflückt habe,/ Mit ihrem letzten Atem und ihrem letzten Lebewohl,/ Zweifach heiliges Symbol, Gabe einer sterbenden Hand, Abbild meines Gottes ... Einer ihrer Arme hing von dem Trauerlager herab,/ Der andere war verschmachtend auf ihr Herz gelegt/ Und schien noch zu suchen und auf ihren Mund das Bild des Retters zu pressen ... Ihre Lippen öffneten sich halb, um sie noch zu küssen./ Aber ihre Seele war diesem göttlichen Kuß entwichen,/ Wie ein leichtes Parfum, das die Flamme verzehrt,/ Bevor sie sie in Brand steckt.

Während der Litaneien der Heiligen Jungfrau hörte sie auf zu sprechen, aber ihre Hand drückte noch die von Auguste bei jeder Antwort, und so ging es, bis ihr teures Leben ohne Anstrengung in meinen Armen erlosch.« Der *Recit d'une sœur* endet mit dem Tod der Mutter. (22)

In diesen Dokumenten, die nicht zur Veröffentlichung bestimmt waren, die für sich selbst oder für die Brüder und Schwestern, die Eltern und Kinder aufgeschrieben wurden, wird man zweifellos nicht nur über die Tatsachen selbst erstaunt sein, sondern über die Sorgfalt, die daran gewendet wird, sie zu berichten, über die Präzision der Details. Für die Frau, die sie zusammengetragen hat, stellen sie einen Schatz von Erinnerungen dar – hat Alexandrine nicht gesagt: »Ich wohne immer im Zimmer der Erinnerungen.«

Alexandrine de Gaïx

So einmalig wie die Familie der La Ferronays sein mag, so hat ihre Haltung angesichts des Todes doch nichts Außergewöhnliches. Hier ein anderes beinahe gleichzeitiges Zeugnis, das aber nicht mehr aus dem kosmopolitischen und ultramontanen Milieu des großen Adels kommt. Wir befinden uns nahe bei Castres, 1824, in der Familie de Gaïx. (23) In ihrer Korrespondenz spricht die vierundzwanzigjährige Caroly von ihrer kleinen kranken Schwester, die wahrscheinlich tuberkulosekrank ist. Wir finden hier dieselbe Gleichgültigkeit bezüglich der Ärzte, aber deutlicher ausgedrückt: »Wir haben keinen großen Glauben an die Ärzte.« Man spricht übrigens nicht von der Krankheit selbst, von ihren Symptomen, ihrer Natur, höchstens davon, daß die kleine Alexandrine (auch sie nennt sich Alexandrine!) leidet. Man wendet sich ebenso an Gott wie an die Ärzte. Man hält neuntägige Andachten und Messen in den Heiligtümern des Landes. »Wir haben für sie an den Prinzen von Hohenlohe in Deutschland geschrieben [einen wundertätigen Jesuiten]; die Zeitungen sind voll von wunderbaren Heilungen, die durch seine Gebete bewirkt wurden. Ich habe auch ein großes Vertrauen in die Heilige Jungfrau... Aber andererseits fürchte ich wohl, daß meine arme Schwester nur durch ein Wunder genesen kann, und wir werden nicht gut genug sein, um es zu erhalten [Okt. 1824].«

Die kleine Alexandrine weiß, daß sie sehr krank ist. Sie ist nicht beeindruckt, spricht sogar über ihren Zustand. »Als sie in ihrem Bad lag, berührte ihr Körper nichts, da sie sich mit den Armen aufstützte. ›Seht‹, sagte sie lachend zu mir, ›ich bin nur noch mit einem Faden mit der Erde verbunden.‹«

Sie empfängt in der Nacht vom 16. zum 17. November 1824 die Letzte Ölung. »›Mein Kind, das ist ein Sakrament, das den Kranken die Gesundheit wiedergibt. Sage zum lieben Gott, er solle dich heilen.‹ Bei diesen Worten wandte sie sich mit einem heiteren Antlitz zu mir zurück. ›Ich fürchte den Tod nicht‹, antwortete sie mir. ›Wenn nicht für dich, dann bitte für deinen Vater, für deine Mutter, für uns . . .‹«

Nach der Zeremonie: »›Nun, sagte ich ihr, hast du dich meines Auftrags bei Gott entledigt?‹ ›Ja, sagte sie, ich habe ihn *ein bißchen* darum gebeten, mich zu heilen.‹ Anschließend, nach einem Augenblick der Stille: ›Mein Gott, laß diesen Kelch vorübergehen, ohne daß ich ihn trinke, aber Dein Wille geschehe und nicht der meine.‹«

Caroly spricht nicht sofort vom Grab, auch nicht von der Beerdigung. Sie kommt aber zehn Jahre danach darauf zurück (zur selben Zeit wie beim Tod von Albert de La Ferronays), in den Notizen über das Kruzifix, das Kruzifix der heimlichen Messen während der Schreckensherrschaft, das Kruzifix der Toten der Familie. »Einige Zeilen von charmanter Einfachheit, die am Tag ihrer ersten Kommunion geschrieben sind [wie Eugénie, Olga], haben uns ihr Geheimnis enthüllt: ›Ich liebe die Heiligen, die jung gestorben sind, sagte sie. Mein Gott, laß mich jung sterben wie sie.‹«

»Sie war fünfzehn Jahre alt, als eine lange und schmerzhafte Krankheit, an der sie seit langem litt, ohne daß sie etwas sagte [und ohne, daß jemand es merkte], sie unserer Liebe entriß . . . Ja, sie war glücklich, immer lag ein Lächeln auf ihren Lippen, und als man ihr sagte, daß es ans Sterben ging, begann ihr Gesicht zu strahlen . . . Am nächsten Morgen wurden die Reste unserer Alexandrine von allen jungen Mädchen des Kirchspiels nach Saint-Junien getragen. Sie wurde am Fuß des Steinkreuzes beerdigt. Man stellte einen Stein ohne Namen auf das Grab. Aber dieser Name, der sich nicht auf der Erde findet, ist in den Himmel eingeschrieben.« (24)

In England: Die Familie Brontë

Ultramontane Träumereien, wird man sagen. Morbide Hirngespinste von Frauen, die von Priestern beherrscht wurden, in dem überreizten Klima der Heiligen Allianz. Und dennoch werden wir nun trotz der Unterschiede des Ausdrucks dieselben ebenso exaltierten Gefühle wiederfinden, zur gleichen Zeit, in sozialen, ökonomischen, kulturellen Verhältnissen, die diesmal völlig anders sind. Eine zahlreiche Familie, wie die La Ferronays, aber arm, protestantisch, sogar in methodistischer Tradition, sehr antipäpstlich (und antifranzösisch), eine Pastorenfamilie, die in einer Landpfarre in der Heide von Yorkshire isoliert lebte, ohne irgend jemanden zu sehen, außer den Vikaren und Dienern. Wie die La Ferronays lasen und schrieben auch die Brontës viel, aber die unzähligen Tagebücher und Briefe der La Ferronays haben in der Literaturgeschichte keine Spuren hinterlassen, während *Wuthering Heights (Sturmhöhen)* ein Meisterwerk ist und *Jane Eyre* ein packendes Dokument. Die Parallele zwischen den Brontës und den La Ferronays drängt sich auf.

Es wäre einfach gewesen, mit den Briefen der Brontës ein symmetrisches Bild zu dem, das ich oben mit den Dokumenten der La Ferronays skizziert habe, zu zeichnen. Übrigens ist das schon gemacht worden, unglücklicherweise in einer vergänglichen Form, in einer bemerkenswerten Serie von Rundfunksendungen von Raymond und Hélène Bellour in France-Culture, im Mai 1974, nach dem Jugendtagebuch und den Briefen der Brontës: Variationen über den Tod. Dem Hörer, der ich war, fielen dann die Ähnlichkeiten mit den La Ferronays auf, selbst wenn die Brontës, wenigstens Emily, außerdem noch Genie hatten. Diese Übereinstimmung läßt die Existenz einer der Epoche eigenen Grundhaltung vermuten, die hier tief und spontan gelebt wird und übrigens nahe daran ist, zum Gemeinplatz zu werden.

Das Werk der Schwestern Brontë selbst, ihr Werk der Phantasie, erlaubt uns, über ihre familiären Beziehungen hinauszusehen und zum unter der Oberfläche verborgenen Teil des Eisbergs vorzudringen. Wir wollen uns damit begnügen, daran zu erinnern, daß das Leben der Brontës wie das der La Ferronays eine Folge von Toden und von tödlichen Tuberkulosefällen ist. Die Mutter stirbt und läßt sechs lebende Kinder zurück. Die Älteste, Maria, muß ihnen trotz ihrer Jugend die Mutter ersetzen: sie ist beim Tod der Mutter acht Jahre alt. 1824 geht sie mit ihrer Schwester Elizabeth zur Schule. Da sie von Tuberkulose befallen ist, muß man sie nach Hause zurückschicken, wo sie sofort stirbt. Die kleine Elizabeth folgt ihr im selben Jahr ins Grab. Diese erste schwarze Serie hindert den Vater Brontë nicht daran, seine beiden anderen Töchter Emily und Charlotte 1825 zur Schule, in ein Pensionat, zu schicken. Man muß sie im folgenden Winter aus Gesundheitsrücksichten heimschicken. Emily stirbt 1848, ihr folgt fünf Monate später ihre Schwester Anne. Man findet also dieselbe dramatische Folge von Tuberkulosefällen bei den Brontës wie bei den La Ferronays.

Alle Kinder Brontë bewahrten eine außergewöhnliche Erinnerung an ihre ältere Schwester Maria. Zweifellos ist sie es, die sie in Winternächten an das Fenster von Emily klopfen hören wie Catherine in *Wuthering Heights*, ein weißes Phantom, das der fremde Besucher voll Entsetzen an der Hand faßt und zum Bluten bringt. Zwanzig Jahre nach dem Tod Marias, drei Jahre vor ihrem eigenen Tod, evoziert Emily noch ihre Erinnerung:

Cold in the earth, and the deep snow piled above thee!
Far, far removed, cold in the dreary grave!
All my life's bliss from thy dear life was given –
All my life's bliss is in the grave with thee.

Charlotte Brontë ihrerseits denkt an ihre Schwester Maria, wenn sie sich in *Jane Eyre* den Tod von Helen Burns vorstellt: Helen Burns hat Tuberkulose *(consumption)*. Die Direktorin der *boarding school*, in der sie in Pension ist, beobachtet unruhig, aber hilflos den langsamen Verlauf der Krankheit. Man kommt nicht auf den Gedanken, sie von einem Arzt betreuen zu lassen; dieser greift nur im Krisenfall ein. Eines Tages wird die *boarding school* von einer Typhusepidemie heimgesucht: der Gegensatz zwischen brutaler Epidemie und langsamer Aufzehrung. Helens Zustand verschlimmert sich. Man isoliert sie zugleich von den Typhuskranken und den Gesunden im Zimmer der Direktorin. Jane Eyre, Mitschülerin und Freundin von Helen (sie ist vierzehn Jahre alt), ist nicht unruhig: »Unter *consumption* verstand ich in meiner Unwissenheit etwas Sanftes, das die Zeit und die Pflege sicherlich besiegen würden.«

Eines Tages fragt Jane Eyre unmittelbar nach dem Besuch des Arztes die Krankenschwester aus, die Helen pflegt; diese antwortet ohne die Rücksichtnahme, die wir heute erwarten würden, die aber auch schon von den La Ferronays geübt wurde: »Er hat gesagt, daß sie hier nicht lange bleiben wird.« Ich übersetze wörtlich; sinngemäß übersetzt, würde das brutaler klingen: Sie macht es nicht mehr lang. Da versteht Jane Eyre, daß ihre Freundin sterben wird. Sie will ihr vor ihrer Abreise auf Wiedersehen sagen:

»Ich wollte sie noch einmal umarmen, ehe sie starb.« Die Zeit drängt, und der Zutritt zum Zimmer der Kranken ist verboten. Sie wartet die Nacht ab, bis alle Schülerinnen schlafen, steht auf, kleidet sich an, verläßt den Schlafsaal und schleicht sich in das Zimmer, wo die kleine Sterbende liegt. Die Schwester ist eingeschlafen. Die Szene gleicht vollkommen dem, was

Cold in the earth ... Kalt in der Erde und tiefer Schnee auf dich gehäuft!/ Weit, weit entrückt, kalt in dem öden Grat!/ All meines Lebens Wonne kam mir von deinem teuren Leben –/ All meines Lebens Segen ruht mit Dir im Grab.

wir bei den La Ferronays sahen. »Ich wollte Dich sehen, Helen. Ich hörte, Du seiest sehr krank, sehr krank, und da konnte ich nicht schlafen, ohne mit Dir gesprochen zu haben. – Du kommst also, um Abschied zu nehmen! Du kommst wohl gerade zur rechten Zeit.

– Gehst Du irgendwohin, Helen? Gehst Du nach Hause?

– Ja, zu meinem fernen, meinem letzten Haus?

– Nein, nein Helen!«

Ein schwerer Hustenanfall unterbricht die Unterhaltung. Sie fängt einige Augenblicke später wieder an. »Helen merkte, daß mir kalt war.

– Jane, Deine kleinen Füße sind bloß. Leg Dich nieder, wärme Dich unter meiner Decke.

Dies tat ich auch: Sie legte ihre Arme um mich, und ich kuschelte mich an sie. Nach einem langen Schweigen, fing sie wieder flüsternd an.

– Ich bin glücklich, Jane, wenn Du hörst, daß ich tot bin, mußt Du ruhig sein und nicht trauern. Es gibt nichts zum trauern. Wir werden alle eines Tages sterben, und die Krankheit, die mich wegnimmt, ist nicht schmerzhaft, sie ist sanft und schreitet unmerklich vor. Meine Seele ist ruhig. Ich hinterlasse niemanden, der mich beweint [das ist ein wirklicher Trost, denn wenn der Tod hier schmerzlich ist, ist er das nicht, weil er einen der Freuden und der Güter des Lebens beraubt, wie man im Mittelalter annahm, sondern weil er uns von teuren Wesen trennt.] Ich habe nur einen Vater, der wieder verheiratet ist und mich nicht vermissen wird. Dadurch, daß ich jung sterbe, entgehe ich vielen Leiden. Ich habe keine der Vorzüge oder Talente, die man braucht, um Erfolg in der Welt zu haben: Ich würde ständig alles verkehrt machen.

– Aber wohin gehst Du, Helen? Kannst Du es sehen, es wissen?

– Ich glaube; ich habe den Glauben, ich gehe zu Gott.

– Wo ist Gott? Was ist Gott?

– Mein Schöpfer und der Deine, der niemals das zerstören wird, was er geschaffen hat [wie die La Ferronays hat sie Vertrauen in das Heil, und dieser Glaube, der der Hölle keinen Platz läßt, ist weit von dem der Puritaner entfernt]. Ich hänge nur noch von seiner Macht ab und verlasse mich gänzlich auf seine Güte, auf sein Mitleid. Ich zähle die Stunden, die mich vom wichtigsten Augenblick trennen, wo ich ihm wiedergegeben sein werde und der ihn mir offenbaren wird.

– Du bist also sicher, Helen, daß ein Platz wie der Himmel existiert und daß unsere Seelen dort hingehen können, wenn wir tot sein werden?

– Ich bin sicher, daß es ein künftiges Leben gibt. Ich glaube an die Güte Gottes. Ich kann ihm den unsterblichen Teil meiner selbst geben ohne

Furcht, mich zu täuschen [die unsterbliche Seele, die dem verderblichen Körper entgegengesetzt ist]. Gott ist mein Vater, mein Freund. Ich liebe ihn; ich glaube, daß er mich liebt.

– Und werde ich Dich noch wiedersehen, Helen, wenn ich tot bin [das ist die wichtigste Frage dieser Zeit, denn der Tod ist zur unerträglichen Trennung geworden].

– Du wirst in das selbe Land des Glücks kommen. Du wirst vom allmächtigen Vater empfangen werden, dem Meister dieser Welt, das ist sicher, liebe Jane. [Eine Antwort von banaler Frömmigkeit, die meiner Ansicht nach ein bißchen an Janes Frage vorbeigeht. Aber Helen will sich nicht zu sehr von den orthodoxen Formulierungen entfernen. Naiver geartet, antworteten die La Ferronays offener! Dennoch ist, bei all ihrer Zurückhaltung, Helens Gedanke im Grunde wohl der, daß der Himmel der Ort ist, wo man sich wiedertrifft.]

Ich nahm Helen in meine Arme. Sie erschien mir teurer als jemals. Ich fühlte, daß ich sie nicht gehen lassen konnte; ich vergrub mein Gesicht an ihrem Hals. Dann sagte sie im leisesten Ton:

– Mir ist so wohl! Der letzte Hustenanfall hat mich ein bißchen ermüdet. Ich glaube, ich kann schlafen, aber verlasse mich nicht, Jane. Ich möchte Dich nahe bei mir haben. – Ich werde bei Dir bleiben, liebe Helen. Niemand wird mich von Dir trennen.

– Ist Dir warm, Liebes?

– Ja.

– Gute Nacht, Jane... Gute Nacht, Helen.

Sie küßte mich, und wir schliefen beide bald ein.« Einige Stunden später fand die Schuldirektorin sie im Bett von Helen, »mein Gesicht an Helen Burns Schulter, meine Arme um ihren Hals, ich war eingeschlafen – und Helen war tot«. (25)

Das ist nicht die große öffentliche Liturgie der La Ferronays. Sie ist selten bei den Brontës, diesen Weltfernen. Es ist ein beinahe heimlicher Tod, aber kein einsamer: eine große Freundschaft hat die Freunde, Eltern, Priester ersetzt, die letzten Worte kommen aus tiefstem Herzensgrund.

Der Tod Edgar Lintons *(Wuthering Heights)* entspricht eher dem romantischen französischen Typus, obwohl auch er unauffälliger ist. Die Brontës füllen nicht das Zimmer mit ihren Sterbenden, sie ziehen die Vertrautheit der großen Liebe, die andere ausschließt, vor. Edgar Linton weiß seit langem, daß er sterben wird, jedermann im Haus weiß es und ist deshalb nicht beunruhigt. Seine Tochter Catherine (Catherine II) kann endlich aus dem benachbarten Gutshof flüchten, wo sie von ihrem Mann als Gefangene festgehalten wird, um endlich seinen letzten Augenblicken beizuwohnen. Diese Gegenwart ist eine große Freude für Edgar. »Er sah seine Tochter mit Leidenschaft an, er richtete Augen auf ihr Gesicht, die die Ekstase zu erweitern schien. *Er starb wie ein Glückseliger.* Ja. Indem er sie küßte, murmelte er: ›Ich gehe zu ihr [seiner Frau, Catherine I, die beim Tod seiner Tochter, der zweiten Catherine gestorben ist], und *Du, teures Kind, wirst bald bei uns sein.*‹« Ein außergewöhnlicher Satz, in dem der sterbende Vater den Tod seiner Tochter vorwegnimmt, um sich schon im voraus an ihrer vollkommenen Vereinigung im Jenseits zu erfreuen. Man findet also in dieser kurzen Beschreibung eines Todes die beiden grundlegenden Aspekte des romantischen Todes zusammengedrängt: das Glück und die Vereinigung der Familie. Der eine ist die Evasion, die Befreiung, die Flucht in die Unendlichkeit des Jenseits, der andere ist der unerträgliche Bruch, den man mit einer Wiederherstellung dessen im Jenseits, was einen Augenblick lang zerrissen war, kompensieren muß.

Die Gedichte Emilys, die im Rahmen einer Art familiärer Pantomime geschrieben worden sind, nehmen diese beiden Gesichtspunkte wieder auf. (26) Sie ist noch nicht zwanzig Jahre alt, als sie beginnt, diese traurigen Verse zu schreiben, die heute eher mit Bitterkeit gesprochen scheinen:

Come, walk with me – come, walk with me;
We were not once so few;
But Death has stolen our company
As sunshine steals the dew:
He took them one by one, ad we
Are left, the only two. (1844)

Dieses junge Mädchen ist schon von den Gräbern ihrer Freunde und Eltern umgeben.

For, lone, among the mountains cold,
Lie those that I have loved of old,
And my heart aches, in speechless pain,
Exhausted with repinings vain,
That I shall see them nevr again! (1844)

Come, walk ... Komm geh mit mir – komm geh mit mir;/ Einst waren wir viel mehr;/ Aber Tod hat unsere Freunde gestohlen,/ Wie der Sonnenschein den Tau stiehlt:/ Er nahm sie nach und nach, und wir/ Bleiben zurück, nur zwei allein.

For, lone ... Da einsam eingebettet zwischen diesen kalten Bergen/ Die ruhen, die ich einst geliebt,/ Und mein Herz quält sich in stummer Pein,/ Erschöpft in nichtigem Gram,/ Daß ich sie niemals wieder sehen werde.

So hindert die Erinnerung an die Toten sie im Schlaf:

»Sleep brings no joy to me,
Remembrance never dies;
My soul is given to misery
And lives in sighes . . .
The shadows of the dead
My waking eyes may never see
Surround my bed . . . (1837)

Zu schmerzliche Erinnerungen, als daß jemand sich darin gefallen kann: sie vergiften das Leben jeden Tages mit Trauer und machen es unerträglich. Der Wunsch zu sterben, der von dieser verurteilten jungen Kranken ausgesprochen wird, ist keine literarische Haltung, sondern eine tiefe Wunde; nicht eine individuelle Wunde, sondern ein Unglück der Epoche und der Kultur. Ich glaube diesen Zeugen, die ganz jung sterben werden und es wissen.

Sleep brings no wish to knit
My harassed heart beneath,
My only wish is to forget
In sleep of death. (1839)

Der Tod ist also eine Freude:

Dead, dead is my joy
I long to be at rest;
I wish the damp earth covered
This desolate breast. (1839)

Und dennoch wird diese Vorfreude auf den Tod von der Strafe, die sie denen, die bleiben, auferlegt, verändert:

Sleep brings . . . Schlaf bringt mir keine Freude,/ Erinnerung nimmer stirbt,/ Meine Seele ist dem Elend überlassen/ Und lebt in Seufzern . . ./ Die Schatten der Toten aber,/ Die meine wachen Augen niemals sehen,/ Umringen mein Bett . . .

Sleep brings . . . Schlaf schenkt mir keinen Wunsch,/ Der mein gequältes Herz mit dem Hier verknüpfte,/ Mein einziger Wunsch ist zu vergessen/ Im Schlaf des Todes.

Dead, dead . . . Tod, Tod ist meine Freude/ Mich verlangt nach Ruh;/ Ich wünschte, die feuchte Erde/ Bedeckte diese verzweifelte Brust.

But the glad eyes around me
Must weep as mine have done,
And I must see the same gloom
Eclipse their morning sun. (1839)

Aber was geschieht mit den Toten? Werden sie in ihren Gräbern verlassen sein? Werden sie zusammen in einer besseren Welt wieder aufwachen?

Der Glaube der La Ferronays läßt keinen Zweifel zu. Emily Brontë teilt nicht ihre beunruhigende Sicherheit, sie strauchelt über dem Abgrund: Wenn sie am Grab ihrer ältesten Schwester träumt, der mütterlichen Schwester,

Cold in the earth, and fifteen wild Decembers
From those brown hills have melted into spring... (1845)

»Die Gezeiten der Welt« drängen sie zu vergessen. Sie vergißt nicht. Sie muß im Gegenteil gegen Selbstmordgedanken ankämpfen:

Sternly denied its burning wish to hasten
Down to that tomb already more than mine!
And even yet, I dare not let it languish
Dare not indulge in Memorys rapturous pain;
Once drinking deep of that divinest anguish,
How could I seek the empty world again? (1845)

Hier wird die »stechende Ekstase der Erinnerung« mit der Nacht des Grabes assoziiert. Anderswo kündigt sie im Gegenteil das Überleben fern dem unterirdischen Schweigen an:

But the glad... Aber die entzückten Augen, die mich umgeben,/ Müssen weinen, wie die meinen weinen,/ Ich werde das selbe Gewitter sehen,/ Das ihre strahlenden Morgende verdunkelt.

Cold in the earth... In der Erde erstarrt und fünfzehn unerbittliche Winter sind vergangen,/ Die von diesen wilden Hügeln in den Frühling verschmolzen sind...

Sternly denied... Mit Strenge habe ich den glühenden Wunsch zurückgewiesen,/ In dieses Grab, das bereits mehr als meines ist, zu eilen!/ Und sogar jetzt noch wage ich nicht, mich diesem Schmachten zu überlassen,/ Wage ich nicht, der leidenschaftlichen Pein der Erinnerung zu frönen./ Da ich einst tief von dieser göttlichen Angst trank,/ Wie könnte ich die leere Welt wieder suchen!

O not for them should we despair [die Toten]
The grave is drear, but they are not there:
Their dust is mingled with the sod;
Their happy souls are gone to God! (1844)

Das ist das klassische Bild der christlichen Eschatologie.

But I'll not fear – I will not weep
For those, whose bodies lie asleep:
I know there is a blessed shore
Opening its ports for me and mine;
And, gazing Time's wide waters o'er
I weary for that land divine. (1844)

Denn dieses Gestade wird nicht nur göttlich sein, sondern auch ein Ort der ewigen Vereinigung:

Where we were born – where you and I
Shall meet our dearest, when we die;
From suffering and corruption free,
Restored into Deity. (1844)

Alexandrine de La Ferronays hatte ihrerseits im Jahr nach ihrer Heirat in Schreibheften und Auszügen Verse der *Harmonies* von Lamartine abgeschrieben:

Prions pour eux, nous qu'ils ont tant aimés . . .
Ont-ils perdu ces doux noms d'ici bas?

O not for them . . . O wir dürfen keinesfalls für sie verzweifeln,/ Wenn das Grab finster ist, sind sie an einem andern Ort:/ Ihr Staub ist mit dem Boden vermischt,/ Ihre seltsamen Seelen sind zu Gott aufgebrochen!

But I'll not fear . . . Aber ich will nicht fürchten – Ich will nicht weinen/ Für die, deren Körper schlafend liegen:/ Ich weiß, dort ist ein gesegnetes Gestade,/ Das seine Tore für mich und die meinen öffnet;/ Und über die weiten Wasser der Zeit hinüberstarrend/ Erschöpfe ich mich für dieses göttliche Land.

Where we were born . . . Wo wir geboren wurden – wo du und ich/ Unsere Liebsten treffen, wenn wir sterben;/ Frei von Leiden und Zersetzung,/ Der Gottheit zurückgegeben.

Prions pour eux . . . Beten wir für sie, wir die sie so geliebt haben . . ./ Haben sie diese süßen Namen, die sie hier unten trugen, verloren?

Das war die Hauptsorge dieser katholischen oder protestantischen Christen, die in der traditionellen Eschatologie ihrer Religion wenig Erleuchtung fanden. Diese stammte aus der Epoche, in der man nicht das Bedürfnis empfand, die Gefühle des Lebens, die zu menschlich schienen, über den Tod hinaus zu verlängern. Zur Zeit der Brontës fürchtete man eher, daß sie sich in der unendlichen Größe Gottes auflösten. Werden sie nicht auf diese Rufe antworten?

Oh non, mon Dieu! Si la céleste gloire
Leur eût ravi tout souvenir humain
Tu nous aurais enlevé la mémoire;
Nos pleurs sur eux couleraient-ils en vain
Oh! dans ton sein que leur âme se noie.

(Wir überlassen das der Theologie, aber es ist für uns nicht das Entscheidende.)

Mais garde-nous nos places dans leur cœur.
Eux qui jadis ont goûté notre joie,
Pouvons-nous être heureux sans leur bonheur?

Sehr banale Gefühle, die derselbe Lamartine in diesem Racineschen Vers zusammengefaßt hatte:

De tout ce qui t'aimait, n'est-il plus rien qui t'aime?

Lamartine, die La Ferronays, ungezählte andere, die nichts Schriftliches hinterließen, anonyme Romantiker, fanden die Befriedigung in der Sicherheit eines Paradieses der wiedergefundenen Freundschaften. Emily Brontë empfindet eine Unruhe: wenn sie ins Jenseits eingegangen ist, und sei es noch so *homelike*, werden da die Freundschaften die dunklen und dennoch unersetzlichen Farben der Erde verlieren?

Ein sehr schönes Gedicht spricht von diesem Zögern und dieser viszeralen Anklammerung an die Bindungen zur Erde bei dieser guten Christin,

Oh non, mon Dieu... Oh nein! mein Gott! Wenn der himmlische Ruhm/ Ihnen jede menschliche Erinnerung geraubt hätte,/ Hättest du uns das Gedächtnis genommen;/ Unsere Tränen über sie würden umsonst fließen,/ Oh! daß ihre Seele in Deinem Schoß ertrinke.

Mais garde-nous... Aber bewahre uns unseren Platz in ihrem Herzen./ Sie, die einst unsere Freude genossen haben,/ Können wir glücklich sein ohne ihr Glück?

De tout... Von allem, was dich liebte, ist denn nichts mehr das dich liebt?

die an das ewige Leben glaubt. Das erste Bild ist eine Meditation über einen Friedhof:

I see around me tombstones grey
Stretching their shadows far away.
Beneath the turf my footsteps tread
Lie low and lone the silent dead;
Beneath the turf, beneath the mould –
Forever dark, forever cold. (1841)

Das andere Bild gilt dem Aufenthalt der Seligen, wo sich die Empfindungen dieser Welt aufzulösen scheinen:

Sweet land of light! thy children fair
Know nought akin to our despair;
Nor have they felt, nor can they tell
What tenants haunt each mortal cell,
What gloomy guests we hold within –
Torments and madness, tears and sin! (1841)

Daß aber jeder für sich bleibe:

Well, may they live in extasy
Their long eternity of joy;
At least we would not bring them down
With us to weep, with us to groan. (1841)

Wir, die Lebenden und die Toten, wir sind noch sehr lange Zeit mit unserer Mutter, der Erde, verbunden, noch lange nach unserem Tod. Wie lange? Vielleicht bis zu einem Ereignis, das nicht genannt wird, das aber das Ende der Welt bedeuten könnte, die Parusie in der traditionellen Eschatologie.

I see around... Um mich seh ich graue Grabsteine,/ Die ihre Schatten weit weg erstrecken./ Dort unter dem Rasen, den meine Fußstapfen treten,/ Liegen tief und einsam die schweigsamen Toten;/ Dort unter dem Rasen, unter dem Lehm –/ Für immer dunkel, für immer kalt.

Sweet land... Süßes Land des Lichts! Deine schönen Kinder/ Kennen nichts, was unserer Verzweiflung gliche;/ Noch haben sie gefühlt, noch können sie erzählen,/ Welche Pächter jede sterbliche Zelle bewohnen,/ Welche düsteren Gäste wir darin beherbergen –/ Qualen und Krankheit, Tränen und Sünde!

Well... Ja mögen sie in Ekstase leben,/ In ihrer langen Ewigkeit der Freude;/ Schließlich würden wir sie nicht hinunterbringen,/ Mit uns zu weinen, mit uns zu stöhnen.

We would not leave our native home
For any *world beyond the Tomb.*
No – rather on thy kindly breast
Let us be laid in lasting rest;
Or waken but to share with thee
A mutual immortality. (1841)

Die archaische Vorstellung des Schlafes, der *requies*, der Ruhe während einer dazwischenliegenden Wartezeit kehrt hier vielleicht so wieder, wie die Spekulationen des siebzehnten und achtzehnten Jahrhunderts über die lebenden Leichname sie wiederentdeckt hatten. Aber bei Emily wetteifert sie mit einer anderen Vorstellung, die eher eingestanden wird und zu ihrer Zeit schon vorbereitet war: der Tod als unendlicher Abgrund. Eine Vorstellung, die zweifellos an die des Todes als Glück gebunden ist: das Glück, sich im unendlichen Abgrund zu verlieren? Gottes? der Natur? Das ist nicht wichtig. Was hier zählt, ist die gleichsam physische Vorstellung der Unendlichkeit.

Sie war zur Zeit der romantischen Epoche dabei, banal zu werden. Sie existierte in der Mentalität der La Ferronays, und wir haben weiter oben festgestellt, wie Albert de La Ferronays von der Unendlichkeit des Meeres angezogen war, das zugleich ein Symbol des Todes, Gottes und des Glücks war. Bei Emily findet man das Bild des Meeres in demselben Sinn wieder.

Die Vergangenheit ist »ein Herbstabend«, an dem die romantischen Dichter auch die Gestalt des Todes sahen. Die Gegenwart ist »ein grüner, mit Blumen bedeckter Zweig«. Die Zukunft, wird sie der Sommer sein? Nein, der Vergleich mit den Jahreszeiten gerät hier ins Wanken:

And what is the future, happy one?
A sea beneath a cloudless sun;
A mighty, glorious, dazzling sea
Stretching into infinity. (1836)

Andere Bilder lösten die des Meeres ab, der Wind, die aufgewühlte Heide, das Meer des Heidekrauts, die Nacht:

We would not... Wir würden nicht unser Vaterland verlassen/ Für irgendeine Welt jenseits des Grabes./ Nein – laß uns eher auf deiner milden Brust/ In dauerhafter Ruhe bleiben;/ Und laß uns erwachen mit dir,/ Eine wechselseitige Unsterblichkeit zu teilen.

And what is... Und die Zukunft, glückliches Kind?/ Ein Meer unter einer wolkenlosen Sonne;/ Ein mächtiges, herrliches, blendendes Meer,/ Das sich in die Unendlichkeit erstreckt.

I'm happiest, when most away
I can bear my soul from its home of clay
On a windy night when the moon is bright
And the eye can wander through worlds of light.
When I am not and non beside –
Nor earth nor sea nor cloudless sky –
But only spirit wandering wide
Through infinity immensity. (1838)

Es ist nicht mehr die Rede von den teuren Verschwundenen. Die individuellen Toten verlieren ihre Bedeutung und werden Glieder des universalen Lebens, eine Vorstellung, die aus dem naturalistischen, biologistischen achtzehnten Jahrhundert überkommen ist, aber bei dieser einsamen jungen Frau in ihrer Einsiedelei von Ödland, Heide, Krankheit und Tod authentisch Wurzel geschlagen hat.

[Die Zeit]
Strike it down, that other boughs may flourish
Where that perished sapling used to be;
Thus at least, its mouldering corps will nourish
That from which it sprung – Eternity. (1845)

Wir wollen unsere Analyse hier unterbrechen. Sie genügt für einen kurzen Vergleich zwischen den Brontës und den La Ferronays. Ihre beiden Serien von Toten sind sehr ähnlich. Man findet bei beiden dieselbe Unduldsamkeit beim Tod geliebter Wesen, dieselbe Traurigkeit eines Lebens, das seiner Zuneigung beraubt ist, dasselbe Bedürfnis und dieselbe Sicherheit, die Verschwundenen nach dem Tod wiederzufinden, und andererseits dieselbe Bewunderung des Phänomens des Todes und der ihm innewohnenden Schönheit. Andererseits haben wir einige Unterschiede bemerkt: die weniger große Beachtung, die die Brontës den öffentlichen Aspekten des

I'am happiest . . . Ich bin am glücklichsten, wenn ich weit weg/ Meine Seele aus ihrem Lehmhaus tragen kann,/ In einer windigen Nacht, wenn der Mond hell scheint/ Und wenn das Auge durch Welten von Licht wandern kann./ Wenn ich nicht und nichts anderes mehr ist –/ Weder Erde noch Meer noch wolkenloser Himmel –/ Sondern nur ein Geist auf Reisen/ In der unendlichen Unermeßlichkeit.

The time . . . (Die Zeit)/ Schlägt ihn nieder, daß andere Äste blühen können/ Dort, wo dieser ermattete Sprößling sproß;/ So daß sein modernder Leichnam das nähren wird,/ Dem er entsprang – die Ewigkeit.

Todes (der Zeremonie im Bett, dem Abschied, der Beerdigung) schenken, bei Emily ein besonderer Nachdruck auf den Zeichen und Bildern des Unendlichen.

Die Unterschiede der Details sind nicht so wichtig. Es ist ziemlich offensichtlich, daß wir hier an einen Punkt gelangen, wo sich die Einstellungen zum Tode in bedeutsamer Weise wandeln. Jahrhundertelang waren sie ungefähr gleich geblieben, kaum durch kleine Bewegungen erschüttert, die die allgemeine Stabilität nicht mehr veränderten. Und plötzlich taucht zu Beginn des neunzehnten Jahrhunderts eine neue Empfindsamkeit auf, die sich von all dem, was ihr vorhergegangen war, unterscheidet. Das hat sich in ein oder zwei Generationen abgespielt. Es ist das erste Mal im Verlauf dieser Untersuchung, daß wir die Meinungen und die Gefühle sich so schnell ändern sehen. Eine so schnelle Entwicklung, auf einem so dauerhaften psychologischen Feld, in einer so langsamen Geschichte ist eine bemerkenswerte Tatsache, die eine Erklärung verlangt. *Wuthering Heights,* der Roman von Emily Brontë, bringt uns den Übergang, der bisher fehlte. Dieses außergewöhnliche Buch gehört zwei Welten zugleich an. Es ist ein schwarzer, diabolischer Roman, der denen ähnelt, die von Mario Praz in seinem Buch *The Romantic Agony* (27) untersucht worden sind, aber darüberhinaus ist er auch ein Roman des neunzehnten, viktorianischen, romantischen Jahrhunderts, wo die Leidenschaften und die heftigsten Gefühle sich nicht der konventionellen Moral zu widersetzen scheinen, sondern im Gegenteil sich ihr anpassen oder zumindest so tun, als ob sie sich anpaßten. Der Unterschied zwischen der Immoralität des achtzehnten Jahrhunderts und der Moralität des neunzehnten Jahrhunderts ist nicht groß, und vielleicht bedürfte es einer geringen Mühe, um *Wuthering Heights* in der Art von Diderot oder Lewis umzuschreiben. Aber dieses wenige ist die schwankende Grenze zwischen zwei Empfindsamkeiten. Wir wollen versuchen zu sehen, wie man von der einen zur anderen übergegangen ist.

Der Held von *Wuthering Heights* ist ein Mensch des ausgehenden achtzehnten Jahrhunderts, der diabolischen Romantik, ein Rebell. Er erinnert mich an den freigeistigen Advokaten, von dem Bellarmin am Ende seiner *De arte bene moriendi* (Kunst des rechten Sterbens) spricht, der so stirbt, als ob er zu seinem Landhaus aufbräche. Heathcliff, in den Straßen von Liverpool aufgelesen, kommt von nirgendwo her, er hat keinen Namen. Er bricht eines Tages auf, man weiß nicht wohin, kommt reich und mächtig zurück, ohne daß man wüßte wie. Er ist dunkelhäutig, wie die verwünschten Kinder aus Ägypten oder Böhmen. Er lebt inmitten großer Feuer wie die Leute der Hölle, umgeben von grimmigen Hunden. Er ist grausam zu den Menschen wie zu den Tieren, ohne deshalb weniger als Edelmann zu wirken: »Ein Element der Gezeiten, ein Kind des Felsens und der Erde und des Unwetters.« (28) Der Hauptgegenstand des Buchs ist die Leidenschaft, die Heathcliff, eine von der satanischen Literatur geprägte Gestalt, für Catherine empfindet, auch sie eine Kreatur von Erde und Wind, mit der er wie Bruder und Schwester aufgewachsen ist.

Alles, was mit Sexualität zu tun hat, wird verschwiegen, ohne daß es abwesend wäre. So wird das Wort Inzest nicht ausgesprochen, und übrigens gibt es keinen wirklichen Inzest, sondern etwas, was den menschlichen Regeln fremd und dem Tierischen nahe ist. So kommt es eines Tages zu einer schrecklichen Szene, die von Heathcliff provoziert wird und in deren Verlauf Catherine zusammenbricht. Es hat keinerlei Hinweis darauf gegeben, daß sie guter Hoffnung war; niemand hat erwähnt, daß sie am Ende ihrer Schwangerschaft war, die dennoch sichtbar sein mußte: Aber diese Dinge werden weder ausgesprochen noch gesehen. So wird sie am nächsten Tag sterben, kurz nachdem sie Catherine II zur Welt gebracht hat, die Tochter aus ihrer Ehe mit Edgar Linton, dem *squire* des Dorfes, einem Vertreter der Zivilisation, der im Gegensatz steht zu diesen Kreaturen der Erde, wie Heathcliff und Catherine. Als Heathcliff schließlich Isabelle heiratet, wird immer noch nicht Genaues über ihre Beziehung gesagt, aber alles läuft so ab, daß wir es wissen können, wenn wir uns die Mühe machen wollen. Sie haben getrennte Schlafzimmer, aber sofort nach der Heirat wird ein Kind empfangen. Die Dinge der Liebe sind gegenwärtig, wenn auch sehr versteckt und aus dem Diskurs ausgeschlossen.

Alles, was in einem älteren Roman erotisch, makaber oder diabolisch gewesen wäre, wird leidenschaftlich, moralisch und bezieht sich auf den Tod.

So vollzieht sich der Übergang von der makabren Erotik des siebzehnten und achtzehnten Jahrhunderts, die im vorhergehenden Kapitel untersucht worden ist, zum schönen Tod des 19. Jahrhunderts. Aber wie? Das eröffnet uns eine Episode aus *Wuthering Heights* (29). Catherine I ist beerdigt worden, nicht in der Kirche, sondern auf dem Friedhof. Heathcliff ist verzweifelt: »Am Tag ihrer Beerdigung schneite es. Abends ging ich zum Friedhof... Ringsumher war es einsam. Ich war allein, und zugleich war mir bewußt, daß gerade zwei Yards lockerer Erde uns trennten, ich sagte bei mir: Ich will sie wieder in meinen Armen halten! Wenn sie kalt ist, werde ich denken, daß es der Nordwind ist, der mich erschauern macht; und wenn sie regungslos ist, daß sie schläft. Ich holte einen Spaten aus dem

Geräteschuppen und begann aus allen Kräften zu graben – er stieß an den Sarg; ich arbeitete mit den Händen weiter; und das Holz begann an der Stelle, wo die Schrauben saßen, zu krachen.« Man erkennt die Szene wieder: sie ist der schwarzen und sadeschen Literatur entnommen. Man würde nicht erwarten, sie mit all ihrer Zweideutigkeit bei dieser keuschen Pastorentochter wiederzufinden, die eigentlich niemals ihr ländliches Pfarrhaus verlassen hatte. Aber die Ähnlichkeit endet mit diesem Beginn der Ausgrabung. Heathcliff wird nicht weiter gehen, zum mindesten dieses Mal: »Ich war dabei, mein Ziel zu erreichen, als es mir schien, als hörte ich einen Seufzer, der von oben, aus der Richtung des Sarges, zu vernehmen war... Da war noch ein anderer Seufzer, nahe an meinem Ohr. Mir schien, daß ich den warmen Atem anstelle des eisigen Nachtwinds spürte. Ich wußte, daß kein Wesen aus Fleisch und Blut in der Nähe war, aber so sicher, wie man das Herannahen eines lebendigen Wesens im Dunkeln fühlt, obwohl es nicht zu erkennen ist, so sicher fühlte ich, daß Cathy da war: nicht unter mir, sondern auf der Erde.« Das war die Kommunikation mit einem Geist: ein neues Phänomen, das sich von der Erscheinung eines Gespenstes unterschied. Früher war die Wiederkehr einer Seele Zeichen für Unglück und Verzweiflung, die man verhindern mußte, indem man ihre Forderungen mit schwarzer oder weißer Magie befriedigte. Nun ist es der Geist des Verschwundenen, der zu dem zurückkehrt, den er geliebt hat und der ihn ruft.

»Da erfüllte mich ein plötzliches Gefühl der Erleichterung, das von meinem Herzen aus alle Glieder durchströmte. Ich beendete meine verzweifelte Arbeit, und ich fühlte mich getröstet von einer unsagbaren Tröstung. Sie war bei mir, blieb bei mir, während ich das Grab wieder zuschaufelte, und begleitete mich nach Haus... Ich war, sicher, daß sie bei mir war und ich konnte mich nicht enthalten, mit ihr zu sprechen. Ich sah ungeduldig um mich – Ich fühlte, sie war bei mir. Ich konnte sie beinahe sehen und doch konnte ich es nicht! [*I could almost* – vom Autor unterstrichen – *see her, and yet I could not*].«

Nun beginnt für Heathcliff eine qualvolle Periode. Er schläft in dem Kinderzimmer von Catherine, dessen Wandbett sie mit Gekritzel bedeckt hatte. Er folgt ihren Spuren im Haus. Er glaubt, daß sie ihm erscheinen wird, er fühlt ihre Gegenwart, und dennoch entgeht sie ihm in dem Augenblick, wo er hofft, sie zu fassen. Er schließt die Augen und wartet darauf, sie zu sehen, er öffnet sie wieder: Nichts. Niemand.

Heathcliff ist also sicher, daß die, die er liebt, eine Desinkarnierte, in Gestalt eines Geistes überlebt. Er fühlt ihre Gegenwart und es gelingt ihm nicht, sie zu realisieren. Daher die leidvolle und leere Jagd nach diesem

Phantom, das zugleich nah und ungreifbar ist. Man hat das Gefühl, daß es sich um eine selbst erlebte Geschichte handelt, eine vertrauliche Mitteilung der Autorin, die sich dieser Prüfungen auf der Suche nach ihren Verschwundenen erinnert. Ihre Gedichte stellen, wie wir gesehen haben, eine qualvolle Alternative zwischen dem Schweigen des Grabes und der Vereinigung und der Rückkehr der Seelen dar. Ihr Zögern ist bedeutsam für das Verständnis der Mentalität des neunzehnten Jahrhunderts. Der Tote weilt zugleich im Grab, wo er seit dem Ende des Hochmittelalters nicht mehr existierte (er wurde der Kirche anvertraut, die mit ihm tat, was sie wollte), und auch in den Lüften, sei es in den Wohnstätten des Himmels, sei es in der Umgebung der Lebenden, eine ungreifbare Gegenwart.

Heathcliff verspürt dieselbe doppelte Anziehungskraft. Er hat eines Tages, am Tag der Beerdigung, den Sarg wieder geschlossen, um dem Luftgeist zu folgen. Vergeblich. Er wird also zum Friedhof zurückkehren und das Grab wieder öffnen.

Eine Gelegenheit bietet sich an. Der Gatte von Catherine I stirbt. Er wird nicht in der Kirche bei seinen Vorfahren beerdigt, sondern auf dem Friedhof bei seiner Frau. »Ich habe den Totengräber gebeten«, sagt Heathcliff, »den Deckel ihres Sarges freizulegen, und ich öffnete ihn.« Diesmal haben wir eine Situation wie in der erotisch-makabren Literatur. Küßt er sie? Die Autorin sagt, entsprechend ihrer Gewohnheit, nichts darüber, aber es ist sehr gut möglich! Sie ist aber *vor siebzehn Jahren* beerdigt worden. Wunder, ja, Wunder, sie ist unversehrt. Das wird mit einem halben Wort gesagt. »Ich habe damals geglaubt, ich würde dort bleiben, als ich ihr Gesicht wiedersah, und *es war immer noch ihres* [Hervorhebung von Ph. A.]; er hatte große Mühe, mich wegzubekommen, aber er sagte, daß es sich verändern würde, wenn es länger der Luft ausgesetzt wäre.« Da schließt Heathcliff den Sarg wieder, löst aber eine Seitenwand, und zwar nicht auf Lintons Seite. Er bezahlt den Totengräber, damit er am Tag seiner eigenen Beerdigung, die, wie er weiß, nicht lange auf sich warten lassen wird, die Sargbretter zwischen ihnen wegnimmt, so daß Linton, »wenn er zurückkommen wird, nicht mehr weiß, wer nun wer ist.« Die Toten werden wiederkommen, Heathcliff, der an nichts glaubt und vor allem nicht an Gott, zweifelt nicht daran. »Sie scheuen sich nicht, die Toten zu stören?« sagt ihm seine Haushälterin, seine Betreuerin aus der Kindheit, der er sich anvertraut. »Ich störe niemand, ich schaffe mir nur etwas Erleichterung. Ich werde mich jetzt viel wohler fühlen; und Sie werden eine bessere Aussicht haben, mich unter der Erde zu halten, wenn ich erst dort bin.« In der Tat wird er, wenn man seiner Forderung nicht nachgibt, nicht mehr der Geist sein, der zu denen kommt, die ihn betrauern, sondern das verfluchte Phantom, das man exorzisieren muß. Die Tatsache, die Leiche von Catherine wiedergesehen und eine körperliche Begegnung mit ihr gehabt zu haben, hat ihm die Ruhe wiedergegeben. »Jetzt habe ich sie gesehen und habe fortan Frieden.« Nach Heathcliffs Tod werden die beiden diabolischen Geliebten vereint sein, nicht im Paradies Gottes und der Engel, wo sie keinen Platz haben und in das sie auch nicht zu kommen wünschten, sondern unter der Erde, *wo sie sich zusammen auflösen.* Denn bei Catherine hat es ein *miraculum mortuorum* gegeben: nach siebzehn Jahren ist ihr Leichnam noch erhalten. Der Friedhof des Dorfes hat den Ruf – das wird auch an anderer Stelle erwähnt –, die Leichen »einzubalsamieren«. Es handelt sich um einen Mumienfriedhof; dank der Eigenschaften dieser Erde war es Heathcliff möglich, die unveränderten Züge seiner Liebsten wiederzufinden.

Die Dinge hätten sich anders abspielen können. Er konnte einer solchen Konservierung nicht sicher sein, als er den Sarg öffnete. So sagte ihm die Haushälterin: »Was wäre geschehen, was hättet Ihr Euch vorgestellt, wenn sie zu Erde oder Schlimmerem aufgelöst worden wäre? – Mich mit ihr aufzulösen und noch glücklicher zu sein [da es dann eine vollständige Vereinigung gewesen wäre, eine ewige Umarmung]... Ich erwartete wohl eine Änderung dieser Art, als ich den Sargdeckel öffnete. Aber ich ziehe vor, daß sie noch nicht begonnen hat, *bevor ich selbst daran teilnehmen kann.*« Catherine hat für dieses letzte Rendezvous der gemeinsamen Auflösung auf ihn gewartet.

In Erwartung dieses letzten Augenblicks verfällt Heathcliff in eine Ekstase, die der von Heiligen ähnelt und sich über mehrere Tage hinzieht. Er hat die Reflexe des Lebens verloren: »Ich muß mich daran erinnern, daß man atmen muß, daß es nötig ist, daß mein Herz schlägt.« Und endlich steht alles still.

Im Werk des in seinem Pfarrhaus und in seiner Heide eingeschlossenen jungen Mädchens, das aber von der Literatur des achtzehnten Jahrhunderts und auch den volkstümlichen Erzählungen und den ältesten Legenden erfüllt ist, findet sich das traditionelle Bild der Ruhe und des Erwartens wieder, das zeitweilige Weiterleben des beerdigten Leichnams, die physische Schönheit des Todes, der Schwindel, den die Todesneigung bei den Lebenden hervorruft, die Anziehungskraft der Unendlichkeit – eine andere Form dieses Schwindels –, die gemeinsame Auflösung in der ewigen Arbeit der Natur und schließlich durch all diese Wünsche hindurch, die die Menschen mitreißen, nicht mehr zu dem unverrückbaren Ort Gottes, sondern in einen fortwährenden Strom, der einzigen festen Zone dieser versinkenden

Welt, die Vereinung in einem Jenseits, das nicht notwendig das Paradies ist, wo alle vereinigt sind, die sich auf Erden geliebt haben, damit sie ewig ihren irdischen Neigungen folgen können.

In Amerika: Die Briefe der Auswanderer

Nach den Franzosen und Engländern nun die Amerikaner derselben und einer späteren Zeit. Die Historiker Amerikas haben begonnen, die Einstellungen zum Tode in ihren Ländern zu studieren, und ihr Unternehmen ist von großem Interesse, nicht nur für die *American Studies:* Sie haben ein reiches dokumentarisches Material erschlossen, das in Europa entweder überhaupt nicht existiert hat oder verschwunden ist. Die Briefe, die an einen Verwandten geschrieben wurden, um ihm Nachricht von der Familie zu geben, ihm die Geburten, die Heiraten und die Todesfälle mitzuteilen. Sie stammen also von Auswanderern oder aus ihrer Heimat vertriebenen armen Leuten, Menschen bescheidener Herkunft, die aber schreiben können, sogar wenn der Stil ungeschickt bleibt, die Orthographie falsch und keine Zeichensetzung vorhanden ist.

Welche Einstellungen zum Tode zeigen diese Korrespondenzen? Lewis O. Saum, der sie analysiert hat, war über die Häufigkeit der Todesberichte erstaunt (so wie die Historiker des ausgehenden Mittelalters von den makabren Themen beeindruckt waren [30]). Er hat daraus den Schluß gezogen, daß der Tod während der ersten Hälfte des neunzehnten Jahrhunderts das Gefühlsleben Amerikas beherrschte. Daß der Tod wahrscheinlich die Bedeutung hatte, die ihm hier zugesprochen wird, wissen wir aus anderen Quellen, diese Briefe jedoch beweisen das nicht. Im Gegenteil, sie zeigen, daß in der mobilen amerikanischen Bevölkerung der Epoche eine sehr alte, tausendjährige Haltung der Vertrautheit mit dem Tod, die den Heiden und den Christen, den Katholiken und den Protestanten im ganzen lateinischen Okzident gemeinsam ist, fortbesteht. Ich habe ihn hier den »gezähmten Tod« genannt und mit dem sprichwörtlichen Thema »Wir sterben alle« erläutert (Kap. 1).

Wenn es also ein neues Element gibt, und zwar neu genug, um über die Natur des Phänomens hinwegzutäuschen, dann ist es dies, daß der Tod in Amerika beschrieben wurde und nicht mehr nur besprochen. Dieser Übergang vom Mündlichen zum Schriftlichen muß die Folge der Mobilität der amerikanischen Bevölkerung während ihrer Wanderung nach Westen und der Kommunikation auf Distanz gewesen sein, die sie nötig machte.

Die Kinder waren aufgebrochen, oder der Ehemann hatte die Frau und die Kinder zu Hause zurückgelassen, die Brüder und Schwestern waren nun für das ganze Leben getrennt und wußten, daß sie sich niemals wiedersehen würden. Die Korrespondenz hat Bande aufrechterhalten, die sich andernfalls gelockert hätten. Die meisten Briefe und Tagebücher stammen von der Hand ihres Autors und sind keinem öffentlichen Schreiber mehr diktiert worden. Aber bis auf diese Einschränkung hinsichtlich der Schriftlichkeit gibt es in den zum Ausdruck gebrachten fast nichts, das nicht alt und traditionell wäre, nichts, was von den erneuernden Einflüssen des neunzehnten Jahrhunderts abhinge.

L. O. Saum nennt die Anonymität der Kleinkinder als Beispiel für die zwanghafte Beschäftigung mit dem Tod. Die Namenslisten der Familien enden nach der Altersordnung mit dem jüngsten. Wenn diese etwas weniger als ein Jahr alt sind, werden sie summarisch als *anonymous, unnamed, not named* bezeichnet. Sie haben keinen Namen. Aber die Namenlosigkeit der kleinen Kinder oder die Gleichgültigkeit im Hinblick auf sie ist eine Eigenheit, die allen traditionellen Gesellschaften gemeinsam ist, und diese Dokumente zeigen uns, daß sie im volkstümlichen Amerika überlebte. Das wird noch offensichtlicher durch den protestantischen Brauch, die Kinder nicht nach ihrer Geburt zu taufen. Aber die Taufe zu verzögern ist *eine* Sache, dem Kind keinen Namen zu geben eine andere.

Ebenso die rhetorischen Vorsichtsmaßnahmen hinsichtlich der Lebensdauer der Personen und besonders der Kinder. So mäßigen die Eltern, die schon ein Kind verloren haben, wenn sie die Geburt eines Kindes ankündigen, ihre Freude durch eine gebräuchliche Einschränkung, die das Schicksal beschwören soll. »Wieviel Zeit wird uns vergönnt sein, um es zu behalten, wir wissen es nicht.« Der Verfasser eines intimen Tagebuchs beginnt folgendermaßen: »Morgen werde ich 23 Jahre alt, wenn ich noch lebe.« »Wenn Gott mir Leben gibt«, sagte man im alten Frankreich. Eine Art, die Gewißheit des Todes anzuerkennen und die Ungewißheit seiner Stunde, die Vertrautheit mit dem Tod, diesem alten Gefährten, zu zeigen.

L. O. Saum bemerkt, daß in seinen Dokumenten die intensiven Augenblicke, an denen man am meisten anteilnimmt, eher die des Totenbettes als die des Grabes sind. Er neigt dazu, darin ein Zeichen der Thanatophilie zu sehen: Aber diese Totenbettszenen ähneln den »krank Darniederliegenden« unserer Testamente, den Bauernstuben voller Leute, die die hygienebesessenen Ärzte des achtzehnten Jahrhunderts nicht zu leeren vermochten, und dem Zimmer des Sterbenden der *artes moriendi*, dem Versammlungsort der leiblichen Freunde. Im neunzehnten Jahrhundert werden das

Grab und der Friedhof im rituellen Schauspiel des Todes eine neue Rolle spielen, die zu der traditionelleren des Bettes hinzutritt. Wird man unter diesen Bedingungen erstaunt sein, daß der einsame Tod, die *mors repentina*, immer noch so gefürchtet wird? Das war eine der großen Ängste der Pioniere, die nach Westen aufbrachen. Von Menschen umgeben sterben war eine Erleichterung. Aber auch bei dem Sterbenden sein, ihm im Tod beistehen war ein »Privileg«. Das Wort wird ständig gebraucht. Es war die Aufgabe eines dieser Privilegierten, den unentbehrlichen *nuncius mortis* zu spielen, und es kam vor, daß er den Unglücklichen allzu schonungslos benachrichtigte. Wenn der Sterbende seine Ankündigung akzeptierte, war er *sensible;* oder er benahm sich wie ein Dummkopf, *very stupid.*

Man erwartete vom Sterbenden, daß er gut starb *(to expire mildeyed):* der Tod blieb ein Schauspiel, bei dem der Sterbende Regie führte, und dieses Schauspiel konnte mehr oder weniger gelungen sein.

Ein Sohn schreibt in einem Englisch voller Fehler seiner Mutter, um Einzelheiten über den Tod des *dear old pappy* zu erfahren. Da er nicht das Privileg hatte, dabei zu sein, möchte er gern wissen, wie sich das abgespielt hat, das heißt, was der alte Herr gesagt, ob er seine Rolle gut gespielt, d. h. ob er die Situation akzeptiert hat, welches seine letzten Worte gewesen sind, für ihn selbst, für die Seinen.

Dieser Tod ist traditionell. Dennoch tritt hier, am Totenbett, in dem volkstümlichen Milieu etwas von der romantischen Dramatisierung in Erscheinung, die bei den La Ferronays und den Brontës zu beobachten ist. Es ist für uns interessant, in diesen Zeugnissen den Übergang vom traditionellen Tod des auf dem Krankenbett Ruhenden zum triumphierenden Tod festzustellen, zum *triumph death,* der zur romantischen Epoche gehört. Manchmal wird das Wort *triumphant death* im selben Sinne gebraucht wie der *welcome death* der Vorbereitung auf den Tod im siebzehnten Jahrhundert. Aber der reale, tiefe Sinn ist nicht mehr derselbe: es ist der, den wir im Verlauf dieses Kapitels kennengelernt haben.

Eine Briefschreiberin aus Ohio, die jemandem in Connecticut schreibt, berichtet vom Tod ihrer Großmutter: die alte Dame zeigte wohl Interesse *(interest)* für Jesus Christus, aber es scheint doch möglich, daß es ihr an Enthusiasmus fehlte, die »Privilegierten« haben nicht die gewünschte Befriedigung gefunden. »Das ist alles, was wir erreichen konnten, und beinahe das, was wir wünschten.« Nur beinahe: »In der Tat wären wir überglücklich gewesen, wenn ihr Weggang *more extatic and triumphant* gewesen wäre.« Hier tritt, naiv ausgedrückt, der Unterschied zwischen dem traditionellen Tod und dem triumphierenden Tod zutage.

Benassis, der Landarzt Balzacs, wird zur selben Zeit eine ähnliche Beobachtung machen. Er führt seinen Besucher in das Haus eines Bauern, der eben gestorben ist. Der Leichnam wird aufgebahrt. Es gibt wohl einige Tränen, einige Reue, einige Lobreden, aber nicht genug für Balzac, der pathetischere Demonstrationen erwartete. »Sie sehen«, sagte der Arzt, »hier wird der Tod wie ein erwartetes Ereignis aufgefaßt, das das Familienleben in seinem Lauf nicht aufhält.« Der exaltierte Tod dagegen will, daß man aus Gefühl und nicht aus Schicklichkeit im Arbeits- und Familienleben innehält.

Man findet also den triumphierenden Tod bei den Einwanderern der Jahre 1830–1840 wie im Adel oder dem Bürgertum der Romantik: das romantische Modell beginnt sich zu verbreiten, vielleicht mit der Bildung und der Kunst, Briefe zu schreiben.

Ein Mann aus Indiana verkündet seinem Bruder 1838 den Tod ihrer Mutter. Es ist ein schöner Tod. »Ich habe das große Glück, Euch zu verkünden, daß sie diese Welt im Triumph des Glaubens verlassen hat. Während ihrer letzten Augenblicke sangen Jesse und ich einige ihrer bevorzugten Kirchenlieder, sie schlug mit den Händen [sie gab den Rhythmus an] und verkündete den Ruhm Gottes und bewahrte ihr Bewußtsein bis zu ihrem letzten Seufzer. [Diesen letzten Zug beginnt man nun als Privileg anzusehen.] Es hat uns allen eine große Befriedigung gegeben, sie glücklich zu sehen.« Das ist eine amerikanische und volkstümliche, aber sehr stimmige Version des Todes in der Art der La Ferronays.

Und das Jenseits? Was dachten diese demütigen Briefschreiber darüber? Eine wichtige Frage, denn wir kennen den Realismus und den Druck der öffentlichen Meinung hinsichtlich des Überlebens in der romantischen Empfindsamkeit.

L. O. Saum war erstaunt über »das fast vollständige Fehlen [in seinen Dokumenten] von ausführlichen Hinweisen auf die Belohnungen der anderen Welt, oder selbst auf die Gewißheit daß jemand, was auch immer geschehe, in ihren Genuß kommen würde.« Die Leute starben »glücklich«, »im Triumph des Glaubens«, aber sie sprachen wenig von dem Ort, wohin sie gingen, und erwähnten nicht einmal die Tatsache, daß sie irgendwohin gingen. Das mag den Christen von heute oder den Beobachter, der das Christentum mit dem gleichsetzt, wozu es nach den protestantischen und katholischen Reformen des sechzehnten und siebzehnten Jahrhunderts geworden ist, verwirren. Uns aber sollte es nicht überraschen. In der traditionellen Mentalität gibt es nichts Natürlicheres, Selbstverständlicheres als die Unbestimmtheit des Zustandes, der dem Tode folgt, und des Aufenthaltsortes der Toten. »Armer John«, schreibt seine Schwester 1844, »er konnte nicht mehr mit uns sprechen. Wenn er es gekonnt hätte, hätte er uns gesagt, daß er zu dem Haus geht, wo die Christen ruhen *(where Christians are at rest)«* : die *requies.* Die bessere Welt *(a better world)* ist die, wo die Ruhelosigkeit der Welt erstirbt, wo man im Frieden ruht. Eine alte, sehr alte Vorstellung in dem ganz jungen Amerika.

Die neue Tatsache wird gerade im achtzehnten und neunzehnten Jahrhundert der Ersatz der alten Jenseitsvorstellungen (die der Ruhe, die so allgemein und volkstümlich ist; die spätere des Zugangs der Seele zur glückbringenden Vision, die viel Zeit brauchte, um sich durchzusetzen und niemals ganz und gar in die großen Volksmassen eindrang) durch eine neue und anthropomorphe Darstellung, eine Übertragung der affektiven Bedürfnisse des irdischen Lebens sein.

Diese Vorstellung ist adligen und bürgerlichen Ursprungs. Der Tod der Bauern im Frankreich von 1830 hätte, wenn wir ihn hätten registrieren können, dieselbe Diskretion, dieselbe Zurückhaltung im Hinblick auf das Jenseits gezeigt wie der amerikanische Briefschreiber. Dagegen werden wir im gebildeten amerikanischen Bürgertum, das, im übrigen ohne literarischen Anspruch, schreibt und Bücher liest, die Gefühle wiederfinden können, die die La Ferronays, die Brontës bewegten, und die Lamartine oder Victor Hugo als gemeinsamen Nenner ihrer Epoche zum Ausdruck gebracht haben.

In Amerika: Die Trostbücher

Man muß also andere Quellen suchen. Eine andere amerikanische Historikerin, Ann Douglas, hat in demselben Sammelband, in dem die Untersuchung von L. O. Saum erschienen ist, die Trostbücher analysiert, die in Amerika im neunzehnten Jahrhundert herausgegeben wurden. Sie hat ihren Beitrag mit *Heaven our home* überschrieben. (31)

Im allgemeinen handelt es sich um Bücher, die anläßlich des Todes eines nahen und geliebten Wesens, meistens eines Kindes verfaßt wurden. Die Autoren sind entweder Geistliche oder Frauen, und zwar Gattinnen und Töchter von Geistlichen. Wir wollen hier besonders die Rolle der Frauen festhalten. Das ist ein wichtiges Merkmal dieser Epoche: Alexandrine, Pauline, Eugénie, Olga de La Ferronays, Caroly de Gaïx, Emily und Charlotte Brontë. Das Gefühlsleben des neunzehnten Jahrhunderts könnte sehr gut von Frauen gestaltet sein ... in dem Augenblick, wo sie ihre rechtliche Macht und ihren ökonomischen Einfluß verloren haben.

Der Trostbrief ist eine klassische Gattung, die ebenso im Altertum wie in der Renaissance und im siebzehnten Jahrhundert gepflegt wurde, in Anlehnung an die Elegien, die literarischen *tombeaux*, die Grabinschriften. Im Amerika des neunzehnten Jahrhunderts ist diese Gattung, die früher vertraulich war, zur Massenlektüre geworden; aber zur selben Zeit haben die Art der Argumente, der Ton und der Stil sich vollkommen gewandelt. Wir wollen einige Titel zitieren, die suggestiv sind: *Agnes and the Key of her little Coffin* (1837 – Agnes und der Schlüssel ihres kleinen Sarges), *Stepping Heavenward* (1869 – Himmelwärts schreitend), *Our Children in Heaven* (1870 – Unsere Kinder im Himmel), *The Empty Crib* (Die leere Krippe – 1873). Die Verfasser dieser Bücher sind hier zweifellos von den Gedanken und den Bildern des Todes besessen. Ann Douglas zitiert Oliver Peabody, den Autor einer Biographie oder eher einer Hagiographie seines Vaters, eines Pastors, der selber Schriftsteller und Dichter war und 1849 starb. Hier eine Probe seiner Dichtung: »Seht das Abendlicht im Westen niedersinken. Es taucht in die tiefen Schatten ein. So verschwinden die Christen friedlich, wenn sie in das Grab niedersteigen.« Der Tod des Pastors ist schön nach Art der romantischen Berichte; er stand übrigens im Ruf der Heiligkeit: in den letzten Jahren seines Lebens schien er sich schon »an den Grenzen der Ewigkeit zu befinden, ganz dazu bereit, in sie einzugehen. Es war ihm noch erlaubt, bevor er eintrat, denen die er liebte, mit der schwachen Stimme des Sterbenden den Weg, der zur Glückseligkeit führt, zu zeigen.« Die Heiligkeit ist hier an die Haltung angesichts des Todes und an den Grad seiner Exaltation geknüpft.

Mrs. Sigourney ist die Verfasserin von *Margaret and Henrietta – Two Lovely Sisters* (1832). Sie beschreibt uns den Tod von Margaret, deren letzte Worte sind: *»I love everybody.«* Seltsamerweise werden, wie Ann Douglas bemerkt, diese selben Worte einer gewöhnlichen Frömmigkeit, die diese Romanfigur ausspricht, auch von Mrs. Sigourney selbst auf ihrem Sterbebett ausgesprochen. Sie hatte sich übrigens mit ihrem eigenen Tod vertraut gemacht und sprach ohne Unterlaß davon. Als Lehrerin, um zwanzig Jahre alt, lud sie ihre Schüler ein, in Zukunft eine gewisse Verbindung mit ihr nicht abreißen zu lassen, selbst »wenn die Stimme, die jetzt zu euch spricht, verstummt ist, wenn die Lippen, die für euer Glück gebetet haben, vom Staub der Erde geschlossen sind«. Soviel zum Ton. Sie verband mit dem Todesgefühl Enthüllungen über das Jenseits: 1823 vertraute sie ihren Hörern an, daß sie im Verlauf einer Krankheit bis zu den Grenzen der Welt der Geister vorgestoßen sei und Worte von feierlicher Weisheit von dort mitgebracht habe.

Mrs. Sigourney und ihre Heldinnen erinnern uns an ein anderes junges Mädchen derselben Epoche, das nach demselben Muster gestaltet ist und das Mark Twain in *Huckleberry Finn* beschreibt. Mit fünfzehn Jahren gestorben (im Alter von Helen Burns in *Jane Eyre*), denkt auch Miss Grangerford nur an den Tod. Sie war für die Künste und die Dichtung begabt. Ihre Malereien stellen z. B. eine verschleierte Frau dar, ganz in Schwarz gekleidet, die sich im Schatten einer Trauerweide melancholisch über ein Grab beugt. In der Hand hält sie ein Taschentuch, mit dem sie die Tränen abwischt. Unter dem Bild eine Inschrift: *Shall I never see thee more, Alas* (Soll ich dich denn niemals mehr sehen, o weh). Es handelt sich um ein *mourning picture* (Trauerbild), wie es deren viele gibt, gemalt, gestochen, gestickt; sie sind weder für die Kirche noch für den Friedhof bestimmt, sondern für das Haus, wo sie die Erinnerung an die Toten lebendig erhalten.

Unsere junge Künstlerin malt auch Genrebilder, vorausgesetzt, daß das Thema immer der Tod ist: eine junge Frau am Fenster betrachtet den Mond; sie weint, wobei sie in einer Hand ein Medaillon hält, das sie gegen den Mund preßt, und in der anderen (bei den Personen von Miss Grangerford sind Hände und Arme immer sehr beladen) einen offenen Brief, der mit schwarzem Wachs versiegelt ist.

Dieses künstlerische Talent bewirkte, daß man nach ihrem Tod von ihr sagte: »Jeder war sehr traurig, daß sie tot war, weil sie noch viele von diesen Bildern hätte machen können, und man konnte an denen, die erhalten blieben, sehen, was man an ihr verloren hatte. Aber ich, ich finde, daß es bei derartigen Anlagen besser für sie war, im Grab zu liegen. Als sie starb, arbeitete sie gerade an einem Ölbild, dem größten, das sie gemalt hat, und jeden Morgen und jeden Abend betete sie, daß ihr vergönnt sein möge, so lange zu leben, bis sie es vollendet hätte. Aber sie hat nicht dieses Glück gehabt. Es war das Porträt einer jungen Frau in einer langen weißen Tunika, das Gesicht in Tränen gebadet«, sie hatte sechs Arme, zwei nach vorne gestreckt, zwei gegen ihre Brust gepreßt, zwei zum Mund. »Der Gedanke dabei war, zu sehen, welches der drei Armpaare am besten wirkte, und dann wollte sie die anderen auslöschen.« Leider hat sie nicht die Zeit gehabt, ihre Wahl zu treffen. Miss Grangerford ist seit ihrem vierzehnten Lebensjahr auch Dichterin. »Sie führte eine Art Tagebuch [wie die La Ferronays]. Sie verzeichnete in ihrem Heft die Sterbelisten, die Unfälle, die Krankheiten, die sie aus dem *Presbyterian Observer* abschrieb, und sie verfaßte Gedichte über diese Themen.«

Sie schreibt eines über den Tod eines kleinen Jungen, der weder Opfer der Tuberkulose *(whooping cough)* noch der Pocken noch einer Magenerkrankung war. Nein, dies war nicht das Schicksal des jungen Stephan:

Die Seele floh der Erdenqual
Durch einen Brunnenquell.
Man holt' ihn raus, entleerte ihn,
Doch ach, es war zu spät.

In der Tat »konnte sie über alles Mögliche schreiben, vorausgesetzt nur, daß es traurig war. Jedes Mal, wenn ein Mann, eine Frau oder ein Kind starb, kam sie mit ihren Gedichten, bevor der Tote erkaltet war.«

Nach dem Tod dieses Wunderkindes bleibt sein Zimmer in dem Zustand, in dem es bei seinem Tod war. Seine Mutter richtet es selbst und kommt dorthin zum Nähen und um die Bibel zu lesen (wie das rote Zimmer von Mrs. Reed in *Jane Eyre*).

Obwohl es sich um ein Geschöpf der Fiktion handelt, ist die Tochter des Colonel Grangerford wahrer als die Natur, trotz eines guten Schusses Spott oder gerade deswegen.

So einfach der Tod und so unauffällig sein Triumph im volkstümlichen Milieu der Auswanderer war, so pompös und rhetorisch, aber dennoch aufrichtig empfunden war er in den bürgerlichen Milieus.

Die Faszination des Todes war einer der Flügel des Diptychons. Der andere war die Wohnung im Himmel. In dieser seltsamen Logik wurde der Tod kultiviert und gewünscht, weil er das Wiedersehen in der Ewigkeit einführte. Man fand im Himmel alles, was auf Erden glücklich machte, also die Liebe, die Zuneigung, die Familie – ohne das, was traurig machte, das heißt die Trennung.

Nach dem Tod seines Sohnes Georgie veröffentlichte Pastor Cuyler ein Buch, das dem Gedächtnis des kleinen Hingeschiedenen gewidmet war: er empfing *Tausende* von Beileidsbriefen von dankbaren Überlebenden. Er veröffentlichte einige davon in einer Neuausgabe. Ann Douglas zitiert sie folgendermaßen: »Lieber Herr, wenn es sich je fügt, daß ihr den Friedhof der Alleghanys besucht, werdet ihr dort eine Blume auf drei kleinen Grabmälern sehen: Anna, 7 Jahre, Sacha, 5 Jahre, Lillie, 3 Jahre. Alle innerhalb von sechs Tagen an Scharlach gestorben (wie Georgie). Es kann uns manchmal mit unserer eigenen Qual versöhnen, wenn wir von einer noch größeren anderswo sprechen hören.«

So mehren sich die tröstenden Berichte, wahre Geschichten und Romane, vor allem in der zweiten Hälfte des Jahrhunderts, wo die Verfasser, oft

Frauen, versuchen, ihre Leser (und Leserinnen) davon zu überzeugen, daß der Tod ihnen teure Wesen nicht wirklich entrissen hat, daß sie sie wiederfinden werden, sei es nach ihrem eigenen Tod, sei es sogar *hic et nunc*. Die Mutter des kleinen James hat ihrem toten Kind ein Grab gewidmet, ein Memento: *Memoir of James Arthur Cold*. Ein Wunderkind an Frömmigkeit, Weisheit, Kindesliebe und makabrer Vorstellungskraft, hoffte er, daß seine Mutter und er zusammen sterben würden, einer in den Armen des andern. Dennoch starb er allein, und seine Mutter überlebte ihn, widmete sich aber seinem Gedächtnis. Sie berichtet von den wunderbaren Umständen seines Todes: »Es zeigte sich damals, daß er fortdauernden Umgang mit der Welt der Geister hatte. Er sah die Engel, die in Erwartung seiner baldigen Ankunft tanzten, er sah manche Verstorbenen seiner eigenen Familie und übergab ihre Botschaften den Lebenden. *Er war, buchstäblich, ein Medium,* und nach seinem Tod fuhr er fort, seinen Eltern zu erscheinen.«

In diesem Text gibt es wie in vielen anderen ähnlichen zwei bemerkenswerte Vorstellungen: einerseits die Wiederherstellung der irdischen Freundschaften im Himmel und andererseits die Kommunikation der Geister. Die erste ist uns wohlbekannt. Ein geistlicher Traktat von 1853 beschreibt die beiden Aspekte des Himmels schon getrennt: einen traditionell christlichen, die glückbringende Vision; dann einen ganz neuen, »das Haus unseres Vaters, wo sich Familienszenen wie in unseren Häusern abspielen«.

In den Jahren 1860–1880 will man weiter ausgreifen und zwingt sich, das himmlische Leben bis ins Detail auszumalen. »Die Autoren der Trostsprüche empfinden immer stärker das Bedürfnis nach einem großen geistigen Teleskop [wir befinden uns im Jahr 1870 mitten im technischen Zeitalter], das uns [die Toten] in ihrer ganzen glanzvollen Realität näher brächte, das Bedürfnis nach einer klaren, kohärenten, philosophisch gestützten Enthüllung des Lebens nach dem Tod« (William Halcombe, zitiert bei Ann Douglas). Der Himmel wird damals zum *home beyond the skies*, wie man ihn in den Hymnen besingt (vergessen wir nicht, daß man zur selben Zeit in den katholischen Kirchen von Frankreich sang »Im Himmel, im Himmel, im Himmel werden wir uns wiedersehen«.)

Eine berühmte und viel gelesene Schriftstellerin, Elizabeth Stuart, die Verfasserin von *Between the Gates, Gate Ajar*, zeichnet in ihren Büchern das tägliche Leben der Bewohner des Himmels nach: ihre Gewohnheiten, ihre Beschäftigungen, wie sie ihre Kinder erziehen, sich unterhalten und sich lieben. Sie weiß alles, was sich im Himmel abspielt, dank der Enthüllungen eines Arztes (oder des Geistes eines Arztes), der sie auf mysteriöse Weise besucht. In *Gate Ajar* sieht eine alte Dame den Himmel wie einen

Ort, wo die im Verlauf des Bürgerkriegs getöteten Soldaten mit Lincoln sprechen, wo die armen jungen Mädchen ein Klavier haben, auf dem sie spielen können und wo ihre Haare nicht mehr grau werden.

All dies unterscheidet sich nicht sehr weitgehend von den gängigen Vorstellungen (die selten schriftlich niedergelegt sind) in den katholischen Ländern, Italien und Frankreich. Jedenfalls, vielleicht weil man sich freier ausdrücken kann, ohne kirchliche Zensur, zeigt es sich in Amerika naiver und gröber, ohne Zwischentöne und Schattierungen. Man treibt seine Phantasien bis ins Extrem und zögert nicht, sie so zu erzählen, wie man sie sieht, wie man sie glaubt.

Anfänge des Spiritismus

Eine zweite Vorstellung ist im Bericht vom Tod von Little James sehr klar herausgekommen. Little James ist ein *Medium.* Er dient als Mittler zwischen den Lebenden und den Geistern der Toten. Er selbst kehrt nach seinem Tod wieder, um mit seinen Eltern zu sprechen. Wir sind damit mitten im Spiritismus, und es ist kein Zufall, daß der Spiritismus in Amerika entstanden ist. Zweifellos ist das Bedürfnis, über den Tod hinaus miteinander zu kommunizieren, dort früher und vor allem mit mehr Bestimmtheit manifest geworden.

In der katholischen Mentalität der Epoche, bei den La Ferronays, bei Lamartine, begnügt man sich damit, das Andenken zu kultivieren, ohne sich bis zu einer realistischen Verkörperung zu versteigen. Dennoch geschieht es, daß die Intensität des Andenkens soweit geht, eine Illusion der Realität zu erschaffen. Das ist der Fall beim jungen Lamartine der *Méditations:* die Erscheinung von Elivre – ist sie Wirklichkeit oder Wachtraum?

Je songe à ceux qui ne sont plus,
Douce lumière, es-tu leur âme?
Peut-être ces mânes heureux
Glissent ainsi sur le bocage.
Enveloppé de leurs visages,
Je crois me sentir près d'eux.

Je songe ... Ich denke an die, die nicht mehr sind,/ Süßes Licht, bist Du ihre Seele?/ Vielleicht gleiten diese glücklichen Manen/ So in ihren Hain./ Von ihren Gesichtern eingehüllt,/ *Glaube ich mich ihnen nahe zu fühlen.*/ Ah, wenn Ihr das seid, teure Schatten,/ Fern der Menge und fern des Lärms,/ Kommt so jede Nacht zurück,/ Um Euch in meine Träumereien zu mischen.

Ah si c'est vous, ombres chéries,
Loin de la foule et loin du bruit,
Revenez ainsi chaque nuit
Vous mêler à mes rêveries.

Der Zweifel bleibt. Aber es ist eine Wiedererscheinung. Lamartine geht weiter als die La Ferronays, die aus katholischer Orthodoxie der Versuchung Herr werden und es akzeptieren, den nahen Tod zu erwarten, um sich endlich mit den Dahingegangenen wieder zu vereinen.

J'entends, *oui, des pas sur la mousse!*
Un léger souffle a murmuré,
Oui, c'est toi, ce n'est pas un rêve,
Anges du Ciel, je la revois...
Ton âme a franchi la barrière
Qui sépare les deux Univers.
Sa grâce a permis que je voie
Ce que mes yeux cherchaient toujours.

Für Elizabeth Stuart Philips *gibt es keine Schranke mehr.*

Der Tod ist ein Zustand *des Lebens*
Und kein Stillstand mehr.
Ich neige mich wie zuvor zu Euch,
Treu, meine Arme um Euch gelegt (...)
Es gibt keinen leeren Stuhl.
Die, die sich liebten sind wieder vereint [*schon jetzt*]
In eine Gruppe zusammengeschweißt, untrennbar, wer weiß wie?

Diese Verse kommen von jenseits des Grabes. Sie sind Elizabeth von den Geistern der Verstorbenen selbst diktiert worden. Sie hat sie gesammelt und unter dem Titel *Songs of the Silent World* vor weniger als einem Jahrhundert, im Jahre 1885, veröffentlicht. Diese Sammlung hatte wie andere Werke von Elizabeth S. Philips in der Öffentlichkeit einen großen Erfolg.

J'entends... *Ich höre,* ja, Schritte auf dem Moos!/ Ein leichter Atem hat gemurmelt/ [der Atem ist das Zeichen der Gegenwart eines Geistes].../ Ja, du bist es, es ist kein Traum,/ Engel des Himmels, ich sehe sie wieder.../Deine Seele hat *die Schranke* überschritten,/ Die die beiden Universen trennt./ Seine Gnade hat erlaubt, daß ich sehe,/ Was meine Augen immer suchten.

Die bürgerlichen Vorstellungen, die sie ausdrückten, erreichten, vielleicht zur Mitte des Jahrhunderts, die breiten Volksschichten, deren Vorbehalte wir kennen.

O. Saum hat mitgeteilt, daß er nichts von dieser Art in seiner Briefsammlung gefunden hat. Trotzdem hier eine interessante Ausnahme. (32) Wir befinden uns im Jahr 1852. Ginnie stirbt bei der Geburt eines Kindes. Sie hatte ein anderes Kind im Jahr zuvor verloren. Sie fürchtet den Tod nicht; sie lächelt mild darüber. Kurz, der *mildeyed death* (der mildäugige Tod). Aber als das Ende sehr nahe rückt, hört sie die Kinder singen, und sie erkennt die Stimme ihres kleinen Willie, des dahingegangenen Kindes. Ihr Gatte, der Mrs. Sigourney nicht gelesen hat, glaubt, daß sie phantasiert; er versucht, ihr zu erklären, daß die Stimmen ganz einfach die der Kinder sind, die im Hof spielen ... Bei Mann und Frau wird hier der ganze Unterschied zweier Haltungen sichtbar.

Die Desinkarnierten

Jane Eyre, die Heldin von Charlotte Brontë, steht auf halbem Weg zwischen den La Ferronays und den amerikanischen Para- oder Präspiritisten. Sie ist zurückhaltender, diskreter als diese, aber sie verhehlt nicht, daß sie an die Kommunikation der Geister glaubt, tot oder lebendig, die von ihren Körpern getrennt sind. Sie gebraucht das Wort *desembodied souls*, desinkarnierte Seelen.

Jane Eyre entdeckt eines Tages, daß sie Mr. Rochester nicht heiraten kann, weil er schon verheiratet und seine Frau verrückt geworden ist. Als Mr. Rochester ihr vorschlägt, mit ihr zusammen im Süden von Frankreich zu leben, ist sie versucht einzuwilligen, seine Geliebte zu werden. Eines Abends denkt sie darüber nach, was sie tun muß, während sie den Mond ansieht, dieses Gestirn der Toten und Geister, das auf allen Gemälden von Miss Grangerford, der kleinen makabren Künstlerin von Mark Twain, vorkommt. An diesem Abend bietet der Mond ein außergewöhnliches Schauspiel: Wolken ziehen an ihm vorbei, und plötzlich sieht Jane »eine menschliche Form, weiß, im Azur glänzen, als ob sie zur Erde geneigt sei. Sie sah mich mit Nachdruck an. Sie sprach zu meiner Seele. Und so nah trotz der unermeßlichen Distanz, murmelte sie in mein Ohr: Meine Tochter, fliehe die Versuchung. – Mutter, ich werde es tun.« (33) Es kann sich eigentlich nur um eine Erinnerung handeln: Jane hat ihre Mutter kaum gekannt, sie spricht niemals davon. Aber ihre Mutter schützt sie vor dem Jenseits und, im Augenblick, wo das junge viktorianische Mädchen Gefahr läuft, ihre Tugend zu verlieren, schreitet ihre Mutter als *deus ex machina* ein und stellt auf wunderbare Weise die Situation wieder her.

Es gibt im selben Roman von Charlotte Brontë einen anderen Fall von Kommunikation zwischen den Geistern. Aber diesmal zwischen den Geistern der beiden Lebenden, die sich lieben und getrennt sind.

Jane erhält einen Heiratsantrag von einem Missionspfarrer, der sie nach Indien mitnehmen will; aus Müdigkeit gibt sie seinem Drängen nach, obwohl sie ihn nicht liebt, sondern einen andern. Es ist Mitternacht. Da wird sie wie von einem Schock, einem elektrischen Schock getroffen, durch den sie sich wieder in die Gewalt bekommt: »Ich sah nichts, aber ich hörte eine Stimme, die schrie ›Jane, Jane, Jane‹ und dann nichts mehr. Das kam weder vom Himmel noch von der Erde. Es war die Stimme eines menschlichen Wesens, eine vertraute, geliebte Stimme, die von Edward Fairfax Rochester.« »Ich komme, wartet auf mich, ich komme«, schreit sie. Sie läuft hinaus, niemand ist dort... »Wo seid Ihr?« (34)

Zur selben Stunde aber lehnt sich, weit entfernt, Rochester, beinahe blind geworden, einsam, in einem Anfall von Verzweiflung aus dem Fenster und ruft: »Jane, Jane, Jane.« Er hört die Antwort: »Ich komme, wartet auf mich, ich komme«, und einen Augenblick später: »Wo seid Ihr?« Das ist ein schöner Fall von Telepathie. Er wird später noch viele andere nach sich ziehen, und es gibt kaum eine Familie zu Beginn des zwanzigsten Jahrhunderts, zu deren Folklore nicht eine ähnliche Geschichte gehört: ein schrecklicher Traum zu einer bestimmten Stunde nachts, und später erzählt man, daß im selben Augenblick ein teures Wesen gestorben ist oder beinahe gestorben wäre...

Damit der Tod einen Augenblick lang als völliger Bruch erscheinen und der Glaube an die Kommunikation der Geister sich verbreiten konnte, war es nötig, daß die geläufigen Vorstellungen von der Natur des Seins sich dazu eigneten.

Es hat lange Zeit gebraucht, bis die volkstümliche Vorstellung des *homo totus,* Leib und Seele, vor der Vorstellung der Seele, die vom Körper getrennt und von ihm befreit ist, zurückwich. Die Seele wird dann das wesentliche Sein, sein unsterblicher Teil. Die Verbreitung des Seelengrabes im siebzehnten Jahrhundert schien uns ein Zeichen der Entwicklung der Seelenvorstellung auf Kosten des *homo totus.* (35)

Eine schwerwiegende Episode hat im achtzehnten Jahrhundert diese Entwicklung unterbrochen. Der Leichnam ist wieder zum Gegenstand geworden, mit dem man sich ernsthaft beschäftigt, zum Körper, der als tot angesehen wird, aber bei dem man nicht weiß, ob das Leben ihn wirklich ganz verlassen hat. Die Unschlüssigkeit von Heathcliff, der zwischen der Öffnung des Sarges und der Kommunikation mit dem Geist schwankt, drückt wohl die Zweideutigkeit dieser Haltung aus. Ebenso werden wir im folgenden Kapitel die Bedeutung kennenlernen, die der Friedhof und das Grab damals erhielten. Alexandrine de La Ferronays öffnet nicht den Sarg ihres Gatten, sondern steigt nach der Beerdigung in die Grube hinab. Es ist der Friedhof, auf dem die Vorfahren der Spiritisten, die ersten amerikanischen Verfasser der Trostbücher, ihre Verschwundenen leichter beschwören. Als ob sie auf dem Friedhof schliefen und wieder aufwachten, um den Rufen des Lebenden zu antworten. Der Platz des Leichnams wäre dann ein bevorzugter Aufenthaltsort des Geistes. Eine Auffassung, die der Spiritismus des zwanzigsten Jahrhunderts aufgeben wird. Die, die am ehesten vom Überleben der Geister und von der Möglichkeit, sich mit ihnen zu verständigen, überzeugt waren, empfinden heute sehr häufig nur noch Ekel vor dem *pourrissoir* (Verwesungsgrube), wie sie den Friedhof nennen. Als Stätte der Meditation oder der Beschwörung ziehen sie das Zimmer des Verstorbenen vor, das im selben Zustand gelassen wird. Hiermit wird die große Klammer, die im siebzehnten und achtzehnten Jahrhundert durch das partielle Überleben des Leichnams den Wundern der Toten geöffnet worden war, wieder geschlossen.

Das hindert nicht, daß trotz dieser wichtigen Episode der Wiederkehr des Leichnams der Glaube an die Autonomie des Geistes, den einzigen unsterblichen Teil des Seins, nicht aufgehört hat, sich auszubreiten. Es ist möglich, daß dieser Glaube in Frankreich auf dem Land durch die großen katholischen Missionen der ersten Hälfte des neunzehnten Jahrhunderts verbreitet worden ist, die den Pfarrern halfen, den Bauern die Wahrheiten des Katechismus beizubringen, zu denen die Existenz der unsterblichen Seele gehörte. Die Seele des Katechismus hat den Weg der »Entkörperlichten« vorgezeichnet.

Die Desinkarnierten sind keine Körper aus Fleisch. Sie gehorchen nicht dem Gesetz der Schwerkraft. Aber sie sind auch keineswegs reine Geister, die man weder hört noch sieht. Es kam vor, daß sie Abdrücke auf den photographischen Platten hinterließen. Man stellt sie sich, selbst wenn man sie nicht gesehen hat, wie Formen vor, die von einer leuchtenden Hülle umgeben sind, und durch die Lüfte gleiten. Sie haben also ihre eigene, den Gelehrten noch unbekannte Physis. Ihre Züge sind erkennbar, ohne genau die des der Erde überlassenen Körpers zu sein: sie waren während des irdischen Lebens unter der Körperhülle verborgen und überleben ihn. Sie geben jedem Wesen eine sichtbare Identität, die während des irdischen Lebens vom Fleisch verhüllt und in der Ewigkeit unveränderlich ist.

Diese Ideologie der Geister legt Charlotte Brontë Helen Burns in den Mund, ihrem Sprachrohr in *Jane Eyre*. Sie hat sehr feste Vorstellungen über die Religion, über das künftige Leben, die nicht mit der protestantischen Orthodoxie übereinzustimmen scheinen und sich nicht einmal auf Christus und auf die Evangelien beziehen. Helen ist von der Würdelosigkeit des Fleisches überzeugt. Die Sünde kommt vom Fleisch und wird mit ihm verschwinden. Es wird nur *the spark of the spirit* (der Funke der Seele; man sagt eher *spirit* als *soul*) bleiben. Die Seele selbst ist dem Körper mehr oder weniger entgegengesetzt, ein konstitutives Element des Seins, zusammen mit dem Körper und gleichzeitig mit ihm. Das Leben fordert die Vereinigung des Körpers und der Seele. Die Seele hängt noch ein wenig an der alten Auffassung des *homo totus*. Der Geist ist im Gegensatz dazu seinerseits zum ganzen Wesen geworden. Er hat den Platz, den der Körper gelassen hat, ausgefüllt. Er entspricht der Seele der christlichen Eschatologie, zuzüglich einer Hülle des Körpers, die nicht vollständig immateriell ist.

Für Helen ist der Geist »das unfaßbare Prinzip des Lebens und des Gedankens«. Er ist rein wie im Augenblick seiner Erschaffung durch Gott, bevor der Sündenfall ihn mit einem Fleisch verbunden hat. Der Geist ist der edle Teil des Seins, der einzige, der überleben wird. Nach dem Tod wird er an seine Quellen zurückkehren. Bei Helen Burns und zweifellos auch bei Charlotte Brontë besteht keinerlei Furcht mehr vor der Hölle, ebensowenig wie bei den La Ferronays, was deswegen überrascht, weil es gleichzeitig im puritanischen England und in den durch die Gegenreformation geprägten Ländern wie Frankreich oder Italien der Fall ist. »Das macht aus der Ewigkeit eine Ruhe [*rest*], ein ewiges und unveränderliches Haus [*mighty home*], und nicht einen Abgrund des Schreckens.«

Helen offenbart ein absolutes Vertrauen in das Jenseits des Glücks, das sie erwartet und das ihr erlaubt, friedlich die Ungerechtigkeit und die Verfolgung hienieden zu ertragen. Niemals, wenn ich das sagen darf, war die Resignation aktiver, niemals hat das Christentum den Akzent mit einem solchen Nachdruck auf die Pflicht der Passivität gelegt: im Mittelalter, in den modernen Zeiten, suchte es die Resignation der Opfer durch die Institution der barmherzigen Zufluchtstätten, die Schlupfwinkel sein konnten, zu kompensieren. Soweit Charlotte Brontë mit Helen Burns übereinstimmt, stellt sie sich keine irdische Linderung mehr vor. Diese Ideen sind nicht außergewöhnlich; sie waren genügend verbreitet, um ein vielfaches Aufbegehren dagegen hervorzurufen. (36)

Das Paradies von Helen Burns ähnelt dem der amerikanischen Trostbücher, ist aber weniger naiv und wahrscheinlicher. Es handelt sich »um eine unsichtbare Welt, das Königreich der Geister«. »Diese Welt ist um uns, denn sie ist überall.« Gott zählt dort weniger als die Geister selbst, »und diese Geister schützen uns, denn sie haben den Auftrag, uns zu schützen«.

Diese französischen, englischen, amerikanischen Texte sind klar genug, um uns begreiflich zu machen, daß alle Voraussetzungen zur Entwicklung des Spiritismus gegeben waren.

Die römische Kirche hat, so lange sie konnte, dieser Invasion des Jenseits widerstanden. Sie hat nicht einmal versucht, sie in Frömmigkeitsbewegungen zu kanalisieren, deren Orthodoxie erprobt war. Sicherlich, viele Katholiken starben wie die La Ferronays, in der Überzeugung, daß sie im Himmel die wiederfinden würden, die sie auf Erden geliebt und verehrt hatten. Die Heilige Theresa von Lisieux hoffte, im Paradies eine genaue Wiederherstellung von Buissonnets mit seinen Einwohnern, seinen Erinnerungen und all den köstlichen Farben ihrer Kindheit wiederzufinden. Aber die Geistlichen blieben im allgemeinen sehr zurückhaltend, sie taten nichts, um diese Gefühle zu ermutigen, und hielten sich an die Gebete für die Seelen im Fegefeuer, die damals zu einer sehr allgemeinen, sehr volkstümlichen Andachtsform wurden, auf die wir zurückkommen werden.

Weder diese Devotionen noch das Beispiel der Mystiker reichten aus, um überall die Unruhe der Trennung zu besänftigen. Viele wandten sich von der klassischen Eschatologie ab und unternahmen es, manchmal in den Kirchen, am häufigsten aber außerhalb und manchmal gegen sie, ein umfassendes System der Kunst des Überlebens und der Praxis der Kommunikation mit dem Jenseits zu konstruieren, kurz: den Spiritismus.

Ich entnehme Maurice Lanoire die folgende klare Zusammenfassung der Entwicklung der Ideen in diesem Bereich im Verlauf der zweiten Hälfte des neunzehnten Jahrhunderts: »1848 begannen auf dem Bauernhof Fox im Staat New York sich die ersten Tische zu drehen, Manifestationen, in denen man gewöhnlich den Geburtsakt des modernen Spiritismus erkennt. Ein früherer Minister Louis-Philippes, ein Protestant, der Graf Agénor de Gasparin, scheute nicht davor zurück, ein gut dokumentiertes Werk zu veröffentlichen, um die Realität dieser wunderbaren Phänomene zu bezeugen. Victor Hugo, der 1852 durch Mme. de Girardin in Jersey eingeweiht wurde, wird zum glühenden Anhänger des Spiritismus, als Léopoldine ihre Gegenwart manifestiert.« (37)

Ebenfalls in der Mitte des neunzehnten Jahrhunderts lebte in Frankreich Léon Denizart-Rivail, der den keltisch lautenden Namen Allan Kardec übernahm, als er 1854 Spiritist wurde: »Theoretiker der neuen Offenbarung, der er einen religiösen Charakter gab.« Allan Kardec fand das Vertrauen von allen, die damals in der Welt Rang und Namen hatten. Camille Flammarion sprach 1868 bei seinem Leichenbegängnis. Noch heute ist sein Grab, das kürzlich restauriert worden ist, Gegenstand eines Kultes. Es ist immer mit Blumen bedeckt. Pilger beten dort, eine Hand auf das Grabmal gelegt, um das heilige Fluidum zu empfangen, wie auf dem Reliquienschrein eines Heiligen. Eines Abends, als ich den Friedhof Père-Lachaise zu der Zeit, wo er geschlossen wurde, besichtigte, kam eine junge Frau gelaufen und bat, daß man sie trotz der späten Stunde einlasse: sie wollte nur bis zum Grab von Allan Kardec gehen; offensichtlich konnte dieser Besuch nicht warten.

Der religiöse Aspekt, der am Anfang vorherrschte, ist nicht verschwunden – man erkennt ihn an dem Interesse, das ein Gabriel Marcel diesem Phänomen entgegenbrachte –, aber er ist zu Gunsten einer Annäherungsweise zurückgetreten, die sich als wissenschaftlich versteht. Der Spiritismus, der zuerst eine Religion des Überlebens, Ableger einer Heilsreligion war, neigte damals dazu, sich zu säkularisieren. »Im Jahre 1852«, fährt Maurice Lanoire fort, dem ich diese historische Notiz entnehme, »gründete Edmund White Benson, der als anglikanischer Erzbischof von Westminster enden sollte, in Cambridge die *Ghost Society* mit dem Ziel, die übernatürlichen Phänomene in einer jeglichen religiösen oder spiritistischen Postulats entkleideten Einstellung und nach rein wissenschaftlichen Methoden zu untersuchen. Diese Gesellschaft der Geister wurde zur *Dialectical Society,* dann, 1882, nahm sie ihren endgültigen Namen an, unter dem sie heute in der ganzen Welt bekannt ist, *Society for Psychical Research* oder allgemeiner SPR [...]. Damit war von nun an die Abgrenzung zwischen dem eigentlichen Spiritismus [religiösen Ursprungs] und der neuen Wissenschaft markiert, die Charles Richet [ein berühmter französischer Arzt] rund zwanzig Jahre später metaphysisch taufen sollte und die heute gerne als Parapsychologie bezeichnet wird.« Eine agnostische Wissenschaft der als übernormal bezeichneten Phänomene, die sich von einer eschatologischen Orientierung löste, nahm sich nicht mehr die Erforschung des Paradieses vor. Trotz dieser Verweltlichung haben das Gefühl des überwundenen Todes und die Erwartung der glücklichen Vereinigungen, die folgen werden, nicht aufgehört, diese Untersuchung anzuregen: Charles Richet selbst zitiert in seinem Werk über die Vorahnung einen Fall, der denen, die wir schon oben in der amerikanischen Trostliteratur antrafen, sehr nahekommt, nämlich den eines kleinen, drei Jahre und drei Monate alten Mädchens: »Einen Monat nach dem Tod einer Tante, die sie heiß liebte, ging sie zum Fenster und blickte starr hinaus, wobei sie sagte: ›Mama, da ist meine Tante Lili, die mich ruft‹, und das wiederholte sich mehrere Male. Drei Monate danach erkrankte die Kleine und sagte zu ihrer Mutter: ›Weine nicht, Mama, meine Tante Lili ruft mich. Wie schön das ist! Engel sind bei ihr!‹ Das arme Kind starb viereinhalb Monate nach seiner Tante.« Und die Überlegung führt den metapsychistischen Arzt zu den Wundern des Todes zurück: »Ich mag ruhig an meinen ganzen Rationalismus appellieren, es erscheint mir unmöglich, zu leugnen, daß es im Augenblick des Todes übernatürliche Wesen gibt, Phantome, die eine objektive Realität haben, und die gegenwärtig sind. Es ist wahr, daß diese Phantome nur von einem Kind, nicht von anderen Personen, die zugegen sind, gesehen werden. [In den amerikanischen Dokumenten, die von Ann Douglas gesammelt worden sind, handelt es sich auch fast immer um Kinder. In der Tat ist der Tod des Kindes in der Vorstellung des Bürgertums des neunzehnten Jahrhunderts der am wenigsten erträgliche Tod geworden.] Aber es ist nichts Absurdes anzunehmen, daß die Kinder in einer Art von Todesangst, spiritistisch, wenn man so will, Wesen wahrnehmen können, die die anderen Anwesenden nicht sehen.« So füllt der Illustrator des schönen Todes im neunzehnten und zwanzigsten Jahrhundert das Zimmer des Sterbenden mit Verwandten und desinkarnierten Freunden, die aus der andern Welt gekommen sind, um ihm zu helfen und ihn bei seiner ersten Wanderung zu führen. Wir können diese Illustration mit den Stichen der *artes moriendi* des fünfzehnten Jahrhunderts und sogar mit dem *Miroir de l'âme pécheresse* (Spiegel der sündigen Seele) des achtzehnten Jahrhunderts vergleichen und daran die ganze Revolution der Gefühle und der Psychologie, die in der Zwischenzeit erfolgt ist, ermessen.

Die Schmuck-Andenken

Nicht jedermann war spiritistisch, nicht jedermann ging in den Vorstellungen vom Weiterleben so weit wie die amerikanischen oder englischen Spiritisten oder Paraspiritisten, nicht jedermann teilte die Überschwenglichkeit der La Ferronays, aber zweifelsohne gibt es fast niemanden im neunzehnten Jahrhundert, der nicht, früher oder später, mehr oder weniger nachhaltig, von dem neuen Gefühl der Unduldsamkeit gegenüber dem Tod des andern berührt war und der es nicht offen gezeigt hätte.

Wir werden nun einige unauffälligere und indirektere Zeugnisse für die Mentalität dieser Epoche kennenlernen. Im Victoria and Albert Museum in

London gibt es eine bemerkenswerte Schmucksammlung. Ein Schaukasten enthält Schmuckstücke, die mit Bestattung oder Beerdigung zu tun haben. Die Serie, die vom Ende des sechzehnten bis zum Ende des neunzehnten Jahrhunderts reicht, erlaubt es, eine Entwicklung zu verfolgen, die vom *memento mori* ausgeht und zum »Souvenir« führt. Das älteste Objekt aus der elisabethanischen Zeit ist ein kleiner goldener Sarg von der Größe einer Tabakdose, der ein silbernes Skelett enthält. Es handelt sich um ein tragbares, aber ziemlich sperriges *memento mori.* Sein Anblick lud zur Meditation ein. Es entspricht ganz und gar der Tradition der Traktate zur Vorbereitung auf den Tod.

Anschließend ein nicht mehr schweres, tragbares Objekt, sondern ein wirkliches Schmuckstück wie alle andern Dokumente der Serie. Es handelt sich um einen Anhänger aus dem Jahre 1703, der einen ganz kleinen goldenen Sarg darstellt, der *Haare* enthält. Auf seinem Deckel ist eine winzige Inschrift eingraviert: *P. B. obiit ye 1703 Aged 54 ye.*

Im Laufe eines Jahrhunderts ist derselbe Sarg für verschiedene Gebrauchsfunktionen benutzt worden, ohne seine Form zu ändern, aber indem er sich verkleinerte. Im ersten Fall barg er ein Skelett und diente dazu, an die Sterblichkeit zu erinnern, im zweiten Fall enthält er die Haare eines lieben und toten Wesens und dient dazu, die Erinnerung wachzuhalten und zugleich ein Fragment seines Körpers zu bewahren. Dieser erste Typ des Andenkens ist also ein *memento mori,* bei dem man das Skelett durch eine Haarlocke ersetzt hat: das *memento mori* ist zum *memento illius* geworden.

Eine andere Miniatur derselben Zeit, um 1700, hat noch, wie die vorhergehende, dieselbe Doppelfunktion. Sie stellt ein Grab dar: ein Grab mit zwei Stockwerken. Unten, eine Steinplatte, auf der ein Skelett in der Art eines *gisant* ausgestreckt ist; darüber zwei Engel, die ein Medaillon zum Himmel tragen, wo aus Platzmangel Initialen die Stelle des Porträts vertreten. Der Boden besteht aus einem Gewebe von menschlichen Haaren. Das Skelett gehört noch zum *memento mori,* alles übrige zum *memento illius.*

Diese beiden Schmuckstücke, die vom Anfang des achtzehnten Jahrhunderts stammen, sind einzig in ihrer Art. Im Gegensatz dazu wiederholen im Lauf des achtzehnten Jahrhunderts eine große Zahl von anderen Schmuckstücken, bis auf einige Varianten, das folgende Modell: es ist ebenfalls ein Miniaturgrab, aber nicht mehr, wie das vorhergehende, ein Kirchengrab, ein makabres Monument, Anreger der *contemptus mundi,* sondern eine Szene an einem Grab in der Natur: eine Stele oder eine Graburne in antiker Form und daneben eine bitterlich weinende Frau, die manchmal von einem Kind begleitet wird, manchmal von einem kleinen Hund. Darüber das

Laub einer Trauerweide. Man erkennt ein *mourning picture*, das auf die Dimensionen einer Miniatur reduziert ist. Der Sockel und einige Züge der Landschaft sind aus Haaren gemacht.

Das Thema ist also noch das Grab, aber es hat sein Aussehen und seine Funktion geändert. Es ist ein Erinnerungsdenkmal, das man besuchen kann, wie man einen Freund besucht, der auf dem Land lebt. Die Erinnerung an den Verstorbenen hat die Furcht vor dem Tod und die Einladung zur Bekehrung vollkommen ersetzt. Eines dieser Schmuckstücke, das aus dem Jahre 1780 stammt, trägt diese Aufschrift: *»May Saints embrace thee with a love like mine* [Mögen die Heiligen Dich mit einer Liebe wie der meinen umarmen].«

Im neunzehnten Jahrhundert verschwindet nun ihrerseits die Darstellung des Grabes, die mehr als ein Jahrhundert lang üblich war. Das Schmuckstück wird zum einfachen Medaillon, das sehr oft ein Porträt enthält und immer ein oder zwei Haarlocken. Wenn nur eine Locke darin ist, ist es die eines geliebten Wesens, das noch lebt oder tot ist. Wenn zwei Locken darin sind, dann ist ihre Vereinigung das Symbol der Verbundenheit zweier Wesen, die sich im Leben und über den Tod hinaus lieben. Die Haare dienen auch zur Herstellung von Armbändern und Ringen. Das Haar für sich allein ist zur Erinnerungsstütze geworden.

Am Ende der Entwicklung steht nicht mehr das Thema des Todes (Sarg, Grab), das man illustrieren will, noch das des Todes eines geliebten Wesens; der Tod selbst ist wie ausgelöscht, und er verblaßt zum Stellvertreter des Leibes, ein unverwesliches Fragment.

Die Seelen im Fegefeuer

Die Anhänglichkeit an den Anderen über den Tod hinaus wird in einer anderen Reihe von Dokumenten sichtbar, den Altarbildern, die die Seelen des Fegefeuers darstellen, das heißt in den neuen Formen, die die Frömmigkeit vom Ende des siebzehnten Jahrhunderts an für die Seelen im Fegefeuer findet. Es ist ein katholischer Ritus, da, wie man weiß, die Ablehnung dieser Lehre am Ursprung von Luthers Bruch mit Rom stand und die protestantischen Orthodoxien den Lebenden das Recht absprechen, zugunsten der Toten einzugreifen, deren Schicksal nur von der Allmacht Gottes abhängt. Richtig ist, daß der Grund der menschlichen Fürbitte am Ende des Mittelalters und im romantischen neunzehnten Jahrhundert nicht mehr derselbe war. Am Ende des Mittelalters ging es um den eigenen Tod, darum, sich der Hand Gottes für sich allein zu bemächtigen und sich sein Heil durch die Kapitalisierung der Gebete und Gedanken, der Sündenablässe zu sichern. Später geht die Fürbitte mehr und mehr den Anderen an. Im Laufe des achtzehnten und vor allem des neunzehnten Jahrhunderts ist daraus eine Gelegenheit geworden, die Fürsorge und die Zuneigung des irdischen Lebens über den Tod hinaus zu verlängern.

Trotz des Verbots, für ihre Toten zu beten, das für die Anhänger der protestantischen Kirchen vom achtzehnten Jahrhundert an gilt, ließ eine neue Empfindsamkeit es nicht mehr zu, daß man sie einem unbekannten und zweifelhaften Schicksal überließ. Da nicht die Rede davon sein konnte, die Meinung der Reformatoren in Frage zu stellen und zum Aberglauben des Papismus zurückzukehren, verfiel man darauf, das theologische Hindernis zu umgehen und so zu tun, als ob es weder Prädestination noch Jüngstes Gericht noch Verdammung gäbe: man brauchte nicht zu beten, da keine Gefahr bestand. Aber vielleicht dachte man auch, daß keine Risiken bestanden, da man nicht eingreifen konnte. Der Tod von Helen Burns in *Jane Eyre* von Charlotte Brontë wurde zum einfachen Übergang in eine bessere Welt, das heißt in das glückliche Haus, wohin wir, wenn der Tag gekommen ist, gehen werden, um unsere Verstorbenen wiederzusehen, und von wo sie kommen, uns zu besuchen.

Das Fehlen des Fegefeuers und die Unmöglichkeit, zugunsten der Verstorbenen Fürsprache einzulegen, haben die psychologische Entwicklung beschleunigt, die die Tendenz hatte, die Unwiderruflichkeit des Todes aufzuheben und die Lebenden und die Toten einander anzunähern. Diese wurden als Pseudo-Lebende, als Desinkarnierte bezeichnet. Das ist zweifellos einer der Gründe, die erklären, warum die protestantischen Länder ein günstigerer Boden für die Entwicklung des Spiritismus und die Kommunikation zwischen den Lebenden und den Toten gewesen sind als die katholischen.

Im Gegensatz dazu war die katholische Kirche, da sie seit langem einen Austausch der geistigen Güter zwischen Erde, Himmel und Fegefeuer organisiert hatte, versucht, die Beziehungen zwischen den beiden Welten in den Grenzen dieses autorisierten Austauschs aufrechtzuerhalten, und sie hat sich jeder anderen Form der Kommunikation widersetzt, außer dem Kult der Erinnerung und des Grabes, den wir im folgenden Kapitel untersuchen wollen. Die neuen Strömungen der Empfindsamkeit und der Fürsorge für die Verstorbenen haben sich also im Rahmen der traditionellen Andachtsformen für die Seelen im Fegefeuer manifestiert.

Der Glaube an einen Ort des Fegefeuers bestand schon sehr lange bei den

Kirchenvätern, bei den Theologen des Mittelalters wie dem Heiligen Thomas oder bei den *litterati* wie Dante. Im Gegensatz dazu eignete sich die volkstümliche Religion ihn nicht ebenso einfach an. Man beobachtet in ihrer Einstellung dazu zwei Aspekte, die beinahe gegensätzlich sind.

Der erste ist die Seltenheit der Anspielungen oder Hinweise auf das Fegefeuer: bis zum siebzehnten Jahrhundert spricht man nicht davon; es gehört nicht zur landläufigen Frömmigkeit. Der Testatar ignoriert es vollkommen bis zur Mitte des siebzehnten Jahrhunderts; er kennt nur den himmlischen Hof oder die Hölle. Wenn er die Worte des *Subvenite* oder des *In Paradisum* wieder aufgreift, hofft er, daß der himmlische Hof ihn nach seinem Tod empfangen wird. Das Wort Fegefeuer fehlt im *Credo,* im *Confiteor,* in der Liturgie der Verstorbenen. Wenn das Wort und die Vorstellung vom Fegefeuer in den Testamenten erscheinen, bedeutete es einfach nur einen Vorraum des Himmels. So bittet 1657 ein Testatar Gott, »mir nach meinem Tod *den Eintritt ins Fegefeuer* zu vergönnen, damit ich dort im Feuer alle Flecken abwaschen kann, die ich in diesem sündigen Leben durch meine Tränen und die heiligen Ablässe der Kirche noch nicht ausgelöscht habe, und *mich ins Paradies zu führen*«. (38)

Der zweite Aspekt ist der offiziellen Lehre nicht mehr konform: im Augenblick des Todes ist das Spiel noch nicht aus; es gibt eine Zwischenperiode zwischen dem Tod und der endgültigen Entscheidung, in der alles gerettet werden kann. Man hat, wie wir gesehen haben, lange geglaubt, daß diese Periode die des Harrens in der Ruhe war. Aber es kam vor, daß einigen die Ruhe verweigert wurde. Diese kehrten wieder, um von den Lebenden in der Form von Gebeten und Messen ihre Hilfe zu fordern, die ihnen erlauben würde, dem Feuer der Hölle zu entgehen. Insgesamt stellte man sich zwei Zustände vor: Ruhe und Verdammung. In manchen Fällen hob Gott die Verdammung auf, und es stand dann dem Verdammten eine Frist zu, um Gebete zu seinen Gunsten zu fordern und, sei es durch sein Umherirren, sei es durch bestimmte Qualen, Buße zu tun. Diese Auffassung verknüpft sich zugleich mit den alten heidnischen Vorstellungen von den friedlosen Geistern und mit der offiziellen kirchlichen Bußlehre. Das Fegefeuer hat dann einen Ausnahmecharakter und ist den zweifelhaften Fällen vorbehalten. Dagegen wird es nach der Gegenreformation zu einer normalen und notwendigen Etappe der Wanderung der Seele werden. Von da an gibt es die Zwischenperiode der Ruhe nicht mehr, und man gelangt, außer im Fall besonderer und unvorhersehbarer Frömmigkeit, von der Erde geradeswegs in den Himmel.

Aber selbst, wenn diese kirchliche Auffassung des Fegefeuers sich durchsetzte, blieben die Spuren der alten volkstümlichen Bilder lange erhalten, wie Gilbert Grimaud erklärt: »Hiermit haben wir also die gewöhnlichen Situationen des Fegefeuers [ein Ort des Leidens neben der Hölle und dem Paradies und wie diese beiden ein fortdauerndes und konstitutives Element »der Ordnung, die Gott errichtet hat, um die Welt zu regieren«]... Dennoch vollbringt Gott manchmal zum größeren Heil der Menschen [...] außergewöhnliche Dinge, ebenso wie er sich für das Fegefeuer der Seelen nicht so an diesen bestimmten Ort bindet, daß er nicht, wenn es ihm angemessen erscheint, andere Stätten suchte, um dieselbe Wirkung zu erzielen.« Diese außergewöhnlichen Fälle waren die alten Pseudo-Fegefeuer des Mittelalters: »Es gibt einige, die Gott an verschiedene Orte der Erde verweist, wie es ihm gut scheint.« Und hier ein Beispiel, das, nach Grimaud, von Thomas de Champré berichtet wird, »der es, wie er versichert, von einem Bischof, der eine sehr große Persönlichkeit war, erfahren hat«. »Er sagt, daß in der Nähe der Alpen ein Edelmann wohnte, der sich allen Arten von Lastern und sogar Diebereien hingab; eines Tages verfolgte dieser, als er in jenen Bergen mit anderen zusammen auf der Jagd war, einen Hirsch und befand sich plötzlich an einem äußerst wilden Ort. Er läuft hin und her und lauscht einige Zeit. Endlich hört er das Bellen zweier seiner Hunde oben auf dem Berg. Er klettert an der Stelle hinauf, so gut er kann; als er oben angelangt ist, befindet er sich auf einer schönen Ebene und sieht vor seinem Hund einen Mann von gutem Aussehen, der aber ganz mit Wunden bedeckt am Boden liegt und zu beiden Seiten von zwei großen Eisenblökken flankiert wird. Er war über diesen Anblick erstaunt, von Entsetzen gepackt. Aber er faßte sich wieder und fragte ihn, ob Gott ihn dort hingebracht habe, und beschwor ihn, zu verraten, wer er sei und was er dort tue. Der hingestreckte Mann antwortete, er liege dort auf göttlichen Befehl, um seine Sünden zu büßen, und fügte folgende Worte hinzu: ›Ich war zur Zeit der Kriege zwischen König Philipp von Frankreich und König Richard von England Dragoner. Als die Engländer in den Poitou und in die Gascogne einbrachen, trug ich Waffen und gab mich völlig zügellos allen Arten von Gewalttätigkeit, Mord, Diebstahl, üblen Streichen hin. Zu dieser Zeit wurde ich plötzlich von einem heftigen Fieber befallen, und da die Kräfte mich verließen, riet man mir, zu beichten und die Sakramente zu empfangen, aber umsonst [...]. Als ich schließlich auf einmal nicht mehr sprechen konnte, fühlte ich durch Gottes unendliche Güte, daß meine Seele völlig verwandelt war [man erkennt die Bekehrung *in extremis* der ältesten *artes moriendi,* die den Moralisten des siebzehnten Jahrhunderts suspekt geworden ist]. Nun wurde ich von Schmerzen und Leiden [der Reue] gepackt.

Mit diesen Empfindungen gab ich den Geist auf und war alsbald den zwei Dämonen, die an meiner Seite sind, ausgeliefert, wie den beiden Eisenblökken, die Ihr seht, und werde von ihnen *bis zum Tag des Jüngsten Gerichts* gepeinigt [die Zeit der Ruhe wird durch eine Zeit der Qual ersetzt]; sie treiben mich mit Keulenschlägen durch Abgründe und Gestrüpp. Das einzig Tröstliche ist, daß diese Qualen schließlich enden.« (39)

Aber nach und nach wird der feste und eigens dafür eingerichtete Ort die außergewöhnlichen Qualen ersetzen, die an einigen verfluchten Orten der Erde den Verdammten auferlegt werden. Zur gleichen Zeit werden die erlaubten Beziehungen zwischen den Lebenden und den Seelen unmerkliche Änderungen erfahren, die die romantische Epoche ankündigen. Zum »Jeder für sich« des wiederauflebenden mittelalterlichen Testaments kommt die Pflicht kollektiver Mildtätigkeit gegenüber der unbekannten Masse der leidenden Seelen hinzu. In den Testamenten ist das unpersönliche und gemeinschaftliche Almosen für die Seelen wie für die »verschämten Armen« üblich geworden: »Ich will und befehle, daß alsbald nach meinem Tod (...) 100 stille Messen gelesen und zelebriert werden, hiervon sind achtzig für die Vergebung meiner Sünden gedacht.« Das Maß ist gut und die Formulierung klassisch. »Und zwanzig zur Befreiung der Seelen, die im Fegefeuer sein werden« (1657). (40)

Aber die bedeutsamste Veränderung wird anhand der Ikonographie deutlich, wie sie von M. und G. Vovelle untersucht worden ist. (41)

Vom siebzehnten bis zum Beginn des zwanzigsten Jahrhunderts werden die Gebete für die Seelen im Fegefeuer zur am weitesten verbreiteten und populärsten Form der Andacht in der katholischen Kirche. In allen Kirchen, die groß genug sind, um mehrere Altäre zu besitzen, ist dieser Andacht eine Kapelle reserviert, die oft durch eine spezialisierte Bruderschaft unterhalten wird. Der Altar wird von einem Gemälde gekrönt, das beinahe überall dieselbe Szene darstellt, und das man in Wien, Paris, Rom, in der Provence und natürlich in Mexiko wiederfindet: unten brennen die Seelen inmitten der Flammen, die Augen zum Paradies erhoben, von dem die Befreiung kommen wird. Darüber öffnet sich der Himmel mit Christus oder der Jungfrau und dem Jesuskind einerseits und ein oder zwei Heiligen als Fürsprechern andererseits, die unter den volkstümlichen ausgewählt werden: die Heilige Agathe mit ihren abgeschnittenen Brüsten, aber vor allem die Bettelordenheiligen, die angesehenen Begründer der großen Devotion und der einträglichen Ablässe, der Heilige Dominikus und sein Rosenkranz, der Heilige Simon Stock und sein Skapulier, der Heilige Franziskus, dessen Strick erlaubt, einen vertrauensvollen Mönch hochzuziehen oder einen Laien, der die Vorsichtsmaßnahme getroffen hat, sich dem dritten Orden anzuschließen. Die letzte Gruppe schließlich ist die der Engel, die allen, deren Stunde noch nicht gekommen ist, eine Tröstung bringen, frisches Wasser aus einer Gießkanne, und diejenigen, deren Probezeit beendet ist, ins Paradies führen.

Man findet dieselbe Ikonographie noch auf vielen Kirchenfenstern des ausgehenden neunzehnten Jahrhunderts. Die interessanteste Veränderung ist die, die die Gruppe der brennenden Seelen betrifft. Zu Beginn (z. B. in Wien) gleichen diese Seelen den Darstellungen der Jüngsten Gerichte, nackt, symbolisch und ohne Individualität: eine anonyme Menge. Aber sie entwickeln sich sehr schnell zu Porträts oder streben zumindest Ähnlichkeit an. Um 1643 hat der Maler Daret in Aix-en-Provence seinen Sohn porträtiert und dadurch gezeigt, daß er auf sein Heil vertraute und ihn den Gebeten der Gläubigen empfahl. Zu Beginn des neunzehnten Jahrhunderts sind die »Brennenden« großartige Bärtige mit langen Backenbärten, wie man sie in den Trinkhallen der Barrières antraf, die Frauen trugen Ringellocken, wie man sie an der Oper sah. Jeder konnte einen Verwandten, einen Gatten, ein Kind wiedererkennen. Im achtzehnten und neunzehnten Jahrhundert illustriert die Gruppe von Seelen nicht eine Katechismuslektion und erinnert nicht an eine Drohung, sondern bezeichnet die Verstorbenen, die die Zuneigung der Überlebenden noch nicht verloren haben, die sie mit ihren Gebeten begleiten und im Himmel wiederzufinden hoffen. Die Fürsorge wird von der Kirche zugelassen und ermutigt. Wenn auch die spiritistische Wohltat einer künftigen Vereinigung nicht dieselbe offizielle kirchliche Billigung gefunden hat, so ist sie dennoch nicht abwesend; so nimmt schon die himmlische Heimat Fénelons die der La Ferronays voraus und ähnelt ihr: »Es gibt dort eine Heimat, der wir uns alle Tage nähern und *die uns alle vereinen wird* [Hervorhebung von Ph. A.] ... die, die sterben, sind lediglich [...] für wenige Jahre und vielleicht Monate abwesend.« »Ihr Verlust« ist nur »scheinbar«. (42)

Dennoch haben sich in einigen volkstümlichen mittelmeerischen Traditionen die Seelen des Fegefeuers vom siebzehnten Jahrhundert bis in unsere Tage die Anonymität der letzten mittelalterlichen Gerichte und die gewissenhafteste Gegenseitigkeit des Austauschs von Diensten zwischen dem Jenseits und dem Diesseits bewahrt, wie sie den alten Testamenten eigen ist. In der Kirche Santa Maria del Purgatorio in Neapel, die aus der Mitte des siebzehnten Jahrhunderts stammt, kann jeder irgendeinen Schädel wählen, der dem Beinhaus entnommen ist, und ihm in einer in eine Trauerkapelle umgewandelten Krypta einen Kult weihen: man besucht ihn in regelmäßigen Abständen, um die Kerzen auszutauschen und Gebete zu sprechen. Man hofft wohl, daß der auf diese Weise begünstigte Unbekannte sofort aus dem Fegefeuer entlassen wird; dann kann er von seiner neuen himmlischen Bleibe aus seinem Wohltäter eines Tages das gleiche wiedererstatten: *do ut des.* Die moderne fromme Andacht für Seelen des Fegefeuers verbindet sich hier mit einem Individualismus des Mittelalters und der Renaissance, der im allgemeinen im neunzehnten Jahrhundert durch die Liebe zu einem sehr teuren Wesen in dieser und in der anderen Welt ersetzt worden ist.

Seit dem siebzehnten Jahrhundert war die Fürsorge für die Entschwundenen mit einer anderen volkstümlichen Devotion verbunden, nämlich der des guten Todes, in derselben oder einer benachbarten Kapelle. Der gute Tod war der des Heiligen Joseph oder der Jungfrau oder der Heiligen Anna, manchmal sogar der beiden letzteren zugleich, was dem barocken Maler erlaubte, zu Häupten der berühmten Heiligen mit dem exaltierten Gesicht und dem bereits verwesenden Körper eine pathetische Menge zu versammeln. Der Tod des Heiligen Joseph war ruhiger.

Am Ende des neunzehnten Jahrhunderts erlebt die Ikonographie der Seelen im Fegefeuer plötzlich im Gegenzug die spiritistische Invasion. Auf den großen Gemälden der akademischen Kunst (wie in der Kathedrale von Toulouse) ist die Seele zum Geist geworden, zum Desinkarnierten, dessen Astralleib in den Lüften schwebt. Fälle, die vielleicht eher pikant als exemplarisch sind. Dennoch hat im allgemeinen die Ikonographie, obwohl sie dieselbe blieb, ihren Willen zur Individualisierung der Hingerichteten verloren. Auf den neugotischen Glasfenstern des neunzehnten Jahrhunderts findet man zur vereinfachten ursprünglichen Symbolik, zur einfachen Katechismuslektion zurück.

Das liegt daran, daß die Individualisierung des Verstorbenen dort andere, verfeinerte Mittel gefunden hatte, um sich auszudrücken. Im französischen Bürgertum zu Beginn des zwanzigsten Jahrhunderts nahm man die Gewohnheit an, in der Familie und unter den Freunden bedruckte Blätter mit dem Porträt eines Verstorbenen (eine aufgeklebte Photographie), einer biographischen Notiz und frommen Zitaten in der Art von Grabinschriften, kurz, ein »Grabmal« zu verteilen. Ein Jahrhundert zuvor hatte dieses Blatt einen Namen: ein *memento. Memento* bedeutet im neunzehnten Jahrhundert nicht mehr *memento mori*, sondern *memento illius*, ins Französische übersetzt: »Souvenez-vous *dans vos prières de ...*« (Gedenkt in Euren Gebeten des ...)

Die Hexe von Michelet

Mit dem Thema der Seelen im Fegefeuer wurde, wie wir gesehen haben, eine Form der Frömmigkeit, die am Anfang individualistisch war (für sich), altruistisch (für dich). Das ist eine Konsequenz der Entwicklung der Affektivität.

In seiner Interpretation der mittelalterlichen Hexerei hat Michelet instinktiv eine Deutung im selben affektiven Sinn gegeben: er verwandelt ein Verfahren der Aneignung von Macht, Reichtum und Wissen in ein Mittel, die allzu sehr vermißten Verstorbenen wiederkehren zu lassen.

In den ältesten Zeiten, als die Hexer die Toten beschwörten, wollten sie ihnen die Geheimnisse der Zukunft entreißen. Wenn sie Leichen entwendeten, geschah das, um sich ihre Eigenschaften anzueignen. Michelet gibt der Hexerei ein Ziel, das zur Zeit der wahren Hexenmeister nicht existierte, das der Welt der traditionellen Hexerei fremd, aber im Grund kein anderes war als das der amerikanischen Spiritisten des neunzehnten Jahrhunderts. Dieser den Leser heute verblüffende einfältige Anachronismus gibt uns wenig Aufschlüsse über die Hexer, aber glücklicherweise sagt er viel über Michelet und seine Zeit aus!

Michelet stellt sich vor, daß der Mensch im Mittelalter die Hexe bittet, ihm »für eine Stunde, einen Augenblick [...] diese geliebten Toten, die wir dir geliehen haben [dir, der Natur]« wieder zurückzugeben. (43)

Er schreibt ihr seinerseits seine eigene Unduldsamkeit gegenüber dem Vergessen der Toten zu: »Unsere Toten müssen in Fesseln geschlagen sein, daß sie mir kein Zeichen geben. Und ich, was kann ich tun, um von ihnen gehört zu werden? Wie kommt es, daß mein Vater, für den ich einzig war und der mich so heftig liebte, mich nicht aufsucht?« Angst vor der Hölle? Aber es genügte, um sie vor der Hölle zu bewahren, auf den Kirchenschatz zurückzugreifen, auf die Ablässe, auf die Fürbitten. Da ist wohl der Unterschied zwischen der katholischen Pietät gegenüber den Verstorbenen oder der frommen Andacht für Seelen des Fegefeuers und den Praktiken der Spiritisten im neunzehnten Jahrhundert; diese, wie die Männer des Neu-Mittelalters von Michelet, wollen nicht warten; sie wollen sofort ihre Toten wiedersehen. Für manche, die genügend Kräfte haben, bedarf es keiner Magie: »Die Ruhigsten, die Beschäftigtsten, so zerstreut sie durch die Reibereien des Lebens auch sein mögen, haben seltsame Begegnungen. An einem dunklen nebligen Morgen, an einem Abend, der so schnell naht und uns in seinen Schatten hüllt, zehn Jahre, zwanzig Jahre danach, ich weiß nicht, welche schwachen Stimmen euch zum Herzen steigen: ›Guten Tag,

Freund, wir sind es ... Du leidest nicht allzu sehr darunter, uns verloren zu haben, und Du weißt, wie Du ohne uns auskommst. [Der grausamste Vorwurf von Seiten der Toten: »Die Toten, die armen Toten haben große Schmerzen«, wird Baudelaire sagen. Sie leiden unter dem Vergessen der Lebenden.] Aber wir, können dich nicht vergessen, niemals ... Das Haus, das unseres war, ist voll, und wir segnen es. Alles ist gut, alles ist besser als zu der Zeit, wo Dein Vater mit Dir sprach, zu der Zeit, wo Dein kleines Mädchen wiederum zu Dir sagte: Papa, nimm mich auf den Arm! Aber Du weinst! Genug. Auf Wiedersehn.« (44)

»Ach, sie sind fort! Süße und sterbende Klage. Zu Recht? Nein, daß ich mich tausendmal eher vergesse, als sie zu vergessen.« Aber das Vergessen kommt zwangsläufig, wie die unvermeidliche Erosion der Zeit. Um dies zu vermeiden oder die Erinnerung zurückzuholen, hat Heathcliff den Sarg seiner Liebsten geöffnet; andere nahmen im Neu-Mittelalter, wie Michelet es sich vorstellt, Zuflucht zu den Hexen: »Und dennoch kann man, was es auch koste, nicht umhin, zu sagen, daß einige Spuren entgleiten, schon weniger fühlbar sind, einige Gesichtszüge sind zwar nicht ausgelöscht, doch verdunkelt, blaß geworden. Es ist hart, bitter, demütigend, sich so flüchtig und schwach zu sehen ... Gebt ihn mir, ich bitte Euch, es liegt mir zuviel daran, dieser reichen Quellen von Tränen zurück. Erneuert mir, ich bitte Euch, diese teuren Abbilder ... Wenn es Euch wenigstens gelänge, mich nachts davon träumen zu lassen ...«

Da greift die Hexe ein. Sie hat mit dem Satan, »dem König der Toten«, einen Pakt geschlossen. Sie weiß, wie man sie wieder zum Leben erweckt. Satan hat Mitleid, die Kirche nicht. »Die Wiedererweckung der Toten bleibt ausdrücklich verboten.« »Die Jungfrau selbst, das Ideal der Gnade, antwortet nichts auf dieses Bedürfnis des Herzens.« Heute noch habe ich dieselbe Klage gegen die Kirche gehört, die der abgrundtiefen Traurigkeit der Leidtragenden gleichgültig gegenübersteht. Satan hat ein besseres Herz. Das heißt, daß er »viel vom alten Pluto hat [...], der den Toten die Rückkehr gewährt, den Lebenden das Wiedersehen mit den Toten«. Er »kehrt zu seinem Vater oder Großvater Osiris, dem Seelenhirten zurück«. Im Neu-Mittelalter Michelets, das heißt, im romantischen 19. Jahrhundert, »bekennt man mit dem Munde die offizielle Hölle und die kochenden Kessel [und es stimmt, daß sie keinen Platz in der von den La Ferronays gelebten Religion haben]. Glaubt man wirklich daran? So kehren, trotz der Verbote der Kirche, Gatten und Liebhaber ins Bett ihrer Frauen zurück. Die Witwe legt sonntags in der Nacht wieder ihr Brautkleid an, und der Geist kommt zurück, um sie zu trösten.«

Das Verschwinden der frommen Klauseln in den Testamenten

Eine letzte Tatsache verdient es noch, mit dem Vorhergehenden in Verbindung gebracht zu werden: das Verschwinden der frommen Klauseln in den Testamenten gegen Ende des achtzehnten Jahrhunderts – Wahl des Grabes, fromme Stiftungen, besondere Absichten. Das ist ein bemerkenswertes Phänomen. In zwei Jahrzehnten, ungefähr in der Zeitspanne einer Generation, hat sich das Modell des Testamentes, das sich während dreier Jahrhunderte kaum verändert hatte, vollständig gewandelt.

Meine Stichproben im Minutier Central veranlaßten mich, die Pariser Testamente aus der zweiten Hälfte des achtzehnten Jahrhunderts und zu Beginn des neunzehnten Jahrhunderts in vier Kategorien zu ordnen. Die *erste* Kategorie, die zur Mitte des achtzehnten Jahrhunderts umfangreich ist und die sich langsam vermindert, entspricht dem traditionellen Modell des sechzehnten und siebzehnten Jahrhunderts: es überlebte sich.

Die *zweite* Kategorie ist eine Abkürzung, eine Vereinfachung der ersten. Die religiöse Präambel wird aufrechterhalten, aber gekürzt, manchmal auf wenige Worte reduziert. Dennoch besteht sie weiter. »Ich empfehle meine Seele Gott und flehe seine göttliche Majestät an, mir meine Fehler zu verzeihen« (1811). (45)

Manchmal läßt man eine Präambel aus, behält aber die Anweisung bei, die den Gottesdienst betrifft: »[X.], die, die angesichts des Todes, nachdem sie ihre Seele Gott empfohlen hat, ihr Testament gemacht hat [...]. Ich verlasse mich bezüglich meines Begräbnisses, das mit der größten Einfachheit vollzogen werden soll, auf meinen Sohn, und es soll für mich eine feierliche Messe in Anwesenheit meines Leichnams gelesen werden« (1774 [46]). Die Abkürzung gibt einem Bedürfnis nach Einfachheit bei den Leichenbegängnissen Ausdruck.

In der *dritten* Kategorie wird keine besondere Anweisung mehr gegeben. Der Testatar kräftigt seinen Willen zur Einfachheit, er geht auf kein Detail ein, und vor allem verläßt er sich absolut auf den Erben, einen nahen Verwandten, der ihm als Testamentvollstrecker dient. Das vorherrschende Gefühl ist das Vertrauen des Testamentvollstreckers in seine Erben, seine Familie.

Die Verbindung des Willens zur Einfachheit der Leichenbegängnisse mit der Entscheidung, sich auf den Testamentvollstrecker zu verlassen, ist alt. Wir haben sie in den Testamenten seit dem fünfzehnten Jahrhundert gefunden. Aber damals wurde der Nachdruck eher auf die Vortäuschung der

Einfachheit gelegt: Mein Testamentvollstrecker möge tun, was er will, es wird immer gut sein, die Sache interessiert mich nicht. Ich habe Besseres für meine Seele zu tun. Im achtzehnten bis zum neunzehnten Jahrhundert ist der Grund ein anderer. Die Einfachheit ist ohne Zweifel häufiger, ja sie wird fast konventionell, aber der Akzent wird auf das zärtliche Vertrauen auf die Überlebenden verschoben. »Ich verlasse mich für meine Beerdigung auf die Klugheit meiner Kinder« (Familie eines Winzers und Weinhändlers, 1778 [47]). Diese Kategorie ist in der zweiten Hälfte des achtzehnten Jahrhunderts am häufigsten.

Die *vierte* Kategorie umfaßt die Testamente, aus denen jede Anspielung religiöser Art verschwunden ist. Sie ist am Ende des achtzehnten Jahrhunderts nicht selten, zu Beginn des neunzehnten Jahrhunderts wird sie immer häufiger, so daß sie zum typischen Testament des neunzehnten Jahrhunderts wird. Man ist versucht, dies mit Vovelle als ein Schwinden religiöser Glaubensinhalte zu interpretieren, als Fortschritt der Entchristianisierung. Es hat aber andere Ursachen, denn von etwa 1770 an findet man in dieser Kategorie nicht selten Testatare, zu deren Erben oder Legataren Ordensangehörige gehören. (48)

Wenn man die beiden letzten Kategorien des Testamentes (3 und 4) vergleicht, bemerkt man, daß in der Kategorie 3 der Testatar sein Vertrauen in seinen Erben ausgedrückt hat, in Kategorie 4 dagegen nicht. Das ist der einzige Unterschied. Er hat darauf verzichtet, dieses Vertrauen zu formulieren, sei es, weil er es nicht mehr empfand, eine Hypothese, die im Gegensatz zu allem steht, was wir sonst wissen, sei es, weil es nicht mehr ausgesprochen werden mußte, weil es so selbstverständlich war. Um die Mitte des neunzehnten Jahrhunderts, einer Epoche der Inflation der Gefühle im Bereich der Familie, kam es vor, daß ein Mann oder eine Frau das Bedürfnis empfanden, ihre Zuneigung feierlicher auszudrücken. Sie haben es manchmal mit dem traditionellen und fortan altertümlichen handgeschriebenen Testament getan, das beim Notar hinterlegt wurde: das ist gelegentlich der Fall bei aristokratischen Familien, wofür das Testament der Gräfin Comtesse Molé ein Beispiel gibt (1844): »Ich bitte, daß meine Reste neben denen meiner geliebten Tochter niedergelegt werden und daß man folgende Worte auf meinen Grabstein setzt: ›Nach ihrem Wunsch neben ihrer Tochter beerdigt.‹ Ich hinterlasse meiner Tochter ein Porträt meiner Mutter, das von Madame Le Brun gemalt ist. Ich hinterlasse ihr, was ich an Wertvollem auf der Welt habe, ein kleines Kästchen aus dunklem Holz, das ich immer bei mir trug und das Elisabeth gehörte. Es enthält die Briefe, die sie mir geschrieben hat, ihr Porträt, das sie gezeichnet hat und einige Papiere von ihrer Hand. Ich hoffe, daß man ihr auch einen großen Holzkasten aus Zitronenholz gibt, der all die Briefe meiner Freundinnen, die zu verschiedenen Zeiten meines Lebens geschrieben wurden, enthält. Sie wird die aufbewahren, die für sie von Interesse sein können, und die verbrennen, die aufzubewahren sie nicht mehr für nötig hält. *Mein Vertrauen in sie ist vollkommen* [Hervorhebung von Ph. A.]. Ich hinterlasse ihr mein Nécessaire, das mir mein Schwiegervater, der ihr Pate war, geschenkt hat.« (49)

Im allgemeinen wurden im neunzehnten Jahrhundert solche Instruktionen nicht in einem Testament gegeben. Wenn sie schriftlich niedergelegt wurden, was nicht der häufigste Fall war, wurden sie einem Brief oder einer persönlichen Notiz neben dem Testament anvertraut. Ich habe ein Beispiel für diesen Brauch in meinen eigenen Familienpapieren. Meine Urgroßmutter ist 1907 gestorben. Ihr »Letzter Wille« war in einem Umschlag, der an ihren einzigen Sohn adressiert war, verschlossen (sie hinterließ vier Töchter und einen Sohn). Dieser Umschlag enthielt drei Dokumente: 1. das Testament, das auf die Verteilung ihrer beweglichen und unbeweglichen Güter zwischen ihren Kindern beschränkt ist (ein Testament der Kategorie 4, ohne irgendeine religiöse oder gefühlsmäßige Anspielung, ein Rechtsmittel); 2. eine Notiz, in der sie ihre Anweisungen gab, die ihre Grabstätte, ihr Leichenbegängnis, die Gottesdienste und die Almosen betrafen; 3. einen Brief an ihren Sohn, in dem sie einige ihrer Entscheidungen erklärte und in einer allgemeinen Weise ihre Liebe ausdrückte, die Prinzipien der Religion und Moral darlegte, an denen sie festhielt und die, wie sie wünschte, ihre Kinder aufrechterhalten sollten.

Im siebzehnten Jahrhundert wären diese drei Dokumente in einem vereint gewesen. In den meisten Fällen werden die Anweisungen und persönlichen Empfehlungen, die keine wertvollen Güter, sondern moralische und gefühlsmäßige Botschaften betrafen, von nun an mündlich mitgeteilt. Kurz vor ihrem Tod übergibt Frau de La Ferronays sie ihrer Tochter Pauline. Vom Testament blieb nur das Rechtsmittel, das der Notar für die Regelung der Erbschaft brauchte; im übrigen wird das Testament selbst viel seltener als im siebzehnten und achtzehnten Jahrhundert.

Deshalb nehme ich an, daß der Wandel des Testamentes in der zweiten Hälfte des 18. Jahrhunderts mit der Wandlung der Gefühle zwischen dem Erblasser und seinen Erben zusammenhängt. Einst waren diese Gefühle eher mißtrauisch. Sie sind vertrauensvoll geworden. Beziehungen der gegenseitigen Zuneigung haben Rechtsbeziehungen ersetzt. Es erschien unerträglich, den Austausch zwischen Wesen, die durch gegenseitige Liebe im einen wie im anderen Leben verbunden waren, vertraglich festzulegen.

Alles, was Körper, Seele, Seelenheil, Freundschaft betraf – die Religion eingeschlossen –, war dem juristischen Bereich entzogen, um häusliche Angelegenheit, Angelegenheit der Familie zu werden. So erscheint der Wandel des Testamentes uns, neben vielem anderen, als Indiz für einen neuen Typ von Beziehungen innerhalb der Familien, wo die Zuneigung den Sieg über jede andere Erwägung des Interesses, des Rechts, der Schicklichkeit davontrug... Diese Zuneigung, die kultiviert und sogar verherrlicht wurde, machte die Trennung durch den Tod schmerzlicher und lud dazu ein, sie durch die Erinnerung oder andere mehr oder weniger konkrete Formen des Weiterlebens zu kompensieren.

Die Revolution des Gefühls

In der Tat erfinden diese gläubigen oder säkularisierten Christen und die halb Ungläubigen gemeinsam ein neues Paradies, das Jankélévitch ein anthropomorphes Paradies nennt, das nicht mehr so sehr das Haus des Vaters ist, sondern eher die Häuser der Erde, die den Drohungen der Zeit ausgesetzt sind, und wo die Vorgriffe auf die Eschatologie sich mit den Wirklichkeiten der Erinnerung vermischen.

Die Dinge spielen sich im neunzehnten Jahrhundert so ab, als jedermann an eine Fortsetzung der Freundschaften des Lebens nach dem Tod glaubte. Vor dem gemeinsamen Hintergrund des Glaubens variiert nur der Grad an Realismus in den Darstellungen und vor allem die Beziehung zwischen künftigem Leben und religiösem Glauben. Diese beiden Begriffe überdekken sich noch bei den Christen des neunzehnten Jahrhunderts; dagegen sind sie bei den Nichtchristen, den Positivisten, den Agnostikern getrennt. Diese haben wohl die Lehre der Offenbarung und des Heils, die Aussagen des Glaubensbekenntnisses aufgegeben; zum Ersatz kultivieren sie das Andenken der Toten mit einer gefühlsmäßigen Intensität, die auf die Dauer denselben Eindruck von objektiver Realität macht wie der Glaube der Frommen.

Diese Dissoziation des künftigen Lebens und des Glaubens hat zur Mitte des zwanzigsten Jahrhunderts, wenn man den Meinungsforschern glauben darf, die Christen selbst erfaßt. Das heißt, daß das künftige Leben die große religiöse Tatsache unserer zeitgenössischen Epoche bleibt, selbst wenn sie im zwanzigsten Jahrhundert durch den Respekt der Menschen vor dem industriellen Rationalismus verdeckt wird.

In unserer zweiten Hälfte des zwanzigsten Jahrhunderts geht diese Vorstellung zurück oder äußert sich verschämt, doch wie die Meinungsforschungen gezeigt haben, tritt sie beim Herannahen des Todes bei den Alten und den Kranken, die nichts mehr zu verlieren oder zu verbergen haben, erneut in Erscheinung. (50)

Die verschiedenen Arten des Glaubens an ein künftiges Leben oder an das Leben in der Erinnerung sind in der Tat die Antworten auf die Unmöglichkeit, den Tod des geliebten Menschen zu akzeptieren.

Dies ist nur ein Zeichen unter anderen im Zusammenhang dieses großen gegenwärtigen Phänomens der *Revolution des Gefühls.* Die Affektivität beherrscht das Verhalten, vor allem, wenn die gute Erziehung am Ende eines Jahrhunderts Gleichmut vorzutäuschen fordert.

Ich will damit nicht sagen, daß es die Affektivität vor dem achtzehnten Jahrhundert nicht gegeben hätte. Das wäre absurd, aber es ist ein heute nur allzu häufiger Irrtum der historischen Mentalität, daß man ein mehr oder weniger konstantes Gefühl und den spezifischen Wert, den es in einem bestimmten Augenblick im Kollektivbewußtsein annimmt (oder verliert) miteinander vermengt. Das Wesen, die Intensität und die Gegenstände des Gefühls haben sich gewandelt.

In unseren alten traditionellen Gesellschaften war die Affektivität auf eine größere Zahl von Personen verteilt, die nicht auf die Mitglieder der Familie beschränkt blieb. Sie erstreckte sich auf immer weitere Kreise, wo sie sich auflöste. Andererseits wurde sie nicht völlig investiert; die Menschen bewahrten sich eine Menge frei verfügbarer Affektivität, die sich den Zufällen des Lebens entsprechend entlud, als Zuneigung oder ihr Gegenteil, Aggressivität.

Vom achtzehnten Jahrhundert an ist dagegen die Zuneigung von Kindheit an auf ganz auf einige Wesen, die außergewöhnlich, unersetzlich und unzertrennlich werden, konzentriert.

»Ein einziges Wesen fehlt Euch und alles ist entvölkert.« Das Gefühl für den Anderen hat also einen neuen Vorrang gewonnen. Die Geschichte der Literatur hat seit langem diese Eigenschaft der Romantik erkannt und eine Banalität daraus gemacht. Heute hat man eher die Tendenz, diese Romantik als eine ästhetische und bürgerliche Mode zu betrachten, die ohne Tiefe ist. Wir wissen nun, daß sie eine wichtige Tatsache des wirklichen Lebens ist, des täglichen Lebens und eine große Umwandlung des Menschen in der Gesellschaft bedeutet.

Der Rückzug des Bösen. Das Ende der Hölle

Da der Tod nicht das Ende des geliebten Wesens ist, so tief der Schmerz des Überlebenden auch sein mag, ist er weder häßlich noch furchterregend. Er ist schön, und der Tote ist auch schön. Die Anwesenheit am Sterbebett ist im neunzehnten Jahrhundert mehr als die übliche Teilnahme an einer rituellen gesellschaftlichen Zeremonie, sie ist Anwesenheit bei einem tröstlichen und erhebenden Schauspiel; der Besuch im Haus des Toten hat etwas mit dem Besuch im Museum zu tun: wie schön er ist! In den gewöhnlichsten Zimmern des abendländischen Bürgertums ist der Tod schließlich mit der Schönheit eins geworden, letzte Etappe einer Entwicklung, die ganz sanft mit den schönen »Ruhenden« der Renaissance begonnen und sich im barocken Ästhetizismus fortgesetzt hat. Aber diese Apotheose darf uns den Widerspruch, den sie einschließt, nicht verdecken: dieser Tod ist nicht mehr der Tod, er ist eine Illusion der Kunst. *Der Tod hat begonnen, sich zu verbergen,* trotz der scheinbaren Publizität, die ihn in der Trauer, auf dem Friedhof, im Leben wie in der Kunst oder der Literatur umgibt: *er verbirgt sich unter der Schönheit.*

Hier trifft die Geschichte des Todes auf die des Bösen. Der Tod wurde in den christlichen Zeugnissen und im gewöhnlichen Leben als Manifestation des Bösen gesehen, des Bösen, das sich ins Leben eingeschlichen hat und untrennbar vom Leben war. Bei den Christen war er der Augenblick einer tragischen Orientierungssuche zwischen Himmel und Hölle, die ihrerseits der banalste Ausdruck des Bösen war.

Im neunzehnten Jahrhundert nun glaubt man kaum noch an die Hölle: nur noch als Lippenbekenntnis, nur für die Fremden und die Widersacher, für die, die außerhalb des engen Zirkels der Affektivität standen.

Zweifellos wären die La Ferronays empört gewesen, wenn man ihnen gesagt hätte, daß sie nicht an die Hölle glaubten! Und es ist wahr, daß sie glaubten, daß sie ein ferner und unwirklicher Ort sei, der den großen Verbrechern, die nicht bereut hatten, den Unglücklichen und mehr noch den Häretikern vorbehalten ist: deshalb wollte Albert auf seinem Totenbett seine Frau von seiner protestantischen Schwiegermutter fernhalten. Alles, was von der Hölle blieb, war ein Erbe der Inquisition.

Der Heilige des siebzehnten Jahrhunderts fürchtete immer die Hölle, wie auch immer seine Tugend, sein Glaube und seine Werke beschaffen waren: er stellte sie sich in seinen Meditationen vor. Für den frommen Mann des neunzehnten Jahrhunderts ist die Hölle ein Dogma, das man im Katechismus lernt, aber seiner Sensibilität ist sie fremd. *Mit der Hölle ist schon ein Teil des Bösen verschwunden.* Es bleibt ein anderes, das Leiden, die Ungerechtigkeit, das Unglück, aber gerade Helen Burns, die Heldin von Charlotte Brontë, weiß, daß das verbleibende Übel mit dem Fleisch verbunden ist und mit dem Fleisch verschwinden wird. Im Jenseits, in der Welt der Geister, gibt es kein Böses mehr, und deshalb ist der Tod so wünschenswert:

C'est la Mort qui console, hélas! et qui fait vivre;
C'est le but de la vie et c'est le seul espoir
Qui, comme un élixir, nous monte et nous enivre
Et nous donne le coeur de marcher jusqu'au soir...
C'est l'auberge fameuse inscrite sur le livre,
Où l'on pourra manger, et dormir, et s'asseoir. (Baudelaire)

Manche werden bald denken, daß es vielleicht nicht notwendig ist, bis zu dem Augenblick zu warten, wo man »essen und schlafen und niedersitzen kann«! Und man wird sich dann bemühen, auch das Böse aus der Welt des Fleisches zu verjagen. Das werden wir im letzten Kapitel dieses Buches sehen (Kap. 12). Dennoch ist es nicht weniger wahr, daß das Ende der Hölle die erste große Etappe des Rückzugs des Bösen ist.

Ende der Hölle will nicht heißen Tod Gottes. Die Romantiker waren oft glühende Gläubige. Aber da der Tod sich unter der Schönheit verbarg, nahm der Gott der Bibel oft bei ihnen die Gestalt der Natur an. Der Tod ist in der Tat nicht allein die Trennung vom Andern. Er ist in einer bestimmten Weise, die freilich weniger allgemein ist, auch eine wunderbare Annäherung an das Unerforschliche, eine mystische Kommunikation mit den Quellen des Seins, mit dem Unendlichen: die Bilder der sich weithin erstreckenden Erde oder des Meeres drücken diese Anziehungskraft aus.

Die Romantik ist fraglos eine Gegenreaktion auf die Philosophie des 18. Jahrhunderts; dennoch hat ihr Gott etwas vom Deismus der Aufklärung geerbt. Er fließt hier und da mit der universalen Natur zusammen, in der sich alles verliert und alles neugeschaffen wird. Eine Auffassung, die nicht nur von Intellektuellen oder Ästheten geteilt wird, zumal sie gerade in die gelebten religiösen Vorstellungswelten eingedrungen ist; junge Mädchen und Knaben, die den Tod vor Augen hatten, empfanden auf diese Weise manchmal das Meer oder die Heide.

C'est la Mort... »Der Tod ist's, der uns tröstet, ach! und der uns leben macht;/ Er ist des Lebens Ziel und ist die einzige Hoffnung,/ Die wie ein Zaubertrank uns stärkt und uns berauscht/ Und uns beherzt macht, bis zum Abend fortzuwandern.../ Er ist die vielgenannte Herberge, die man ins Buch uns eintrug,/ Wo man essen und schlafen und niedersitzen kann.« (Übertr. v. F. Kemp)

11. Der Besuch auf dem Friedhof

Unsere Kenntnis der Antike ist zum größten Teil den Gräbern und den darin angehäuften Grabbeigaben zu verdanken. Je entlegener der betreffende Zeitraum der Antike, um so größer ist für gewöhnlich auch die Zahl der Beisetzungsdokumente. Das ist ohne Zweifel eine Konsequenz der langen selektiven Auswirkung der Zeit: Die Menschen, die einander an ein und derselben Stätte förmlich überlagerten, haben die Spuren ihrer jeweiligen Vorgänger getilgt, aber die zur Hälfte bereits profanierten entlegeneren Grabstätten fortbestehen lassen, die gleichsam ein Kondensat der Kultur der Lebenden bargen. Die Friedhöfe oder das, was an ihre Stelle getreten ist, haben also in unserer Sicht der Welt der Antike immer eine sehr große Bedeutung gehabt.

Die Friedhöfe im topographischen Überblick

Diese Bedeutung wurde geringer und verschwand, wie wir bereits gesehen haben, im Mittelalter, als die Gräber sich an die Kirchen anschmiegten oder sich im Kircheninneren zusammendrängten. In der städtischen Topographie ist der Friedhof nicht mehr erkennbar oder hat keine unverwechselbare Identität mehr; er verschmilzt mit den Nebengebäuden der Kirche oder den öffentlichen Plätzen. Jene langen Fluchtlinien von Monumenten, die von den römischen Städten ausgingen wie die Strahlen eines Sterns, sind verschwunden. Man kann später wohl *transis* in die Bodenfliesen und Mauern der Kirchen und in die Galerien der Klöster skulptieren oder als Wandmalereien auftragen: die Zeichen des Todes sind nicht mehr offenkundig und äußerer Art, trotz der Häufung von Seuchensterblichkeit und der Präsenz der Toten. Sie treten nur noch im Staub oder Schlamm zutage. Sie haben sich verborgen. Sie kommen erst und noch dazu reichlich spät mit den seltenen sichtbaren Gräbern wieder. Der Beitrag der Beisetzungsdokumente zu unseren historischen Kenntnissen und Interpretationen ist sehr spärlich geworden. Die Kultur der Zeit vom Mittelalter bis zur Moderne, wenigstens aber bis zum 17. Jahrhundert, hat den Toten weder viel Raum noch viel Grabschmuck gegönnt. Sie ist keine Friedhofskultur.

Seit dem 19. Jahrhundert macht sich der Friedhof in der städtischen Topographie wieder bemerkbar. Eine panoramaartige Übersicht über die Stadtbilder und sogar die ländlichen Gemeinden zeigt heute in den Maschen der Stadtgewebe leere, mehr oder weniger grüne Flecken, ungeheure Nekropolen in den Großstädten, kleine Friedhöfe in den Dörfern, die manchmal in unmittelbarer Umgebung der Kirche, manchmal aber auch außerhalb der Menschen-Agglomeration liegen. Zweifellos ist der heutige Friedhof nicht mehr die unterirdische Nachbildung der Welt der Lebenden, die er in der Antike war; dennoch glauben wir, daß er eine Bedeutung hat. Die mittelalterliche und die moderne Landschaft gliedert sich um Kirchtürme herum. Die am weitestgehenden urbanisierte Landschaft des 19. und des beginnenden 20. Jahrhunderts hat versucht, dem Friedhof oder den Grabmonumenten die Rolle zu verleihen, die früher der Kirchturm hatte. Der Friedhof ist das Zeichen einer ganzen Kultur gewesen. (Ist er es noch?)

Wie läßt sich diese Wiederkehr des Friedhofs erklären und was will sie besagen?

Der Teufel auf dem Friedhof

Wir haben gesehen, daß sich das Bestattungswesen nicht verändert hat, seit man die Toten in den Kirchen oder dicht daneben beerdigte, seit man die Leichname anstatt in Steinsarkophagen in Särgen aus Holz oder ganz ohne Sarg (in ihrem »Leintuch«) beisetzte. Daraus ergab sich eine beständige Umschichtung der Körper, der fleischlichen Überreste und der Gebeine, in den Kirchen mit ihrem ungleichmäßigen und holprigen Estrich wie auf den Friedhöfen. Der heutige Mensch macht sich natürlich sofort klar, welche Gerüche, welche Ausdünstungen und welche ungesunden Verhältnisse diese Manipulationen nach sich ziehen mußten. Aber eben nur der heutige Mensch. Wir müssen also zur Kenntnis nehmen, daß die Menschen von früher sich damit widerstandslos abgefunden haben.

Es kam gegen Ende des 16. und im 17. Jahrhundert eine Zeit, da sich manche Menschen, vorerst noch wenige an Zahl, anläßlich der merkwürdigen Phänomene, die an Gräbern beobachtet wurden, Fragen zu stellen begannen; im 18. Jahrhundert wurde schließlich dieser mehrere Jahrhunderte hindurch unbeanstandete Zustand mit einem Schlage unerträglich.

Bevor sich noch die Ärzte damit abgaben, wurden die Geräusche aus den Gräbern, die wir heute den explosiven Entladungen der Verwesungsgase zuschreiben, Gegenstand lebhafter Neugier. Das Grab von Silvester II. (Gerbert) knirschte *(ossa crepitasse)* jedesmal, wenn der Tod eines Papstes bevorstand. In Böhmen hob und senkte sich der Grabstein einer Heiligen, wenn eine Pestseuche drohte. Es gab eine Sprache der Gräber, wie es eine Sprache der Träume gab. (1)

Die Ärzte des 16. und 17. Jahrhunderts begannen sich diesen Geräuschen *(pulsatio, sonitus)* zu widmen und sich für die Berichte von Totengräbern zu interessieren, die von schrillen Tönen wie dem Kreischen einer Gans zu berichten wußten oder gesehen hatten, daß sich um die Gebeine Schaummassen aufblähten, die zerplatzten und die Luft verseuchten. Ein bei Bernhardus Valentinus (2) entlehnter Bericht mag als Vorbild für alle Geschichten dieses Genres dienen, wie sie von den Ärzten des 18. Jahrhunderts zusammengetragen wurden. Bemerkenswert ist, daß man dieser Art von Phänomenen bereits ein Jahrhundert lang Aufmerksamkeit geschenkt hatte, bevor man sie zur öffentlichen Angelegenheit machte und die Allgemeinheit mobilisierte.

Garmann berichtet von einer anderen Art von Äußerungen, die die Mediziner des 18. Jahrhunderts diesmal der Leichtgläubigkeit des abergläubischen Beobachters zuschreiben: Zur Zeit des schlimmsten Wütens einer Pestepidemie öffnet man, nachdem man merkwürdige Geräusche aus einem Sarg gehört hat, den Deckel und entdeckt, daß der Leichnam sein Leichentuch zur Hälfte verschlungen hat. Man konstatiert, daß dieses Wunder sich nur in Pestzeiten ereignet und daß die Pest einhält, sobald man den leichentuchfressenden Kadaver enthauptet und den Kopf aus dem Grabe entfernt und fortgeworfen hat. Man kann dieser Gefahr übrigens gleich im Augenblick der Beisetzung begegnen, sei es, indem man, wie die Alten, dem Leichnam ein Geldstück in den Mund legt, das ihn am Kauen und Schlingen hindert, sei es, indem man, wie die Juden, das Leichentuch mit größter Sorgfalt vom Mund fernhält.

Der bedeutsame Aspekt ist der, daß eine Beziehung zwischen den Geräuschen aus den Gräbern, den Ausdünstungen der Friedhöfe und der Pest besteht. Bartholin (1680), Ambroise Paré (1590), Fortunius Licetus (1577–1656) und andere haben darauf hingewiesen. So hat Ambroise Paré darauf aufmerksam gemacht, daß eine Pest in der Gegend von Agen von einem Brunnenschacht herrührte, in dem eine ellendicke Schicht Leichname übereinandergestapelt worden war.

Die Verwaltungs- und Polizeibeamten kannten diese Gefahr nur zu gut und empfahlen in Pestzeiten, die ansteckenden Leichname in größter Entfernung zu halten, sie ganz rasch außerhalb der Städte beizusetzen und die Gräber mit ungelöschtem Kalk zu desinfizieren. Warum aber verbrannte man sie nicht einfach, wie das die Alten aus hygienischen Gründen getan hatten?

Freilich begnügten sich die Ärzte wie Garmann, von der Beziehung zwischen Friedhöfen und Epidemien voll und ganz überzeugt, mit der bloßen Beobachtung, ohne es noch zu wagen, die Öffentlichkeit zu alarmieren und Reformpläne vorzulegen. Sie waren da in einiger Verlegenheit, weil sie sich der wirklichen Ursachen von Phänomenen, die ebenso gut auch vom Teufel herrühren konnten, nicht sicher waren: zwischen dem Friedhof und der Epidemie besteht nämlich nicht nur eine natürliche Kausalitätsbeziehung, es gibt auch den Teufel und seine Hexen. Die holen sich bei den Toten die Elemente, die sie für ihre Mixturen und Zaubertränke brauchen; die Leichname, die in Pestzeiten dabei ertappt werden, daß sie ihre Leichentücher verschlingen oder wie Schweine quieken, sind die von Hexen; deshalb waren es sich die Magistratsbeamten schuldig, ihnen jede Art von Grabstätte zu verweigern. In Pestzeiten dehnt der Teufel seine Macht aus und wird nach Luther, den Garmann zitiert, zum *Dei carnifex* (Henker Gottes). Im allgemeinen ist ihm die Amtsgewalt über die Toten übertragen: es entwikkelt sich zwischen ihnen und ihm eine Art Verwandtschaft. Der Friedhof ist sein Reich, eine Art Vorhof der Hölle. In dem kosmischen Kampf, den die Kirche gegen Satan führt, hat sie ihm den Friedhof durch einen feierlichen Weiheakt entreißen und die geweihten Grabstätten gegen ihn verteidigen müssen, aber er streicht immer noch in der Nähe umher; durch die Wirksamkeit der Exorzismen und des heiligen Raumes bislang auf Distanz gehalten, bedarf es nur einer kleinen Lücke in diesem heiligen Raum, und er kehrt zurück – so stark ist die Anziehungskraft zwischen ihm und den Leichnamen. Die Pest, der Teufel und der Friedhof bilden ein regelrechtes Dreieck von Einflüssen.

Merkwürdig ist der in doppelter Weise heilige Charakter, den man dem Friedhof zuerkennt. Von Hause aus angestammter Wohnsitz des Teufels, hat ihn sich die Kirche erobert, aber er kann jederzeit wieder an den Teufel zurückfallen; andererseits ist er für immer heilig, und insofern darf der Mensch keine profane Hand an ihn legen.

Deshalb zögert man, die Friedhöfe zu verlegen, sie aus den Städten zu entfernen und sie gar mit ungelöschtem Kalk zu desinfizieren. Ein Arzt und Astrologe, de Misnie (1557–1636), hält einem solchen Brauch entgegen, daß er »eines Christen unwürdig« sei. Im allgemeinen, sagt Garmann, sind die Toten heilig: *mortui sacri.* Wie die Altäre und Tempel, *loca sacra,* dürfen sie nicht verlegt und umgebettet werden *(non fas est movere),* man schuldet ihnen *reverentia* und *religio.*

Niemals hatten die Kanoniker oder die Theologen meines Erachtens den Friedhof als solchen einem Altar gleichgestellt. Man hatte die Toten in der Kirche und ihrem Hof bestattet, die Toten hatten durch eine Art Abzweigung von einem heiligen Raum mitprofitiert, der ihnen nicht vorherbestimmt und auf ihre Gegenwart nicht angewiesen war. Hier entsteht der heilige Raum im Gegenteil aus der Anwesenheit von Grabstätten. Ein mehrdeutiger heiliger Raum. Es ist verblüffend, aus ein und derselben ciceronischen und auf ihre Weise gelehrten Feder Beobachtungen über die Ungesundheit der Friedhöfe oder ihre schädlichen Auswirkungen zugunsten von Epidemien und den Hinweis zu lesen, daß der Friedhof, Erdreich der Toten, zur heiligen Stätte gehört und man deshalb nicht an ihn rühren darf. Ist das nicht dieselbe Mischung von Vorstellungen, denen man auch bei den Hexenjägern begegnet ist? Weist dies darauf hin, daß ein volkstümliches, archaisches und heidnisches Heiliges sich wieder Geltung verschafft, von dem sich in der mittelalterlichen Folklore sehr wenig Spuren finden? Oder kommt darin eher eine moderne Form von Sakralisierung zum Ausdruck, die auf neue wissenschaftliche Kategorien reagiert, wie sie ein neuer, rationalerer Geist entdeckt? Die Phänomene, die im 18. Jahrhundert zu Problemen der Hygiene, der Chemie und der Biologie werden, wurden zum Zeitpunkt ihres Auftauchens alsbald der Sphäre des Heiligen zugeordnet. Das ist eine Art Anerkennung. So gehören hier wie im Falle der Erfindung und Unterdrückung der Hexerei die *reverentia* und die *religio,* die weder im Hinblick auf die Toten noch auf die Zeremonie der Grablegung noch auf die Fürbitten für die Seelen, sondern im Hinblick auf den Friedhof als Verwahrungsstätte der Leichname gefordert werden, mehr zu einer heiligen Stätte der Elite als des Volkes, selbst wenn diese Elite alte Strömungen der Volksreligion reaktiviert und zu ihren Gunsten ausgebeutet hat.

Man findet bei Garmann keine Spur des Sippengefühls, das die Nostalgie des »Friedhofs unserer Väter« bei den Protestanten von Henri de Sponde wachrief (vgl. Kapitel 6). Interessant ist hier der Ausdruck des Respekts und vor allem des Kultes, der *religio:* er wird im positivistischen 19. Jahrhundert wiederaufgegriffen. Er charakterisiert die wissenschaftlichen Naturauffassungen, wie sie im 16. und 17. Jahrhundert gültig waren. Man würde sich täuschen, wenn man darin volkstümliche Formen der Verehrung des Friedhofs sehen wollte. Die sind nie so deutlich und explizit gewesen.

Die Ungesundheit der Friedhöfe: Ärzte und Parlamentarier des 18. Jahrhunderts

Der ungesunde Zustand der Friedhöfe war also bereits bekannt. Die Polizeiberichte, etwa die *Grande et Nécessaire Police* aus dem Jahre 1609 (3), erteilten Ratschläge, um ihm zu begegnen. Wenn aber auch bestimmte außergewöhnliche Vorsichtsmaßnahmen etwa für Pestzeiten empfohlen wurden, so war doch noch nicht die Rede davon, die alte Ordnung umzustoßen.

Als man im 16. und 17. Jahrhundert in Paris die *loca sacra* verlegte, geschah das nur, um der Kirche und ihren Nebengebäuden eine weitere Ausdehnung zu ermöglichen, und nicht etwa aus hygienischen Gründen.

Gleichwohl beginnt seit dem zweiten Drittel des 18. Jahrhunderts in der Öffentlichkeit Unruhe laut zu werden, und die von den Ärzten beobachteten Phänomene werden erneut zur Anzeige gebracht und fortan nicht mehr als Äußerungen des Teufels, sondern als natürlicher, wenn auch lästiger Zustand gebrandmarkt, bei dem Abhilfe geboten ist.

Im Jahre 1737 schenkt das Pariser Stadtparlament den Ärzten Gehör, die eine Friedhofsenquête unternommen haben – zweifellos die erste offizielle Untersuchung dieser Art. Sie haben sie im Geiste unseres heutigen Wissenschaftsbegriffs geführt, aber sie blieb folgenlos; sie schlugen einfach »mehr Sorgfalt bei der Grablegung und mehr Anstand bei der Instandhaltung der Friedhöfe« vor. (4)

Zur gleichen Zeit (1745) beschreibt der Abbé Porée in seinen *Lettres sur la sépulture dans les églises* (5) eine Situation, die als widrig empfunden zu werden beginnt, namentlich von den Anrainern der Friedhöfe und Kirchen. Die Beisetzung in den Kirchen wird unter Anklage gestellt, und zwar als sowohl der Volksgesundheit wie auch der Würde des Kultes abträglich. Der Autor greift die Verbote des kanonischen Rechts wieder auf und bestreitet das Prinzip der Bestattung *ad sanctos*, das für die katholischen Reformatoren ebenso unverständlich geworden ist wie für die protestantischen. »Man sprach bestimmten Gebeten und Zeremonien eine Sphäre aktiver Wirksamkeit zu, deren unmittelbare Auswirkung ganz und gar moralisch ist.« Er verlangt das Verbot der Beisetzungen in den Kirchen, »weil wir durchaus das Recht haben, die Gesundheit und die Sauberkeit zu lieben, die so weitgehend dazu beiträgt, sie zu erhalten«. Die Sauberkeit wird hier bereits zu dem Wert, als der sie dann vor allem im 19. Jahrhundert in Erscheinung tritt: ein Heiliger, Benoît Labre, der noch an die wirksamen Eigenschaften des Schmutzes glaubte, verlor in Frankreich seinen Rang (seine schmutzige Dürftigkeit hinderte ihn jedoch nicht, in Rom empfangen zu werden!). Für den Abbé Porée müssen die Kirchen gesund sein; er empfiehlt »saubere, gut gelüftete Gotteshäuser, wo man nur den Geruch brennenden Weihrauchs wahrnimmt«, der ständig von den Totengräbern geschwenkt wird. Schließlich schlägt er vor, die Friedhöfe aus der Stadt herauszuverlegen, »das sicherste Mittel, um dort die Gesundheit der Luft, die Sauberkeit der Tempel und die Gesundheit der Gläubigen zu pflegen und zu erhalten, Güter von höchster Wichtigkeit«.

Tatsächlich war an diesen Verlegungen nichts Umstürzlerisches: Man machte den Kirchenvorständen, die bereits mit ähnlichen Gedanken spielten, den Vorschlag, neue Friedhöfe zu schaffen und sie grundsätzlich außerhalb der Stadt anzulegen. Gleichwohl war diese Verlegung für den Abbé Porée nicht nur ein Erfordernis der Volksgesundheit, sondern stellte darüber hinaus eine strikte Trennung von Lebenden und Toten wieder her, auf die die Alten streng geachtet hatten: die Toten »sollen in Ewigkeit vom Rest der Lebenden geschieden bleiben«, »die Toten sollen, aus Furcht, daß sie den Lebenden Schaden antun könnten, nicht nur die Quarantäne einhalten, sondern auch ein *Verbot* [hier taucht das Wort auf; Hervorhebung von Ph. A.] achten, das erst am Ende der Zeiten aufgehoben wird«. Ein mehrdeutiger Text, in dem man die Wurzel der ganz und gar zeitgenössischen Zurückweisung der Toten seitens der Lebenden unserer postindustriellen Gesellschaft zu erkennen versucht ist: so die Deutung von Madeleine Foisil. (6) Die Tendenz ist bereits vorhanden, soviel ist richtig, und wir werden weiter unten sehen, daß sie nur zu bald die Parlamentarier, die Autoren des Aussetzungserlasses für Beerdigungen aus dem Jahre 1763, beeinflußt. Aber während in den Jahren um 1770 der radikale Naturalismus der Autoren des Aussetzungserlasses schwindet und sich allmählich in eine neue Totenreligion verwandelt, glaubt der Abbé Porée noch nicht, daß die Trennung der Lebenden von den Toten den Toten schadet und sie dem Vergessen anheimgibt. Eher trägt sie dazu bei, sowohl dem Ort des Kultes der Lebenden als auch der Bleibe der Toten Achtung und Anstand zu erweisen. Gleichzeitig wird auch der Besuch auf dem Friedhof ständig weiter empfohlen. »Es ist für die Sterblichen von höchstem Interesse, die Lehren zu vernehmen, die ihnen die Toten erteilen. Gerade auf ihren Gräbern muß man sich von der Hinfälligkeit aller menschlichen Dinge überzeugen: die Grabstätten sind Schulen der Weisheit« – eine Empfehlung, die sich im Sinne des *Memento mori* und der Vanitas-Mahnung des 17. Jahrhunderts versteht, ohne bereits auf jenen Kult des Gedenkens anzuspielen, der sich erst später durchsetzt.

Die Jahre um 1760 waren von ausschlaggebender Bedeutung. Als die

Gemeinde Saint-Sulpice einen neuen Friedhof in der Nähe des Petit Palais du Luxembourg anlegen wollte, widersetzte sich der Eigentümer, der Prinz von Condé, diesem Plan. Trotz des späteren Verzichts der beiden Parteien war der Generalprokurator der Meinung, daß die Angelegenheit deshalb nicht auch schon erledigt sei: »Wenn die besonderen Interessen der beiden Parteien damit auch ins reine gebracht sind, bleibt denn da für das öffentliche Interesse nichts mehr zu wünschen übrig? Das Beispiel eines Versuchs, in einem der am dichtesten bevölkerten Viertel dieser Stadt einen neuen Friedhof anzulegen, die Bestürzung, die dieses Unterfangen hervorgerufen hat – müssen sie nicht auch die Aufmerksamkeit der städtischen Beamten auf diesen Bereich der öffentlichen Aufsicht lenken?« Die Dinge müssen sich ändern. »Es sind *Mißbräuche,* die nur aufgrund einer Art Vergeßlichkeit fortbestehen. [...] Muß man nicht in diesem Rahmen auch die vielleicht allzu große Leichtfertigkeit sehen, die man an den Tag legte, als man die verpesteten Bleiben der Toten inmitten der Wohnstätten der Lebenden duldete? Der *stinkende Odem,* den die Leichname von sich geben, ist ein Fingerzeig der Natur, die zur schleunigen Entfernung mahnt. Die Völker der Antike, die das größte Ansehen für die Regelung ihrer öffentlichen Angelegenheiten genossen, verwiesen die Stätten der Grablegung in entfernte Gegenden.« Und seither haben sich die Städte sogar noch vergrößert, die Häuser sind höher geworden: »Die unreinen Ausdünstungen verloren sich ehedem im Strom der Luft; heute werden sie von den Gebäuden aufgefangen, die die Winde hindern, sie zu zerstreuen. Sie schlagen sich an den Mauern nieder, die sie mit einem fauligen Saft tränken. Wer weiß denn, ob sie nicht, wenn sie mit der eingeatmeten Luft in die benachbarten Wohnstätten eindringen, sogar manche unbekannte Ursachen von Tod und Ansteckung weitertragen.« Die Ärzte werden das noch unverblümter zum Ausdruck bringen als der Verwaltungsbeamte. (7)

Nach dieser Erklärung des Generalprokurators trifft der Gerichtshof die Entscheidung, daß die Kommissare des Châtelet und die Vorstände der Kirchen unabhängig voneinander eine Untersuchung der Friedhöfe von Paris in Angriff zu nehmen haben. Die Protokolle dieser Friedhofsenquête, die mit großer Eilfertigkeit und großer Genauigkeit unternommen wurde, bilden eine minuziöse Beschreibung der funeralistischen Situation im Paris der Mitte des 18. Jahrhunderts. (7)

Im Zusammenhang mit diesen Maßnahmen zur öffentlichen Ordnung entwickelte sich, vor und nach dem Aussetzungserlaß von 1763, ein regelrechter Presse- und Propagandafeldzug um die öffentliche Meinung, mit Petitionen der Friedhofsanrainer, Denkschriften und gedruckten Broschüren vor allem von Ärzten, die die damals herrschenden Zustände beschrieben und geltend machten, was wünschenswert, was zu fürchten und was künftig empfehlenswert sei. (8)

Die Wortführer der öffentlichen Meinung sind die Ärzte: sie bestreiten einen Großteil der Veröffentlichungen. Ihre Beobachtungen unterscheiden sich nicht sehr weitgehend von denen der Mediziner des 17. Jahrhunderts, wohl aber ihre Deutungen: sie schließen übernatürliches Einwirken aus und stützen sich auf eine wissenschaftliche Theorie der Luftzirkulation, die von der Öffentlichkeit so umstandslos übernommen wird, daß sie bald zu einem Gemeinplatz wird. (9)

Wir wählen unsere Beispiele aus drei nahezu gleichzeitig erschienenen Werken, die die Leitvorstellungen der Jahre um 1760–1770 sehr deutlich widerspiegeln, und zwar aus M. Marets *Mémoires sur l'usage où l'on est d'enterrer les morts dans les églises et dans les enceintes des villes,* Dijon 1773 (Denkschrift über den herrschenden Brauch der Bestattung der Toten in den Kirchen und innerhalb der Stadtmauern), aus P. T. Naviers *Réflexions sur les dangers des exhumations précipitées et sur les abus des inhumations dans les églises* [zwei große Themen der Zeit, die hier verknüpft werden], *suivies d'observations sur les plantations d'arbres dans les cimetières,* 1775 (Überlegungen zu den Gefahren übereilter Exhumierungen und zu den Mißbräuchen der Beisetzung in den Kirchen, gefolgt von Beobachtungen zur Frage des Baumbestandes auf den Friedhöfen) – es handelte sich bei dieser letzteren Arbeit um einen Beitrag für die *Académie des belles-lettres, sciences et arts* zu Châlons-sur-Marne (aus dem sich nebenbei die wichtige Rolle der Akademien bei den ideologischen Tageskämpfen erschließen läßt). Und schließlich die Übersetzung eines italienischen Werkes – *Essai sur les lieux et les dangers des sépultures,* 1773 (Essay über die Orte und Gefahren der Grabstätten) – vom berühmten Vicq d'Azyr, in dem die Entscheidungen des in Modena residierenden aufgeklärten Fürsten als Vorbilder vor Augen geführt wurden.

Maret berichtete, daß »am vergangenen 15. Januar, laut Aussage des Paters Cotte, des Priesters der Kapelle, der Totengräber, als er auf dem Friedhof von Montmorency ein Grab aushob, einen ein Jahr zuvor beigesetzten Leichnam mit einem Spatenstich verletzte. Es entwich ein fauliger Dunsthauch, der ihn erschauern ließ [...]. Als er sich auf den Spaten stützte, um die Öffnung, die er gerade ausgehoben hatte, wieder zu schließen, sank er tot hin.« (10)

Gefährliche Beisetzungen dieser Art konnten sich auch während eines Gottesdienstes oder einer Katechismusstunde ereignen: »Am 20. April [des

Jahres 1773] hebt man im Schiff der Kirche Saint-Saturnin in Saulieu ein Grab für eine am Faulfieber verstorbene Frau aus. [Im Leichnam eines Kranken erhält sich die Krankheit und die von ihr ausgehende Ansteckungsgefahr.] Die Totengräber öffneten den Sarg eines am 3. März des Vorjahres beigesetzten Leichnams. Als sie den Leichnam der Frau in die Grube hinabsenkten, öffnete sich der Sarg ebenso wie der besagte Leichnam, und es verbreitete sich augenblicklich ein derart widerwärtiger Geruch, daß die Umstehenden gezwungen waren, die Stätte zu verlassen. Von 120 Jugendlichen beiderlei Geschlechts, die man auf die erste Kommunion vorbereitete, erkrankten 114 ernstlich, ebenso der Pfarrer und der Vikar, die Totengräber und mehr als siebzig andere Personen, von denen 18 dahingerafft wurden, darunter der Pfarrer und der Vikar, die als erste verschieden.« Eine regelrechte Hekatombe! Die am Katechismusunterricht teilnehmenden Kinder gehörten zu den am meisten gefährdeten Opfern. In Saint-Eustache zu Paris »fielen sie im Jahre 1749 nahezu alle zur gleichen Zeit in Ohnmacht. Am darauffolgenden Sonntag stieß dasselbe einer Schar von zwanzig Kindern und anderen Personen aller Altersstufen zu.« (11)

Die bezeichnendste Geschichte dieser Art ist die einer Beisetzung in der Gruft der Weißen Büßer zu Montpellier, die drei Opfer forderte, darunter den Totengräber und zwei von denen, die ihm zu Hilfe eilten. Ein weiterer wurde mit knapper Not gerettet, so daß er später in der Stadt den Beinamen »Der Wiederauferstandene« erhielt. (12)

Offensichtlich ist es die Luft, die von Krankheitskeimen gesättigt ist. Der Tod tritt nicht immer augenblicklich ein. Die Luft verbreitet das Übel aus der Entfernung. Die Zersetzung der Leichname steht in Beziehung zu den Epidemien und zu dem, was wir heute ansteckende Krankheiten nennen. »Solche Ausdünstungen [der faulige Hauch sich zersetzender fleischlicher Substanzen], die *ansteckend* [Hervorhebung v. Ph. A.] geworden sind, verbreiten sich weiter und weiter und werden, da sie sich sozusagen aus ihrer eigenen Asche regenerieren, ganz allgemein ansteckend und können ganze Provinzen dahinraffen.« »Ramalzini macht geltend, daß die Mehrheit der ansteckenden Krankheiten den fauligen Ausdünstungen von Leichnamen oder den Zersetzungsschwaden von versumpften Gewässern zu verdanken ist.« (13) Schon 1559, merkt Vicq d'Azyr an, »haben die berühmten Fernel und Houllier ganz positiv versichert, daß in Zeiten der Gefahr die Häuser, die besagtem Friedhof am nächsten lagen, immer die ersten und am längsten von Ansteckung bedroht waren, länger als die anderen besagter Stadt.«

Wenn man die Leichname vom Ort ihrer ersten Beisetzung in die Beinhäuser überführt, vergiftet man die Luft: »Man transportiert noch frische

Leichenteile in die Beinhäuser und mindert damit jeden Tag die Reinheit und Gesundheit einer Luft, die doch dazu bestimmt ist, Gesundheit und Leben zu bewahren.«

Das Feuer und der Luftstrom, den es erzeugt, »reinigt die schlechte Luft und weht sie hinweg«: deshalb zündete man im Jahre 1709 große Feuer auf den öffentlichen Plätzen an, um damit den Skorbut zu vertreiben – und zwar mit Erfolg. Deshalb unterhielt man während der Exhumierungen auch brennende Kohlenbecken, so etwa im Jahre 1785 auf dem Cimetière des Innocents. Dieselben Ergebnisse lassen sich durch das Abbrennen von Geschützpulver erzielen. (14)

Die durchseuchte Luft überträgt die Krankheit. Sie zersetzt auch die lebenden Dinge. Man hat deutlich beobachtet, daß die Anrainer von Friedhöfen in ihren Speisekammern nichts lange aufheben können. So auch im Umkreis des Cimetière des Innocents: »Stahl, Silbergeld und Tressen verlieren dort schnell ihren Glanz.« »M. Cadet versichert, daß die Wunden dort üppiger eitern als in den anderen Stadtvierteln von Paris.«

Die Ärzte sind nicht die einzigen, die dieser Auffassung laut beipflichten. Die Zeugnisse der Friedhofsanrainer sind in den Jahren um 1760 häufig, und die Verfasser der Enquête von 1763, Châtelet-Kommissare und Kirchenvorstände, zitieren sie in ihren Protokollen. Hier eine Petition gegen den Friedhof der Pfarre Saint-Merri: »Alles, was zum Leben dringend erforderlich ist, zersetzt sich, dergestalt, daß es unmöglich ist, irgendetwas für mehrere Tage frisch zu halten.« Oder die Klage der Witwe Leblanc, Gattin eines Goldschmiedes, gegen den Kirchenvorstand von Saint-Gervais: Sie muß ihre auf den Friedhof führenden Fenster geschlossen halten, weil »sie weder Fleisch noch Flüssigkeiten aufbewahren kann [...]. Die verderblichen Ausdünstungen haben sich bis in den Keller verbreitet und Wein und Bier verdorben, die sie dort gelagert hatte.« (15) In diesem Falle anerkannte sogar der Kirchenvorstand, daß die Klagen berechtigt waren. Er suchte überdies nach einer Gegend an der Stadtgrenze, um seinen Friedhof dorthin verlegen zu können.

Es gibt also keinerlei Zweifel, und jedermann – oder doch beinahe jeder – ist von der Ungesundheit der Friedhöfe überzeugt. Man fragt sich, wie man im Mittelalter und unter dem Einfluß abergläubischer Vorstellungen nur von den vernünftigen Bräuchen der Alten hat lassen und jahrhundertlang wahre Pestherde und Schreckensorte im Herzen der Städte, im unmittelbaren Umkreis der Wohnstätten hat dulden können.

Der Radikalismus der Stadtparlamentarier: Der nicht verwirklichte Aussetzungsbeschluß von 1763

Die ersten, die sich davon überzeugen lassen, sind auch die aufgeklärtesten, die Beamten der königlichen Gerichtshöfe, die adeligen Anwälte und Richter, die vornehmen Handelsleute usw.

Der Aussetzungsbeschluß des Stadtparlaments von Paris aus dem Jahre 1763, der die Folge der Friedhofsenquête der Kommissare des Châtelet und der Kirchenvorstände war, ist der erste Versuch einer Revision der jahrtausendealten Ordnung der Grablegungen *ad sanctos et apud ecclesiam* gewesen.

Die Präambel dieses Aussetzungsbeschlusses greift die Argumente der Ärzte und Friedhofsanrainer wieder auf. »In der Mehrzahl der großen Pfarreien und vor allem in den im Zentrum der Stadt gelegenen sind die Klagen über die Verseuchung nur allzu vertraut, die die Friedhöfe dieser Pfarreien in der Nachbarschaft verbreiten, vor allem, wenn die Hitze der Sommermonate die Ausdünstungen mehrt. Die Fäulnis wirkt dann so stark, daß die lebensnotwendigsten Nahrungsmittel nur einige wenige Stunden aufbewahrt werden können, bevor sie sich zersetzen, was entweder von der Natur des Bodens herrührt, der zu fett ist, um die Leichname verzehren zu können [die Ärzte hatten das Erdreich der Friedhöfe auch als Chemiker untersucht, vor allem deshalb, um die Böden aussondern zu können, die, allzu fett, der Verwesung nicht entgegenkamen, ohne doch andererseits zur Austrocknung oder zur Mumifizierung dienlich zu sein], oder vom zu geringen Ausmaß des Terrains, das für die Zahl der jährlichen Beisetzungen nicht ausreicht...« Ebenso hält die Präambel, durchaus geschickt und zur Entwaffnung der Traditionalisten bestimmt, fest, daß manche Kirchenvorstände bereits Abmachungen getroffen hätten, um einen großen Friedhof außerhalb der Stadt zu erwerben.

Der Vorschlag, der sich aus dem Text des Aussetzungsbeschlusses ableiten läßt, ist interessant und kühn. Wir befinden uns hier, im Jahre 1763, bereits in nächster Nähe des weltlichen Friedhofes: die Eingriffsmöglichkeiten der Kultusbeamten werden auf eine untergeordnete Aufsichts- und Protokollfunktion beschränkt; mehr als eine bloße Ruhestätte, zu der er vierzig Jahre später werden wird, ist der Friedhof ein Verwahrungsort, der aber sauber, hygienisch, ordentlich ist und gut instandgehalten wird. Der Ton des Textes ist außergewöhnlich trocken und funktional. Die Absicht des Dokuments geht dahin, die bestehenden Friedhöfe zu schließen und außerhalb und im Umkreis von Paris acht große Friedhöfe anzulegen (im ersten Entwurf vier), für jede der Pariser Gruppen von Pfarreien einen, wobei jede dieser Pfarreien auf dem großen Gemeinschaftsfriedhof über ihr eigenes Gemeinschaftsgrab verfügt. In der Stadt selbst verblieben damit nur in der Nähe der Kirchen gelegene Depositorien, in denen die Toten nach dem Gottesdienst verwahrt würden. Diese Depositorien würden dann jeden Tag von Leichenwagen geleert, die die »Schreine und Leichentücher« (die jeweils mit dem Unterscheidungsmerkmal der Pfarre gekennzeichnet wären) einzusammeln und zum Gemeinschaftsfriedhof zu überführen hätten, wo sie dann in die Erde gebettet würden.

Nach dieser Konzeption wäre der Gottesdienst in der Kirche, in Anwesenheit des Leichnams, die einzige und letzte öffentlich-religiöse Zeremonie gewesen. Wenn die Parlamentarier eingeräumt hatten, daß der Priester den Trauerkondukt begleitete, so handelte es sich in ihren Augen dabei doch eher um die Funktion der Überwachung der Totengräber und Begleiter des Kondukts als um die Erfüllung einer religiösen Pflicht.

Wenn nun aber dieser Aussetzungsbeschluß auch nicht zur Anwendung kam, so sind diese Verfügungen in der Praxis doch übernommen worden; zweifellos bestanden die Todesanzeigen (die seit dem Ende des 17. Jahrhunderts die öffentliche Bekanntmachung ersetzten), der Gottesdienst in der Kirche und die Trauerbekundung (die Kondolenzbesuche) weiter wie vordem auch; das Publikum zerstreute sich jedoch in diesem Augenblick, und der Leichnam wurde, wie im Aussetzungserlaß vorgesehen, in ein Depositorium überführt. Die Beisetzung büßte damit ihren familiären und öffentlichen Charakter ein, um zu einer schlichten Maßnahme der Gemeindeverwaltung zu werden.

Überdies hatte der Aussetzungserlaß keinerlei Vorsorge dafür getroffen, daß der Friedhof zum öffentlichen Ort wurde; es wurde Besuchern sogar davon abgeraten, die Reise zu unternehmen. Der Friedhof selbst war ein von Mauern umschlossener Raum, groß genug für die Gemeinschaftsgräber, die umschichtig verwendet werden sollten, um eine Übersättigung des Erdreichs zuvorzukommen. Denn die Parlamentarier hielten am jahrhundertealten Prinzip der Übereinanderbettung der Leichname in mehreren Schichten fest, den Einwänden mancher Ärzte und Priester zum Trotz. Sie versuchten sogar, dieses Prinzip auf eine ganze Bevölkerungsgruppe auszudehnen, die sich ihm bisher entzog. Und das ist der merkwürdigste Zug dieses Projekts: Um die Grablegungen in den Kirchen einzuschränken, ohne sie doch gänzlich zu unterbinden, verknüpften sie sie mit der außergewöhnlich hohen Gebühr von 2000 Livres (zuzüglich des Preises für den

Gottesdienst, das Grabmonument..., der die Gesamtkosten dann leicht auf etwa 3000 Livres ansteigen ließ; manche Kirchenvorstände machen in der Enquête von 1763 geltend, daß sie bei einem derartigen Preis wohl nur einen einzigen »Kunden« pro Jahr zu verzeichnen hätten). Wer dieser Regelung nicht nachkommen konnte oder wollte, hatte nur eine Alternative: entweder konnte er wie jedermann den Weg ins Massengrab nehmen (man erließ ihm dann lediglich, bei Verdopplung der Transportkosten, die Station des Depositoriums), oder er erwarb sich, für die noch immer beträchtliche Gebühr von 300 Livres, das Anrecht auf ein Sondergrab längs der Friedhofsmauern, einem für diesen Beisetzungstyp reservierten Bereich. *In keinem Falle aber durfte das Grab mit einer Grabplatte verschlossen oder darauf ein Grabmonument errichtet werden.* Die Betreffenden durften allein das Recht in Anspruch nehmen, ein Epitaph *an der Mauer* des Friedhofes anbringen zu lassen. Der Friedhof sollte also absolut schmucklos sein, ohne Denkmäler und sogar ohne Bäume, die ja im Rufe standen, die Zirkulation der Luft zu unterbinden, jener berühmten Luft! Wie noch viele Kirchenvorstände in der Enquête von 1763 geltend machten, mochte es nur wenige Liebhaber geben, die für ein derart anonymes Stück Erde 300 Livres bezahlt hätten.

Vielleicht wiegten sich die Parlamentarier in dem Glauben, daß ihre eigenen Toten, die Toten ihrer gesellschaftlichen Schicht, die 2000 Livres bezahlen oder sich, ungeachtet des Aussetzungserlasses, auch weiterhin in den Kapellen ihrer Schlösser beisetzen lassen konnten (was durchaus nicht verhinderte, daß manche von ihnen auch die Schlichtheit der Grablegung befürworteten). Weiterhin ist bemerkenswert, daß der erste Entwurf des Erlasses wohl das allgemeine Verbot der Beisetzung in den Städten aussprach und die Entrichtung einer Gebühr von 2000 Livres forderte, um in einer Kirche beerdigt werden zu können, aber als Ausgleich dafür einräumte, daß der neue Friedhof *extra muros* durchaus auch mit Grabmonumenten geschmückt sein durfte: »Es ist für die Geistlichen [das Wort tritt an die Stelle von ›Priestern‹ (im frz. hier *ecclésiastiques* für *prêtres*)], für die Adeligen, für die wohlhabenden Bürger [man sagte auch die ›distinguierten‹], die eine gesonderte Grabstelle wünschen, *auf jedem der neuen Friedhöfe ein Ort* bestimmt, wo sie sich, gegen Entrichtung der Summe von 50 Livres, separat bestatten lassen können [...]. Sie bekommen die Freiheit eingeräumt, diesen Ort ihrer Grablegung nach eigenem Belieben zu verschönern, *die Leichname und Gebeine ihrer Ahnen exhumieren und sie zur ihnen zugewiesenen Stätte überführen zu lassen,* und ebenso alle Unterscheidungsmerkmale ihrer Herkunft dort anzubringen.« An diesen Formulierungen läßt sich der Friedhof des 19. Jahrhunderts erkennen, für den der Père-Lachaise eines der bedeutsamsten Vorbilder gewesen ist. Er entspricht einer Vorstellung, die noch kaum verbreitet ist und in der diesem Thema gewidmeten Literatur noch kaum in Erscheinung tritt.

Dieser Artikel ist jedoch aus der endgültigen Fassung des Aussetzungserlasses getilgt – ein deutlicher Hinweis auf die Entschlossenheit seiner Autoren. Die Summe, die für das Anrecht, nicht im Gemeinschaftsgrab zu enden, entrichtet zu werden hatte, erhöhte sich von 50 auf 300 Livres, die Erlaubnis, auf der eigenen Grabstätte ein Denkmal errichten zu lassen, wurde zurückgenommen. Die anderen Entwürfe hielten hartnäckig an der Bestimmung fest, daß »längs der Mauern und auf den Grabstätten kein Epitaph« angebracht werden dürfe, eine Einschaltung, die im endgültigen Text wiederaufgenommen und erweitert wurde: »Ohne daß dort irgendein anderes Bauwerk aufgeführt werden darf [als eine »Devotionskapelle« und eine »Pedellwohnung«] oder im Innenraum irgendein Epitaph angebracht wird, es sei denn an den Mauern oder Umfassungswällen, aber nicht auf einer Grabstätte.«

Wenn dieser Aussetzungserlaß nicht angewendet wurde, so wahrscheinlich wegen seines Radikalismus. Daß er aber überhaupt schriftlich niedergelegt, angenommen und zu den Akten gelegt werden konnte, ist schon interessant genug. Um diesen Radikalismus zu deuten, müssen wir uns ins Gedächtnis rufen, was weiter oben, im dritten Teil, über das Sich-vom-Leibe-Halten des Todes, das Bedürfnis nach Schlichtheit der Leichenbegängnisse, die Verlockung des Nichts und die Gleichgültigkeit dem Leichnam gegenüber ausgeführt wurde. Der Text des Jahres 1763 scheint mir die Krönung dieser Verlockung und ein Versuch zu sein, sie der Gesellschaft als ganzer nahezubringen. Diese Gesellschaft aber hat sie sich nicht zu eigen gemacht, und ihr Widerstreben gibt uns Anlaß, die Reaktionen ins Auge zu fassen, die die Vorschläge der Parlamentarier und der Erlaß selbst auslösten.

Die Reaktionen auf den Aussetzungserlaß des Parlamentes

Im großen und ganzen besteht allgemeine Einigkeit, wenn es darum geht, die Ungesundheit der Friedhöfe und der Beisetzungen in den Kirchen anzuerkennen und nach Abhilfe zu rufen. Es werden aber auch Vorbehalte laut: wir kennen sie bereits von seiten der Geistlichkeit und der Kirchenvorstände. Die sind von der Entscheidung des Parlaments in ihren finanziellen Interessen betroffen, weil die Beerdigungen einen bedeutenden Anteil ihrer Ressourcen ausmachen. Sicherlich hat sich hinsichtlich der Gottesdienste in den Kirchen nichts verändert, manche Kirchenvorstände hatten bereits neue Friedhöfe angelegt, andere, im Bewußtsein der Gefahr der Kirchenbeisetzungen zu ebener Erde, hatten gemauerte Grabgewölbe erbauen lassen; manche fragen sich jedoch, ob die weite räumliche Entfernung der Grabstätten nicht einen allgemeinen Verlust der Anteilnahme zur Folge haben wird. Was sollte aus den »Hilfspriestern« werden, die sich ihren Lebensunterhalt mit der Teilnahme an Trauerkondukten verdienten, wenn diese Kondukte eingeschränkt und gar ganz abgeschafft würden? Eine etwas naive Reaktion bringt die Ratlosigkeit der Pfarreien deutlich zum Ausdruck, die Reaktion des Kirchenvorstandes von Saint-Sulpice: »Man kann natürlich nicht leugnen, daß das gelegentlich, in Zeiten großer Hitze, bei diesem Friedhof zu gewissen Beschwerlichkeiten führen wird. Aber diese Beschwerlichkeiten sind nicht gravierend genug, um die extreme Nützlichkeit zu mindern, die dieser Friedhof für die Pfarre Saint-Sulpice verkörpert.« Die einzigen Opfer wären damit die Priester selbst, und die beklagten sich nicht. »In der Hauptsache wäre es wohl die Gemeinschaft der Priester dieser Pfarre (und einige Nachbarn), die darunter zu leiden hätten, aber man darf vertrauensvoll versichern, daß diesen Nachteilen einigermaßen leicht zu begegnen ist.« Es genügt, im Augenblick der Beisetzung gewisse Vorsichtsmaßnahmen walten zu lassen und die Unachtsamkeit der Totengräber einzuschränken.

Der Vorstand der Pfarre Saint-Germain-l'Auxerrois hat »alle Achtung für das öffentliche Wohl, das so weitgehend von den materiellen Qualitäten der Luft abhängt. Die Luft, dieser Spürhund, der alles durchdringt«; er akzeptiert das Prinzip der Depositorien und des Gemeinschaftsfriedhofes, weist aber auch vorausschauend darauf hin, daß man sich »die Empfindlichkeit und die Bräuche des Volkes und die Eitelkeit der reichen Leute« vor Augen führen müsse. Es müssen »Unterschiede« aufrechterhalten werden: Warum »ließen sich die Leute von Stand denn nicht weiterhin in den Kirchen beisetzen, vorausgesetzt, das geschieht in den gemauerten Grabgewölben, wie man sie gerade hat erbauen lassen«? Saint-Jean-en-Grève hatte ebenfalls bereits 1757 den Entschluß gefaßt, Beisetzungen nur noch in gemauerten Grabgewölben vorzunehmen.

Der Vorstand von Saint-Merri hält dagegen trotz der Klagen der Nachbarn an seiner Vorliebe für einen Friedhof in unmittelbarer Nähe der Kirche fest, »weil er für Beisetzungen sehr bequem erreichbar ist und *das Bedürfnis der Gläubigen wachruft, für ihre Toten zu beten*«. Diese Anspielung auf das Totengebet bedarf der ausdrücklichen Hervorhebung, denn sie taucht in den Gesuchen der Enquête des Jahres 1763 nur sehr selten auf.

Im allgemeinen fügen sich Geistlichkeit und Kirchenvorstände ins Unvermeidliche und versuchen, sich soviel Beisetzungen wie möglich in den Grüften ihrer Kirchen zu sichern und ihren neuen Friedhof in möglichst geringer Entfernung anzulegen. Die Leitung des Charité-Krankenhauses legt regelrechte Begeisterung an den Tag. Ihre Vertreter sind sogar der Ansicht, daß das neue Arrangement der christlichen Bestattungstradition durchaus treu bleibt: heute trägt man »den Leichnam nach den letzten Gebeten in feierlicher Prozession zur Stelle des Grabes«; künftig wird der Leichnam, »nach Abschluß der Gebete durch ein *Requiescat in pace*, nach den Trauerbekundungen, nach [Zerstreuung] des Volkes, wie es bei einem Totenamt der Brauch ist, bei dem der Leichnam nicht zugegen ist, und nach der Entfernung aller Beteiligten, sogar der Geistlichkeit, *ohne Gefolge* [Hervorhebung v. Ph. A.] in ein Depositorium überführt werden [...], wo er die folgende Nacht verweilt, um dann tags darauf zusammen mit den anderen Leichnamen in einem Karren abtransportiert zu werden«. Freilich, »das Volk wird sich diesem Brauch anfangs verschließen«, aber gewaltsamer Widerstand steht nicht zu befürchten, »es wird sich bald daran gewöhnen«, weil es sich nicht ausgeschlossen fühlen muß und *alle Welt sich ähnlich verhält: »einmal, weil es ganz allgemein gültig sein wird, zum andern, weil sich auch Personen von Stand dem gleichen Gesetz zu beugen haben werden«*. Der Friedhof wird ganz schmucklos sein, ohne alle Vermögens- oder Herkunftsunterschiede, ohne irgendein Kennzeichen, das den sterblichen Resten Bedeutung verliehe. Die Geistlichkeit hat keinen Grund zur Beunruhigung: »Die neue Ordnung [...] würde die pomphaften Leichenbegängnisse in keiner Weise schmälern. Es würde dieselbe üppige Freigebigkeit herrschen«, aber die eigentliche Zeremonie fände damit ihr Ende. »Es handelt sich nicht darum, die zeremonielle Einsenkung des Leichnams in die Erde zu unterbinden.« Wenn diese zögernden Einschränkungen in der Enquête von 1763 noch sehr zurückhaltend in Erscheinung treten, so gibt es gleichwohl auch anonyme Denkschriften, die diese planerischen Maßnahmen des Parlaments in grober Form angreifen und deren Tonfall durchaus nicht immer der der Aufklärung ist. So etwa das *Mémoire des curés de Paris* (Memorandum der Pfarrer von Paris [16]).

Die Pfarrer nehmen durchaus kein Blatt vor den Mund. Sie lassen sich vom wissenschaftlichen Aufwand der Parlamentarier und der Autoren des Aussetzungserlasses in keiner Weise beeindrucken: das sind Kindereien; in striktem Gegensatz zur öffentlichen Meinung – und es bedurfte damals schon einer gewissen Kühnheit, um sich derart unverblümt zu äußern – lassen sie aber einfach nicht gelten, daß die Nachbarschaft der Friedhöfe gesundheitsschädlich sei. »Die Geistlichen verhehlen sich nicht, daß die Gemeinschaftsgräber der Friedhöfe zu Zeiten der großen Sommerhitze gelegentlich unangenehme Dunstschwaden verströmen: sie wagen jedoch in erster Linie einzuwenden, und *die Auszüge aus ihren Kirchenbüchern legen dafür Zeugnis ab* [auch sie nehmen Zuflucht zur Statistik!], daß in den Häusern in unmittelbarer Nähe der Friedhöfe nicht mehr Krankheits- und Todesfälle, häufig sogar weniger, vorkommen«, sowohl »in der Nachbarschaft des Cimetière des Innocents als auch in den anderen Stadtvierteln, und daß es sogar zahllose Personen gibt, die dort unbehelligt bis ins höchste Alter leben«. Die Epidemien ziehen sie nicht mehr in Mitleidenschaft als die anderen Stätten auch: »In den Zeiten der beiden Krankheiten, die durch die Verheerungen, die sie in Paris angerichtet haben, nur allzu bekannt [*sic*] geworden sind, ist dieses Viertel [um den Cimetière des Innocents] als letztes und nur so leicht betroffen gewesen, daß man es geradezu für besonders geschützt halten kann.« Die Nachbarschaft der Friedhöfe ist nicht gesundheitsschädlicher als die der Weißgerbereien, der Stärkereien, der Lohgerbereien und aller »Handwerksbetriebe, die eine gewisse Verschmutzung mit sich bringen«; »die Menschen dort sind durchaus widerstandsfähig, und man sieht keine epidemischen Krankheiten in Erscheinung treten«. Geht es etwa den Metzgern, die häufige Gäste bei den »Schlachtbänken« sind, deshalb gesundheitlich schlecht?

Schließlich ist die Beisetzung in den Kirchen oder in ihrer unmittelbaren Nähe sehr alt. Diese Geistlichen erwähnen mit keinem Wort die kanonischen Vorschriften, die die Beisetzungen im Kircheninnern untersagten oder einschränkten. »Haben nicht Saint-Séverin, Saint-Gervais und Saint-Paul, Pfarreien aus dem 6., 8. und 12. Jahrhundert, immer über Beinhäuser verfügt, ein sicherer Beweis für den altüberkommenen Brauch, dort Beisetzungen vorzunehmen, ein Brauch, den man also eigentlich mehr scheuen müßte als die Friedhöfe [wegen der Überführung], nichtsdestoweniger aber ein Brauch, der niemals verhängnisvolle Folgen gehabt hat. Entweder müßte man also sagen, daß das Übel jahrhundertelang im Verborgenen geschwelt hat, ohne bemerkt zu werden, oder daß man es, wenn man sich seiner schon bewußt war, *viele Jahrhunderte ertragen hat, ohne auch nur auf den Gedanken zu verfallen, sich darüber zu beklagen oder Abhilfe zu schaffen.*« Das historische Problem wird hier mit aller Deutlichkeit gestellt.

Überdies haben die Geistlichen immer alles Erforderliche getan, um die mit Grablegungen nun einmal unabdingbar verbundenen Unannehmlichkeiten auszuschalten: sie kümmerten sich auch um die Hygiene, sie nahmen die Beisetzung 24 Stunden nach dem Ableben vor, und »jeder Leichnam, der mit der Drohung einer ansteckenden Krankheit behaftet war, wurde von diesem 24-Stunden-Gesetz ausgenommen [...]. Häufig wurde [der Leichnam] sogar bei der Überführung zur Kirche bestattet, noch vor dem Beginn des Gottesdienstes.« Natürlich wissen auch sie, daß, leider!, »trotz dieser Vorsichtsmaßnahmen bereits der bloße Gedanke an einen Leichnam [unsere Kirchen] veröden läßt«. Auch die Parlamentarier glaubten, daß das Publikum sich vom Schauspiel des Todes beeindrucken ließe, was durchaus nicht so sicher war; der Generalprokurator schrieb eine handschriftliche Notiz an den Rand einer Denkschrift, die für jede Pfarre das Recht auf einen eigenen Friedhof außerhalb der Stadt forderte: »Man hat dagegen eingewendet, daß man dann nur noch in Paris eine Bestattung zu sehen bekäme.«

Den Geistlichen zufolge führt die verbindliche Anwendung des Zwischenaufenthalts im Depositorium im Gegenteil sogar zu einer Verlängerung der Bestattungsfrist und zur Vermehrung der Infektionsherde! Eben deshalb haben sie ja die Vorsichtsmaßnahme ergriffen, die Gemeinschaftsgräber zu verlegen und für die Einzelgrabstätten in den Kirchen die gemauerten Grabgewölbe vorzuziehen. Diese Arbeiten »haben mehrere Pfarreien in Schulden gestürzt, und sie werden sich jetzt als gänzlich nutzlos erweisen.«

Die Geistlichen bedrohen die Pariser Verwaltungsbehörden überdies mit einer Äußerung des Volkszornes. »Die neue Regelung stiftet das Volk zum *Aufruhr* an.« Aufruhr: das Wort wiegt schwer. »Wie vorsichtig und wie maßvoll die öffentliche Vorlage des Erlasses auch vorgegangen sein mag, so hat sie doch eine allgemeine Erschütterung bei den beiden zahlenmäßig stärksten Bevölkerungsschichten hinterlassen, die am meisten der Schonung bedürfen, beim Volk [den Armen, den Landarbeitern] und beim Bürgertum [bei den Handwerkern, Gewerbetreibenden, Kleinkaufleuten, eben dem Kleinbürgertum, dessen Verstorbene im 18. Jahrhundert häufig mit kurzen Epitaphien im Innern der Kirchen beigesetzt wurden]. Eine Erschütterung, die zunehmend anwuchs, einen *allgemeinen Aufruhr gegen den Magistrat entfesselte* und erst abzuebben begonnen hat, als sich das Gerücht verbreitete, daß der Aussetzungserlaß nicht verwirklicht werden würde.« Warum diese Erregung? »Die allgemeine Klage in der Öffentlichkeit war: Das Parlament stellt uns den Hugenotten gleich, man schickt uns auf den Schindanger.«

Die Geistlichen haben versucht, die Öffentlichkeit zu beruhigen und sie wieder zum Respekt vor der Obrigkeit umzustimmen; aber sie sind letztlich nicht überrascht gewesen: »Alle Völker der Welt, insbesondere die Franzosen, haben immer die sterblichen Überreste derer geachtet, die ihnen lieb und teuer waren. Es ist für sie, wie traurig er auch sein mag, ein wirklicher Trost, von ihnen erst in dem *Augenblick* getrennt zu werden, da das Grab sie ihren Blicken entzieht.« Die verschwiegene Heimlichkeit der Beisetzung ist das Hauptargument, das gegen den Aussetzungserlaß erhoben wird. Sie entzieht, »durch die räumliche Anordnung der Depositorien und der allgemeinen Friedhöfe, dem Sohn das Recht auf die sterblichen Reste seines Vaters, bevor er noch wirklich bestattet ist, und fügt seinem Leid den zusätzlichen Schmerz hinzu, sich ihrer entrissen zu sehen, ohne ihm die *letzte Ehre* erweisen zu können.«

Das ist ein verbreitetes Gefühl. Die Geistlichen sind sich der Anhänglichkeit der gehobeneren Schichten durchaus nicht ebenso sicher. Sie fürchten im Gegenteil sogar, daß die Leute von Stand sich der Schlichtheit befleißigen, und wir wissen, daß sich eine Tendenz in dieser Richtung abzeichnete, sich wie arme Leute beisetzen zu lassen. »Wenn eine hochgestellte Persönlichkeit, wie das mit Sicherheit eintreten wird, damit anfängt, sich in die Klasse der gemeinen Leute einzureihen, wird sie tonangebend werden, und ihr Beispiel wird bald Schule machen« – und der Kirchenvorstand wird weder die 2000 Livres noch die Gebühr für einen feierlichen Gottesdienst vereinnahmen können.

Es handelt sich aber nicht nur um Äußerungen des Volkszornes, auch nicht nur um finanzielle Fehlbeträge. »Die neue Regelung beeinträchtigt den religiösen Grabkult.« Das schwerwiegendste Argument ist, daß sie die Zeremonie der Beisetzung in zwei Teile zerstückelt: einerseits der Gottesdienst in der Kirche, in Anwesenheit des Leichnams, also ein öffentlicher Akt; andererseits die nicht-öffentliche Grablegung: »Der Verlauf der wichtigsten Zeremonien wird unterbrochen, um erst um 3 Uhr morgens wiederaufgenommen zu werden.«

Kurzum: Entweder wird sich das Volk in wütendem Aufruhr erheben oder sich darein fügen und vergessen; diese letztere Hypothese war die wahrscheinlichste, und ich habe den Verdacht, daß die Geistlichen die emotionale Verstörung des gemeinen Volkes übertrieben. In Wirklichkeit fürchteten sie wohl eher seine Gleichgültigkeit. »Angesichts des augenblicklichen Verfalls von Gesetz und Sitten wird diese Veränderung bald großes Aufsehen erregen. In Kürze wird die Ehrfurcht vor den Toten dahingeschwunden sein...« Und hier stellen die Geistlichen die Wirksamkeit und Propaganda der »Philosophen« (hier fällt das Wort) in Frage, die das

»mitfühlende Interesse für die Toten« als »Vorurteil« oder »Schwachheit« abtun. Das Übel beginnt ganz oben, in eben den Kreisen, aus denen sich die Philosophen rekrutieren. »Es ist bedauerlicherweise eine Wahrheit, die sich in manchen Schichten auf Erfahrung gründet [...]: wie viele von denen, die sich die Zustimmung der Kirche angelegen sein lassen, tun das nicht aus bloßem Schicklichkeitsgefühl? Wieviele haben dabei nichts anderes im Sinn als politische Taktik?« Deshalb werden die religiösen Dienstleistungen fahrengelassen. Liegt das etwa daran, daß man den Beisetzungen und Gottesdiensten bereits weniger und zerstreuter beiwohnt? Man ist versucht, das zu glauben, und die Bitterkeit der Geistlichen bestätigte dann sogar die Hypothese eines Wandels von einer früher asketischen Meditation über das Nichts und die Vanitas-Vorstellung zur wirklichen Gleichgültigkeit. Die Geistlichen schienen einzuräumen, daß das Volk und das Kleinbürgertum den alten Bräuchen gegenüber eine größere Anhänglichkeit an den Tag legten. Aber sie fürchteten die ansteckende Wirkung des Beispiels der »ersten Stände«. »Wenn nun aber der Glaube und die Barmherzigkeit bis zu diesem Grad von Verfall gesunken sind, und das bei einer Schicht von Bürgern, deren Stand und Vermögen auf die Gesellschaft einen so lebhaften Eindruck machen müssen und in der Tat auch machen, was kündigen da erst die Folgen der neuen Regelung an?«

Tatsächlich fürchten die Geistlichen weniger das eigentliche Faktum der Heimlichkeit der Beisetzungen als die Folgen der Friedhofsverlegung, und zwar nicht für den Kult der Gräber und Friedhöfe, den sie außer acht lassen, sondern für die traditionellen Andachtskundgebungen im Namen der Seelen im Fegefeuer. Der Anblick des Grabes erfüllte in den Augen der Seelenhirten zwei Funktionen: die des *Memento mori* und die des *Ora pro nobis*, der Einladung zur Einkehr und zum Gebet für die Toten. Wenn die Geistlichen des Jahres 1763 auf das *Memento mori* auch kaum mehr anspielen, das dem Abbé Porée im Jahre 1735 noch so deutlich vor Augen stand, so nimmt sie umgekehrt die Einladung zum Gebet für die Toten nachhaltig in Anspruch: »Die Verlegung und Entfernung der Friedhöfe wird, indem sie zur Gleichgültigkeit verleitet und sie vertieft, das vollständige Vergessen fördern und die Christen unfehlbar und in Kürze an den Gedanken gewöhnen, daß die Toten nichts [*nihil*] mehr sind oder *nichts mehr brauchen.*« Dann werden die Philosophen ihren Triumph feiern, mit den »neuen Systemen, die alles auf die Materie reduzieren und jeden religiösen Kult austilgen und folglich auch den katholischen Kult des *Gebetes für die Toten.*«

Die Originalität des *Mémoire des curés* liegt darin, daß seine Autoren den Friedhof und das »Gebet für die Toten« miteinander verknüpft haben und den einen verteidigen, um das andere zu retten. Das Argument ist neu. Sicherlich bringt es einen gewissen Argwohn gegenüber der Philosophie der Aufklärung und den kultischen Formen zum Ausdruck, die sie vorschlug. Madeleine Foisil hat darin überdies eine Reaktion zugunsten der traditionellen Treue zu den Familiengräbern gesehen. Ich bin jedoch der Meinung, daß diese Treue eine vom zeitgenössischen Historiker vorgenommene Rückprojektion eines Gefühls in die Vergangenheit ist, das im Jahre 1763 noch gar nicht existierte. Die Geistlichen beschworen gegen die Philosophen das volkstümliche Widerstreben gegen eine »Behandlung nach Art der Hugenotten«, gegen die Heimlichkeit der Beisetzung mehr noch als gegen ihre Anonymität, die damals noch verbreitet war.

Gleichwohl brachte das *Mémoire*, wenn es dem Friedhof eine Bestimmung zuerkannte und ihn gegen den Aussetzungserlaß verteidigte, der ihn abwertete, indirekt und unbewußt ein neues und bisher sprachlos gebliebenes Gefühl zum Ausdruck, das durchaus nicht volkstümlichen Ursprungs war und sich später zum ersten Mal offen in einem Milieu äußert, das der Kirche feindlich gegenübersteht. Davon weiter unten. In Wirklichkeit waren die Autoren des *Mémoire* einem *status quo* durchaus günstig gesonnen, der bereits »Maßnahmen zur Entfernung der Gemeinschaftsgräber« einbezog. So trug man sich mit dem Gedanken, einen besonderen Friedhof für Saint-Eustache und das Hôtel-Dieu anzulegen, der dann den Cimetière des Innocents ebenso sehr entlastet hätte, »über den zu klagen man ja so viel Aufhebens macht«. »Das hätte Gegenstand der ersten Entwürfe zu sein, bevor man daran geht, diesen Friedhof insgesamt aufzulassen.« Auf den anderen Friedhöfen hätte dann jeder Kirchenvorstand für »Erweiterungsbauten [...] zu sorgen, die, unmerklich und stufenweise, zur möglichen Verwirklichung des Erlasses beitragen würden«.

Ein anderes Memorandum, das offenbar demselben konservativen Milieu entstammt, bringt weitere Argumente vor. (17) Es wirft gehörig Ballast ab, verzichtet auf den Cimetière des Innocents, der nicht mehr zu verteidigen ist, stellt jedoch die Frage, »warum die anderen Friedhöfe unterschiedslos aufgelassen« werden sollen. Es gibt darunter auch sehr gesunde und keineswegs überfüllte. Dasselbe gilt für die Kirchen. »Werden die Kirchen eigentlich verseucht, wenn man die Gruft öffnet [die Gemeinschaftsgruft für alle Grablegungen]? Es ist doch nur *ein* unangenehmer Augenblick zu überstehen!« Und vor allem könnte man überall Beisetzungen vornehmen, wenn jeder sein besonderes Grab zur Verfügung hätte: »Die Toten haben [in manchen Kirchen] jeder ihre eigene Grabstelle. Wenn man jedem Toten sein Grab aushöbe, röchen die Friedhöfe auch wohl weniger schlecht.« Tatsächlich hatten weder die Parlamentarier noch die Geistlichen oder Kirchenvorstände dem Gemeinschaftsgrab oder der Praxis der Übereinanderschichtung der Leichname den Prozeß zu machen gewagt.

Die Vorstellung, die hier, wahrscheinlich zum ersten Mal, in Erscheinung tritt, setzt sich zu Beginn des 19. Jahrhunderts in Frankreich und im gesamten Abendland durch. »Wenn man jedem Toten sein Grab aushebt, wird es nahezu keine üblen Gerüche mehr geben« – dieses Argument der öffentlichen Hygiene wird in der Folge zu einem Motiv der Würde und der Frömmigkeit.

Die Verlegung der Friedhöfe aus den Städten. Welcher Friedhöfe (1763–1776)?

Wenn der Aussetzungserlaß des Pariser Parlamentes auch nicht in Kraft getreten ist, so ist die Kampagne zur Verlegung der Friedhöfe doch fraglos fortgesetzt worden. Ein Dutzend Jahre später treffen der Erzbischof und das Parlament von Toulouse Verfügungen, die dann auch wirklich angewendet werden und durch Erlaß von König Ludwig XVI. (10. Mai 1776, unmittelbar darauf in die Register eingetragen am 21. Mai) im ganzen Reich Geltung finden.

Ein Brief von M. Molé (18) über die Möglichkeiten der Verlegung der Friedhöfe aus den Stadtgrenzen heraus zeigt die zwischen 1763 und 1776 eingetretenen Schwankungen mit aller Deutlichkeit: die Gründe für eine Neuordnung des Friedhofswesens sind noch immer dieselben, die Politik hat sich jedoch gewandelt und die Ziele sind andere geworden.

Molé, der aus denselben radikalen, von der Philosophie durchdrungenen Kreisen stammt, die den Erlaß von 1763 formuliert hatten, wiederholt noch einmal die Geschichte der von Aberglauben gelenkten Mißstände, die die Beisetzung in den Städten und Kirchen erlaubten. Er zeigt, wie die Friedhöfe in ganz ungebührlichem Ausmaß »einer Art Konsekration unterzogen [...] und gleichsam als kirchliche Filialen aufgefaßt wurden«, was sie nun einmal nicht sind. Man spreche uns also nicht vom Friedhof als einem geweihten Ort.

Molés Originalität liegt in der Anfechtung des kirchlichen Charakters nicht nur des Friedhofs, sondern des Bestattungswesens selbst, d.h. des Geleits und der Beisetzung. Er bemüht sich zu beweisen, daß die Gegenwart von Priestern bei Leichenbegängnissen erst spät bezeugt ist. Die Juden untersagten sie sogar ganz. »Die Priester traten erst bei den Leichenbegängnissen von Menschen in Erscheinung, die sich durch christliche Tugenden ausgezeichnet hatten [...]. Diese Kondukte ähnelten eher Triumph- als Geleitzügen.« So etwa die zweitausend Mönche bei der Beisetzung des Heiligen Martin. »Dieses Gefolge, das im Prinzip freiwillig war, wurde unmerklich zum herkömmlichen Zeremoniell, zur Ehrerbietung für den Stand, für die überlegene Würde.« »In der Folge wurde dieser Brauch allen erwiesen, die zu Würden erhoben worden waren [...]. Allmählich sah sich der Klerus dann im Besitz des Rechtes, an den Leichenbegängnissen aller Christen teilzunehmen.« Die Annexion dieses Rechtstitels geht auf die Ordensgeistlichen zurück. »Die Bettelorden waren die letzten, die an den Beisetzungsfeierlichkeiten beteiligt wurden. Sie nahmen die Plätze ein, die gegenwärtig die Armen und die Kinder der Hospitäler [noch immer dabei: zu Beginn des 19. Jahrhunderts wird man ihnen dann erneut bei den großen, wieder in ihre Rechte eingesetzten Leichenbegängnissen begegnen. Die vier ›Bettelorden‹ hatten ihre jahrhundertealte Funktion damals aufgegeben] ... Nach dem Rückzug der Ordensgeistlichen ist dann die Geistlichkeit der Pfarreien allein im Besitz des Rechtes geblieben, an den Obsequien teilzunehmen, ohne daß es den Anschein hat, daß *dieser Brauch von der Kirche je anempfohlen oder gar gutgeheißen worden wäre.*«

Die Kirche hat die Leichenbegängnisse also gerade wegen ihres Mißbrauches klerikalisiert. Es muß der Normalzustand wiedereingeführt werden, und zwar dadurch, daß man das Geleit und die Einsenkung des Leichnams in die Erde laisiert. Die Priester haben dabei nichts zu schaffen.

Die Laisierung des Geleits hat die des Friedhofs selbst zur Folge. Nicht nur sollen die Friedhöfe außerhalb der Städte gelegen sein; ihre Verwaltung soll auch den Stadt- und Gemeinderäten übertragen werden. »Indem man den Geistlichen und den Kirchenvorständen die Mißhelligkeiten neuer Friedhöfe und alles dessen, was davon abhängt, erspart, läßt man diese Verwaltungsfunktion in die Hände der städtischen Beamten übergehen, d.h. man stellt die herkömmliche Ordnung der Dinge wieder her.« Ein städtischer Bediensteter mit dem volltönenden Titel eines Beisetzungsinspektors wird die Funktion des Standesbeamten übernehmen: auch der wird laisiert werden.

»Es wird auf den Friedhöfen weder Kapelle noch Altar geben«, und zwar, so unser treuherziger Anwalt, »um die Gläubigen nicht ihren angestammten Pfarrkirchen zu entfremden«.

Bis hierher geht Molé weiter als die Parlamentarier von 1763. Er greift ihre Verfügungen auf, die sich auf das Verbot der Beisetzung in den Kirchen, auf die Anlage allgemeiner Friedhöfe außerhalb der Stadt (vier für

Paris) und auf Bezirksleichenhallen bezogen: drei »Leichenkarren« sollen die Verbindung zum Friedhof sicherstellen.

Aber seine Ideen zur Architektur und zur Konzeption des Friedhofes sind nicht mehr die gleichen wie die der Parlamentarier von 1763. Der Friedhof ist weltlicher, weniger kirchlich; gleichwohl ist die Nivellierung und die gänzliche Entwertung verschwunden. Das hohe Gehege der Einfriedungsmauer wird durch eine innere Galerie mit vier pyramidenförmigen Grabmonumenten mit Namen *Repos* (Ruheplatz) in den vier Ecken verdoppelt. Wie im Text von 1763 bleibt das Zentrum des Friedhofes den Gemeinschaftsgräbern vorbehalten; die Galerien aber und der Raum längs der Mauern sind nicht nur für Einzelgräber, sondern auch für individuelle Grabmonumente bestimmt. Man wird unter diesen Galerien den Bildern, Inschriften und Architekturelementen wiederbegegnen, die sich die Kirchen und Klöster erobert hatten. »Man wird für die Beisetzung in den Galerien den Betrag fordern, den man gegenwärtig für die Bestattung in den Kirchen entrichtet.« Molé schlägt also das vor, woran auch die vorläufige Fassung des Erlasses von 1763 festgehalten, was die endgültige aber verworfen hatte: »Das Terrain der südlichen Galerie bleibt den Familien vorbehalten, die gegenwärtig Grüfte in den Bezirkspfarreien der Welt- und Ordensgeistlichen haben [...]. Jede Familie kann das ihr überlassene Terrain durch Inschriften, Epitaphien und andere Denkmäler kenntlich machen. Die vier Ruheplätze bleiben dem Hochadel und allgemein allen berühmten Toten vorbehalten [...], die die Regierung mit dieser Auszeichnung ehren will.« Es gibt einen Platz für die Nicht-Katholiken, und zwar »hinter der dem Eingang gegenüberliegenden [und damit säuberlich davon getrennten] Galerie. Es wird ein weiterer Grablegungsort für die Fremden und alle anderen vorbereitet, die nicht dem römischen Ritus angehören.«

Dieser projektierte Friedhof ist also eine Galerie der großen und erlauchten Menschen. »Die Stellung und die Auszeichnungen werden beibehalten, die Hoffnung, in die Schar der illustren und nützlichen Menschen aufgenommen zu werden, wird das Genie beflügeln, den Patriotismus aufrechterhalten und die Tugenden leuchtend zutagetreten lassen.«

Die Empfehlungen Molés entsprechen ziemlich genau der geläufigen öffentlichen Meinung, der wir auch in den großen Texten aus Toulouse und in der königlichen Erklärung wiederbegegnen.

Der Erlaß des Parlaments von Toulouse (3. September 1774) ist vor allem wegen seiner Präambel interessant. Sie greift die fortan bereits klassischen Argumente der Ärzte wieder auf: »Die Mediziner versichern uns, daß die fauligen Geruchsschwaden, die die Leichname verströmen, die Luft mit

Salzen und Korpuskeln schwängern [der Schriftsatz verfährt genau, wissenschaftlich], die in der Lage sind, die Gesundheit zu untergraben und tödliche Krankheiten auf den Plan zu rufen.« Wir aber, aufgeklärte Menschen und dem öffentlichen Wohl verpflichtet, haben auch unsere Gegner: »Wir wissen, daß wir uns mit einer bestimmten Zahl von Personen auseinanderzusetzen haben, von denen die einen sich auf einen widerrechtlichen Besitzanspruch berufen, nämlich auf Titel, die der Gefälligkeit abgepreßt worden sind, die anderen schließlich auf ein mittels der denkbar geringfügigsten Summe erworbenes Privileg und beide sich vorstellen, daß der Anspruch auf Beisetzung in den Kirchen ihnen rechtmäßig übereignet ist.« So hat es den Anschein, daß die Opposition gegen den Pariser Erlaß von 1763 eher von Familien ausging, die sich das Beisetzungsrecht in einer Kirche erworben hatten oder es sich erwerben wollten, als von einer Opposition in breiten Kreisen der Bevölkerung. Der Erzbischof von Toulouse, Mgr Loménie de Brienne, weist in seinem Dekret vom 23. März 1775 (19) auf dieselben Kategorien hin: »Nichts kann die Selbstgefälligkeit der Großen, die sich immer unterscheiden wollen, und die der Kleinen aufhalten, die nicht nachlassen im Bestreben, es den Großen gleichzutun« (das Kleinbürgertum).

Der Erzbischof verbietet kategorisch, in den Kirchen »jegliche Person aus dem geistlichen oder Laienstande beizusetzen [...], nicht einmal in den öffentlichen oder privaten Kapellen, Bethäusern und ganz allgemein an allen geschlossenen und nicht-öffentlichen Örtlichkeiten, an denen die Gläubigen sich versammeln.« Alle, die gegenwärtig noch das Recht haben, sich in den Kirchen bestatten zu lassen, werden künftig in den Klöstern beigesetzt, unter der Bedingung, daß sie »Grüfte erbauen lassen, bei denen sowohl die Sohle als auch die Seitenwände darüber aus großen Steinen gewölbt und gemauert sind«. Der Erzbischof verweigert, was das Parlament von Toulouse im vorhergehenden Jahr noch toleriert hatte.

Aber selbst das Recht der Beisetzung in den Klöstern wird künftig niemandem mehr zugebilligt werden, ausgenommen die Inhaber irgendwelcher Funktionen oder kirchlicher Pfründen. »Alle Gläubigen werden ohne jede Ausnahme auf dem Friedhof ihrer Pfarre beigesetzt.« Man kann sich die Gelegenheit zunutze machen, um den Fliesenboden der Kirchen zu erneuern (man liest solche Formulierungen nicht ohne Schaudern: wie viele Grabplatten und Epitaphien mögen nicht im Zuge dieser Restaurierungen verschwunden sein!).

Die neuen Friedhöfe werden nach den nun schon geläufigen Normen entworfen.

Das königliche Dekret greift die Ideen der Verordnung von Toulouse wieder auf, teilweise sogar bis in wörtliche Formulierungen hinein. Man begegnet derselben Verlegung von Beisetzungen in die Klöster, die bis dahin in den Kirchen vorgenommen wurden. Da aber viele Kirchen über kein Kloster verfügen, können die, die sich das Recht erworben haben, dort bestattet zu werden, »sich auf den Friedhöfen besagter Pfarreien einen gesonderten Platz für ihre Grablegung wählen und besagtes Terrain nach ihren eigenen Wünschen ausgestalten lassen und dort eine Gruft oder ein Denkmal anbringen, vorausgesetzt wenigstens, daß besagtes Terrain nicht abgeschlossen und unzugänglich gemacht wird, und besagte Erlaubnis soll in Zukunft nur denen erteilt werden, die ein verbrieftes Recht, und nichts anderes, darauf haben, in besagten Kirchen beigesetzt zu werden, und zwar dergestalt, daß auf besagten Friedhöfen noch immer der Raum bleibt, der für die Beisetzung der Gläubigen erforderlich ist.«

Der projektierte Friedhof setzt sich also aus zwei Bezirken zusammen. Einer für die Gemeinschaftsgräber oder nicht mit einem Denkmal geschmückten Grabstätten, der andere für die Gräber mit Monument, wie sie für die Erben eines Anspruchs auf Beisetzung in den Kirchen bestimmt sind, ohne daß diese Population sich noch vergrößern darf. Sicher ist, daß diese Einschränkung bei Inkrafttreten dieser Regelung bereits aufgehoben war. Man kommt also schließlich zu einem Modell, das dem des Friedhofs des 19. Jahrhunderts sehr nahe steht, mit dem Unterschied, daß der größte und folglich auch am meisten ins Auge fallende Raum den Gemeinschaftsgräbern, den Armen, vorbehalten ist.

Zwischen 1763 und 1776 tritt also ein Wandel der Leitvorstellung ein. Der Friedhof des Jahres 1776 ist nicht mehr einfach nur ein gesunder Ort, eine Leichenverwahrungsstätte. Er entspricht dringlichen Bedürfnissen, die, vom Mittelalter bis zum 18. Jahrhundert, die Familien veranlaßt haben, die Kirchen mit Grabmonumenten auszuschmücken. Er hat den Grabschmuck der Kirchen geerbt, so als ob der einfach räumlich verschoben worden wäre. Er ist zum Ort des Gedenkens geworden, der auch ein Ort der frommen Andacht und der Sammlung sein kann. Der französische Radikalismus der Jahre um 1760 ist einem Gefühl gewichen, das, wenn es auch der klerikalen Tradition widerspricht, seinem Wesen nach doch ebenso religiös sein mag.

Die Auflassung des Cimetière des Innocents

Inzwischen drangen gegen Ende des Jahres 1779 sickernde Lachen von Feuchtigkeit aus einem der großen Gemeinschaftsgräber des Cimetière des Innocents in die Keller dreier angrenzender Häuser in der Rue de la Lingerie ein. Diese Häuser hatten zwei Kellergeschosse. »Die Verpestung erreichte vorerst nur die unteren, die unterhalb des Beinhauses verlaufen.« Man vermauert den Zugang des Kellers, der dem Friedhof am nächsten liegt. Das Domkapitel von Notre-Dame läßt eine Gegen-Mauer aufführen, »eine Arbeit, die zu keinem anderen Ergebnis als dem führte, daß man die Arbeiter mehr oder weniger schweren Gefährdungen aussetzte« (Störungen des Nervensystems). Die »Verpestung« setzt sich durch die Mauersteine hindurch fort. Da hilft gar nichts. Die angezündeten Lichter lassen sich nicht brennend erhalten. Die Verpestung erreicht die oberen Kellerräume, dann das Erdgeschoß, »wessen man sich vor allen an Sonn- und Feiertagen bewußt wurde, wenn die Geschäfte geschlossen waren und die Luft von außen weniger ungehindert eindringen konnte [...]. Das gleiche war der Fall bei der Öffnung der Türen. Manchmal wurde der Frau des Limonadenverkäufers schlecht, wenn sie morgens ins Geschäft herunterkam.«

Trotz der Schließung der Keller dehnt sich während der Junihitze des Jahres 1780 die Pestilenz auch auf die angrenzenden Häuser aus: sie greift wie eine ansteckende, einer Epidemie ähnelnden Krankheit um sich. Die Anwohner erregen sich, und das Domkapitel faßt den Entschluß, die eigentliche Ursache der »Verpestung« zu bekämpfen: das fünfzig Fuß tiefe Gemeinschaftsgrab. Man öffnet es und versucht es zu desinfizieren, indem man rund um die Grube tiefe Gräben aushebt, die man mit ungelöschtem Kalk füllt. Man bedeckt das ganze Grab mit einer Kalkschicht. Vergebliche Mühe: Die Verpestung frißt sich darunter doch weiter fort!

Das Unternehmen ist jedoch von hygienischen Vorsichtsmaßregeln und einer Inszenierung begleitet, die den Beobachter verblüffen. Es gleicht einer Wiederholung des großen romantischen Schauspiels im kleinen, das dann einige Jahre später auf den gesamten Friedhofsbezirk übergreift. »In bestimmten Abständen voneinander entzündete helle Feuer entfachten im Innern der Einfriedung lebhafte Luftströmungen und trugen dazu bei, die Atmosphäre zu reinigen.« »Das Schweigen der Nacht, das in diesem traurigen Asyl zum ersten Mal seit Jahrhunderten gestört wird, ein aus den Überresten der menschlichen Gattung um mehrere Fuß erhöhtes Terrain, ganze Wandverkleidungen aus aufgeschichteten Gebeinen, angezündete Fackeln, deren Licht die Schatten dieser Grabplatten und Grabkreuze verlängert, die hier und da verstreut stehen; diese Epitaphien, diese Denkmäler, von der Zeit in Gewahrsam genommen, die die Kindesliebe täuscht und meistens auch den dünkelhaften Hochmut, die sie aufgeführt haben; hier eine Wohnstatt für einige Lebende inmitten mehrerer Tausende von Toten, in einiger Entfernung in einem Winkel dieser düsteren Stätte ein gepflegter Garten, eine rosenumwobene Laube, wo eigentlich nur Zypressen wachsen sollten.« Aber das Leben geht weiter, das Leben von früher, das unbesorgt und ohne Widerstreben die Lebenden und die Toten mischte, jetzt allerdings zum Erstaunen des aufgeklärten und trotz alledem gerührten Betrachters: »Bald erwacht, findet sich die Nachbarschaft zusammen; und hier handelt es sich nicht mehr um das Rendezvous des Todes, sondern um das der jungen Mädchen.« (20)

Die Polizei profitiert von diesen Umständen und von der Gefühlserregung, die sie auslösen, und setzt die endgültige Schließung der Pariser Friedhöfe durch, beginnend mit dem Cimetière des Innocents (1780), dann der Friedhöfe an der Chausée d'Antin (Saint-Roch) und an der Rue Saint-Joseph (Saint-Eustache), schließlich 1781 Saint-Sulpice und 1782 des Friedhofs auf der Île Saint-Louis.

Sie müssen durch andere, vor den Pariser Zollhäusern gelegene Friedhöfe ersetzt werden, seien es nun vergrößerte alte oder neue: seit 1783 nehmen die Geleitzüge, die früher zum Cimetière des Innocents dirigiert wurden, den Weg zum Friedhof von Clamart, und zwar vor allem die Verstorbenen des Hôtel-Dieu und des Hospice de la Trinité. Im Jahre 1784 verlegt Saint-Sulpice seine beiden Stadtfriedhöfe auf den neuen Friedhof von Vaugirard zwischen den Zollhäusern von Vaugirard und Sèvres. Im Jahre 1787 gibt Saint-Roch seinen Friedhof an der Chaussée d'Antin auf und nimmt den neuen zu Füßen der Butte Montmartre (Sainte-Marguerite) in Betrieb. Saint-Eustache vergrößert seinen Friedhof im Faubourg Montmartre. So entsteht nach längeren Ausweichmanövern plötzlich eine neue Topographie der Pariser Friedhöfe, eine Topographie des 19. Jahrhunderts: Clamart und Vaugirard für das linke, Montmartre und Sainte-Marguerite für das rechte Seine-Ufer. Auf geradezu überstürzte Weise hat sich damit der Übergang von der mittelalterlichen Friedhofsgeographie, die im 17. und 18. Jahrhundert in aller Stille durch ein gewisses Abrücken der Friedhöfe von den Kirchen in Richtung der Peripherie umgemodelt worden war, zur geballten außerstädtischen Friedhofsarchitektur vollzogen, wie sie von den Medizinern und Parlamentariern seit der Mitte des 18. Jahrhunderts vorgesehen war: zu den großen Zentralfriedhöfen.

Die Folge davon ist, daß die Pfarreien sich nach der Schließung der alten Friedhöfe in einer Situation befinden, die der Parlamentserlaß des Jahres 1763 bereits kommen sehen hatte: Die weite Entfernung der neuen Friedhöfe ließ es nicht mehr zu, daß das Geleit die einzelnen Phasen der Aufhebung des Leichnams; des Gottesdienstes in der Kirche und der Beisetzung auf dem Friedhof in einem Zug hinter sich brachte. Die Zeremonie mußte also in zwei Abschnitte geteilt werden: zunächst die Phase vom Haus des Verstorbenen zur Kirche, dann die von der Kirche zum Friedhof. Deshalb waren die Depositiorien vorgesehen gewesen, die jetzt, unterm Druck der Notwendigkeit, von den Pfarreien selbst organisiert werden mußten.

Der erste Teil der Zeremonie bleibt öffentlich und dem alten Brauch und Herkommen treu; der zweite Teil, von der Leichenhalle zum Friedhof, geht in aller Stille vor sich und wird ohne große Ehrerbietung absolviert. Sébastien Mercier beschreibt ihn folgendermaßen: »Die Todesanzeigen, die zur Teilnahme am Geleit einladen, besagen zwar noch, daß der Verstorbene in der Kirche beigesetzt wird, man bahrt ihn dort aber lediglich auf und verwahrt ihn: alle Leichname werden nachts auf die Friedhöfe überführt. Man geleitet den Leichnam nur bis zur Kirche, und die Eltern und Freunde sind heute von der Pflicht entbunden, den Fuß an den Rand des feuchten Grabes setzen zu müssen; ein kleiner, schmuckloser Verbindungsgang nimmt sie unterschiedslos auf, und später sieht man diese Leichname dann im Freien auf dem Lande beigesetzt.« Also genau das Verfahren, das sich die Pariser Parlamentarier 1763 und Molé 1776 gewünscht hatten. Der Autor des *Tableau de Paris* legt hier überdies eine etwas sardonische Befriedigung an den Tag: »Diese verständige und neue Bestimmung hat den Respekt, den man den Toten schuldet, mit der Volksgesundheit ausgesöhnt. Der äußere Schein ist gewahrt; es sieht so aus, als würde man in der Kirche, wenigstens in seiner eigenen Pfarrei beigesetzt, und man findet die ewige Ruhe mitten auf dem Lande.« (21)

Diese »verständige und neue Bestimmung« verändert die alten Bräuche nachhaltig und hat zur – unerwarteten – Folge, daß der kirchliche Charakter der Zeremonie im Sinne einer bereits älteren Entwicklung hervorgehoben wird. Tatsächlich ist das Totengeleit erst im Mittelalter zu einer religiösen Prozession geworden. Es hat einer langen Zeitspanne bedurft, damit der Weg des Leichnams zwischen Sterbeort und Grab von der Kirche, genauer: vom in Gegenwart des Leichnams am Altar zelebrierten Gottesdienst, umgeleitet werden konnte, und dieser Brauch hat sich in Paris erst in den Jahren um 1760 auch bei den Armenbestattungen durchgesetzt! Der entscheidende Aspekt war lange die Einsenkung in die Erde gewesen, während in der Epoche, von der wir hier sprechen, sich alle Aufmerksamkeit auf die Kirche konzentrierte. Nach dem Gottesdienst, im Namen Gottes und der Menschen, die guten Willens sind! Aber welcher Menschen? Die Überführung des Leichnams wurde in Paris früher von einer Körperschaft übernommen, der Innung der *crieurs de corps et de vin* (Leichen- und und Wein-Ausrufer), die auch *»clocheteurs«* (Glockenträger) oder *»semoneurs«* (Leichenbitter) hießen, später dann von den Bruderschaften. Aber diese Zünfte waren auf die Aufgaben, die ihnen die »neue Bestimmung« auferlegte, weder vorbereitet noch dazu immer geeignet; daraus resultierte eine Phase der Improvisation, die bis zur Neuordnung des Beisetzungswesens durch das Dekret vom 10. August 1811 dauerte. (22) Dieser Umstand wird bereits in einem zeitlich vor der Großen Revolution liegenden Memorandum angekündigt, das sich in den Manuskripten von Joly de Fleury erhalten hat: »Es war zur Zeit der Schließung des Cimetière des Innocents und aller Friedhöfe im Stadtkern, daß sie [die Geistlichen], gezwungen, die Leichname einen weiten Weg von ihrer Pfarre überführen zu lassen, sich damit abfinden mußten, diese religiöse Zeremonie mit weniger Pomp zu vollziehen. Es war nicht mehr möglich, den Leichnam vom Klerus der Pfarreien geleiten zu lassen. Es war unerläßlich, die Zahl derer, die ihm zur Stelle seiner Grablegung folgten, auf einen oder zwei Priester [und vielleicht sogar auf gar keinen] zu beschränken. Die weite Wegstrecke hat die Teilnahme für die Küster und die anderen an kirchlichen Aufgaben Mitwirkenden unmöglich gemacht, und *man hat sie durch zufällig an der nächsten Straßenecke aufgelesene Lastträger ersetzen müssen, was die Religion von Tag zu Tag mehr durch Ungebührlichkeit ersetzt.*«

Diese Situation ist von der Revolution sicherlich noch verschärft worden, und zwar in einem Maße, daß die Religionspolitik und die Unruhen den Gottesdienst in der Kirche, der das gesamte öffentliche Zeremoniell des Leichenbegängnisses an sich gerissen hatte, reduziert oder sogar gänzlich abgeschafft haben.

Man muß sich bewußt halten, daß für eine *Spanne von dreißig Jahren* ein Beisetzungstypus existiert hat, der vom vorausgehenden und ihm nachfolgenden gänzlich verschieden war, ein Typus, der vom Modell der aufgeklärten und radikalen Parlamentarier der Jahre um 1760 beeinflußt war, die Beisetzung im eigentlichen Sinne ohne jede Aufsicht ließ und sie ins Belieben der Sargträger stellte.

Die Gleichgültigkeit der Pariser ihren eigenen Toten gegenüber

Daß eine solche Situation überhaupt hat eintreten können, sagt viel über die Verfassung der kollektiven Sensibilität zur Mitte des 18. Jahrhunderts und ihre Gleichgültigkeit den Toten und ihrer Beisetzung gegenüber aus, wenigstens in Paris. Die Zerstörung des Cimetière des Innocents im Jahre 1785 und seine Umwandlung liefern dafür den Beweis, eine Umwandlung nach einer Reihe von Jahren, in denen der nicht mehr benutzte Friedhof im Herzen von Paris unmittelbar neben den großen Märkten einen Bereich der Stille und der Leere bildete.

Seit der Friedhofsenquête von 1763 hatte man sich mit der Idee getragen, die Friedhöfe in Märkte – was sie mehr oder weniger bereits waren – und Plätze umzuwandeln. So trat an die Stelle des früheren Cimetière des Innocents ein Platz. Und welchen Fortschritt stellte diese Veränderung doch dar! Der Mediziner Thouret zeigt sich in seinem Bericht über die Exhumierungen auf dem Friedhof und in der Église des Saints-Innocents, den er am 3. März 1789 bei einer Sitzung der *Société royale de médecine* vorträgt, darüber geradezu beglückt: »Seine trostlose Lage, sein trauriger und abgeschiedener Raum, seine gedrückten und dunklen Säulengänge, seine alten Grüfte und, inmitten seines Prunks und seiner Grabmonumente, die zahlreichen Ansteckungsherde, die er in seiner Mitte birgt. [Mit all dem] vergleiche man den gegenwärtigen Zustand der Örtlichkeit [den neuen Platz], der den Luftströmen allseits freien Zutritt bietet [also kein geschlossener Platz mehr wie in der städtebaulichen Praxis des 17. Jahrhunderts], der wieder fest auf seinen Fundamenten ruht, seiner ganzen Ausdehnung nach gereinigt, an der Oberfläche planiert, mit den Monumenten der Nachbarschaft geschmückt und mit einem Springbrunnen ausgestattet ist, dem ersten, den die Kapitale in ihren Mauern sprudeln gesehen haben wird [Paris war eine Stadt ohne Wasserfontänen], ein Platz also, der alle Quellen des Lebens vereint, wo früher noch alle Schlünde des Todes sich auftaten.« Um es dahin zu bringen, bedurfte es jedoch einer gewaltigen Exhumierungsarbeit, wie man sie sich bisher noch nicht einmal vorgestellt hatte. Es genügte nicht, den Friedhof einzuebnen; er mußte auch desinfiziert, d. h. von einer enormen Masse von Leichnamen, Erde und Gebeinen befreit werden. Diese Exhumierungen haben zwei Winter und einen Herbst in Anspruch genommen (Dezember 1785 bis Mai 1786, Dezember 1786 bis Juni 1787, August bis Oktober 1787). Man hob das »mit Leichenteilen durchsetzte Erdreich« bis zu einer Tiefe von 10 Fuß aus, öffnete 80 Grüfte (das ist wenig für einen derart großen Friedhof) und etwa fünfzig große Gemeinschaftsgräber, »aus denen man mehr als 20000 Leichname mit ihren Leichentüchern barg«. Ärzte, darunter auch der Berichterstatter, wohnten den Maßnahmen bei, die ihnen Gelegenheit zu außergewöhnlichen Experimenten bot. Sie machten sie sich zunutze, »um der Geschichte der Zersetzung von Leichnamen in der Erde einen neuen Wissenschaftszweig hinzuzufügen«, eine seit den Tagen von Garmanns *De miraculis mortuorum* faszinierende Wissenschaft, die durch die Fortschritte der Chemie weiterhin gefördert wurde. In diesem gigantischen Labor entdeckten sie eine neue Form der Mumifizierung, die sich sowohl von der totalen Verwesung als auch von der Austrocknung unterschied, die Mumifizierung *en gras* (im lehmig-fetten Erdreich).

Die Ärzte und einige den Totengräbern assistierende Priester achteten darauf, daß ein Minimum von Anstand gewahrt wurde, was jedoch nicht verhinderte, daß der Friedhof unserer Väter, wie ihn zwei Jahrhunderte zuvor noch die Protestanten, die den Spott Henri de Spondes herausgefordert hatten, nannten, umgegraben, aufgewühlt und nachts beim Schein von Fackeln und Kohlebecken zur Belebung der Luftzirkulation umgepflügt wurde.

Es waren 1000 Wagen erforderlich, um die Gebeine in die Steinbrüche von Paris zu schaffen.

Sicherlich sind diese Steinbrüche mit Sorgfalt und Geschick hergerichtet worden; man taufte sie Katakomben, in Anlehnung an die Katakomben des antiken Rom. Seither wurde das Wort im Sinne von Friedhof benutzt: »Eine Neuerung der Dinge, die der so unerträglichen Benutzung der Beinhäuser der verschiedenen Pfarreien ein Ende setzen wird.« (Thouret) Die Gebeine wurden hier nicht in der Unordnung der mittelalterlichen Beinhäuser aufbewahrt, sondern mehr nach Art des barocken Geschmacks der Mumienfriedhöfe von Rom und Palermo. Sie sind noch heute zugänglich und ziehen mehr und mehr Besucher an.

Trotzdem: Wenn der unterirdische Friedhof auch mit Respekt und Anstand behandelt wurde, so ist der »oberirdische«, jedenfalls nach unserem heutigen Gefühl, doch einer außergewöhnlichen Brutalität zum Opfer gefallen.

Thouret aber machte in seinem Bericht geltend, daß man Anlaß habe, die Unzufriedenheit des Volkes zu fürchten – diese Unzufriedenheit, die die Geistlichen von Paris im Jahre 1763 noch als Drohung ins Spiel gebracht hatten –, wenn man an seine Friedhöfe rührte. Der Abschnitt ist bezeichnend: »Der Friedhof war für das Volk lange Gegenstand eines öffentlichen

Kultes gewesen. Diese Achtung war noch nicht gänzlich erloschen, und wenn auch seinen Blicken seit mehreren Jahren entzogen [seit 1780], so war die ihn umschließende Einfriedungsmauer doch immer noch Gegenstand der Verehrung [man konnte diesen Friedhof nicht einfach insgeheim demolieren]. Die geringste Unvorsichtigkeit konnte die Geister verstimmen.«

Aber nichts dergleichen geschah; die Pariser Bevölkerung hat die Zerstörung des Friedhofs ihrer Väter mit aller erdenklichen Gleichgültigkeit hingenommen und sich für die Katakomben kaum interessiert. Die Katakomben sind in Paris nie zu einem volkstümlichen und beliebten Ort geworden. Mehr als ein halbes Jahrtausend Pariser Toter und ein Erdreich, das, wie die Erde Palästinas, in einem Maße verehrt wurde, daß man, wenn man schon nicht dort beigesetzt werden konnte, doch andernorts eine Handvoll davon mit in sein Grab nahm, sind ohne Mitgefühl und ohne jede Ehrenbezeigung verschwunden und zerstreut worden.

Wenn ich die Sorglosigkeit der Pariser Bevölkerung bei einem solchen Anlaß mit der Ungeniertheit vergleiche, mit der sie die Sorge um die Einsenkung ihrer Toten ins Erdreich beliebigen Hilfskräften überließen, muß ich auf einen gänzlichen Mangel an frommer Andacht wenn nicht für die Verstorbenen, so doch für ihre sterblichen Leiber schließen. Es handelt sich da um eine volkstümlich-verbreitete Einstellung. Der Parlamentserlaß von 1763 und Molés Erwägungen aus dem Jahre 1776 geben, wenn auch in einer anderen gesellschaftlichen Schicht, eine ähnliche Gleichgültigkeit zu erkennen. Im Falle der Parlamentarier wird das Ergebnis einer bald spiritualistischen und religiösen, bald materialistischen und freigeistigen Strömung der Sensibilität sichtbar, die wir seit dem 17. Jahrhundert haben beobachten können: die Philosophie der Aufklärung hat sie fraglos gefördert, ihre Rolle ist jedoch mehrdeutig geblieben, zumal sie ebenso auch ihr Gegenteil vorbereitet hat, d. h. den Kult der Friedhöfe und Gräber, wie wir noch sehen werden. Wie also läßt sich diese Sorglosigkeit der Pariser Bevölkerung erklären? Als rasche Imitation der Vorbilder der laizistischen und kirchlichen Eliten, die vorgaben, den Leib für nichts zu achten? Als Reaktion auf eine Klerikalisierung der Leichenbegängnisse, die die Bedeutung der Grabstätte für die religiöse Sensibilität ehedem zugunsten der Seele und der Gebete für die Seele eingeschränkt, die gesamte öffentliche Zeremonie auf die Kirche konzentriert hatte und jetzt bereits verdächtig wurde?

Modelle künftiger Friedhöfe

Die Erlasse von 1763 und 1774, das erzbischöfliche Dekret von 1775 und die Entscheidung des Pariser Polizeidirektors, die alten Friedhöfe von 1780 an zu schließen, sahen die Schaffung neuer, von den alten gänzlich verschiedener Friedhöfe vor, die ja Kirchhöfe gewesen waren und auch immer noch Kirchhöfen ähnelten, selbst wenn sie sich räumlich von den Kirchen entfernten. Wie sollten diese neuen Friedhöfe aussehen? Wer würde sie erbauen? Wer sie unterhalten? Das bot Künstlern und Geldgebern Stoff zum Nachdenken. Deshalb erhielt das Büro des Generalprokurators in den siebziger und achtziger Jahren mehrere Denkschriften, die Projekte und Dienstleistungsangebote für die »Katakomben« vortrugen, ein Name, der den neuen Friedhöfen jetzt häufig beigelegt wurde. Sie zeigen, wie die damalige Idealvorstellung eines Friedhofs aussah. Wir haben drei davon als Beispiele ausgewählt.

Das erste ist das Projekt einer kreisförmigen Katakombe, in dem sich etwas von der Kühnheit der großen visionären Architektur vom Ende des 18. Jahrhunderts erhalten hat. Sie setzt sich aus einem zentralen Obelisken und fünf konzentrischen Galerien zusammen, die den Gesamtraum in sechs Zonen aufteilen, deren jede einer bestimmten Kategorie von Grabstellen zugedacht ist: der Unterbau des Obelisken enthält acht Grüfte für »hochstehende Persönlichkeiten«; ein anderer Teil des Raumes ist für kirchliche Würdenträger bestimmt, und der mittlere für die Gemeinschaftsgräber; die beiden äußeren Galerien »werden kostenlos allen denen zugänglich sein, die sich von ihren Pfarrgemeinden dieselben Rechte erwerben und dort heute schon bezahlen, einzeln und in der Kirche bestattet zu werden (Art. 5 des Dekrets vom 5. März 1776)«. Sie sind also gleichsam eine Verlängerung der Grabausstattung der Kirchen; die letzte umlaufende Galerie wird eine Art »Kolonnade sein, die sich von innen an die Umfassungsmauer anlehnt und allen denen als Grabstätte dienen soll, deren Andenken man durch Epitaphien oder andere auffallende Grabmonumente verewigen will«. (23)

Der Autor fügt hinzu, daß die Friedhofsbehörde auch als Standesamt dienen soll; er hat tatsächlich eine allgemeine und zentralistische Organisation der Friedhöfe und des Personenstandswesens im gesamten Kronreich im Auge, mit einem Annex für die Kolonien, Indien, die Truppen, für »alle, die an Bord von Schiffen versterben«, und »für alle Franzosen, die in fremden Ländern den Tod erleiden«.

Das zweite Memorandum, das von Renou stammt, legt in noch stärkerem Maße Nachdruck auf die bürgerliche Funktion des Friedhofes. Ziel der »Katakomben« ist es, den Toten alle Ehren zu erweisen, wie das ja auch in der Antike der Fall war. Der Friedhof wird von zwei Galerien gebildet, einer kreisförmigen und einer rechteckigen, der die erste, kreisförmige einbeschrieben ist. Im Zentrum steht eine Kapelle (anstelle des Obelisken des eben beschreibenen Modells, der ebenfalls eine Kapelle barg). Zwischen der kreisförmigen Galerie und der Kapelle liegen die Grabstätten der kirchlichen Würdenträger. Die kreisförmige Galerie, ein Säulengang mit Mausoleen, ist dem Adel und den oberen Schichten vorbehalten. Die rechteckige Galerie (unmittelbar an der Umfassungsmauer) ist für die Mittelklasse bestimmt, für die »Bürger der geringeren Stände«, die zwar auch, wie die Adeligen der kreisförmigen Galerie, Einzelgräber haben, deren Grabdenkmäler aber bescheidener sind.*

Zwischen der rechteckigen und der kreisförmigen Galerie erstreckt sich ein weitläufiger, begrünter und baumbestandener Bezirk: da liegen die Gemeinschaftsgräber, die hier schamhaft Armengrabstätten genannt werden. Außerhalb der Einfriedung des Gesamtkomplexes harren zwei Beinhäuser in Gestalt kleiner Klöster der Gebeine aus den Gemeinschaftsgräbern.

Die Räume zwischen den Galerien sind ebenfalls mit Bäumen, Sträuchern und Blumen bepflanzt. Die Harmonie des Friedhofs wird von der Schönheit seiner Grabmonumente und Gärten verbürgt. Die Galerien bergen »Mausoleen und andere Denkmäler, die um so länger Bestand haben, als sie vor dem Zugriff der Zeit in Sicherheit sind. Man wagt sogar die Behauptung vorzubringen, daß die Künste dieser Art, von der menschlichen Eitelkeit auf den Plan gerufen [aber diese Eitelkeit ist nicht mehr kritisierbar, sie fällt wieder mit dem alten Gefühl des Ruhmes und des Ansehens zusammen], um prachtvolle Mausoleen aufzuführen, häufiger Gelegenheit haben, sich zu üben, und folglich in Frankreich mehr in Blüte stehen werden denn je. Später werden diese Katakomben zum Gegenstand der Neugier aller Fremden und von ihnen als Pflanzschule und Sammelplatz von Meisterwerken *besucht* werden, mit denen alle Künstler sich um die Wette haben auszeichnen wollen«. Hier tritt die Vorstellung des Besuchs auf dem Friedhof zutage. Der Friedhof ist nicht mehr Verwahrungsort der polizeilichen Obrigkeit, sondern Besuchsziel. Man besucht ihn noch nicht, um das

* Man bemerkt, wie sehr diese beiden Projekte der Idee des Wandgrabes verhaftet bleiben. Es gilt noch immer als ausgemacht, daß das Grab unter freiem Himmel eher dicht an der Mauer, unter einem Portikus liegt. Man weiß, daß das beim englischen *churchyard* oder bei den in die Erde gepflanzten *headstones* nicht der Fall war. Es bedarf jedoch geraumer Zeit, bis sich die Franzosen von der Vorstellung lösen, daß das vornehme Grab ein Wandgrab ist.

Gedächtnis der Toten wachzuhalten, sondern als Museum, als Museum der schönen Künste und Ahnengalerie illustrer Persönlichkeiten.

Die Armen werden sich nicht mehr zu beklagen haben, weil ihre Gemeinschaftsgräber über »beträchtliche Räume« verfügen können, die mit Blumen und Bäumen bepflanzt werden sollen. »Eine große Anzahl anzupflanzender Bäume, die dem Charakter des Ortes entsprechen [auf dem Grundriß: Pappeln aus Italien, Sykomoren, Eiben, Lorbeerbäume usw. Und die Weide?], wird dazu dienen, dem Gesamtkomplex eine gewisse Einheitlichkeit zu verleihen, und zugleich zur Reinhaltung der Luft beitragen.« Zwanzig Jahre zuvor hatten dieselben Bäume noch die Luftzirkulation behindert, und man hatte sie auf den neuen, der Gesundheitspolizei unterstehenden Friedhöfen untersagt. Jetzt arbeiten sie an der Reinhaltung der Luft mit. Ein inzwischen eingetretener Fortschritt im Glauben an die Freundlichkeit der Natur?

Kurz, dieser Friedhof bietet sich dem Blick als eine Reihe von mit Denkmälern geschmückten Galerien in einem großen Garten dar.

Das dritte Projekt, für die Ebene von Aubervilliers entwickelt, verfolgt dasselbe Ziel. Es setzt sich ebenfalls aus einer Reihe gesellschaftlich definierter Teilbezirke in einem großen Garten zusammen. Ein origineller Zug dieses Projekts ist zunächst einmal der, daß es die königliche Familie einbezieht. Die belegt einen großen Tempel im Zentrum mit Beschlag, der damit die Abteikirche von Saint-Denis zu ersetzen hätte. Im Umkreis dieses Tempels ruhen die Großen von Geburt, die Adeligen, dann, in einem dritten Bezirk, die Großen an Ruhm: »Die Großen Menschen der Nation, die diese glorreiche Auszeichnung verdient hätten, ähnlich wie das in England in Westminster gehandhabt wird. Statuen sollen ihre Gräber schmücken.« Der vierte Bezirk umfaßt »zwei kleine Kirchen« für die »Einzelbeisetzungen, sechs Pyramiden und ungefähr 2000 kleine Kapellen für die Einzelgräber, für alle Häuser oder Familien, die sie *zur immerwährenden Benutzung* erwerben möchten«. Hier taucht die Idee und der Ausdruck der immerwährenden Begräbnisstätte auf. Der fünfte Bezirk ist der der »Gemeinschaftsgräber«. Es sind davon dreizehn vorgesehen.

Erst der sechste Bezirk ist neuartig und gibt eine andere Konzeption des Grabes zu erkennen: das in der freien Natur liegende Einzelgrab. Tatsächlich ist dieser sechste Bezirk kein abgeschlossener Raum, sondern ein Park, »ein Zwischenraum von weitläufiger Ausdehnung und, wenn man so will, der Form nach den Champs-Élysées ähnelnd, wo alle, die sich ein pittoreskes Grabmal errichten lassen wollen, das tun können, wenn sie sich das erforderliche Terrain für eine nach Klaftern berechnete Summe kaufen«.

»Dieses weitläufige Gebiet sollte von Pappeln, Zypressen und grünenden Bäumen aller Arten umgeben sein, und zwar so, daß sie das Grabmal den Blicken entziehen, was dann eines der einzigartigsten Bilder ergäbe, die die Einbildungskraft sich auszumalen vermag; ein Bild, das mehr Fülle und Mannigfaltigkeit hätte als *alle bisher bekannten Gräber* zusammengenommen [ein Museum von Gräbern; so überführt man später die Gräber von Abälard und Heloïse und von Molière auf den Père-Lachaise ...]. Er stellte somit die Versammlung der großen Menschen und zugleich der Hauptwerke aller großen Künstler dar, die je existiert haben: Denkmäler, die, heute an verschiedenen Orten verstreut und aufgrund der Schwierigkeit, sie überhaupt zu Gesicht zu bekommen, nur wenigen bekannt, jetzt zu Monumenten des gesamten Universums werden.«

Die Analyse dieser drei Projekte vermittelt uns ein Bild des Friedhofs im Frankreich der Jahre 1770–1780, also unmittelbar vor der Revolution.

Zunächst gibt der Friedhof in seiner Topographie die Gesamtgesellschaft wieder, so wie eine Karte ein Bodenprofil oder eine Landschaft. Alle Menschen sind in ein und demselben Bereich vereint, aber ein jeglicher an seinem angestammten Platz, die königliche Familie, die geistlichen Würdenträger, dann zwei oder drei Kategorien von Menschen, die sich durch Geburt oder Ruhm auszeichnen, und das bedeutet praktisch durch Reichtum, weil die Plätze ja zum Verkauf stehen, und ganz zum Schluß die Armen. Der Hauptzweck des Friedhofs ist die symbolische Darstellung der Gesellschaft in verkleinertem Maßstab. In zweiter Linie ist der Friedhof eine Galerie von illustren Persönlichkeiten, auf dem die Nation das Gedenken an ihre Großen wachhält, wie im Falle der in einem der Projekte namentlich zitierten Abtei von Westminster oder des späteren Pantheons in Frankreich.

Schließlich ist der Friedhof ein Museum der schönen Künste. Die schönen Künste bleiben nicht mehr der kontemplativen Versenkung einzelner Liebhaber vorbehalten, sie spielen eine soziale Rolle; sie müssen von allen gemeinsam geschätzt werden. Es gibt keine Gesellschaft mehr ohne schöne Künste, und der Platz der schönen Künste ist im innersten Kern der Gesellschaft.

Aber weder die Gesellschaft noch die Kunst dürfen von der Natur und ihrer unsterblichen Schönheit abgesondert werden. Deshalb ist der Friedhof ein Park, ein baumbestandener englischer Garten. Umgekehrt werden die familiäre Andacht und die Beziehungen zwischen dem Verstorbenen und seiner Familie oder seinen Freunden außer acht gelassen: der Friedhof ist ganz einfach das Bild der Gesellschaft und ihrer Öffentlichkeit.

Wir haben uns weit vom ersten Projekt der Pariser Parlamentarier der Jahre um 1760 entfernt! Von 1760 bis 1780 hat sich der Übergang von einem Anliegen der öffentlichen Ordnung, der Gesundheit und der Volkshygiene zu einer bürgerlichen Bestimmung vollzogen: zur Totenstadt als dauerhaftem Zeichen der Gesellschaft der Lebenden. Festgehalten werden muß, daß diese gleichsam religiöse Entwicklung sich außerhalb der Kirche abgespielt hat. Freilich sind die Priester nicht gänzlich abwesend: sie haben in der Hierarchie der Friedhofssektionen einen Ehrenplatz inne, sie sind an der Friedhofsbetreuung auch als Kultusfunktionäre beteiligt; aber ihre Rolle ist hier sehr zurückhaltend, vergleichbar der von staatlichen Inspektoren, und vor allem ist die ideologische Konzeption des Friedhofs der Metaphysik des traditionellen theologischen Christentums und der aller Heilsreligionen durchaus fremd.

Die schäbige Wirklichkeit der Friedhöfe: Die Toten auf dem Schindanger

Der Sturm der Revolution hat alle diese schönen Projekte freilich vereitelt. Gleichwohl traten nach dem Thermidor auch die alten Probleme wieder auf, und die National- und die Provinzialversammlungen des Konvents, des Direktoriums und des Konsulats hörten nicht auf, sich mit dem Zustand der Grabstätten zu befassen.

Man wurde sich nämlich ihrer Anstößigkeit bewußt und erklärte sie für untragbar. Denn auf den seit der Schließung des Cimetière des Innocents und der alten Beinhäuser geschaffenen Zentralfriedhöfen hatte man für die Einzelbestattungen nicht das Geringste getan, und alle in Paris Verstorbenen wurden in einem Gemeinschaftsgrab beigesetzt, das denen des Cimetière des Innocents in nichts nachstand.

»Von Euch mit der Aufgabe betraut, die Friedhöfe von Paris zu besichtigen«, schrieb im Jahre 1799 der Bürger Cambry, Verwaltungsratsmitglied des Seine-Départements, »und mir ein Bild von ihrem Zustand zu machen, habe ich sie sämtlich untersucht. Ich möchte Eurer Feinfühligkeit das Bild ersparen, das ich vor Euch ausbreiten könnte. Kein Volk, keine Epoche, die den Menschen nach seinem Tode in einem solchen Zustand grausamer Verlassenheit zeigte. [...] Was! Dieses geheiligte Wesen, die Mutter unserer Kinder, die sanfte Gefährtin meines Lebens [...], wird mir morgen entrissen, um in einer stinkenden Kloake, neben oder über dem gemeinsten Schurken, verwahrt zu werden!« (24)

Ein Autor des Jahres 1801 schreibt einen Dialog, in dem sich mehrere Personen zum Thema äußern. Die Unterredung findet unter zwei Zypressen statt, die das Grab des Bruders des Eigentümers markieren: wir befinden uns auf dem Lande, in einem Tal fern von Paris, wo eine solche Art der Grablegung noch möglich gewesen ist. Euphrasine hat dieses Glück nicht gehabt: »Glücklich, wer ans Grab des von ihm geliebten Wesens eilen kann, um es zu beweinen [das neue Thema des Besuchs auf dem Friedhof, das in den Texten der Jahre 1760–80 noch nicht auftauchte]! Leider! Was mich angeht, so bin ich dieses schmerzlichen Genusses beraubt. Mein Gatte ist an der Stelle des Gemeinschaftsgrabes beigesetzt. Man hat ihn meinen Armen entrissen. Man hat mich daran gehindert, seinem Leichnam zu folgen [es gab hier also keine Zeremonie in der Kirche mehr, und es war auch kein Geleit zum fernen Friedhof vorgesehen ...]. Einige Tage später wollte ich den Ort besuchen, an dem er ins Leichentuch gehüllt worden war [...]. Man zeigt mir eine ungeheure Grube, Haufen von Leichnamen [...]. Ich schaudere noch jetzt. Ich habe es aufgeben müssen, entdecken zu wollen, wo seine Asche ruhte.« (25)

Ebenso muß man sich vor Augen halten, wie sich die Überführung zum Friedhof vollzog. Derselbe Autor beschreibt sie folgendermaßen: »Ich kündige euch ein Schauspiel an, das euch regelrechtes Entsetzen einflößen wird. Diese Männer, die die Toten der Stadt zum gemeinschaftlichen Friedhof tragen, betrinken sich auf dem Wege nur zu häufig, geraten in Streit oder, was noch empörender ist, singen freche Lieder, ohne daß der sie begleitende Inspektor [der Nachfolger des Priesters, der aber wohl auch nicht sehr viel einflußreicher gewesen sein dürfte] ihnen Schweigen gebieten könnte.«

Zwei Jahre zuvor beschrieb Cambry in seinem Bericht über das Jahr VII einen solchen Trauerkondukt als Augenzeuge: »Wenn man einen Toten an den Ort seiner Grabstätte überführte, habe ich unsere Träger oft in eine Schenke eintreten und, nachdem sie die sterblichen Reste derer, die ihnen anvertraut waren, kurzerhand vor der Tür abgestellt hatten, sich die Kehlen mit reichlichen Libationen von Branntwein anfeuchten sehen«; er war Zeuge, wie »die verzweifelten Angehörigen des Verstorbenen«, wenn sie zur Stelle waren, was durchaus nicht immer sicher war, gezwungen wurden, mit ihnen zu trinken und »die Kosten dieses gotteslästerlichen Gelages zu bezahlen«. Und dieser Bericht entsprach in der Tat der Folklore der Epoche. Man erzählte sich, daß der Schauspieler Brunet vom Palais-Royal beim Anblick eines Totengeleits ausgerufen habe: »Oh, mein Gott! Um so beigesetzt zu werden, möchte ich lieber gar nicht erst sterben.« (26)

Die Mißstände erwuchsen in der Hauptsache daraus, daß die für das Geleit angestellten Arbeitskräfte ohne jede Kontrolle sich selbst überlassen blieben. Wenn man also eine bescheidene Form von Anstand und Würde wahren wollte, mußte deshalb ein Teilnehmerkreis mobilisiert werden, der in der Lage war, die Träger auch wirklich dazu anzuhalten. Aber die ließen sich kaum beeindrucken. So starb am 7. Fructidor des Jahres VII (24. August 1800) der Bürger Cartier, Deputierter des *Conseil des Anciens* (Rat der 250 Ältesten). »Die Abordnung seines Départements«, liest man im *Messager,* »und mehrere Repräsentanten des Volkes haben seiner Beisetzung beigewohnt, die auf dem Friedhof der Montmartre-Katakomben mit eben der Ungebührlichkeit vorgenommen wurde, wie sie heute bei Leichenbegängnissen üblich geworden ist. Diese Unehrbietigkeit der Asche der Toten gegenüber ist eine Verleugnung von Moral und Religion, für die kein Volk ein ähnlich gottloses Beispiel in seiner Geschichte bietet.« Im vorhergehenden Jahr (1798) hatte das *Institut* den Entschluß gefaßt, seinen verstorbenen Mitgliedern trotz des Widerstrebens mancher Kollegen das Geleit bis zum Friedhof zu geben. (27)

Seit der Zeit des thermidorianischen Konvents trug man sich mit dem Gedanken, der Zügellosigkeit der Trauerkondukte dadurch zu begegnen, daß man ihnen eine wichtige Persönlichkeit als Begleitperson beigesellte, etwa einen Magistratsbeamten, wie es der Bürger Avril in einem Bericht vorschlug, oder Zivilkommissare der einzelnen Sektionen: »Man sollte eine *so ehrenvolle und so bedeutsame Funktion* aber nur einem Bürger anvertrauen, der die größten Tugenden unter Beweis gestellt hat.« (28)

Im allgemeinen wurde die Revolution – die Schreckensherrschaft – für diese Entwürdigung verantwortlich gemacht: »Seither wurde die den Toten geschuldete Achtung zunichte [...]. Seither ist die Praxis der Leichenbegängnisse heruntergekommen, sind die alten Bräuche mit einer Schamlosigkeit herabgewürdigt worden, die an die finstersten Zeiten gemahnt« (Bericht vor dem *Conseil général* am 15. Thermidor des Jahres VIII [2. August 1800]). »Einige dieser Bräuche haben sich noch erhalten. Man hat Euch die Ungebührlichkeit dieser Friedhöfe zur Anzeige gebracht, oder besser: dieser Totenpferche, die nur eben mit elenden Brettern abgesteckt und allen Entweihungen des Zufalls und der Elemente aufs Geratewohl preisgegeben sind.« (29) Man stellte die nivellierenden Bestrebungen der Revolution in Frage, die Bemühung um Gleichheit: »Diese verhängnisvolle Gleichheit [...] hatte ihr Einflußgebiet bis ins Reich des Todes ausgedehnt. Sie hatte der Kindesliebe und der ehelichen Zärtlichkeit den ganzen unschuldigen Prunk untersagt, mit dem die Hinterbliebenen sich ihren Schmerz zu vertreiben suchen.« Bemerkenswert ist, daß diese Texte sowohl den vom Tod ausgelösten herzzerreißenden Schmerz als auch die Rolle der Trauer und des Friedhofsbesuchs als Trostmittel mit allem Nachdruck hervorheben.

Wahrscheinlich aber hat Chateaubriand die Situation am scharfsinnigsten erfaßt, wenn er sagt: »Es ist bekannt, wie die Leichenbegängnisse zu Zeiten der Revolution vor sich gingen und wie man für einige Heller Vater, Mutter oder Gattin auf den Schindanger werfen ließ.« Als Grund führt er an: »Man kann diese Dinge aber nur auf einen Ratschluß Gottes zurückführen: sie waren eine Folge der ersten Entweihung unter der Monarchie.« Die Revolution hatte in der Tat nur eine Situation verschärft, die bereits seit wenigstens zwanzig Jahren andauerte. Nur wurde sie jetzt nicht mehr toleriert, und das ist das bedeutsame Phänomen. Sie verletzte eine Sensibilität, die sich gewandelt hatte.

Der Wettbewerb des *Institut de France* im Jahre 1801

Auf den Bericht von Cambry hin wurden verschiedene Maßnahmen ergriffen: man entschloß sich in Paris, die Depositorien abzuschaffen – die Leichname wurden fortan bereits zu Hause vorläufig beigesetzt –, und versuchte sich an einer Neuorganisation der Friedhöfe. Vergeblich.

Im Jahre 1801 forderte der Innenminister Lucien Bonaparte das *Institut de France* auf, das folgende Thema als Preisaufgabe zu stellen: »Welche Zeremonien müssen beim Leichenbegängnis vollzogen und welche Regelung muß für den Ort der Grabstätten getroffen werden?« Bei den Zeremonien »darf kein Element eingeführt werden, das bereits irgendeinem beliebigen anderen Kult angehört«; man versucht also, einem laizistischen Modell Geltung zu verschaffen.

Das *Institut* erhielt vierzig Einsendungen, und der Preis wurde Amaury Duval und dem Abbé Mulot zuerkannt, einem ehemaligen Abgeordneten der Legislative. Ihre Memoranden erlauben es, den seit 1763 zurückgelegten Weg zu beurteilen.

Das Prinzip, die Grablegung aus hygienischen Gründen außerhalb der Städte vorzunehmen, gilt jetzt unbestritten, und man kommt nicht mehr darauf zurück, es sei denn, um einmal mehr den Zustand der alten Friedhöfe der Pfarrgemeinden zu beklagen.

Ein anderes, diesmal neues Prinzip, das bereits im *Mémoire des curés de Paris* von 1763 auftauchte, in der Folge aber fallengelassen wurde, liegt allen folgenden Erwägungen zugrunde. Es wird einmütig gebilligt und proklamiert: »Jedes Individuum muß den Manen der ihm Nächststehenden die Zeichen seines Schmerzes und seiner Klagen sichtbar zum Ausdruck bringen können; das fühlende Menschenwesen, das eine zärtliche Mutter, eine herzliebe Gattin, einen aufrichtigen Freund überlebt, muß Trost für seine Bekümmernis in der Achtung finden können, die man ihrer Asche zollt.« (30) Wesentlich ist die affektive Beziehung zwischen dem Verstorbenen und dem Hinterbliebenen, und nach Maßgabe eben dieser *privaten* Beziehung diskutiert man die Einrichtungen, die geschaffen werden sollen.

Des tombeaux et de l'influence des institutions funèbres sur les mœurs (Die Gräber und der Einfluß der Grablegungsinstitutionen auf die Sitten) von J. Girard, eine der nicht prämiierten Einsendungen, gibt eine klare Analyse der in diesem Bereich vorherrschenden Auffassungen. Der Tod wird von Anfang an nicht als Verlust des Lebens, sondern als Trennung von mehreren einander liebenden Wesen aufgefaßt. Er ist ebenso Tod des Anderen wie eigener Tod, und er ist eigener Tod nur für den Anderen: »Eines Tages werde ich die beweinen, die mir lieb und teuer sind, oder von ihnen beweint werden.« Deshalb lädt die Vorstellung des Todes auch nicht mehr, wie zu Zeiten von Horaz oder im Mittelalter der *ars moriendi*, zum Genuß der Dinge dieser Welt ein: »Dieser Vorstellung möchte sich die bedrängte Seele ganz öffnen, um die Gegenstände ihrer Zuneigung zu umschließen [...]. Wieviel Fürsorge, wieviel Liebesbeweise möchte man ihnen nicht darbringen! Wie heftig wirft man sich die Kümmernisse vor, die man ihnen bereitet, die Denkmäler, die man achtlos hinter sich gelassen hat...«

Das ist die Gefühlswelt eines Menschen der Zeit um 1800. Es ist auch und eben die Gefühlswelt, die gewöhnlich von der Natur inspiriert wird. Aber dieses Naturgefühl ist von der Religion »in die Irre geführt« worden. »Dieser rührende Kult, den die ersten Menschen den Toten dargebracht haben, wird zum falschen Prinzip, zur Quelle von Mißständen. Der Aberglaube entsteht inmitten der Gräber.« In zwei Formen: die erste ist die irrationale Furcht vor den Toten, vor den Wiederkehrenden, vor den »Gespenstern und scheußlichen Larven«, der schrecklichen, von der Vorstellungskraft ersonnenen Seite des Todes. Die zweite ist der Glaube an das Gebet für die Toten. »Der Mensch ließ das helle Licht der Vernunft fahren [...], nicht mehr mit erhabenen Anrufungen ehrte er die Götter [ein sehr geläuterter, von allem parasitärem Aberglauben gereinigter Kult], sondern mit mühseligen Gebetshaltungen, schmerzhaften Kasteiungen oder grausamen Opfern. Der Priester büßte seinen göttlichen Charakter ein [den der wahren Philosophie und des künftigen Positivismus]. Der Kult war nicht mehr als eine Profanierung der heiligsten Gesetze, die Stimme des Himmels nichts mehr als der Schrei des Schreckens und der Wollust. [Es ist die Phase der Kirche nach dem Mittelalter, jener Schule des Aberglaubens, die dafür verantwortlich gemacht wird, den Tod zum Gegenstand des Entsetzens gemacht zu haben.] Nähme man alle die zahllosen Übel zusammen, wie sie die abergläubischen Ängste vor dem Tod und der Existenz nach dem Tode erzeugen [hier die Unsterblichkeit, die dem Aberglauben durchaus gleichgestellt scheint], so sähe man den sklavischen Menschen wahrscheinlich nur blutbefleckte Beziehungen zu den Göttern unterhalten.« »Die Grablegungsinstitutionen« unserer christlichen Vergangenheit »entstanden aus derselben Quelle wie die abergläubischen Ideen.« Es kann keine Rede davon sein, sie wiederzubeleben. Manche sind sogar der Ansicht, daß sie in eben solchem Maße wie die Revolution für die Ungebührlichkeit der Leichenbegängnisse verantwortlich sind. Die Kirche hat den alten Totenkult zugunsten der unsterblichen Seele als Gegenstand der Fürbitten verfälscht und den Leib dem Schindanger überantwortet.

Was sich aber auf den Ruinen der Kirche der Alltagswirklichkeit bemächtigt hat, ist keineswegs besser: es ist der Materialismus. »Eine noch größere Gefahr ist die des erniedrigenden und kalten Materialismus, der den Einfluß der Moral und die Handlungsvollmacht der Regierung zerstören und eines ihrer wichtigsten Machtmittel paralysieren würde [...]. Der Aberglaube kann dazu dienen, die Völker zu einigen, die Autorität in den Händen eines Führers zusammenzuschweißen; der Materialismus aber zerstört die gesamte Magie der gesellschaftlichen Ordnung [...], er zerbricht die heilige Kette, die den Himmel mit dem Glück der Erde verbindet [diese heilige Kette: hier taucht die für die Vernunft annehmbare philosophische Religion auf]. Hegen wir also mehr Hoffnung auf die Tugend, legen wir dem Verbrechen stärkere Zügel an und erwarten wir uns größeren Trost für den Schmerz [der Trost hat genau den gleichen Stellenwert wie die Gerechtigkeit]... Der Materialismus ist genau so zu fürchten wie der Aberglaube.«

Die Entwicklung des Totenkultes

Manche Autoren von Denkschriften wollten keine Trennung zwischen den »Sekten«, d. h. den Religionen: »Die Menschen aller Sekten sollen Seite an Seite in diesem Friedensasyl ruhen, wo man doch meinen sollte, daß unterschiedliche *Meinungen* keine wirklichen Unterschiede zwischen ihnen mehr hervorbringen dürfen« (Amaury Duval). Deshalb darf es auf diesem Idealfriedhof nicht einmal ein Kreuz geben.

Dennoch soll aber das, was da eingeführt werden muß, ein wirklicher Kult sein: »Ihr werdet keinen Totenkult einführen«, wenn Ihr nicht bestimmte Vorsichtsmaßnahmen ergreift. Er soll »heilsame Befürchtungen eingeben, aber keine leeren Schrecken«. Die Zeremonien sollen »einfach und bewegend zugleich sein«, die Empfindungsfähigkeit beleben und sie auf ein »moralisches und religiöses Ziel hinlenken«. (31) Diese Zeremonien sind also laizistisch, selbst wenn man zuläßt, daß sich konfessionelle Gottesdienste daran anschließen können: sie werden einfach nur toleriert.

Nach dem Tode ist eine Aufbahrung vorgesehen (»Versuchen wir, an der Zurschaustellung der Toten festzuhalten«), bei der für Duval und Girard, nach einem seit Jahrhunderten aufgegebenen Brauch (außer im Süden Frankreichs), das Antlitz des Verstorbenen unverhüllt bleibt, um den »Umgang mit den Toten« zu ermöglichen und zu verlängern. Die alten Zeremonien hatten eben dies zum Ziel gehabt. Sie müssen durch etwas anderes ersetzt werden, das an ihre Stelle tritt, die öffentliche Darbietung zu Hause und in einem Tempel, der offensichtlich nicht konfessionell gebunden ist.

Auch die Einbalsamierung wird empfohlen, und zwar aus denselben Gründen wie die Aufbahrung mit unverhülltem Antlitz. »Die Künste überliefern uns die Züge derer, die wir geliebt haben; sehr viel linder wäre es überdies, könnte man sich ihre magische Macht zunutze machen, um diesen vom Tod verhärteten Organen den Schein des Lebens mitzuteilen und den sehnlichen Wunsch zu vertreiben, der uns drängt, diese stummen Leiber wiederzubeleben und sie zu Zeugen unserer keuschen Erinnerungen zu haben.« Das Bedürfnis, den Anschein von Leben auf den Gesichtszügen soweit wie möglich zu verlängern und die Möglichkeit, sie anzuschauen, zu verewigen, arbeitet dann auf die Entwicklung aller der Konservierungstechniken hin, bei denen man sich fragt, ob sie für die Zeitgenossen nicht dazu bestimmt waren, der Erdbestattung zu entgehen, weil sie es erlaubten, den Toten sichtbar zu verwahren, ihn zu konservieren, um mit ihm Zwiesprache halten zu können.

Eine der Personen in Amaury Duvals Dialogen, eine Frau, deren Mutter in jenen Schlünden versank, die man abschaffen wollte, führt vor Augen, was sie der »modernen Chemie« nicht alles verdankt: »Einen Monat später starb mein Sohn. Ach! Wenigstens ihn besitze ich noch, wenn er auch nicht mehr meine Küsse erwidert und nicht mehr auf meine Stimme reagiert. Dank der Errungenschaften der modernen Chemie war es möglich, seine Gesichtszüge und beinahe auch seine echte Hautfarbe zu erhalten.« Das

Verfahren ist nicht neu, zumal Necker und seine Frau in Coppet in zwei Alkohol-Bottichen konserviert worden waren, in denen ihre Tochter sie betrachten konnte. Man begegnet hier erneut dem Interesse für den Leichnam und seine Konservierung, wie er für das 18. Jahrhundert charakteristisch war, hier aber mit dem anderen Ziel der Verlängerung der physischen Präsenz eines geliebten Wesens auftritt.

Unter diesen Bedingungen gemahnt die Aufbewahrung des einbalsamierten und beinahe noch lebendigen Leichnams im Tempel an bestimmte amerikanische *funeral homes* in Forest Lawn, dem Friedhof von Los Angeles. Es gibt wahrscheinlich keinen direkten Zusammenhang zwischen diesen Utopien vom Ende des 18. und beginnenden 19. Jahrhunderts und den amerikanischen Einbalsamierungen, die dem Vernehmen nach während des Sezessionskrieges gebräuchlich wurden, aber die Ähnlichkeit ist verblüffend.

Der Tempel wird zum Ort einer von »Beisetzungsinspektoren« organisierten Zeremonie, Magistratsbeamten, die an die Stelle der Priester getreten und auch Standesbeamte und für eine Art nationaler Ehrentafel verantwortlich sind. Man hat eben geglaubt, in einer einzigen Institution das Personenstandswesen, den Totenkult und die Vergabe nationaler Ehrenzeichen zusammenfassen zu können. Die Zeremonie beginnt mit der Proklamation des Todes des Verstorbenen. Sein Name wird daraufhin auf einer Ehrentafel angebracht, und zwar für eine bestimmte Zeit, etwa einen Monat.

Auf die Proklamation folgt eine feierliche Lobeserhebung und die andächtige Verlesung des Testaments, ein merkwürdiger Restaurierungsversuch an einem Genre, dessen sentimentale und religiöse Rolle seit der Mitte des 18. Jahrhunderts dahingeschwunden war.

Schließlich wird der Sarg auf dem Lande von Männerarmen getragen, in der Stadt dagegen auf einem Leichenwagen aufgebahrt, dessen »düstere Form auf die Art von Gebrauch hinweist, für die er bestimmt ist«, und von einem zu Fuß gehenden Führer geleitet. (32) Von diesem Augenblick an besteht die Möglichkeit einer Wahl: öffentlicher Friedhof oder Privatbesitz?

Der öffentliche Friedhof hat keine Ähnlichkeit mehr mit den architektonisch sehr ausgeprägten Projekten der Jahre 1770/80. Die Ruhestätten sind weite grüne Flächen ohne Bauwerke oder Denkmäler. Die Erbauer von Grabdenkmälern werden geradezu entmutigt: an der Stelle, wo der Leichnam bestattet liegt, duldet man gerade noch und auch nur widerwillig eine Inschrift von einigen Zentimetern Breite, die den genauen Platz markieren soll, denn man weiß nicht, ob es hier, »wo der Sohn die Grabplatte nicht kennt, unter der sein Vater ruht«, auch wirklich einen Totenkult geben wird. »Mögen die Gesetze verbieten, irgendeine Art von Steingrab aufzuführen; kein Hindernis aber mag sich dem entgegenstellen, daß man es aus Rasenstücken formt.« Da haben wir den anglo-amerikanischen Rasen von Forest Lawn, den *lawn cemetery*! Inmitten der Rasengräber »werden Pfade angelegt, auf denen die Melancholie ihre Träumereien schweifen läßt. Sie sollen von Zypressen, von Pappeln mit zitterndem Blattwerk und Trauerweiden überschattet sein [die Trauerweiden kommen zugleich mit dem Rasen auf]... Bäche sollen murmeln [...]. Diese Orte sollen zum irdischen Elysium werden, in dem der erschöpft aus den Gärten des Lebens heimkehrende Mensch sich von allen Unbilden erholen kann.« Ein englischer Garten: »In jedem Frühling wird man dort die Rose am Grab eines jungen Mädchens verwelken sehen, das, auch sie Rose, nur einen Sommer lang geblüht hat.« (33)

»Der Gatte kann sich ohne Furcht dem ganzen verlockenden Reiz seines Schmerzes ausliefern und dem Schatten seiner verehrten Gemahlin seinen Besuch abstatten. [...] Diejenigen schließlich, denen teure Erinnerungen das Gedenken an ihre Wohltäter zur Pflicht machen, finden hier einen zur Sammlung und Dankbarkeit bestimmten freundlichen Ort des Friedens und des Asyls.« (34)

Der Zutritt ist im allgemeinen frei, aber »staatlicher Aufsicht« unterworfen. Manche möchten den Friedhof vor dem Publikum verschließen, ausgenommen für eine bestimmte Phase, »die dem Gedenken und dem Kult der Toten« vorbehalten wäre. Aber selbst in diesem Falle sollen Sohn, Freund oder Vater und Mutter »mehrmals kommen und ihre Tränen auf dem geliebten Grab vergießen dürfen«. (35)

Bei diesen Projekten ist verblüffend zu sehen, eine wie untergeordnete Rolle hier das nationale Pantheon, die Ahnengalerie der erlauchten Persönlichkeiten oder das öffentliche Museum spielen, wie sie die Pläne um 1780 beflügelten. Die private Funktion des Friedhofs hat die Oberhand über seine öffentliche gewonnen. Die wird nur noch im Grenzfall, als unabdingbare Notwendigkeit in den großen Städten und wegen der Armen toleriert. Lebte man noch in den glücklichen Tagen des Goldenen Zeitalters, in friedlich-ländlichen Gefilden, ließe sich wohl auch der Gemeinschaftsfriedhof einsparen.

Denn jeder hat das Recht, über seinen eigenen Leichnam zu gebieten. »Wenn wir über unsere Güter verfügen können, wie sollten wir da nicht auch über uns selbst verfügen dürfen!« Der geeignetste Platz für das »letzte

Asyl« ist der Familienbesitz. Die Gesellschaft »muß den gewöhnlichen Menschen dazu auffordern, sich sein Grab auf den väterlichen Gefilden zu suchen«, im Gegensatz zu den berühmten Mitbürgern, deren sie selbst sich bemächtigt, um ihnen monumentale Grabmäler zu erbauen, die sie im Gedächtnis der Nachwelt fortleben lassen sollen. Aber sogar diese nationalen Gräber müssen, wie private Grabstellen, isoliert bleiben: »Die Gesellschaft muß für die Grablegung der bedeutenden Menschen *besondere* Örtlichkeiten anweisen, die dem Schauplatz ihres Wirkens [...] benachbart sind«: Jean-Jacques Rousseau in Ermenonville, La Fontaine inmitten eines Waldes, Boileau an einer Promenade.

Jeder bei sich zu Hause: »Warum soll sich der friedliche Landmann nicht Hoffnung machen dürfen, inmitten der Felder zu ruhen, die er selbst bebaut hat? Ah! Laßt ihn die Stelle bezeichnen, an der er eines Tages beigesetzt sein möchte, gleich ob er den Fuß der alten Eiche wählt [...] oder in der Nähe seiner Gattin ruhen will [...], seines Vaters [...], seines Sohnes.« (36) Regelrechte religiöse Haine also.

Dies wäre außerdem die beste Art und Weise, die Menschen in ihrem Vaterland zu verwurzeln. Man möchte glauben, daß man an seinen Toten hängt, weil man an seinem Grund und Boden hängt. Die Interpretation aber ist nicht schlüssig; das Gegenteil ist richtig: man hängt an seinen Feldern, weil man an seinen Toten hängt, und auf lange Sicht entsteht eine gemeinsame und herzliche Liebe zur Erde und zu den Toten. Wir werden hier, mitten im thermidorianischen Konvent, mitten im Direktorium und Konsulat, in einer mit aufklärerischer Philosophie gesättigten Elite, die der Kirche argwöhnisch, wenn nicht sogar feindselig gegenübersteht, Zeuge der Entstehung der Idee des fleischlichen Vaterlandes im Sinne von Barrès, Péguy und Maurras, zunächst aber in dem der Positivisten. Die Verwandtschaft ist augenfällig. »Wieviel teurer werden ihm nicht die Felder werden«, wenn sie die Gräber seiner Väter bergen. »Wollt ihr die Menschen an die reinsten Sitten, an die wirklichen Anhänglichkeiten erinnern, aus denen die Liebe zum Vaterland erwächst, und zwar nicht die enthusiastische und verzückte Liebe, die nur Abstraktionen nährt, nur dünkelhafte Chimären [etwa der Jakobinismus?], sondern diese einfache und wahre Liebe, die das Vaterland als Schutzgöttin verehrt, die rings um uns Ordnung und Ruhe aufrechterhält. Dann fesselt die Menschen an den Boden, aus dem sie hervorgegangen sind [besonders dadurch, daß sie ihre Verstorbenen darin beigesetzt haben]. Wer den väterlichen Grund und Boden liebt, hängt durch dieses schlichte Band mehr am und mit dem Vaterland zusammen als der hoffärtige Philosoph.« »Soweit also die Elemente, aus denen sich wirkliche

Vaterlandsliebe zusammensetzt. Wir hängen an unseren Ländereien, weil wir daraus die Subsistenzmittel für unsere Familien ziehen. Der Weiler ist uns teuer, weil er das Vaterhaus birgt, den Tempel, den wir zum Gebet aufsuchen, den Ort, da wir uns zum Gespräch mit unseren Freunden zusammenfinden. Wir hängen an unserer Provinz, weil unser Weiler einer ihrer Bestandteile ist, und das große Vaterland interessiert uns nur, weil es den ganzen Kreis unserer Bindungen umfaßt und unser Schirmherr ist.« »Die Einzelgrabstätten verbinden uns überdies mit unserem Grund und Boden durch ein Gefühl der Dankbarkeit und der Ehrerbietung.« Felder, die solche Gräber bergen, verkauft man nicht mehr. Man verteidigt sie gegen Übergriffe. »Die Einzelgrabstätten haben also den doppelten Vorteil, uns an unsere Familie, ans Eigentum und ans Vaterland zu binden.« (36)

Diese Zitate sind dem Memorandum von J. Girard entnommen. Das von Amaury Duval schlägt die gleiche Politik vor, wenn es auch weniger soziologisch argumentiert. »Ich brauche nicht zu sagen, daß jeder Familie nach der öffentlichen Aufbahrung im Tempel das Recht zukommt, über den, den sie verloren hat, frei verfügen zu können. Sie kann ihn auf die Güter, die er besessen hat, überführen lassen und ihm sogar prunkvolle Denkmäler errichten.« A. Duval träumt für sich selbst ebenfalls von einer Einzelgrabstätte, aber ohne ein solches prunkvolles Denkmal, das er beargwöhnt und dessen modische Beliebtheit er fürchtet, und deshalb verweist er es auch vom Gemeinschaftsfriedhof. Er will in der Natur ruhen: »Wenn ich in meine Heimat zurückgekehrt bin, werde ich mir auf dem Stückchen Grund und Boden, das mir mein Vater hinterlassen hat, selbst meine Grabstätte ausheben. Ich werde eine Stelle unter den Weiden wählen, die er selbst gepflanzt hat und die ich noch unmittelbar zu sehen glaube, am Rande des kleinen Bächleins, das ihre Wurzeln umspült. Ringsum blühen Lilien und Veilchen. Dorthin führe ich dann mehrmals täglich meine Freunde und sogar die, die dann meine innig geliebte Gefährtin sein wird [...]. Wenn dieser Ort ihnen lieb ist [unseren Kindern], wenn sie unsere Neigungen, wenn sie meine Seele haben, werden sie nach meinem Tode häufig die nahestehenden Bäume küssen: unter ihrer Rinde wird die Materie hindurchgesickert sein, die einstens meinen Leib bildete.« Die Auflösung in der Natur ist nicht mehr Rückkehr ins Nichts, als die sie die Freigeister des 18. Jahrhunderts auffaßten, sondern eine Art Metempsychose: das gleiche geliebte Wesen tritt nur in anderen, vegetabilischen Formen auf. Die Natur – aber durchaus nicht jede beliebige Natur, sondern der vom Vater ererbte Landbesitz – setzt sich aus der Materie der Toten, Angehörigen und Freunde zusammen und reproduziert sie immerfort weiter.

Wenn die öffentliche Zeremonie im Tempel und die Beisetzung auf dem Gemeinschaftsfriedhof oder auf dem väterlichen Besitztum geregelt sind, bleibt die Trauerbekundung. Darunter wurden sowohl die Beileidsbesuche als auch die Lebensweise verstanden, wie sie Brauch und Herkommen den Hinterbliebenen auferlegten. Sie wurde von demselben Philosophenkreis angefochten, aus denen sich auch die Verfasser des Parlamentserlasses von 1763 rekrutierten, dem das *Mémoire des curés de Paris* aus dem gleichen Jahre seinerseits den Krieg erklärte.

Ebenfalls als Reaktion auf diesen Erlaß schrieb im Jahre 1768 der Abbé Coyer seine *Étrennes aux morts et aux vivants*. Im Jahre 1707 geboren, ehedem Jesuit (er hatte den Orden 1736 verlassen), Hofmeister eines Turenne, Feldprobst der Reiterei, Autor eines Planes zur *Éducation publique* und eines *Traité de la noblesse marchande*, repräsentiert er auf bezeichnende Weise das Ideenreservoir der aufgeklärten Intelligentsia. (37) Er steht der Trauer und der Traueräußerung feindlich gegenüber, weil sie in Brauch und Herkommen ein »grausames Bild des Todes« aufrechterhalten, während es doch im Gegenteil darauf ankommt, »den Tod angenehm zu machen«. Und ich verstehe, daß Madeleine Foisil (38) versucht gewesen ist, in den Philosophen vom Ende des 18. Jahrhunderts die Vorläufer jener Modernität der Mitte des 20. zu sehen, in dem der Tod nicht mehr entsetzlich noch angenehm ist, sondern abwesend. Der Tod des Abbé Coyer ist »angenehm« wie der der La Ferronays oder der Brontës; er kündigt sowohl den romantischen Tod des 19. Jahrhunderts als auch den verbotenen Tod von heute an und legt angesichts dieses gemeinsamen Ursprungs die Vermutung einer geheimen Beziehung zwischen diesen beiden »Toden« nahe. Die Romantiker liebten und wünschten sich den Tod, und wenn sie Christen und Katholiken waren, fürchteten sie ihn nicht. Sie hätten sich die folgende Bemerkung des Abbé Coyer zu eigen machen können, eine Negation oder eher Umkehrung der alten *ars moriendi:* »Die Angst, die man zu erkennen gibt, steht in Beziehung zu der Art von Leben, das man geführt hat, und die bevorzugten Seelen haben mehr Grund, sich das Ende ihrer Pilgerschaft zu wünschen, als es zu fürchten.« Man rührt hier direkt an die Komplexität jener Kultur, in der ein reformiertes Christentum, ein kirchenfeindlicher Rationalismus, eine hedonistische Tendenz und die Fermente der Romantik zusammenfließen.

Bei seiner Beschreibung der Trauerbräuche fällt der spöttische Tonfall auf, den er anschlägt: »Gerade wenn man in großer Trübsal ist, muß man versuchen, sich ihr durch den Anblick von Gegenständen zu entreißen, die Augen und Einbildungskraft zu erheitern vermögen. [In den Analysen von

G. Gorer, von denen im folgenden Kapitel die Rede sein wird, verbringt die Witwe den Tag der Beisetzung ihres Gatten, indem sie mit ihren Kindern Gartenarbeiten verrichtet.] Wir dagegen verstecken unseren Schmerz unter Trauerflor und in Wohnungen, die Ballspielsälen ähneln [eine Anspielung auf die Kahlheit und Leere der Wohnungen während der Zeit der großen Trauer, wie ich vermute]. Ist das aber nicht ein unvernünftiges Vorurteil? Daraus, daß ein Mensch tot ist, folgt doch nicht, daß die anderen mit ihm sterben müssen [...]. Der wahre Schmerz zieht sich im Herzen zusammen [ein Argument, das ich heutzutage ebenfalls oft gehört habe], ohne unbedingt mit den Trauergewändern verbunden zu sein, deren Gebrauch bei uns verbindlich ist.«

Es ist durchaus möglich, daß Coyer Schüler hatte, wenigstens in Paris, und daß die Lockerung der Sitten, wie wir sie bei den Totengeleiten gegen Ende des Jahrhunderts beobachtet haben, parallel dazu von der Preisgabe der Trauer begleitet war. Man ist jedoch Zeuge eines plötzlichen Umschwungs: A. Duval sagt, daß man die Wohnstätten der Toten »veröden« läßt; Girard möchte »den *alten, nahezu in Vergessenheit geratenen Trauerbrauch* wiedereinführen [...], demzufolge die Dankbarkeit ihre Frist verlängerte. In Frankreich war die Trauerzeit im allgemeinen auf ein Jahr festgelegt. In manchen Provinzen verlängerte man sie um weitere sechs Monate. Heute hat sich das alles geändert, die Trauer ist wenig mehr als sentimentale Ziererei.« (39)

Es war im Jahre 1800 nicht mehr erlaubt, in dem leichtfertigen und spöttischen Ton von Trauer zu sprechen, wie es 1768 der Abbé Coyer getan hatte. In der Zwischenzeit waren von der großen Flut der Geschichte nämlich neue Strände der Affektivität freigespült worden. An die jahrhundertealte Langsamkeit psychologischer Veränderung gewöhnt, sind wir vom außerordentlich jähen Auftauchen einer neuen Sensibilität förmlich überrascht. Fraglos hatte sie sich bereits unterirdisch angebahnt, und die Wandlungen im Bereich der familiären Beziehungen kündigten sich schon gegen Ende des 17. Jahrhunderts an (vgl. J. L. Flandrin); aber gerade das letzte Drittel des 18. Jahrhunderts brachte einen sehr raschen Umsturz.

Wir haben im vorhergehenden Kapitel nicht nur die Wiederkehr der großen Trauerkundgebungen beobachten können, sondern auch die Zurschaustellung ihrer Spontaneität; man fügt sich nicht mehr alten Bräuchen, man überläßt sich dem plötzlichen Ausbruch seines Schmerzes und geht darin weiter oder anders weiter, als Brauch und Herkommen vorschreiben. So hält sich nicht einmal in der Aristokratie die Witwe mehr an die Regel, daß sie während des Totenamtes zurückgezogen zu Hause zu bleiben hat; sie wohnt ihm bei, wenn auch zunächst insgeheim, in einem Winkel der Kirche oder einer Galerienische. Aber morgen schon wird sie ihr Trauerjahr beginnen, hinter Vorhängen und Trauerflor verborgen, ein Brauch, der sich bereits auch im Bürgertum zu verbreiten begonnen hat.

Zu Glas gewordene Tote ...

Die Denkschriften, die ich soeben analysiert habe, bringen die Geisteshaltung achtbarer Leute zum Ausdruck, die, ausgewogen, vernünftig und hohen Ansehens wert, Repräsentanten der allgemeinen Sensibilität sind.

Das Thema war im Schwange. Zugleich mit dieser ernst zu nehmenden Literatur aber hatten auch Streitschriften Konjunktur, die wir heute etwas närrisch finden und die bereits die Zeitgenossen ähnlich einschätzten. Aber diese Art von Unsinn muß doch auch ihren Sinn gehabt haben.

Pierre Giraud scheint in dieser Hinsicht nicht der erste gewesen zu sein. Er ist der Architekt des Justizpalastes, er hat sich unter Lebensgefahr für die Opfer des Jahres II eingesetzt und bereits im Jahre IV ein Friedhofsprojekt entwickelt, das er im Jahre VII dem Seine-Département vorgelegt hat. Er kommt darauf in einer kleinen 1801 publizierten Arbeit aus Anlaß des *Institut*-Wettbewerbs zurück – *Les tombeaux ou Essai sur les sépultures* –, einer Arbeit, »in der der Verfasser die Bräuche der alten Völker in Erinnerung ruft, *in aller Kürze* die von den Modernen beachteten streift [sie sind wegen der Kirche nicht interessant] und Verfahren aufführt, die zur Auflösung des Fleisches, zur Kalzinierung der menschlichen Gebeine und zu ihrer Umwandlung in eine unzerstörbare Substanz geeignet sind, aus der sich dann Medaillons jedes Individuums formen lassen«. Wir haben gerade von der Auflösung in der Natur gesprochen. Das hier vorgeschlagene Verfahren besteht darin, zur besseren Konservierung des Gedenkens der Toten die Natur durch die Wissenschaft zu ersetzen.

Die Technik ist nicht neu: sie schließt sich an die Literatur *De miraculis mortuorum* des 17. Jahrhunderts an. Der von Giraud zitierte Erfinder, Becker, war bereits Thouret bekannt, der in seinem *Rapport sur les exhumations des Innocents* auf ihn verweist. Der »fette« Lehmboden der Gemeinschaftsgräber wurde schließlich zu wirklichem Glas, und man konnte also Lehm-Mumien in Glas-Mumien verwandeln! Becker ist der Autor einer *Physica Subterranea* (Unterirdischen Physik), die 1669 in Frankfurt erschien und 1768 in Leipzig neuaufgelegt wurde. Er hat experimentell nachgewiesen, daß die Erde, in der menschliche Leichname verwest sind, sich am besten zur Umwandlung in Glas eignet und »ein sehr schönes Glas ergibt; er hat das Verfahren aber nicht preisgegeben, weil er fürchtete, ein Sakrileg zu begehen«. Giraud gibt zum Werk des Chemikers den folgenden Kommentar: »Für die Zeit, in der Becker schrieb, war seine Schwäche entschuldbar.« Die Umwandlung in Glas, die von der Natur in den großen Gemeinschaftsgräbern besorgt wird, läßt sich auch durch menschliche Geschicklichkeit erzielen. So könne man »[die heiligen Manen] für immer vor den Verheerungen der Zeit und den Launen der Menschen in Schutz nehmen«.

»Könnte doch die ganze Menschheit diese Tugend tief in sich eindringen lassen: daß jedes Individuum, das die Toten nicht achtet, im Begriff ist, die Lebenden zu ermorden.«

Der von Giraud vorgesehene Friedhof steht dem Typus der Projekte der Jahre um 1770–1780 nahe: eine Wallmauer mit Portikus, die eine zentrale Pyramide umschließt; da endet die Ähnlichkeit aber bereits, weil das Untergeschoß der Pyramide ein Leichenverbrennungsofen und die Säulen des Portikus aus Glas sind, einem Glas, »das aus menschlichen Gebeinen [gewonnen worden ist], die aus den alten, aufgelassenen Friedhöfen geborgen wurden [...]. Wenn sich irgendwelche Schwierigkeiten ergeben sollten, diese kostbaren Überbleibsel der Menschheit einer so noblen Bestimmung zuzuführen, müßte man sie durch die Knochen von Haustieren ersetzen.« Die Grabmonumente unter der Galerie sind ebenfalls aus Glas: Medaillons und Gedenktafeln.

Der Leichenverbrennungsofen besteht aus »vier Kesseln, die 1, 2, 3 oder 4 in eine Ätzlauge, sogenannte Seifenlauge getauchte Leichname aufzunehmen vermögen [...]. Die fleischlichen Verwesungsstoffe, die zunächst zu Gallerte, dann zu Asche verarbeitet werden, sind geeignet, hinter dem das betreffende Individuum darstellenden Medaillon verwahrt zu werden, und können sogar dem in Glas zu verwandelnden Rohmaterial beigefügt werden.« Als Appendix zu diesem Projekt findet man, von einem Autor namens Dartigues stammend, ein »Verfahren zur Herstellung einer guten Ätzlauge nach Art der Seifensieder, zur Auflösung menschlicher Leichname« und eine »Kunst der Umwandlung von Gebeinen in Glas« abgedruckt.

Das Glas, das man erhält, ist eine neue, unverweslich und unvergänglich gemachte Form des menschlichen Leibes, ein Rohstoff. Was fängt man damit an? »Die erste Möglichkeit, die einer religiösen Einbildungskraft wohl am meisten schmeichelte, [... bestünde darin,] dieses Glas zu einer kleinen Büste zu gießen, und zwar in einer Hohlform, die der betreffenden Person zu Lebzeiten abgenommen worden und somit ihr Porträt wäre. Es bedarf nur eines fühlenden Herzens, um zu empfinden, welchen Trost für eine zärtliche Seele eine solche Büste aus angenehmem Material bedeutete, die den unschätzbaren Vorteil böte, sowohl Porträt als auch identische Substanz eines Vaters, einer Mutter, einer Gattin, eines Kindes, eines Freundes oder jedes Wesens zu sein, das uns teuer war.« Bedauerlicherweise ist dieses Glas nicht sehr dünnflüssig. Die beste Technik wäre demnach die, »das Porträt, das man haben möchte, als Flachrelief anzufertigen, danach eine Gießform abzunehmen und diese Gießform schließlich mit Glas zu füllen«.

Diese Medaillons sollen dann zusammen mit den Epitaphien in den Galerien zur Schau gestellt werden. Man stelle sich den Effekt bei den Besuchern vor: »Wieviele Kinder würden nicht vom bloßen Anblick der Medaillons ihrer tugendhaften Ahnen von zartester Jugend an vom Wege des Verbrechens und der leichtsinnigen Zerstreuung abgelenkt werden!«

Es muß genug Glas für zwei Medaillons zur Verfügung stehen, deren eines für den Friedhof bestimmt ist, während das andere als eine Art Portativ fungiert, das die Familie bei ihren Umzügen begleitet wie ein *mourning picture*. »Schließlich möchte ich, daß das Kind, das sich am meisten um seine Eltern, seine Mitmenschen und das Vaterland verdient gemacht hat, auch der natürliche Erbe der Gebeine, Asche oder Medaillons seiner Ahnen wird. Es soll sie überall hin mitnehmen können wie sein bewegliches Gut, unter der Bedingung, daß er dafür bürgt und sie dem Rest der Familie präsentiert, wann immer sie danach verlangt.«

Der einzige Nachteil ist der, daß diese Folge von Maßnahmen kostspielig ist. Und was soll dann für die Armen getan werden, die sie nicht bezahlen können? Diese Frage trifft unseren Autor nicht unvorbereitet, seine Ingeniosität ist grenzenlos. »Wenig bemittelte Personen, die die Kosten der Vitrifizierung nicht aufbringen können und sich doch wenigstens das Skelett des Gegenstandes ihrer Zuneigung wünschen, können Anspruch darauf erheben, und man soll es ihnen ausliefern, wenn sie nur die Kosten der Ablösung des Fleisches zahlen...« Wenn nun manche aber nicht einmal diesen Preis zahlen und auch kein Bedürfnis zu erkennen geben, die Skelette ihrer lieben Verschiedenen bei sich zu Hause aufzubewahren? Diese Gebeine sind deshalb noch immer nicht verloren: »Die nicht erbetenen Skelette würden dann in die Katakomben [unter den Galerien] überführt und die fleischlichen Überreste in einem der 8 Gräber auf dem Friedhof beigesetzt werden. Nach Ablauf einer bestimmten Frist würden die Gebeine in Glas umgewandelt, das zum Aufbau der Monumente unter der Galerie verwendbar wäre. Auf diese Weise hätte man die Möglichkeit, einen interessanten Gesamtkomplex aus ein und demselben Rohstoff zu formen, und nach wenigen Jahren wäre es [dank der großen Zahl nicht erbetener Armen-Skelette] möglich, ein in seiner Art einzigartiges Denkmal zu vollenden.«

Trotz seines Enthusiasmus hatte P. Giraud gewisse Zweifel am Schicksal seines Projektes; deshalb bot er sich persönlich zum Selbstversuch an. »Ich bin vom unendlichen Nutzen, der sich aus der Verwirklichung dieses Projektes ergeben würde, so hinlänglich überzeugt, daß ich, wenn das vor meinem Tode nicht der Fall sein sollte, im voraus empfohlen habe [...], mich als Beispiel dienen zu lassen, indem man mich einem Seifensieder oder einem Wundarzt zur Behandlung übergibt, die meine Gebeine vom Rest meiner sterblichen Hülle zu trennen, Fleisch und Fett dem Feuer zu überantworten und die daraus hervorgehende Asche mit meinem Skelett in jenem Grab zu vereinen haben sollen, *das ich eigens dafür in meinem Garten habe errichten lassen*, in der Hoffnung, daß meine Nachkommen meine Gebeine in Glas umwandeln können.«

Es ergibt sich schließlich, daß eine geistreiche Karikatur mehr über die gewöhnlichen Fakten aussagt als viele hochtrabende Kommentare. Die Karikatur ist hier unfreiwillig und gänzlich humorlos, das Bild aber nicht weniger signifikativ. Der Zweck dieses ganzen extravaganten Verfahrens ist der, die sterblichen Überreste der geliebten Wesen vor dem »Schrecken des Grabes« und der Verwesung zu retten und in ein- und demselben Objekt das Bild ihrer Gesichtszüge und die Materie ihrer Leiber zusammenfallen zu lassen. Diese Idee wäre weder dem Prinzen von Sangro in seinem neapolitanischen Kabinett des 18. Jahrhunderts noch etwa Frankenstein absurd erschienen. Die aber versuchten, wie die Alchimisten der Renaissance, dem Prinzip des Lebens auf die Spur zu kommen. P. Giraud dagegen strebt nach der Präsenz des Anderen. Er hat, weil er selbst überzeugend sein wollte, lediglich das Unglück gehabt, die Sprachen zweier Zeiten, die sich gerade voneinander trennten, zu vermischen: der Zeit, da der Leichnam dem, der ihn eröffnete, die Geheimnisse des Lebens zu enthüllen verhieß, und der, die im Leichnam dem, der ihn betrachtete, die Illusion einer Präsenz vorspiegelte.

Das Dekret vom 23. Prairial des Jahres XII (11. Juni 1804)

Während der ganzen zweiten Hälfte des 18. Jahrhunderts hat man nicht aufgehört, sich intensiv mit der Beisetzung der Toten zu befassen. Die nach außen hin vorgeschützten Gründe wechselten, nicht aber das Interesse selbst oder gar seine Ernsthaftigkeit. Die Grablegung, die ein religiöser und kirchlicher Akt gewesen war, wurde zunächst zu einer Maßnahme, die in den Kompetenzbereich der öffentlichen Ordnung und der Volksgesundheit fiel, und später dann erneut zum religiösen Akt, wenn auch einer Religion ohne Konfession noch Kirche, einer Religion des Gedenkens und im Grenzfall sogar nicht-christlicher Formen des Weiterlebens nach dem Tode. Diese lange Auseinandersetzung hat in Frankreich einen offiziellen Abschluß gefunden. Das Dekret vom 23. Prairial des Jahres XII (11. Juni 1804) hatte eine Ordnung des Friedhofs- und Beisetzungswesens zu regeln, die, mit einigen wenigen Abstrichen, bis auf unsere Tage Gültigkeit hat. Die Verwaltungsbürokratie aller Regierungen hat seither nicht aufgehört, das moralische und religiöse Gewicht des Dekrets einzuschränken, um es auf eine schlichte Maßnahme der kollektiven Hygiene zurückführen zu können, was zweifellos nicht in der Absicht seiner Anreger gelegen hatte. Mehr als ein bloßer Verordnungstext, ist es eine Art Stiftungsurkunde eines neuen Kultes, des Totenkultes. Das erfaßt man jedoch erst, wenn man es als Abschluß einer ein halbes Jahrhundert währenden Phase von Unruhe und Zweifel sieht.

Das Dekret bestätigt endgültig das Verbot der Beisetzung in den Kirchen und Städten und sieht einen Mindestabstand von 35 bis 40 m von den Stadtgrenzen vor.

Schließlich geht es sogar weiter als die Projekte von 1801, die am Prinzip der alten Armengräber festhielten. Es stellt den Grundsatz auf, daß die Leichname nie mehr übereinandergeschichtet, sondern immer nebeneinandergelagert werden sollen. Und das bedeutet einen gründlichen Wandel aller bisherigen Gewohnheiten. Die Einzelgrabstätten, bisher denen vorbehalten, die dafür bezahlten, wurden jetzt zur allgemeinen Regel: selbst die Gräber der Armen mußten voneinander getrennt sein (man überprüfte dieses Prinzip später aus ökonomischen Gründen erneut; man schaffte bei den Armen den Trennabstand zwischen den Grabstellen ab, wenn man auch am obligatorischen Sarg festhielt: das Ende der Allerwelts-Leintücher und -Bahren). Die Armen wurden also – und werden es noch (?) – Seite an Seite bestattet (und nicht mehr einer über dem anderen), und zwar in einer kontinuierlichen Reihe. Die Distanz zwischen den Gräbern und ihre Tiefe waren durch genaue Regelungen bestimmt. Kein Grab durfte vor Ablauf einer Frist von fünf Jahren geöffnet oder wiederbenutzt werden. »Als Folge davon werden die Flächen, die zur Aufnahme der Grabstätten bestimmt sind, *fünfmal so weitläufig* sein wie der zur Aufnahme der voraussichtlichen Zahl der Toten erforderliche Raum, die dort jährlich beigesetzt werden können.« Aufgrund dieser Verfügung dehnten die Friedhöfe sich aus und nahmen die weiten Landstriche ein, wie sie für die Stadtlandschaften des 19. Jahrhunderts so bezeichnend sind.

Der Friedhof dieses Typs ist ein Garten: »Man wird dort Rasen- und Baumanpflanzungen vornehmen und alle Maßnahmen ergreifen, die geeignet sind, etwaigen Störungen der Luftzirkulation entgegenzuarbeiten.«

Auf diesem Gemeinschaftsfriedhof kann man sich den Ort seiner Grabstätte selbst kaufen und dort ein Denkmal errichten lassen. Interessant ist jedoch der Hinweis, daß es sich dabei um eine bestimmten Einschränkungen unterworfene Erlaubnis handelt, daher das Wort Konzession: »Wenn der Raum der für die Beisetzungen ausersehenen Örtlichkeiten es zuläßt, können dort Bodenkonzessionen an Personen vergeben werden, die einen genau markierten und gesonderten Platz besitzen möchten, um darauf ihr Grab oder das ihrer Angehörigen oder Nachfolger zu begründen und dort Grüfte, Denkmäler oder Grabplatten anbringen zu lassen. Diese Konzessionen werden nichtsdestoweniger nur denen erteilt, die Stiftungen oder Schenkungen zugunsten von Hospitälern und Armen anbieten, und zwar unabhängig von der Summe, die die Gemeinde erhält...« Das ist das Prinzip der immerwährenden Begräbnisstätte. Zweifellos nahm man an, daß sie die Ausnahme bleiben würden, so wie ja auch die Kirchen-Beisetzungen im Ancien Régime noch die Ausnahme waren. Deshalb stellte man sie den frommen Stiftungen der traditionellen Testamente gleich. Und es ist richtig, daß ihre Benutzer, wenn ich so sagen darf, anfangs noch nicht sehr zahlreich auftraten, wenn es galt, etwas zu beanspruchen, was noch ein Privileg zu sein schien. Aus finanziellen und Prestige-Gründen hatte man, als man den neuen Friedhof Père-Lachaise anlegte, einen Luxusfriedhof im Sinn, der für immerwährende Begräbnisplätze ausersehen sein sollte. Lanzac de Laborie gibt, wenn auch erst 1906, zu bedenken: »*Kaum glaublich*, der wohlhabende Teil der Pariser Bevölkerung legte alles andere als Eile an den Tag, als es darum ging, den neuen Friedhof in Besitz zu nehmen«, eine Einstellung, »die sich aus der weiten Entfernung [...] und aus dem Umstand erklärt, daß sich die Benutzung immerwährender Begräbnisstätten im Alltagsbrauchtum noch kaum durchgesetzt hatte«. (39) Er wurde lediglich von einer Art von Propheten empfohlen, nämlich von den Initiatoren des Totenkultes und den Autoren und Lesern der hier analysierten Projekte und Denkschriften.

Aber die Gläubigen der ersten Stunde sammeln sich rasch. Die anfänglichen Vorbehalte werfen sogar ein ganz bezeichnendes Licht auf die dann einsetzende schwärmerische Begeisterung.

Die immerwährenden Begräbnisplätze mehrten sich so, daß sie in der ersten Hälfte des 18. Jahrhunderts sehr schnell zu einem Kapazitätsauslastungsproblem auf den Friedhöfen wurden: »Die immerwährenden Konzessionen, deren Zahl und proportionaler Anteil aufgrund des Zuwachses an öffentlichem Vermögen und des Geldwertschwundes stetig wuchsen, verminderten Tag für Tag die verfügbaren Flächen.« (40) Gegen Ende des 19. Jahrhunderts okkupierten sie drei Viertel der Gesamtfläche der Pariser Friedhöfe. Die Konzessionen mit fünfjähriger Laufzeit und die Gratis-Reihen wurden zurückgedrängt und auf ein Minimum von Raum reduziert, während sich die immerwährenden Begräbnisplätze, anstatt Ausnahmen zu bleiben, auch in den mittleren Gesellschaftsschichten verbreiteten.

Es setzte sich eine weitere Gewohnheit durch, deren Umsichgreifen die Anreger des Prairial-Dekrets ebenfalls nicht vorausgesehen hatten. Dieses Dekret erkannte »jedem Inhaber einer Einzelgrabstätte ohne besondere Genehmigung das Recht zu, auf dem Grab seiner Eltern oder seines Freundes [man wird in diesen Texten vom Ende des 18. und beginnenden 19. Jahrhunderts des Ranges gewahr, der, neben dem Elternteil, dem Freund vorbehalten blieb, ein Rang, den er auch in den Testamenten des 17. und 18. Jahrhunderts hatte. Der Freund verschwindet in der Folge jedoch und dankt zugunsten der Familie ab] einen Grabstein oder ein anderes Hinweiszeichen auf die Grabstelle anzubringen, so wie das bis auf den heutigen Tag gehandhabt worden ist«.

Der Brauch der Errichtung eines Grabsteines oder, wie der Verfasser eines Handbuches des Bestattungswesens sagt, einer »Einfassung« hat sich rasch verbreitet: auf dem Père-Lachaise bringt man im Jahre 1804 113 Grabsteine an, die von den aufgelassenen Pariser Friedhöfen geborgen wurden.

Im Jahre 1805 werden 14 neue Grabsteine aufgestellt, dann:

1806	19
1807	26
1808	51
1810	76
1811	96
1812	130
1813	242
1814	509
1815	635
1814–1830	30000 (1879 jährlich)

Im Jahre 1889 schreibt ein Autor, der ehedem Friedhofskonservator von Beruf war: »Es steht zu vermuten, daß man 1804 [also zu Zeiten des Prairial-Dekretes] noch nicht die Verbreitung vorausgesehen hat, die diese Beisetzungsmode einmal finden würde [...]. Dieses außergewöhnliche Wachstum entzog sich jeder vorausschauenden Berechnung.« (41)

Einerseits galt es in zunehmendem Maße als erniedrigend, über keine langfristige Konzession zu verfügen, wobei die immerwährende Begräbnisstätte einer Art Besitz gleichgestellt wurde, wenn sie auch dem Handel entzogen war und lediglich auf dem Erbwege weitergegeben werden konnte. Andererseits war jede erdenkliche Stelle mit Denkmälern gefüllt, die in manchen Ländern wie Frankreich und Italien häufig sehr voluminös ausfielen. Man weigerte sich, ein Grab im Zustand der Anonymität und Unauffälligkeit zu belassen.

Die Angewohnheiten, die sich im Gefolge des Prairial-Dekretes auf den Friedhöfen verfestigen, sind das genaue Gegenteil der Bräuche des Ancien Régime. Der persönliche Charakter des Ortes der Grablegung ist zur absoluten Regel geworden, seit die Übereinanderschichtung der Leichname verbannt wurde.

Das erbliche Eigentum an der Grabstätte, das bisher nur in den seltenen Fällen von Kapellenkonzessionen existierte, verbreitet sich in der gesamten Mittelschicht und darüber hinaus. Das Grabdenkmal, das die Ausnahme war, wird zur Regel.

Man begegnet in diesen Verfügungen den Ideen der Verfasser der Projekte und Denkschriften wieder, die sich in den Jahren um 1800 mit dem Problem des Gemeinschaftsfriedhofs auseinandersetzten. Auch sie empfahlen die Privatgrabstätte auf eigenem Grund und Boden. Das Prairial-Dekret schließt sich ihnen in dieser Hinsicht an: »Jedermann soll auf seinem eigenen Besitz beigesetzt werden können, vorausgesetzt, daß besagter Besitz außerhalb und in der vorgeschriebenen Entfernung von den Grenzen der Städte und Dörfer liegt.« In diesem Falle ist keinerlei Genehmigung erforderlich; die willkürliche Autorität der Gemeinde- und Stadträte wird sogar durch gesetzliche Regelung eingeschränkt und der Kontrolle des Präfekten unterstellt. Zu Beginn des 19. Jahrhunderts hatte also jeder Mensch das Recht, sich entweder auf dem Gemeinschaftsfriedhof oder auf seinem eigenen Besitztum bestatten zu lassen.

Es blieb also lediglich noch die Zeremonie selbst zu organisieren und zu bestimmen, wer damit betraut werden sollte. Die Projekte von 1800 hatten einen laizistischen Kult vorgesehen, d. h. einen Kult, der den Magistratsbeamten und nicht den Priestern anvertraut war; es wurden da kleine Gesten empfohlen, die sich bei den laizistischen Beisetzungen bis heute erhalten haben, so etwa die Spende von »Blumen und grünen Reislein«, die ins Grab geworfen werden.

Vor dem Prairial des Jahres XII hatte man versucht, die Bedingungen, unter denen die Totengeleite vor sich zu gehen hatten, dadurch zu verbessern, daß man sie privaten Bestattungsunternehmen anvertraute, deren Forderungen aber bald für übertrieben gehalten wurden. Das Prairial-Dekret gab also den Kirchenvorständen das Grablegungsmonopol zurück. Ein neues Dekret aus dem Jahre 1806 regelte die Gebühren und institutionalisierte eine Teilung nach Klassen, sehr zum Unwillen des Senators Grégoire, der in sein Handexemplar schrieb: »Skandal einer Klassentrennung bei Wesen, die vor Gott lediglich mit ihren guten und bösen Werken hintreten.« (42)

Die Kirchenvorstände entzogen sich in Paris dem Zugriff kommerzieller Unternehmen. Später erbten die städtischen Behörden das Monopol der Kirchenvorstände und das Besitzrecht an den Friedhöfen. Im Gegensatz zu den Vereinigten Staaten gab es also in Frankreich keine Privatfriedhöfe: alle waren – und sind es noch – öffentlich. Diese Entwicklung hätte aber auch anders verlaufen können. Die Überführung der Friedhöfe in den Gewahrsam der Stadt- und Gemeinderäte beruht auf einem doppelten Mißtrauen der Kirche und den kommerziellen Bestattungsunternehmen gegenüber.

Frankreich aber orientierte sich in Richtung einer Restaurierung des Katholizismus und seiner Anerkennung als Staatsreligion. Deshalb wurden alle Entwürfe eines bürgerlichen, nationalen und munizipalen Kultes außerhalb der Kirche, die seit den Jahren um 1770 eingebracht worden waren, zugunsten eines Rückgriffs auf die traditionellen Bräuche vor der Revolution fallengelassen. Die Beisetzung wurde wieder zum religiösen Akt. Ein speziell auf Paris zugeschnittenes Dekret vom 18. August 1811 bestimmte, daß die Überführung zur Kirche außer in Fällen von schriftlichem Widerruf die Regel war. Seit 1802 waren bereits wieder die großen Leichenbegängnisse aufgetaucht, die an die Prachtentfaltung des Ancien Régime erinnerten – zur großen Befriedigung der Pariser, die sie wie einen Theaterbesuch genossen und glaubten, daß diese Prunkparaden Handel und Gewerbe förderten. »Man hat heute [9. Februar 1802] den Erzherzog von Bouillon mit einem Gepränge zu Grabe getragen, wie es seit langem nicht mehr zu sehen war. Fünfzig Arme, in schwarzes Tuch gekleidet und mit Fackeln in den Händen [das ist der Trauerkondukt von ehedem, wenn auch ohne die Bettelorden und Hilfspriester], eskortierten den Leichenwagen, der von sechs Pferden gezogen und von zehn Trauer- und zwanzig Privatwagen gefolgt wurde«; die Wagen waren eine Neuerung, die auf die weite Entfernung der außerstädtischen Friedhöfe zurückzuführen ist. Die Schwiegermutter von Junot hatte Anspruch auf dreihundert Arme und überdies fünfzig Dienstboten. (43)

Handelt es sich da also, wie man zu glauben versucht ist, um eine Rückkehr zu den religiösen Traditionen und zum kirchlichen Prunk des Ancien Régime? Die Zeitgenossen vom Anfang des 19. Jahrhunderts glaubten, daß das genaue Gegenteil der Fall war. Für den Verfasser eines 1836 veröffentlichten Führers für den Père-Lachaise war die Zeit der unumstrittenen Herrschaft der Kirche eher die der eilends abgewickelten Beisetzungen, während der Kult der Toten eine Neuerung der revolutionären Epoche sei: »So wenig Ordnung, Respekt und Anstand sich früher beim Geleit eines Armen finden ließen, so viel Eifer, Sammlung und Zurückhaltung verwendet man heute darauf.« (44) Zu Zeiten des Monopols des Klerus plapperte man rasch die Gebete herunter und stapelte die Toten ins Grab. »Diese abstoßende Verfahrensweise hat glücklicherweise aufgehört, unsere Augen zu betrüben. [...] Diese verwünschte Revolution, die unsere Tagesschreiberlinge für alle Mißstände verantwortlich machen, die seit vierzig Jahren aufgetreten sind, ist auch die Ursache für den in Paris erfolgten Wandel in diesem so interessanten Bereich der bürgerlichen Ordnung.«

Die private Grabstätte im 19. Jahrhundert

Jacques Delille starb am 1. Mai 1813. Sein Leichnam blieb sechs Tage lang auf einem Prunkbett im *Collège de France* aufgebahrt, das Gesicht leicht geschminkt, das Haupt mit Lorbeerzweigen umwunden.

In seinem Gedichtband *Des Jardins* hatte er das Grab in der Natur gefeiert:

Venez ici, vous tous dont l'âme recueillie
Vit des tristes plaisirs de la mélancolie.
Voyez ce mausolée ou le bouleau pliant,
Lugubre imitateur du saule d'Orient,
Avec ses longs rameaux et sa feuille qui tombe
Triste et les bras pendants vient pleurer sur la tombe.

Venez ici, vous tous... Kommt her, Ihr alle, deren andächtige Seele/ Sich von den traurigen Wonnen der Melancholie nährt./ Betrachtet dieses Mausoleum, wo die biegsame Birke,/ Düsterer Nachahmer der Weide des Orients,/ Mit ihren langen Zweigen und ihrem traurig fallenden Blattwerk/ Und ihren hängenden Armen über dem Grabe weint.

Und wenn Ihr in eurem Garten weder Freunde noch Angehörige beizusetzen habt, das verschlägt nichts: so nehmt Euch des Grabes eines armen Landmannes an:

Rougirez-vous d'orner leur humble sépulture?
Pour consoler leur vie, honorez donc leur mort,
D'une pierre moins brute honorez son tombeau,
Tracez-y ses vertus et les pleurs du hameau . . .

Ihr werdet da einen bezaubernden Spazierweg entdecken:

. . . Souvent un charme involontaire
Vers les enclos sacrés appellera vos yeux.

Das Grab ist der unerläßliche Schmuck eines Gartens, es ist Gegenstand und Ziel der Meditation. In einem solchen Grab, und nicht auf einem öffentlichen Friedhof, hat Delille sich vorausschauend ruhen sehen. Seiner Frau vertraut er an:

Écoute donc, avant de me fermer les yeux,
Ma dernière prière et mes derniers adieux.
Je te l'ai dit: au bout de cette courte vie
Ma plus chère espérance et ma plus douce envie
C'est de dormir au bord d'un clair ruisseau
A l'ombre d'un vieux chêne ou d'un jeune arbrisseau.

Das wird auf dem Lande der Fall sein:

Dans le repos des champs placez mon humble tombe.

Rougirez-vous . . . Errötet ihr etwa, ihre bescheidene Grabstelle zu schmücken?/Um ihrem Leben Trost zuzusprechen, ehrt denn ihren Tod,/ Mit einem weniger rohen Stein ehrt sein Grab,/ Schreibt hier seine Tugenden ein und die Tränen des Weilers.

Souvent . . . Häufig wird ein zufälliger Reiz/ Eure Augen unwillkürlich auf die heiligen Stätten lenken.

Écoute donc . . . Höre also, bevor Du mir die Augen schließt,/ Mein letztes Gebet und mein letztes Lebewohl./ Ich hab' es Dir gesagt: am Ende dieses kurzen Lebens/Ist meine liebste Hoffnung und mein süßestes Verlangen,/ Am Rande eines klaren Bächleins zu ruhen,/ Im Schatten einer alten Eiche oder eines grünen Strauches.

Dans le repos . . . Im stillen Frieden der Felder legt mir mein geringes Grab an.

Dieser Wunsch ist nicht der eines Antichristen: Der gewählte Ort ist geweiht wie ein Friedhof.

Que ce lieu ne soit pas une profane enceinte,
Que la religion y répande l'eau sainte.

Und es soll dort ein Kreuz stehen, das zum Zeichen des Grabes geworden ist:

Et que de notre foi le signe glorieux...
M'assure de mon réveil glorieux!

Wenn man die Literatur durchmustert, gewinnt man die Überzeugung, daß offenbar jedermann auf seinem eigenen Grund und Boden beigesetzt werden wollte. Der Friedhof scheint also zur Grabstätte der Armen und der unglückseligen Städter geworden zu sein, die weder Landbesitz noch Gärten außerhalb der Städte hatten.

Wir kennen noch heute in Frankreich einige Fälle solcher »Haus«-Gräber. Eines hat sich in der Nähe von Aix-en-Provence erhalten, das Grab von Joseph Sec, eines früheren Zimmermannes, der dann Immobilienmakler geworden war, ein Vermögen verdient und sein zukünftiges Grab in der Nähe seines Wohnhauses hat errichten lassen: ein außergewöhnliches Grabdenkmal, ein Mausoleum, dessen ikonographische Herkunft aus dem Freimaurertum von Michel Vovelle nachgewiesen worden ist. (45)

Chateaubriand spielte mit der Idee, sich »ein Stück Land von zwanzig Fuß Länge auf zwölf Fuß Breite an der Westspitze der Grand Bé« zu kaufen. »Ich würde diesen Raum mit einer die Erde nicht überragenden, eingesenkten Mauer umfassen, die lediglich mit einem einfachen Eisengitter bedeckt wäre. [...] Im Innern würde ich nur einen aus den Felsen am Strand geschnittenen Granitsockel aufstellen. Dieser Sockel sollte ein kleines Eisenkreuz tragen. Sonst weder Inschrift noch Name noch Datum. [...] Ich wünsche, daß Hochwürden der Pfarrer von Saint-Malo den Ort meiner künftigen Ruhestätte segnet, denn ich möchte vor allem in heiliger Erde beigesetzt sein.« (46)

Que ce lieu... Es möge dieser Ort kein profaner Bezirk sein,/ Die Religion mag dort ihr heiliges Wasser aussprengen.

Et que de notre foi... Und das glorreiche Zeichen unseres Glaubens.../Möge mich mich meines verklärten Erwachens vergewissern.

Diese Praxis der Privatbestattung geht wohlgemerkt nicht auf eine französische Initiative zurück. Sie hat wahrscheinlich sehr viel früher in England eingesetzt und war dort zweifellos auf die Aristokratie beschränkt. So läßt sich etwa die Familie Howard im Jahre 1729 im Garten ihres Schlosses ein »Mausoleum« nach dem Vorbild des Tempelchens von Bramante in San Pietro in Montorio erbauen. Sie verbreitet sich dagegen ganz allgemein in den englischen Kolonien in Amerika, zunächst in Virginia. (47) Jede Familie wurde auf ihrer eigenen Pflanzung beigesetzt. Im Jahre 1771 hat Jefferson Pläne für sein Grab in seinem Garten in Monticello (Virginia) hinterlassen, das noch an Ort und Stelle ist. Das Grab von Washington in Mount Vernon hat zahlreichen Liebhabern von Friedhofslandschaften auf freiem Felde als Vorbild gedient. Von Virginia aus hat sich der Brauch nach Neu-England verbreitet, wo anfangs der *churchyard* die Regel war.

Es existieren heute noch einige dieser kleinen Familienfriedhöfe *in situ*. Im allgemeinen sind sie von den wuchernden *suburbs* des 19. und 20. Jahrhunderts einverleibt worden. Einer davon hat sich in Hyattsville in den *suburbs* von Washington erhalten: der Friedhof der Familie Deakins, dessen ältestes Grab das eines Soldaten (1746–1824) des Unabhängigkeitskrieges ist. Viele aber sind von späteren Besitznehmern zerstört worden, oder man hat ihre häufig schönen *headstones* auf die *churchyards* überführt, um ihre Konservierung sicherzustellen.

Man muß sich fragen, wie es dazu gekommen ist, daß dieser Brauch in Frankreich im Laufe der ersten Hälfte des 19. Jahrhunderts verschwunden ist. Es existieren gleichwohl wenigstens drei Regionen, in denen er sich bis auf unsere Tage erhalten hat. Zwei sind protestantisch (die Charente und die Cevennen), eine katholisch (Korsika).

Man erklärt die protestantischen Grabstätten auf freiem Felde gewöhnlich mit der nach dem Widerruf des Edikts von Nantes einsetzenden Weigerung, die Protestanten auf dem katholischen Friedhof als dem einzig autorisierten beizusetzen. Diese Erklärung hat jedoch keine Geltung für Korsika, von dem ein einheimischer Schriftsteller, Angelo Rinaldi, noch im Jahre 1971 sagte: »Ich stamme aus einem Land, wo man die Gräber unter großen Kosten längs den Straßen erbaut, so wie man sich ein Auto kauft, um den Glanz seines Ansehens unter Beweis zu stellen.« (48) Es handelt sich dabei in Korsika jedoch um keinen alten Brauch. Vor der Revolution wurden Bestattungen dort, wie überall anders auch, in den Kirchen oder ihrer unmittelbaren Nähe vorgenommen. Erst zu Zeiten von Joseph Sec und Delille hat man sich andere Gewohnheiten zu eigen gemacht. Bemerkenswert ist, daß man daran dann festgehalten hat.

Unweit von Bordeaux trifft man mitten in den Weinbergen von Entre-deux-mers am Straßenrand auf ein mit einem Gitter verschlossenes Grab und eine geborstene Säule: Grab der Familie X, 1910. Unter den Opfergaben eine Erinnerung an die Erstkommunion. Eine Familie von Protestanten? Konvertiten? Eine katholische Familie, die sich dem Brauchtum der Protestanten anschloß, weil es das der Honoratioren war?

Ist denn aber dieser Brauch der protestantischen französischen Länder wirklich spezifisch protestantisch? Täuschen wir uns nicht einfach, wenn wir ihn als unmittelbare Folge der heimlichen Beisetzungen des 18. Jahrhunderts auffassen? Die Protestanten hatten zu Beginn des 19. Jahrhunderts die gleiche Wahl zwischen kommunalem und privatem Friedhof wie die Katholiken, und wenn sie, wie viele andere auch, die Privatgrabstätte gewählt haben, so auch aus denselben Gründen, außerdem vielleicht aus der für sie bezeichnenden Sorge, nur ja nicht mit den Katholiken vermischt zu werden (die Friedhöfe sind erst 1881 »neutralisiert« worden). Für Korsika bleibt das Problem das gleiche, das es war – Korsika und die protestantischen Länder sind also Überbleibsel.

Überall sonst, in England, in den Vereinigten Staaten, ist die Privatgrabstätte gleichfalls aufgegeben worden. Der Hauptgrund war fraglos die Unsicherheit der Konservierung des Grabes im Falle des Besitzwechsels, ein Fall, der in einer Epoche zunehmende sozialer Mobilität wie dem 19. Jahrhundert in Frankreich und mehr noch in den Vereinigten Staaten immer häufiger wurde.

Die Verwaltungsbürokratie, die das vom Prairial-Dekret anerkannte Recht auf eine Privatgrabstätte nie sonderlich geschätzt hatte, hat die Stadt- und Gemeinderäte zugunsten einer restriktiven Anwendung unter Druck gesetzt. Gleichwohl drückten die Bürgermeister ein Auge zu. Der Verfasser von *Jacquou le Croquant* erzählt, daß der Geistliche Bonal, ein Pfarrer, der nicht die Gunst des reaktionären Klerus des beginnenden 19. Jahrhunderts genoß, »am Ende der Allee [des Gartens seines Hauses], unter dem großen Kastanienbaum, der am Tage seiner Geburt von seinem Vater gepflanzt worden war«, beigesetzt sein wollte. Die Annäherung von Geburt und Tod, Wiege der Heimaterde und Grab ist eines der Hauptthemen der romantischen Epoche. Die private Grabstätte war zwar nicht gänzlich legal, aber der Bürgermeister »war nicht der Mann, der sich über einen kleinen Rechtsbruch aufgeregt hätte, von dem er vielleicht nicht einmal wußte«.

Erst im Jahre 1928 (Dekret vom 15. März) ist der Präfekt dem Bürgermeister in Fragen der Genehmigung von Beisetzungen außerhalb des öffentlichen Friedhofes übergeordnet worden. Er delegiert seine Macht von

Amts wegen an die Gemeinderäte, und zwar überall da, wo der Brauch verbreitet ist und seit langem Geltung hat. Sonst verweigert er sie gewöhnlich, abgesehen von ganz außergewöhnlichen Fällen. Aber die öffentliche Meinung war in dieser Hinsicht bereits umgeschlagen. In unseren Tagen ist mir der Fall einer älteren Witwe bekannt, deren Gatte in der Charente in einem Familiengrab unter freiem Himmel beigesetzt worden war. Die arme Frau nahm jahrelang alle erdenklichen Mühen auf sich, um dorthin zu kommen, und kehrte an regnerischen Herbsttagen häufig schmutzverkrustet und todmüde heim. Sie hatte auch unter den Pressionen der neuen Besitzer des Feldes zu leiden, die das Grab als Enklave störte. Schließlich hat sie die Überführung des Grabes auf den Friedhof einer Stadt beantragt, um es bequemer besuchen zu können.

Derselbe Grund wurde ein Jahrhundert zuvor in Neu-England bei der Schaffung eines Privatfriedhofes mehrerer Familien in Newhaven geltend gemacht: man gab zu bedenken, daß die Privatgrabstätten auf eigenem Grund und Boden keine gute Voraussetzung für die Instandhaltung und Konservierung böten und vom Verfall bedroht seien. Der Kult der Toten hat die private Grabstätte wieder mit dem öffentlichen Friedhof als »sicherem und unverletzlichem« Ort zusammengeführt. (49)

Die besondere Lage der Örtlichkeiten erlaubte es gelegentlich, das Grab sowohl im eigenen Garten als auch auf dem Friedhof anzulegen, wenn die beiden benachbart waren. So liegt das Grab von General Chanzy in Buzanzy zwar auf Familienbesitz, öffnet sich aber auf den Friedhof hin. Es ist in die Einfriedungsmauer einbezogen. Dasselbe ist der Fall bei der Familie von George Sand, deren Schloß in Nohan eine gemeinsame Grenze mit der Kirche hatte. Der für die Grabmäler der Familie bestimmte Teil des Gartens nahm sich also wie ein Annex des öffentlichen Friedhofs aus.

Der Besuch auf dem Friedhof

Der öffentliche Friedhof konzentriert also alle fromme Andacht auf die Toten. Er wird im 19. Jahrhundert, laut einer Formulierung eines amerikanischen Historikers, S. French, zur »kulturellen Institution«, sogar zur religiösen, wie ich sagen würde.

In Wirklichkeit hat diese Entwicklung bereits viel früher in England eingesetzt. Wir wissen nämlich (Kapitel 6), daß es dort seit dem 18. Jahrhundert Friedhöfe unter freiem Himmel mit sichtbaren Gräbern und Grabmonumenten gab. In England pflegte man auch die Elegie, das Gedicht zu

Ehren eines Verstorbenen. Es wurde als eine Art Flugblatt gedruckt, und es hat sogar den Anschein, daß man es während der Obsequien an den Katafalk heftete. Es verdankt seine Herkunft sowohl dem entwickelten Epitaph als auch der Lobeserhebung am Grabe. Es entspricht dem, was wir in Frankreich *»le tombeau littéraire«* nannten. (50)

The Elegy von Thomas Gray, geschrieben im Jahre 1749, gehört dem äußeren Anschein nach zu dieser Gattung. Gleichwohl bleibt der Verstorbene anonym, das Gedicht ist nicht auf einen konkreten Anlaß bezogen, und der Autor hat die Form des Genres ganz offensichtlich als Ausdrucksmittel gewählt.

Er hat das traditionelle Thema des Grabes oder des Verstorbenen durch das des ländlichen Friedhofs ersetzt, des *country churchyard.* Der Friedhof und seine Poesie halten ihren Einzug in die Literatur. Zweifellos hatten sie bereits im Barock-Theater ihren angestammten Platz, aber nur, um das Schauerliche zum Ausdruck zu bringen, die Faszination oder die Angst vor dem Schauerlich-Entsetzenerregenden. Hier ist der Friedhof ein Ort der Ruhe und der besänftigenden Stille. Er hat Teil am Frieden des Abends, wenn der Mensch von den Feldern heimkehrt und die Natur sich zum Schlummer legt.

Läßt man den Schluß des Gedichts beiseite, d. h. die eigentliche Elegie, die Lobeserhebung des Verstorbenen, eines einsamen Spaziergängers, die zu unserem augenblicklichen Thema nicht allzuviel beiträgt, lassen sich vier Motive unterscheiden. Das erste ist das der Natur. Der kleine Friedhof liegt inmitten der Natur, zur Stunde des Abendläutens.

... All the air a solemn stillnes holds

Der Dichter bleibt allein in der Abenddämmerung zurück:

... And leaves the world to darkness and to me.

Die Gräber versinken beinahe im Rasen, unter Ulmen und Steineichen.

Das zweite Motiv ist das der Klage um das verlorene Leben: ein traditionelles Thema, das hier jedoch auf neue Weise behandelt wird. Das Leben, dem die Klage gilt, ist das einer ganzen ländlichen Gemeinschaft. Sie läßt

All the air... »Und tiefe Feyerstille hält die Luft.« Übertr. von J. G. Seume, *Ges. Werke,* Bd. I, Leipzig ^{4}1807, S. 6ff.

And leaves... »Und läßt die Welt der Dunkelheit und mir.« (Ders.)

sich zusammenfassen in der Formel Arbeit – Familie – Natur (aber noch nicht Vaterland!).

Natur: Die Toten werden die Natur nicht mehr genießen, sie werden die Gerüche der Morgenfrühe nicht mehr atmen, den Hahnenschrei nicht mehr hören usw. Arbeit: Sie werden nicht mehr die Freude haben, ihr Gespann zu führen, die störrische Erde zu besiegen usw. Familie: Sie werden nicht mehr ihren Platz am Feuer einnehmen, ihre Frauen werden sich nicht mehr um sie sorgen, die Kinder sich nicht mehr auf sie stürzen, um sie bei der Heimkehr zu empfangen *(their sire's return)*, und ihnen nicht mehr auf die Knie klettern, um des beneideten Rechtes willen, sie zu umarmen.

Das dritte Motiv ist das der *aurea mediocritas* des mittleren Pfades, der Mäßigkeit, die durchaus dem Glück ähneln kann. Wir stoßen hier auf ein entferntes Echo des *ubi sunt*, des *contemptus mundi*, der Hinfälligkeit von Reichtum und Ehren, aber im umgekehrten Sinne, als Negativ. Wohl erkennt der Dichter an, daß »der Pfad der Ehre doch nur ins Grab führt«, aber nur, um die Wonnen eines ruhm- und namenlosen Geschicks zu preisen, das von Großtaten wie Verbrechen gleich weit entfernt ist. Seine Bauern stehen außerhalb der Geschichte:

They kept the noiseless tenor of their way.

Das letzte Motiv ist das des Grabes und seiner Poesie, des vertrauten Umgangs von Lebenden und Toten. In erster Linie ist der Friedhof die Erde der Ahnen: eine Idee, die wir in Frankreich in den Dokumenten aus der zweiten Hälfte des 18. Jahrhunderts vergeblich suchen würden und die dort erst um 1800 auftaucht. Hier wird sie in zwei wunderbaren Versen mit einem Beiklang von Barrès verdichtet:

Each in his narrow cell forever laid,
The rude Forefathers of the hamlet sleep.

Arme und einfache Menschen also, die nicht einmal immer lesen und schreiben konnten, aber durchaus ihre Würde hatten. Keine Siegeszeichen auf den Gräbern; dennoch waren sie nicht völlig schmucklos, jedes hatte sein *memorial*, das mit einer linkischen Skulptur und mit einem Epitaph mit

They kept ... »Geräuschlos wandelten sie ihren Gang.«

Each in his narrow ... »[An dieser Ulme ...] Ruhn rohe Ahnen in dem engen Raum,/Die in dem kleinen Dörfchen einst gelebt.«

Namen, Datum, einer Elegie und einem Text aus der Heiligen Schrift geschmückt war, eingegeben von »irgendeiner ungelehrten Muse«: die *headstones.*

Diese Grabdenkmäler dienten einem doppelten Zweck. Der eine ist traditionell und didaktisch: den *rustic moralist* sterben zu lehren. Der andere ist der der Einladung des Vorübergehenden, aber nicht der Einladung, für diese Toten da zu Gott zu beten, sondern sie zu beweinen, und das ist ein gänzlich neuer Zug: der *Besuch auf dem Friedhof.*

Denn die Toten haben nicht alle Empfindungsfähigkeit eingebüßt, sie schlafen, und in ihrem Schlaf bedürfen sie unserer; ihre Seelen, *»the parting souls«*, ersehnen sich ein liebendes Herz, ebenso wie ihre von Erde bedeckten Augen sich mitfühlende Tränen erhoffen. Das Grab ist nicht leer: »Aus der Tiefe der Gruft erhebt die Natur ihre klagende Stimme.« Das Feuer des Lebens lodert unter ihrer Asche:

E'en from the tomb the voice of Nature cries,
E'en in our ashes live their wonted fires.

Gedenken und unsterbliche Seele einerseits, ungreifbares unterirdisches Überleben andererseits: die beiden ersten Aspekte können des Grabes entraten, der letzte macht es zum Ort einer physischen Präsenz. Beide Dimensionen vereinen sich und fallen im Grab zusammen, zu dem man kommt, um sich zu sammeln, zu gedenken, zu beten und zu weinen.

Der Friedhof des 19. Jahrhunderts ist zum Besuchsziel geworden, zum Ort der Meditation. Delille sagt, an seine Frau gewendet:

Toi, viens me voir dans mon asile sombre,
Là parmi les rameaux balancés mollement
La douce illusion te montrera mon ombre
Assise sur mon monument.
Là quelquefois, plaintive et désolée,
Pour me charmer encore dans mon triste séjour,
Tu viendras visiter au déclin d'un beau jour [nach Th. Gray
die angemessene Zeit],

E'en from the tomb ... »Auch aus dem Grabe ruft Natur ihr Lied,/Und in der Asche lebt die alte Glut.«

Toi, viens me voir ... Geliebte Du, statte meinem dunklen Asyl Deinen Besuch ab,/Dort, unter den sanft gewiegten Zweigen,/ Wird Dir das süße Trugbild meinen Schatten zeigen,/Wie er auf meinem Grabmal sitzt. – Dort wirst Du manchmal, klagend und trostlos,/ Wenn ein schöner

Mon poétique mausolée.
Et si jamais tu te reposes
Dans ce séjour de paix, de tendresse et de deuil,
Des pleurs versés sur mon cercueil
Chaque goutte en tombant fera naître des roses.

Nur wenig später wird Lamartine das Grab von Elvire in der Hoffnung aufsuchen, es möge ihm gelingen, sie wiederzusehen – Illusion oder Realität?

Viens guider mes pas vers la tombe
Où ton rayon s'est abaissé [es ist vom Mond die Rede];
Où chaque soir mon genou tombe [der tägliche Besuch]
Sur un saint nom presque effacé.

Die Verstorbenen können überall wieder in Erscheinung treten, vor allem in den Häusern, in denen sie gelebt und die sie geliebt haben, und in ihren alten Zimmern. Im 19. Jahrhundert aber haben sie eine deutliche Vorliebe für den Friedhof, an dessen Stelle im 20. Jahrhundert das Zimmer tritt. Die Pfarrer der amerikanischen Erbauungsliteratur gehen noch im Jahre 1873 zum Friedhof, um Umgang mit ihren Toten zu pflegen. »Nachdem Reverend Cuyler einen Nachmittag auf dem New Yorker Friedhof Greenwood am Grabe seines Sohnes verbracht hatte, richtete er einen Abschiedsgruß an ›Little Georgie‹, der aber nichts Endgültiges hatte: ›Die Luft war ebenso still wie die zahllosen Ruhenden, die mich umgaben. Mich der heiligen Stätte zuwendend, wo mein kostbarer Toter lag, sagte ich ihm wie sonst auch immer *good night.*‹ Greenwood war für ihn lediglich ›ein großer und sehr schöner Schlafsaal.‹« (51)

Es ist müßig anzunehmen, daß Edgar Linton, eine der Hauptpersonen von *Wuthering Heights,* die Absicht gehabt hätte, seine Frau zum Wiedererscheinen zu veranlassen, im Gegensatz zu seinem Rivalen Heathcliff; er

Tag zur Neige geht,/ Um mich noch an meinem traurigen Wohnsitz zu erheitern,/Mein poetisches Mausoleum in Augenschein nehmen. – Und wenn Du jemals Dich/ An diesem Ort des Friedens, der zärtlichen Liebe und der Trauer ausruhend niederläßt,/ So wird jede Träne, die Du auf meinem Sarg vergießt,/ In ihrem Fall Rosen erblühen lassen.

Viens guider . . . »O leite hin mich zu dem Grabe,/ Auf dem Dein Strahl sich niederließ,/ Da jede Nacht gekniet ich habe/ Auf einem Namen, heilig, süß.« Übertr. von G. Herwegh, *A. de L.s sämmtliche Schriften,* Bd. I, Stuttgart 1839, S. 205.

verbrachte aber doch seine Abende und zum Teil sogar seine Nächte auf dem Friedhof, »am häufigsten abends oder sehr früh morgens, bevor andere Leute kamen. [...] Er rief sie sich in Erinnerung, er beschwor ihr Andenken mit brennender und zärtlicher Liebe, voller Hoffnung, er sehnte sich nach der besseren Welt, in der sie, wie er nicht zweifelte, Aufnahme gefunden hatte.« Am Jahrestage ihres Todes blieb er bis nach Mitternacht.

In Frankreich verbringen in den letzten Jahren des Jahrhunderts die Gestalten Léon Bloys einen beträchtlichen Teil ihres Lebens auf dem Friedhof. Sicher können sie nicht als sehr ausgewogene Persönlichkeiten gelten. Aber das Leben besteht eben nicht nur aus vernunftbestimmtem Verhalten, und ich habe selbst einen alten Hagestolz gekannt, der sehr spät geheiratet hatte und jeden Tag ans Grab seiner Mutter eilte, seine Frau mitschleppte und sonntags dort das Baby spazierenfuhr.

La Femme pauvre (1897) von Léon Bloy: »Sie verbrachte ganze Tage in der Kirche und am Grabe des unglücklichen Garcougnal, ihres Wohltäters, dessen Tod sie ins Elend gestürzt hatte.«

Léopold und Clotilde gehen zum Friedhof von Bagneux, wo ihr Kind bestattet liegt. »Es bedeutet für sie immer eine Erleichterung, dort spazierenzugehen. Sie sprechen mit den Toten, und die Toten sprechen auf ihre Weise mit ihnen. Ihr Sohn Lazare und ihr Freund Marchenais liegen da, und die beiden Gräber werden von ihnen liebevoll *gepflegt.* Manchmal gehen sie zu einem anderen Friedhof und knien dort nieder, wo Garcougnal und Isle de France beigesetzt sind. Aber das ist ein langer Weg, der ihnen aus Zeitgründen häufig nicht möglich ist, und der große Ruheplatz von Bagneux, der nur zehn Minuten von ihrem Haus entfernt liegt, gefällt ihnen vor allem deshalb, weil er der Friedhof der Armen ist. Die immerwährenden Ruhestätten sind dort selten, und die alle fünf Jahre aus ihren Bretterlagern herausgerissenen Gäste werden in krausem Gemisch in ein anonymes Beinhaus geworfen. Andere Neuankömmlinge bedrängen sie bereits und haben Eile, sich ihrerseits der Zuflucht unter der Erde zu versichern. Die beiden Besucher hoffen sehr, daß es ihnen vor Beendigung dieser Frist, vor Ablauf dieser anderen Mietzeit möglich sein wird, denen, die sie so sehr geliebt haben, eine dauerhaftere Bleibe zu verschaffen.« Und doch sind sie Katholiken von einer absoluten und aggressiven Orthodoxie und glauben an die Auferstehung der Toten! »Sie selbst, das ist richtig, können bis dahin sterben. Der Wille Gottes geschehe! Immer aber bleibt die Auferstehung der Toten gewiß, die keine Verfügung voraussagen noch verhindern können wird.« Ihr Glaube mindert gleichwohl nicht ihre Sorge um eine »dauerhafte letzte Bleibe«. Und Léopold, dieser »integristische« Katholik, wie man heute sagen würde, besucht die Friedhöfe mit der Andacht der Menschen der Aufklärung beinahe ein Jahrhundert zuvor, mit der Andacht der Revolutionäre, die er doch verabscheut. *Mehrmals wöchentlich* geht Leopold von einer seiner bevorzugten Grabstätten zur anderen, jätet das Unkraut aus und schmückt die Gräber mit Blumen, »trunken vor Freude, wenn er eine neue Rose, eine neue Kapuzinerkresse findet [...], besprengt sie mit zarter Hand und vergißt darüber die Welt, verspätet sich ganze Stunden, vor allem am kleinen weißen Grab seines Kindes, mit dem er liebevoll spricht [wie zwanzig Jahre zuvor der Vater von ›Little Georgie‹ auf dem Greenwood Cemetery], dem er mit halblauter Stimme das *Magnificat* oder das *Ave Maris Stella* vorsingt«.

Die Epigraphie sprach dieselbe Sprache wie die Autoren von Büchern. Seit dem 16. und 17. Jahrhundert, vor allem aber im 18., haben wir die Tendenz beobachten können, der Lobeserhebung, der Biographie und der Genealogie (Kapitel 5) die Abschiedsklage hinzuzufügen. Während der ersten Hälfte des 19. Jahrhunderts sind die Epitaphien, wie im vorhergehenden, lang, wortreich und sehr persönlich gefärbt.

Es haben sich auf den neuen, vom Jahre XII (1803/04) an geschaffenen Friedhöfen hinreichend viele Gräber der Zeit erhalten, so daß sich der Diskurs der Hinterbliebenen dem Stein direkt ablesen läßt. Die Zeitgenossen ihrerseits haben sich ebenfalls für diese epigraphische Literatur interessiert, wenn auch nicht, wie ihre Vorgänger im Ancien Régime, aus genealogischen Gründen, sondern weil sie ihrer Vorliebe für die sentimentale Übersteigerung im allgemeinen und für das Makabre im besonderen entgegenkam. Die Autoren von Friedhofsführern haben eine kleine Blütenlese daraus zusammengestellt.

Hier einige Auszüge aus dem *Véritable Conducteur aux cimetières du Père-Lachaise, Montmartre, Montparnasse et Vaugirard* von 1836. Die darin gesammelten Epitaphien stammen folglich aus dem ersten Drittel des Jahrhunderts. »Wir machen hier zum wiederholten Male die Anmerkung, daß ein Großteil der Epitaphien, denen wir begegnen, nahezu ausnahmlos den Gattinnen und Kindern gewidmet ist.«

Wie in den oben zitierten Versen von Lamartine wird auch hier stillschweigend vorausgesetzt, daß der Schatten des Verstorbenen in dem kleinen Hain, dem Stück Natur im unmittelbaren Umkreis des Grabes umgeht:

Pour la première fois tu nous fuis, ô ma mère!
L'impitoyable mort a glacé ta paupière,

Mais ton ombre tressaille au milieu des cyprès;
Tes enfants t'ont rendu l'époux que tu pleurais. (1821)

Die Präsenz dieses Schattens lädt die Lebenden ein, das Grab zu besuchen und instandzuhalten.

Ein langes Epitaph gilt einem im Jahre 1823 verstorbenen vierjährigen Kind:

Dans ce triste tombeau, tu dors, ô mon enfant!
Écoute, c'est ta mère! Ô ma seule espérance!
Réveille-toi, jamais tu ne dors si longtemps.

Ein anderes Kind im Alter von zwölf Jahren:

Va compléter la céleste phalange,
Alphonse, Dieu t'appelle, il lui manquait un ange.

Diese Pariser Epitaphien legen denselben Stil, dieselbe Art von Inspiration und dieselbe Hoffnung auf ein himmlisches Wiedersehen an den Tag wie die amerikanische Trost- und Erbauungsliteratur. In der Mehrzahl der Fälle spielt eine Formulierung auf die baldige Wiedervereinigung des Hinterbliebenen und des Verstorbenen an:

Je vis pour la pleurer et la joindre au tombeau.

Er ließ dieses bescheidene Grabmal zum Gedenken seiner würdigen und achtbaren Gattin errichten, in der Hoffnung, hier in Ewigkeit mit ihr vereint zu sein (1820).

Es kam vor, daß der Verfasser einer Grabschrift einen alten Familienhaß im Stein verewigte. So erklärt dieser unglückliche Vater im Jahre 1819 *coram publico*, daß seine Tochter als *»victime d'un hymen malheureux«* (Opfer

Pour la première fois ... Zum ersten Male fliehst Du uns, o meine Mutter!/ Der unbarmherzige Tod hat Deine Lider erstarren lassen,/ Aber Dein Schatten webt inmitten der Zypressen;/ Deine Kinder haben dir den Gatten zurückgegeben, den Du beweintest.

Dans ce triste tombeau ... In diesem traurigen Grab schläfst Du, mein Kind!/ Höre, es ist Deine Mutter! O Du meine einzige Hoffnung!/ Erwache doch, nie schläfst Du sonst so lange.

Va completer ... Geh und reihe Dich in die himmlischen Heerscharen ein,/ Alphonse, Gott ruft Dich, es fehlte ihm ein Engel.

Je vis ... Ich lebe, um sie zu beweinen und mich im Grab mit ihr wiederzuvereinen.

einer unglückseligen Ehe) gestorben sei. Der über diese Publizität erboste Schwiegersohn erzwang auf dem Rechtswege eine Korrektur der Inschrift.

Wenn es sich nicht um eine Frau oder ein Kind handelte, sondern um einen Mann, so wurden die beruflichen Verdienste mit den häuslichen Tugenden und die Abschiedsklagen der Untergebenen mit denen der Familie verknüpft.

So wurde dieser Wagenvermieter sowohl von seiner Familie als auch von seinen Lohnkutschern beweint:

Oh le meilleur des fils, des époux le plus tendre,
Des pères le phénix, puisses-tu nous entendre!
Tes parents, tes amis et tes subordonnés
Vivront et mourront tous tes affectionnés.
Ils pleurent avec nous, ils humectent ta cendre,
Mais nos larmes, hélas! ne doivent te surprendre,
Crois, notre cher Bagnard, à nos vives douleurs,
Ah! ton dernier soupir repose dans nos cœurs.

Es handelte sich hier um einen Kleinunternehmer; das Epitaph eines Großindustriellen, des am 22. April 1806 verstorbenen M. Lenoir-Dufresne, ist bündiger, aber auch »erhabener«: »Mehr als fünftausend Arbeiter, die sein Genie ernährte, die sein Beispiel ermutigte, sind gekommen, um an seinem Grabe einen Vater und Freund zu beweinen.«

In ihrer naiven und geschwätzigen Art und Weise, die wir heute für lächerlich und scheinheilig zu halten versucht sind (»Ein einziges Wesen fehlt euch«, parodierte Giraudoux Lamartine, »und alles ist wieder wonnetrunken« [re*peuplé,* im Gegensatz zu Lamartines dé*peuplé;* d. Übers.]), bringen die Epitaphien des 19. Jahrhunderts ein reales und tiefes Gefühl zum Ausdruck, das der Historiker zu belächeln kein Recht hat. Eingeräumt sei, daß das Latein, wie es noch in der folgenden römischen Grabschrift von 1815 benutzt wurde (Sant' Eustachio in Rom), ihnen eine ganz andere Mäßigkeit auferlegte: *»Quos amor et pietas junxit dum vita manebat, in aeternum coeli jungat et alta domus«* (Die Liebe und Frömmigkeit einte, solange das

Oh le meilleur des fils... O Du bester aller Söhne, der Gatten zärtlichster,/ Phönix unter den Vätern, könntest Du uns nur hören!/ Deine Angehörigen, *Deine Freunde und Angestellten*/ werden als Dir sämtlich treu Ergebene leben und sterben./ Sie weinen mit uns, ihre Tränen netzen Deine Asche,/ Unsere Tränen aber dürfen Dich, leider!, nicht in Erstaunen setzen,/ Glaube, lieber Bagnard, an unseren tiefempfundenen Schmerz./ Ah! Dein letzter Seufzer ruht in unseren Herzen.

Leben währte, möge nun auch in Ewigkeit das erhabene Reich des Himmels vereinen).

Während eines ganzen langen Jahrtausends hatte man, aus einer Mischung von Scham und Gleichgültigkeit, angesichts dieser Zurschaustellung gezögert, außer – im Frühmittelalter und später noch im Süden und in ländlichen Gegenden – in der Stunde des Todes: der Stunde der Klagenden. Seit dem 13. Jahrhundert waren diese exzessiven Schmerzesäußerungen verdrängt und ritualisiert worden. Umgekehrt fühlte man, und zwar wenigstens seit dem 18. Jahrhundert, wieder das Bedürfnis aufsteigen, seinen Schmerz herauszuschreien, ihn öffentlich über dem Grab kundzutun, das damals wurde, was es nie zuvor gewesen war, der bevorzugte Ort des Gedenkens und der Klage.

Während des ganzen 19. und beginnenden 20. Jahrhunderts erhält sich dieses Gefühl, wenn sich der Stil auch allmählich wandelt: immer mehr lange Versgedichte, immer mehr endlose Lobeserhebungen, immer weniger persönliche Details. Aber immer die gleichen Anredeformen. Das Genre wurde in dem Maße vulgarisiert, wie die Zahl derer, die sich verpflichtet fühlten, ihr *Au revoir* am Grabe ihrer Toten anbringen zu lassen, größer wurde. Die Grabsteinhändler haben den Familien dann vorgefertigte Formeln an die Hand gegeben, die auf gezwungenermaßen konventionelle und banale Weise Gefühle zum Ausdruck brachten, die doch ganz authentisch und persönlich waren: *»regrets eternels«* (»in unaussprechlicher Trauer«), auf Emaille-Täfelchen gemalt, die man einfach auf das Grab legte, manchmal zusammen mit dem Photo des Verstorbenen und einer Widmung der Kinder oder Angehörigen. Unsere heutigen Friedhöfe in Frankreich sind voll davon, und in Frankreich, Italien, Spanien und Deutschland hat sich diese Angewohnheit in weiten Kreisen der Bevölkerung noch immer nicht verloren.

Sie legt Zeugnis ab von einem Gefühl, das um so stärker gewesen sein muß, als es von den Kirchen nicht mehr gefördert wurde. Diese hatten nämlich im 19. Jahrhundert die Zuneigung der Lebenden für ihre Toten und ihre Vorliebe für die Grabschriften und -Beigaben gebilligt und übernommen. Die Gräber wurden wie kleine Kapellen geschmückt, die mit Frömmigkeitsattributen, mit Kreuzen, Kerzen, mit »Andenken an Lourdes« und die »Erstkommunion« vollgestopft wurden. Der Kult der Toten schien den Priestern bei einem guten Christen nur natürlich, und die redundanten und pathetischen Epitapien wurden als ebenso bedeutsame Glaubenszeugnisse gewertet, die überdies im Stil der religiösen Literatur der Zeit abgefaßt waren. Manche Priester aber, und darunter die reaktionärsten, waren damals im Namen der Rechtgläubigkeit beunruhigt. Sie argwöhnten, mit Recht, in diesen allzu laizistischen Äußerungen den Deismus der Aufklärung. Mgr Gaume mißbilligte diese Epitaphien, in denen »die Einfalt gegen den Naturalismus kämpft«, bereits in den Jahren um 1880. (52) Aber diese Rhetorik stand bereits allzu sehr mit der frommen Andacht für die Toten im Bunde, als daß man die eine gegen die andere hätte ausspielen können. Erst um die Mitte des 20. Jahrhunderts haben die Geistlichen nicht mehr gezögert zu verbrennen, was sie ehedem gebilligt oder sogar gefördert hatten. So wurde im Jahre 1962 eine fünfundsiebzigjährige Frau von einem kirchenrechtlichen Komitee der anglikanischen Kirche gezwungen, auf dem Grabe ihres Gatten die folgenden, im Vergleich zur romantischen Eloquenz nachgerade schwachen Formulierungen zu tilgen: »Auf immer in meinen Gedanken.«

»Ich hielt die Inschrift für angemessen«, gab sie zu bedenken. »Mein Mann war für mich alles.« Aber Reverend D. S. Richardson, der als Prokurator fungierte, antwortete: »In dieser Zeit des Heidnischwerdens der Leichenbegängnisse ist es dringend erforderlich, daß die Kirche eine feste christliche Haltung einnimmt. *Wir sind der Meinung, daß starke Ausbrüche von Zuneigung oder Herzeleid deplaziert sind.*« (53)

Zur gleichen Zeit trug in Frankreich ein katholischer Priester eine ganze Sammlung von Epithapien dieser Art mit dem Ziel zusammen, ihre Lächerlichkeit und darüber hinaus ihr Heidentum unter Beweis zu stellen. Die Sentimentalität des 19. Jahrhunderts wurde so zum Gespött und gleichzeitig als Maske bürgerlicher Eitelkeit und bürgerlichen Klassengeistes denunziert. In der Werbeanzeige scheute der ebenfalls katholische Verleger nicht vor dem Wortspiel *»La réalité dépasse l'affliction«* (die Wirklichkeit übertrifft den Kummer: *affliction* (Kummer) = *la fiction* (Fiktion, Einbildung [54]). Das spontane Bündnis des 19. Jahrhunderts zwischen laizistischem Kult der Toten und Klerus der Kirchen wird heute erneut in Frage gestellt.

Der *rural cemetery*. Der ausgestaltete Friedhof

Die neuen Friedhöfe waren zu Besuchszielen geworden, wo Angehörige und Freunde sich am Grabe ihrer Toten zu versammeln pflegten. Sie mußten dieser Funktion also angepaßt und folglich vorausschauend erweitert werden. Zwei Modelle wurden damals erarbeitet, die einander aus der Perspektive ihrer Förderer ziemlich nahestanden; ihre Differenzen steigerten sich jedoch und mußten bald so augenfällig werden, daß sie zwei große Kulturkreise bezeichneten.

Der erste ist bekannt – der Père-Lachaise; das Terrain von Mont-Louis war im Jahre 1803 erworben worden, um den Cimetière de Sainte-Marguerite zu ersetzen. Wohlgemerkt: Er lag damals außerhalb von Paris und war nach dem Vorbild der Champs-Élysées als englischer Garten, mit vielen Bodenwellen und Baumbeständen, entworfen worden, in denen die schönen Grabdenkmäler im Grün versanken. Dorthin überführte man einige erlauchte sterbliche Überreste, so die angeblichen Reliquien von Abälard und Heloïse; von Anfang an gehörte der Père-Lachaise mit den neuen Friedhöfen von Montmartre und Montparnasse zu den Sehenswürdigkeiten der Hauptstadt. Noch heute hat er sich in seinem alten Teil seinen romantischen Reiz bewahrt. Seine Geschichte ist hinlänglich bekannt und wird in allen bekannten Werken über Paris geschildert. Er ist das zu Beginn des 19. Jahrhunderts gleichsam voraussehbare Ergebnis von Erwägungen und Projekten, die einander seit der zweiten Hälfte des 18. Jahrhunderts jagten und von uns oben analysiert worden sind.

Das zweite Modell ist amerikanisch und liegt zeitlich etwas später, nämlich 1831. Es handelt sich um den Friedhof von Mount Auburn in Massachusetts. Seine Geschichte ist weniger bekannt als die des Père-Lachaise. Sie wird mit aller Ausführlichkeit in einem Beitrag zu einem Sammelband mit dem Titel *Death in America* (herausgegeben von D. E. Stannard) berichtet: »Der Friedhof als kulturelle Institution: Die Anlage von Mount Auburn und die Landfriedhofsbewegung von S. French.« (55)

Seit den ersten Jahrzehnten des 19. Jahrhunderts befaßten sich die Amerikaner, wie die Franzosen des 18. Jahrhunderts, mit der Situation ihrer Friedhöfe, mit der Ungebührlichkeit der Beisetzungen und ihren Gefahren für die Volksgesundheit. Privatleute schlossen sich zusammen, um Privatfriedhöfe zu gründen, auf denen sowohl die Nachteile der Bestattung auf eigenem Grund und Boden als auch die auf einem öffentlichen Friedhof ausgeschaltet werden sollten, die beide allen möglichen Wechselfällen ausgesetzt waren. Der Friedhof war nicht, wie in Frankreich, Gemeindebesitz. Sie konnten also private Gesellschaften bilden, um den Friedhof als *non profit institution* anzulegen und zu betreiben, der der Ruhe und des immerwährenden Bestandes sicher sein durfte.

Sehr bald schon hatten die ursprünglichen Motive von Anstand und Hygiene einem größeren Entwurf zu weichen, nämlich dem, die Bleibe der Toten in eine »kulturelle Institution« für die Lebenden umzuwandeln, die ihn zu besuchen und dort zu meditieren vorhatten.

Damals hat das Wort *cemetery* sich anstelle von *churchyard* oder *graveyard* durchgesetzt. Wie bei der Eröffnungsansprache im Jahre 1831 geäußert wurde, »kann er manchen der höchsten Ziele der Religion und der Menschheit dienen. Er kann Lehren erteilen, die niemand zurückweisen darf, die jedes lebende Wesen beherzigen muß. Er ist eine Schule der Religion und der Philosophie.«

Dieser Friedhof ist also zunächst einmal eine philosophische Anstalt. Er lehrt, daß der Tod nicht nur einfach Zerstörung ist, sondern »daß er zu einem anderen Ziel beiträgt, nämlich der Reproduktion: der Kreislauf von Schöpfung und Zerstörung ist ewig« (1831).

Deshalb ist der Friedhof als Naturlandschaft angelegt. Man nennt ihn einen *rural cemetery*, und der Ausdruck dient künftig zur Bezeichnung aller nach dem Vorbild von Mount Auburn angelegten Friedhöfe.

In zweiter Linie ist der Friedhof eine patriotische und bürgerliche Institution, wobei diese Funktion in den Eröffnungsreden hartnäckig hervorgehoben wird; wie S. French sagt, muß er »ein Gefühl der historischen Kontinuität, der gesellschaftlichen Wurzeln« vermitteln oder, laut einer Formulierung eines Redners des Jahres 1848, das Gefühl eines *immerwährenden Zuhauses*. »Niemand wird je den Ort vergessen, da sein Vater, seine Freunde bestattet liegen, wenn dieser Ort den Zauber hat, der das Herz anrührt und den Geschmack zufriedenstellt, und hätte die Erde, die sie birgt, auch sonst keine Lockung, so wäre sie den Lebenden doch gerade aus diesem Grunde immer teuer« (1855).

Der *rural cemetery* ist schließlich eine moralische Anstalt: er macht jedermann weiser und ernsthafter, vor allem die Jungen.

Im Grunde waren die Pläne der Gründer des *rural cemetery* gar nicht so weit von denen der französischen Projekte- und Pläneschmiede vom Beginn des 19. Jahrhunderts entfernt, und Mount Auburn unterscheidet sich nicht sehr vom Père-Lachaise in seinen ersten Planungsstadien. Beide Typen sind Gärten mit Grabdenkmälern. Sie sollten sich jedoch voneinander trennen und zwei verschiedene Entwicklungslinien anbahnen.

Die Beziehung zwischen Natur und Grabdenkmälern verwandelt sich ins Gegenteil. Auf dem alten Mount Auburn wie auf den *rural cemeteries* der Zeit waren die Gräber entweder neo-klassizistische Stelen, *headstones*, die zuweilen innerhalb einer eisernen Einfassung gruppiert wurden wie auf den *country churchyards* oder den Privatfriedhöfen, oder skulptierte, mit realistischen Personen geschmückte Grabdenkmäler, ähnlich denen, wie man sie seit der Mitte des Jahrhunderts auf den französischen und italienischen Friedhöfen anlegte: Büsten von Männern, in der Umarmung einer traurigen Mutter entschlafene Kinder, Engel, im Gebet versunkene Frauen ... (56)

In Wirklichkeit ähnelten die *rural cemeteries* anfangs sehr weitgehend den europäischen Friedhöfen und dem Père-Lachaise: die Grabdenkmäler ragten aus einem dichten Pflanzenteppich auf. Im Laufe der zweiten Hälfte des 19. und des beginnenden 20. Jahrhunderts hat sich die Entwicklung in Amerika jedoch zugunsten der Natur und zum Nachteil der Grabkunst verschoben. Man verzichtete auf die eisernen Grabeinfassungen, mit denen der Friedhof gespickt war. Man zog die *headstones*, die man für angestammtes Brauchtum hielt, den als prätentiös geltenden Grabdenkmälern vor. Das ging ganz allmählich vor sich. Im 20. Jahrhundert wurden dann schließlich sogar die bescheidenen *headstones* und *footstones* durch diskrete Steintafeln oder Metallplatten ersetzt, die einfach nur den Lageplatz des Grabes markierten.

Seither wurde der Blick über den Friedhof und die Kontinuität der Rasenfläche von keinem erhabenen Körper mehr gebrochen. Auf diese Weise ging man vom *rural cemetery* des 19. zum *lawn cemetery* des 20. Jahrhunderts über, d.h. zur weitläufigen Grasfläche, in der die kleinen Grabplatten kaum mehr wahrnehmbar waren.

In Amerika machte der Friedhof also immer weniger den Eindruck eines *churchyard* und wirkte immer mehr wie ein Garten. Ebendeshalb diente er auch den städtischen Parks als Vorbild, so etwa dem Central Park in New York (1856 [57]).

Umgekehrt ist es auf dem Père-Lachaise die Natur, die sich der Kunst hat beugen müssen. Anfangs waren seine Parkflächen weitläufig wie in Mount Auburn, wenn auch die Grabdenkmäler dort zweifellos bereits mehr ins Auge fielen.

Wenn auch im ältesten und am höchsten gelegenen hügeligen Teil Anlage und Idee des Parks gewahrt geblieben sind, so wurden doch gerade in den tieferliegenden und flacheren Abschnitten die Gräber dicht aneinander gedrängt, und mit einem Park besteht nicht mehr die geringste Ähnlichkeit.

Die Inbesitznahme des Friedhofs durch den Stein der Grabmäler war bereits zur Mitte des Jahrhunderts weit vorangeschritten, so daß die Zeitgenossen sich des Gegensatzes zwischen den beiden Modellen durchaus bewußt wurden, wobei die Anhänger des *rural cemetery* dem Père-Lachaise die Prätention seiner Grabdenkmäler vorwarfen.

Der Mount Auburn wurde in Amerika und England unverzüglich imitiert (Abney Park in London, 1840), wobei der Typ des *rural cemetery*, in dem sich das Grab in der Landschaft verliert, in dem Maße, daß es schließlich sogar mit dem Rasen verschmilzt, geographisch weite Verbreitung fand. Ziemlich bemerkenswert ist, daß dieses Modell den *churchyard* von Thomas Gray, der auf diese Weise rehabilitiert wurde, fortsetzt – oder wiedereinführt bzw. rekonstituiert. Ein schönes Gemälde im neuen Museum von Brest stellt einen Besuch am Grabe Shelleys dar, und zwar auf dem wunderbaren protestantischen Friedhof von Rom, an der Piazza Ostiense eine romantische Oase in der klassischen und barocken Stadt, ein *rural cemetery* in Miniatur.

Der Besuch auf dem Friedhof ist auch in der amerikanischen Malerei kein unbekanntes Thema. In der Walter's Art Gallery in Baltimore zeigt ein naives Gemälde aus der Mitte des Jahrhunderts Spaziergänger auf einem *lawn cemetery* mit hochaufgerichteten Grabstelen. (58) Erwähnt sei auch, daß der Friedhof von Mount Auburn in Bild und Lithographie dargestellt worden ist, so auf einem schönen Gemälde von Thomas Chambers.

Das Modell des *rural cemetery* dominiert in England und Nordamerika. Der Père-Lachaise und die ihm ähnelnden Pariser Friedhöfe Montparnasse und Montmartre dienten dagegen, mehr oder weniger deutlich, den neuen Stadtfriedhöfen des kontinentalen Europa als Vorbild, die allerdings auch andere Einflüsse in sich aufnahmen, so den des italienischen *campo santo*, in dem das Kloster überlebt. In diesem ganzen ausgedehnten geographischen Bereich mit katholischer und protestantischer Bevölkerung haben sich die kleinen und großen Steindenkmäler allen vorhandenen Raum untertan gemacht.

Diese neuen steinernen Friedhöfe inspirierten eher die Grabsteinmetzen, die sie schmückten, als die Maler. Die zogen den Friedhof auf dem Lande, den *rural cemetery* vor. Deshalb ist in Frankreich in der Kunst des 19. Jahrhunderts das beliebteste Bild dieses Genres die kollektive Wallfahrt an Allerheiligen gewesen: Familien in Trauer, die unter einem herbstlichen Nieselregen dahineilen, oder, auf Stichen, das Gebet der Witwen am leeren Grabe der im Meer versunkenen Seeleute, nach der Sonntagsmesse in der Bretagne.

Der Unterschied zwischen den beiden Kulturkreisen könnte unter Umständen auf eine unterschiedliche Einstellung zur Natur zurückzuführen sein. In Amerika und England ist die Natur immer Anlaß zu Erschütterung und Bewegung, und ihre Bindungen zum Tode sind real und tief. Wenn in Frankreich dagegen die Natur im 18. und beginnenden 19. Jahrhundert auch eine bestimmte Wirkung auf die Zeit hat ausüben können, so doch nur beiläufig; sie ist in der Folge wieder zur Belanglosigkeit geworden, und das Naturgefühl wurde ganz und gar vom Grabdenkmal aufgesogen. Der

Friedhof ist also eine kleine Stadt aus Stein, mit dichtgedrängten Häusern und zwei wie zufällig gewachsenen Zypressen: das ist sehr häufig, wenigstens nördlich der Loire, der äußere Zuschnitt der französischen Friedhöfe auf dem Lande, wenn sie, nach geltendem Recht, außerhalb der Stadt in eine Art traurige Vorortgegend verlegt worden sind.

Es ist für einen heutigen Franzosen oder »Kontinentaleuropäer« durchaus nicht leicht, sich die Beziehung verständlich zu machen, die ein Mensch des ausgehenden 18. Jahrhundert zur Natur unterhielt. Er neigt dazu, diese Beziehung für literarisch, ästhetizistisch, kurz (denn das ist heute das Schimpfwort *par excellence*) für romantisch zu halten.

Ein Abschnitt aus *Jacquou le Croquant* (1899) zeigt dieses Gefühl bei einem 1836 geborenen Franzosen *in statu nascendi.* Eugène Leroy macht sich in einem republikanischen, kirchenfeindlichen Milieu zum Zeugen der Ideen seiner Zeit. In seinem Buch nehmen Tod und Beisetzung einen bedeutsamen Platz ein, seine Bauern halten sie für wichtige Begebenheiten, die beschrieben werden müssen, wenn man als treuer Beobachter gelten will. »Die Bertille härmte sich, daß ihre Mutter ohne Gebete beigesetzt worden war«, weil sie sie nicht hatte bezahlen können. Die Mutter von Jacquou wurde vom Geistlichen am Portal der Kirche zurückgewiesen, unter dem Vorwand, daß sie eine Hugenottin war: ihre sterblichen Überreste wurden einfach in ein Erdloch geworfen (*imblocata,* wie man im Mittelalter gesagt hätte). Später macht sich Jacquou eine Beisetzung zunutze, an der er teilnimmt, »um sich der Stelle zu nähern, an der meine Mutter bestattet war. Was würde ich sagen? Es bedeutet zwar nichts, nicht wahr, daß über den sechs Fuß Erde, die die Gebeine einer armen Kreatur decken [es gab also kein steinernes Grabdenkmal], Blumen oder wilde Kräuter wachsen, aber [uns bedeutet das aber durchaus etwas] wir lassen uns nur allzu leicht von den Augen gefangennehmen, ohne auf den Verstand zu hören. Als ich also diesen mit Steinen überhäuften Winkel [...], diesen von Brombeersträuchern überwucherten [...] Platz sah, verharrte ich dort einen Augenblick ganz traurig und betrachtete starr diesen dem Zufall überlassenen Ort, an dem jede Spur des Grabes meiner armen Mutter verschwunden war. Und beim Weggehen kam ich an einem unterm Zugriff der Zeit verwitterten Grab vorbei [...] und sagte mir, wie vergeblich es doch sei, das Gedächtnis der Toten verewigen zu wollen [vergeblich, aber doch unausrottbar]. Der Stein hat länger Bestand als ein Holzkreuz, aber die Zeit, die es zerstört, zerstört schließlich auch ihn.« Wir stoßen hier erneut auf das alte Thema der *vanitas,* der Hinfälligkeit. Neuer aber und, wie ich meine, tiefer empfunden ist das folgende: »Muß sich das Gedächtnis des Verstorbenen nicht schließlich in diesem *unendlichen und uferlosen Meer* der Millionen und Milliarden menschlicher Wesen verlieren, die seit den frühesten Tagen dahingegangen sind.« Das Bild des »unaufhörlich wiederanbrandenden Meeres«, wie wir es in den Gedichten von Emily Brontë, im Tagebuch von Albert de La Ferronays gefunden haben. »Folglich wiegt die Preisgabe an die Natur, die alles mit ihrem grünen Mantel deckt, schwerer als diese Gräber, bei denen die Eitelkeit der Erben sich in den Vorwand kleidet, die Verstorbenen zu ehren.« Das ist beinahe die Sprache der amerikanischen Befürworter des *rural cemetery* und ihrer feindseligen Äußerungen gegen den Père-Lachaise. Der Mensch des 19. Jahrhunderts erträgt nur schwer eine Preisgabe der Toten, die mit ihnen verfährt, als ob sie Tiere seien; er möchte an ihrem Grab meditieren können, das man also wiedererkennen muß, wie zurückhaltend das Zeichen, das darauf hinweist, auch sein mag. Wenn man also auf die Kunst verzichtet, bleibt nur die Lösung des *rural* oder *lawn cemetery,* wo die Kunst der Natur ihren Platz abtritt.

Das sichtbare Grab büßt auf dem *rural cemetery* mehr und mehr an Bedeutung ein, die ihm umgekehrt auf den Friedhöfen des kontinentalen Europa in steigendem Maße zuwächst. Wir haben bereits gesehen (Kapitel 5), daß das früher seltene Kreuz sich überall verbreitet hat, als Stein-, als Holz-Kreuz, als symbolisches Bild des Todes, und zwar eines Todes, der vom biologischen Tod (je nach Grundeinstellung) mehr oder weniger deutlich unterschieden und mit einer Aura von Hoffnung und Unsicherheit umgeben war.

Die ersten Grabmonumente, die das zum Ausdruck bringen wollten, sind entweder von Kirchenprunkgräbern oder von Bauwerken nachgeahmt worden, die auf Friedhöfen anzutreffen waren und beide von der Antike und vom Neo-Klassizismus beeinflußt waren: Stelen mit Urnen, Pyramiden, Obelisken, vollständige oder geborstene Säulen und auch Pseudo-Sarkophage. Diese Typen hatten lange Bestand. Die Grabkunst des 19. Jahrhunderts ist sehr variationsreich; sie widersetzt sich den massiven Konventionen des Brauchtums, die das Mittelalter und die beginnende Neuzeit noch hingenommen hatten.

Zu Beginn des 19. Jahrhunderts ist jedoch ein neuer Typus in Erscheinung getreten, der dann sehr populär wird, und zwar in einem Maße, daß er sich wenigstens bis zum Ende des Jahrhunderts erhält: die Grabkapelle. Man erinnert sich, daß die Seitenkapellen im 17. und 18. Jahrhundert (Kapitel 5) den Lebenden als Betraum und den Toten als Grabstätte dienten; der Sarg wurde genau darunter in einer gewölbten Gruft beigesetzt, es konnte aber außerdem auch in der Kapelle ein Grabdenkmal aufgestellt werden. Die bildete in Wirklichkeit das wahre und eigentliche, weil sichtbare Grab.

Es gab (mit ganz wenigen Ausnahmen, etwa bestimmten Privatkapellen in Schlössern – der der La Tremoilles in Niort – oder Kapellen von Bruderschaften) keine Grabkapellen außerhalb der Kirchen.

Als man in den Kirchen also keine Beisetzungen mehr vornehmen konnte, verfiel man auf die Idee, die zu Beisetzungszwecken dienende Seitenkapelle auf den Friedhof zu verlegen und sie zum Grabmal zu machen. Eines der ersten Beispiele dafür ist um 1815 auf dem Père-Lachaise angelegt worden: es ist die »Grabkapelle der Familie Greffulhe«, die in den Friedhofsführern der Zeit beschrieben und abgebildet wird. Dieses bemerkenswerte Grabmal war wie eine kleine Kirche gestaltet. Es wurde zur Gewohnheit, daß man auf dem Friedhof seine Kapelle hatte, eine miniaturisierte Kapelle mit den normalen Ausmaßen einer immerwährenden Begräbnisstätte. Es gibt sie noch massenhaft, sie haben sich in der zweiten Hälfte des 19. Jahrhunderts verbreitet und sind überaus häufig geworden: eine kleine *cella* mit einem kreuzgekrönten Altar, der mit einem Tuch, mit Kerzen und Porzellanvasen geschmückt ist. Vor dem Altar ein oder zwei Betpulte; die Namen der Verstorbenen und ihre Epitaphien sind an den Innenmauern der *cella* angebracht, die mit einem ursprünglich verglasten Gitter abgesperrt wird. Die Kapelle ist im allgemeinen im neugotischen Stil gehalten; auf der Stirnseite der Hinweis: Familie X. Denn wie die Seitenkapellen der Kirchen waren diese Gräber keine Einzel-, sondern Familiengrabstätten. Das Grab ist kaum mehr, nicht einmal dem äußeren Anschein nach, jenes Erinnerungsmal, das ein Andenken verewigte; es ist zum Ort der Wallfahrt und des Besuchs geworden und, mit der Möglichkeit zum Sitzen oder Knien, für Meditation und Gebet hergerichtet worden.

Es gibt in den Grabkapellen keinen bevorzugten Platz für das Porträt, es sei denn der Tote ist berühmt wie der General Chanzy, der damals nach dem mittelalterlichen Vorbild des *gisant* und dem Altar seiner Kapelle zugewandt dargestellt wird.

Porträts und Genreszenen

In der zweiten Hälfte des 19. Jahrhunderts nehmen dagegen die Porträtstatuen zu, die manchmal zu regelrechten Genreszenen gruppiert werden. Die pathetischsten sind damals die von Kindern und Jugendlichen. Sie sind zahlreich, weil die Sterblichkeitsrate von Kindern und Jugendlichen noch hoch lag; betrachtet man sie aber heute oder liest man die amerikanische Erbauungsliteratur der Zeit, spürt man, wie schmerzlich sie geworden waren. Diese lange vernachlässigten kleinen Wesen wurden wie berühmte Persönlichkeiten dargestellt, mit einem Realismus und einer Lebendigkeit, die dem in Tränen gebadeten Besucher die Illusion ihrer Präsenz vermittelte.

Auf dem Friedhof von Nizza (einem wunderbaren Grabmuseum, dessen älteste – und am meisten bedrohte – Gräber von 1835 stammen) empfängt ein kleines Mädchen von acht Jahren ihren kleinen Bruder, der ihr ins Jenseits nachgefolgt ist. Die beiden Kinder, in Lebensgröße, umschlingen einander mit den Armen, und der kleine Junge im Hemdchen umarmt seine Schwester, die ihn bereits erwartet (Ende des 19., Anfang des 20. Jahrhunderts). Dieselbe Szene habe ich, und zwar aus derselben Zeit stammend, auf dem Friedhof San Miniato über Florenz wiedergefunden, wobei zu fragen ist, ob sie nicht von demselben Künstler stammt oder ob das Thema nicht vielleicht ganz geläufig war: Emma und Bianca treffen sich im Himmel. Sie eilen einander entgegen, die Arme in ähnlicher Haltung ausgestreckt. Das kleinere der beiden Kinder aber ist von Rosen umwoben und zur Hälfte bereits selbst in eine Rose verwandelt. Eine erste Inschrift deutet an, daß die beiden kleinen Mädchen kurz nacheinander diese Welt verlassen haben. Eine zweite Inschrift daneben läßt Emma und Bianca zu Wort kommen, die ihren Eltern einschärfen, sie nicht zu beweinen, weil sie jetzt unter den Engeln im Himmel weilen, wo sie ihre Stimmen zum Ruhm Gottes erschallen lassen und für die Hinterbliebenen beten.

Diese kleinen Mädchen, wird man einwerfen, stammten aus reichen Familien, die gute und ihren Klassenrücksichten ergebene Bildhauer bezahlen konnten. Man begegnet aber Zeugnissen desselben Gefühls auch in eher volkstümlichen Kreisen. Auf dem Friedhof von Aureilhan in den Landes der Gascogne nimmt einen in der Nähe der kleinen Kirche, links vom Eingang, eine ganz winzige Kinderstatue gefangen, ungeschickt oder naiv ausgeführt und ohne Grabstein: das Kind liegt auf den Knien und hält mit beiden Händen eine Krone wie eine Opfergabe. Es findet sich keine Datumsangabe, das Werk stammt aber fraglos vom Ende des 19. oder vom Beginn des 20. Jahrhunderts.

Eine andere Szene, die im 19. Jahrhundert von den Bildhauern häufig auf Gräbern dargestellt wird, ist die des Todes im Bett. Dieses vor dem Ende des 18. Jahrhunderts sehr seltene Bild muß mit der großen Exaltation der letzten Augenblicke in Zusammenhang gebracht werden, wie wir sie bei den Brontës, den La Ferronays angetroffen haben: in Santa Maria Novella in Florenz stellt ein Grabdenkmal aus dem Jahre 1807 ein junges Mädchen dar. Es ist nicht mehr nur tot, es ist bereits ins Jenseits eingegangen, erhebt sich von seinem Bett und streckt die Arme der glückseligen Ewigkeit entgegen, die ihm verheißen ist. Es hat den Tod besiegt, dessen Skelett und Sense neben ihr lauern: *transitum vici* (Ich habe den Tod besiegt).

Das ist der gute Tod. In San Clemente in Rom stellt ein Grab aus dem Jahre 1887 den auf seinem Totenbett ausgestreckten Grafen von Basterot dar. Eine weinende Frau symbolisiert die menschliche Hinfälligkeit, während ein Engel, ein lächelnder *putto*, die entgleitende Hand des Toten hält: er stellt die Unsterblichkeit dar.

Die Zeitschrift *Traverses* zeigt auf dem Titelblatt ihrer ersten Nummer (1975) ein hervorragendes Photo von Gilles Ehrmann, das auf irgendeinem *campo santo* des 19. Jahrhunderts aufgenommen wurde und jedenfalls besser oder sprechender ist als das Original. (59) Die Entstehungszeit muß etwa das Ende des 19. Jahrhunderts sein. Der dargestellte Augenblick ist der des letzten Seufzers; die Familie umringt das Bett, der Sterbende liegt ruhig, versöhnt da, seine Frau steht über ihn gebeugt und hat sich seinem Gesicht genähert, das sie mit intensiver Aufmerksamkeit fixiert. Ein Mädchen lehnt in einer zärtlichen Geste seinen Kopf ans Kopfkissen. Sie allein, zweifellos die Jüngste, betrachtet den Sterbenden nicht. Ein anderes Mädchen streckt die beiden Hände aus, wie um ein letztes Mal den Vater zu berühren, der von dannen geht. Im Hintergrund ein Schwiegersohn, mit dem Ausdruck der Trauer, aber auch der Zurückhaltung des fast Fremden.

Wie verschieden Geschmack und Mode auch sein mögen, es ist doch eine sehr schöne Grabplastik! Sie wird freilich nicht in jeder Hinsicht verbindlich. In der zweiten Hälfte des 19. Jahrhunderts haben die lokalen Künstler die Verstorbenen nicht in ähnlich belebten und pathetischen Szenen, sondern mit der Starrheit der Naiven dargestellt. In Loix-en-Ré (Île de Ré) gibt es ein Familiengrab aus dieser Zeit, das in der Gegend das »berühmte Grab« genannt wird, das Grab Fournier. Es hat seine Berühmtheit in der Tat verdient! Es besteht aus einem Zentralpfeiler, der von einer nackten Gestalt gekrönt wird, die mit gefalteten Händen auf den Knien liegt und über der sich wiederum ein kleines pseudo-gotisches Bauwerk erhebt. Um den Zentralpfeiler herum stehen vier Stelen, die, römischen Altären ähnelnd, mit dem Zentralpfeiler durch lange skulptierte Arme verbunden sind. In den Zentralpfeiler und die vier ihn umgebenden Stelen sind Epitaphien eingraviert und davor Büsten oder Statuen der Familienmitglieder aufgestellt. Der Vater ist hervorragend gelungen: er hält die Hände gekreuzt und trägt in der einen ein Heft, in der anderen einen Bleistift. Daneben ein schlichter Stein und ein Kreuz für die treue Dienerin.

Fournier ist noch ein angesehener Bürger, wenn auch nur eine lokale Größe. Im 20. Jahrhundert spielt die Grabstatue dann eine geringere Rolle, und das Porträt ist sogar in den großen Familien aus der Mode gekommen. In der von Louis-Philippe gegründeten Kapelle der Familie der Orléans in Dreux sind die jüngeren Gräber ganz schmucklos. Umgekehrt hat das Photo es möglich gemacht, daß das von den Oberklassen vernachlässigte Porträt in breiteren Volksschichten Zugang fand: ein durch Emaillierung unveränderlich gemachtes Photo. Ich frage mich, ob die ältesten Beispiele dieses Genres in Frankreich nicht die Bilder von Soldaten des Ersten Weltkrieges sind, die den Tod »auf dem Feld der Ehre« fanden. Ihr Heldentum hatte sie in ganz besonderer Weise aus der Anonymität herausgehoben. Der Brauch verbreitete sich später dann ganz allgemein, wenn er auch auf den Gräbern von Frauen und Jugendlichen häufiger war, denen besondere Sorgfalt zuteil wurde, wie bereits der Père-Lachaise-Führer des Jahres 1836 angemerkt hatte. Er ist namentlich auf den mediterranen Friedhöfen häufig anzutreffen, wo die Gräber oft wie die Schubladen einer Kommode übereinanderliegen und jede Schublade mit einem Bild versehen ist. Man geht von einer zur anderen über, wie man die Seiten eines Photoalbums durchblättert.

Paris ohne Friedhöfe?

Zu Beginn des 19. Jahrhunderts konnte man eigentlich der Meinung sein, daß das Beisetzungsproblem in Frankreich jetzt endgültig geregelt sei, und zwar dank der drei Entscheidungen, neue Friedhöfe außerhalb der Stadt anzulegen, die Gräber nebeneinanderzureihen anstatt sie übereinanderzuschichten und den Toten ein längeres Recht der Belegung des Bodens einzuräumen als früher.

Die anderen Länder folgten dieser Politik der Aufgabe älterer Praktiken zugunsten neuer: die Anlage der Necropolis in Glasgow im Jahre 1833 (nach dem Modell des Père-Lachaise), von Abney Park in London im Jahre 1840 (nach dem Vorbild von Mount Auburn), die Einsetzung der englischen *ad hoc*-Kommission, die 1851 ihren Bericht einbrachte, schließlich die Anlage einer ganzen Reihe von Friedhöfen außerhalb von London ...

In der Tat mußte sich auch in Paris das Problem gegen Ende des 19. Jahrhunderts erneut stellen, wenn auch in einem Gefühlsklima, das sich von dem des 18. Jahrhunderts stark unterschied, und dieser Unterschied erlaubt es, den inzwischen eingetretenen Mentalitätswandel genauer zu beurteilen.

Ziemlich bald begannen sich die Hüter der öffentlichen Ordnung, wie man damals sagte, mit der Situation zu befassen. Eine Denkschrift des Präfekten des Seine-Départements aus dem Jahre 1844 (60) katalogisiert die Schwierigkeiten, die sich im Gefolge des Friedhofsdekrets aus dem Jahre XII ergaben, das er gern modifizieren würde. Er legt sich insbesondere mit dem »System« der immerwährenden Konzessionen an, »dessen Auswirkungen anfangs nicht vorausgesehen werden konnten«, aber auch mit dem Druck, »den eine täglich wachsende und [leider!] täglich auch mehr an solchen Beisetzungen interessierte Bevölkerung, *selbst aus den besitzlosesten Klassen* [meine Hervorhebung, Ph. A.], ausübt«. Dieses System führt schließlich zur Blockierung des ganzen Terrains, sowohl durch die Dauer der Konzessionen als auch durch die Überfüllung mit Grabmälern und Einfriedungen. Der Cimetière des Innocents hatte dem Andrang mehrerer Jahrhunderte standgehalten; auf den neuen Friedhöfen war schon nach einer Spanne von dreißig Jahren kein Platz mehr. Der Grund dafür war die besondere Vorliebe für sichtbare und dauerhafte Grabmäler.

Andererseits hatte sich die Stadt rasch ausgedehnt und sogar die Friedhöfe eingeholt, die man mit so viel Mühe nach außerhalb verlegt hatte. Im Jahre 1859 wurden die damaligen Vorstädte eingemeindet, so daß der Père-Lachaise und die Friedhöfe vom Beginn des Jahrhunderts sich innerhalb der Grenzen des heutigen Paris mit seinen 20 Stadtbezirken wiederfanden. Eine Katastrophe für die Stadtverwaltung: Die Situation des Ancien Régime wiederholte sich, die Toten waren unter die Lebenden zurückgekehrt.

Eine unerträgliche Lage für den Präfekten und seine Verwaltung, die damit die Sorgen ihrer Vorgänger im 18. Jahrhundert, der Pariser Parlamentarier, und deren Denkweise geerbt hatten.

Daher wollte der Präfekt Haussmann das Verfahren, mit dem man dem Cimetière des Innocents beigekommen war, erneut anwenden, die um 1800 angelegten Friedhöfe schließen und dafür sorgen, daß der neue Friedhof in einer Entfernung angelegt würde, die jedes Risiko ausschloß, daß er je von der Stadtentwicklung eingeholt werden könnte. Er schlug Méry-sur-Oise vor, gute 30 km von Paris entfernt. Da die Entfernung für die Pferde der Leichenwagen zu groß war, sollte es durch eine Eisenbahnstrecke mit Paris verbunden werden, die man schon bald die »Totenbahn« nannte.

Man wird sich an das erinnern, was zu Beginn dieses Kapitels ausgeführt wurde: Gegen Ende des 18. Jahrhunderts wurde der Cimetière des Innocents brutal zerstört und verlegt, ohne daß das irgendeine Reaktion hervorrief. Der Kult der Toten war noch nicht entstanden. Im Jahre 1868 ruft der bloße Plan der Schließung (und nicht einmal der Verlegung) einen Sturm der Entrüstung hervor. Das gemeine Volk »hat eine Vorliebe für den Besuch der Friedhöfe mit der gesamten Familie [...]. Das ist sein liebster Spazierweg an seinen Ruhetagen. Es ist sein Trost in den Tagen seiner Herzensnot.«

Die gesamte Öffentlichkeit erregt sich. Ein Leserbrief in der Zeitschrift *Siècle* (7. Januar 1868) bringt die allgemeine Gefühlslage zum Ausdruck: »Der allgemeine Volkszorn erhebt sich bei dem Gedanken, daß die Toten dutzendweise in Eisenbahnwaggons transportiert werden sollen [...]. Sie werden offenbar wie einfaches Stückgut behandelt.« (61)

Die Pariser Stadtverwaltung kommt zu Beginn der III. Republik auf diese Aufgabe zurück (1872–1881), trifft jedoch noch immer auf dieselbe Opposition. Die Erinnerung an diese Auseinandersetzungen im Stadtrat wird in der Presse und in kleinen Broschüren wachgehalten. »Paris ist keine skeptische Stadt«, hieß es da im Jahre 1889; »der Totenkult [der Ausdruck ist ganz geläufig geworden] hat sich hier von Geschlecht zu Geschlecht fortgesetzt. Der Beweis dafür: Zur Zeit des Empire wollte man eine ungeheure Nekropole in Méry-sur-Oise anlegen. Alle Pariser waren entrüstet und protestierten dagegen, weil sie dann nicht mehr, nach altem [durchaus nicht so alten] Brauch, ihre geliebten Toten auf die Gottesäcker geleiten konnten, wohin man sie mit der Eisenbahn überführt hätte.«

Die Verwaltung gibt die Partie verloren, als sie sieht, daß sie von Seiten der Gebildeten keine Unterstützung mehr erhält. Im Jahre 1879 beauftragt der *Conseil municipal*, in der Nachfolge der Mediziner und Parlamentarier des 18. Jahrhunderts, eine Expertenkommission mit der Untersuchung der Frage, in welchem Maße und für wie lange man die bestehenden Friedhöfe sanieren könne. Man erwartete offenbar durchaus neue Anzeichen von Pestilenzherden!

Die Antwort der Ingenieure macht mit einem Schlag ein ganzes Jahrhundert wissenschaftlicher Argumentation zunichte, indem sie versichert, daß »die angeblichen Gefahren der Nachbarschaft der Friedhöfe illusorisch sind, [...] und daß die Verwesung der Leichname in der gesetzlich vorgesehenen Zeit von fünf Jahren vollständig abgeschlossen ist«.

Seit 1850 hatte man bereits Erfahrungen gemacht, die die überkommenen Ideen auf den Kopf stellten. (62) Guérard, der das Wasser eines Brunnens im Westteil des Friedhofs untersucht hatte, merkte an, daß es »gute Wirkungen hervorbringen« könne. »Anstatt hart zu sein, wie die kalkhaltige Bodenbeschaffenheit vermuten lassen sollte, löste es [dank bestimmter Verwesungsprodukte] sogar Seife auf und ließ sich zum Garkochen von Gemüsen verwenden. Es war klar, geruchlos und von gutem Geschmack.«

Professor Colin von der Landwirtschaftsschule in Alfort unternahm Versuche mit Tieren, denen er Erdproben und septische Flüssigkeiten injizierte und die er damit tötete. (63) Daraufhin vergrub er sie in geringer Tiefe (10–30 cm). »Dann hielt er andere Tiere für die Dauer von 4 bis 15 Tagen auf dem Boden, wo die Versuchstiere vergraben worden waren. Diese Tiere wurden alle 24 Stunden gewogen. Die ausgewachsenen Exemplare blieben in ihrem Gewicht konstant, und die jüngeren entwickelten sich innerhalb der gewohnten Grenzen.«

M. Miguel »hat verbindlich bestätigt, daß, in direktem Gegensatz zur Auffassung mehrerer anderer Autoren, der Wasserdampf, der vom Boden, von den Blumen und fauligen Erdmassen aufsteigt, immer mikrographisch rein ist. [...] Die Gase, die von der vergrabenen und in Verwesung begriffenen Materie herrühren, sind immer frei von Bakterien.« »Was die Friedhöfe von Paris betrifft, so kann von einer Sättigung des Bodens mit Leichnamen nicht die Rede sein, weder hinsichtlich der Gase noch hinsichtlich der Festkörper.« (64)

»Wenn das Erdreich von Paris also nicht stärker vergiftet ist als die Atmosphäre ...«, so dank der »wunderbaren Kraft der Selbstreinigung der Erde, die man als beständigen Filter auffassen kann.«

Weit entfernt sind die Zeiten, da die Lebensmittelvorräte der Anrainer des Cimetière des Innocents augenblicklich von der Luft zersetzt wurden und die Totengräber wie die Fliegen starben. »Auch die Totengräber [genau wie die Abtrittsräumer, die Loh- und Ledergerber] sind zu allen Zeiten keineswegs anfälliger für bestimmte Krankheiten gewesen als andere Menschen oder haben sich bei der Ausübung ihres Berufes besondere Beschwerden zugezogen, sondern sie standen zu Recht oder Unrecht in dem Ruf, gegen epidemische Krankheiten geradezu immun zu sein.« (65)

»Man darf sich also ohne Furcht den in die Erde gepflanzten schlichten Kreuzen nähern, um dort gelegentlich den naiven Ausdruck des Schmerzes der Armen zu lesen, ohne gleich sein Taschentuch parfümieren oder den Atem anhalten zu müssen, wie sich das manche empfindliche Personen zur Gewohnheit gemacht haben.« (66)

Die Friedhöfe sind, dem Urteil der »Ingenieure« zufolge, nicht mehr ungesund. Zweifellos sind sie dabei mit wissenschaftlicher Objektivität zu Werke gegangen. Es stellte sich jedoch heraus, daß ihre Wissenschaft mit der öffentlichen Meinung der Zeit zusammenfiel, einer öffentlichen Meinung, die nicht nur moralisch, sondern auch religiös geprägt war.

Das Bündnis von Positivisten und Katholiken zur Bewahrung der Pariser Friedhöfe

Die Polemik, die sich am Projekt von Méry-sur-Oise entzündet hatte, zeigt uns, welche gewandelte Rolle der Totenkult im allgemeinen Bewußtsein spielte. Diese Literatur bringt zwei unterschiedliche Grundeinstellungen zum Ausdruck, die sich jedoch zu ein und demselben gemeinsamen Kampf verbünden: die der »Positivisten« und die der Katholiken. Wir werden sie nacheinander analysieren.

Wen bezeichnete man damals als Positivisten? Die Schüler von Auguste Comte, aber nicht die reinen Theoretiker, sondern die Initiatoren einer Strömung der politischen Philosophie, die sich wenn auch nicht an die Massen, so doch wenigstens an die Eliten des Volkes oder des Bürgertums wandte und sie zu einer zugleich bürgerlichen und religiösen Handlung aufforderten.

Schon 1869 antwortete einer von ihnen, Dr. Robinet (67), Haussmann mit einem Buch, das den bezeichnenden Titel *Paris sans cimetières* trug. Dann wäre nämlich »Paris keine Stadt mehr und Frankreich seines Hauptes beraubt«. »Es gibt keine Stadt ohne Friedhof.« Im Jahre 1874 veröffentlichte Pierre Laffitte, *»directeur du positivisme«*, seine *Considérations générales à propos des cimetières de Paris,* in denen er die Behauptung aufstellte, daß »der Friedhof eine der grundlegenden Institutionen jeder Gesellschaft bildet«. »Jede Gesellschaft setzt, weil sie aus der kontinuierlichen Entwicklung einer Abfolge von miteinander verbundenen Generationen resultiert, eine Vergangenheit, eine Gegenwart und eine Zukunft voraus.« Neben dem Gemeinschaftshaus »ist der Friedhof [und nicht das Grab] die Ausdrucksform der Vergangenheit« (Laffitte).

»Der Mensch«, schreibt Dr. Robinet mit einer gewissen emotionalen Beteiligung, »läßt über den Tod hinaus die, die vor ihm dahingegangen sind, weiterbestehen, [...] er fährt fort, sie zu lieben, ihnen Freundschaft entgegenzubringen und für sie zu *sorgen* [meine Hervorhebung, Ph. A.], nachdem sie aus dem Leben geschieden sind, und er stiftet zu ihrem Gedächtnis einen *Kult* [meine Hervorhebung, Ph. A.], mittels dessen Herz und Geist sich bemühen, ihnen die Ewigkeit zu sichern [...]. Diese Eigenschaft der menschlichen Natur [...] macht uns liebevoll und verständig genug, Wesen zu lieben, die nicht mehr sind, *sie dem Nichts zu entreißen und ihnen in uns selbst jene zweite Existenz zu verleihen,* die fraglos die einzige wirkliche Unsterblichkeit ist.« Besser läßt sich die gefühlsmäßige Einstellung im laizistischen Frankreich des 19. und des beginnenden 20. Jahrhunderts wohl kaum zum Ausdruck bringen. Die Intensität des Gedenkens und seine ständige Pflege hatten den Toten in der Seele der Lebenden eine zweite Existenz verliehen, die weniger aktiv, aber ebenso real war wie die erste. Laffitte hebt hervor: *»Das Grab verlängert die versittlichende Wirksamkeit der Familie über die objektive Existenz der Wesen hinaus, die ihr als Mitglieder angehören.«*

Daher der Kult der Gräber: »Er ist im Grunde unabhängig von der Art der Dogmen und der Form der Regierungen. Er ist aus tieferen Schichten unserer Natur als das Prinzip aufgetaucht, das uns am nachhaltigsten vom Tierwesen unterscheidet [...], das Siegel des Menschseins.« Hier entwikkelt Robinet eine Idee von Vico weiter.

Laffitte, der A. Comte aufgreift und ihn gemeinverständlich verbreitet, stellt die historischen Wandlungen dieses ursprünglichen Gefühls dar.

Die erste grundlegende Etappe war der Fetischismus. »Der Tod ist lediglich der Übergang vom bewegten zum unbewegten Leben«, zur Seßhaftigkeit, wie wir sagen würden. »Später setzt sich dann die Konservierung der sterblichen Reste durch, [...] man sieht darin nicht den Tod, sondern bloß den Kadaver, Gegenstand jener Art von Entsetzen«, wie es theologisch geprägten und christlichen Völkern eigen ist. Das Grab ist damals »das repräsentative und sprechende Zeichen derer, die wir verloren haben. Folglich bleibt das Grab, insofern das Andenken an unsere Toten eine Bedingung jeder gesellschaftlichen Existenz ist, die ja das Gefühl der Kontinuität entwickelt, eine notwendige Institution.«

Ein spontaner Fetischismus existiert immer noch in uns. Auf ihn »läßt sich die Aufbewahrung von Gegenständen zurückführen, die uns an geliebte und geachtete Personen erinnern«, Andenken, Haarspangen und später Photographien... »Das materielle Zeichen ist für uns und für die gesamte menschliche Gattung [in ganz bestimmter Weise für das christliche Abendland des 19. Jahrhunderts, und gerade als Analytiker dieses weltlichen und flüchtigen Gefühls interessieren uns die Positivisten der Jahre von 1860–1880] zugleich Zeichen und beseeltes Leben des Zeichens selbst.« Wie läßt das Grab oder die Erinnerung den Dahingegangenen, den Desinkarnierten wiederaufleben? »Der sich entwickelnde wissenschaftliche Geist steht dem allem anfangs mißtrauisch gegenüber, aber der entwickelte und reale wissenschaftliche Geist, der alles umfaßt und versteht, legt sich über diese Anlage unserer Natur Rechenschaft ab und macht sie sich zunutze.«

Man muß den Fetischismus also dem Positivismus einverleiben. Der »sanktioniert die große Eingebung, die das Grab nicht nur zur persönlichen oder familiären, sondern auch zur sozialen Institution gemacht hat, und zwar durch die Anlage des Friedhofs, der ihm einen kollektiven Charakter verleiht. Damit wird der Totenkult zu etwas Öffentlichem, was seine Nützlichkeit unendlich steigert, denn das Grab entwickelt das Gefühl der Kontinuität in der Familie und der Friedhof im Gemeinwesen und in der ganzen Menschheit.«

Deshalb muß der Friedhof »in der Stadt selbst angelegt werden, und zwar so, daß er den Kult der Toten ermöglicht, der ein bürgerliches Element erster Ordnung ist« – das genaue Gegenteil der Vorstellung der Parlamentarier des Jahres 1763, von Mgr Loménie de Brienne und des philosophischen Klerus des 18. Jahrhunderts. Wie abgeschmackt und fragwürdig nimmt sich das *Mémoire des curés de Paris* von 1763 neben dieser positivistischen Theorie der Friedhöfe und ihres angestammten Platzes in der Stadt aus! Nichtsdestoweniger ist mehr als ein halbes Jahrhundert Entwicklung und Nachdenken dieser Theorie vorausgegangen und hat sie vorbereitet, die die öffentliche Meinung in ihrer verbreitetsten und geläufigsten Form zum Ausdruck und auf den Begriff bringt.

Die Anhänger des Positivismus waren sich darüber klar, daß der Kult der Toten seit den goldenen Zeiten des Fetischismus von den Theismen und den Kirchen abgewertet wurde. Die theologische Eopoche markiert ein Zurückweichen vor der »fetischistischen Spontaneität«. »Die theologische Theorie besteht darin, das Grab und den Leichnam dem Schutz infernalischer Götter zu überantworten und ihre öffentliche Achtung durch die Angst vor dem göttlichen Zorn zu erzwingen« (Laffitte).

Unsere Autoren heben die Verantwortlichkeit des Katholizismus für die Außerkraftsetzung des Totenkultes hervor: »Was den Katholizismus betrifft, so hat er lediglich den Polytheismus fortgesetzt, und sogar seine Sorge um das ewige Seelenheil war, wie man betonen muß, auf ganz andere Weise intensiv als die des Polytheismus. *Er hat eher zur Vernachlässigung der Toten geführt*« (Laffitte).

Ein Autor des Jahres 1889, Bertoglio, ehemals Konservator des Friedhofs von Marseille, wundert sich ebenfalls über die Gleichgültigkeit der Kirche des Mittelalters: »Wir haben begründeten Anlaß anzunehmen, daß er [der Klerus] sich ihrer [der Ehrerbietung für die Friedhöfe] absichtlich enthalten hat, weil er der Überzeugung war, daß die Schrecken des Gemeinschaftsgrabes die Zahl derer vermehren würde, die in den Grüften der ihrem Gott geweihten Bauwerke einen Platz fordern würden.«

Es ist das Volk von Paris, der Großstadt, das zuerst seine Toten rehabilitiert hat: »Die ins Auge fallenden Fortschritte, die der Totenkult in Frankreich vor allem seit zwei Generationen gemacht hat, sind dem bewundernswerten Einfluß von Paris zuzuschreiben. Denn, wie wir bereits festgestellt haben, der Theologismus, vor allem der monotheistische, fördert von sich aus weder den Totenkult noch eine besondere Friedhofsfürsorge; *wen kümmert denn im Grunde auch die Fürsorge für die Gräber derer, deren Geschick für alle Ewigkeit geregelt ist*« (Hervorhebung von mir, Ph. A.). Hier taucht erneut ein Vorwurf auf, den man der Kirche seit dem Ende des 18. Jahrhunderts hartnäckig gemacht hat. Nicht nur haben die großen Konfessionen den Kult der Toten nicht gefördert; er gewinnt sogar erst an Bedeutung, wenn deren Anhängerschaft sich verringert. Wenn Gott tot ist, kann der Kult der Toten zur einzigen authentischen Religion werden. Es wird »ständig darauf hingewiesen, daß die Friedhöfe vor zwei Generationen in Frankreich sehr wenig Pflege genossen und daß im Süden, der doch angeblich so katholisch ist [das sei der Aufmerksamkeit von M. Vovelle empfohlen], die Verwahrlosung beinahe absolut war [...]. Ein nachhaltiger und tiefgreifender Wandel hat sich bei der Friedhofspflege und beim Kult der Toten vollzogen (und er findet Tag für Tag weitere Verbreitung). Nun, und diese Bewegung hat vor zwei Generationen eben in Paris eingesetzt. Diese wachsende und wunderbare Entwicklung des Kults der Toten in der großen religiösen (aber nicht theologischen) Stadt des Abendlandes hat schließlich alle Beobachter verblüfft. Was sie aber noch mehr in Erstaunen versetzt hat, ist der augenfällige Widerspruch zwischen der zunehmenden theologischen Emanzipation von Paris [seine Entchristianisierung?] und dem zunehmenden Kult der Toten. In dem Maße, wie Gott mehr und mehr verstoßen wird und sogar in Vergessenheit gerät, nimmt der Totenkult unaufhörlich zu und *erreicht sogar die bescheidensten Existenzen*« (meine Hervorhebung, Ph. A.). Die Genauigkeit dieser historischen Analyse muß anerkannt werden: Seit der Mitte des 18. Jahrhunderts stimmt sie mit allem überein, was wir andernorts konstatiert haben. *In einem einzigen Jahrhundert ist der Kult der Toten zur allen Franzosen gemeinsamen Religion, zur großen Volksreligion geworden.*

Gleichwohl sind sich die Positivisten einer Gefahr bewußt; einer von ihnen, der Ingenieur J.-F.-E. Chardouillet, nennt diese Gefahr im Jahre 1881 den »glückseligen Industrialismus«. Er zeigt sich beunruhigt über die allzu rasche Entwicklung der Städte, besonders von Paris: brutales Bereicherungsstreben, wie Laffitte meint, und Preisgabe vieler Traditionen des Gemeinschaftslebens. Wir sehen hier, in den rationalistischen und Neuerungen gegenüber aufgeschlossenen Kreisen von Technikern, Ingenieuren und Handwerkern, eine besorgte Unruhe angesichts der neuen Formen des von der Industriegesellschaft geprägten Lebens entstehen: »Daraus erwächst«, sagt Laffitte, »eine ungeheuer große Stadt, deren Zentrum vor allem von den Reichen gebildet wird, das die Armen dann im wesentlichen umgrenzen [das Stadtmodell des 19. und beginnenden 20. Jahrhunderts, das, nach dem Ersten Weltkrieg, dann mit dem Aufkommen des Autos ins Gegenteil verkehrt wird], eine Anordnung, die politisch und gesellschaftlich ebenso gefährlich wie im Grunde unmoralisch ist [...]. Ein großer Nachteil dieser Ausdehnung ist gegenwärtig der, daß sie das Friedhofsproblem wiederaufrührt und zum Vorwand nimmt.«

»Von diesen Umwälzungen wird natürlich das Kontinuitätsgefühl in Mitleidenschaft gezogen, und als Folge davon hat sich das menschliche Niveau gesenkt.« »Und eben deshalb ist das Problem der Pariser Friedhöfe aufs engste mit seiner Umgestaltung verbunden«, mit seinem wüsten Gigantismus. (68)

Sehr viel weiter geht der Ingenieur Chardouillet in seinem Buch *Les Cimetières sont-ils des foyers d'infection?* [offenkundig nicht!]. Er stellt eine Korrelation zwischen der Vertreibung der Friedhöfe, der Industrialisierung und einer bestimmten Glücksvorstellung her: eine damals fraglos noch verfrühte Analyse, die aber für unsere Zeit Gültigkeit haben könnte. War der Ingenieur auch Prophet? »Man möge doch endlich mit der Behauptung aufhören, die Friedhöfe seien regelrechte Infektionsherde.« Das ist aber nicht der Grund, warum man sie aus dem Blickfeld verdrängen will. Hätte man doch nur den Mut, den wirklichen Grund offen einzugestehen: »Wenn man doch sagen würde, daß man nicht den Mut hat, sie zu ertragen, daß das Schauspiel des Todes betrüblich ist und daß man, in einem vom *glückseligen Industrialismus* geprägten Leben, keine Zeit mehr hat, sich mit den Toten abzugeben.« Aber die moralischen Auswirkungen dieses glückseligen Industrialismus sind noch vermeidbar: »Wir wollen hoffen, daß in einer derart wichtigen Frage, nachdem der hygienische Gesichtspunkt einmal ausgeschaltet ist, die Rücksichten auf den *vollkommenen materiellen Wohlstand des gegenwärtigen Industrialismus* [Hervorhebung von mir, Ph. A.] endlich dem moralischen Fortschritt weichen werden [...], den der Kult unserer verehrten Toten uns allen bringt.«

Als Abschluß dieses Gedankenaustausches richtete P. Laffitte am 29. Mai 1881 an den Rat der Stadt Paris eine Eingabe, die die positivistische Theorie einer familiären, bürgerlichen und volkstümlichen Totenreligion bündig zusammenfaßte: »Zum zweiten Mal [nach der Initiative vom April 1879] ist der Rat der Stadt Paris aufgerufen, in einer der schwerwiegendsten Fragen zu entscheiden, die ihm zur Beschlußfassung vorgelegt werden können, nämlich der Errichtung einer endgültigen Nekropole in Méry-sur-Oise, außerhalb des Seine-Departements, sieben Meilen vom Stadtzentrum entfernt. Zum zweiten Male auch beschwören die Unterzeichneten, die sich der positivistischen Bewegung zuzählen, die Interessenvertreter der Stadt, ihr ihre Bestattungsplätze zu erhalten.« Die Bittschrift war unterzeichnet von P. Laffitte, *»directeur du positivisme«*, F. Magnin, Maschinenschlosser, I. Finance, Anstreicher, Laporte, Mechaniker, Bernard, Buchhalter, und Gazé, Präsident des *»Cercle d'études sociales et professionelles des cuisiniers de Paris«* (Studiengruppe für soziale und berufliche Probleme der Köche von Paris [69]).

Die Katholiken waren sich mit den Positivisten in diesem Kampf gegen die, wie wir heute sagen würden, technokratischen »Macher« der Stadtverwaltung einig.

Die guten Republikaner kritisierten dieses widernatürliche Bündnis. P. Laffitte setzte sich ohne große Mühe zur Wehr. Er konstatiert, daß die Katholiken »gegenwärtig« – sie haben das durchaus nicht immer getan! – für Paris die Erhaltung der Grabstätten fordern. »Wir bekräftigen, daß die Tatsache, sich mit ihnen in diesem entscheidenden Punkt einer Meinung zu wissen, bei ernsthaften Repbulikanern [die Katholiken des Jahres 1881 galten durchaus nicht als Republikaner] keineswegs dazu führen darf, ihre Ansicht zu wechseln.« Darüber hinaus »korrigiert die priesterliche Klugheit [...] durch empirische Kenntnis der menschlichen Natur« die theologischen Fragwürdigkeiten der katholischen Lehre – aber das ist bereits Maurras! Wenn sich also der Erzbischof von Paris für die Verteidigung der Friedhöfe einsetzt, dann sind seine Gründe »rein menschliche oder positive«.

Die Katholiken hatten tatsächlich den Totenkult übernommen und verteidigten ihn, so als ob er immer bei ihnen heimisch gewesen und ein traditioneller Aspekt ihrer Religion wäre.

Im Jahre 1864 gab es eine *Œuvre des sépultures,* die sich nicht nur zum Ziel gesetzt hatte, Seelenmessen zu lesen, sondern auch den Familien bei der Beisetzung ihrer Verstorbenen, bei der Bezahlung der Konzessionen und bei der Instandhaltung der Gräber behilflich zu sein. »Zu den verdienstlichsten Werken zählt die Religion die Bestattung der Toten [eine Aufgabe, die bereits seit langem von den Bruderschaften wahrgenommen wurde] und die Pflege der Gräber [ein neues Anliegen].« (70)

Der Grabkult wird jetzt als angestammtes Element des Christentums aufgefaßt. »Es ist für ihn [den Christen] ein Trost zu sehen, mit welch frommer Sorgfalt die zivilisierten Nationen die Asche der Toten betreuen, und in diesem Kult des Grabes sieht er einen Lohn für die Achtung, die die Religion dem Leben der Menschen einflößt.«

Ich möchte bei diesen Argumenten nicht lange verweilen, weil sie ungefähr dieselben sind wie die der Positivisten, allerdings etwas mehr auf die christliche Tradition bezogen. Der Leser, der mir bis hierher gefolgt ist, wird jedoch über die Leichtfertigkeit verblüfft sein, mit der sich die katholischen Autoren dieser Epoche die jüngste Geschichte der Einstellungen zur Grablegung zurechtlegen. Diese Leichtfertigkeit hat eine bestimmte Bedeutung: Die Kirche hat damals eine Form von Andacht christianisiert (oder katholisiert), die ihr eher fremd war, so wie sie sich im Frühmittelalter manche heidnischen Kulte assimiliert hatte. Sie hat das spontan getan und damit unter Beweis gestellt, daß sie nichts von ihrer Fähigkeit eingebüßt hatte, Mythen zu schaffen und daran zu glauben.

In seinem um 1875 im bombastischen Stil der damaligen Geistlichkeit geschriebenen Buch *Le Cimetière au XIXe siècle* möchte Mgr Gaume die Behauptung stützen, daß man im frühen Christentum die Beisetzungen in den Kirchen vornahm. Es gab ja aber doch die Katakomben! Hochwürden wischt das Argument beiseite: »Der Brauch, die Beisetzungen an den Stadttoren vorzunehmen [d.h. außerhalb der Städte], war nicht von langer Dauer, wenigstens nicht bei den Christen. Man kaufte geeignete Liegenschaften oder erhielt sie durch Schenkung, und die Leiber der Gläubigen wurden in der die heilige Stätte umgebenden Erde beigesetzt«, und zwar zunächst im Innern der Kirchen. Kein Wort über die Verbote des kanonischen Rechts. Im 9. Jahrhundert behielt man die Kirchen den Großen vor. Später »trat allmählich wieder der ursprüngliche Brauch in Kraft, man bestattete in den Kirchen und Kapellen [...]. Aber *wenn* [Hervorhebung hier und im folgenden von mir, Ph. A.] die Gotteshäuser und ihre Klöster und Grüfte auch für die Grablegung zahlreicher Populationen nicht ausreichten, so hat die Kirche [...] doch immer darauf geachtet, daß ihre Gräber den heiligen Stätten so weit wie möglich angenähert wurden.« Die Bestattung *ad sanctos* wird hier als absolute Regel präsentiert, als unwandelbarer Brauch, und der Verfasser verwechselt sie mit der Grabverehrung des 19. Jahrhunderts. Zwischen beiden gefühlsmäßigen Einstellungen besteht für ihn völlige Gleichheit. Diese Partnerschaft des göttlichen Kultes und der frommen Andacht für den Ort, an dem die Toten »ruhen«, hat seines Erachtens während des ganzen Mittelalters und des Ancien Régime bestanden. »Erst im letzten Jahrhundert hat der Krieg gegen die Friedhöfe eingesetzt. Schüler ihrer heidnischen Erziehung, forderten die Sophisten dieser schändlichen Epoche [die Philosophen] unter lautem Geschrei die Entfernung der Friedhöfe von den Wohnstätten der Lebenden. Die Priorität der Volksgesundheit war die Maske, deren sie sich bedienten [...]. Die Verlegung der Friedhöfe, wie sie von den Gottlosen des letzten Jahrhunderts verlangt wurde, war damals wie heute lediglich ein nichtiger Vorwand [...]. Unter dem Schleier der öffentlichen Gesundheit verbarg sich ein Verweis für die katholische Kirche«, die sich einer Nachlässigkeit schuldig gemacht habe. »Die Entfernung der Friedhöfe war ein treffliches Mittel, das Gefühl der Kindesliebe gegenüber den Toten [...] rasch und wirksam zu dämpfen. Friedhof und Kirche zu trennen hieß mit einer der schönsten und heilsamsten Harmonien zu brechen, die die Religion geschaffen hat. Auf kleinstem Raum fanden sich die drei Kirchen vereint, die Kirche des Himmels, die Kirche der Erde und die Kirche des Purgatoriums – welch bewegende Lehre der Brüderlichkeit!«

Mit dem Dekret vom Prairial des Jahres XII »schaffte der heidnische Geist mit zwei Federstrichen den jahrhundertealten Brauch ab«. Es ist zu vermuten, daß sich dieser alte Kult erneut Geltung verschafft hat, und zwar in dem, was ein anderer katholischer Autor, nach der Laisierung, den »rehabilitierten Friedhof« nennen wird; rehabilitiert durch die andächtigen Besuche, die ihm gelten. Unser geistlicher Herr läßt das stillschweigend durchblicken. Aber mit dem Projekt in Méry-sur-Oise taucht die Gefahr erneut auf. Es ist die Bruderschaft der Freimaurer, die die »Verlegung des Friedhofes in eine Entfernung von zehn Meilen von der Stadt und gleichzeitig den Bau einer Eisenbahn für die Toten« fordert. Ihre Gegner halten dem die alten Bräuche entgegen. Dann erregt er sich über den Einfluß der Antike auf die Epitaphien. »Hartnäckig leugnet man den verheerenden Einfluß des klassischen Altertums.« »Tatsächlich ist der Friedhof des 19. Jahrhunderts der letzte Schauplatz des erbitterten Kampfes zwischen Satanismus und Christentum.« Die Revolution – oder die Philosophie – tritt alles mit Füßen, was es noch an Heiligem, Ergreifendem und Moralischem gibt, nicht nur bei den Christen, sondern auch bei den Heiden selbst [ein Wink an die Ungläubigen, die reinen Herzens sind]. Was wird aus dem Kult der Ahnen, was aus der Kindesliebe zu den Toten, wenn man, um an ihren Gräbern beten zu können, eigens eine mehr oder weniger lange Reise unternehmen muß [...]. Jedes Volk aber, das seine Toten vergißt, ist ein undankbares Volk.«

Die geistlichen Zornesausbrüche werden sich beruhigen. Der Christ darf die Friedhöfe nicht mehr veröden lassen, selbst wenn sie laisiert sind: »Rehabilitieren wir unsere Friedhöfe. Wenn sie auch nicht mehr nach den Regeln der Kirche geweiht sind, so wollen wir uns doch in diesem Monat

November daran erinnern, daß jedes geweihte Grab wie eine geweihte Fliesenplatte ist, die sich in einen heidnischen Tempel verirrt hat, und unserer Gebete um so mehr bedarf, als man uns davon trennen will. Gehen wir mit größerem Eifer die Grabstätten schmücken, *mehren wir* unsere Besuche, um gegen das Vergessen zu protestieren, das man uns auferlegen will.« Der Kampf richtet sich nicht nur gegen den Atheismus und Laizismus, sondern auch gegen die Vergeßlichkeit den Toten gegenüber, an deren Kult sich die gesamte Gesellschaft des 19. Jahrhunderts beteiligt. (71)

Die Denkmäler für die Toten

In den vorhergehenden Abschnitten habe ich den Akzent, wie übrigens auch die Zeitgenossen, auf den privaten und familiären Aspekt des Totenkultes gelegt, der jedoch von Anfang an auch noch einen anderen, nationalen und patriotischen Aspekt hatte. Bereits die ersten Friedhofsprojekte der Jahre 1765–1780 erhoben Anspruch auf eine repräsentative Darstellung der gesamten Gesellschaft und ihrer berühmten Persönlichkeiten. Die französischen Revolutionsregierungen haben an dieser Idee festgehalten und die Pariser Abtei Sainte-Geneviève in ein Pantheon der nationalen Berühmtheiten umgewandelt: es existiert zwar noch immer, wird aber von den Franzosen kaum mehr als Heiligtum aufgesucht. Es hat für mich den Anschein, daß der private Aspekt, so wie wir ihn in einigen Details analysiert haben, im Verlauf der beiden ersten Drittel des 19. Jahrhunderts die Oberhand gewonnen hat, ohne daß übrigens die kollektive Funktion gänzlich außer acht gelassen worden wäre.

Diese kollektive Funktion tritt bei den Gräbern kriegsgefallener Soldaten erneut und mit wirklicher emotionaler Beteiligung in Erscheinung, was beim Pantheon nie der Fall gewesen ist, wenn man von dem Leichenbegängnis für Marat absieht. Das Schicksal dieser Soldaten war früher kaum beneidenswert: Die Offiziere wurden in den Kirchen in nächster Nähe des Schlachtfeldes beigesetzt oder in die Familienkapelle überführt, wo dann in einem langen Epitaph ihres Heldentums gedacht wurde. So hat sich in der Kapelle des Hospitals von Lille eine Liste der Offiziere erhalten, die dort im 17. Jahrhundert ihren Verletzungen erlegen sind: bereits eine Art Ehrentafel, die dem Ehrgefühl einer Gesellschaft entsprach, die im Begriff war, sich als militärische zu konstituieren. Die Soldaten dagegen wurden an Ort und Stelle verscharrt, nachdem man ihnen die Uniformen ausgezogen und ihnen ihre persönlichen Gegenstände abgenommen hatte. Der einzige Unterschied zum Schindanger war eine kollektive und eilends abgewickelte Absolution. Eine Gouache aus dem 18. Jahrhundert im Museum von Grasse stellt eine solche Szene nach der Schlacht dar.

Es hatte in der Geschichte bereits einige Versuche gegeben, die gefallenen Soldaten an der Stätte ihres Todes zu ehren. Die frühesten davon sind noch mehrdeutig. Am 6. Januar 1477 ging Karl der Kühne mit seinem burgundischen Heer elend in den Sümpfen bei Nancy zugrunde. Sein Gegner aber, der Herzog von Lothringen, ließ an der Stelle der Schlacht und am Ort der Gebeine der Umgekommenen eine Kapelle erbauen, Notre-Dame-de-Bon-Secours: die Heilige Jungfrau hatte Nancy von seinen Feinden befreit. Im Jahre 1505 erhielt die Kapelle noch eine Barmherzige Jungfrau; die wurde bald zum Gegenstand großer Verehrung und die Kapelle zum Wallfahrtsort für die Lothringer. Stanislas Leszczynski ließ sie restaurieren und dort die prunkvollen Grabmäler seiner Frau und seiner selbst errichten. Die Kapelle war also eher die Stätte eines von der Vorsehung gesandten Sieges als ein kollektives Grab. Und sehr bald schon ist der ursprüngliche Stiftungsanlaß für die Andacht der Besucher in Vergessenheit geraten und vor dem volkstümlichen Kult der Barmherzigen Jungfrau verblaßt. Das Andenken der Getöteten schwand rasch aus dem Gedächtnis der nur schwach betroffenen Lebenden.

Noch während der Kriege Napoleons III. wurden die Leichname gefallener Soldaten mit derselben Gleichgültigkeit behandelt wie die der Opfer der Gemeinschaftsgräber des Ancien Régime. Die Leichen, die nicht rasch von ihren Kameraden geborgen und eilends von ihren Angehörigen in Sicherheit gebracht wurden, wurden immer sofort an Ort und Stelle beigesetzt, und diese Massenbestattungen weckten dieselben Ängste vor Verseuchung und Unsauberkeit wie die Beerdigungen auf dem Cimetière des Innocents am Ende des 18. Jahrhunderts. So begannen nach der Schlacht von Sedan, die den Sturz Napoleons III. zur Folge hatte, »die randvoll bis zur Erdoberfläche gefüllten Gräber pestilenzartige Ausdünstungen zu verströmen. Die belgische Regierung, deren in nächster Nähe wohnende Untertanen am meisten bedroht waren, schickte eine Kommission zum Ort des Geschehens, die [...] nichts Eiligeres, Sichereres und Wirtschaftlicheres vorzuschlagen wußte als den Gebrauch von Feuer.« Man ließ einen sehr selbstbewußten Chemiker, Creteur, kommen, der sicherlich kein »Positivist« gewesen sein dürfte. Er öffnete die Massengräber, goß Lachen von Teer darüber aus und setzte ihn mit Petroleum in Brand. Eine Stunde Arbeit genügte. Es war gleichwohl bedauerlich, daß man so lange gezögert hatte: Der Aufwand hätte sicherlich nicht mehr als ein paar Pfennige betragen, wenn man die Einäscherung unmittelbar nach der Schlacht vorgenommen hätte. Auch die Deutschen wollten die Schlachtfelder im annektierten Lothringen säubern. »Es hatte aber den Anschein, daß sie dieser Art und Weise, sich der Toten zu entledigen, doch zuviel Abneigung entgegenbrachten, denn, da Sedan noch in ihren Händen war, als M. Creteur seine Arbeit verrichtete, widersetzten sie sich in aller Form der Verbrennung der Leichen ihrer Landsleute [...], und M. Creteur mußte trotz der Unterstützung der Regierung und der Bevölkerung davon Abstand nehmen.« (72) Dr. F. Martin, den ich hier zitiere, hätte selbst eine schicklichere und ebenso effiziente Bestattungsweise vorgezogen. »Mit einer meterdicken Erdschicht, der Aussaat von Luzerne und der Anpflanzung junger Akazienbäume kann man allen diesen Unannehmlichkeiten begegnen. Wenn man zwei Schichten von Leichnamen übereinanderlegt, kann man, ohne Gefahr und ernsthafte Schwierigkeiten, gut und gern 20000 Menschen auf einem Hektar bestatten.« Warum also darauf verzichten? Außerdem kann man zur Huldigung der wiederhergestellten Natur die der Kunst hinzunehmen und ein Denkmal errichten.

Die ersten kriegsgefallenen Soldaten, die mit einem Mahnmal geehrt worden sind, waren zweifellos die Opfer der Bürgerkriege der französischen Revolution: das Luzerner Denkmal für die am 10. August 1792 hingemetzelten Schweizer, die Bußkapelle und der Friedhof von Picpus in Paris. Das bezeichnendste Monument dieser Art aber ist das von Quiberon. Die Emigranten, die dort zu landen versucht hatten, wurden füsiliert und an Ort und Stelle verscharrt, wie es Brauch war. In der Restaurationszeit wurde das betreffende Gelände aufgekauft, von allem Pflanzen- und Baumbestand gereinigt und zu einer Stätte der Andacht umgestaltet. Inzwischen waren die Gebeine in ein benachbartes Kloster überführt und dort in einer Kapelle verwahrt worden, in der die Namen der Erschossenen auf einer Ehrentafel eingraviert wurden. Die Beinkammer ist durch eine Öffnung einzusehen: ein Zwischending zwischen den Beinhäusern der Mumienfriedhöfe des 18. Jahrhunderts und den Ossuarien des Ersten Weltkrieges. Das Grab am Ort des Märtyrertodes ist Gegenstand eines nicht familiären und privaten, sondern kollektiven Kultes.

Die Gräber werden zu Monumenten, die Monumente werden zwangsläufig auch zu Grabmälern. Rémusat berichtet, daß im Juli 1837 die sterblichen Reste der Pariser Toten der *Trois Glorieuses* (Drei Glorreichen Aufstände) unter der zu diesem Ereignis gestifteten Gedenksäule geborgen wurden.

Dennoch nimmt es nicht wunder, daß in Frankreich erst nach 1870 das

Andenken der Kriegsgefallenen sorgfältiger gehütet und die Toten verehrt wurden. Man wird sich des ungeheuren Traumas erinnern, das damals die französische Gesellschaft erfaßte. Die kollektive Sensibilität war lange, bis zur »Revanche« von 1914/18, tief verletzt. Zweifellos hat das nicht verhindert, daß die gefallenen Soldaten anfangs ohne viel Aufhebens beigesetzt wurden, wenn auch mit einem Beigeschmack von Scham. Man rühmte sich dessen nicht. Dagegen verfiel man, und das ist eine Neuerung, auf den Einfall, aus Stein oder Metall gefertigte Ehrentafeln zu gestalten wie ehedem in Quiberon und sie meist in der Kirche (etwa der Kirche von Noyon), gelegentlich aber auch auf dem Friedhof aufzustellen. Auf dem Pére-Lachaise gibt es ein Totenmal für die Gefallenen von 1870: ein leeres Grab, das als Gedenktafel dient.

Sehr bezeichnend ist, daß Kirche und Friedhof die beiden Stätten waren, die diese ersten Kriegerdenkmäler aufnahmen. Die Kirche, weil die Katholiken und die Geistlichen die Toten eines so gerechten Krieges sehr diskret den Märtyrern gleichstellten und weil sie es für ihre Berufung hielt, die Toten zu ehren und ihren Kult aufrechtzuerhalten. Der Friedhof, weil er der Ort war, wo die Lebenden ihrer gedachten, und in Wirklichkeit eine Art Konkurrenz zur Kirche bildete, jedenfalls seit der Zeit, da er durch Gesetz von ihr getrennt worden war.

Im Jahre 1902 zählte man an Allerheiligen auf den Friedhöfen von Paris 350000 Besucher. Ein »Republikaner« hebt hier die Einmütigkeit des nationalen Gefühls der Achtung vor den Toten und besonders den Kriegsgefallenen hervor: »Greifen wir [...] bei dieser Bewegung [der Wallfahrt zu den Friedhöfen] einige der wichtigsten Äußerungen heraus, um besser beurteilen zu können, ob nicht der *Aberglaube* an dieser universalen Gedächtnisfeier einen gewissen Anteil hat. [...] Da sind zunächst die Betfahrten zu allen Monumenten, die irgendeinen berühmten oder volkstümlichen Namen aus Staat, Kunst oder Literatur tragen oder irgendeinen großen und hochherzigen Gedanken eingeben. Es sind die Überlebenden unserer denkwürdigen Schlachten [die Veteranen des Krieges von 1870 und der Kolonialkriege] und die unserer großen Bürgerkriege [Revolutionen, Pariser Kommune], die an diesem Tage ihre Meinungsverschiedenheiten außer acht lassen und die sterblichen Reste ihrer einstigen Gefährten grüßen kommen. Es sind die lokalen Obrigkeiten selbst, die allen Helden ihre Huldigung erweisen.« (73)

Der Erste Weltkrieg hat dem bürgerlichen Kult der Gefallenen »unserer denkwürdigen Schlachten« eine Verbreitung und ein Prestige verliehen, das er nie zuvor gekannt hatte. Die Vorstellung, die Toten auf dem Felde der

Ehre zu verscharren, war unerträglich geworden. Besondere Friedhöfe, die überdies wie Landschaftsarchitekturen gestaltet waren, wurden ihnen geweiht, mit endlosen Fluchtlinien identischer Kreuze; denn das Kreuz wurde als gemeinsames Zeichen des Todes und der Hoffnung selbst von denen gewählt, die es, wie die Amerikaner, bisher nicht akzeptiert hatten.

In jeder französischen Gemeinde, in jedem Arrondissement von Paris erbaute man den kriegsgefallenen Soldaten ein Mahnmal, ein leeres Grab: das *Monument aux morts*, im allgemeinen genau gegenüber dem Bürgermeisteramt. Es hat der Kirche ihre Mittelpunktsfunktion streitig gemacht. Es ist, und zwar beinahe bis in unsere Zeit, wirklich das Zeichen eines einmütigen Nationalgefühls gewesen.

Der Triumphbogen, den Napoleon I. auf der Place de l'Étoile errichten ließ, ist zum Grabmal geworden, seit man dort einen unbekannten Soldaten bestattete. Der Jahrestag des Sieges von 1918 wird nicht als Tag des Sieges gefeiert, sondern ist zum Tag der Toten geworden. In jeder Stadt und jedem Dorf versammeln sich die Obrigkeit und die patriotischen Verbände um das leere Grab, um das Totenmahnmal. Die Hörner stimmen, wie am selben Tage auch noch in der Kirche, den Trauergesang an: »Dafür [für das Vaterland] muß ein Franzose sterben.« Wo es kein solches Totenmahnmal gibt, gibt es auch keine Gedächtnisfeier und folglich auch kein Fest.

Diese im 19. und beginnenden 20. Jahrhundert vollzogene Vereinigung von Totenkult und Nationalgefühl findet sich ebenso wie in Frankreich auch in den Vereinigten Staaten. Wenn Washington früher entstanden wäre als im 17. bzw. 18. Jahrhundert, so wäre diese Hauptstadt so wie Paris eine Stadt der Königsstatuen, der Statuen der Präsidenten der Union geworden. Sie hat sich aber erst im 19. und beginnenden 20. Jahrhundert entwickelt, und deshalb ist sie eine Stadt mit leeren Gräbern, mit Ehrenmälern ihrer Staatsmänner wie dem Grabobelisk Washingtons, der die Stadt von weitem gesehen beherrscht. Es war dies der Wille der Nachkommen von Washington, der an seinem Grab auf seiner Pflanzung in Virginia festgehalten hat: Die Amerikaner selbst hätten sich gewünscht, daß er ins Kapitol überführt worden wäre. Über die gigantischen grünen Teppiche, die der Architekt der Hauptstadt, Major L'Enfant, entworfen hat, sind die Ehrenmäler Lincolns und Jeffersons verteilt (letzteres jüngeren Datums, aus der Zeit Roosevelts): regelrechte Mausoleen, die nach Art der großen klassischen Monumente entworfen sind. Von der Höhe von Arlington ziehen sich die Gräber den Hang hinunter bis in die Stadt. Der Friedhof, auf dem die nationalen Berühmtheiten und die großen Staatsdiener der Union bestattet liegen, bildet den Hintergrund dieser Stadtlandschaft.

Diese Grabstätten sind jedes Jahr, vom Frühjahr bis zum Herbst, das Ziel ganzer Ströme amerikanischer Bürger, die sie besuchen, wie die Katholiken ihre Wallfahrt zur Peterskirche in Rom unternehmen.

Ein Beispiel für einen Landfriedhof: Minot

In den vorhergehenden Abschnitten haben wir die großen Städte eigentlich kaum verlassen. Dort ist nämlich die neue Totenreligion entstanden und weiterentwickelt worden. Und auf dem Lande? Manche Dörfer haben die Städte nachgeahmt und ihren Friedhof aus dem Wohnbezirk hinausverlegt, und der alte Friedhof wurde aufgelassen und durch den Hauptplatz bei der Kirche ersetzt. Viele andere haben ihren Friedhof dagegen an seinem alten Platz neben der Kirche belassen; in diesem Falle ist jedoch kein Grab früher als in den ersten Jahrzehnten des 19. Jahrhunderts angelegt, ein Beweis dafür, daß ein neuer, nach den neuen Vorschriften angelegter Friedhof den alten ersetzt hat, wenn auch an derselben Stelle.

Was sich hier abgespielt hat, läßt sich dank einer ausgezeichneten Studie, der Untersuchung von F. Zonabend über einen Friedhof im Châtillonais, in Minot, rekonstruieren (74): Diese Arbeit zeigt, wie sich in einer ländlichen Siedlung die verschiedenen Modelle kombinieren, die ich im vorliegenden Buch vom ganz frühen Mittelalter bis in unsere Tage hin unterschieden habe.

Zunächst gab es eine merowingische Nekropole, die zeitlich weiter zurückreichte als die Praxis der Bestattung *ad sanctos* und folglich außerhalb der ursprünglichen Siedlung lag. Dort wurde dann eine Kapelle erbaut. Daneben wurde ein *castrum* errichtet. Es war ein weitläufiger Raum wie im Falle der Nekropole von Civaux im Poitou. Die in der Umgebung wohnende Bevölkerung wurde dort beigesetzt, wie sie zweifellos auch in der Kapelle getauft wurde.* Eine neue, dem Heiligen Petrus gewidmete Kirche wurde im Jahre 1450 in der benachbarten Siedlung Minot erbaut, und die alte Nekropole merowingischen Ursprungs wurde zugunsten der Kirche und ihres Hofes preisgegeben. Dennoch hielt man lange an der Gewohnheit fest, die Opfer von Pestepidemien in einer der Ecken des alten Friedhofes beizusetzen, weil man sie von den Häusern entfernt halten mußte.

Seit dem 15. Jahrhundert setzte sich in Minot, ziemlich spät, wie man

* Der Vorgang erinnert an Saint-Hilaire mit seiner kleinen Kirche und seinem alten Friedhof in der Gegend von Marville im Département de la Meuse (vgl. Kapitel 5).

sieht, das klassische Modell der mittelalterlichen und modernen Verbindung von Kirche und Kirchhof-Friedhof durch. Im Umkreis der Kirche und des Friedhofs lagen das Pfarrhaus, die Scheuer für den Zehnten, das Backhaus, die Markthalle und das Auditorium für die lehnsherrschaftliche Jurisprudenz und die Versammlung der Einwohnerschaft. Das Schloß befand sich abseits, an der Stelle des *castrum* und der alten aufgegebenen Nekropole.

Die Burgherren wurden im Chor der Église Saint-Pierre beigesetzt, direkt vor dem Altar.

Die von F. Zonabend untersuchten Kirchenbücher verweisen im 17. Jahrhundert auf Honoratioren-Grabstätten (ein königlicher Notar, die Witwe eines Mundschenks des Bischofs) außerhalb der Kirche, aber dicht an ihren Mauern: die bevorzugte, von Nischen oder Galerien ausgefüllte Stelle. Die Priester hatten ihren angestammten Platz zu Füßen des großen Hosianna-Kreuzes, des einzigen Kreuzes auf dem Friedhof. Die anderen Grabstätten waren ohne sichtbares Zeichen und lagen irgendwo auf dem Platz verstreut. Auch der Friedhofsplatz war offensichtlich am Tage der Dedikation der Kirche geweiht worden; er hatte keine Umfriedungsmauer und blieb bis zur Mitte des 19. Jahrhunderts auch so erhalten. »Allen zugänglich, Menschen und Tieren, weitläufig [wir haben im zweiten Kapitel zwischen zwei Friedhofstypen unterschieden: dem *aître-charnier* mit Galerien und dem Friedhofsplatz oder -markt wie in Antigny], auf dem Hauptplatz des Dorfes gelegen [und damit zusammenfallend], in der unmittelbaren Nähe der anderen öffentlichen Gebäude, dehnte sich der Friedhof im Zentrum des Lebens der Pfarrgemeinde aus.« Ich finde hier, ohne den Verfasser, der meine Periodisierung nicht gekannt hat, zu überfordern, mein erstes Modell des gezähmten Todes und des »Wir sterben alle« wieder. Es ist dagegen nicht verwunderlich, daß in dieser ländlichen Gemeinde mein zweites Modell, das des eigenen Todes, fehlt.

Gegen Ende des 17. Jahrhunderts sieht man dann den tridentinischen und nachreformatorischen Priester in Erscheinung treten. Er hat den Friedhof auf seine gegenwärtigen Ausmaße reduziert und beschlossen, ihn einfrieden zu lassen: verwirklicht wurde die Einfriedungsmauer aber erst im Jahre 1861. Man trug sich jedoch schon vorher mit dem Wunsch, den Friedhof vom Gemeindeplatz zu trennen und ihn zu einem gesonderten, für Tiere unzugänglichen und für alle profanen Versammlungen, die sonst dort stattfanden, gesperrten Raum zu machen. Es handelte sich darum, der Kirche – ebenso und zur gleichen Zeit wie dem Friedhof – ihre kompromittierte Würde zurückzugeben. Früher, im Mittelalter, hatte man sich angewöhnt, direkt an die Kirchenmauern kleine Kammern für die Truhen und beweglichen Habe anzubauen, die man in Zeiten des Aufruhrs und der Unruhe in Sicherheit bringen wollte. Der neue Geistliche ließ diese letzten Überreste des Asylrechts entfernen. Dagegen verfiel er auf die Idee, einen besonderen Raum für die Beisetzung der Kleinkinder herzurichten, der kleinen Engel. Man erkennt hier deutlich die Reinigungsbestrebungen und das Bedürfnis nach Läuterung, die das 17. und 18. Jahrhundert charakterisieren und die ich zusammen mit anderen, weniger moralischen Zügen unter dem Oberbegriff des »nahen und fernen Todes« (dritter Teil) zusammengefaßt habe.

Der Friedhof der volkskundlichen Untersuchung von F. Zonabend ist nicht mehr der des Ancien Régime, aber auch nicht schon ganz der heutige. Teilweise entspricht er meinem vierten Modell: dem des Gefühlsüberschwangs und des Totenkultes.

Freilich ist der Friedhof neben der Kirche verblieben. Der Gemeinderat hat sich geweigert, ihn nach außerhalb zu verlegen. »Es ist darüber diskutiert worden, ob man ihn nach Fontaine-Condrez verlegen sollte, aber dann wäre man wohl nicht mehr so oft hingegangen.« Das ist, im kleineren Maßstab, der Widerstand gegen die »Totenbahn« Haussmanns und das Projekt in Méry-sur-Oise.

Gleichwohl wurde er, wenn auch nicht im materiellen Sinne verlegt, so doch im moralischen Sinne ferngerückt und aus dem Alltagsleben ausgeklammert, und zwar durch den neuen Respekt, mit dem man ihm begegnete. Man wagt nicht mehr bei den Markthallen zu tanzen wie ehedem, weil sie in zu enger Nachbarschaft der Toten liegen: »Das schickt sich nicht, man muß sie achten.« Die Alten wundern sich über diese Strenge, die sie nicht gutheißen. Wie F. Zonabend sagt: »Anstelle eines ruhigen Nebeneinanders ergibt sich heute Konfliktstoff [wenn der Festsaal dem Friedhof allzu nahe liegt], *der vertraute Umgang mit dem Heiligen ist zur respektvollen Absonderung, zur Distanzierung geworden* [Hervorhebung von mir, Ph. A.].« In Paris und in den Großstädten folgte der Kult der Toten auf eine lange und verworrene Zwischenphase, in der die mittelalterliche Vertrautheit sich unmerklich in eine brutale Gleichgültigkeit verwandelt hatte. Hier ist man aus dem Zeitalter der Vertrautheit unmittelbar in das des Respekts übergangen, wenn man den Eingriff der reformierten Geistlichen des 17. und 18. Jahrhunderts einmal als allzu oberflächlich beiseiteläßt. Dieser Respekt des 19. und 20. Jahrhunderts ist von einer bestimmten Angst und einer bestimmten Distanz begleitet: ein altes, der Kirche benachbartes Haus blieb lange ohne Käufer. »Es lag zu nahe am Friedhof«, sagte man. Zugleich mit dem Respekt ist die Angst entstanden. Der Respekt wird nachlassen, während die Angst sich steigert... Aber greifen wir nicht zu weit vor. »Diese Einschließung der Toten«, beobachtet Zonabend mit der wünschenswerten Deutlichkeit, »dieses dumpfe Bedürfnis, sie räumlich entfernt zu halten [...], entspricht [nicht] einer wachsenden Abneigung gegen den Friedhof oder einer Gleichgültigkeit gegenüber dem Andenken der Toten.« Im Gegenteil, würde ich sagen! Die alte Vertrautheit kannte den Kult des Andenkens und den Besuch am Grabe durchaus nicht. »*Jeden Tag* [meine Hervorhebung, Ph. A.] kommen die Alten, um am Grabe eines Ehepartners oder eines Kindes ihre Andacht zu verrichten. [...] Die Frauen gehen an Sonntagen oder an manchen schönen Sommerabenden dort spazieren [...]. Von Grab zu Grab schlendernd, lesen die Älteren die Inschriften und rufen sich die Verstorbenen in Erinnerung: bei diesen Rundgängen entwickelt und verdichtet sich das kollektive Gedächtnis der Gemeinde und wird die Geschichte der Familien des Dorfes allen vermittelt.«

Denn der Raum, über den die Toten verfügen, ist, nach der Formulierung eines Lehrers im Jahre 1912, die F. Zonabend festhält, in »Familienabschnitte« unterteilt. Jedes Grab ist die Kehrseite eines Hauses. Man sagt »*vers* chez *nos tombes*« (zu unseren Gräbern), wie man auch »*vers* chez *nous*« (zu uns) sagt oder »*chez la maison*« (zu Hause). Man bezeichnet den Gesamtkomplex der Gräber einer Familie mit demselben allgemeinen Ausdruck »*chez*«, der das Haus kennzeichnet. Ich selbst habe die gleiche Beobachtung gemacht. (75) Eine alte Wäscherin in einer kleinen Stadt im Großraum Paris, die vielleicht nicht einmal ein eigenes Heim besaß, hatte für sich und ihre Familie ein schönes Grab vorbereitet. Am Tag, an dem sie sich mit ihrem Schwiegersohn entzweite, nahm sie ihm auch das Recht, sich in ihrem Grab bestatten zu lassen, so als wäre es ihr Zuhause.

»Manchmal«, schreibt F. Zonabend, »taucht beim Hausverkauf eine Klausel auf, die den neuen Eigentümern die Verpflichtung auferlegt, die Gräber ihrer Vorgänger instandzuhalten.« Diese Hausgräber waren Familien zugeordnet, in größerem Maßstab sogar Sippen. Eine derartige räumliche Organisation ist sehr bemerkenswert, weil sie absolut neu ist: der Friedhof des Ancien Régime ließ diese Verwandtschaftsbeziehungen völlig außer acht, und die Toten wurden dort ohne jeden Unterschied der Kirche und den Heiligen überantwortet.

Diese ländliche Gemeinschaft hatte also die Kraft, ein Symbolsystem zu schaffen, das den Kodizes der traditionellen Kulturen in einem Maße ähnelt, daß man versucht ist, es mit ihnen zu verwechseln und es ebenfalls für alt zu halten, obgleich es erst aus dem 19. Jahrhundert stammt.

In diesem Dorf im Châtillonais erkennen wir unser Pariser Vorbild des Totenkultes wieder. Er ist nämlich nicht auf die großen Städte beschränkt geblieben, sondern hat auch aufs Land übergegriffen, wo man Mühe hat, eine Neuartigkeit überhaupt auszumachen, so traditionell wirkt er. Mit einer Theorie des Fetischismus und des Totenkultes hat der Positivismus inem Bündel von landläufigen Gefühlen und gemeinschaftlichen Anchauungen begriffliche Kohärenz verliehen, die sich seit dem Ende des 18. ahrhunderts in unseren Gesellschaften verbreitet und sie tief durchdrungen hatten.

Dennoch taucht in dieser Beschreibung der Grablegungsbräuche in Miot etwas auf, das unserem Pariser Modell ganz und gar nicht entspricht und mir sogar im Widerspruch zu jenem berühmten Prairial-Dekret zu tehen scheint: in Minot hat man nämlich nicht aufgehört, die Leichname übereinanderzuschichten, freilich nicht so, wie man sie in den Gemeinchaftsgräbern zusammenstapelte, die in den Dörfern nie existiert haben, ondern so, daß man die Intimität der frühen Kindheit wiederherstellte. Die Mama hat man auf ihre Mama gelegt, Albert [den Sohn] hat man auf die Mama gelegt, und als das Mädchen [die Enkelin] von Germain gestorben ist, hat man es auch darübergelegt.« Eine schöne Ansammlung, die die Hygiene-Philosophen der Jahre um 1800 erschauern lassen würde.

Das liegt – ein anderer großer Unterschied zur Situation, wie sie das Prairial-Dekret geschaffen hat – daran, daß der Raum der Grabstätten in Minot nicht an Einzelpersonen vergeben wird. Er bleibt kommunales Eigentum, an dem jeder ein zeitweiliges Nutzungsrecht hat. Das ist also nicht nders als im Ancien Régime, wo der Bürgermeister und die Gemeinde die Rolle des Geistlichen und des Kirchenvorstandes übernahmen. Wie früher st die Grabstätte kein dauerhaftes Eigentum, sie ist nicht einmal Eigentum. Man stößt auf diesem Friedhof des 19. und 20. Jahrhunderts auf sehr alte Züge, die ohne jede Unverträglichkeit mit den Neuerungen des 19. Jahrhunderts koexistieren. Wie die alten Friedhöfe ist auch dieser in immerwährender Umgestaltung begriffen. Wenn man einen eben Verstorbenen eisetzen will, »öffnet man ein Grab« (es gab zur Zeit der Untersuchung och keine Grüfte), was nach den Gesetzen eigentlich nicht erlaubt ist. Der Totengräber erklärt das so: »Für eine Neubestattung öffne ich das Grab, nd wenn ich einen Sarg unversehrt finde, rühre ich nichts an und stelle den euen darauf [nach dem Wunsch des Verstorbenen]. In den meisten Fällen ber finde ich Gebeine, Metallgeräte und Holz, und das alles sammle ich, chichte es in kleinen Haufen in einer Ecke auf, und wenn der neue Sarg eruntergelasen wird, stelle ich ihn genau darauf.« Die Mama liegt also nicht genau darüber, sondern darunter! Damit dieser Wirrwarr zustande kommen konnte, mußten die Leichen rasch verwesen; deshalb spricht man in Minot noch die alte Sprache, die vom Mittelalter bis zum 17. Jahrhundert Gültigkeit hatte: »Es ist gar nicht wünschenswert, unversehrt zu bleiben das ist ein Zeichen dafür, daß das Beisetzungsritual nicht korrekt ausgeführt worden ist, oder der Wink eines außergewöhnlichen Schicksals: der Verstorbene ist dann entweder ein Heiliger oder ein Verdammter.«

Die Folge ist ein Durcheinander von Gebeinen, das mit dem andererseits unter Beweis gestellten Respekt unvereinbar ist. Der Vorgänger des gegenwärtigen Totengräbers »hob die Gräber an beliebiger Stelle aus, und wenn er auf Gebeine stieß, legte er sie auf eine Grabplatte daneben; die Schädel stellte er auf die Grabmäler [wie in der ersten Fassung von Poussins *Ego in Arcadia*], und die Leute, die sich zu Beerdigungen einfanden, sahen das alles.« Sie lachten darüber. Und F. Zonabend kommt zu dem Schluß: »Es gibt in Minot eine Sprache des Todes; man spricht sie ohne Verlegenheit ohne Heimlichtuerei; die unterirdische Bestimmung der Leichname beschreibt man mit aller Schlichtheit. Das Schweigen hat hier noch nicht, wie in der Stadt oder anderen gesellschaftlichen Gruppen, dieses letzte Stadium des Lebenszyklus verschüttet. Auf dem Dorfe bleibt der Tod vertraut und immer gegenwärtig.«

Das liegt daran, daß sich hier so etwas wie die Aufpfropfung des romantischen auf das archaische Modell vollzogen hat. Dieses archaische Modell ist nicht ganz und gar verschwunden, und das romantische ist nicht bis zu letzten Konsequenz gediehen. Der mittelalterliche Friedhof ist von der zugleich weltlichen und christlichen Religion des 19. Jahrhunderts rehabilitiert und nicht zerstört worden. Die naive und unbeschwerte Vertrautheit zwischen Lebenden und Toten, die er voraussetzte, hat ihren Sinn verändert: sie ist bewußter und in stärkerem Maße rituell geworden, eine symbolische und herkömmliche Sprache, die die neuen gefühlsmäßigen Beziehungen zwischen den Angehörigen ein und derselben Familie und zwischen den Familien ein und derselben Gemeinschaft öffentlich, aber zurückhaltend, ohne Pathos und ohne improvisierte Gesten zum Ausdruck zu bringen erlaubt.

Wir haben im Präsens gesprochen, weil das die grammatische Zeitform der Untersuchung war. Dieses Präsens aber wird unter den Augen des Forschers zum Imperfekt: Der Friedhof – das ist unabdingbar – wird zerstükkelt und, wie jeder beliebige Stadtfriedhof des 19. Jahrhunderts auch, nach Konzessionen verkauft. Man öffnet die Gräber nicht mehr. Und schließlich werden die Grabgewölbe sogar in einem Stück aus Dijon bezogen, »wie ein septisches Grab«. Hier das melancholische Schlußwort von F. Zonabend: »Die Verstorbenen werden also vollständig isoliert und vor der Erde geschützt, die sie ehedem, Toter nach Toter, mit ihren Leibern bestellten und befruchteten.«

»Bei sich«

Der Kult der Friedhöfe und Gräber ist die liturgische Äußerung der neuen Sensibilität, die seit dem Ende des 18. Jahrhunderts den Tod des Anderen so unerträglich macht. Er besteht bis heute, wenigstens in Frankreich, in Italien und besonders beim einfachen Volk. Zwei Begebenheiten illustrieren diese treue Anhänglichkeit für den französischen Raum.

Die eine wird in *L'Aurore* vom 19. September 1963 berichtet. Sie hat sich in einem Dorf der Haute-Provence zugetragen, das evakuiert werden sollte, um Platz für die Anlage eines Schießstandes der Armee zu machen: »Mein Vater ist gestorben, als er das erfuhr, und er hat sich hier nicht beerdigen lassen wollen, weil er nicht auf dem verlassenen Friedhof allein bleiben mochte. Beerdigt mich in X, hat er gesagt, ich will nicht hierbleiben.«

Die andere Notiz stammt aus *Le Monde* vom 30. April 1963: Aimé Druon, Unteroffizier der französischen Armee, ist am 18. Januar 1952 in Indochina gefallen. Ein Gesetz aus dem Jahre 1946 hatte die kostenlose Überführung und die Übergabe der Leichname von Kriegsteilnehmern und -opfern an ihre Familien geregelt: Die öffentliche Meinung in Frankreich hat es nach dem Zweiten Weltkrieg abgelehnt, die Toten auf den großen nationalen Nekropolen wie denen von 1914/18 beizusetzen; sie zieht es vor, sie ihren Familiengräbern zurückzuerstatten.

Im Fall, der uns hier interessiert, war der Leichnam des Unteroffiziers Gegenstand einer Auseinandersetzung zwischen zwei Familien, der seiner natürlichen Eltern und der, die ihn im Alter von 15 Jahren bei sich aufgenommen hatte, ohne ihn aber rechtmäßig zu adoptieren. Das Berufungsgericht von Douai verwarf im Jahre 1959 die Klage der Adoptiveltern, obwohl sie den juristischen Beweis erbracht hatten, daß die Kriegskameraden des Verstorbenen sie »als die wirklichen [Eltern] betrachteten und er auch nur mit ihnen korrespondiert hatte«. Im April des Jahres 1963 hob der Kassationshof dieses Urteil auf. Und so konnte der Leichnam endlich den Adoptiveltern übergeben werden.

Mehr als zehn Jahre lang haben sich auf diese Weise zwei Familien einen Verfahrenskampf geliefert – mit allem, was er an Unkosten mit sich brachte

–, um das Verfügungsrecht über einen Leichnam zugesprochen zu erhalten und ihn »bei sich« beisetzen zu können.

Bemerkenswerterweise hat sich der Kult der Toten und die treue Anhänglichkeit, die er den sterblichen Überresten entgegenbringt, vom alten Abendland in andere gegenwärtige Kulturkreise verlagert. Das beweist eine einem Artikel von Josué de Castro – »Sept pieds de terre et un cercueil« (76) – entnommene Geschichte. »Im Jahre 1955 gründete João Firmino, Pächter der Galilei-Hazienda, den ersten Bauernverband im Nordwesten Brasiliens. Sein Hauptziel war nicht, wie viele glauben möchten, die Verbesserung der bäuerlichen Lebensbedingungen [...] oder die Verteidigung der Lebensinteressen dieser Menschen, die vom Rad des Schicksals zermahlen wurden wie das Zuckerrohr von den Rädern der Mühlen. Anfangs hatten sich diese Verbände die Verteidigung der Interessen der Toten und nicht der Lebenden zum Ziel gesetzt, die Interessen der in Hunger und Elend gestorbenen Bauern [...], den Kampf um das Recht, über sieben Fuß Erde verfügen zu können, um seine Gebeine darin zu betten [...], und das Recht, ihre Leiber in einem Holzsarg ins Grab senken zu dürfen, der ihnen gehörte und in und mit dem sie langsam vergehen konnten.« Der Sarg war anfangs ein Gemeinschaftssarg wie die Särge der Armenbestattungen des Ancien Régime und diente lediglich dem Transport. »Woher kam«, fragt J. de Castro, »dieses verzweifelte Bedürfnis, einen Sarg sein Eigentum zu nennen, um sich darin bestatten lassen zu können, während diese vom Schicksal Geschlagenen zu ihren Lebzeiten doch nicht den geringsten Besitz gehabt hatten?« Und die Antwort von J. de Castro gilt vielleicht ebenso für die Armen und die einfachen Leute des westeuropäischen 19. Jahrhunderts, die ebenfalls einen eigenen Sarg und ein eigenes Grab besitzen wollten*: »In den Ländern des Nordwestens ist es der Tod, der zählt, und nicht das Leben, weil ihr Leben ihnen praktisch nicht gehört.« Die Verfügung über ihren Tod gilt ihnen als »ihr Anrecht darauf, eines Tages der erdrückenden Last des Elends und der Ungerechtigkeiten des Lebens zu entrinnen«. Der Tod gibt ihnen ihre Würde zurück.

* Und nicht minder für die Armen und Sklaven des antiken Rom: »Wenn es einem Mann aus dem Volke gelungen war, dem dringlichsten Bedürfnis abzuhelfen, der Sorge ums tägliche Brot, waren die beiden gebieterischsten Sorgen, die sich dann bemerkbar machten, die um die Gastmähler [der unerläßliche Überfluß] ... und *um die Gräber.*« P. Veyne, *Le Pain et le Cirque*, Paris 1976, S. 291.

Fünfter Teil

Der ins Gegenteil verkehrte Tod

12. Der ins Gegenteil verkehrte Tod

Der Tod verbirgt sich

Noch zu Beginn des 20. Jahrhunderts, etwa bis zum Ersten Weltkrieg, veränderte im gesamten Abendland lateinischer, katholischer oder protestantischer Prägung der Tod eines einzelnen Menschen auf feierliche Weise den Raum und die Zeit einer sozialen Gruppe, die eine ganze Gemeinde umfassen konnte, zum Beispiel ein ganzes Dorf. Man schloß die Vorhänge im Zimmer des Sterbenden, zündete Kerzen an, sprengte Weihwasser aus; das Haus füllte sich mit Nachbarn, Angehörigen und Freunden, die im Flüsterton sprachen und sich ernst und gemessen benahmen. Die Totenglocke erklang in der Kirche, von wo aus sich dann die kleine Prozession mit dem *Corpus Christi* in Bewegung setzte ...

Wenn der Tod eingetreten war, wurde eine Traueranzeige an der Haustür angeschlagen (ein Brauch, der die alte, bereits nicht mehr übliche Aufbahrung des Leichnams oder Sarges vor der Haustür ersetzte). Durch die halboffene Tür, den einzigen Zugang des Hauses, der nicht verhüllt und verschlossen war, traten all jene ein, die durch Freundschaft oder Anstand zu einem letzten Besuch verpflichtet waren. Der Gottesdienst in der Kirche versammelte die ganze Gemeinde, einschließlich der Nachzügler, die das Ende des Totenamtes abwarten mußten, bis sie vortreten durften, und nach dem langen Defilee der Kondolierenden geleitete ein langsamer, von den Straßenpassanten ehrerbietig gegrüßter Trauerzug den Sarg zum Friedhof. Das war aber noch nicht alles. Die Trauerzeit war mit Besuchen ausgefüllt: Besuche der Familie auf dem Friedhof, Besuche der Angehörigen und Freunde bei der Familie ... Danach, ganz allmählich, nahm das Leben wieder seinen gewohnten Gang, und es blieben nur noch die Besuche auf dem Friedhof. Die soziale Gruppe war vom Tode angerührt worden und hatte kollektiv reagiert, angefangen bei den nächsten Familienangehörigen und weiter ausgreifend bis zum größeren Kreis der Freunde, Bekannten und Kunden. Nicht nur starb jedermann öffentlich wie Ludwig XIV.; der Tod eines jeden war auch ein öffentliches Ereignis, das die gesamte Gesellschaft im doppelten Sinne, wörtlich und übertragen, »bewegte«: nicht nur ein einzelner war dahingegangen, sondern die Gemeinschaft als ganze war getroffen und mußte nun ihre Wunde heilen.

Trotz aller Veränderungen, die im Laufe eines Jahrtausends die Einstellungen zum Tode modifizierten, hat sich weder dieses grundlegende Bild gewandelt noch das durchgängige Verhältnis von Tod und Gesellschaft: der Tod ist stets etwas Soziales und Öffentliches gewesen. Er ist es in weiten Kreisen des lateinischen Abendlandes auch bis heute geblieben, und es ist durchaus nicht sicher, daß dieses traditionelle Modell sich definitiv auflöst. Doch es hat seine absolute Allgemeinverbindlichkeit eingebüßt, die ihm früher, unter welcher Religion und in welcher Kultur auch immer, eigen war. Im Laufe des 20. Jahrhunderts ist in einigen der am stärksten industrialisierten, am weitesten urbanisierten und technisierten Bereichen der westlichen Welt eine völlig neue Art und Weise des Sterbens hervorgetreten – und was wir sehen, sind fraglos erst deren Anfänge.

Zwei Hauptmerkmale springen selbst dem achtlosesten Betrachter ins Auge. Erstens die Neuartigkeit dieses Sterbens, das dem früheren Bild des Todes konträr entgegensteht und gleichsam dessen *umgewendetes Abziehbild* oder Negativ ist: die Gesellschaft hat den Tod ausgebürgert, ausgenommen den Tod großer Staatsmänner. Nichts zeigt in unseren modernen Städten mehr an, daß etwas passiert ist; der schwarz-silberne Leichenwagen von einst ist zur unscheinbaren grauen Limousine geworden, die im Straßenverkehr kaum noch auffällt.

Die Gesellschaft legt keine Pause mehr ein. Das Verschwinden eines einzelnen unterbricht nicht mehr ihren kontinuierlichen Gang. Das Leben der Großstadt wirkt so, als ob niemand mehr stürbe.

Das zweite bezeichnende Merkmal ist nicht weniger augenfällig. Gewiß hat sich der Tod im Laufe eines Jahrtausends verändert, aber wie langsam! Die kleinen Modifikationen, die sich über mehrere Generationen hinzogen, gingen so unmerklich vor sich, daß die Zeitgenossen sie gar nicht wahrnahmen. Heute dagegen hat sich in einer einzigen Generation eine vollständige Umwälzung der Alltagswirklichkeit vollzogen – zumindest scheint es so. In meiner Jugend verschwanden trauernde Frauen noch förmlich unter ihren schwarzen Tüchern und Schleiern. Im französischen Bürgertum war es noch üblich, kleine Kinder, deren Großmutter gestorben war, in Violett zu kleiden. Meine eigene Mutter hat wegen eines im Kriege

;efallenen Sohnes seit 1945, während der ganzen letzten zwanzig Jahre ih-es Lebens, Trauerkleidung getragen. Heute dagegen...

Die Schnelligkeit und Schroffheit dieses Wandels hat ihn uns bewußt ;emacht. Was die Erinnerung an die Vergangenheit nicht zu erfassen ver-nochte, ist mit einem Schlage bekannt und Gegenstand der Diskussion ;eworden, Thema für soziologische Untersuchungen, Fernsehsendungen, nedizinische und juristische Debatten. Aus der Gesellschaft vertrieben, ist ler Tod durch die Hintertür wieder hereingekommen, ebenso plötzlich, vie er verschwunden war.

Ein rascher und schroffer Wandel, gewiß; aber ist er so jungen Datums, vie es den Journalisten, den Soziologen, uns allen vorkommt, die wir von lieser Beschleunigung des Entwicklungstempos geblendet sind?

Der Beginn der Lüge

ieit der zweiten Hälfte des 19. Jahrhunderts hat sich im Verhältnis zwi-chen dem Sterbenden und seiner Umgebung ein entscheidender Wandel ollzogen.

Natürlich war für den Menschen die Entdeckung, daß sein Ende bevor-tand, stets ein unangenehmer Augenblick. Man lernte jedoch, damit fertig u werden. Es wachte ja auch die Kirche, die dem Arzt die Verpflichtung uferlegte, den *nuntius mortis* zu spielen; eine ungern erfüllte Mission, und o bedurfte es der Bemühung des »geistlichen Freundes«, um Erfolg zu iaben, wo der »leibliche Freund« noch zögerte. Für den Fingerzeig, die /orwarnung des Sterbenden gab es, wenn sie nicht spontan erfolgte, feste ormen im überkommenen Brauchtum.

In der zweiten Hälfte des 19. Jahrhunderts wird sie jedoch immer pro-ilematischer. Eine Episode aus Tolstois 1859 erschienener Erzählung *Drei Tode* (1) macht das deutlich.

Die Frau eines reichen Geschäftsmannes ist an Tuberkulose erkrankt, vie es sich damals gehörte. Die Ärzte haben sie aufgegeben. Also ist der Zeitpunkt gekommen, sie in Kenntnis zu setzen. Das läßt sich nun einmal iicht vermeiden, und sei es nur, weil man es ihr ermöglichen muß, ihre letzten Verfügungen« zu treffen. Hier tritt nun etwas Neues in Erschei-iung: die Abneigung der Angehörigen gegen diese Pflicht hat sich vertieft. Der Ehemann möchte es um jeden Preis vermeiden, seine Frau »über ihren Zustand ins Bild zu setzen«, und er hat seine Gründe dafür: »Das würde sie imbringen.« »Was auch immer geschehen mag, nicht ich werde es sein, der sie aufklärt.« Auch die Mutter der Sterbenden weist es von sich. Die Todge weihte spricht tatsächlich nur von neuen Heilverfahren; sie scheint am Le ben zu hängen, und man befürchtet Abwehrreaktionen ihrerseits. Dennoc muß man sich endlich entscheiden. Also mobilisiert man eine alte Kusine eine verarmte Familienangehörige, die sich dieser Aufgabe gezwungener maßen unterzieht. »Neben der Kranken sitzend, bemühte sie sich durc eine geschickt geführte Unterhaltung, sie auf die Idee des Todes vorzube reiten.« An der Kranken war es jedoch, sie zu unterbrechen und ganz plötz lich zu sagen: »Ah, meine Liebe!... Versucht doch nicht, mich vorzuberei ten. *Behandelt mich doch nicht wie ein Kind.«* Ich weiß alles. »Ich weiß, da ich jetzt nicht mehr allzu lange Zeit habe.« Und damit kann das klassisch Szenarium des guten Todes in der Öffentlichkeit beginnen, das einen ku zen Augenblick lang durch die neuen Hemmungen vor der Todesankündi gung gestört worden war.

Am Ursprung dieser neuen Hemmungen, mag Tolstoi sie auch verzerr darstellen, steht die Liebe zum Anderen, die Angst, ihm wehzutun und ih in Verzweiflung zu stürzen, die Versuchung, ihn davor in Schutz zu neh men, indem man ihn über sein nahes Ende im Unklaren läßt. Wenn ma auch noch nicht bestreitet, daß er ein Recht hat, darüber Bescheid zu wis sen, so weigert man sich doch, diese traurige Pflicht selbst zu erfüllen; ma sich ein anderer damit abgeben. Der Priester war in Frankreich dazu berei denn die Ankündigung des Todes fiel mit seiner geistlichen Vorbereitun auf die letzte Stunde zusammen. Deshalb galt die Ankunft des Priesters in Sterbezimmer auch als das eigentliche Zeichen des Endes, ohne daß er noc viel zu sagen brauchte.

Der Kranke seinerseits, und das ist von Tolstoi eindringlich beschriebe worden, hat kein wirkliches Bedürfnis, auf den nahen Tod hingewiesen z werden. Er ist bereits im Bilde. Aber er spricht nur nicht offen darüber, u nicht die Illusion zu zerstören, die er noch einige Zeit lang aufrechterhalte möchte – und sei es um den Preis, daß er als Moribunder behandelt wir und verpflichtet ist, sich so zu benehmen. Deshalb verhält er sich still.

Jeder ist also Komplize in einem Lügengewebe, das sich in eben diese Zeit zu entwickeln beginnt und den Tod von nun an immer entschiedener i den Untergrund verdrängt. Der Kranke und seine Umgebung spielen mit einander die Komödie »Es ist alles beim alten« oder »Das Leben geht weite wie zuvor«. Dies ist die zweite Etappe jenes Prozesses der allmähliche Überführung des Sterbenden in die Obhut seiner Familie, der in den Ober schichten schon viel früher eingesetzt hatte, nämlich am Ende des 18. Jahr hunderts, als der Sterbende darauf verzichtete, seinen Letzten Willen durc

:inen Rechtsakt verbindlich zu machen, und ihn seinen Erben direkt übernittelte, also Vertrauen zu ihnen entwickelte.

Damit war eine neue Beziehung entstanden, die den Sterbenden und :eine Umgebung einander gefühlsmäßig näherbrachte; gleichwohl hatte ler Sterbende die Initiative behalten, wenn nicht sogar die Macht. Nun aber ıat sich diese Beziehung umgekehrt: der Sterbende hat sich in die Abhängigkeit seiner Angehörigen begeben. Die Heldin Tolstois mag noch so sehr lagegen protestieren, daß man sie wie ein Kind behandelt: sie hat sich selbst n die Rolle des Kindes verstrickt. Eines Tages wird es soweit kommen, daß ler Sterbende diese Bevormundung hinnimmt, sei es, weil er ihr erliegt, sei :s, weil er sie sich sogar wünscht. Dann wird man allgemein der Ansicht ein – und dies ist die heutige Situation –, daß die Angehörigen verpflichtet ind, den Sterbenden in Unkenntnis über seinen Zustand zu halten. Wie oft ıaben wir einen Gatten, Sohn oder Vater sagen hören: »Wenigstens habe :h die Befriedigung, daß er (oder sie) den Tod nicht gespürt hat«. Das ›Den-Tod-nicht-spüren« ist an die Stelle des »Sein-Ende-nahe-fühlen« getreten.

So hat man sich mit der Verheimlichung eingerichtet. Diese Großtaten ler Einbildungskraft haben Mark Twain zu jener Erzählung angeregt, in ler er das Lügengewebe beschreibt, das von zwei hochherzigen älteren Fräulein erdichtet wird, um zwei von ihnen betreuten Schwerkranken, einer Mutter und ihrem sechzehnjährigen Kind, zu verheimlichen, daß jeweils die andere dem Tode nahe ist. (2)

Solche Verheimlichung hat den praktischen Vorteil, daß sie alle Zeichen)eseitigt oder zurückhält, die den Kranken alarmieren könnten, insbesonlere die Inszenierung des öffentlichen Aktes, der der Tod früher war, angeangen mit dem Auftritt des Priesters. Selbst in den religiösesten Familien ufrichtig praktizierender Katholiken hat sich zu Beginn des 20. Jahrhunlerts die Angewohnheit verbreitet, den Priester erst zu rufen, wenn sein Erscheinen am Bett des Sterbenden ihn nicht mehr beeindrucken kann, weil :r entweder das Bewußtsein verloren hat oder bereits tot ist. Damit war die Letzte Ölung nicht mehr ein Sakrament für die Sterbenden, sondern für die Toten. So sah die Situation in Frankreich bereits in den zwanziger und dreißiger Jahren unseres Jahrhunderts aus. In den fünfziger Jahren ist sie zur Regel geworden.

Vorbei die Zeit der feierlichen Prozession mit dem *Corpus Christi,* an leren Spitze ein Chorknabe sein Glöckchen läutete. Vorbei, lange vorbei lie Zeit seines pathetischen Empfangs durch den Sterbenden und seine Angehörigen. Kein Wunder, daß der Klerus auf die Dauer genug davon hatte, nur noch Tote zu verwalten, und sich schließlich weigerte, bei dieser Komödie mitzuspielen, selbst wenn sie von mitfühlender Liebe inszeniert worden war. Seine Auflehnung dagegen erklärt wenigstens teilweise, warum die Kirche nach dem Zweiten Vatikanischen Konzil den traditionellen Begriff der Letzten Ölung durch den des »Sakraments der Kranken« ersetzt hat, und zwar durchaus nicht immer nur der todgeweihten Schwerkranken: zuweilen wird dieses Sakrament im Gottesdienst reihum an Greise ausgeteilt, die noch völlig gesund sind. Damit ist die Kirche freilich viel weiter gegangen, als lediglich daran zu erinnern, daß man bei vollem Bewußtsein zu sein hat, wenn man die Letzte Ölung empfängt: das Sakrament ist vom Tode abgetrennt worden und keineswegs mehr eine direkte Vorbereitung auf ihn. Auf diese Weise gesteht die Kirche stillschweigend zu, daß sie im Augenblick des Todes abwesend ist und es keinen Sinn mehr hat, noch »den Priester zu rufen«. Wir werden allerdings sehen, daß der Tod unterdessen aufgehört hat, nur ein Augenblick zu sein.

Im 19. Jahrhundert hatte das Verschwinden der frommen Klauseln der Testamente die Bedeutsamkeit der letzten Zwiesprache vertieft: der Stunde des letzten Lebewohls, der letzten Empfehlungen, vertraulich oder in der Öffentlichkeit. Dieser intime und feierliche letzte Austausch ist der Verpflichtung gewichen, den Kranken über seinen Zustand im Unklaren zu lassen. Der Sterbende ging schließlich dahin, ohne noch ein Wort gesagt zu haben. So starben in Frankreich in den fünfziger und sechziger Jahren, bevor sich der massive Einfluß amerikanischer und nordwesteuropäischer Leitbilder bemerkbar machte, die großen Alten fast immer schweigend, selbst wenn sie bei vollem Bewußtsein und fromm waren. »Sie hat uns nicht einmal mehr Lebewohl gesagt«, murmelte am Sterbebett ihrer Mutter eine Tochter, die an dieses störrische Schweigen und vielleicht auch an diese neue Art von Scham noch nicht gewöhnt war.

Der Beginn der Medikalisierung

Setzen wir jedoch unsere Tolstoi-Lektüre fort und gehen wir über zum *Tod des Ivan Iljitsch*, einer Erzählung, die fünfundzwanzig Jahre später entstand als die eben erwähnte. (3) Wir treten in eine neue Welt ein, eine Welt zu Beginn der »Medikalisierung«. Ivan Iljitsch ist ein Mann von fünfundvierzig Jahren, der seit siebzehn Jahren mit einer unbedeutenden Frau verheiratet ist. Er hat vier Kinder gezeugt, von denen eines am Leben geblieben ist, während die anderen drei im zarten Alter starben, ohne daß ihn das übrigens sehr betroffen hätte. Er hat das banale und graue Leben eines fähigen und ehrgeizigen Funktionärs geführt, der von Aufstiegssehnsüchten besessen und ängstlich darum bemüht ist, sich *comme il faut* zu benehmen. Er trägt ständig ein Medaillon mit einer Inschrift, wie man sie in Rußland nicht erwartet hätte: *Respice finem,* ein kleines *Memento mori* nach Art des christlichen Westens vom Ende des 15. bis zum 17. Jahrhundert. Seine religiöse Bindung erweist sich jedoch als oberflächlich und mindert keineswegs seinen Egoismus. Eine »umgängliche, angenehme, erfreuliche, immer korrekte und von der Gesellschaft geschätzte Existenz«, die jedoch von Geldsorgen und den daraus resultierenden Ehekrisen getrübt wird. Der Erfolg stellt sich dann aber doch mit einer Beförderung ein, die ihn zur Wahl einer neuen Wohnung verpflichtet, wo er endlich die »bessere Gesellschaft«, die »wichtigen Leute« empfangen kann.

Und damit beginnt das Unglück: Atembeschwerden, Seitenstiche, Nervosität. Das rechtfertigt eine ärztliche Konsultation; die Anrufung des Arztes ist in den achtziger Jahren zum notwendigen und gewichtigen Schritt geworden, was sie fünfzig Jahre zuvor, zu Zeiten der La Ferronays, durchaus noch nicht war. Erst im letzten Moment zeigt die Frau von Albert de La Ferronays Interesse für den Namen der Krankheit, an der ihr Mann leidet. Obwohl Gegenstand der Aufmerksamkeit, waren Krankheit und Gesundheit damals noch nicht zwangsläufig mit der Intervention und der Macht des Arztes verknüpft. Das *Journal d'un bourgeois de Paris* zur Zeit der französischen Revolution (4) zeigt, in welchem Ausmaß man sich damals bereits der Beobachtung des eigenen Körpers widmen konnte: Tag für Tag notierte der Autor die Wetterlage und seine physiologische Verfassung, schrieb er auf, wann er erkältet war, Blut spuckte oder Fieber hatte: die äußere und die innere Natur. Aber nie verfiel er auf die Idee, einen Mediziner oder Wundarzt zu Rate zu ziehen – oder zu notieren, daß er einen konsultiert hatte –, obwohl er mehrere zu seinen besten Freunden zählte. Er versorgte sich selbst, d. h. er vertraute der Natur.

In den Romanen von Balzac spielt der Arzt eine große soziale und moralische Rolle; er ist, im Verein mit dem Priester, der Nothelfer der Bedrängten und der Ratgeber von Reich und Arm. Er behandelt die Kranken ein wenig, aber er heilt nicht, er hilft beim Sterben. Oder er sieht einen natürlichen Verlauf der Dinge voraus, in den einzugreifen ihm nicht zusteht: Wenn Albert de La Ferronays erst einmal dreißig Jahre alt geworden ist, wird sich die Heilung, so glaubt man, schon von allein einstellen. Bis dahin wird er eben krank sein ... und vielleicht fügt der Arzt insgeheim hinzu: wenn er solange überlebt! Als die Krankheit sich dann aber verschlimmert und man seiner Ohnmacht gewahr wird, wendet man sich an einen, der mehr als nur Spender von Pflege und freundlichen Worten ist: an einen Mann der Wissenschaft, der aus Paris mit einem Expreßgespann eintrifft wie ein *deus ex machina*. Vielleicht gelingt der Wissenschaft das Unmögliche? Der Mediziner scheint damals eine Art letzte, den Reichen vorbehaltene Zuflucht gewesen zu sein. Sehr selten nur und sehr spät kommt es vor, daß er das Wesen und den Namen der Krankheit preisgibt. Man interessiert sich für die Symptome (Fieber, Blutauswurf), man behandelt sie (Aderlaß, Waschungen), aber man versucht nicht, den Fall in einem Klassifikationsschema unterzubringen. Überdies gibt es noch keine Fälle, sondern nur eine Serie von Phänomenen.

Für Ivan Iljitsch indessen ist seine Krankheit sofort ein Fall mit einer bestimmten Besonderheit, die einen Namen haben muß. Welchen? Es fällt dem Arzt zu, ihn auszusprechen, und dann wird man wissen, ob sie schwer ist oder nicht. Denn es gibt gefährliche Kategorien und harmlose. Das hängt von der Diagnose ab.

Seit dieser ersten Konsultation heftet sich Ivan Iljitsch an den Arzt wie ein Parasit. Sein Denken macht sich die Unschlüssigkeiten des Arztes zu eigen. »Die Frage nach dem Leben Ivan Iljitschs existierte nicht, es gab nur einen Streit zwischen Wanderniere und Blinddarm.« Er versucht, die Worte des Mediziners zu deuten und zu enträtseln. »Ivan Iljitsch aber konnte aus der Folgerung des Arztes nur den einen Schluß ziehen, daß es schlecht stünde, daß dies jedoch dem Arzt und sogar allen gleichgültig sei; um Ivan Iljitsch aber stünde es jedenfalls schlecht.« Sein Schicksal hängt fortan von der Diagnose ab, von einer schwierigen Diagnose, die noch nicht endgültig gestellt ist.

Nach Hause zurückgekehrt, erzählt er das alles seiner Frau, die ihm jedoch Gleichgültigkeit und Optimismus vorspielt. Sie ist einfältig und egoistisch; aber auch eine andere, warmherzigere Gattin würde nach außen dasselbe Verhalten an den Tag legen: entscheidend ist, den Kranken in Sicherheit zu wiegen. »Er hielt den Atem an, solange sie noch im Zimmer war, indes als sie das Gemach verlassen hatte, schöpfte er tief Luft. ›Na schön‹, sagte er. ›Es kann ja sein, daß es in der Tat noch nichts ist.‹«

Damit ist Ivan Iljitsch in die ärztlich-medizinische Sphäre eingetreten. »Seit jener Zeit, da Ivan Iljitsch den Arzt aufgesucht hatte, war die genaue Befolgung der Vorschriften des Arztes über Hygiene und das Einnehmen der Medizin zu seiner Hauptbeschäftigung geworden, freilich auch die Beobachtung seiner eigenen Schmerzen und aller Verrichtungen seines Organismus [d. h. der zur Diagnosestellung erforderlichen Symptome]. Ivan Iljitschs Hauptinteresse wandte sich menschlichen Krankheiten und dem menschlichen Gesundheitszustande zu.« Er interessiert sich für andere Kranke, deren Fall seinem eigenen ähnelt. Er liest medizinische Abhandlungen und vermehrt seine Arztbesuche. Im Laufe dieser Konsultationen schleicht sich bei ihm mit der wachsenden Kenntnis auch die Unruhe oder die Ungewißheit jeder sicheren Kenntnis ein. »Der Schmerz ließ nicht nach; allein Ivan Iljitsch machte die größten Anstrengungen, um sich selber zu *überzeugen* [Hervorhebung von mir, Ph. A.], daß ihm besser sei.« Kaum gibt es jedoch irgendeine Unannehmlichkeit zu Hause oder im Büro, da taucht die vage Unruhe schon wieder auf.

Seine Unruhe oder Zufriedenheit hängen also von zwei Variablen ab: von seiner Kenntnis des Leidens und von der Wirksamkeit seiner Behandlung. Er überwacht die Auswirkungen der Arzneimittel, und seine Stimmung richtet sich nach den Hochs und Tiefs, die er dabei verspürt. Genaues Bescheidwissen verleiht ihm Sicherheit. Äußert der Arzt Bedenken, ob es der Blinddarm oder die Wanderniere sei, so ist Ivan Iljitsch augenblicklich verzweifelt und rennt – er, der gebildete und vernünftige hohe Beamte - zu einem Scharlatan, der mit Hilfe von Heiligenbildern kuriert. In seiner Krankheit sitzt Ivan Iljitsch gefangen wie ein Tier in der Falle.

Das Umsichgreifen der Lüge

Inzwischen wachsen die Schmerzen. »Es war unmöglich, sich länger zu täuschen: in Ivan Iljitschs Körper vollzog sich etwas Sonderbares, Neues und so Bedeutungsvolles, wie er es bedeutungsvoller noch nie im Leben erlebt hatte. *Und dabei wußte nur er allein darum* [Hervorhebung von mir, Ph. A.].« Er läßt sich jedoch nicht gehen und hält sein Leiden geheim, aus Angst, seine Umgebung zu beunruhigen und der Sache, die er da in sich wachsen spürt, noch mehr Dauerhaftigkeit zu verleihen, wenn er sie benennt. Wie die Diagnose Unruhe weckt, so droht die Gewißheit sie noch zu vermehren. Die Macht der Worte in der moralischen Einsamkeit, in der der Kranke sich einrichtet, »... während seine Umgebung ihn nicht begriff oder vielleicht auch nicht begreifen wollte und sich der Ansicht hingab, daß alles auf der Welt genauso ginge wie zuvor.« In der Tat kommt es nun darauf an, alle Anlässe für emotionale Anteilnahme zu vermeiden, alle pathetischen Ergüsse hintanzustellen; ein Klima alltäglicher Banalität muß aufrechterhalten werden, denn nur unter dieser Bedingung kann der Kranke sich den Mut bewahren. Er muß alle seine Kräfte zusammennehmen, um das zu erreichen. Entmutigen wir ihn also nicht dabei.

So richtet man sich in einem komödiantischen Rollenspiel ein: »Zuweilen dagegen zogen ihn seine Freunde burschikos mit seinem Pessimismus auf, als wäre das Entsetzliche, Furchterregende und Unerhörte, das sich in seinem Innern eingenistet hatte, unaufhörlich an ihm saugte und ihn unaufhaltsam irgendwohin zog, der allernatürlichste Gegenstand für Späßchen.« Seine Frau tut so, als glaubte sie, er sei nur deshalb krank, weil er seine Arzneien nicht regelmäßig nimmt und seine Diät nicht einhält. Sie behandelt ihn wie ein Kind.

Das hätte noch lange so weitergehen können, hätte Ivan Iljitsch nicht eines Tages zufällig eine Unterhaltung zwischen seiner Frau und seinem Schwager mitangehört, die sich um seinen Zustand drehte: »Siehst du nicht«, sagte brutal der Schwager, »daß er so gut wie tot ist.« Das ist eine Neuigkeit. Ivan Iljitsch wußte bisher nicht, und fraglos auch seine Frau nicht, daß man ihn bereits als toten Mann ansah. Wird er sich nun dagegen auflehnen? Nein, er reagiert zunächst so, als hätte er die Bedeutung dieses Fingerzeiges nicht richtig erfaßt, »er entfernte sich von der Tür und ging wieder in sein Zimmer zurück, dort legte er sich hin und grübelte«. Worüber? Über den Tod, den er in sich trägt und den alle Welt ihm ansehen kann? Ganz und gar nicht: »Die Niere, eine Wanderniere«, wiederholt er für sich, wie um die Bedrohlichkeit des kleinen gehässigen Satzes zu beschwichtigen, der in ihn eingesickert ist. »Er erinnerte sich dabei an das, was ihm die Ärzte erzählten: wie es wäre, wenn eine Niere sich losreiße und herumzuirren beginne. Unter großer Anstrengung der Phantasie gelang es ihm endlich, die Niere zu fassen, sie anzuhalten und zu befestigen.«

Er erhebt sich und geht spornstreichs zu einem neuen Arzt. Er hält sich den Tod vom Leibe, indem er ihn mit der Krankheit maskiert.

»Und alsbald fand in seiner Einbildungskraft die gewünschte Besserung des Blinddarms statt. Ein Prozeß des Aufsaugens und des Ausscheidens – und die regelmäßige Tätigkeit war wiederhergestellt.« Er spürt, daß es nun besser geht.

Die Vorwarnung, den Fingerzeig hat hier also der Zufall gegeben; doch es wird immer etwas derartiges passieren, die Isolierung des Kranken ist nie so hermetisch, daß er nicht irgendwelche Zeichen auffangen könnte. Die heutigen Ärzte wissen das und rechnen auf den Zufall, der es ihnen ersparen soll, direkt einzugreifen. Die Vorwarnung ist in den Wind geschlagen worden, hat sich aber doch ihren Weg ins abgekapselte Bewußtsein gebahnt, und es bedarf nur einer Wiederkehr des Schmerzes, damit die Illusion sich endgültig zerstreut und die Wahrheit ins Auge springt. Mit einem Schlag begreift Ivan Iljitsch, daß es um den Tod geht: »›Blinddarm! Niere!‹ sagte er sich. ›Nicht um den Blinddarm handelt es sich, nicht um die Niere, sondern um Leben … und Tod.‹« »Ja, das war das Leben, und nun geht es hin, geht hin, und ich kann es nicht aufhalten. Ja. Wozu sich betrügen? Ist es nicht allen mit Ausnahme von mir klar, daß ich am Sterben bin und daß es nur noch eine Frage von Wochen ist, von Tagen … jetzt gleich vielleicht.« Er ist noch in diese Grübeleien verstrickt, als seine Frau eintritt … Sie weiß Bescheid, weiß aber nicht, daß auch er nun Bescheid weiß. Seit ihr Bruder ihr die Augen geöffnet hat, begegnet sie ihm »mit einem besonders schwermütigen und ungewohnt gütigen Ausdruck«. Die beiden Menschen könnten also in einer beiden bewußten Wahrheit zusammenfinden. Ivan Iljitsch aber hat nicht mehr die Kraft, die Mauer zu übersteigen, die er selbst aufgerichtet hat, unter Mitwirkung seiner Familie und seiner Ärzte. »Voller Verzweiflung fiel er keuchend auf den Rücken zurück, denn er dachte, daß er jetzt sofort sterben müsse« – doch er begnügt sich damit, zu seiner Frau zu sagen, um seinen verwirrten Zustand zu erklären: »›Nichts Besonderes. Ich habe unversehens etwas umgeworfen.‹« »›Was soll ich ihr denn sagen? Sie wird es ja doch nicht verstehen‹, dachte er.« Die Lüge hat in ihrer Beziehung feste Wurzeln geschlagen.

Auch der Arzt spielt bei der Komödie mit. Er tritt ins Zimmer mit einem Gesichtsausdruck, »der etwa folgendes sagte: ›Da habt ihr euch wieder mal über etwas erschreckt, aber das werden wir gleich haben.‹« Noch nach einer letzten Konsultation eines berühmten Spezialisten und obwohl es dem Kranken immer schlechter geht, wird es »auf einmal allen angst und bange, daß damit auch die gesellschaftliche Lüge zerstört werden könnte und allen klarwerden müßte, wie es sich in Wirklichkeit verhielte«.

Schließlich beginnt eine lange Nacht, in der Ivan Iljitsch in aller Stille die Leiden und Unbilden der körperlichen Krankheit und die metaphysische Angst auf sich nehmen muß. Niemand hilft ihm bei dieser Durchquerung des Tunnels, nur ein junger Muschik, der ihn betreut. »Das, was Ivan Iljitsch am meisten quälte, war die Lüge – jene aus irgendeinem Grunde von allen verbreitete Lüge, daß er nur krank sei und keineswegs auf den Tod daniederläge und daß er sich nur ruhig verhalten und sich kurieren lassen müsse, damit etwas sehr Schönes dabei herauskomme [die Fortdauer der Konvention, die den Kranken als Kind behandelt, Folge der Weigerung, ihm die Schwere seines Zustandes zu erkennen zu geben]. Denn er *wußte* ja: was immer auch getan wurde, es konnte nichts dabei herauskommen, außer noch qualvolleren Leiden und dem Tode. Und ihn quälte diese Lüge, es quälte ihn, daß jene nicht eingestehen wollten, was alle wußten und was auch er selber wußte, sondern daß es ihr Wille war, ihn angesichts seiner entsetzlichen Lage zu belügen, und daß sie nicht nur wünschten, er solle selber an dieser Lüge teilnehmen, sondern daß sie ihn sogar dazu zwangen Lüge – diese noch am Vorabend seines Verscheidens sich über ihm vollziehende Lüge, die *die furchtbare und feierliche Tatsache seines Todes* [...] *herabdrücken mußte,* [...] dies war für Ivan Iljitsch das allerqualvollste.« Merkwürdig! Mehr als einmal ist er versucht, sie anzuschreien, während sie sich um ihn herum noch ihre kleinen Geschichten ausdenken: »Hört auf zu lügen! Ihr wißt es, und ich weiß es ebensogut, daß ich sterben muß, so hört doch wenigstens zu lügen auf! Und dennoch hatte er sich niemals getraut es zu tun.« Er ist der Gefangene der Rolle, die er sich hat aufzwingen lassen und die er sich selbst aufgezwungen hat. Die Maske ist ihm durch Gewohnheit festgewachsen, er kann sie nicht mehr herunterreißen. Also ist er zur Lüge verdammt. Vergleichen wir diese Formulierungen aus den Jahren um 1880 – »Die Lüge, die die furchtbare und feierliche Tatsache seines Todes [...] herabdrücken mußte« – mit den letzten Worten des Paters F. de Dainville an seinen Mitbruder Pater Ribes, als er 1973 mit Schläuchen und Röhren gespickt auf einer Intensivstation lag: *»Ich werde um meinen Tod betrogen.«* (5) Wie sehr sie einander doch über fast ein Jahrhundert hinweg ähneln!

Der schmutzige Tod

Das andere neue Phänomen, das neben der Maskierung des Todes durch die Krankheit und das Lügengewebe im Umkreis des Sterbenden in den Beschreibungen Tolstois deutlich wird, ist der schmutzige und ungehörige Tod.

In den langen Todesschilderungen der La Ferronays oder der Brontës ist an keiner Stelle von der Schmutzigkeit jener schweren Krankheiten, die zum Tode führen, die Rede. Da war noch viktorianische Scham am Werk die sich weigerte, auf die Ausscheidungen des Körpers zu sprechen zu kommen, auch wohl ein gut Teil Gewöhnung an die üblen Gerüche, an die abstoßende Seite des Schmerzes.

Bei Tolstoi hingegen ist der Tod schmutzig. Er war es bereits, und das ist recht bemerkenswert, im Jahre 1857 bei Flaubert, der dem Leser keinen Blutauswurf, keinen Brechreiz seiner entstellten Todgeweihten, Mme. Bovary, erspart. Die Brechreize überkommen sie so plötzlich, »daß sie kaum noch Zeit hatte, ihr Taschentuch unter dem Kopfkissen hervorzuziehen [...] Karl bemerkte auf dem Boden des Napfes [in den sie sich erbrochen atte] einen weißen Niederschlag, der sich am Porzellan ansetzte. [...] Da trich er ihr mit der Hand sacht und fast wie liebkosend über den Magen. ie stieß einen schrillen Schrei aus. [...] Sie wurde bleicher als das Bettuch, n das ihre Finger sich krampfhaft einkrallten. [...] Kalte Schweißtropfen annen über ihr bläulich erstarrtes Gesicht [...]. Die Zähne schlugen ihr egeneinander, ihre erweiterten Augen irrten ausdruckslos umher. [...] Allmählich wurde das Stöhnen heftiger. Ein dumpfer Aufschrei entrang ich ihr. [...] Ihre Lippen preßten sich noch krampfhafter zusammen, ihre Gliedmaßen krümmten sich, ihr Körper war bedeckt mit braunen Flecken, ınd ihr Puls fühlte sich an wie ein straffgespannter Faden, wie eine Saite, die m Zerreißen ist. *Dann begann sie gräßlich zu schreien.* [Und die Agonie vird ohne jede Beschönigung beschrieben.] Emmas Kinn war ihr auf die Brust gesunken, ihre Augen standen unnatürlich weit offen, und ihre armen Hände tasteten über das Bettuch hin, mit jener schauerlich sanften Bewegung der Sterbenden, die aussieht, als wollten sie sich selber schon mit dem eichentuch bedecken. [...] Ihre Brust begann alsbald heftig zu keuchen. Die Zunge trat ganz aus dem Munde, die Augen rollten in den Höhlen und rbleichten wie zwei erlöschende Lampenglocken...«

Emma Bovarys Todeskampf ist kurz. Die Krankheit Ivan Iljitschs dagegen ist lang, und die Gerüche und die Art der Pflege, die sie erfordert, nachen sie abstoßend und – was sie bei den Ferronays, bei den Brontës oder bei Balzac nie gewesen war – ungehörig, anstößig. »Die furchtbare, die ntsetzliche Tatsache seines langsamen Sterbens wurde von seiner ganzen Jmgebung, das sah er nur zu deutlich, auf die Stufe einer zufälligen Unannehmlichkeit herabgedrückt, gewissermaßen einer *Unschicklichkeit* (etwa derart, wie man mit einem Menschen umgeht, der einen Salon betritt und dabei üblen Geruch um sich verbreitet), und zwar nach dem Prinzip jener gleichen ›Wohlanständigkeit‹, deren Anhänger er sein ganzes Leben hindurch gewesen war.«

Eben deshalb ist die Reinlichkeit zu einem bürgerlichen Wert geworden. Der Kampf gegen den Staub ist die erste Pflicht einer viktorianischen Haushälterin. Die christlichen Missionare verpflichten ihre Katechumenen benso sehr auf die Sauberkeit des Körpers wie auf die der Seele, deren Zeichen sie ist. Und noch heute beruft sich die Hetze gegen die langen Haare der jungen Leute sowohl auf die Hygiene als auf die moralische Sittenordnung. Ein sauberer Junge hat auch die Chance, saubere Ansichten zu ntwickeln: er ist *gesund*.

In der zweiten Hälfte des 19. Jahrhunderts hört der Tod ganz allgemein auf, immer nur als schön wahrgenommen zu werden; man hebt sogar seine abstoßenden Züge hervor. Sicher, die makabren Dichter des 15. und 16. Jahrhunderts, Ronsard und andere, hatten ein Gefühl heftiger Abwehr angesichts der Abgelebtheit des Alters, der Verunstaltungen der Krankheit der Schlaflosigkeit, die die Wangen aushöhlt, der ausfallenden Zähne und des stinkenden Atems zu erkennen gegeben; aber sie übersteigerten nur das Thema des Verfalls in einer Zeit, da eine brutalere und realistischere Einbildungskraft den verfallenden Leichnam und die häßlichen Innereien des menschlichen Körpers entdeckte. Diese Innereien erschienen damals bei weitem abstoßender als das Äußere eines Greises oder Kranken.

Dennoch hat im 18. und beginnenden 19. Jahrhundert der würdige Patriarch von Greuze den verhutzelten Greis des ausgehenden Mittelalters verdrängt: er steht dem romantischen Motiv des schönen Todes näher. Gegen Ende des 19. Jahrhunderts sieht man dann aber, wie sich die scheußlichen Bilder der makabren Epoche, die seit dem 17. Jahrhundert verdrängt worden waren, erneut Geltung verschaffen, wenn auch mit dem Unterschied daß alles, was im Mittelalter mit der Verwesung *nach* dem Tode in Verbindung gebracht worden war, nun auf den *Vorboten* des Todes bezogen wird auf die Agonie.

Der Tod flößt nicht mehr nur wegen seiner absoluten Negativität Angst ein, sondern verursacht auch geradezu Übelkeit, genau wie irgendein ekelerregendes Schauspiel. Er wird *unschicklich,* wie die biologischen Vorgänge im Menschen, wie die Ausscheidungen seines Körpers. Es ist *unanständig* ihn vor der Öffentlichkeit auszubreiten. Man erträgt es nicht mehr, daß jeder beliebige in ein Zimmer eintreten kann, das nach Urin, Schweiß, Wundbrand oder schmutzigen Bettlaken riecht. Man muß den Zutritt unterbinden, außer für einige Nahestehende, die in der Lage sind, ihren Abscheu zu überwinden, oder für die unabdingbaren Krankenpfleger. Ein neues Bild des Todes ist im Entstehen begriffen: der gemeine und heimliche Tod, heimlich eben deshalb, weil er gemein und schmutzig ist.

Aus den ersten, bereits recht klaren Ansätzen bei Flaubert und Tolstoi entwickelt sich das Thema fortan in drei Richtungen, die so verschieden sind, daß man ihnen ihren gemeinsamen Ursprung kaum noch ansieht. Die erste läuft auf ein außergewöhnliches und skandalöses Modell hinaus, das auf eine bloße Protestliteratur beschränkt geblieben wäre, hätten es die Kriege und Revolutionen von 1914 bis in unsere Tage den kämpfenden Parteien nicht einigermaßen wahrscheinlich gemacht. Es ist ein Todesmodell von Schriftstellern und Soldaten.

Bei Flaubert und Tolstoi war ein Tod schmutzig, der als Folge einer Krankheit eintrat. Im Modell der Kriegsschriftsteller wie Remarque, Barbusse, Sartre oder Genet öffnen bereits die bloße Vorstellung des Todes und die Angst, die er einflößt, die Schließmuskeln und rekonstituieren so bei voller Gesundheit die schmutzige Realität der Krankheit. Die Zelle des zum Tode Verurteilten oder des Hingerichteten wird ebenso ekelhaft wie das Zimmer des Schwerkranken. Dieses Modell beruht auf der Unmöglichkeit, die Konventionen des schönen und patriotischen Todes, des Todes des jungen Tambours vom Pont d'Arcole, auf die Hekatomben des 20. Jahrhunderts anzuwenden, auf die Massaker der Weltkriege, die Menschenjagden und die langsamen Folterqualen. Die angeblichen Helden »scheißen sich in die Hosen«, und die wahren Helden sind zunächst einmal damit beschäftigt, alles zu tun, damit es ihnen nicht ebenso ergeht (s. Sartres Erzählung *Die Mauer*).

In der dramatischen Literatur der sechziger Jahre stirbt der Offizier in Jean Genets *Les Paravents (Wände überall)* unter den Fürzen seiner Soldaten und der Eremit des Engländers Saunders unter seinen eigenen. Dieses Todesbild mündet in der Literatur schließlich in den Skandal und in den blanken Hohn. Es gehört freilich auch zu einer Folklore der alten Kämpfer, von der sich die Schriftsteller möglicherweise haben beeinflussen lassen.

Die Einlieferung ins Krankenhaus

Die zweite Entwicklungslinie, die bereits bei Tolstoi angelegt ist, führt zum heimlichen Tod im Krankenhaus, der in den dreißiger Jahren unseres Jahrhunderts einsetzte und seit den fünfziger Jahren zur Regel geworden ist.

Zu Beginn des 20. Jahrhunderts war es nicht immer leicht, das Zimmer eines Sterbenden abzuschirmen gegen linkische Mitleidsbekundungen, indiskrete Neugier und was sonst noch lebendig geblieben war vom alten Geist der öffentlichen Anteilnahme am Tod. Es war solange schwierig, wie dieses Zimmer ein Ort in der kleinen Privatwelt des eigenen Hauses geblieben war, außerhalb des Herrschaftsbereichs der bürokratischen Disziplinen, der einzigen wirklich effizienten. Indessen ertrugen die Mitbewohner des Hauses, Familie und Domestiken, diese Promiskuität der Krankheit immer schlechter. Je weiter das 20. Jahrhundert vorrückte, desto lästiger wurde die Anwesenheit des Kranken im Hause. Das rasche Wachstum in Sachen Komfort, Intimität und persönlicher Hygiene hat uns alle empfindlicher gemacht: ohne daß wir etwas dafür könnten, ertragen unsere Sinne nicht mehr die Anblicke und Gerüche, die, im Verein mit dem Leiden und der Krankheit, zu Beginn des 19. Jahrhunderts noch Bestandteil der Alltagswirklichkeit waren. Die physiologischen Begleiterscheinungen des menschlichen Lebens sind aus der Alltagswirklichkeit ausgebürgert und in die aseptische Welt der Hygiene, der Medizin und der Sittlichkeit verwiesen worden. Und diese Welt hat ein exemplarisches Modell: das Krankenhaus mit seiner Zellendisziplin.

Außerdem war die Last der Fürsorge und des Widerwillens früher von einer regelrechten kleinen Gesellschaft von Freunden und Nachbarn mitgetragen und geteilt worden, die in den unteren Schichten und auf dem Lande zwar weitläufiger war, aber auch im städtischen Bürgertum noch existierte. Diese teilnehmende Gruppe ist jedoch kontinuierlich geschrumpft, um sich schließlich nur noch auf die nächsten Angehörigen, ja sogar auf das Ehepaar allein zu beschränken, bei Ausschluß der Kinder. In den Städten des 20. Jahrhunderts hat der Aufenthalt eines Schwerkranken in einer kleinen Wohnung die gleichzeitige Ausübung von Beruf und Krankenpflege zum reinen Heroismus werden lassen.

Überdies haben die Fortschritte der Chirurgie, die langen und anspruchsvollen Behandlungsarten und die Einbeziehung schwerfälliger Apparaturen immer häufiger dazu geführt, daß der Schwerkranke nur noch »stationär« gepflegt werden kann. Seither ist die Klinik, ohne daß man es immer zugibt, für die Familien ein Asyl, wo sie ihren lästigen Kranken, den weder sie selbst noch die Umwelt länger ertragen mögen, einliefern und verstecken können, um derart die Last einer ohnehin unzulänglichen Pflege besten Gewissens anderen aufzuhalsen und selber wieder ihr normales Leben zu führen.

Das Zimmer des Sterbenden hat den Ort gewechselt und ist aus dem eigenen Heim ins Krankenhaus verlagert worden. Aus technisch-medizinischen Erwägungen ist diese Verlagerung von den Familien gebilligt und durch ihre Mittäterschaft erleichtert und verallgemeinert worden. Das Krankenhaus ist heute der einzige Ort, wo der Tod noch mit Sicherheit einer inzwischen selbst als unschicklich geltenden Öffentlichkeit (oder dem, was davon geblieben ist) entrinnen kann. Deshalb wird das Krankenhaus auch zum Ort des einsamen Todes. Bei seiner Untersuchung der Einstellungen zum Tode im heutigen England hat Geoffrey Gorer 1963 entdeckt, daß nur ein Viertel der von ihm befragten »Leidtragenden« *(bereaved)* beim Tod ihrer nächsten Angehörigen anwesend war. (6)

Der Tod Mélisandes

Nach dem schmutzigen Tod und dem einsamen Tod im Krankenhaus führt uns eine dritte Entwicklungsrichtung von Tolstoi zu Maeterlinck, Debussy und ihrem heutigen Kommentator, Vladimir Jankélévitch. Ein verschämter und zurückhaltender, aber kein schamhafter Tod, der ebenso weit von dem des Sokrates oder vom Tod Elvires entfernt ist wie von dem des Helden der *Mauer:* der Tod Mélisandes.

Jankélévitch mag den schönen Tod der Romantiker nicht. »Bei den romantischen Musikern [denn die Musik ist eines seiner bevorzugtesten Mittel, den Dingen auf den Grund zu gehen], die vor allem der Majestät des Todes Ehre erweisen, dehnen die *Aufblähung* und die *Emphase* [Hervorhebung von mir, Ph. A.] den Augenblick so lange hin, bis er zur Ewigkeit wird. [...] Das große Trauerfest mit seinen feierlichen Totengeleiten und seiner Prunkentfaltung ermöglicht es dem Augenblick, seine Momenthaftigkeit zu überschreiten, zu *strahlen wie eine Sonne* im Umkreis ihres feurigen Kerns. An die Stelle des unmerklichen Augenblicks tritt der *verklärte* Augenblick.« So ist es, und Jankélévitch hat ebenso deutlich auch die historische Beziehung zwischen dieser Glorifizierung des Todes und einer anthropomorphen Eschatologie gesehen, die »das Nichts mit Schatten bevölkert, das blinde Fenster des Todes ebenso transparent macht wie die klare Nacht, das Jenseits zum fahlen *duplicatum* des Diesseits erhebt und sich wer weiß welche absurden Tauschhandlungen zwischen Lebenden und Wiederkehrenden ausmalt.« (7)

Bei Jankélévitch stoßen wir auch wieder auf das Gefühl der Unschicklichkeit des Todes, das wir schon bei Tolstoi entdeckt hatten. Diese Unschicklichkeit aber hat sich nun wesentlich verändert: sie ist nicht mehr Ekel angesichts der Zeichen des Todes, die Jankélévitch durchaus nicht außer acht läßt; sie ist nicht etwas, was sich nicht gehört, was gegen die Regeln der Schicklichkeit verstößt und verborgen, verheimlicht werden muß; sie hat sich in *Scham* verwandelt. »Die Art von Scham, die der Tod einflößt, hängt größtenteils mit diesem undenkbaren und unbeschreiblichen Charakter des letalen Zustandes zusammen. Denn es gibt eine Scham des metempirischen Stillstands, so wie es eine Scham der biologischen Kontinuation gibt. Wenn schon die Wiederholung periodisch auftauchender Bedürfnisse etwas Ungebührliches an sich hat, so ist der Umstand, daß ein Blutpfropf ganz plötzlich das Leben unterbricht, seinerseits *ungebührlich* [Hervorhebung von mir, Ph. A.].« Diese zu Scham gesteigerte Ungebührlichkeit scheint für Jankélévitch am Ursprung jenes zeitgenössischen Verbotes zu stehen, das den Tod verbannt. Die Beziehung ist für den Historiker von Interesse. »Das tabuisierte Wort Tod – ist es nicht vor allem der unaussprechliche, unnennbare, uneingestehbare Einsilbler, den der ans Zwischenreich angepaßte Durchschnittsmensch schamhaft in schickliche und anständige Umschreibungen zu kleiden sich schuldig ist?« Man muß die Bedeutungen wohl nicht allzu sehr vergewaltigen, um eine Beziehung zwischen dem zeitgenössischen Todesverbot und der romantischen Emphase annehmen zu können (»die Umschreibungen«), jenem ersten Versuch, die unnennbare Realität zu maskieren. Der erste Versuch hat sich der Rhetorik bedient, der zweite – im 20. Jahrhundert – des Schweigens.

Die Ungehörigkeit eines Ivan Iljitsch ist also zu Scham geworden, und das Bild des schamhaften Todes ist das des Todes von Mélisande. Sie ist keine einsame Tote. In ihrer Kammer über dem Meer gibt es ein Publikum, den alten, weisen und beredten König; er spricht viel; er ist nicht zum Schweigen zu bringen, wie die wirklichen Lebenden. Und während seines Redeflusses stirbt Mélisande, ohne daß er es bemerkt: »Ich habe nichts gesehen ... ist habe nichts gehört ... So rasch, so rasch ... mit einem Schlage ... Sie geht hin, ohne ein Wort zu sagen.«

Mélisande war fraglos eine der ersten, die sich, um mit Jankélévitch zu sprechen, »*pianissimo* und gleichsam auf Zehenspitzen« davonmachten. »Sterben macht keinen Lärm. Ein Herzstillstand macht keinen Lärm. Für Debussy, den Poeten des *pianissimo* und der äußersten Knappheit, war der Augenblick wirklich die flüchtige Minute.« (8) Für Debussy gestern, für Jankélévitch und die agnostischen Intellektuellen heute, aber auch für manche unserer Zeitgenossen, Durchschnittsmenschen, Gläubige oder nicht, die ihren Mut in ihr Schweigen legen.

Es war zu Beginn der sechziger Jahre. Ein Sohn vertraute seine Sorge einem Priester an, der seiner siebzigjährigen, schwer krebskranken Mutter beistand. Er war sich der neueren Gefühlsentwicklung angesichts des Todes sowie der wachsenden Geltung seines Verbotes noch nicht bewußt; er bewahrte sich das Andenken an den manifesten und noch öffentlichen Tod seiner Großeltern, dem er dreißig Jahre zuvor beigewohnt hatte. Ihn befiel eine wachsende Unruhe über das Schweigen, zu dem seine Mutter offenbar ihre Zuflucht nahm. Nichts ließ darauf schließen, daß sie von ihrem Zustand wußte. Er verstand dieses Schweigen nicht und hat es auch später nie verstanden. Er erinnerte den Beichtvater an die traditionelle Mission des *nuntius mortis*. Der Priester aber, der früher selbst Arzt gewesen war, erwiderte ihm: »Man sieht, daß Sie keine Erfahrung mit alten Frauen haben, wie ich sie im Altersheim erlebt habe, die ihre Zeit mit Stöhnen und Weinen

:ubringen, weil sie sterben müssen.« Er meinte offenbar, daß man diese :ntscheidung für das Nichtreden respektieren müsse, daß sie mutig sei und laß es Mittel und Wege gäbe, einander auch etwas in versteckten Anspieungen mitzuteilen, ohne die Komplizenschaft des Schweigens zu brechen. Nach dem Tod der alten Dame fand man tatsächlich Aufzeichnungen, die bewiesen, daß sie sich keine Illusionen gemacht hatte. An ihrem Bett klagte hr Sohn: »Sie hat uns nicht einmal Lebewohl gesagt« – so wie der alte König nach dem letzten Seufzer Mélisandes seinerseits seufzte: »Sie geht hin, ohne ein Wort zu sagen.«

Die letzten Augenblicke und die Tradition

Zur Zeit, da Tolstoi schrieb, begann das Bürgertum unter der romantischen Emphase die Unschicklichkeit des Todes zu entdecken. Es war noch zu rüh, als daß der Widerwille die Oberhand über die herkömmliche Öffentichkeit des Todes gewonnen hätte oder daß es ihm gelungen wäre, den erbenden bis zum letzten Seufzer zu isolieren, wie es später Wirklichkeit wurde, namentlich im Krankenhaus. Deshalb ist gegen Ende des 19. Jahrhunderts ein Kompromiß geschlossen worden zwischen dem öffentlichen Tod der Vergangenheit und dem, was später zum heimlichen Tod werden sollte, ein Kompromiß, der bis ins erste Drittel des 20. Jahrhunderts gültig blieb und der genau dem Tod des Ivan Iljitsch entspricht.

In der Einsamkeit, in die ihn die Lüge einschloß wie in ein abgelegenes Studierzimmer, begann Ivan Iljitsch nachzudenken. Er ließ den Film seines Lebens an sich vorbeiziehen, er bedachte seinen Tod, den sich einzugestehen ihm nicht gelang und der sich ihm doch allmählich als Gewißheit abzeichnete.

Fraglos folgen noch heute, da das Schweigen abgrundtief geworden ist, die Todgeweihten denselben Spuren wie Ivan Iljitsch.

Jüngere soziologische Untersuchungen machen deutlich, daß der Glaube an ein Leben nach dem Tode bei Menschen von christlicher Herkunft, vor allem bei den Jüngeren, sehr viel rascher verfällt als der Glaube an Gott. Dennoch haben die zwischen 1965 und 1972 an 360 *Sterbenden* gemachten Beobachtungen erwiesen, daß 84% von ihnen die Möglichkeit eines Lebens nach dem Tode einräumten, gegenüber nur 33% aller Befragten. (9) Zweifellos macht sich gerade in dieser Phase stiller Rekapitulation des eigenen Lebens auch die Hoffnung auf ein Jenseits wieder geltend.

Bei Ivan Iljitsch währt diese Phase lange. Er leidet, aber zeigt es nicht. Er schließt sich in seiner Einsamkeit und seinem Traum ein und kommuniziert nicht mehr mit seiner Umwelt. Er kehrt sich, auf der Seite liegend, der Wand zu, eine Hand unter die Wange geschoben und damit instinktiv die alte Stellung der Todgeweihten einnehmend, die mit der Welt und den Menschen abgeschlossen haben. So lagen die Juden des Alten Testaments; an diesem Zeichen erkannte man noch im Spanien des 16. Jahrhunderts die nur oberflächlich christianisierten *marraños;* so starb auch Tristan: »Er kehrte sich der Wand zu.« Heute sehen die Schwestern kalifornischer Krankenhäuser, die von B. G. Glaser und A. L. Strauss befragt worden sind, in dieser altüberkommenen Geste nur die unfreundliche Weigerung, mit ihnen zu kommunizieren. (10)

Allerdings geht Ivan Iljitschs Verhalten jetzt direkt in Aggressivität über. Sein Zustand verschlimmert sich, sein Leiden wird heftiger. Eines Morgens, als seine Frau hereintritt und ihm von neuen Arzneimitteln erzählt, erwidert er ihr *mit haßerfülltem Blick:* »Um Christi willen, laß mich doch wenigstens ruhig sterben.« Die ärztlichen Psychologen, die, wie etwa Elisabeth Kübler-Ross, das Verhalten von Sterbenden untersucht haben, bestätigen die Existenz dieser aggressiven Phase, die sie kanalisieren und sich zunutze machen möchten. Ivan Iljitsch weist also Frau, Kinder und Arzt ab und überläßt sich seinem Schmerz, den er zuvor so angestrengt zu verheimlichen sich bemüht hatte. »Die ganzen letzten Stunden hindurch schrie er, ohne aufzuhören. Drei geschlagene Tage hindurch schrie er so in einem fort«, gesteht seine Frau einem Freund. Und dann stellt sich jene windstillenartige Ruhe ein, die auch von den Medizinern als allgemeines Phänomen bestätigt wird. »Unmittelbar vor dem Tode [mindert sich] das Bedürfnis nach schmerzstillenden Mitteln«, beobachten heutige Ärzte bei Sterbenden. »Viele Kranke zeigen dann eine kurze Phase der Remission, eine gesteigerte Vitalität, verlangen wieder freudig nach Nahrung, und ihr Allgemeinbefinden scheint sich zu bessern« (G. Witzel). Ivan Iljitsch auf seinem einsamen Weg wird gewahr, wie der Sterbende der *ars moriendi,* »daß er nämlich sein Leben nicht in der rechten Art geführt hätte«, aber er redet sich ein, daß »das vielleicht noch wiedergutgemacht werden« könnte.

Emma Bovary erlebt einen ähnlichen Aufschub. Als sie den Priester eintreten sieht, scheint sie »freudig bewegt« zu sein. »Ohne Zweifel empfand sie, inmitten einer *tiefen Beschwichtigung,* wieder etwas von jener einstigen Wonne ihrer ersten mystischen Entzückungen und sah mit den Augen des Geistes einen ersten Schimmer ewiger Glückseligkeit.« Der Priester gibt ihr die Letzte Ölung. »Ihr Gesicht hatte den Ausdruck stiller Heiterkeit angenommen, als ob das Sakrament sie wieder gesund gemacht hätte.«

Ebenso Ivan Iljitsch, der, als er endlich sein mehrere Tage oder Wochen langes aggressives Schweigen bricht, die Augen öffnet, sich wieder seiner Umwelt zuwendet, seinen Sohn wahrnimmt, der ihm die Hand küßt, und seine Frau, die »mit offenem Munde (dastand), Tränen überströmten ihre Nase und ihre Wangen«. Die Situation hat sich also im Verhältnis zu dem, was sie zu Beginn des 19. Jahrhunderts war, ins Gegenteil verkehrt. Der Sterbende hat nun Mitleid mit seinen Angehörigen. Er begreift, daß er von dannen zu gehen hat. Er verlangt, daß sein Sohn aus dem Zimmer geführt wird, denn der Anblick des Leidens und des Todes könnte die Kinder übermäßig in Mitleidenschaft ziehen, und so wird ihre Gegenwart bei diesem gräßlichen und gleichsam obszönen Schauspiel künftig nicht mehr zugelassen. (Als Emma Bovary nach ihrer kleinen Tochter verlangt, geschieht folgendes: »›Ich hab Angst!‹ sagte die Kleine und wollte fort [als ihre Mutter ihre Hand küssen wollte] ... ›Genug! Bringt sie weg!‹ rief Karl schluchzend aus dem Alkoven.«)

Ivan Iljitsch sagt zu seiner Frau: »›Sehr leid ... auch du ...‹, er wollte noch sagen ›leb wohl‹, allein er versprach sich dabei ...« Sein Todeskampf dauert zwei Stunden. Tolstoi versichert uns, daß er in der Gnade stirbt. Diese ganze letzte Phase des Todes steht, bis auf einige Details wie das Herausführen der Kinder, in Übereinstimmung mit dem romantischen Todesbild.

Der psychologische Widerspruch zwischen den beiden Modellen des heimlichen und des öffentlichen Todes, die hier vor und während der Agonie nebeneinandergestellt worden sind, tritt sehr deutlich in der Einstellung der Hinterbliebenen zutage. Während der ersten Phase haben sie Theater gespielt und Ivan Iljitsch die Wahrheit vorenthalten. Sie hätten ausharren und bedauern müssen, daß Ivan Iljitsch schließlich doch noch genug Bewußtseinsklarheit hatte, seinen nahen Tod zu erkennen und die letzte Phase in aller Deutlichkeit mitzuverfolgen. Das ist übrigens genau das, was man sich später, in der Mitte des 20. Jahrhunderts, wünscht: »Wenigstens haben wir die Befriedigung, daß er seinen Tod nicht gespürt hat« – zu ergänzen: Die Todesangst ist ihm erspart geblieben.

Demgegenüber antwortet die Frau von Ivan Iljitsch am Tage der Kondolenzbesuche ganz bereitwillig einem Besucher, der sie fragt, ob er bis zuletzt bei Besinnung gewesen sei: »Ja, bis zur letzten Minute. Eine Viertelstunde vor seinem Tode *nahm er von uns Abschied* [Hervorhebung von mir: wir sind hier noch nicht bei Mélisande] und bat dabei, Wolodja fortzuführen.«

Seit Beginn des 20. Jahrhunderts war also die psychologische Disposition maßgeblich, die den Tod aus der Gesellschaft ausklammerte, ihn seines öffentlich-zeremoniellen Charakters entkleidete und ihn zu einem in erster Linie den Nahestehenden vorbehaltenen Privatakt machte, von dem mit der Zeit sogar die Familie ausgeschlossen wurde, als die Krankenhauseinweisung der Todkranken allgemein üblich wurde.

Damit verblieben noch zwei Phasen der Kommunikation zwischen dem Sterbenden – oder dem Toten – und der Gesellschaft: die letzten Augenblicke, in denen der Sterbende wieder die Initiative ergriff, die ihm aus der Hand genommen worden war, und die Zeit der Trauer. Das zweite große Ereignis in der zeitgenössischen Geschichte des Todes ist die Verweigerung und Abschaffung der Trauer. Sie ist umfassend zum ersten Male von Geoffrey Gorer analysiert worden, der aufgrund einer Reihe persönlicher Erfahrungen auf dieses Thema gestoßen war.

Er hatte nämlich beinahe zur gleichen Zeit seinen Vater und seinen Großvater verloren. Sein Vater war beim Untergang der *Lusitania* im Jahre 1915 ertrunken, er hatte ihn also nicht noch einmal sehen können, wie es ja damals eigentlich Brauch war. Er *sah* seinen ersten Leichnam übrigens erst im Jahre 1931. Er hatte sich also den Trauerkonventionen zu unterwerfen, mochten diese sich auch, wie er sagt, während des Krieges infolge der großen Verluste an der Front abgeschwächt haben, aber auch deshalb, weil die Frauen die Arbeitsplätze der Männer übernommen hatten. Der Tod seiner Schwägerin und eines Freundes im Jahre 1948 erhellten ihm dann die neue Situation der Hinterbliebenen, ihr Verhalten und das der Gesellschaft ihnen gegenüber. Dabei wurde ihm bewußt, daß die soziale Funktion der Trauer sich seit 1915 verändert hatte und daß diese Veränderung einen tiefgreifenden Wandel der Einstellung zum Tode anzeigte. 1955 veröffentlichte Gorer dann im *Encounter* seinen berühmten Aufsatz mit dem Titel »The Pornography of Death«, in dem er zeigte, daß der Tod schambesetzt und ähnlich tabuisiert worden ist wie in der viktorianischen Epoche die Sexualität, deren Nachfolge er übernommen hat: ein Tabu ist an die Stelle eines anderen getreten.

Im Jahre 1961 starb Geoffrey Gorers Bruder an Krebs. Er hatte zum zweiten Mal geheiratet und hinterließ eine Frau und Kinder. Gorer kümmerte sich um die Beerdigung, um seine Schwägerin und seine Neffen, und wieder stieß er betroffen auf die Ablehnung der traditionellen Verhaltensweisen und auf ihre schädlichen Auswirkungen. Er hat dieses ganze Drama in seinem Buch beschrieben. Diesmal entschloß er sich, dem Phänomen nicht mehr als Essayist, sondern als Soziologe und auf wissenschaftliche Art zu Leibe zu rücken. So unternahm er 1963 eine soziologische Erhebung zum Trauer-Problem, die das Material seines großen Buches *Death, Grief and Mourning* (11) ergab.

Zunächst stellt er darin fest, daß der Tod in weite Ferne gerückt ist: nicht nur ist man nicht mehr am Sterbebett zugegen, auch die Beisetzung ist für die meisten kein vertrautes Schauspiel mehr; von den befragten Personen hatten 70% seit fünf Jahren an keiner Beerdigung mehr teilgenommen. Nicht einmal dann, wenn es die ihrer eigenen Eltern war! Von seinen Neffen schreibt Gorer: »Der Tod ihres Vaters hat sich auf ihr Leben so gut wie gar nicht ausgewirkt, er ist wie ein Geheimnis behandelt worden, denn erst Monate später war Elizabeth [seine Schwägerin] in der Lage, darüber zu reden und Dritte darüber sprechen zu hören.« Als Gorer nach der Einäscherung seines Bruders zu seiner Schwägerin heimkehrte, erzählte sie ihm ganz unbefangen, daß sie mit den Kindern einen schönen Tag verbracht habe, daß sie alle zusammen gepicknickt und dann den Rasen gemäht hätten.

Die Kinder bleiben somit abseits; sie werden nicht informiert, oder man sagt ihnen einfach, der Vater sei verreist oder Jesus habe ihn zu sich genommen. Jesus ist zu einer Art Nikolaus geworden, dessen man sich bedient, um mit den Kindern über den Tod zu sprechen, ohne selber an ihn zu glauben.

Eine Umfrage der amerikanischen Zeitschrift *Psychology Today* im Jahre 1971 provozierte folgenden Leserbrief einer fünfundzwanzigjährigen Frau: »Ich war zwölf Jahre alt, als meine Mutter an Leukämie starb. Sie war noch da, als ich abends ins Bett ging. Am nächsten Morgen waren beide Eltern weg. Dann kam mein Vater allein nach Hause, nahm uns, meinen Bruder und mich, auf die Knie und brach in Tränen aus. Er sagte: ›Jesus hat eure Mutter zu sich genommen.‹ Später haben wir nie mehr darüber gesprochen. Es hätte uns zuviel Kummer gemacht.« (12)

Bei den meisten Umfragen ergibt sich als Anzahl derer, die an ein zukünftiges Leben glauben, ein Prozentsatz zwischen 30 und 40. Das ist freilich nur eine ungefähre Angabe, da sich aus den zumeist sehr unscharfen Antworten auf Fragebögen nur schwer klare Vorstellungen herausschälen lassen. Bei jüngeren Menschen nimmt der Glaube an ein Leben nach dem Tode ab, während er, wie wir gesehen haben, bei Schwerkranken prozentual wieder ansteigt.

Es ist einigermaßen verblüffend, in Gorers Erhebung aus dem Jahre 1963

– und zwar nur bei den alten Leuten – erneut auf die anthropomorphe Eschatologie des 19. Jahrhunderts zu stoßen. Manche der Befragten pflegen lebhaften Umgang mit ihren Toten und sprechen mit ihnen. »Die Toten schauen uns an und geben uns Rat und Hilfe. Unmittelbar vor seinem Tode sah mein Vater unsere Mutter zu Füßen seines Bettes stehen.« Eine Frau erzählt: »Mein jüngster Sohn hat bei der Air Force den Tod gefunden. Aber er kehrt häufig wieder und spricht mit mir.« Eines Tages, als sie im Bett lag, an ihn dachte und sich Sorgen über ihn machte, antwortete ihr eine Stimme: »›*It is all right, Mum*‹, und ich dachte gleich: ›Gott sei dank, er ist wohlauf, aber er ist weit weg.‹ Ich denke immer, daß ich ihn eines Tages wiedersehe. Das gibt mir die Kraft, weiterzumachen.« Das Paradies ist »eine Gegend, wo man keine Sorgen mehr hat, wo wir unseren Angehörigen und Freunden wiederbegegnen werden«.

Ebenso auffällig ist das totale Verschwinden der Hölle; selbst diejenigen, die an den Teufel glauben, beschränken seinen Aktionsradius auf die hiesige Welt und glauben nicht an eine ewige Verdammnis. Das darf uns freilich nicht wundern: wir haben es bereits für den Anfang des 19. Jahrhunderts feststellen können.

Die Erhebung zeigt auch den Verzicht des Klerus auf seine alte Rolle: nicht, daß man ihn achtlos beiseiteließe; er selbst ist es, der sich gegen sie sperrt.

Das wichtigste Phänomen aber, das in Gorers Erhebung zutage tritt, ist der Verfall der traditionellen Trauerbräuche, angefangen mit den Begräbnisfeierlichkeiten.

Die Feuerbestattung wird heutzutage eindeutig vorgezogen: auf 67 Todesfälle kommen 40 Einäscherungen und 27 Erdbestattungen. Am bemerkenswertesten ist dabei der Sinn, der dieser Wahl gegeben wird. Denn die Einäscherung wählen bedeutet, daß man den Kult der Gräber und Friedhöfe ablehnt, der sich seit Anfang des 19. Jahrhunderts entwickelt hatte. »Man hat das Gefühl, daß der Tote vollständiger und endgültiger beseitigt wird als bei der Erdbestattung.« (Manche lehnen die Einäscherung freilich auch als »zu endgültig« ab.) Nicht eine Vorliebe für den Akt der Verbrennung liegt dieser Wahl zugrunde (etwa wie in der Antike, wo man die Asche der Verstorbenen verehrte), sondern eine Abneigung gegen das Grab. Tatsächlich verzichten die Hinterbliebenen eines eingeäscherten Toten, trotz aller Bemühungen der Krematoriumsdirektoren, im allgemeinen auf die Errichtung eines Grabmals. Bei den 40 Feuerbestattungen gab es nur einen einzigen Fall, in dem die Angehörigen eine Gedenktafel aufstellen ließen, sowie 14 Eintragungen im *book of remembrance,* das Besuchern vorgelegt wird.

Aber es gibt kaum noch Besucher ... Manche Familien gehen noch weiter und lassen die Asche sogar verstreuen.

Der Friedhof dagegen bleibt ein Ort des Gedenkens und des Besuchs. Von den 27 Gräbern in Gorers Erhebung haben nur 4 keinen Grabstein. Die Hinterbliebenen kommen regelmäßig ans Grab, um es mit Blumen zu schmücken und des Verstorbenen zu gedenken.

Es wäre freilich falsch, wollte man das Verschwindenlassen des feuerbestatteten Leichnams als Ausdruck einer Gleichgültigkeit oder Verdrängung deuten. Die Angehörigen des Eingeäscherten lehnen zwar sowohl die Materialisierung der »letzten Ruhestätte«, ihre Verbindung mit dem Leichnam, die ihnen Widerwillen einflößt, als auch den öffentlichen Charakter des Friedhofes ab. Aber sie lassen durchaus den persönlichen und privaten Charakter der Trauer gelten. Deshalb ist an die Stelle des Grabkultes ein Gedenkkult getreten, der zu Hause gepflegt wird: »Ich bin nicht jemand, der dauernd zum Friedhof rennt. Ich halte mehr von der Hilfe für die Lebenden [eine in der neuen religiösen Mentalität häufige Gegenüberstellung von nützlicher Tat und Kontemplation oder Liturgie]. Am Jahrestag ihres Todes stelle ich einen Blumenstrauß vor ihren Photos auf« – so eine vierundvierzigjährige Frau. Nach der Einäscherung »ist, glaube ich, alles zu Ende. Ich will damit sagen, daß man ihr Andenken besser zu Hause pflegen kann als da, wo sie beerdigt liegt. Ich will Ihnen etwas erzählen, was ich immer tue – vielleicht ist es ja absurd –, ich bringe ihr an Weihnachten eine Azalee dar; ich fühle, daß sie noch immer zu Hause gegenwärtig ist« – so eine Frau von fünfunddreißig Jahren. Der Kult kann auch auf eine Art Mumifizierung hinauslaufen: das Haus oder Zimmer des Verstorbenen wird in genau dem Zustand belassen, in dem es sich zu seinen Lebzeiten befand. So kann auch große Verzweiflung und Trauer durchaus vereinbar sein mit dem Verzicht auf das Grab, das dann bisweilen als die verabscheute Ruhestätte des Körpers gilt.

Es gibt also heutzutage zwei Arten, das Andenken eines Verstorbenen zu pflegen: zum einen den seit dem Ende des 18. Jahrhunderts üblichen Kult am Grabe, der in England stärker rückläufig ist als auf dem Kontinent, zum anderen den Kult zu Hause. Der kanadische Soziologe Fernand Dumont erzählt eine Anekdote von seinem Vater, die sich um die Jahrhundertwende ereignet haben muß: »In meiner Kindheit sprachen wir zu Hause ein langes Gebet mit der ganzen Familie. [...] Danach blieb mein Vater einige Zeit [allein] auf den Knien liegen, den Kopf in die Hände vergraben. Das ließ mir keine Ruhe, denn er war nie ›fromm‹ im gewöhnlichen Sinne des Wortes gewesen. Als ich ihn einmal nach dem Grund fragte [...], gestand mir mein Vater, daß er sich auf diese Weise an seinen seit langem verstorbenen eigenen Vater zu wenden pflegte.« (13)

Die Unschicklichkeit der Trauer

Auf das Leichenbegräbnis und die Beisetzung folgt die Zeit der Trauer. Die Hinterbliebenen können tiefen und anhaltenden Schmerz empfinden, doch nahezu im gesamten Abendland ist es heute zur Regel geworden, daß er nie öffentlich gezeigt werden darf. Also das genaue Gegenteil dessen, was früher geboten war. In Frankreich ist seit etwa 1970 das traditionelle Defilee der Kondolierenden, die der Familie nach dem Ende des Trauergottesdienstes ihr Beileid aussprechen, abgeschafft. In der Provinz wird die Todesanzeige, die es noch gibt, überdies häufig von der trockenen, fast unhöflichen Formel begleitet: »Es wird gebeten, von Beileidsbesuchen Abstand zu nehmen« – ein Mittel, um den traditionellen Besuchen der Nachbarn und entfernten Freunde vor den Trauerfeierlichkeiten zuvorzukommen.

Im allgemeinen aber geht die Initiative zu dieser Besuchsverweigerung nicht von der Familie des Verstorbenen aus. Die bekräftigt vielmehr, indem sie sich auf sich selbst zurückzieht, die Authentizität ihres Schmerzes, der keinen Vergleich mit dem der anderen duldet, und macht sich zugleich das diskrete Verhalten zu eigen, das die Gesellschaft von ihr verlangt.

Geoffrey Gorer unterscheidet drei Kategorien von Leidtragenden: diejenigen, denen es gelingt, ihren Kummer vollständig zu verdrängen, diejenigen, die ihn vor den anderen verbergen und still mit sich selbst abmachen, und diejenigen, die ihm freien Lauf lassen. Im ersten Fall zwingt sich der Leidtragende, so zu tun, als ob nichts geschehen wäre, und sein normales Leben ohne jede Unterbrechung fortzuführen: Halten Sie sich auf Trab, *keep busy*, haben ihm seine wenigen und überlasteten Gesprächspartner bedeutet, der Arzt, der Priester, einige Freunde ... Im zweiten Fall dringt *beinahe* nichts von der Trauer nach außen, sie bleibt auf die Privatsphäre beschränkt, »so wie man sich nur privat auszieht oder ausruht« (G. Gorer). Die Trauer ist *extension of modesty*. Das ist fraglos die Einstellung, die vom gesunden Menschenverstand am meisten gebilligt wird; jedem ist klar, daß ein bestimmtes Maß von Affektabfuhr toleriert werden muß, vorausgesetzt, sie bleibt geheim.

Im dritten Fall jedoch wird der manifest und beharrlich Trauernde unbarmherzig aus der Gesellschaft ausgeschlossen wie ein Verrückter. Geoffrey Gorer hatte nach dem Tod seines Bruders Gelegenheit, diesen Ausschluß am eigenen Leibe zu erfahren: »Mehrfach lehnte ich Einladungen zu Cocktail-Parties ab, indem ich erklärte, ich sei in Trauer. Die Leute antworteten mir dann immer geradezu verlegen, so als ob ich irgendeine obszöne Ungehörigkeit gesagt hätte. Ich hatte tatsächlich den Eindruck, daß ich, wenn ich irgendeine zweideutige Verabredung vorgeschützt hätte, um ihre Einladung abzulehnen, besser verstanden worden wäre und vielleicht sogar noch eine joviale Ermunterung bekommen hätte. Diese Leute aber, wenn auch hochgebildet und wohlerzogen, murmelten ein paar verlegene Worte und machten, daß sie davonkamen.« Sie wußten nicht, wie sie sich in einer ungewohnt gewordenen Situation zu verhalten hatten. »Kein Ritual gab ihnen Verhaltenshinweise gegenüber Personen, die sagten, daß sie in Trauer seien. [...] Sie fürchteten, glaube ich, daß ich mich gehenlassen, gänzlich in meinem Schmerz versinken und sie damit in unangenehme Gefühlsaufwallungen verstricken würde.«

Die Ausbürgerung des Todes

Der Übergang und Rückzug aus der schwatzhaften und ruhigen Alltagswirklichkeit in die pathetische Innenwelt vollzieht sich nicht spontan und nicht ohne Hilfe. Die Distanz der Sprache ist allzu groß. Um eine Verbindung zustandezubringen, bedarf es der Vermittlung eines zuvor verinnerlichten Kodes, eines Rituals, das man von Kindheit an durch Brauch und Herkommen erlernt hat. So gab es früher Verhaltenskodes für alle Gelegenheiten, bei denen man Gefühle zu erkennen gab, die im allgemeinen unausgedrückt blieben, etwa wenn man jemandem den Hof machte, wenn man ein Kind gebar, wenn man starb oder wenn man Leidtragende trösten mußte. Diese Kodes gibt es nicht mehr. Sie sind gegen Ende des 19. und im 20. Jahrhundert verschwunden. Also finden die Gefühle, die die gewohnten Grenzen überschreiten, entweder keinen angemessenen Ausdruck und werden verdrängt oder brechen gewaltsam hervor, ohne daß irgend etwas sie aufhalten könnte. Im letzteren Falle kompromittieren sie die Ordnung und die für die Alltagstätigkeiten erforderliche Sicherheit. Es gilt also, sie zu unterdrücken. Als erstes wurde die Dimension der Liebe, dann die der Sexualität mit einem Verbot belegt. Dieses Verbot war nötig geworden, seit die Dämme, die diese wilden Kräfte seit Jahrtausenden kanalisiert hatten, nicht mehr standhielten. So entstand, namentlich in den englischen *public schools*, ein Leitbild der männlichen Selbstbeherrschung, der Diskretion und der Wohlerzogenheit, das die öffentliche Anspielung auf romantische

Gefühle untersagte und sie nur im abgeschlossenen Bereich des Familienzwingers duldete.

Wie Geoffrey Gorer sagt, »werden Tod und Trauer heute mit derselben Prüderie behandelt wie ein Jahrhundert zuvor die Sexualtriebe«. Man muß sie also beherrschen lernen: »Heute gilt es offenbar als gänzlich normal, daß sensible und vernünftige Männer und Frauen sich durch ein gehöriges Maß von Willen und Charakterstärke während der Trauerzeit völlig in der Gewalt behalten. Sie haben also nicht mehr das Bedürfnis, ihre Trauer öffentlich kundzutun [wie in früheren Zeiten, als man noch nicht gewillt war, sie zu kontrollieren und zurückzuhalten], es wird gerade noch hingenommen, wenn man sich ihr privat und heimlich ergibt wie einer Art von Masturbation.« (14)

Ganz offensichtlich verdankt sich die Abschaffung der Trauer nicht einer Frivolität der Hinterbliebenen, sondern einem unbarmherzigen Zwang der Gesellschaft. Die weigert sich, an der emotionalen Betroffenheit des Leidtragenden zu partizipieren – womit sie, genau genommen, die Präsenz des Todes negiert, selbst wenn sie seine Realität im Prinzip noch gelten läßt. Soweit ich sehe, tritt diese Negation hier erstmals offen zutage. Seit geraumer Zeit schon ist sie aus den Tiefen, in denen sie verborgen gelegen hatte, an die Oberfläche gestiegen, ohne sie jedoch ganz zu erreichen: seit man den Scheintod zu fürchten begann, seit man dem Sterbenden aus Mitleid sein nahes Ende verhehlte und ihn aus Abscheu vor der Krankheit vor den anderen verbarg. Heute greift sie manifest um sich, als bezeichnender Zug unserer Kultur. Heutzutage werden die Tränen der Trauer den Ausscheidungen der Krankheit gleichgestellt. Beide sind gleichermaßen abstoßend. Der Tod ist ausgebürgert.

Somit ergibt sich um die Mitte des 20. Jahrhunderts in den am meisten individualisierten und verbürgerlichten Teilen der westlichen Welt eine neue Situation. Die öffentliche Zurschaustellung der Trauer gilt als morbide, desgleichen ihr allzu beharrlicher und allzu langer privater Ausdruck. Die Tränenkrise wird zur Nervenkrise. Die Trauer ist eine Krankheit. Wer sie zeigt, legt eine Charakterschwäche an den Tag. Diese Geringschätzung beginnt sich in bereits im nachromantischen, aber noch mit romantischen Überzeugungen gemischten Sarkasmus abzuzeichnen, beispielsweise bei Mark Twain, den die theatralischen Gefühlsausbrüche reizen, aber auch rühren und der sich mit dem Humor verjährter Gefühle verteidigt. Heute ist sie ganz geläufig geworden. Die Trauerzeit ist nicht mehr die des Schweigens des Leidtragenden in einer gehetzten und indiskreten Gesellschaft, sondern die des Schweigens der Gesellschaft selbst: das Telephon klingelt icht mehr, die Leute meiden einen. Der Leidtragende ist in einer Art Quaantäne isoliert.

Doch diese Isolation geht noch weiter. Die Ablehnung des Todes hat ich, über die Person des Leidtragenden und den Ausdruck der Trauer hinus, auf alles ausgedehnt, was mit dem Tode zusammenhängt und von ihm nfiziert wird. Die Trauer oder das, was ihr ähnlich sieht, gilt heutzutage eradezu als ansteckende Krankheit, die man sich im Zimmer eines Sterenden oder Toten zuzuziehen droht, selbst wenn er einem nicht viel beeutet, oder auch auf einem Friedhof, selbst wenn sich dort kein Grab beindet, das einem teuer ist. Es gibt Orte, an denen man sich die Trauer holt vie anderswo die Grippe.

Sehr bemerkenswert ist, daß die Psychologen diese neue Einstellung im elben Augenblick, da sie aufgetaucht ist, sofort als gefährlich und abnorm ingestuft haben. Bis in unsere Zeit hinein haben sie nicht aufgehört, auf die Notwendigkeit der Trauer und auf die Gefahren ihrer Verdrängung hinzuveisen. Schon Sigmund Freud und Karl Abraham haben immer wieder uf den Unterschied zwischen Trauer und Melancholie hingewiesen, und either haben sich die einschlägigen Untersuchungen vervielfacht – man ergleiche etwa die beiden neuen, mit zahlreichen Fallbeispielen belegten rbeiten von Colin Murray Parkes und von Lily Pincus. (15)

Ihre Einschätzung der Trauer und ihrer Bedeutung ist nun aber der der Gesellschaft genau entgegengesetzt. Die Gesellschaft hält die Trauer für norbide, während für die Psychologen gerade umgekehrt die Verdrängung er Trauer morbide und Ursache der Morbidität ist.

Dieser Gegensatz unterstreicht freilich nur die Stärke des Gefühls, das ur Verdrängung und Ausbürgerung des Todes treibt. Tatsächlich sind die euen Denkanstöße der Psychologen und Psychoanalytiker auf dem Geiet der Sexualität und der Entwicklung des Kindes von der Gesellschaft asch assimiliert und vulgarisiert worden, während ihre Aussagen über die rauer vom allgemein gebilligten Vorstellungsfundus, wie ihn die Massennedien verbreiten, sorgsam ferngehalten wurden. Die Gesellschaft ist für ie ersteren empfänglich geworden, hat aber die letzteren ausgeklammert. hre Negation des Todes ist von der Kritik der Psychologen keine Sekunde ang erschüttert worden.

Ganz gegen ihren Willen haben die Psychologen aus ihren Analysen zum hänomen der Trauer ein Geschichtsdokument gemacht, einen Beweis für ie historische Relativität. Ihre These lautet, daß der Tod eines geliebten Menschen eine tiefe Wunde hinterläßt, die sich jedoch auf natürliche Weise llmählich wieder schließt, wenn der Heilungsprozeß nicht gestört wird.

Der Trauernde muß sich an die Abwesenheit des Anderen gewöhnen, mu. seine noch auf den Lebenden fixierte Libido »in sein Ich zurücknehmen und so den Verstorbenen »interiorisieren«. Störungen dieser »Trauerar beit« treten auf, wenn der Leidtragende statt dessen seinen Toten »mumifi ziert« oder wenn ihm umgekehrt das Gedenken an ihn verwehrt wird Doch nicht diese Mechanismen interessieren uns hier, sondern die Tatsa che, daß unsere Psychologen sie als Bestandteile einer ewigen Natur de Menschen beschreiben: als Naturgegebenheit bewirke der Tod eines Men schen bei dessen engsten Angehörigen stets ein Trauma, das nur langsam über viele Etappen hinweg, ausheilen könne. Es obliege der Gesellschaf dem Leidtragenden dabei zu helfen, da er allein nicht die Kraft dazu habe.

Dieses Modell aber, das die Psychologen für naturgegeben halten, reich historisch nicht weiter zurück als ins 18. Jahrhundert. Es ist das Modell de schönen romantischen Todes und der Friedhofsbesuche, das wir den »To des Anderen« genannt haben. Die Trauerbekundung des 19. Jahrhundert entspricht durchaus – freilich mit allzuviel Theater, aber das fällt nicht s ins Gewicht – den Anforderungen der Psychologen. So haben die La Ferro nays alle Möglichkeiten gehabt, ihrer Libido ledig zu werden und das An denken ihrer Lieben zu interiorisieren, und sie bekamen dabei von ihre Umwelt alle erdenklichen Hilfeleistungen.

Ähnliche Traueraufwallungen hätten im 20. Jahrhundert nicht gefahrlo zum Stillstand gebracht werden können. Genau das haben die Psychologe begriffen. Der Zustand aber, auf den sie sich beziehen, ist kein Naturzu stand: er reicht nicht weiter zurück als ins späte 18. Jahrhundert. Vorhe war das Todes- und Trauermodell ein ganz anderes, und gerade dieses vor romantische Todesmodell könnte, wenn man denn durchaus will, aufgrun seiner jahrtausendelangen Geltung und seiner Unveränderlichkeit viel ehe mit einem Naturzustand in Zusammenhang gebracht werden.

In diesem alten Modell nahm die Affektivität durchaus nicht den Ran ein, der ihr im 19. Jahrhundert zugefallen ist. Nicht etwa, daß der Tod eine geliebten Wesens nicht als schmerzlich empfunden worden wäre. Doch de erste Schock wurde durch die traditionelle Geschäftigkeit der Gruppe ab gefangen, die beim Tode zugegen war, und häufig wurde er auch sehr rasch überwunden; nicht selten heiratete ein Witwer nur wenige Monate späte erneut, was aber nicht hieß, daß er die Verstorbene schnell vergessen hätte sondern daß es ihm gelungen war, seinen Schmerz rasch zu lindern.

Gelegentlich schlug die rasche Schmerzlinderung fehl, und es gelang dem Leidtragenden nicht, seines Kummers Herr zu werden: das waren Ausnah mefälle, die das Todesmodell des 19. Jahrhunderts und die große Gefühls revolution ankündigten; so war H. de Campion außerstande, es länger in dem mit Erinnerungsstücken an seine 1659 verstorbene Frau vollgestopften Haus auszuhalten; er kehrte erst ein Jahr später zurück, noch immer untröstlich. (16)

Aber wenn man auch unglücklich war, so verlor man doch im allgemeinen nicht gänzlich den Kopf. Einerseits beschränkte sich das in jedem Individuum verfügbare Leidens- und Mitleidensreservoir nicht nur auf eine sehr kleine Personengruppe (das Paar und die Kinder), sondern verteilte sich auf den größeren Kreis der Angehörigen und Freunde. Der Tod eines Einzelnen, selbst eines sehr Nahestehenden, zerstörte nicht gleich das ganze Gefühlsleben; es gab immer auch noch Ersatzpartner. Schließlich war der Tod damals nie jene brutale Überraschung, zu der er erst im 19. Jahrhundert wurde, *vor* den spektakulären Fortschritten der Lebensverlängerungsmedizin. Er war Bestandteil der Unsicherheiten des Alltags. Von Kindheit an erwartete man ihn mehr oder weniger ständig.

Unter diesen Bedingungen wurde das Individuum nicht vom Tode überwältigt wie im 19. Jahrhundert. Es erwartete nicht so viel vom Leben. Das Gebet Hiobs entsprach mindestens ebensosehr der Volksweisheit und der geläufigen Resignation wie der asketischen Frömmigkeit. Der Tod nahm, was das Leben gegeben hatte: so ist das Leben! Mit diesen Worten könnte man die schöne Klage sehr banal zusammenfassen.

Das Individuum wurde nicht vernichtet, und doch gab es die Trauer, eine ritualisierte Trauer. Die mittelalterliche und moderne Trauer ist eher soziale als individuelle Trauer. Entlastung der Hinterbliebenen war weder ihr erstes noch ihr einziges Ziel. Sie brachte die Angst der Gemeinschaft zum Ausdruck, die vom Tode heimgesucht, von seinem Anhauch befleckt und durch den Verlust eines ihrer Mitglieder geschwächt worden war. Sie machte sich lautstark Luft, um den Tod an der Wiederkehr zu hindern, um ihn fernzuhalten, so wie die großen Gebetslitaneien die Katastrophen abwenden sollten. Das Leben hielt inne, verlangsamte sich. Man nahm sich Zeit für anscheinend nutzlose, unproduktive Dinge. Die Trauerbesuche unterstrichen die Einheit der Gruppe und stellten die menschliche Wärme der Festtage wieder her; auch die Beisetzungszeremonien wurden zum Fest, bei dem das Vergnügen nicht fehlte, bei dem es dem Lachen oft rasch gelang, die Tränen zu verdrängen.

Dieser Trauer ist im 19. Jahrhundert eine andere Funktion aufgebürdet worden, ohne daß sie sofort in Erscheinung getreten wäre. Sie hat noch einige Zeit ihre alte soziale Rolle behalten, ist aber mehr und mehr zum Ausdrucksmittel eines unendlichen Schmerzes geworden, zur von der Umwelt bereitwillig ergriffenen Möglichkeit, diesen Schmerz zu teilen und die Hinterbliebenen zu trösten. Diese Wandlung der Trauer war so nachhaltig, daß man sehr rasch vergaß, wie jungen Datums sie war: sie erschien als naturgegeben, und als solche hat sie den Psychologen des 20. Jahrhunderts als Bezugspunkt gedient.

Damit wird verständlich, was sich vor unseren Augen abspielt. Wir sind, wohl oder übel, allesamt von der großen romantischen Gefühlsrevolution mitgerissen worden. Sie hat zwischenmenschliche Bindungen entwickelt, deren Bruch uns undenkbar und unerträglich erscheint. Es war daher diese frühromantische Generation, die als erste den Tod verneinte. Sie hat ihn verherrlicht, hypostasiert und zugleich zwar nicht jedes beliebige, wohl aber das geliebte Wesen zum unverlierbaren Unsterblichen gemacht.

Diese Bindung hat heute noch immer Bestand, trotz der scheinbaren Lockerung, die vor allem mit einer zurückhaltenderen Sprache, mit einer größeren Scham zusammenhängt, mit der Scham Mélisandes. Und gleichzeitig, wenn auch aus anderen Gründen, erträgt die Gesellschaft den Anblick alles dessen nicht mehr, was mit dem Tode verbunden ist, folglich auch nicht mehr den des Leichnams und der weinenden Angehörigen. So wird der Hinterbliebene zwischen dem Gewicht seines Schmerzes und dem des gesellschaftlichen Tabus zermalmt.

Das Resultat ist dramatisch, und die Soziologen haben hier besonders den Fall der Witwen hervorgehoben. Die Gesellschaft geht ihnen aus dem Wege, alten wie jungen, sogar mehr noch den alten (sie ziehen nun zwei Abwehrreaktionen auf sich). Sie haben niemanden mehr, mit dem sie über das einzige Thema reden können, das ihnen wichtig ist: über den Verstorbenen. Es bleibt ihnen nur die Möglichkeit, selbst zu sterben, und das tun sie denn auch häufig, ohne zwangsläufig Selbstmord zu begehen. Eine in Wales angestellte Erhebung aus dem Jahre 1967 hat gezeigt, daß die Sterblichkeitsrate bei den jeweils nächsten Angehörigen eines Verstorbenen im ersten Jahr nach seinem Hingang 4,76% betrug, gegenüber 0,68% in der Gesamtkontrollgruppe, während sie im zweiten Jahr nur ganz wenig höher lag als bei der Gesamtkontrollgruppe (1,99 zu 1,25%). Die Sterblichkeitsrate der Witwen stieg ihrerseits im ersten Jahre auf 12,2% gegenüber 1,2% der Gesamtkontrollgruppe, d. h. sie lag zehnmal so hoch. (17)

Der Triumph der Medikalisierung

Es sieht so aus, als ob das romantische Todesmodell, wie es um die Mitte des 19. Jahrhunderts galt, eine Reihe von sukzessiven Einebnungen hat erdulden müssen. Zuerst machten sich gegen Ende des 19. Jahrhunderts die Modifizierungen geltend, die die erste Phase des Sterbens betrafen: die der schweren Krankheit, während der man den Kranken in Unkenntnis über seinen Zustand hielt und absonderte; siehe den Fall Ivan Iljitsch. Darauf folgt im 20. Jahrhundert, und zwar seit dem Ersten Weltkrieg, das Verbot der Trauer und all dessen, was in der Öffentlichkeit an den Tod gemahnt, zumindest an den für normal gehaltenen, d. h. nicht gewaltsamen Tod. Das Bild des Todes zieht sich zusammen wie die Blende eines photographischen Objektivs, die geschlossen wird. Blieb noch der eigentliche Augenblick des Todes, der sich, zur Zeit Ivan Iljitschs und noch lange danach, seinen traditionellen Charakter bewahrt hatte: Rückblick auf das Leben, Öffentlichkeit und Abschiedsszene.

Dieses letzte Überbleibsel verschwand um 1945 als Folge der totalen Medikalisierung des Todes. Das ist die dritte und letzte Etappe seiner Inversion.

Das Entscheidende ist hier der sattsam bekannte Fortschritt der chirurgischen und ärztlichen Techniken, die eine komplexe Apparatur, ein kompetentes Personal und entsprechend zahlreiche medizinische Eingriffe ins Spiel bringen. Die Bedingungen der Möglichkeit ihrer vollsten Effizienz lassen sich nur im Krankenhaus vereinen – wenigstens hat man das bis heute mit dem Brustton der Überzeugung behauptet. Das Krankenhaus ist nicht nur der Brennpunkt höchstwissenschaftlicher medizinischer Forschung, Beobachtung und Lehre, es ist auch der Ort, an dem alle medizinischen Hilfsdienste (pharmazeutische Laboratorien) und raffinierten, kostspieligen und seltenen Apparate konzentriert sind, die der ärztlichen Dienstleistung ein lokales Monopol sichern.

Sobald eine Krankheit sich als schwer erweist, neigt der niedergelassene Arzt dazu, seinen Patienten ins Krankenhaus einzuweisen. Der Fortschritt der Chirurgie hat den der Wiederbelebungsverfahren und der Methoden zur Linderung oder Abschaffung des Leidens und der Schmerzempfindlichkeit nach sich gezogen. Diese Methoden werden nicht mehr nur vor, während oder nach einer Operation angewandt, sondern auch auf die Agonie ausgedehnt, um deren Leiden zu lindern. Beispielsweise wird der Moribunde mit intravenösen Infusionen ernährt, die ihm die Qualen des Durstes ersparen. Ein Schlauch verbindet seinen Mund mit einer Pumpe, die seine

Schleimausscheidungen aufsaugt und ihn am Ersticken hindert. Die Ärzte und Krankenschwestern verabreichen Beruhigungsmittel, deren Auswirkungen sie kontrollieren und deren Dosierung sie variieren können. Das alles ist heute sattsam bekannt und erklärt das unbarmherzige, bereits klassisch gewordene Bild des mit Schläuchen und Röhrchen gespickten Sterbenden.

Unmerklich und immer schneller wurde der normale Sterbende einem Schwerkranken nach der Operation gleichgestellt. Aus diesem Grunde pflegt man auch, vor allem in den Großstädten, nicht mehr zu Hause zu sterben – wie man ja auch nicht mehr zu Hause geboren wird. In New York fanden 1967 bereits 75% aller Todesfälle im Krankenhaus oder ähnlichen Institutionen statt, gegenüber 69% im Jahre 1955 (60% im Gesamtbereich der Vereinigten Staaten). Das Verhältnis hat sich seither noch weiter verschärft. In Paris ist es üblich, daß jeder ältere Herz- oder Lungenkranke hospitalisiert wird, um friedlich sterben zu können. Man könnte zwar manchmal die gleiche Art von Betreuung auch zu Hause leisten, wenn man eine Krankenschwester dafür einstellen würde, aber solche Pflegeleistungen werden von der Krankenkasse – wenn überhaupt – nur zum Teil bezahlt und bedeuten für die Familie eine unerträgliche Belastung (Hygiene, ständige Anwesenheit, permanente Gänge zur Apotheke), besonders wenn auch die Frau arbeitet und kein Kind, keine Schwester, Kusine oder Nachbarin verfügbar ist.

Der Tod im Krankenhaus ist sowohl eine Konsequenz des Fortschritts der ärztlichen Techniken der Leidenslinderung als auch der materiellen Unmöglichkeit, sie unter den heute üblichen Bedingungen zu Hause anzuwenden.

Schließlich sei auch daran erinnert, was zu Beginn dieses Kapitels über die Unschicklichkeit der schweren Krankheit gesagt wurde, über den physischen Abscheu, den sie einflößt, und über das Bedürfnis, sie vor anderen und vor sich selbst zu verheimlichen. In ihrem moralischen Bewußtsein verwechselt die Familie ihre eigene uneingestandene Intoleranz angesichts der schmutzigen Aspekte der Krankheit mit den Erfordernissen der Sauberkeit und der Hygiene. In der Mehrzahl der Fälle, vor allem in Großstädten wie Paris, versucht sie gar nicht erst, ihre Sterbenden zu Hause zu behalten oder auf eine Gesetzgebung zu dringen, die ihrer Abschiebung ins Krankenhaus weniger bereitwillig entgegenkommt.

Das Krankenhaus ist also nicht mehr einfach der Ort, wo man geheilt wird oder stirbt, wenn die Behandlung erfolglos war. Es ist der Ort des *normalen Todes,* den die Ärzte und Schwestern voraussehen und akzeptiert haben. In Frankreich gilt das nur nicht für die Privatkliniken, die ihre Kundschaft und wohl auch ihr Personal nicht durch die Nähe des Todes erschrecken wollen. Tritt der Tod dann trotz aller Bemühungen doch einmal ein, so expediert man den Verstorbenen, wenn er kaum seinen letzten Seufzer getan hat, in aller Eile nach Hause, damit es für die Behörden und die Öffentlichkeit so aussieht, als sei er dort gestorben.

Solche Tricks sind freilich in öffentlichen Krankenhäusern nicht möglich, und so droht ihnen ständig die Gefahr der Überfüllung mit unheilbaren Greisen und künstlich am Leben erhaltenen Moribunden. Aus diesem Grund trägt man sich in manchen Ländern mit dem Gedanken, spezielle Sterbekliniken einzurichten, die einzig den Zweck verfolgen, ihren Patienten einen sanften Tod zu ermöglichen, unbehelligt von den Nachteilen einer Krankenhausorganisation, die konzeptionell darauf ausgerichtet ist, um jeden Preis zu heilen. Eine neue Form von »Hospiz« zeichnet sich hier ab, deren Vorbild das Saint Christopher Hospice am Rande von London ist.

Heute wäre Ivan Iljitsch im Krankenhaus gepflegt worden. Vielleicht hätte man ihn dort sogar heilen können, und es gäbe dann nichts mehr zu erzählen...

Diese Verlagerung des Sterbeortes hat enorme Konsequenzen gehabt. Sie hat eine Entwicklung, die gegen Ende des 19. Jahrhunderts begann, überstürzt und ins Extrem getrieben.

Die Definition des Todes hat sich gewandelt. Er ist heute nicht mehr jener letzte »Augenblick«, zu dem er etwa im 17. Jahrhundert geworden war, dessen Punktualität ihm aber vorher abging. In der traditionellen Einstellung wurde die Plötzlichkeit des Todes gemildert durch die Gewißheit einer Kontinuität - nicht unbedingt die Unsterblichkeitsgewißheit der Christen (der Christen von einst!), doch eine Art steter Verlängerung. Seit dem 17. Jahrhundert hat der zunehmende Glaube an die Dualität von Seele und Leib und an deren Trennung nach dem Tode diese Vorstellung eines sich hinziehenden Todes abgeschafft. Der Tod wurde zum Augenblick.

Der medizinische Tod von heute hat die zeitliche Ausdehnung wiederhergestellt, wenn auch zugunsten des Diesseits und nicht mehr des Jenseits.

Die Zeit des Todes ist zugleich verlängert und unterteilt worden. Die Soziologen haben ihre typologischen und klassifikatorischen Methoden darauf anwenden können. Es gibt den zerebralen Tod, den biologischen Tod und den Zelltod. Die alten Zeichen, so der Stillstand von Herz- und Atemtätigkeit, genügen nicht mehr. An ihre Stelle ist die Messung der zerebralen Tätigkeit getreten, das Elektro-Enzephalogramm.

Es kommt schließlich soweit, daß diese Verlängerung als erstrebenswertes Ziel aufgefaßt wird und das Ärzteteam im Krankenhaus sich weigert, eine »Behandlung«, die nur ein künstliches Leben weiter aufrechterhält, einzustellen. Man denke nur an den shakespearischen Todeskampf Francos inmitten seiner zwanzig Ärzte. Der spektakulärste Fall ist zweifellos der von Karen Ann Quinlan, einer jungen, zweiundzwanzigjährigen Amerikanerin, die zur Stunde, da ich dies schreibe, seit mehr als dreizehn Monaten von einem künstlichen Atemgerät am Leben erhalten und durch Infusionen ernährt wird. Es gilt als sicher, daß sie nie wieder das Bewußtsein erlangen wird. Die Ärzte jedoch beharren darauf, trotz des Drucks der Familie und sogar trotz einer gerichtlichen Verfügung, ihr Leben aufrechtzuerhalten. Der Grund dafür ist, daß sie das Stadium des zerebralen Todes noch nicht erreicht hat: ihr Elektro-Enzephalogramm verläuft noch nicht ganz flach. Es steht uns hier durchaus zu, das ethische Problem zu diskutieren, das ein solcher Fall von »therapeutischer Verbissenheit« aufwirft. Das Interessante daran ist, daß die Medizin es einem Fast-Toten auf diese Weise ermöglichen kann, nahezu unbegrenzt weiterzuexistieren. Nicht nur die Medizin: die Medizin *und* das Krankenhaus, d. h. die gesamte Organisation, die aus der ärztlichen Produktion eine Form von Distribution und ein Unternehmen macht, das strengen methodisch-disziplinarischen Regeln zu folgen hat.

Der Fall Karen Ann Quinlan ist zweifellos ein außergewöhnlicher Grenzfall, verursacht durch die Fortdauer der zerebralen Funktionsfähigkeit. Normalerweise werden solche »Behandlungen« eingestellt, wenn der zerebrale Tod *(brain death)* festgestellt worden ist. Die Ärzte unterbinden die Nahrungszufuhr oder den Infektionsschutz und erlauben damit dem vegetativen Leben, seinerseits zu erlöschen. Im Jahre 1967 entdeckte man mit Empörung, daß in einem englischen Krankenhaus am Fußende der Betten einiger Greise die Chiffre NTBR angebracht worden war: *Not To Be Reanimated*, keine Wiederbelebung mehr. (18)

Die Dauer des Todes hängt somit von einem Zusammenspiel zwischen Familie, Krankenhaus und Justiz oder von einer souveränen Entscheidung des Arztes ab: der Sterbende, der bereits die Gewohnheit angenommen hat, sich auf seine nächsten Angehörigen zu verlassen (er hat ihnen Wünsche anvertraut, die er sonst in seinem Testament zum Ausdruck gebracht hätte), dankt langsam ab und überläßt seiner Familie auch die Entscheidung über das Ende seines Lebens und Sterbens. Die Familie ihrerseits entzieht sich dieser Verantwortung und überträgt sie dem gelehrten Thaumaturgen, der über die Geheimnisse von Gesundheit und Krankheit gebietet und besser als jeder andere weiß, was zu tun ist, dem es folglich auch zukommt, in aller Souveränität zu entscheiden.

Man hat die Beobachtung gemacht, daß der Arzt zu Hause weniger verschwiegen und weniger eigenmächtig ist als im Krankenhaus. Denn im Krankenhaus gehört er einer Bürokratie an, die ihre Macht aus ihrer Disziplin, ihrer Organisation und ihrer Anonymität bezieht. Unter diesen Bedingungen ist ein neues Leitbild des medikalisierten Todes aufgekommen: der Tod im Krankenhaus als neuer *style of dying*.

Der Tod hat aufgehört, als natürliches und notwendiges Phänomen zu gelten. Er ist ein Fehlschlag, ein *business lost* (R. S. Morrison [19]). Das jedenfalls ist die Meinung des Arztes, der ihn, als seine Existenzberechtigung, für sich in Anspruch nimmt. Er selbst ist dabei aber nur ein Wortführer der Gesellschaft, wenn auch ein sensiblerer und radikalerer als der Durchschnitt. Wenn der Tod eintritt, wird er als Zwischenfall aufgefaßt, als Zeichen ärztlicher Unfähigkeit oder Ungeschicklichkeit, das es schleunigst zu vergessen gilt. Er darf die Krankenhausroutine nicht stören, die so viel anfälliger ist als die jeder anderen Arbeitswelt. Er muß also diskret sein, »auf Zehenspitzen« kommen. Wie schade, daß Mélisande ihren Tod nicht im Krankenhaus gefunden hat. Sie hätte eine gute Sterbende abgegeben, die von Ärzten und Krankenschwestern gehätschelt worden wäre und deren Andenken man hochgehalten hätte. Zweifellos ist es wünschenswert, zu sterben, ohne daß man selbst es merkt, aber es gilt auch als erwünscht, zu sterben, ohne daß es die Umgebung gewahr wird.

Ein allzu auffälliger, spektakulärer und lauter Tod stürzt – auch und vor allem, wenn er »würdig« bleibt – die Umgebung in eine emotionale Erregung, die nicht vereinbar ist mit der Arbeits- und Alltagsroutine des einzelnen, schon gar nicht mit der des Krankenhauspersonals. Daher ist der Tod zurechtgestutzt worden, um ein lästiges, doch manchmal unvermeidliches Phänomen mit der »Arbeitsmoral« des Krankenhauses zu versöhnen.

Das Krankenhauspersonal hat einen *acceptable style of facing death* (Glaser und Strauss) definiert: einen Tod, bei dem der Sterbende bis zuletzt so tut, als müsse er gar nicht sterben. Er wird das um so besser können, je weniger er selbst genau Bescheid weiß. Seine Unkenntnis des eigenen Zustandes ist also heute noch notwendiger als zu Zeiten von Ivan Iljitsch. Sie ist für ihn geradezu ein Heilungsfaktor und für seine Betreuer eine Voraussetzung ihrer Tätigkeit.

Was wir heute den guten Tod, den schönen Tod nennen, entspricht genau dem einstmals verabscheuten Tod, der *mors repentina et improvisa,* dem unmerklichen Tod. »Er ist heute nacht im Schlaf gestorben: er ist nicht wieder aufgewacht. Er hat den schönsten Tod gehabt, der sich denken läßt.«

Heute jedoch ist ein derart sanfter Tod aufgrund der medizinischen Fortschritte selten geworden. Es müssen also, und zwar durch geschickte Manipulation, der langsame Tod im Krankenhaus und die *mors repentina* einander nähergebracht werden. Das sicherste Mittel hierzu ist die Täuschung des Kranken. Doch diese Strategie scheitert häufig an dessen diabolischem Geschick, das Verhalten der Ärzte und Schwestern zu deuten – also zwingen sie instinktiv und unbewußt den Kranken, den sie beherrschen und der ihnen zu gefallen sucht, ihnen Unkenntnis vorzutäuschen. In manchen Fällen verwandelt sich dann das Schweigen in eine Art stilles Einverständnis, in anderen verbietet die Angst vor einem zu engen Vertrauensverhältnis jede Kommunikation.

Die Passivität des Sterbenden wird durch Beruhigungsmittel aufrechterhalten, namentlich gegen das Ende hin, wenn die unerträglich gewordenen Leiden ihm »schreckliche Schreie« abpressen wie bei Ivan Iljitsch und Madame Bovary. Das Morphium lindert die großen Krisen, dämpft aber auch das Bewußtsein, das der Kranke nur noch gelegentlich wiedergewinnt.

Dies ist der *acceptable style of facing death*. Sein Gegenteil ist das *embarrassingly graceless dying* (20), der widrige Tod, der gemeine Tod ohne Eleganz oder Feingefühl, der verstörende Tod. Er ist immer zugleich der Tod eines Kranken, der Bescheid weiß. Auch hier gibt es mehrere Möglichkeiten. Erstens, daß der Kranke sich aufbäumt, schreit und aggressiv wird. Zweitens, vom Betreuungspersonal nicht weniger gefürchtet, daß er seinen Tod akzeptiert, sich auf ihn konzentriert, sich zur Wand kehrt, sich von seiner Umgebung abwendet und nicht mehr mit ihr kommuniziert. Ärzte und Krankenschwestern fürchten diese Abwendung, die sie überflüssig macht und ihre Bemühungen lähmt. Sie erkennen darin das verabscheute Bild des Todes wieder: das Naturphänomen, das sie gebändigt und zu einem überwindlichen Zwischenfall der Krankheit gemacht zu haben glaubten.

Im glücklicherweise häufigeren Fall des »schönen« Todes kommt es schließlich soweit, daß sich die Grenze zwischen Leben und Tod verwischt. Das ist übrigens das erstrebte Ziel. So erzählt D. Sudnow die Geschichte einer jungen Praktikantin in einem amerikanischen Krankenhaus, der es nicht gelang, einem Schwerkranken das Trinken mit dem Strohhalm beizubringen. Sie ruft ihre Oberschwester zu Hilfe. *»Well, honey! Of course! He won't respond, he's been dead for twenty minutes.«* Das wäre für jedermann ein schöner Tod gewesen, wenn die junge Praktikantin nicht daraufhin einen Nervenzusammenbruch bekommen hätte. (21)

In den Armenspitälern macht man sich diese Ungewißheit zunutze, um den für bestimmte Maßnahmen günstigsten Augenblick zu wählen: so schließt man den Sterbenden bereits kurz vor dem wirklichen Tod die Augen, das ist leichter. Oder man richtet es so ein, daß sie möglichst frühmorgens sterben, unmittelbar vor Dienstschluß der Nachtschicht: ungenierte und karikierende Praktiken in schlechtgeführten und wenig angesehenen Kliniken, in Siechenhäusern für hoffnungslose Fälle. Gleichwohl verdeutlichen sie durch ihre grobe Übersteigerung bestimmte Aspekte der »Bürokratisierung« des Todes und des *management of death*, die untrennbar mit der Krankenhausinstitution und mit der Medikalisierung des Todes zusammenhängen und sich überall wiederfinden lassen. Der Tod gehört nicht mehr dem – zunächst unverantwortlichen, dann bewußtlosen – Sterbenden, auch nicht der Familie, die von ihrer Unfähigkeit überzeugt worden ist. Er wird reguliert und organisiert von einer Bürokratie, die sich bei aller Kompetenz und menschenfreundlichen Absicht nicht daran hindern läßt, den Tod als ihre Angelegenheit zu betrachten, als eine Sache, die im Interesse der Allgemeinheit so wenig wie möglich stören sollte. »Die Gesellschaft in ihrer Weisheit hat wirksame Mittel hervorgebracht, sich gegen die Alltagstragödien des Todes zu schützen, um ihre Aufgaben ohne emotionale Anteilnahme und ohne Hindernis fortsetzen zu können.« (S. Levine und N. A. Scotch [22])

Die Wiederkehr der Todesankündigung. Die Mahnung zur Würde. Der heutige Tod

Das war die Situation gegen Ende der fünfziger Jahre. Sie hat sich inzwischen, besonders in der angelsächsischen Welt, in einem entscheidenden Punkt geändert: in dem der Unkenntnis des Sterbenden. Im Jahre 1966 veröffentlichte die Zeitschrift *Médecine de France* eine Diskussion zwischen dem Philosophen Jankélévitch und den Medizinern J.-R. Debray, P. Denoix und P. Pichat. »Der Lügner ist der, der die Wahrheit sagt«, erklärte Jankélévitch, »ich bin gegen die Wahrheit, leidenschaftlich gegen die Wahrheit« (eine Position, die sich mit einem übertrieben genauen Respekt vor dem Leben verbindet: »Könnte man das Leben eines Kranken nur um vierundzwanzig Stunden verlängern, so wäre das schon der Mühe wert. Es besteht kein Grund, ihm dieses Stück Leben vorzuenthalten. Für den Arzt ist das Leben ein Wert an sich, wo auch immer es sich zeigt: auch bei einem reduzierten Wesen, bei einem armen und hilflosen Wesen.«).

Robert Laplane umreißt die Komplexität des Problems: »P. Denoix hatte recht, als er darauf hinwies, daß es Fälle gibt, in denen die Wahrheit gesagt werden muß, schon um dem Kranken Erleichterung zu verschaffen. Ich habe gesagt, daß der Kranke im Grunde nichts anderes verlangt, als *nicht mit seiner Wahrheit konfrontiert zu werden. Das gilt sogar für die Mehrheit der Fälle.* Es passiert uns aber auch [uns Ärzten], das sei eingestanden, daß wir vor der Wahrheit fliehen, daß wir uns hinter unserer Autorität verschanzen, daß wir Versteck spielen ... Es gibt Ärzte, die nie etwas sagen. Diese Bequemlichkeitslüge kleidet sich häufig in die Form des Schweigens.«

In den Vereinigten Staaten hat sich diese Einstellung jedoch in den letzten Jahren grundlegend gewandelt. Dabei ist dieser Wandel nicht etwa auf die Initiative der Ärzte zurückzuführen; er ist ihnen sogar eher aufgedrängt worden, und zwar von paramedizinischen Kreisen: von Psychologen, Soziologen und später auch Psychiatern, die sich der erbärmlichen Situation der Sterbenden bewußt geworden sind und daraufhin den Entschluß gefaßt haben, dem Todestabu entgegenzutreten. Das ging nicht kampflos vonstatten. Als Feifel, noch vor 1959 und wahrscheinlich zum erstenmal, Sterbende über sich selbst befragen wollte, bekundeten die Krankenhausbehörden heftigen Unwillen, das Projekt erschien ihnen *cruel, sadistic, traumatic.* Als Elisabeth Kübler-Ross im Jahre 1965 ihrerseits Sterbende zu interviewen versuchte, protestierten die Stationschefs, an die sie sich wandte: Sterbende? So etwas hatten sie ja gar nicht! In einer gutorganisierten und zeitgemäßen Klinik konnte es doch keine Sterbenden geben!

Es gelang diesem Widerstand aus Krankenhauskreisen jedoch nicht, das Interesse und die Sympathie einiger Pioniere zu bremsen, die schnell Schule machten. Das erste Arbeitsergebnis war die im Jahre 1959 erschienene und von H. Feifel herausgegebene Aufsatzsammlung *The Meaning of Death.* (23) Zehn Jahre später bot ein anderes Sammelwerk, *The Dying Patient,* bereits eine Bibliographie von dreihundertvierzig nach 1955 erschienenen Titeln in englischer Sprache, ausschließlich zum Problem des »Sterbens«, ohne Seitenblick auf Phänomene wie Beisetzungsbräuche, Friedhöfe oder Trauerzeit. Der Sammelband vermittelt eine klare Vorstellung von der lebhaften Strömung, die damals die kleine Welt der Humanwissenschaften in Aufruhr versetzte und schließlich auch die Krankenhaus-Festung stürmte. Eine Frau hat bei dieser Mobilisierungskampagne eine entscheidende Rolle gespielt, da sie selber Ärztin war und sich trotz vieler Demütigungen und Entmutigungen bei ihren Standesgenossen durchzusetzen wußte: Elisabeth Kübler-Ross, deren schönes Buch *On Death and Dying,* das im Jahre 1969 erschien, Amerika und England aufrüttelte und es dort bald auf mehr als eine Million verkaufter Exemplare brachte. (24)

Diese neue Strömung, die aus dem Mitgefühl mit dem sich selbst entfremdeten Sterbenden hervorgegangen war, hat sich für eine Verbesserung der Bedingungen des Sterbens ausgesprochen, die dem Sterbenden seine mit Füßen getretene Würde zurückerstatten sollte.

Aus der ärztlichen Kunst ausgeklammert (abgesehen von der Gerichtsmedizin) und als vorläufiger Mißerfolg der Wissenschaft aufgefaßt, war der Tod nicht um seiner selbst willen erforscht worden; man hatte ihn beiseite geschoben als ein philosophisches Problem, das nicht in den Zuständigkeitsbereich der Medizin fiel. Die neueren Untersuchungen bemühen sich, ihm wieder Realität zu verleihen, ihn wieder in die medizinische Literatur einzuführen, aus der er seit dem Ende des 19. Jahrhunderts verschwunden war.

Der Arzt, der einst, zusammen mit dem Priester, lange Zeuge und Vorbote des Todes gewesen war, lernt ihn heute nurmehr im Krankenhaus kennen. Die Praxis des niedergelassenen, krankenhausfernen Arztes vermittelt keine Todeserfahrung mehr. Künftig soll also der besser informierte Mediziner, so glaubt man heute, seine Kranken auch besser auf den Tod vorbereiten können und weniger versucht sein, sich auf das bloße Schweigen zurückzuziehen.

Was in Frage steht, ist die Würde des Todes. Diese Würde erfordert zunächst einmal, daß er anerkannt wird, und zwar nicht nur als wirklicher Zustand, sondern als entscheidendes Ereignis, das nicht in aller Heimlichkeit beiseitegeschoben werden darf.

Eine der Vorbedingungen für diese Anerkennung ist, daß der Sterbende über seinen Zustand ins Bild gesetzt wird. Sehr bald haben die englischen und amerikanischen Ärzte dieser Forderung nachgegeben, fraglos deshalb, weil sie damit eine Verantwortung teilen und abwälzen konnten, die ihnen unerträglich zu werden begann.

Stehen wir also am Vorabend eines neuen und tiefgreifenden Wandels der Einstellung zum Tode? Wird das gewohnte Schweigen gebrochen?

Am 29. April 1976 sendete eine amerikanische Fernsehgesellschaft einen etwa einstündigen Film mit dem Titel *Dying*, der großen Widerhall fand, namentlich in der Presse, wenn auch viele Amerikaner es ablehnten, sich ihn anzuschauen, oder so taten, als hätten sie kein Interesse daran.

Der Regisseur und Autor, M. Roemer, hat den Tod im postindustriellen Amerika beobachtet wie ein Ethnologe, der eine wilde Gesellschaft erforscht. Er hat sich mit seiner Kamera zu unheilbaren Krebskranken und ihren Familien begeben und lange Zeit unter ihnen verbracht. Das Filmdokument, das daraus hervorging, ist außergewöhnlich und erschütternd.

Besser als die gesamte Literatur der letzten Jahre erhellt es den gegenwärtigen Stand der öffentlichen Auseinandersetzung.

Ein spezifischer Zug ist allen vier Fällen, die Roemer vorstellt, gemeinsam und entspricht ziemlich genau dem, was wir bereits andernorts beobachtet haben: Der Kranke und seine Familie sind vom Arzt über die Diagnose und die wahrscheinliche Krankheitsentwicklung *aufgeklärt* worden.

Der erste Fall beschränkt sich auf den Monolog einer jungen, etwa fünfunddreißigjährigen Frau, die vor der leeren Leinwand von der Krankheit und vom Tod ihres Mannes erzählt. Beide Ehepartner wußten, woran sie waren. Aber ihr klares Bewußtsein der Situation hat sie nicht etwa traumatisiert, sondern es ihnen im Gegenteil ermöglicht, während dieser Periode enger zusammenzufinden und ihre Beziehung zu intensivieren. Die allerletzten Tage ihres Mannes, so erklärt sie, seien, so überraschend das klingen mag, die schönsten seines Lebens gewesen. Über eine Entfernung von mehr als einem Jahrhundert hinweg glaubt man hier Albert oder Alexandrine de La Ferronays zu hören: mitten im 20. Jahrhundert erhebt sich erneut das romantische Leitbild des schönen Todes.

Der vierte und letzte Fall beschreibt den langen Leidensweg eines etwa sechzigjährigen schwarzen Pfarrers. Diesmal begleitet uns die Kamera in seine bescheidene Wohnung, in sein Leben inmitten einer zahlreichen und einträchtigen Familie: seine Frau, deren einfachste Gesten die natürliche Vornehmheit einer großen Tragödin haben, seine verheirateten Kinder, seine noch ganz kleinen Enkel. Er leidet an einem Leberkrebs. Wir werden Zeugen der medizinischen Konsultation, in deren Verlauf der Arzt ihm und seiner Frau zu verstehen gibt, daß sein Schicksal besiegelt ist: wir erraten die raschen Regungen ihrer Gedanken, die Mischung aus Bekümmernis und Resignation, aus Mitleid und Zärtlichkeit, aber auch Glaubensgewißheit. Wir erleben mit, wie der Reverend sonntags in der Kirche seiner Gemeinde, die seine Predigt nach afrikanischer Art mit kurzen rezitativartigen Einwürfen unterbricht, Lebewohl sagt. Wir folgen ihm auf einer Pilgerfahrt ins Land seiner Kindheit, in den tiefen Süden Amerikas und ans Grab seiner Eltern. Wir stehen an seinem Sterbebett, als der Tod sich nähert, in einem Zimmer voller Besucher, inmitten der ganzen versammelten Familie, und sehen mit an, wie die Kinder ein letztes Mal sein abgezehrtes, aber friedliches Antlitz küssen. Wir nehmen schließlich am Leichenbegängnis teil, in der Kirche, wo die Gemeinde unter Tränen und Gesängen am offenen Sarg vorbeizieht. Kein Zweifel: das ist der gezähmte Tod, privat und öffentlich zugleich.

Die beiden anderen Fälle haben mit den älteren oder bekannten Todesildern nichts gemein. Sie charakterisieren im Gegenteil den ganz neuen eutigen Tod, den Tod junger Erwachsener im Wohlstandsmilieu der *golden suburbs.*

Zunächst der Fall einer jungen Frau von etwa dreißig Jahren, die bei ihrer Autter wohnt und an einem Gehirntumor leidet. Ihr Schädel ist rasiert und ntstellt von der Operation, die sie über sich hat ergehen lassen müssen, ihr Körper zur Hälfte gelähmt, das Sprechen fällt ihr schwer. Dennoch redet ie sehr frei, auf gleichsam sachlich-distanzierte Art, über ihr Leben und hren Tod, den sie täglich erwartet: sie hat keine Angst davor, man muß ja loch sterben, es verschlägt wenig, wann, vorausgesetzt, es geschieht in der Bewußtlosigkeit des Komas.

Sie beeindruckt uns durch ihren Mut, aber mehr noch durch das vollständige Fehlen jeder emotionalen Beteiligung, so als ob der Tod irgendeine edeutungslose Angelegenheit sei. Dieses *mors ut nihil* erinnert an das *omnia ut nihil* des 17. Jahrhunderts (Kapitel 7), wenn auch mit dem Unterchied, daß hier das *nihil* seine tragische Bedeutung eingebüßt hat und ganz elanglos geworden ist.

Die Kranke wäre sehr allein ohne die stumme und beflissene Gegenwart hrer Mutter: mit wachsender Verschlimmerung hat die Krankheit sie in len Abhängigkeitszustand eines Kleinkindes oder eines Jungtieres zurückersetzt, das mit der Flasche großgezogen werden muß und noch nicht inmal den Mund öffnen kann. Jenseits dieses Verhältnisses, das, über die Tränen und Vertraulichkeiten hinaus, Mutter und Tochter eint, erstreckt ich die Einsamkeit schöner leerer Häuser und großer einsamer Gärten. Niemand steht ihnen bei, absolut niemand.

Der andere Fall stammt aus einem ähnlichen Milieu: ein etwa gleichaltriger Mann, der ebenfalls an einem Gehirntumor leidet, aber verheiratet und Vater zweier etwa zwölfjähriger Buben ist. Seine Frau, sehr traumatisiert und vielleicht von der laufenden Kamera beeindruckt), bemüht sich, jede motionale Regung zu vermeiden, und legt ein realistisches und praktischweckdienliches Verhalten an den Tag. Eines Abends telephoniert sie in hrer Wohnung mit ihrem Mann, der bereits im Krankenhaus liegt, um ihn lavon in Kenntnis zu setzen, daß es ihr gelungen ist, eine Friedhofskonzesion zu erhalten: sie spricht in einem ganz sachlichen Ton, als handelte es ich um eine Hotelreservierung; sie hat nicht einmal daran gedacht, die Kinder entfernt zu halten, die weiterspielen, als hätten sie nichts gehört...

In Wirklichkeit steht die unglückliche Frau kurz vor dem Zusammenbruch. Eines Tages, als sie am Ende ist, geht sie zum Arzt – immer von der Kamera begleitet –, um ihm ihre Verzweiflung ins Gesicht zu schreien: ihr

Gatte, bereits allzu entkräftet, ist gleichgültig geworden und kümmert sich nicht mehr um das Familienleben. Gleichwohl verbietet ihr diese nicht enden wollende Lebensverlängerung, sich wieder zu verheiraten, ihren Kindern einen neuen Vater zu geben, und morgen wird es dazu vielleicht schon zu spät sein! Man errät ihren Wunsch, der Arzt jedoch ist nicht einmal bereit, ihn zur Kenntnis zu nehmen.

Am Ende sehen wir den Kranken, der nach seiner letzten Krankenhausbehandlung in sein schönes Haus und seinen prachtvollen Garten heimgekehrt ist, in ein Schweigen eingeschlossen, aus dem er nie mehr auftauchen wird. Die stumme Kommunikation, die im vorigen Fall noch zwischen Mutter und Tochter bestand, existiert hier nicht mehr. Die Einsamkeit ist absolut.

Der neue Aspekt, den ein Film wie *Dying* enthüllt, ist nicht so sehr die Einsamkeit als vielmehr das Bedürfnis, die Heimlichkeiten des Todes bekanntzumachen und offen und natürlich darüber zu reden, anstatt sie zu verbergen. In Wirklichkeit ist der Unterschied aber weniger groß, als es den Anschein hat, und die Zurschaustellung erreicht das gleiche Ziel wie das Verschweigen: die emotionale Anteilnahme zu dämpfen und das Verhalten zu desensibilisieren. Und damit scheint die Schamlosigkeit von *Dying* wirksamer zu sein als die Verschämtheit des Verbotes. Es gelingt ihr besser, jede Kommunikationsmöglichkeit zu beseitigen, sie bekräftigt die vollkommene Isolierung des Sterbenden. Die beiden einander in Wirklichkeit sehr nahestehenden Haltungen reagieren ganz ähnlich auf das Unbehagen, das die hartnäckige Fortdauer des Todes in einer Welt provoziert, die das Böse eliminiert hat: das moralische Böse, die Hölle und die Sünde im 19. Jahrhundert, das physische Böse, das Leiden und die Krankheit im 20. (oder 21.) Jahrhundert. Der Tod sollte dem Bösen, mit dem er in allen Glaubenslehren immer verschwistert war, folgen und seinerseits verschwinden; er besteht aber weiter und weicht keinen Schritt zurück. Sein hartnäckiges Fortdauern erscheint daher als *Skandal,* angesichts dessen man die Wahl zwischen zwei Haltungen hat: die eine ist die des Verschweigens, das darauf hinausläuft, so zu tun, als gäbe es ihn gar nicht, indem man ihn aus dem Alltagsleben verbannt. Die andere ist die von *Dying:* ihn als technische Gegebenheit zu akzeptieren, ihn aber auf eine beliebige, ebenso bedeutungslose wie unumgängliche Sache zu reduzieren.

Gleichwohl glauben viele, selbst in diesem letzteren Fall, daß der von *Dying* beschriebene Zustand des Sterbenden aufgrund seiner Bedeutungslosigkeit unerträglich geworden sei. Es sei also an der Zeit, ihn wieder erträglicher zu machen, indem man ihm entweder seine natürliche Würde zurückgewinnt, die Würde Mélisandes, oder ihn durch eine Art von Vorbereitung bannt, die sich wie eine Kunst erlernen läßt und von E. Kübler-Ross an der University of Chicago gelehrt wird. Dort können die Studenten, ohne selbst gesehen zu werden, durch eine Einwegscheibe die Sterbenden – mit deren Einwilligung – beobachten und hören, wie sie sich mit Psychologen und Medizinern, den neuen Herren des Sterbens, über ihren Zustand unterhalten.

Auf diese Weise wird es sicher gelingen, einige Konsequenzen der Abwanderung des Todes in die Welt der Techniker zu lindern; doch mag man seine Härte auch lindern – aufheben kann man ihn nicht.

In der zeitgenössischen ideologischen Auseinandersetzung sehen sich die Autoren, die sich mit solchen Linderungen nicht begnügen und sie im Grenzfall als fragwürdige Kompromisse ablehnen, daher veranlaßt, die Medikalisierung der Gesellschaft anzufechten. Das ist etwa der Fall bei Ivan Illich, der den Mut hat, seine eigene Logik zu Ende zu denken. Für ihn ist die Medikalisierung des Todes ein spezieller, aber besonders bezeichnender und schwerwiegender Sonderfall der allgemeinen Medikalisierung. Ihm zufolge hat sich die Rehabilitierung des Todes daher zwangsläufig auf dem Wege über seine Entmedikalisierung und die der gesamten Gesellschaft zu vollziehen. (25)

Aber Ivan Illich steht sehr allein da. Insgesamt gesehen bleibt die 1959 von Feifel eröffnete Auseinandersetzung auf eine allerdings breite Intellektuellenschicht beschränkt, mit zeitweiligen Schüben, die auf die allgemeine Öffentlichkeit übergreifen, die dann ihrerseits einen Bodensatz von Unbehagen und Unsicherheit zu erkennen gibt.

Sehr bemerkenswert ist, daß die Wiederaufnahme der Auseinandersetzung mit dem Tod durchaus nicht die Entschlossenheit der Gesellschaft erschüttert hat, sein reales Bild zu verdrängen. Ich kann Beispiele jüngsten Datums anführen, die die fortdauernde Geltung der Trauerverweigerung beweisen. Eine junge Frau europäischer Herkunft, die in den Vereinigten Staaten lebte und ganz plötzlich ihre Mutter verloren hatte, fuhr zur Beerdigung in ihr Heimatland, mußte aber, erschöpft und angegriffen, so schnell wie möglich wieder heimkehren, um für ihre Kinder und ihren Mann zu sorgen; anfangs wünschte sie sich, jemand möge sich um sie kümmern, aber das Telephon blieb stumm. Wie die Schwägerin von Geoffrey Gorer war sie in eine Art Quarantäne verbannt: die Kehrseite der Trauer – eine ganz ungewöhnliche Verhaltensweise in einer Gesellschaft, die sonst immer zu mitfühlender Hilfsbereitschaft entschlossen und aufgelegt ist.

Man möchte den Tod im Krankenhaus humanisieren und spricht bereitwillig darüber, aber nur unter der Bedingung, daß er dessen Mauern nicht verläßt. Dennoch gibt es eine Bresche im dichtgeschlossenen medikalisierten Gehege, durch die Leben und Tod, so sorgsam getrennt, wie sie heute sind, sich wieder in einer Flut polemisch-populärer Literatur zusammenfinden können: ich meine das Problem der Euthanasie und der Macht, das Leben zu verlängern oder abzukürzen.

Niemand fühlt sich heute noch von seinem eigenen Tod wirklich betroffen. Aber das Schreckbild des mit Schläuchen und Röhrchen gespickten und künstlich beatmeten Sterbenden beginnt den Schutzpanzer der Verbote zu durchdringen und eine lange gelähmte Sensibilität aufzurütteln. Es könnte der Fall eintreten, daß die Öffentlichkeit in Aufruhr gerät und sich dieses Themas mit der gleichen Leidenschaftlichkeit annimmt, wie sie es bei zahlreichen anderen lebenswichtigen Fragen getan hat, etwa bei der Abtreibungsfrage. Vieles würde sich damit ändern. Genau das gibt Claude Herzlich zu bedenken: »Werden wir [...] Zeugen eines breiten Wiederauflebens der Problematik des Todes, die womöglich den Kreis der Experten überschreitet und am Ende zum Träger gesellschaftlicher Bewegungen wird, die ebenso folgenreich sind wie der Kampf um die Abtreibung? [...] Wir wissen heute, daß in manchen Fällen [Franco, Karen Ann Quinlan...] Menschen sterben [oder nicht sterben], weil man [im Krankenhaus] entschieden hat, daß ihre Zeit abgelaufen sei. Wird es dazu kommen, daß sie ihren Tod fordern, wenn sie selbst ihn wirklich wollen?« (26) Wir wissen noch nicht genug darüber, aber es ist bezeichnend, daß die Frage heute auf diese Weise gestellt werden kann. Das neueste Todesbild ist mit der Medikalisierung der Gesellschaft verknüpft, d. h. mit einem Sektor der Industriegesellschaft, in dem die Macht der Technik am freudigsten begrüßt worden und am wenigsten umstritten ist. Zum ersten Mal stellen sich Zweifel an der bedingungslosen Wohltätigkeit dieser Macht ein. Und gerade in dieser Zone des kollektiven Gewissens könnte ein Wandel der zeitgenössischen Einstellungen durchaus einen Ansatzpunkt finden.

Die Geographie des ins Gegenteil verkehrten Todes

Wir haben das Leitbild des ins Gegenteil verkehrten Todes und seine allmähliche zeitliche Ausbreitung beschrieben. Er verfügt aber auch über einen geographischen Geltungsbereich und einen spezifischen sozialen Raum.

Zweifellos hat er eine Vorgeschichte in der bürgerlichen, europäischen

nd kosmopolitischen Gesellschaft des ausgehenden 19. Jahrhunderts, zu ler, trotz seiner starken ethnischen Prägung, auch der russische Adel ge-
örte. Deshalb haben wir ihn auch bei Tolstoi entdeckt. Seine zeitgenössi-
che Konsistenz aber gewinnt er in den Vereinigten Staaten und in England. Dort schlägt dieses Todesbild Wurzeln, weil es da die günstigsten Wachs-
umsbedingungen vorfindet.

Das kontinentale Europa dagegen stellt sich zunächst als eine Wider-
tandszone dar, in der die alten Einstellungen fortdauern. Erst seit ein oder zwei Jahrzehnten aber hat sich das Tabu des ins Gegenteil verkehrten Todes uch, über seine Wiege hinaus, in den weitläufigen Provinzen des traditio-
ellen und romantischen Todes ausgedehnt: es hat sich einen Großteil des ordwestlichen Europa einverleibt. *Funeral homes* nach amerikanischem Vorbild beginnen sogar schon an den Küsten des mediterranen Frankreich n Erscheinung zu treten.

Umgekehrt konnten sich weite Teile seines Ursprungsbereiches, wenig-
tens zur Zeit der Erhebung von Gorer, diesem Tabu noch entziehen; so twa das presbyterianische Schottland, wo die Leichname der im Kranken-
aus verstorbenen Toten noch immer für eine sehr traditionelle Zeremonie ach Hause überführt werden, was beweist, wie falsch es wäre, das angel-
ächsische Modell zu einem protestantischen, dem traditionell-katholi-
chen entgegengesetzten Leitbild zu stempeln.

Der soziale Geltungsbereich ist ebenso genau umschrieben wie der geo-
raphische. Gorers Erhebung aus dem Jahre 1963 hat seinen bürgerlichen oder *middle class*-Charakter unter Beweis gestellt. Die Trauer dagegen war n der Arbeiterklasse verbreiteter.

Für die Vereinigten Staaten hat eine von J. W. Riley kommentierte Erhe-
ung der University of Chicago (27), die sich vor allem auf die Bedeutung des Todes bezieht, ebenfalls Unterschiede im Sinne der sozialen Klassen erdeutlicht. Das traditionelle Bild der *requies*, der Ruhe, das man bereits ür verschwunden hielt, wurde von 54% der Befragten gewählt. Im Jahre 971 erreichte es bei einer Umfrage der Zeitschrift *Psychology Today* unter hren Lesern, die zur liberalen amerikanischen Akademikerschicht gehö-
en, nur noch knapp 19%. Der Unterschied zwischen den beiden Zahlen ezeugt den Einfluß der Arbeiterklasse.

Ein anderes Thema derselben Chicagoer Erhebung war das der Aktivität oder Passivität der Einstellung zum Tode. Es lassen sich sehr leicht zwei Kategorien unterscheiden: die Reichen und Gebildeten, die sowohl aktiv ind (sie machen Testamente, sie schließen Lebensversicherungen ab) als uch nicht betroffen (sie ergreifen Vorsichtsmaßnahmen für ihre Familien, aber diese Vorsichtsmaßnahmen ermöglichen es ihnen, den Tod zu vergessen). Die unteren Klassen zögern dagegen, Verbindlichkeiten einzugehen, die ihren Tod voraussetzen; sie sind passiv und resigniert, aber für sie ist der Tod etwas Gegenwärtiges und Schwerwiegendes geblieben, das nicht davon abhängt, ob man es akzeptiert oder nicht: hier stoßen wir wieder auf die Zeichen des »Todes von früher«.

Diese geographische und soziale Aufteilung erlaubt es, einige Korrelationen herauszuarbeiten. Es ist recht bemerkenswert, daß der ursprüngliche Geltungsbereich des Todestabus dem Verbreitungsgebiet des *rural cemetery* entspricht und daß, umgekehrt, die Widerstandszone mit dem der städtischen Friedhöfe zusammenfällt, auf denen sich die (manchmal abends illuminierten) Monumentalgräber längs den Alleen hinziehen wie die Häuser einer Straßenzeile. Im Laufe des vorigen Kapitels haben wir in diesem Gegensatz einen existenziellen und gleichsam volkstümlichen Unterschied der Einstellung zur Natur erfaßt. Die Friedhöfe auf dem Lande bezeugen eine faktische Naturreligion, die urbanisierten Friedhöfe eine faktische Indifferenz. Ein vager, aber mächtiger Glaube an die Kontinuität und Güte der Natur hat, wie mir scheint, in den Ländern englischer Kultur die religiöse und moralische Praxis durchdrungen und die Vorstellung verbreitet, daß man das Leiden, das Unglück und den Tod aus der Welt schaffen könne und müsse.

Eine zweite Entsprechung tritt zwischen der Geographie des ins Gegenteil verkehrten Todes und jener Einflußsphäre in Erscheinung, die man die der zweiten industriellen Revolution nennen kann, d. h. der Revolution der weißen Kragen, der Großstädte und der raffinierten Techniken.

Im vorigen Kapitel haben wir, aus dem Munde eines Positivisten um 1880, den Ausdruck »glückseliger Industrialismus« zur Kenntnis genommen, der eine hedonistische Verbannung des Todes definiert und ankündigt, die auf die Mitte des 20. Jahrhunderts verweist. Saint-Simonisten und Positivisten ahnten eine Beziehung zwischen dem Fortschritt der Technik und dem des Glücks sowie der weitestgehenden Eliminierung des Todes aus dem Alltagsleben voraus. In den Jahren um 1880 war diese Beziehung jedoch noch rein theoretisch oder trat nur in vereinzelten und extremen Fällen hervor, und es bedurfte großen Weitblicks, sie überhaupt wahrzunehmen.

Sie gewann aber zunehmend an Konsistenz, während sich zugleich der Einfluß der Technik nicht nur auf die Industrie und die Produktion steigerte, sondern seit dem ersten Drittel des 20. Jahrhunderts (und in den Vereinigten Staaten schon etwas früher) auch auf das öffentliche und private

Leben. Die Vorstellung griff um sich, daß der Macht der Technik praktisch keine Grenzen gesetzt seien, weder im Bereich der Natur noch in dem des Menschen selbst. Die Technik verleibte sich die Domäne des Todes in einem Maße ein, daß die Illusion entstand, er sei abgeschafft. Der Geltungsbereich des ins Gegenteil verkehrten Todes ist zugleich der des tiefsten Vertrauens in die Wirksamkeit der Technik und ihrer Fähigkeit zur Umwandlung von Mensch und Natur.

Unser heutiges Todesbild ist also dort entstanden und weiterentwickelt worden, wo zwei Glaubensströmungen aufeinander folgten: zunächst der Glaube an eine Natur, die den Tod zu eliminieren schien, dann der Glaube an eine Technik, die die Natur zu ersetzen und den Tod mit noch größerer Sicherheit aus der Welt zu schaffen versprach.

Der Fall Amerika

Aus der Perspektive der Einstellungen zum Tode ist der so konstituierte Kulturkreis nicht homogen, nicht einmal in seinem angelsächsischen Ursprungsbereich. Schon zwischen England und den Vereinigten Staaten besteht ein großer Unterschied.

In England war das Ziel die möglichst vollständige Verbannung des Todes von der sichtbaren Oberfläche des Lebens: Abschaffung der Trauer, Vereinfachung des Beisetzungszeremoniells, Einäscherung des Leichnams und Ausstreuung der Asche. Widerstände dagegen bestehen noch im presbyterianischen Schottland, bei den römischen Katholiken, bei den orthodoxen Juden sowie bei einigen angeblich aus der Art schlagenden Individuen (Beispiele dafür finden sich in den Berichten von Lily Pincus). Im allgemeinen jedoch ist das Ziel erreicht worden. Der Tod ist sauber und vollkommen evakuiert.

In den Vereinigten Staaten und in Kanada hat sich diese Eliminierung weniger radikal vollzogen; der Tod ist nicht völlig spurlos aus der Stadtlandschaft verschwunden. Nicht daß man noch etwas zu Gesicht bekäme, was an die alten Trauerkondukte erinnerte; aber große Reklametafeln zögern nicht, auf offener Straße das Wort feilzubieten, das man verboten glaubte: *funeral home, funeral parlour.*

Alles sieht in Amerika danach aus, als hätte ein großer Teilbereich seiner Kultur das Land dazu gedrängt, die Spuren des Todes zu verwischen, während ein anderer diese Tendenz durchkreuzte und dem Tod weiterhin einen gut sichtbaren Platz reservierte. Die erste Strömung – wir kennen sie, wir haben sie hier soeben analysiert – ist die, die das Tabu oder die Bedeutungslosigkeit des Todes in der zeitgenössischen Lebenswelt verbreitet. Die zweite kann, wie wir sehen werden, keine andere sein als die umgewandelte alte romantische: der Tod des Andern.

Zwischen diesen beiden widersprüchlichen Tendenzen mußte ein Kompromiß geschlossen werden. Die Zeit bis zum Todeseintritt haben die beiden sich geteilt. Das Tabu dominiert wie in England und gilt bis zum Tod im eigentlichen Sinne sowie erneut nach der Beisetzung, wobei auch die Trauer geächtet wird. Zwischen Tod und Beisetzung aber wird es ausgespart, und das alte Ritual besteht weiter, wenn auch unter den vielen Umbildungen kaum mehr erkennbar. So wenig erkennbar, daß es sogar den scharfsinnigsten Beobachtern wie Roger Caillois (28) oder den traditionalistischsten wie Evelyn Waugh *(The Loved One)* entging: sie sahen Modernität, wo nichts anderes zu sehen war als neuer Firnis auf altem Untergrund.

Die Analyse der amerikanischen Grablegungsriten ist leicht, weil die Beisetzung zur Domäne einer regelrechten Industrie geworden ist und die Bosse dieser Industrie, die *funeral directors,* sich ganz ungezwungen dazu äußern. Ihre Äußerungen werden von Jessica Mitford in ihrem Buch *The American Way of Death* (29) angemessen, wenn auch mit kritischer Intention wiedergegeben. Liest man sie, wird man gewahr, daß sie sich in direkter Abstammung aus der Trost- und Erbauungsliteratur der Mitte des 19. Jahrhunderts herleiten, die wir im 10. Kapitel (Die schönen Tode) analysiert haben, als wir uns auf die von D. Stannard herausgegebene Aufsatzsammlung *Death in America* und den Beitrag von A. Douglas stützten. Die *funeral directors* sind an die Stelle der Seelenhirten jener Zeit getreten.

Nehmen wir etwa den Sarg. Der war früher kaum Gegenstand großer Aufmerksamkeit gewesen, mit Ausnahme einiger ganz besonderer Fälle: die vage anthropomorphen Särge im England des ausgehenden 16. Jahrhunderts, die aus Blei gefertigten Sarkophag-Särge der Habsburger in Wien, die manchmal mit Porträts der Verstorbenen geschmückten polnischen Särge des 18. Jahrhunderts. Indessen waren die Mehrzahl der Bleisärge einfache Truhen, die, ohne jede ästhetische Intention, lediglich dazu bestimmt waren, eine bessere Konservierung und einen Transport über größere Entfernungen zu gewährleisten.

Eines der von Ann Douglas benutzten Bücher trägt nun aber den Titel *Agnes and the Key of the Little Coffin by Her Father* (1857 [30]). Dieser *little coffin* ist kein Sarg wie die anderen. Man gibt den Kindersärgen in jener Zeit keine geläufigen geometrischen Formen mehr. »Sie ähneln«, schreibt unsere Autorin, »allem anderen eher als einem Sarg.« Er hat ein

nsprechendes Äußeres, und »Sie würden ein solches Stück sicher gern ha-
en, um darin Haushaltsgegenstände zu verwahren.« Das Ding wird mit
inem Steckschlüssel geöffnet und verschlossen und nicht mehr mit den
inistren Schrauben und Muttern. Es ist nicht aus Holz, sondern aus Metall,
urzum: dieser Sarg heißt zwar immer noch *coffin,* ist aber bereits ein
kulpturenverzierter und geschmückter Kasten, ein *casket.*

Die alten Särge von einst gehörten, sowohl bei den Puritanern wie bei
len Katholiken, zum makabren Arsenal, zusammen mit Skelett, Toten-
opf, Sense, Sanduhr und Totengräberspaten. Sie hatten die Rolle eines *me-
nento mori.* Ihre Symbolik wurde unerträglich in einer Welt, in der der Tod
icht mehr fürchterlich, sondern schön und faszinierend zu sein vorgab.

Andererseits kompensierte der Luxus des neuen Sarges, eben des *casket,*
ie Banalität des Grabes, das auf den Rasenfriedhöfen, die nun die *rural
emeteries* zu ersetzen begannen, immer häufiger nur noch eine kleine
teintafel oder eine noch kleinere Bronzeplatte war. Wie bisher das Grab,
o mußte nun der Sarg zum Kunstwerk werden. Im Umkreis des Todes
urfte es nichts Trauriges mehr geben. Es war dies eine Einstellung des
omantischen 19. Jahrhunderts, in der sich die des technischen 20. Jahrhun-
erts ankündigte, mochte sie auch noch mit der Klage der Lebenden im
unde stehen: die Trauer war damals noch nicht unvereinbar mit der Ver-
chönerung des glücklichen Todes. Glücklich die Toten, unglücklich die
ebenden, die ihrer Liebsten beraubt waren, wenigstens bis zum (im Prin-
ip) sehnlichst erwarteten Tage der ewigen Wiedervereinigung.

In derselben Epoche kommt auch die Einbalsamierung wieder auf. Wenn
h die Aussagen von J. Mitford (31) richtig verstehe, wurde die Einbalsa-
ierung während des Sezessionskrieges häufig benutzt, um die Rückfüh-
ing kriegsgefallener Soldaten zu ermöglichen, weil die wohlhabenden Fa-
iilien das kollektive Verscharren der Gefallenen auf dem Schlachtfeld nicht
iehr duldeten. Die Einbalsamierung gewährleistete, wie im Mittelalter,
en Transport der Toten. Es wird berichtet, daß ein gewisser Thomas Hol-
ies im Laufe von vier Jahren viertausendundfünfundzwanzig tote Solda-
n auf diese Weise behandelt hat, zum Preis von hundert Dollars pro
eichnam. Vermutlich galt die Einbalsamierung damals nicht nur als Mittel,
as die Überführung, sondern auch die Ehrerbietung für die sterblichen
este eines geliebten Wesens unter Beweis stellte, und diese Praxis hat sich
ach dem Kriege erhalten – so sehr hing die amerikanische Gesellschaft an
iren Verstorbenen, so heftig wünschte sie sich, weiterhin mit ihnen kom-
iunizieren zu können.

Diese fromme Anhänglichkeit ist also durch den Sezessionskrieg verstärkt worden, das erste der großen Massaker unserer modernen Zeit. Au die Bedürfnisse, die sie wachrief, reagierte eine neue Industrie. Die ganze Dimension des Todes nahm in der Gefühlswelt des ausgehenden 19. Jahrhunderts einen derart hohen Stellenwert ein, daß Todesdevotionalien zu den beliebtesten und gewinnträchtigsten Konsumobjekten wurden. Das Phänomen war nicht auf Amerika beschränkt, es trat in der ganzen westlichen Welt auf. In Frankreich zum Beispiel wurden etwa zur selben Zeit die *crieurs*, die Bruderschaften und Leichenbestatter des Ancien Régime, durch die bürgerlichen »Beerdigungsinstitute« ersetzt. Ihre Tätigkeit war in Europa jedoch diskreter als jenseits des Atlantik (ohne daß diese Diskretion ihrem wirtschaftlichen Gedeihen geschadet hätte): in den Vereinigten Staaten übernahm dieses Gewerbe viel umstandsloser die grellen Methoden des Geschäftslebens mit allem, was an Wettbewerb und Publicity damit verbunden war. So konnte man etwa im Jahre 1965 in den Autobussen von New York Werbeschilder lesen, die die Dienstleistungen eines dieser Unternehmen anpriesen und die Fahrgäste aufforderten, sie in Anspruch zu nehmen.

Das Metier hat sich gegen Ende des 19. Jahrhunderts verändert. Die ersten Unternehmer, *undertakers* im älteren Sinne von Leichenbestattern, waren zweifellos noch Handwerker oder Wagenvermieter, die sich um die Überführung kümmerten und für den Sarg sorgten. Sie wurden später zu einflußreichen Geschäftsleuten, zu jenen *funeral directors*, von denen bereits die Rede war. Doch obwohl sie den Todesmarkt abgrasten wie jeden anderen ökonomischen Markt auch und obwohl sie das kapitalistische Geschäftsgebaren bruchlos übernahmen, verstanden sie sich von Anfang an als eine Art Priester oder Ärzte mit einer moralischen Funktion. Die im Jahr 1884 gegründete *National Funeral Directors Association* gab sich bei ihrer ersten Zusammenkunft eine Satzung, in der es hieß, es gebe »nach dem heiligen Amt des Geistlichen zweifellos keinen anderen Beruf als den des *funeral director*, in dem ein so hohes Maß an moralischem Bewußtsein so unabdingbar notwendig ist. Hohe sittliche Grundsätze sind die einzig verläßlichen.« (32)

Wie man sieht, übernahmen die *funeral directors* ganz einfach die Rolle der Pastoren und der Autoren der von A. Douglas analysierten Erbauungsliteratur. Den Verkehr mit dem Jenseits überließen sie den Spiritisten und befaßten sich stattdessen mit den materiellen Zeremonien, die dem Bedürfnis dienten, die Präsenz der Toten zu verewigen. Zur selben Zeit begannen die Kirchen, auch die protestantischen, die Rolle der Totenverehrung im religiösen Gefühlsleben als exzessiven Überschwang anzuprangern. Diese

Rückzug kam den *funeral directors* zugute; sie schoben sich an die Stelle ler Priester und beuteten die vernachlässigten Bedürfnisse aus.

Ferner machten sie sich mit bemerkenswerter Behendigkeit die Ermah-nungen der Psychologen zunutze; die hatten seit Freud auf die Notwendig-keit der Trauer und der kollektiven Tröstung gepocht, die die bürgerliche Gesellschaft der Großstädte den Hinterbliebenen verweigerte. Prompt ka-men nun die *funeral directors* der altersschwachen Gesellschaft zu Hilfe. Sie wollten *doctors of grief* sein, mit einer Berufung zur *grief therapy*. Ihnen fiel etzt die Aufgabe zu, den Schmerz der trauernden Familien zu lindern. So eiteten sie die Trauer aus dem Alltagsleben, aus dem sie verbannt war, in die kurze Phase der Beisetzungsfeierlichkeiten um, wo sie noch geduldet wurde.

Damit sahen sie sich veranlaßt, einen besonderen Raum einzurichten, der usschließlich dem Tod vorbehalten blieb – einem Tod, der nicht mehr chambesetzt und verstohlen sein sollte wie der des Krankenhauses, son-lern sichtbar und feierlich. Die Kirche war nie der Ort des Todes gewesen. Die Toten hatten ihren Weg durch die Gotteshäuser genommen und dort urzfristig verweilt, nicht ohne die läuterungsbesessenen Kleriker zu irri-ieren. Ihre erste Bestimmung war die des Gottesdienstes, die zweite die des Empfangs der Gemeinde in den Momenten ihrer Vereinigung, an den gro-ßen Wendepunkten des Lebens und des Todes.

Der dem Tod zugedachte weltliche Raum heißt *funeral home* oder *fune-al parlour*. Diese Institution entlastet sowohl den Klerus als auch die Fami-ie und die Ärzte und Krankenschwestern, indem sie ihnen den Toten in der Kirche, zu Hause oder im Krankenhaus abnimmt. Sie gewährt ihm einen Platz, wo er weiterhin die Aufmerksamkeiten empfängt, die ihm die Gesell-chaft verweigert und die ihm die Kirchen nur ungern erweisen. Dieses Heim der Toten kann mit einem Friedhof in Verbindung stehen wie in Los Angeles. In den Vereinigten Staaten sind die Friedhöfe ja Privatbesitz und gehören entweder gemeinnützigen Körperschaften wie den Kirchen oder kommerziellen Unternehmen. Es gibt auch Friedhöfe in städtischer oder Gemeindehand, die jedoch bis heute zumeist den Armen vorbehalten blei-ben (»der Acker des Töpfers«).

Das *funeral home* hat nichts zu verbergen. Sein Name sagt bereits alles. Manchmal preisen an den Stadt- oder Stadtvierteleinfahrten große Plakate seine Vorzüge mit einem »Poster« des *funeral director* an.

In diesem Rahmen haben sich die Rituale in den letzten Jahrzehnten zwar unter dem Einfluß der herrschenden Grundideen, aber ohne schrof-fen Bruch mit dem Geist des 19. Jahrhunderts entwickelt. Man hat an den

Bräuchen des 19. Jahrhunderts (*casket*, Einbalsamierung, Besuch des Toten) festgehalten und ihnen einige neue hinzugefügt, die in jüngerer Zeit von Einwanderern mediterraner und orientalischer Herkunft beigesteuert wurden: etwa der Brauch, das Antlitz des Verstorbenen bis zur Einsenkung in die Erde unverhüllt zu lassen, was den Verkauf sehr ingeniöser *caskets* mit abnehmbarem Oberteil fördert. Die Gesamtheit dieser Bräuche aber ist dem Geschmack einer Zeit angepaßt worden, in der der Tod aufgehört hat schön und theatralisch zu sein, um unsichtbar und irreal zu werden.

Das gesamte zeremonielle Geschehen konzentriert sich auf den Besuch des Toten: *viewing the remains*. Häufig ist der Verstorbene einfach in einem Raum des *funeral home* aufgebahrt wie zu Hause, und man stattet ihm einen letzten Besuch gemäß dem alten Ritus ab, dessen Ort sich lediglich verlagert hat. Gelegentlich wird jedoch der Tote regelrecht in Szene gesetzt wie ein noch Lebender: etwa an seinem Schreibtisch, in seinem Sessel und – warum nicht? – mit einer Zigarre im Mund. Ein karikierendes Bild, das im Film und in der Literatur freilich häufiger vorkommt als in der Realität. Doch auch abgesehen von diesen außergewöhnlichen und wenig repräsentativen Fällen versucht man stets, die Zeichen des Todes durch die Kunst des *mortician* zu tilgen, der den Toten herausputzt und schminkt, um ihn möglichst lebendig aussehen zu lassen.

Denn es ist sehr wichtig, die Illusion von Leben zu vermitteln: sie allein ermöglicht es dem Besucher, seine Abneigung zu überwinden und sich gegenüber sich selbst und seinem innersten Gewissen so zu verhalten, als sei der Tote gar nicht tot, als gebe es nicht den geringsten Grund, sich ihm nicht zu nähern. Nur auf diese Weise konnte das Todesverbot umgangen werden.

Die Einbalsamierung hat also weniger die Funktion, den Toten zu konservieren und ihm Ehre zu erweisen, als für eine bestimmte Zeit den Schein des Lebens aufrechtzuerhalten, um die Lebenden zu schützen.

Dieselbe Intention, die Traditionen des Todes und die Verbote des Lebens miteinander zu versöhnen, hat die Eigentümer von Friedhöfen wie Forest Lawn (Los Angeles) beseelt. Ihr Friedhof ist einerseits geblieben, was er im 19. Jahrhundert war: ein friedlicher und poetischer Ort, wo die Toten ruhen und wo man sie besucht, ein schöner Park, wo man spazieren gehen und Zwiesprache mit der Natur halten kann. Andererseits ist er aber ein Ort des Lebens, ein Schauplatz der verschiedensten Aktivitäten: Museum, Markt mit Kunstgewerbe- und Souvenirläden, Stätte ernster und fröhlicher Feste von Hochzeitsfeiern bis Kindstaufen.

Der Platz im *funeral home*, die Präparierung des Toten und das Zubehör sind teuer, ihr Absatz sichert einer gutorganisierten Industrie hohe Profite

Dagegen hat sich inzwischen scharfe Kritik erhoben, nicht nur in den Vereinigten Staaten. Man rügt die kommerzielle Ausbeutung des Todes und des Schmerzes, aber auch die des Aberglaubens und der Eitelkeit.

In den lebenden Bildern des *funeral parlour* erkennt die kritische Öffentlichkeit die Konsequenzen der systematischen Negation des Todes in einer Gesellschaft, die sich dem Glück und der Technik verschworen hat. Doch sie übersieht dabei häufig, daß diese so futuristisch wirkenden Rituale eine ganze Reihe von traditionellen Elementen enthalten, zum Beispiel den Besuch beim Verstorbenen und den Grabkult auf dem Friedhof. In dieser Gesellschaft, die den Tod ausgebürgert hat, hatten noch 1960 fünfzig Prozent der im Laufe des Jahres Gestorbenen sich ihr Grab bereits zu Lebzeiten ausgesucht (ebenso wie sie vorher bereits eine Lebensversicherung abgeschlossen hatten, um sie dann schleunigst wieder zu vergessen). Fraglos fürchten die *funeral directors*, daß sich die Feuerbestattung, wie in England, auch in Amerika ausbreiten könnte, was für sie viel weniger profitabel wäre, doch sie haben in ihrer Abneigung dagegen die Öffentlichkeit auf ihrer Seite.

Noch die lächerlichsten und irritierendsten Aspekte des amerikanischen Todesrituals, wie das Herausputzen des Toten und die Vortäuschung von Leben, bringen den Widerstand der romantischen Traditionen gegen die Zwänge des modernen Tabus zum Ausdruck. Die Beerdigungsunternehmer haben sich diesen Widerstand nur zunutze gemacht und merkantile Lösungen angeboten, deren Extravaganz an bestimmte französische Projekte der Jahre um 1800 erinnert.

Ihre Gegner, so etwa Jessica Mitford und andere amerikanische Intellektuelle, haben eine Reform der Beisetzungszeremonie vorgeschlagen, die sie vereinfachen und zugleich die traditionellen und pervertierten Überbleibsel und die Spekulation, die davon profitiert, abschaffen soll. Leitbild dieser Reform ist nicht das alte religiöse Ritual, sondern das heutige englische Modell, die radikalste Version des ins Gegenteil verkehrten Todes: die Feuerbestattung soll weiter verbreitet und die Beisetzungszeremonie auf einen *memorial service* beschränkt werden. Beim *memorial service* finden sich die Freunde und Angehörigen des Verstorbenen an einem neutralen Ort zusammen, um seiner zu gedenken, seine Familie zu trösten, sich philosophischen Betrachtungen zu überlassen und gegebenenfalls einige Gebete zu sprechen.

Auch die Kirchen versuchen neuerdings, den Kompromiß zu verwirklichen, den merkantile Extravaganzen bisher verhindert haben. Der Klerus teilt heute mit den agnostischen Intellektuellen der *Memorial Associations* das Mißtrauen gegenüber abergläubischen Vorstellungen, ob diese nun den Leichnam oder ein allzu realistisch gesehenes Leben nach dem Tode betreffen. Er widersetzt sich einer Sentimentalität, die er für unvernünftig und unchristlich hält, die aber bisher stark genug war, die Beerdigungsindustrie am Leben zu halten.

Heute findet das Modell des ins Gegenteil verkehrten Todes in seiner amerikanischen Version bereits Eingang in Frankreich: in der Nähe der Friedhöfe werden sogenannte »Athaneen« eingerichtet, die nichts anderes sein wollen als andere Häuser auch, erkennbar an keinem besonderen Zeichen – darin unterschieden vom grellen amerikanischen Modell – außer am ungewohnten Surren der Klimaanlage. Andernorts, im nordwestlichen Europa, breitet sich die englische Version rasch aus: man übernimmt sie im Gefolge der immer gebräuchlicher werdenden Feuerbestattung.

Im einen Fall gibt es in der ganzen Gesellschaft nur noch einen Ort für den Tod: das Krankenhaus. Im anderen gibt es zwei: das Krankenhaus und das Totenhaus.

Konklusion

Fünf Variationen über vier Themen

Ich habe in der Einleitung meiner *Studien zur Geschichte des Todes* dargelegt, wie ich allmählich darauf verfallen bin, bestimmte historische Quellen – literarische, liturgische, testamentarische, epigraphische, ikonographische usw. – auszuwählen und mir (ohne den Anspruch auf Vollständigkeit) eine Materialsammlung anzulegen. Ich habe sie jedoch nicht einzeln und sukzessive durchforstet, um danach eine generelle Bilanz zu ziehen, sondern sie simultan geprüft, und zwar mit Hilfe eines Katalogs von Fragen, die mir die ersten Stichproben nahegelegt hatten. Ausgangspunkt war dabei die bereits von Edgar Morin vorgetragene Hypothese, daß eine Beziehung zwischen der Einstellung des Menschen zum Tode und seinem Selbstbewußtsein, seiner Selbsterkenntnis oder einfach seiner Individualität bestehen muß. Das war der rote Faden, der mich durch die kompakte und damals noch rätselhafte Masse des dokumentarischen Materials geleitet hat; er hat mir den Weg gewiesen, dem ich bis zum Schluß gefolgt bin. Dank der so gestellten Fragen haben die diversen Befunde allmählich Form und Sinn, Zusammenhang und innere Logik gewonnen. Mit Hilfe dieses Rasters gelang es mir schließlich auch, Befunde, die sonst isoliert oder unverständlich und zusammenhanglos geblieben wären, in das Gesamtbild einzufügen.

In meinen vorausgegangenen *Studien zur Geschichte des Todes* habe ich mich ausschließlich an dieses Frage- und Erklärungssystem gehalten. Es ist sogar noch in die allgemeine Form der Stoffdarbietung des vorliegenden Buches eingegangen. Es hat die Titel von dreien seiner fünf Teile beeinflußt: »Wir sterben alle«, »Der Tod des Andern« und »Der eigene Tod« – Titel, die Jankélévitch in seinem Buch über den Tod vorgeschlagen hat.

Doch nach diesem ersten Durchgang hatte ich eine größere Vertrautheit mit dem Material gewonnen, die meine Ausgangshypothese ein wenig differenzierte und ihrerseits neue Probleme und neue Perspektiven eröffnete. Das Bewußtsein des Menschen von sich selbst, von seinem Schicksal usw., war nicht mehr der einzige Begriffsraster. Während des zweiten Durchgangs ergaben sich andere Frage- und Erklärungsmuster, die ebenso wichtig waren wie das, das ich als Wegweiser gewählt hatte, und ebenso gut dazu hätten dienen können, das formlose Material zu ordnen. Im gleichen Maße, wie ich tiefer in die Untersuchung und Reflexion eindrang und bei der Analyse der Dokumente diese neuen Muster entdeckte, habe ich sie in die Darstellung einbezogen. Ich hoffe, der Leser hat sie bei der Lektüre ausmachen können.

Heute, am Ende dieser langen Wegstrecke, haben die Gewißheiten des Beginns ihre Ausschließlichkeit eingebüßt. Im Augenblick des Abschlusses wende ich mich, ein Reisender, der auf die Auslieferung seiner Gepäckstücke wartet, ohne jeden Hintergedanken um und durchmustere mit einem einzigen Blick die jahrtausendealte Landschaft wie ein Astronaut, der die Erde von seinem interplanetarischen Observatorium aus betrachtet. Und dieser ungeheure Raum scheint mir durch die einfachen Variationen von vier psychologischen Grundelementen gegliedert zu sein. Das erste ist eben jenes, das die Richtung unserer Untersuchung bestimmt hat: das Bewußtsein des Menschen von sich selbst (1). Die anderen sind die Verteidigung der Gesellschaft gegen die wilde Natur (2), der Glaube an ein Leben nach dem Tode (3) und der Glaube an die Existenz des Bösen (4).

Versuchen wir abschließend zu zeigen, wie die Aufeinanderfolge der im Laufe dieses Buches herausgearbeiteten Modelle des Todes (*Wir sterben alle* oder *Der gezähmte Tod, Der Tod des Andern, Der eigene Tod, Der lange und nahe Tod, Der ins Gegenteil verkehrte Tod*) sich aus den Variationen dieser von 1 bis 4 numerierten Parameter erklären läßt.

I

Die vier Parameter treten sämtlich im ersten Modell des *gezähmten Todes* in Erscheinung und tragen zu seiner Definition bei.

Parameter 1. Genau wie das Leben ist auch der Tod kein bloß individueller Akt. Deshalb wird er, wie jeder große Wendepunkt des Lebens, mit einer stets mehr oder minder feierlichen Zeremonie begangen, deren Ziel es ist, die Solidarität des Individuums mit seiner Sippe und seiner Gemeinschaft zu bekräftigen.

Drei Hauptelemente verleihen dieser Zeremonie ihren höheren Sinn: die Übernahme einer aktiven Rolle seitens der Sterbenden, die Abschiedsszene und die Trauerbekundung. Die Rituale des Sterbezimmers oder der ältesten Liturgien bringen die Überzeugung zum Ausdruck, daß das Menschenleen kein individuelles Geschick, sondern Glied des fundamentalen und un-nterbrochenen *phylum* ist, jener biologischen Kontinuität einer Familie der Sippe, die sich, seit Adam und Eva, zur menschlichen Gattung als anzer entfaltet hat.

Eine erste Solidarität verknüpfte folglich den Sterbenden mit der Vergan-enheit und mit der Zukunft der Gattung. Eine zweite verband ihn mit der Gemeinschaft. Die stand um das Bett versammelt, in dem er den Tod erwar-ete, und bekundete dann in den Trauerszenen die Unruhe, die der An-auch des Todes bei ihr auslöste. Sie war durch den Verlust eines ihrer Mit-lieder geschwächt worden. Sie bekannte sich feierlich zu der Gefahr, die ie verspürte; sie mußte erneut ihre Kräfte sammeln und ihre Einheit durch Zeremonien wiederherstellen, deren letzte immer auch den Charakter eines Festes, ja sogar eines freudigen Festes hatte.

Der Tod war mithin kein persönliches Drama, sondern eine Prüfung der Gemeinschaft, die sich verpflichtet fühlte, die Kontinuität der Gattung auf-echtzuerhalten.

Parameter 2. Wenn die Gemeinschaft den Anhauch des Todes fürchtete und das Bedürfnis nach neuer Stärkung verspürte, so nicht nur deshalb, weil der Verlust eines ihrer Mitglieder sie geschwächt hatte, sondern auch, weil der Tod – der einzelne eines Individuums oder der wiederholte, etwa m Falle einer Epidemie – eine Bresche in ihr Verteidigungssystem gegen die Natur und deren Wildheit geschlagen hatte.

Seit den ältesten Zeiten hat der Mensch Sexualität und Tod nicht als bloße auhe Naturgegebenheit aufgefaßt. Die Notwendigkeit, die Arbeit zu orga-isieren und Ordnung und Moral als Bedingungen eines friedlichen Ge-neinschaftslebens zu sichern, hat die Gesellschaft dazu veranlaßt, sich vor len heftigen und unvorhersehbaren Stößen und Schüben der Natur in Si-herheit zu bringen: der äußeren Natur der unbändigen Jahreszeiten und unvorhersehbaren Katastrophen und der inneren Welt der menschlichen Tiefenschichten, die ihrer Brutalität und Unberechenbarkeit wegen der Natur gleichgestellt wurden, jener Welt der leidenschaftlichen Lüste und ler herzzerreißenden Schläge des Todes. Ein Gleichgewichtszustand ließ ich nur dank einer durchdachten Strategie erzielen und aufrechterhalten, lie die unbekannten und schrecklichen Kräfte der Natur zurückstaute und analisierte. Tod und Sexualität waren die schwächsten Stellen des Schutz-walls, weil hier die Natur sich offenbar bruchlos in die Kultur hinein ver-ängerte. Deshalb wurden sie mit besonderer Sorgfalt kontrolliert. Die Ri-ualisierung des Todes ist ein Sonderfall der aus Verboten und Zugeständnissen bestehenden Globalstrategie des Menschen gegen die Natur. Das erklärt, warum der Tod nicht sich selbst und seiner Maßlosigkeit überlassen blieb, sondern in Zeremonien eingefangen und in ein Spektakel verwandelt wurde. Und es erklärt auch, warum er, statt einsames Abenteuer zu bleiben, zum öffentlichen Ereignis gemacht werden mußte, das die ganze Gemeinschaft miteinbezog.

Parameter 3. Die Tatsache, daß das Leben ein Ende hat, wird nicht negiert aber dieses Ende fällt nie mit dem physischen Tod zusammen, sondern hängt von kaum bekannten Bedingungen im Jenseits ab, von der Intensität des Lebens nach dem Tode, vom Gedenken der Hinterbliebenen, vom irdischen Renommee des Verstorbenen, vom Eingriff überirdischer Wesen usw. Zwischen dem Augenblick des Todes und dem Ende des Lebens nach dem Tode liegt ein Zwischenreich, das das Christentum, wie alle Heilsreligionen, zur Ewigkeit ausgedehnt hat. Doch in der gängigen Auffassung, im gewöhnlichen Verständnis spielt die Vorstellung einer grenzenlosen Unsterblichkeit eine geringere Rolle als die der Verlängerung. In unserem Modell ist das Leben nach dem Tode eher ein Warten *(et expecto)*, ein Warten im Frieden und in der Ruhe. Die Toten harren, gemäß dem Versprechen der Kirche, auf das wirkliche Ende des Lebens, die Auferstehung in der Glorie und das künftige ewige Leben.

Die Toten führen ein gedämpftes Leben, dessen erwünschtester Zustand der Schlaf ist, der Schlaf der künftigen Glückseligen, die umsichtig genug waren, sich in der Nähe von Heiligen beisetzen zu lassen.

Ihr Schlaf kann gestört werden, durch eigene Verfehlungen zu Lebzeiten wie durch falsches oder böswilliges Verhalten der Hinterbliebenen oder durch die dunklen Gesetze der Natur. Dann schlafen diese Toten nicht sondern irren umher und kehren wieder. Die Lebenden dulden zwar die vertraute Nähe der Toten in den Kirchen, auf den Plätzen und Märkten aber nur unter der Bedingung, daß sie ruhen. Gleichwohl ist es nicht möglich, ihre Wiederkehr zu unterbinden. Sie muß also geregelt, kanalisiert werden. Deshalb erlaubt die Gesellschaft ihnen die Wiederkehr, wenn auch nur an bestimmten, durch Brauch und Herkommen festgesetzten Tagen wie dem Karneval, trägt aber gleichzeitig dafür Sorge, ihr Hin und Her zu kontrollieren und dessen Auswirkungen zu bannen. Die Toten gehören zum verdrängten und zugleich kanalisierten Strom der Natur; das lateinische Christentum des Frühmittelalters hat das alte Risiko ihrer Wiederkehr abgeschwächt, indem es ihnen einen Platz inmitten der Lebenden, im Mittelpunkt des öffentlichen Lebens zuwies. Die grauen Larven aus heidnischen Zeiten wurden zu friedlich Ruhenden, deren Schlaf durch Störungen kaum bedroht war – dank der Kirche und der Heiligen, später auch dank der ihnen zugedachten Messen und Fürbitten.

Diese Auffassung des Lebens nach dem Tode als Ruhe oder friedlicher Schlaf hatte länger Bestand, als man glaubt. Sie ist fraglos eine der hartnäkkigsten Formen der alten Mentalität.

Parameter 4. Der Tod kann gezähmt, der blinden Gewalttätigkeit der Naturkräfte entkleidet und ritualisiert werden, er wird jedoch nie als neutrales Phänomen erlebt. Er bleibt stets ein *mal-heur,* ein Unglück zur Unzeit. Die alten romanischen Sprachen bezeugen es: der physische Schmerz, das moralische Leid, die Not des Herzens, die Schuld und die Strafe sowie die Schläge des Schicksals werden allesamt mit ein und demselben Grundwort auf der Basis von *malum* (Übel) bezeichnet, sei es mit der Wurzel allein oder mit Komposita oder Weiterbildungen wie *malheur* (Unglück), *maladie* (Krankheit), *malchance* (Mißgeschick) oder *le Malin* (der Böse). Erst später hat man sich bemüht, die verschiedenen Bedeutungen genauer zu unterscheiden. Ursprünglich gab es nur ein einziges *mal,* dessen Aspekte variierten: das Leiden, die Sünde und der Tod. Das Christentum erklärte es umstands- und restlos durch die Erbsünde. Kaum ein Mythos hat in den herrschenden Mentalitäten tiefere Wurzeln geschlagen: er war die Reaktion auf ein allgemeines Gefühl der permanenten Präsenz des Bösen. Die Resignation war also nicht – wie heute und wohl auch einst bei den Stoikern und Epikuräern – Unterwerfung unter eine gute Natur oder eine biologische Notwendigkeit, sondern Anerkennung eines untrennbar mit dem Menschen verbundenen Bösen.

II

Soweit die Ausgangslage, wie sie durch eine bestimmte Beziehung zwischen den vier von uns unterschiedenen psychologischen Grundelementen definiert wird. Sie hat sich in der Folge in eben dem Maße verändert, wie sich ein oder mehrere ihrer Grundelemente gewandelt haben.

Das zweite Modell, das des *eigenen Todes,* ergibt sich ganz einfach aus einer Verschiebung der Dimension des Schicksals in Richtung auf das Individuum.

Man wird sich erinnern, daß dieses Todesbild zunächst auf eine Elite von *litterati,* von Reichen und Mächtigen beschränkt war und noch früher, vor dem 11. Jahrhundert, auf die abgeschlossene, organisierte und exemplarische Welt der Mönche und Kanoniker. In diesen Kreisen hat sich die traditionelle Beziehung zwischen dem Selbst und den Anderen zum erstenmal umgekehrt: das Gefühl der eigenen Identität gewann die Oberhand über die Unterwerfung unter das kollektive Schicksal. Ein jeder entfernte sich in dem Maße von der Gemeinschaft und von der Gattung, wie er ein Bewußtsein von sich selbst entwickelte. Doch wie sehr er sich auch bemühte, die Moleküle seiner Biographie zusammenzufügen: allein der Tod erlaubte ihm, sie zu einer Einheit zu schmieden. Ein derart in seiner Einzigkeit bestätigtes Leben erwarb sich eine Autonomie, die es auszeichnete und heraushob; seine Beziehungen zu den anderen und zur Gesellschaft wurden dadurch verändert. Die lebendigen Freunde wurden wie Gegenstände beherrscht und besessen, und umgekehrt wurden die leblosen Dinge wie lebende Wesen begehrt. Gewiß mußte die Bilanz des Lebens in der furchtbaren Stunde des Todes abgeschlossen werden, doch bald wurde sie unter dem Druck des vom Tod nicht berührten Willens, *mehr* zu sein, darüber hinaus erweitert. So kolonisierten jene entschlossenen Menschen das Jenseits wie das Neue Indien mit Hilfe von Messen und frommen Stiftungen. Das wichtigste Instrument ihres Unternehmens, das ihnen die Kontinuität zwischen Diesseits und Jenseits zu sichern erlaubte, war das Testament. Es diente ihnen dazu, sich die Liebe der Welt zu erhalten und zugleich, dank ihres Hingangs in einem guten Tod, Investitionen im Himmel zu tätigen.

Triumph des Individualismus in dieser Epoche der Bekehrungen, der spektakulären Bußen, der gewaltigen mäzenatischen Stiftungen, aber auch der gewinnbringenden, überlegten und zugleich kühnen Unternehmungen, kurzum: der Epoche beispielloser und unmittelbarer Genüsse und einer närrischen Liebe zum Leben.

Soweit zum Parameter 1. Unausweichlich mußte eine solche Verherrlichung des Individuums, selbst wenn sie sich eher in der empirischen Wirklichkeit als in der kirchlichen Lehre vollzog, den Parameter 3 verändern, die Vorstellung vom Leben nach dem Tode. Der im irdischen Leben manifestierte leidenschaftliche Wille zum Ich und zum Immer-noch-mehr mußte zwangsläufig auch auf das Leben im Jenseits übergreifen. Das starke Individuum des Hochmittelalters konnte sich nicht mit der friedlichen, aber inaktiven Konzeption der *requies* begnügen. Es hörte auf, verlängerter und schlummernder *homo totus* zu sein, und verdoppelte sich, wurde einerseits genießender oder leidender Leib, andererseits unsterbliche Seele, die der Tod befreite. Der Leib verschwand sodann, unter dem Vorbehalt einer Auferstehung, die zwar als Dogma weiterhin Geltung behielt, aber der allgemeinen Empfindung fremd war. Statt dessen griff die Vorstellung einer unsterblichen Seele als Sitz des Individuums, die bereits seit langem in der Welt der Kleriker gepflegt worden war, vom 11. bis zum 17. Jahrhundert immer mehr um sich und besetzte schließlich fast alle Mentalitäten, mit Ausnahme einiger unterirdischer Nischen. Diese neue Eschatologie führte zum Ersatz der Aussage »er ist tot« durch banale Umschreibungen wie »er hat den Geist aufgegeben« oder »Gott hab ihn selig«.

Diese rührige Seele begnügte sich nicht mehr damit, den Schlaf der Erwartung zu schlafen wie einst der *homo totus* – oder wie der Arme. Ihre Existenz oder vielmehr ihre unsterbliche Aktivität bezeugte den Willen des Individuums, seine schöpferische Identität in dieser wie in jener Welt zu bekräftigen, und seine Weigerung, sie in einer biologischen oder sozialen Anonymität aufgehen zu lassen: eine Umwandlung der Natur des Menschen, die womöglich am Ursprung der kulturellen Blüte des lateinischen Abendlands steht, die zur gleichen Zeit einsetzte.

Das Modell des *eigenen* Todes unterscheidet sich also vom älteren und vielfach weiterhin gültigen Modell des *gezähmten* Todes durch die Variation zweier Parameter, wobei der des Individuums (1) den des Lebens nach dem Tode (3) beeinflußt hat.

Die beiden anderen Parameter (2 und 4) sind dagegen nahezu unverändert geblieben. Ihre relative Stabilität hat dieses Todesmodell gegen einen allzu einschneidenden Wandel geschützt. Sie hat ihm eine jahrhundertelange Beständigkeit gesichert, die den Anschein erwecken mag, es sei alles beim alten geblieben.

Die Bedeutung des Bösen (Parameter 4) ist tatsächlich im großen und ganzen geblieben, was sie seit jeher war. Das Böse war unabdingbar für die Ökonomie des Testaments und für die Aufrechterhaltung der Liebe zum Leben, die zum Teil auf dem Bewußtsein seiner Hinfälligkeit beruhte. Das hat natürlich ganz entscheidend zur Beständigkeit des Modells beigetragen.

Die Verteidigung gegen die wilde Natur (Parameter 2) hätte ebenfalls von den Variationen der Bedeutung des Individuums und des Lebens nach dem Tode beeinflußt werden können. Sie war durchaus bedroht, ihr Gleichgewicht ist andererseits aber auch wiederhergestellt worden. Das hat sich folgendermaßen abgespielt.

Der leidenschaftliche Wunsch, die eigene Identität zu bekräftigen und die Freuden des Lebens auszukosten, hatte der *hora mortis* eine neue und schreckliche Bedeutung gegeben, die im zweiten Teil des *Ave Maria* zum Ausdruck kommt, jenes Gebetes für einen guten Tod, das am Ende dieser Epoche entstand. Diese neue Bedeutung hätte die Beziehungen zwischen dem Sterbenden und den Hinterbleibenden oder der Gesellschaft erschüttern können, ja sogar müssen; sie hätte den Tod pathetisch wie den der romantischen Phase und einsam wie den des Eremiten gestalten und das besänftigende Ritual zunichtemachen können, das die Menschen gegen den natürlichen Tod aufgerichtet hatten.

Der Tod hätte dann, aufgrund seiner Pathetik und der Angst vor der Hölle, wild und sogar verzweifelt werden können. Nichts davon ist geschehen, weil ein neues und gegensätzliches Zeremoniell das alte, vom Individualismus und seinen Ängsten bedrohte wiederherzustellen vermocht hat.

Die Szene des Todes auf dem Sterbebett, einst das wesentliche Element der Zeremonie, überdauerte, mit gelegentlich etwas mehr Pathetik, bis ins 17. und 18. Jahrhundert, d. h. bis das pathetische Gebaren unter dem Einfluß einer neuen, aus Hinnahme und Indifferenz gemischten Haltung in den Hintergrund zu treten begann. Doch zwischen den Tod im Bett und die Grablegung schoben sich mehrere neue Zeremonien: das Trauergeleit, nun zur kirchlichen Prozession geworden, und der kirchliche Gottesdienst in Anwesenheit des Leichnams, ein Werk der städtischen Reformationsbewegung des ausgehenden Mittelalters und der Bettelmönche. Der Tod wurde nicht etwa der Natur zurückgegeben, der ihn die Alten entrissen hatten, um ihn zu zähmen, sondern im Gegenteil noch mehr kaschiert, denn die neuen Riten enthielten ein Element, das unwichtig scheinen mag, aber von beträchtlicher Bedeutung ist: das Gesicht des Verstorbenen, das bisher unverhüllt den Blicken der Gemeinde dargeboten worden war und in den mediterranen Ländern auch noch geraume Zeit unverhüllt bleiben sollte (in den byzantinischen Kulten sogar bis heute), wurde nun verborgen und unter den sukzessiven Masken von Leichentuch, Sarg und Katafalk oder *représentation* verlarvt. Die Hülle des Toten wurde, spätestens seit dem 14. Jahrhundert, zum theatralischen Monument, wie man es zur Ausstattung der Mysterienspiele oder der Großen Einzüge zu errichten pflegte.

Das Phänomen der Verhüllung des Leichnams und seines Gesichts tritt zur gleichen Zeit auf wie das Bemühen der makabren Künste, die Zersetzung des Leichnams unter der Erde, d. h. die Kehrseite des Lebens darzustellen – eine um so bitterere Kehrseite, je mehr man das Leben liebte. Dieses Bemühen war jedoch nur von kurzer Dauer, die Verhüllung des Leichnams dagegen hatte Bestand. Das Antlitz des Toten, das früher gelassen akzeptiert worden war, wird nun abgewehrt, weil es Gefühle zu wecken, also Angst zu machen droht. Die Verteidigung gegen die wilde Natur hat mithin eine neue Angst hervortreten lassen, die freilich dank des Verbotes, das sie im gleichen Moment provoziert, rasch wieder überwunden werden kann: ist der Leichnam erst einmal durch den Katafalk oder die *représentation* verdrängt und verhüllt, so stellt sich die alte Vertrautheit mit dem Tod bald wieder ein, und alles geht weiter wie zuvor.

Die bis heute übliche Verhüllung des Leichnams und der lange gültig gebliebene Brauch des Testaments sind also die beiden bezeichnendsten Elemente im Modell des eigenen Todes. Die Verhüllung kompensiert diesen Brauch und sichert die traditionelle Ordnung des Todes, die von der Pathetik und den Sehnsüchten des im Testament sich ausdrückenden Individualismus bedroht wird.

III

Dieses Modell des eigenen Todes gilt mit allem, was es an traditioneller Abwehr und Sündenbewußtsein in sich trägt, bis ins 18. Jahrhundert hinein. Gleichwohl beginnen sich seit dem 16. Jahrhundert tiefgreifende Veränderungen abzuzeichnen, nur andeutungsweise in der Öffentlichkeit der lebendigen Gebräuche und der bewußten Ideen, sehr nachhaltig aber in der verborgenen Welt des Imaginären – ein kaum wahrnehmbarer und doch sehr schwerwiegender Prozeß. Eine gewaltige Umwälzung der Gefühlswelt beginnt sich Bahn zu brechen. Ein erster Ansatz zu dieser Umwälzung – ferne und unvollständige Ankündigung der großen Inversion unserer Tage – zeichnet sich jetzt in den Darstellungen des Todes ab.

Der hatte sich in allem, was ihm einst an Nahem, Vertrautem und Gezähmtem eigen war, mehr und mehr in Richtung auf jene heftige und heimtückische Wildheit entfernt, die Angst einflößt. Bereits die alte Vertrautheit war, wie wir soeben gesehen haben, nur dank später Eingriffe des Hochmittelalters aufrechtzuerhalten gewesen: feierlichere Rituale und Tarnung des Leichnams unter der *représentation.*

In der Neuzeit hat sich der Tod mit allem, was er damals an Fernem in sich barg, wieder genähert, er hat fasziniert und die gleichen fremdartigen Neugierden, die gleichen Phantasien und die gleichen perversen Abweichungen provoziert wie die Sexualität und die Erotik. Deshalb nannten wir dieses besondere Modell nach einer Formel von Mme. de La Fayette, die Michel Vovelle zitiert, den *langen und nahen* Tod.

Was sich hier in der Tiefe des kollektiven Unbewußten gewandelt hatte, war genau jenes Element, das seit Jahrtausenden nahezu unverändert geblieben war: der zweite Parameter, die Abwehr der wilden Natur. Der einst gezähmte Tod schickte sich an, in die Wildheit zurückzufallen: eine langsame und zugleich gewalttätige Bewegung, die sich abwechselnd, ganz dis kontinuierlich, in heftigen Erschütterungen und langen, kaum wahrnehmbaren Rückfallschüben ausdrückte.

Auf den ersten Blick nimmt es wunder, daß diese Verwilderungsphase zugleich die Periode wachsender Rationalität, wissenschaftlicher Erfindungen und ihrer technischen Anwendung ist, eine Periode des Glauben an den Fortschritt und seinen Triumph über die Natur.

Und doch sind damals die standhaften Dämme, seit Jahrtausenden aufgerichtet, um die Natur auf andere Weise in Schach zu halten, als es die moderne Wissenschaft tut, an zwei einander sehr nahen und bald sogar sich vereinigenden Stellen geborsten: an der Bresche der Liebe und an der des Todes. Jenseits einer bestimmten Schwelle haben sich Leid und Lust, Agonie und Orgasmus in einer einzigen Empfindung zusammengefunden, die der Mythos der Erektion des Gehenkten illustriert. Diese Gefühle am Rande des Abgrunds flößen Begehren und Angst ein. Damals und nur damals tritt eine erste Form der großen Angst vor dem Tode auf: die Angst lebendig begraben zu werden, die den Glauben voraussetzt, es gebe einen gemischten, aus Leben und Tod zusammengesetzten und wieder rückgängig zu machenden Zustand.

Diese Angst hätte sich entwickeln und verbreiten und, im Verein mit anderen Auswirkungen der Zivilisation der Aufklärung, unsere moderne Kultur ein Jahrhundert früher hervorbringen können. Es ist nicht das erste Mal, daß man im ausgehenden 18. Jahrhundert den Eindruck hat, bereits mit dem 20. in Berührung zu sein. Aber nein, irgendetwas ist dazwischengetreten, das der Achronie entgegenwirkte und die realen Chronologie wiederherstellte.

IV

Selbst wenn das Gefälle vom 18. bis zum 20. Jahrhundert kontinuierlich verläuft, ist es für den unbefangenen Beobachter doch kaum wahrnehmbar. Die Kontinuität wirkt zwar in der Tiefe, tritt aber nur in Ausnahmefällen an die Oberfläche. Und im 19. Jahrhundert, wo die Techniken der Industrie, der Landwirtschaft, der Natur und des Lebens, die aus dem wissenschaftlichen Denken der vorangegangenen Epoche erwachsen sind, ihre Triumphe feiern, treibt die Romantik (das Wort ist geläufig) eine Sensibilität der grenzen- und vernunftlosen Leidenschaft hervor. Eine ganze Reihe von psychologischen Reaktionen durchzuckt das Abendland und erschütert es in einem nie zuvor erreichten Maße. Die Kontrollämpchen blinken, ie Nadeln unserer Anzeigegeräte schlagen wild aus: unsere vier Parameter ind sämtlich in starker Bewegung.

Das beherrschende Element ist die Veränderung des ersten Parameters, er die Bedeutung des Individuums anzeigt. Bisher hatte er zwischen zwei Grenzwerten geschwankt: zwischen dem der Gattung und des gemeinsanen Geschicks *(wir sterben alle)* und dem der persönlichen und besondeen Biographie *(der eigene Tod)*. Im 19. Jahrhundert treten beide zurück inter einer dritten, vorher mit den beiden ersten verquickten Dimension: inter der des Anderen, aber nicht jedes beliebigen Anderen. Die einst freichwebende, diffuse Affektivität hat sich auf einige wenige Wesen konzenriert, von denen getrennt zu werden man nicht mehr erträgt: die Trennung öst eine dramatische Krise aus, die wir den *Tod des Anderen* genannt haen. Das ist eine Revolution der Gefühle, die ebenso bedeutsam für die llgemeine Geschichte ist wie die der Ideen oder der Politik, die der Indutrie oder der sozio-ökonomischen Bedingungen, die der Demographie sw. – lauter Revolutionen, die fraglos mehr miteinander verbindet als bloß ine chronologische Korrelation.

Ein originärer Typus gewinnt bald die Oberhand über sämtliche anderen Formen der neuen Empfindsamkeit: der des Privatlebens im Sinne der engischen *privacy*. Er hat seinen Platz in der »Kernfamilie« gefunden, die sich ufgrund ihrer neuen Funktion der absoluten Affektivität zu konsolidieren ermochte und nun sowohl die traditionelle Gemeinschaft als auch das Individuum des ausgehenden Mittelalters und der beginnenden Neuzeit eretzt. So steht die *privacy* sowohl im Gegensatz zum Individualismus als uch zum Gemeinschaftssinn und ist Ausdruck einer ganz eigenständigen nd originären Relation.

Unter diesen Bedingungen hatte der eigene Tod keine Bedeutung mehr. Die Angst vor dem Tode, die in den Phantasien des 17. und 18. Jahrhunderts aufgekeimt war, wurde auf den Tod des Anderen verschoben, auf den Tod des geliebten Wesens.

Der Tod des Anderen weckte eine früher verdrängte Pathetik; die Zeremonien im Sterbezimmer oder während der Trauerzeit, die früher als Schranke gegen exzessive Gefühlsausbrüche dienten, wurden entritualiiert und neuformuliert als spontaner Ausdruck des Schmerzes der Hinterbliebenen. Die beklagten nun aber die physische Trennung vom Verstorbeen und nicht mehr das Sterben als solches. Im Gegenteil, der Tod hat aufgehört, traurig zu sein, und wird als geradezu ersehnter Moment verherricht. *Er ist die Schönheit.* Die wilde Natur hat den Schutzwall durchbrochen, ist in die Kultur eingedrungen und dort der humanisierten Natu begegnet, mit der sie sich daraufhin im Kompromiß der Schönheit verein hat. Der Tod ist nun nicht mehr vertraut und gezähmt wie in den traditio nellen Gesellschaften, doch er ist auch nicht mehr absolut wild. Er ist pa thetisch und schön geworden, schön wie die Natur, wie die Unermeßlich keit der Natur, wie das Meer oder die Heide. Der Kompromiß der Schön heit ist das letzte Mittel, um die maßlose Pathetik einzudämmen, die di alten Schutzwälle durchbrochen hat. Ein Abwehrmittel, das zugleich auch ein Zugeständnis ist: es verleiht dem Phänomen, das man damit schwächen wollte, einen außerordentlichen Glanz.

Freilich hätte der Tod nicht in der Gestalt der höchsten Schönheit auftre ten können, wenn man nicht bereits aufgehört hätte, ihn mit dem Bösen zu assoziieren. Doch die sehr alte Identitätsbeziehung zwischen Tod, physi schem Schmerz, moralischem Leid und Sünde hat sich gelockert: unse vierter Parameter. Das Böse, das seine Position so lange hat halten können schickt sich zum Rückzug an, und als erstes räumt es das Herz und da Gewissen des Menschen, das man für seine ureigenste und uneinnehmbar Festung gehalten hatte. Ein ungeheurer Bruch im psychischen Kontinuum Ein ebenso bedeutsames Phänomen wie das der Rückkehr der wilden Na tur ins Zentrum der humanisierten, mit dem es übrigens eng verknüpft ist so als wären das Böse und die wilde Natur gegeneinander ausgetausch worden.

Die erste Bastion, die bereits im 18. Jahrhundert fiel (in England womög lich noch früher), war der Glaube an die Hölle und an einen Zusammen hang zwischen Tod und Sünde oder spirituellem Leiden (das physische Lei den wurde noch nicht in Frage gestellt). Philosophie und Theologie hatten ihn spätestens seit dem 18. Jahrhundert problematisiert. Im 19. Jahrhun dert war er in den katholischen wie in den puritanischen Kulturen so gu wie erledigt: die Angst vor der Hölle war verschwunden. Es war nicht meh denkbar, daß den dahingegangenen Lieben eine solche Gefahr drohte. Al lenfalls glaubten die Katholiken noch an ein Läuterungsverfahren: an einen Durchgang durch das Purgatorium, der durch die fromme Fürbitte der Hinterbliebenen abgekürzt werden konnte.

Kein Schuldgefühl, keine Angst vor dem Jenseits hält mehr davon ab, sich der Faszination des in höchste Schönheit verwandelten Todes zu überlassen.

Wo es keine Hölle mehr gibt, hat sich auch der Himmel verändert: unser dritter Parameter, das Leben nach dem Tode. Wir haben den langsamen Übergang vom Schlaf des *homo totus* zur Glorie der unsterblichen Seele verfolgt. Im 19. Jahrhundert triumphiert eine andere Jenseitsvorstellung: das Jenseits wird vor allem zum Ort der Wiedervereinigung derer, die durch den Tod getrennt worden sind und diese Trennung nie verwunden haben. Es ist die Wiederherstellung der jetzt von ihren Schlacken gereinigten und der Ewigkeit gewissen irdischen Gefühle. In dieser Form ist es das Paradies der Christen und die Astralwelt der Spiritisten und Metapsychologen. Es ist aber auch die Traumwelt der Ungläubigen und Freidenker, die die Realität eines Lebens nach dem Tode negieren. In der Pietät ihrer Anhänglichkeit halten sie das Gedächtnis ihrer Verstorbenen mit einer Intensität wach, die dem realistisch gedachten Jenseitsleben der Christen und Metapsychologen durchaus gleichkommt. Die ideologischen Unterschiede mögen groß sein, sie verblassen jedoch in der Praxis dessen, was man den Kult der Toten nennen kann. Alle haben sich das gleiche Luftschloß nach dem Vorbild ihrer irdischen Wohnstätten gebaut, in dem sie – ob im Traum oder in Wirklichkeit, wer weiß? – den Wesen wiederzubegegnen hoffen, die leidenschaftlich zu lieben sie nie aufgehört haben.

V

So hat sich im 19. Jahrhundert die seelische Landschaft grundlegend gewandelt. Alle vier Elemente, aus denen sie sich zusammensetzte, haben sich verändert, in ihrem Wesen wie in ihrem Verhältnis zueinander. Die dadurch entstandene Situation sollte nicht mehr als anderthalb Jahrhunderte lang bestehen, was wenig ist. Aber das folgende Todesmodell, das unsrige, das wir den *ins Gegenteil verkehrten Tod* genannt haben, stellt die Grundtendenzen und die Struktur der Veränderungen des 19. Jahrhunderts nicht in Frage. Im Gegenteil, es setzt sie fort, mag es ihnen auch in seinen spektakulärsten Auswirkungen scheinbar widersprechen. Alles sieht danach aus, als hätten die Tendenzen des 19. Jahrhunderts jenseits einer bestimmten Wachstumsschwelle jeweils die umgekehrten Phänomene hervorgerufen.

Das heutige Todesmodell bleibt weiterhin vom Ideal der *privacy* bestimmt, das jedoch strenger und anspruchsvoller geworden ist. Gleichwohl heißt es oft, es werde schwächer.

Das liegt daran, daß man ihm heutzutage die Perfektion des Absoluten abverlangt und keinen jener Kompromisse mehr duldet, die in der romantischen Gesellschaft mit ihrer Rhetorik – oder, wie man heute gern sagt, mit ihrer »Scheinheiligkeit« – noch akzeptiert wurden. Das Vertrauen zwischen den Menschen ist entweder total oder gleich null. Man läßt kein Mittelding zwischen Erfolg oder Scheitern mehr gelten. Möglich ist, daß die Einstellung zum Leben von der Gewißheit des Scheiterns bestimmt wird. Dafür wird dann aber die Einstellung zum Tode von der unmöglichen Hypothese des Erfolgs bestimmt. Deshalb ist sie sinnlos geworden.

Sie setzt also in der Tat die Affektivität des 19. Jahrhunderts fort. Die letzte Erfindung dieser ingeniösen Affektivität hatte darin bestanden, den Sterbenden oder Schwerkranken gegen seine eigene emotionale Anteilnahme in Schutz zu nehmen, indem man ihm bis zum Ende die Schwere seines Zustandes verhehlte. Der Sterbende reagierte, wenn er das fromme Spiel durchschaute, seinerseits mit Komplizenschaft, um die Fürsorglichkeit des Anderen nicht zu enttäuschen. Seither waren die Beziehungen des Sterbenden zu seiner Umwelt durch seine Respektierung dieser aus Liebe geborenen Lüge bestimmt.

Damit der Sterbende, seine Umgebung und die sie überwachende Gesellschaft dieser Situation zustimmen konnten, mußte die Wohltat solcher Abschirmung des Sterbenden zunächst die Freuden der letzten Kommunion mit ihm in den Schatten stellen. Vergessen wir nicht, daß der Tod im 19. Jahrhundert dank seiner Schönheit zur Gelegenheit der vollkommensten Vereinigung zwischen dem Dahingehenden und den Zurückbleibenden geworden war: die letzte Kommunion mit Gott oder mit den Anderen war das große Privileg des Sterbenden. Die Abschirmung durch die Lüge machte nun aber, wenn sie bis zuletzt aufrechterhalten wurde, diese Kommunion und ihre Freuden hinfällig. Die Lüge, selbst wenn sie beiderseitig und komplizenhaft war, nahm dem innigen Austausch der letzten Stunde die Freiheit und die Pathetik.

Doch in Wahrheit war die Intimität dieses letzten Austauschs bereits durch die Häßlichkeit der Krankheit und später durch die Einlieferung ins Krankenhaus vergiftet worden. Der Tod wurde schmutzig und dann medikalisiert. Der Abscheu und die Faszination des Todes waren zunächst eine kurze Zeitlang auf den Scheintod fixiert worden; dann hatte man sie durch die Schönheit der letzten Kommunion sublimiert. Doch der Abscheu war, ohne die Faszination, in der abstoßenden Form der schweren Krankheit und der Pflege, die sie erforderlich machte, wiedergekehrt.

Als die letzten traditionellen Abwehrmechanismen gegen den Tod und die Sexualität unwirksam wurden, hätte die Medizin den Platz der Gemeinschaft einnehmen können. Sie tat es im Kampf gegen die Sexualität, wie die medizinische Literatur gegen die Masturbation bezeugt. Sie versuchte es auch im Kampf gegen den Tod, indem sie ihn in wissenschaftliche Laboratorien und Kliniken einschloß, wo für Gefühle kein Platz ist. Unter diesen

Umständen war es besser, sich schweigend in der Komplizenschaft einer wechselseitigen Lüge einzurichten.

Man begreift also, daß die Bedeutung des Individuums und seiner Identität – das, was man meint, wenn man heute vom Recht auf den eigenen Tod spricht – von der familiären Fürsorglichkeit unterdrückt worden ist.

Wie aber ist die Abdankung der Gemeinschaft zu erklären? Mehr noch: Wie kam sie dazu, ihre Rolle umzukehren und die Trauer, der Respekt zu verschaffen einst ihre Aufgabe war, im 20. Jahrhundert zu untersagen? Der Grund dafür war, daß die Gemeinschaft sich am Tod eines ihrer Mitglieder immer weniger beteiligt fühlte. Zunächst deshalb, weil sie es nicht mehr für nötig hielt, sich gegen eine inzwischen verdrängte wilde Natur zu verteidigen, nachdem diese durch den technischen Fortschritt, namentlich den der Medizin, ein für allemal humanisiert worden war. Dann aber auch, weil sie kein hinreichendes Solidaritätsgefühl mehr empfand: sie hatte längst auf ihre Verantwortung und ihre Initiative bei der Organisation des kollektiven Lebens verzichtet. Im alten Sinne des Wortes existierte sie gar nicht mehr als »Gemeinschaft«, sie war ersetzt worden durch eine ungeheure Agglomeration von atomisierten Individuen.

Noch einmal aber: Wenn dieses Verschwinden der traditionellen Gemeinschaft auch die Abdankung erklärt, so erklärt es doch nicht die Wiedereinsetzung anderer Tabus. Die massive und formlose Agglomeration, die wir heute die Gesellschaft nennen, wird bekanntlich zusammen und am Leben gehalten durch ein neues System von Zwängen und Kontrollen, das Michel Foucault in seinem Buch *Überwachen und Strafen* beschrieben hat. Außerdem wird sie von unwiderstehlichen Strömungen durchzogen, die sie in einen permanenten Krisenzustand versetzen und zu sporadischen Aggressivitätsausbrüchen oder kollektiven Phobien treiben. Eine dieser Strömungen hat die Massengesellschaft gegen den Tod aufgebracht. Genauer: sie hat sie dazu getrieben, vor dem Tod *Scham* zu empfinden, mehr Scham als Abscheu, und so zu tun, als ob es ihn gar nicht gäbe. Wenn die Bedeutung des Anderen, eine Form der bis in die letzte Konsequenz getriebenen Bedeutung des Individuums, der erste Grund für die heutige Einstellung zum Tode ist, so ist diese Scham – und das Tabu, das sie nach sich zieht – der zweite Grund.

Diese Scham ist nun aber die unmittelbare Folge der definitiven Abdankung des *Bösen*.

Bereits im 18. Jahrhundert hatte man begonnen, die Macht des Teufels anzufechten und seine Realität in Frage zu stellen. Die Hölle wurde abgeschafft, zumindest für die Angehörigen und die vertrauten Freunde, die als einzige zählten. Zugleich mit der Hölle verschwanden die (Erb-)Sünde und die verschiedenen Formen des spirituellen und moralischen *malum:* man faßte sie nicht mehr als unausweichliches Erbe des alten Adam auf, sondern als Fehlleistungen der Gesellschaft, die sich durch ein wirksames System der Überwachung (und Bestrafung) schon eliminieren lassen würden. Der allgemeine Fortschritt der Wissenschaft, der Moral und der gesellschaftlichen Organisation würde bruchlos zum allgemeinen Glück führen. Allerdings gab es weiterhin, noch mitten im 19. Jahrhundert, das Hindernis des physischen Leidens und des Todes. Niemand dachte daran, es zu eliminieren. Die Romantiker umgingen oder assimilierten es. Sie verschönten den Tod, stilisierten ihn zum Eingangsportal eines anthropomorphen Jenseits um. Doch sie hielten nach wie vor an der uralten Koexistenz von Krankheit, Leiden und Agonie fest: der Todeskampf eines Sterbenden weckte Mitleid, nicht Ekel. Alles begann mit dem Ekel: bevor man noch darauf sann, das physische Leiden abzuschaffen, begann man, seinen Anblick, seine Schreie und seine Gerüche für unerträglich zu halten.

Später gelang es der Medizin, das Leiden zu lindern, ja schließlich fast völlig abzuschaffen. Das Ziel, das man im 18. Jahrhundert ins Auge gefaßt hatte, war beinahe erreicht. Das *malum* hörte auf, dem Menschen unweigerlich anzuhaften, ja mit ihm zusammenzufallen, wie es die Religionen und namentlich das Christentum geglaubt hatten. Gewiß existierte es noch, aber außerhalb des Menschen, in Randzonen, die von Moral und Politik noch nicht kolonisiert worden waren, in Devianzen, die man noch nicht im Griff hatte: in Kriegen, Verbrechen und Abweichungen von der Normalität, die aber eines Tages von der Gesellschaft eliminiert werden würden, so wie die Krankheit und das Leiden von der Medizin eliminiert worden sind.

Wenn es nun aber kein *malum* mehr gibt, was macht man dann mit dem Tod? Auf diese Frage gibt die Gesellschaft heute zwei Antworten, eine banale und eine aristokratische.

Die erste ist ein massives Eingeständnis der Ohnmacht: nur ja nicht die Existenz eines Skandals zugeben, den man nicht hat verhindern können, lieber so tun, als gäbe es ihn gar nicht, und folglich die Umgebung der Sterbenden und der Toten mitleidlos zum Verstummen bringen. So hat sich ein dumpfes Schweigen über den Tod gebreitet. Wenn es gebrochen wird, wie heute gelegentlich in Nordamerika, so lediglich, um den Tod auf die Bedeutungslosigkeit eines beliebigen Ereignisses zu reduzieren, von dem man gleichgültig und unbeteiligt zu sprechen vorgibt. Das Resultat ist in beiden Fällen das gleiche: weder das Individuum noch die Gemeinschaft sind stark und stabil genug, den Tod anzuerkennen.

Gleichwohl hat diese Einstellung weder den Tod noch die Todesangst ausgelöscht. Im Gegenteil, sie hat, unter der Maske der medizinischen Technik, die alten Wildheits- und Grausamkeitsvorstellungen unmerklich wieder Fuß fassen lassen. Der Tod im Krankenhaus, der bewußtlos an Schläuchen und Drähten hängende Moribunde, wird heute immer mehr zum volkstümlichen Bild, das schreckenerregender ist als der *transi* oder das Skelett der makabren Rhetorik. Eine Korrelation zwischen der »Ausbürgerung« des Todes als dem letzten Schlupfwinkel des Bösen und der Rückkehr dieses wieder grausam gewordenen Todes beginnt sich abzuzeichnen. Und sie überrascht uns auch nicht mehr: Der Glaube an das Böse war notwendig gewesen, um den Tod zu zähmen. Die Abschaffung des Bösen hat den Tod in den Zustand der Wildheit zurückversetzt.

Dieser Widerspruch hat eine kleine Elite von Anthropologen mobilisiert, eher Psychologen und Soziologen als Mediziner und Geistliche. Sie schlagen vor, den Tod weniger zu »evakuieren« als, wie sie es nennen, zu »humanisieren«. Sie möchten festhalten an einem notwendigen Tod, der jedoch akzeptiert und nicht mehr schambesetzt sein soll. Auch wenn sie dabei auf alte Volksweisheiten bezugnehmen, geht es ihnen keineswegs darum, in die Vergangenheit zurückzugreifen und das ein für allemal begrabene Böse wieder hervorzuholen. Man ist immer noch darauf aus, den Tod mit dem Glück zu versöhnen. Er soll lediglich zum diskreten, aber würdigen Ende eines befriedigten Lebens werden, zum Abschied von einer hilfreichen Gesellschaft, die nicht mehr zerrissen noch allzu tief erschüttert wird von der Vorstellung eines biologischen Übergangs ohne Bedeutung, ohne Schmerz noch Leid und schließlich auch ohne Angst.

Anmerkungen

Kapitel 1: Der gezähmte Tod (S. 11)

1 J. Le Goff, »Culture cléricale et Traditions folkloriques dans la civilisation mérovingienne«, *Annales. Économies, sociétés, civilisations (Annales ESC)*, Juli/August 1967, S. 780 ff.
2 *Les Romans de la Table ronde*, bearbeitet von J. Boulenger, Paris, Plon, 1941, S. 443 ff.
3 Ebenda, S. 124.
4 *La Chanson de Roland*, herausgegeben und übersetzt von J. Bédier, Paris, H. Piazza, 1922, CCVII, CLXXIV; vgl. die hier und im folgenden zitierte afrz./nhd. Fassung von H. W. Klein, München 1963. *Le Roman de Tristan et Yseult*, bearbeitet von J. Bédier, Paris, H. Piazza, 1946, S. 247. *Les Tristan en vers*, hg. von J.-C. Payen, Paris, Garnier, 1974.
5 R. Glaber, zitiert bei G. Duby, *L'An mil*, Paris, Julliard, Reihe »Archives«, 1967, S. 78 und 89.
6 *Musée des Augustins*, Toulouse, Nr. 835.
7 *Les Romans de la Table ronde, a.a.O.*, S. 154.
8 G. Duby, *a. a. O.*, S. 76.
9 G. Grimaud, *Liturgie sacrée*, in Gulielmus Durandus de Mende, *Rationale divinorum officiorum*, Paris 1854, hgg. von C. Barthélemy, Band V, S. 290; mhdt./dt. Teilausgabe von G. H. Buijssen, Assen 1966.
10 A. Tenenti, *Il Senso della morte e l'amore della vita nel Rinascimento*, Turin, Einaudi, Reihe »Francia e Italia«, 1957, S. 170, Fußnote 18.
11 Mme. Dunoyer, *Lettres et Histoires galantes*, Amsterdam 1780, Bd. I, S. 300.
12 M. de Cervantes, *El ingenioso Hidalgo Don Quixote de la Mancha*, 1605/1615, 2. Teil, Kap. 74; dt. *Leben und Taten des scharfsinnigen Edlen Don Quixote von La Mancha*, übers. von L. Tieck, 4 Bde., Berlin 1799–1801.
13 H. Troyat, *Tolstoï*, Paris, Fayard, 1965, S. 827.
14 L. Tolstoi, *Tri smerti*, 1859; dt. *Drei Tode*, Leipzig 1860 u. ö.
15 J. Guitton, *M. Pouget*, Paris, Gallimard, 1941, S. 14.
16 Gulielmus Durandus de Mende, *a. a. O.*, Bd. V, S. XIV.
17 J. Huizinga, *Herfstij der middeleeuwen*, Amsterdam 1924; dt. *Herbst des Mittelalters*, Stuttgart [10]1969, S. 103 ff.

8 *Les Romans de la Table ronde, a. a. O.*, S. 380.
9 Ebenda, S. 350 und 455; *Le Roman de Tristan et Yseult, a. a.* O.
0 Gulielmus Durandus de Mende, *a. a. O.*, Bd. V, S. XXXVIII.
1 A. Solschenizyn, *Krebsstation*, Neuwied, Luchterhand, 1968.
2 *Les Romans de la Table ronde, a. a.* O., S. 350 und 447.
3 *La Chanson de Roland, a. a.* O.
4 J.-P. Peter, »Malades et Maladies au XVIIIe siècle«, *Annales ESC*, 1967, S. 712; P. Craven, *Récit d'une sœur. Souvenirs de famille*, Paris, J. Clay, 1866, Bd. II, S. 197.
5 L. Pincus, *Death and the Family*, New York, Vintage Books, 1975, S. 4-8.
6 P.-H. Simon, »Discours de réception à l'Académie française«, *Le Monde*, 20. November 1967.
7 *Le Roman de Tristan et Yseult, a.a.O.*
8 *Le Romancero*, Paris, Stock, 1947 (frz. Übers. von M. de Pomès); vgl. *Romancero general*, ed. A. Duran, Madrid 1924, Bd. II, S. 365.
9 L. Tolstoi, *Der Tod des Ivan Iljitsch*, 1886; dt. Leipzig 1887 u.ö.
0 I. Babel, *Ein Abend bei der Kaiserin. Erzählungen, Dramen, Selbstzeugnisse*, Berlin, Volk und Welt, 1969, S. 99ff. Vgl. M. Ribeyrol und D. Schnapper, »Cérémonies funéraires dans la Yougoslavie orthodoxe«, *Archives européennes de sociologie*, XVII, 1976, S. 220-246.
1 Homer, *Odyssee*, XI, V. 474, 494; Virgil, *Aeneis*, V. 268–679.
2 Ovid, *Fasti*, II, V. 533.
3 Vgl. auch unten, Kapitel 3 und 5.
4 *Apostelgeschichte*, VII, 60; Ph. Labbe, *Sacra sancta concilia*, Paris 1671, Bd. V, col. 87; *Dictonnaire d'archéologie chrétienne et de liturgie*, Paris, Letouzey, 1907, Bd. XII, col. 28, *»Mort«*; Bd. I, col. 479, *»Ad sanctos«*.
5 Jacobus de Voragine, *Legenda aurea*, übers. von R. Benz, Berlin, Union, 1963, S. 543ff.
6 1559. *Archives nationales* (im folgenden AN), *Minutier central* (MC), VIII, 369.
7 *Dictionnaire d'Archéologie chrétienne et de liturgie, a. a.* O., Bd. XII, col. 28.
8 Vgl. unten Kapitel 5. Siehe auch M. Ribeyrol und D. Schnapper, *a. a.* O. (Anm. 30).
9 N. Castan, *Criminalité et Subsistances dans le ressort du Parlement de Toulouse (1690–1730)*, Diss. phil. Toulouse-Le Mirail 1966, maschinenschriftl., S. 315.
0 P. Bourget, *Outre-mer*, Paris, A. Lemerre, 1895, Bd. II, S. 250.
1 Das vorliegende Kapitel war bereits abgeschlossen, als das Buch von V. Thomas – *L'Anthropologie de la mort*, Paris, Payot, 1975 – erschien.

Kapitel 2: *Ad sanctos; apud ecclesiam* (S. 43)

1 Zitiert nach L. Thomassin, *Ancienne et Nouvelle Discipline de l'Église*, Ausgabe von 1725, Bd. III, S. 543ff.; *Dictionnaire d'Archéologie chrétienne et de liturgie, a. a.* O., Art. *»Ad sanctos«*, Bd. I, col. 479–509.

2 Ch. Saumagne, »Corpus christianorum«, *Revue internationale des droits d L'Antiquité,* Reihe 3, Bd. LVII, 1960, S. 438–478; Bd. LVIII, 1961, S. 258–279

3 Johannes Chrysostomus, *Opera...,* ed. Montfaucon, Paris 1718–1738, Bd. VIII, S. 71, Homilie 74.

4 L. Thomassin, *a. a. O.*

5 *Dictionnaire d'Archéologie chrétienne et de liturgie, a. a. O.,* Art. *»Ad sanctos*

6 M. Meslin und J.-R. Palanque, *Le Christianisme antique,* Paris 1967, S. 230.

7 J. Le Goff, *La Civilisation de L'Occident médiéval,* Paris, Arthaud, Reihe »Le grandes civilisations«, 1964, S. 239.

8 *Insepultus jaceat, non resurgat. Si quis hunc sepulchrum violaverit parte habeat cum Juda traditore et in die judicie non resurgat* usw. (Unbestattet mög er bleiben, nicht auferstehen möge er. Wer dieses Grab schändet, ergreift d Partei des Verräters Judas und wird am Tage des Jüngsten Gerichts nich auferstehen.) *Dictionnaire dArchéologie chrétienne et de liturgie, a. a. O.,* Bd. col. 486.

9 Tertullian, *De resurrectione carnis,* 43, PL 2, col. 856.

10 *Dictionnaire d'Archéologie chrétienne et de liturgie, a. a. O.,* Art. *»Ad sanctos*

11 Kosmo, Ende des 6. Jahrhunderts. Vgl. *Dictionnaire d'Archéologie chrétienne de liturgie,* Art. *»Ad sanctos«.*

12 Maximus Turinus, PL 57, col. 427–428.

13 Gallische Inschrift, vgl. *Dictionnaire d'Archéologie chrétienne et de liturgi* Art. *»Ad sanctos«.*

14 Ebenda.

15 É. Salin, *La civilisation mérovingienne,* Paris, Picard, 1949, Bd. II, S. 35.

16 R. Dauvergne, »Fouilles archéologiques à Châtenay-sous-Bagneux«, *Mémoir des sociétés d'histoire de Paris et d'Ile-de-France,* Paris 1965–1966, S. 241-27

17 J. Siral, *Guide historique de Guiry-en-Vexin,* hgg. vom *Musée archéologique* Guiry, Guiry 1964.

18 *Monumenta germaniae historica,* Hannover 1875–1889, *Leges* V, *Capitula d partibus Saxoniae,* S. 43 (22), Jahr 777.

19 *Dictionnaire d'Archéologie chrétienne et de liturgie, a. a. O.,* Art. *»Ad sanctos*

20 É. Lesne, *Histoire de la propriété ecclésiastique en France,* Lille, Desclée d Brouwer, 1936, Bd. III, S. 122-129.

21 Fr. Eygun und L. Levillain, *L'Hypogée des Dunes à Poitiers,* hgg. von der Stad Poitiers und der *Société des antiquaires de l'ouest,* 1964.

22 Humbertus Burgundus, *Maxima bibliotheca veterum patrum,* 1677, Bd. XXV S. 527.

23 A. Chedeville, *Liber controversarium Sancti Vincentii Cenomannensis o Second Cartulaire de labbaye Saint-Vincent du Mans,* Paris, Klincksieck, 1968 *Antiquos patres ad vitandam urbium frequentiam quaedam solitaria lo elegisse, ubi ad honorem Dei fidelium corpora honeste potuissent sepeliri,* Nr. 3 S. 45 und 1095-1136; H. Sauval, *Histoire et Recherches des antiquités de Pari* Paris 1724, Bd. I, S. 359.

24 Humbertus Burgundus, *a. a. O.*
25 Aeneas Sylvius, *De Origine Boemiae*, Kap. 35, zitiert nach H. de Sponde, *Les cimetières sacrez*, Bordeaux 1598, S. 144.
26 L. Thomassin, *a. a. O.*
27 Zitiert von Dr. Gannal, *Les Cimetières de Paris*, Paris 1884, Bd. I.
28 *L'Elucidarium et les Lucidaires. Mélange d'archéologie et d'histoire des Ecoles françaises d'Athènes et de Rome*, hgg. von Y. Lefevre, Fasc. 180, Paris, de Boccard, 1954.
29 É. Lesne, *Histoire de la propriété ecclésiastique, a. a. O.;* Dom H. Morice, *Mémoires pour servir de preuves à l'histoire civile et ecclésiastique de Bretagne*, Paris 1742, Bd. I, S. 559; Fauveyn, zitiert nach Godefroy, *Dictionnaire de l'Ancien français*, Art. *»Aître«;* vgl. das Wort *imblocatus* in C. Ducange, *Glossarium mediae et infimae latinitatis*, Paris, Didot, 1840–1850.
30 Dante, *Il Purgatorio*, III, V. 127ff.
31 *Journal d'un bourgeois de Paris de 1405 à 1449*, hgg. von A. Tuetey, Paris, H. Champion, 1881, S. 17 (12. November 1411) und S. 44 (15. September 1413); Alain Chartier, zitiert nach J.-B. de Lacurne de Saint-Palaye, *Dictionnaire de l'ancien français*, 1877, Art. *»Aître«*.
32 J. Potocki, *Le Manuscrit trouvé à Saragosse*, Paris, Gallimard, 1958 (hgg. von R. Caillois), S. 51; dt. *Die Handschrift von Saragossa*, Frankfurt, Insel, 1961 u. ö. (übers. v. L. Eisler), S. 34.
33 L. Chevalier, *Classes laborieuses et Classes dangereuses à Paris*, Paris 1958.
34 Mündliche Mitteilung von G. Le Bras.
35 L. Thomassin, *a. a. O.*
36 Gulielmus Durandus de Mende, *Rationale divinorum officiorum, a. a. O.*, Bd. V, Kap. 5, S. XII.
37 L. Thomassin, *a. a. O.*
38 G. Charles-Picard, *La Carthage de saint Augustin*, Paris, Fayard, 1965, S. 204–05, 210.
39 *Boymans-van Beuningen Museum*, Rotterdam.
40 L. Thomassin, *a. a. O.;* J. Gerson, *Opera*, Anvers 1706, Bd. II, S. 440.
41 *Ecclesia ut ibi cimeterium esse mortuorum*, zitiert nach É. Lesne, *a. a. O.*
42 C. Ducange, *Ecclesia in qua humantur corpora defunctorum*, in *Glossarium …, a. a. O.*
43 *Nullo tumulorum vestigio apparente, ecclesia reverentia conserveretur. Ubi vero hoc pro multitudine cadaverum difficile est facere, locus ille cœmeterium et polyandrium habeatur*, ablato inde altare, *et constituto sacrificium Deo valeat offeri.* A. Bernard, *La sépulture en droit canonique*, Diss. jur., Paris 1933, S. 20–21, Fußnote 7.
44 Im Jahre 1059 beschränkte ein römisches Konzil die *confinia cemeteriorum* auf 60 Schritte *per circuitum* für die Hauptkirchen und 30 Schritte für die Kapellen. Vgl. É. Lesne, *a. a. O.;* ebenso G. Le Bras, *Dictionnaire d'histoire et géographie ecclésiastiques*, Paris 1930, Bd. IV, col. 1035–1047, Art. *»Asile«*.

45 *La Chanson de Roland, a. a. O.*, CXXXII.

46 *Dictionnaire de l'ancien français, a. a. O.*, Art. *»Aître«*; C. Enlart, *Manuel d'archéologie médiévale*, S. 909 ff., Art. *»Cimetière«*; P. Duparc, »Le Cimetière séparé des vivants«, *Bulletin philologique et historique du Comité des travaux historiques et scientifiques*, 1964, S. 483-509.

47 C. Ducange, *Glossarium..., a. a. O.*, Art. *»Stillicidium«* und *»Paradisus«*; *Le Roman de Rou*, V. 5879, zitiert nach E. Viollet-le-Duc, *Dictionnaire raisonné de l'architecture française*, Paris 1868, Bd. IX, S. 23.

48 *La Chanson de Roland, a. a. O.*, CCXII; zu Roncival (Formigny) vgl. Mathieu de Coucy, *Histoire de Charles VII*, zitiert nach J.-B. de Lacurne de Saint-Palaye, *Dictionnaire de l'ancien français, a. a. O.*, Art. *»Charnier«*.

49 *Annales ESC*, 1969, S. 1454, Fußnote 1.

50 Die Kirche Saint-Benoît.

51 Chronik von Marigny: *In carnario qui locus intra septa ecclesiae illius ossa continet mortuorum*, zitiert nach J.-B. de Lacurne de Saint-Palaye, *a. a. O.*

52 G. Le Breton, *Description de Paris sous Charles VI*, in L. Leroux de Liney und L. Tisserand, *Histoire générale de Paris*, Paris 1867, S. 193.

53 H. Sauval, *a. a. O.*, Bd. I, S. 359; V. Dufour, *Le Cimetière des Innocents*, in F. Hoffbauer, *Paris à travers les âges*, Paris 1875–1882, Bd. II, Erster Teil, S. 1–28 (Zitate von Roland de Virlays, *Dictionnaire d'architecture*, 1770, und von Abbé Villain).

54 Vgl. unten Kap. 10: »Der Besuch auf dem Friedhof«.

55 »Die Gegend in der Umgebung der Kirche Saint-Gervais (in Paris) könnte also in der Antike und in merowingischer Zeit ein weitläufiger Friedhof gewesen sein, der sich trotz Einschrumpfung bis ins Mittelalter erhalten hat. Seit der Gründung der Pfarre Saint-Jean-en-Grève nicht mehr benutzt, besteht er als Name in der Place du Vieux-Cimetière Saint-Jean oder *platea veteris cimeterii* fort.« M. Vieillard-Troiëkoufoff u. a., »Les Anciennes Églises suburbaines de Paris (IV–Xe siècles)«, *Mémoires de la Fédération des sociétés d'histoire de Paris et de l'Ile-de-France*, 1960, S. 198.

56 V. Dufour, *La Danse macabre des Saints-Innocents de Paris*, Paris 1874; V. Dufour, in F. Hoffbauer, *Paris à travers les âges, a. a. O.*, Bd. II, Erster Teil, S. 29.

57 F. de Lasteyrie, »Un enterrement à Paris en 1697«, *Bulletin de la société d'histoire de Paris et de l'Ile-de-France*, Paris 1877, Bd. IV, S. 146–150.

58 *Journal d'un bourgeois de Paris..., a. a. O.*, S. 116 (Oktober–November 1418); H. Sauval, *a. a. O.*, Bd. II, S. 557.

59 L.-M. Tisserand, »Les îles du fief de Saint-Germain-des-Près et la question des cimetières«, *Bulletin de la société d'histoire de Paris et de l'Ile-de-France*, Paris 1877, Bd. IV, S. 112–131.

60 *Bibliothèque Nationale* (im folgenden BN), *Manuscrits français* (M. fr.), *Papiers Joly de Fleury*, 1207.

61 A. Le Braz, *La Légende de la Mort chez les Bretons armoricains*, Paris, Cham-

pion, 1902, Bd. I, S. 313; M. Pillet, *L'Aître Saint-Maclou*, Paris, Champion, 1924.

62 A. Le Braz, ebenda, Bd. I, S. 286.

63 Th. Ducrocq, »De la variété des usages funéraires dans l'Ouest de la France«, Vortrag, gehalten am 18. April 1884 beim *22e Congrès des Sociétés savantes – Section des Sciences économiques et sociales*, Paris, E. Thorin, 1884.

64 A. Bernard, *a. a. O.;* G. Le Bras im *Dictionnaire d'histoire et de géographie ecclésiastiques, a. a. O.*, Art. *»Asile«;* P. Duparc, *a. a. O.*, S. 483–509.

65 R. de Gaignières, *Répertoir Buchot*, Nr. 5186 (Kathedrale von Evreux), Nr. 5650 (Saint-Etienne in Beauvais), Nr. 5879 (Saint-Amand in Rouen).

66 G. Le Bras, *a. a. O.;* P. Duparc, *a. a. O.*

67 É. Lesne, *a. a. O.*, Bd. III. *Azylus circum ecclesiam:* C. Ducange, *a. a. O.*, Art. *»Coemeterium«.*

68 G.-A. Prevost, *L'Église et les Campagnes au Moyen Age*, Paris 1892, S. 50-51; in Minot-en-Châtillonais gab es auf dem Friedhof und in unmittelbarer Nähe der Kirche Zufluchtsorte, in denen die Einwohner in Notfällen ihre Habseligkeiten verbergen und aufbewahren konnten. Sie wurden im 17. Jahrhundert beseitigt. Vgl. unten Kapitel 11 und F. Zonabend, »Les morts et les vivants«, *Etudes rurales*, Nr. 52, 1973.

69 C. Ducange, *a. a. O.*, Art. *»Coemeterium«.*

70 É. Lesne, *a. a. O.*

71 *Cartulaire Saint-Vincent*, hgg. von A. Chedeville, *a. a. O.*, Nr. 153.

72 »Diese profane Aktivität schien den Menschen dieser Zeit natürlich, weil das Allerheiligste das Gemeinschaftshaus war.« A. Dumas, »L'Église au pouvoir des laïques«, in Fliche und Martin, *Histoire de l'Église*, Paris, P.U.F., Bd. VII, S. 268.

73 *Journal d'un bourgeois de Paris ..., a. a. O.*, S. 234.

74 A. Vallance, *Old Crosses*, London 1930, S. 13.

75 P. Corrozet, zitiert nach V. Dufour, *a. a. O.*

76 A. Le Braz, *a. a. O.*, Bd. I, S. 123, Fußnote 1.

77 *Cartulaire Saint-Vincent, a. a. O.*, Nr. 285.

78 A. Le Braz, *a. a. O.*, Bd. I, S. 259, Fußnote 1.

79 A. Bernard, *a. a. O.;* Dom E. Martène, *Veterum scriptorium (...) collectio*, 1724-1733, Bd. IV, col. 987-993.

80 A. Le Braz, *a. a. O.*, Bd. I, S. XXXV.

81 A. Bernard, *a. a. O.*

82 V. Dufour, in F. Hoffbauer, *a. a. O.;* Berthod, *La Ville de Paris en vers burlesques*, 1661, zitiert nach E. Raunié, *Epitaphier du vieux Paris. Histoire générale de Paris*, Paris, Imprimerie nationale, 1890 (Einführung).

83 Berthod, Vorwort zu *La Ville de Paris en vers burlesques, a. a. O.; Journal d'un voyage à Paris en 1657-1658*, hg. von A. P. Fougère, Paris 1862, S. 46; A. Bernard, *a. a. O.;* V. Dufour und F. Hoffbauer, *a. a. O.*

84 J. Le Goff, »Culture cléricale et Traditions folkloriques«, *a. a. O.*

85 Jean du Berry, 24. August 1411, in A. Tuetey, *Testaments enregistrés au Parlement de Paris, sous le règne de Charles VI*, Paris, Imprimerie nationale, 1880, Nr. 282 (im folgenden mit der Abkürzung »Tuetey«).

86 Tuetey, Nr. 105 (1403).

87 E. Lesne *a. a. O.*, Bd. III. S. 122–129.

88 Tuetey, Nr. 282 (1411); *Archives nationales* (im folgenden mit der Abkürzung AN), *Minutier central* (im folgenden mit der Abkürzung MC), XXVI, 24 (1604); LI, 112 (1609); LXXV, 87 (1654).

89 *Archives départementales* (im folgenden mit der Abkürzung AD) der Haute-Garonne, *Testaments séparés* 11 208, Nr. 19; MC LXXV, 54 (1644); 372 (1690); CXIX 355 (1787).

90 MC LXXVIII (1661); Tuetey 217 (1407); MC LXXV, 94 (1657).

91 MC LXXV, 97 (1659); Jean Régnier, in *Anthologie poétique française – Moyen Age*, Paris, Garnier-Flammarion, 1967, Bd. II, S. 201.

92 Tuetey, 323 (1413).

93 MC VIII, 328 (1574), zitiert nach A. Fleury, *Le Testament dans la coutume de Paris au XVIe siècle*, Diss. der *École nationale des chartes*, Nogent-le-Rotrou, Daupeley, 1943, S. 81-88. Mlle. Fleury hat mir freundlicherweise das Manuskript ihrer Dissertation überlassen (im folgenden mit der Abkürzung A. Fleury). MC LXXV, 48 (1642).

94 MC LXXV, 76 (1651); 16. Jahrhundert: A. Fleury, LXXV, 62 (1644).

95 MC XXVI, 25 (1606). Médéric = Merri.

96 *Anniversarium G. A. canonici lemovicensis qui est sepultus in claustro nostro in pariete* SIVE *in pila claustri. Obituaire* (Totenregister) von Soulignac, Limoges, AD, H. 9180 b (mitgeteilt von J.-L. Lemaître).

97 Tuetey, 211 (1407); A. Fleury, MC III, 507 (1608); XVI, 30 (1612); LXXV, 146 (1669); LXXVI, 112 (1661).

98 Tuetey, 61 (1401); 217 (1407); 132 (1404).

99 MC LXXV, 94 (1657); LXXV, 80 (1652); Tuetey, 337 (1416).

100 Tuetey, 264 (1410); 55 (1400); MC LXXV, 117 (1662); LXXV, 142 (1669); Tuetey, 323 (1413); *Épitaphier de Paris, a. a. O.*

101 Tuetey, 337 (1416); MC LXXVIII (1661). AD Haute-Garonne, 11 808, Nr. 19 (1600); MC III, 533 (1628); 532 (1621).

102 MC XXVI, 24 (1604); Tuetey, 80 (1402); MC LXXV, 372 (1690); 109 (1660); AD Seine-et-Oise, Pfarre Saint-Julien, in A. Fleury, *a. a. O.* (20. Mai 1560); MC LXXV, 78 (1649).

103 MC III, 516 (1622); LXXV, 146 (1669); XXVI, 26 (1607); III, 533 (1628).

104 É. Magne, *La Fin troublé de Tallemant des Réaux*, Paris, Émile-Paul Frères, 1922, S. 342.

105 Tuetey, 122 (1404); MC LXXV, 142 (1660).

106 MC LXXV, 46 (1641); 66 (1648); XLIX, 179 (1590); LXXV, 117 (1660), 137 (1667); Tuetey, 185 (1406): AN, Y 86, F° 68 n V° (1539), zitiert nach A. Fleury.

107 Die Pariser Testamente sind Gegenstand einer umfassenden und systematischen

Untersuchung von P. Chaunu und seinen Schülern. Vgl. P. Chaunu, »Mourir à Paris«, *Annales ESC,* 1976, S. 29–50; ebenso die im selben Aufsatz, S. 48, Fußnote 4, zitierte Denkschrift von B. de Cessole.

108 Archive der Stadt Toulouse, Kirchenbücher der Pfarrgemeinden.

109 MC III, 522 (1624).

110 C. W. Foster, *Lincoln Wills,* Lincoln 1914.

111 Ebenda, S. 54.

112 Ebenda, S. 558.

Kapitel 3: Die Todesstunde (S. 123)

1 M. de Montaigne, *Essais,* I, 19; V. Jankélévitch, *La Mort,* Paris, Flammarion, 1966, S. 174, Fußnote 2.

2 J. Ntekida, *L'Évocation de l'au-delà dans les prières pour les morts,* Löwen, Nauwelaerts, 1971, S. 55ff. Eine unveröffentlichte spanische Dissertation (Madrid) von Salvador Vicastillo (1977) bezieht sich auf den Tod bei Tertullian.

3 J. Hubert, *Les Cryptes de Jouarre (4e Congrès de l'Art du haut Moyen Age),* Melun, Imprimerie de la préfecture de Seine-et-Marne, 1952.

4 Offenbarung Johannis, 20, 5–6.

5 Jerusalemer Bibel, 1. Korintherbrief, Kap. 15, 51-52. Die heute gültige (Luther-)Übersetzung lautet: »Siehe, ich sage euch ein Geheimnis: Wir werden nicht alle entschlafen, wir werden aber alle verwandelt werden.«

6 J. Dupont, »La Salle du Trésor de la cathédrale de Châlons-sur-Marne«, *Bulletin des monuments historiques de la France,* 1957, S. 183 und 192–193.

7 É. Mâle, *La Fin du paganisme en Gaule,* Paris, Flammarion, 1950, S. 245ff.

8 Vgl. oben, Kapitel 1.

9 R. P. Feder, *Missel romain,* Mame, Tours, S. 1623–1624.

10 É. Mâle, *L'Art religieux du XIIe siècle,* Paris, A. Colin, 1940.

11 Matthäus-Evangelium, Kap. 25, 34–41.

12 *Le Romancero, a. a. O.,* s. 111; vgl. *Romancero general,* ed. A. Duran, Madrid 1924, Bd. I, S. 573.

13 Der Heilige Michael wird häufig in den höheren Bauabschnitten der Kirchen abgebildet. In einer Chapelle Saint-Michel in Saint-Aignan-sur-Cher stellen zwei Reste eines Freskos seinen Kampf mit dem Drachen und die Seelenwägung dar.

14 *Confiteor* von Chrodegang von Metz (gest. 766).

15 A. Tenenti, *Il Senso ..., a. a. O.,* Abb. 40 und S. 443.

16 A. Tenenti, *La Vie et la Mort à travers l'art du XVe siècle,* Paris, A. Colin, 1952, Abb. 17 und S. 103.

17 G. und M. Vovelle, »La mort et l'au-delà en Provence d'après les autels des âmes du Purgatoire«, *Cahiers des Annales,* Nr. 29, Paris, A. Colin, 1970.

18 *Miroir de l'âme du pécheur et du juste pendant la vie et à l'heure de la Mort. Méthode chrétienne pour finir saintement sa vie.* Neuauflage Lyon, F. Viret, 1752, S. 15. Die Druckerlaubnis stammt aus dem Jahre 1736.

19 Ebenda, S. 35.
20 A. Tenenti, *La Vie et la Mort…, a. a. O.*, S. 98ff.
21 Ebenda, S. 108.
22 *Manuscrits à peinture du XIIIe au XVIe siècle.* Ausstellungskatalog der BN, 1955, Nr. 115.
23 Ebenda, Nr. 303; A. Tenenti, *La Vie et la Mort…, a. a. O.*, S. 55.
24 P. de Nesson, *Vigilles des Morts – Paraphrase sur Job*, in *Anthologie poétique française – Moyen Age*, Paris, Garnier-Flammarion, 1967, Bd. II, S. 184.
26 J. Huizinga, *Herbst des Mittelalters, a. a. O.*, S. 194.
27 J. Huizinga, ebenda, S. 192.
28 New York, *Metropolitain Museum.*
29 J. Baltrusaitis, *Le Moyen Age fantastique*, Paris, A. Colin, 1955.
30 É. Mâle, *L'Art religieux en France*, Paris, A. Colin, 1931-1950; E. Panofsky, *Grabplastik. Vier Vorlesungen über ihren Bedeutungswandel von Alt-Ägypten bis Bernini*, London/Köln 1964.
31 J. Adhémar, »Les tombeaux de la collection Gaignières«, *Gazette des Beaux-Arts*, Paris 1974, Bd. I, S. 343–344.
32 Domenico Capranica, 1513, in A. Tenenti, *Il Senso…, a. a. O.*, Abb. 19, S. 192–193.
33 R. de Gaignières, *a. a. O.*
34 Werkstatt von Hans Memling, Museum von Straßburg; A. Tenenti, *La Vie et la Mort…, a. a. O.*, S. 8, 9 und 10.
35 J. Saugnieux, *Les Danses macabres de France et d'Espagne*, Paris, Les Belles Lettres, 1972; »La Danse macabre des femmes«, in der *Anthologie poétique française – Moyen Age, a. a. O.*, Bd. II, S. 353–355; E. Dubruck, *The Theme of Death in French Poetry*, London/Paris, Mouton, 1964.
36 P. Michault, *Raisons de Dame Atropos*, in *Anthologie poétique…, a. a. O.*, Bd. II, S. 323–329.
37 P. de Nesson, *Paraphrase sur Job*, ebenda, S. 183-186; E. Deschamps, *Ballade des signes de la mort*, ebenda, S. 151.
38 P. de Ronsard, *Derniers vers. Œuvres complètes*, hgg. von P. Laumonier (rev. Ausgabe von J. Silver und R. Lebègue), Paris 1967, Bd. XVIII, Teil 1, S. 176ff.
39 A. Tenenti, *La Vie et la Mort…, a. a. O.*, S. 99.
40 F. Villon, *Les Regrets de la Belle Heaulmière*, in *Le Grant Testament*; dt. *Ballade, in welcher die schöne Helmschmiedsgattin den Freudenmädchen Unterweisung gibt*, in *Das Große Testament*, übertragen von W. Widmer, München 1964, S. 41.
41 P. Michault, in *Anthologie poétique française…, a. a. O.*, Bd. II. S. 328.
42 Josse Lieferinxz, *Die Pest, The Walter's Art Gallery*, Baltimore, reproduziert in Ph. Ariès, *Western Attitudes toward Death: From the Middle Ages to the Present*, Baltimore/London, The Johns Hopkins University Press, 1974, S. 35; François Perrier dit Le Bourguignon, *Die Pest in Athen, Musée des Beaux-Arts*, Dijon.
43 J. Heers, *Annales de démographie historique*, 1968, S. 44; A. Fleury, *a. a. O.*
44 J. Delumeau, *La Civilisation de la Renaissance*, Paris, Arthaud, 1967, S. 386.

45 P. Mesplée, *La Sculpture baroque de Saint-Sernin,* Ausstellungskatalog, Toulouse, *Musée des Augustins,* 1952.

46 Es kommt gegen Ende des 16. Jahrhunderts in England vor, daß man den Bleisarg auch die *allgemeine Form des Leichnams* beibehalten läßt – eine bizarre Ausnahme von der allgemeinen Regel, die als eine Art Abwehr gedeutet werden kann. Vgl. L. Stone, *The Crisis of Aristocracy,* Oxford, Clarendon Press, 1965 (vgl. Kapitel 8).

47 A. Tenenti, *Il Senso . . ., a. a. O.,* S. 430.

48 A. Tenenti, *La Vie et la Mort . . ., a. a. O.,* S. 38.

49 A. Tenenti, *Il Senso . . ., a. a. O.,* S. 165.

50 A. Tenenti, ebenda, S. 48–79 und S. 81.

51 A. Tenenti, *La Vie et la Mort . . ., a. a. O.,* S. 38.

52 A. Tenenti, *Il Senso . . ., a. a. O.,* S. 48–79.

53 A. Tenenti, *La Vie et la Mort . . ., a. a. O.,* S. 38; *Il Senso . . ., a. a. O.,* S. 52.

54 A. Tenenti, *La Vie et la Mort . . ., a. a. O.,* Appendix, S. 98–120.

55 H. Bosch, Boston, *Museum of Fine Arts.*

56 P.-A. Michel, *Fresques romanes des églises de France,* Paris, Éd. du Chêne, 1949, S. 69.

57 *Manuscrits à peinture du VIIe au XIIe siècle,* Ausstellungskatalog der BN, 1954, Nr. 222 und Tafel XXIII.

58 Meister von Flémalle, *Mariä Verkündigung,* Brüssel, *Musée des Beaux-Arts.*

59 *Manuscrits à peinture du XIIIe au XVIe siècle, a. a. O.,* Nr. 110, Tafel XXI, Nr. 182, Tafel XXI.

60 Ch. Sterling, *La Nature morte,* Ausstellungskatalog der *Orangerie des Tuileries,* 1952, S. 8.

Kapitel 4: Garantien fürs Jenseits (S. 181)

1 *La Chanson de Roland, a. a. O.,* V. 1140.

2 Ebenda, V. 2951–2960.

3 J. Ntekida, *L'Évocation de l'au-delà, a. a. O.,* S. 68ff.

4 Gulielmus Durandus de Mende, *Rationale, a. a. O.,* Bd. V, Kap. 5, XXXVIII.

5 *La Chanson de Roland, a. a. O.,* V. 2875ff.

6 Ebenda; *Les Romans de la Table ronde, a. a. O.,* S. 418ff.

7 *Les Romans de la Table ronde, a. a. O.,* S. 444.

8 *Patrologia graeca,* LVII, 374.

9 E. de Martino, *Morte e Pianto rituale nel mondo antico,* Turin, Einaudi, 1958, S. 32.

10 *Les Romans de la Table ronde, a. a. O.,* S. 447, 461.

11 J. Bédier (ed.), *Le Roman de Tristan et Yseult, a. a. O.;* J.-C. Payen (ed.), *Les Tristan en vers, a. a. O.*

12 *La Chanson de Roland,* V. 2970, 3725.

13 J. Ntekida, *a. a. O.*

14 *Dictionnaire d'Archéologie chrétienne et de liturgie, a. a. O.*, Bd. IV, col. 1046 ff., Art *»Diptyques«*.
15 Migne, *Patrologiae cursus completus. Series latina* (abgek. PL), LXXXV, 114 ff.
16 PL LXXXV, 175, 195, 209, 221, 224–225; PL LXXXV, 224.
17 J. Ntekida, *a. a. O.*, S. 133 und Fußnoten.
18 J. A. Jungmann S. J., *Missarum Sollemnia. Eine genetische Erklärung der römischen Messe,* Wien/Freiburg, Herder 1948, [5]1962, Bd. I, S. 286 ff.
19 Ebenda, Band I, S. 289.
20 J. Charles-Picard, »Étude sur l'emplacement des tombes des papes du IIIe au Xe siècle«, *Mélanges d'archéologie et d'histoire*, École française de Rome, Bd. 81, 1969.
21 *Monumenta Germaniae historica. Epistolae selectae*, I, 232–233; Jungmann, *a. a. O.*, Bd. I, S. 287; G. Le Bras, *Etudes de sociologie religieuse*, Paris, P.U.F., 1955, Bd. II, S. 418.
22 M. de Moléon, *Voyages liturgiques en France*, Paris 1718, S. 151 ff.
23 A. van Gennep, *Manuel du folklore français contemporain*, Paris, Picard, 1946, Bd. II, S. 674–75.
24 Ebenda, S. 715–16. Zahlreiche englische und holländische Gräber des 16. und 17. Jahrhunderts zeigen den auf einer Strohmatte zur Schau gestellten Leichnam, deren eines, mehrfach gerolltes Ende den Kopf stützt.
25 *Le Romancero, a. a. O.*, S. 102; vgl. *Romancero general*, ed. A. Duran, Madrid 1924, Bd. I, S. 567 f.
26 A. Tenenti, *Il Senso ..., op. cit.*, S. 55-58.
27 Tuetey, 233 (1410).
28 F. Autrand, »Office et Officiers royaux sous Charles VI«, *Revue d'histoire*, Dez. 1969, S. 336.
29 MC III, 533 (1628).
30 MC LXXV, 63 (1647); XLIX, 179 (1590); Tuetey, 105 (1403); MC LXXV, 74 (1650); III, 490 (1611).
31 Comte de Voyer d'Argenson, *Annales de la compagnie du Saint-Sacrement*, Marseille, Dom Beauchet-Filleau, 1900.
32 MC CXIX, 355 (1769).
33 MC LXXV, 78 (1652); XVII, 30 (1612); LXXV, 80 (1652); F. de Lasteyrie, »Un enterrement à Paris en 1697«, *a. a. O.*, S. 146–150.
34 R. E. Giesey, *The Royal Funeral Ceremony in Renaissance France*, Genf, Droz, 1960.
35 *Pinacoteca vaticana*, Nr. 288.
36 Der Fall der polnischen Särge aus dem 18. Jahrhundert, bei denen das Porträt des Verstorbenen auf eine der Außenseiten gemalt war.
37 New York, *Metropolitain Museum*, Abt. *The Cloisters*. Auf einem spanischen Grab aus dem 14. Jahrhundert stellt ein Basrelief einen das *pallium* entfaltenden Priester dar.
38 MC VIII, 369 (1559).

9 MC VIII, 343 (1532); LXXV, 66 (1648), 82 (1655), 74 (1650), 109 (1660), 62 (1646), 78 (1652), 46 (1641), 89 (1606), 137 (1667), 72 (1650); CXIX, 355 (1780); Tuetey, 131 (1394); MC LXXV, 72 (1650); Tuetey, 356 (1418); MC LXXV, 137 (1667), III (1661), III, 533 (1628), XXVI, 25 (1606), VIII, 343 (1582).

0 MC LXXV, 101 (1658), 989 und 603 (1812), VIII, 383 und 292 (1545); AN 535 Nr. 683 (1520), VIII, 369 (1559), XVI, 30 (1612), XXVI, 25 (1606).

1 P.-M. Gy, »Les funérailles d'après le rituel de 1614«, *La Maison-Dieu,* V. 44, 1955.

2 MC III, 533 (1628), LXXV, 54 (1644); AD der Haute-Garonne, 3 E, 11 808 (1600).

3 M. Vovelle, *Piété baroque et déchristianisation en Provence au XVIII*^{e} *siècle. Les attitudes devant la mort d'après les testaments,* Paris, Plon, 1973, S. 119.

4 Tuetey, 45 (1399), 337 (1416); MC XXVI, 44 (1612).

5 Vgl. unten, Kapitel 5.

6 MC III, 533 (1628).

7 In England etwa W. K. Jordan, *Philantropy in England, 1480-1660,* London 1959.

8 MC LXXV, 137 (1667); AD der Haute-Garonne, *a. a. O.*, (1678); Tuetey, 55 (1400); MC LIV, 48 (1560), III, 533 (1628); Tuetey, 337 (1416).

9 M. Vovelle, *Piété baroque . . ., a. a. O.*, S. 114 ff.

0 MC LXXV, 137 (1667).

1 M. Agulhon, *Pénitents et Francs-Maçons dans l'ancienne Provence,* Paris, Fayard, 1967. S. 86.

2 Matthäus-Evangelium, Kap. 25, 34–37; L. Réau, *Art chrétien,* Paris, P.U.F., 1955-1959, Bd. II, Teil 2, S. 759–760.

3 *Annales de la compagnie du Saint-Sacrement, a. a. O.*, S. 43.

4 M. Agulhon, *Pénitents . . ., a. a. O.*, S. 110.

5 MC VIII, 451 (1560); Tuetey, 523 (1413), 131 (1394); MC III, 533 (1628).

6 J. Le Goff, *La Civilisation de l'Occident, a. a. O.*, S. 240.

7 J. Heers, *L'Occident au XIV*^{e} *– XV*^{e} *siècles,* Paris, P.U.F., 1966, S. 96.

8 J. Schneider, *La Ville de Metz aux XIII*^{e} *et XIV*^{e} *siécles,* Nancy 1950; J. Lestoquoy, *Les Villes de Flandre et d'Italie,* Paris, P.U.F., 1952.

9 P. Veyne, *Annales ESC,* 1969, S. 805. P. Veyne hat den ganzen Problemkreis in einem sehr schönen, nach der Niederschrift dieses Kapitels erschienenen Buche wiederaufgenommen – *Le Pain et le Cirque,* Paris, Éd. du Seuil, 1976.

0 Im Krankenhaus von Cavaillon (heute zu einem Museum umgestaltet) macht eine Sammlung von Stiftungstafeln (sog. *donatifs*) deutlich, daß die Schenkungen vom 17. bis zur Mitte des 19. Jahrhunderts konstant sind, lediglich mit einer kurzen Unterbrechung während der Großen Revolution.

1 M. Weber, *Die protestantische Ethik und der Geist des Kapitalismus,* 1905; ern. Hamburg ^{4}1975, S. 60.

2 A. Vauchez, »Richesse spirituelle et matérielle du Moyen Age«, *Annales ESC,* 1970, S. 1566-1573.

63 Zitiert nach J. Lestoquoy, *a. a. O.*, S. 200.

64 R. de Gaigniéres, *Tombeaux*, BN Estampes, B. 2518, Gregor, Stiftsamtmann vo Plaisance; J. Adhémar, *a. a. O.*, Nr. 122.

65 Tuetey, 61 (1401), 323 (1413); AN, MC XVI, 30 (1612), LXXV, 66 (1648), 7 (1652).

66 *Miroir de l'âme du pécheur et du juste pendant la vie et à l'heure de la Mor Méthode chrétienne pour finir saintement sa vie.* Lyon, Erstes Buch 1741, Zwei tes Buch 1752.

67 Vgl. unten, Kapitel 7.

68 MC LXXV, 69 (1649).

69 M. Vovelle, *Piété baroque ...*, *a. a. O.*, S. 56.

70 J. Régnier, in *Anthologie poétique française ...*, *a. a. O.*, Bd. II, S. 201.

Kapitel 5: Ruhende, Betende und wandernde Seelen (S. 260)

1 E. Panofsky hat diese beiden Intentionen der Grabplastik – die eschatologisch und die kommemorative – mit wünschenswerter Deutlichkeit untersucht.

2 Ch. Lebeuf, *Histoire de la ville et de tout le diocèse de Paris*, Paris 1954, Bd. I S. 241.

3 M. Labrousse, »Les fouilles de la Tour Porche carolingienne de Souillac«, *Bulle tin monumental*, CLIX, 1951.

4 Enguerrand de Monstrelet, *Chroniques*, Buch I, 96; H. Sauval, *a. a. O.*, Bd. I S. 376.

5 F. Villon, *Le Grant Testament;* dt. *a. a. O.*, übers. von W. Widmer, S. 112/113.

6 Y. Christ, *Les Cryptes mérovingiennes de Jouarre*, Paris, Plon, 1961; J. Hubert *a. a. O.*

7 Y. Christ, ebenda, S. 20–21.

8 J. Charles-Picard, »Étude sur l'emplacement des tombes des papes du IIIe au X siècle«, *a. a. O.*

9 Toulouse, *Musée des Augustins*, Nr. 197.

10 Es handelt sich um den Abbé Roze, den Übersetzer der *Legenda aurea*. Vgl. di deutsche Übersetzung von Richard Benz, *a. a. O.*, S. 251.

11 M. R. Lida de Malkiel, *L'Idée de la gloire dans la tradition occidentale*, Paris Klincksieck, 1969, S. 98; *La Chanson de Roland*, *a. a. O.*, V. 2899.

13 J. Le Goff, »Culture cléricale et Traditions folkloriques ...«, *a. a. O.*

14 *Chant de croisades* (provenzalisch) von Aimeric de Perguilhar, zitiert nach M. R Lida de Malkiel, *a. a. O.*, S. 113.

15 *Récits de croisades* (provenzalisch), bekannt unter dem Namen *Labran conquist d'Ultra Mar;* vgl. M. R. Lida de Malkiel, *a. a. O.*, S. 114, Fußnote 21.

16 Bernhard von Cluny, zitiert nach M. R. Lida de Malkiel, *a. a. O.*, S. 142.

17 A. Tenenti, *Il Senso ...*, *a. a. O.*, S. 21–47.

18 »Les anciennes églises suburbaines de Paris du IVe au Xe siècle«, *Mémoires de l Fédération des sociétés d'histoire de Paris*, 1960, S. 151.

19 R. de Gaignières, *Tombeaux. Répertoir Buchot*, B. 6950; J. Adhémar, *a. a. O.*, S. 35 und 37 (Grab des ersten Abtes von Ardenne). Die Zuschreibung dieser Gräber ohne Inschrift muß im Kloster durch mündliche Überlieferung bekannt gewesen sein.
20 R. de Gaignières, *Tombeaux. Répertoire Buchot*, B. 6696, 6698.
21 Ebenda, B. 2273; J. Adhémar, *a. a. O.*, S. 11, Nr. 2.
22 Colmar, Museum Unterlinden, Grabstein des Ritters Burchard von Guiberschwihr, des Gründers der Abtei von Marbach, Katalog 1964, S. 24, Nr. 7.
23 Toulouse, *Musée des Augustins.*
24 E. Raunié, *Epitaphier de Paris, a. a. O.*
25 H. Sauval, *Histoire et Recherches des Antiquités...*, *a. a. O.*, Bd. I, S. 415.
26 E. Raunié, *a. a. O.*, Bd. I.
27 Saint-Jean-en-Grève; H. Sauval, *a. a. O.*
28 E. Raunié, *a. a. O.*
29 Ebenda.
30 Ebenda, Bd. II, S. 364–65.
31 Ebenda.
32 J. Marmier, »Sur quelques vers de Lazare de Selve«, *Revue du XVII*^{e} *siècle*, Nr. 92, 1971, S. 144–45.
33 E. Raunié, *a. a. O.*
34 Ebenda.
35 Mitgeteilt von Paul Flamand.
36 Grab des Kanonikers Aymeric. Toulouse, *Musée des Augustins*, Kloster. Man vergleiche weiter unten im selben Kapitel die Beschreibung dieses Grabes.
37 E. Panofsky, *a. a. O.*, S. 53.
38 E. Erlande-Brandenburg, »Le roi, la sculpture et la mort. Gisants et tombeaux de Saint-Denis«, *Archives départementales de la Seine-Saint-Denis, Bulletin* N. 3, Juni 1975, S. 12.
39 E. Panofsky, *a. a. O.*, Abb. 227, S. 64.
40 J.-Cl. Schmitt, »Le suicide au Moyen Age«, *Annales ESC*, 1973, S. 13; C. Roth, *A History of the Marraños*, Philadelphia, Jewish Publication Society of America, 1941.
41 E. Panofsky, *a. a. O.*, Abb. Nr. 235 und 236.
42 Ursprünglich aus Royaumont stammend, ist dieses Grab heute in Saint-Denis ausgestellt. Ein Abguß findet sich im *Musée du Trocadéro.*
43 J.-P. Babelon, in »Le roi, la sculpture et la mort« von E. Erlande-Brandenburg, *a. a. O.*, S. 31–35.
44 Ebenda, S. 36.
45 R. de Gaignières, *Tombeaux. Répertoire Buchot*, B. 2513.
46 Ebenda, B. 2258.
47 A. Erlande-Brandenburg, *a. a. O.*, S. 26.
48 Ebenda.
49 Zitiert nach E. Raunié, *Épitaphier...*, *a. a. O.*, Bd. I, S. 87, Nr. 3.

50 MC VIII, 299 (1557).
51 Tuetey, 288 (1411).
52 Tuetey, 132 (1404).
53 BN, *Papiers de Joly de Fleury*, Friedhof von Vauvert.
54 A. P. Scieluna, *The Church of St. John in Vallette*, Malta 1955.
55 Ich nehme den Fall der englischen Friedhöfe aus, auf denen das Kreuz selten ist er wird im elften Kapitel behandelt.
56 Tuetey, 55 (1400).
57 Tuetey, 122 (1404).
58 Tuetey, 244 (1409).
59 MC III, 517 (1622).
60 Tuetey, 288 (1411).
61 MC III, 490 (1611).
62 MC LXXV, 137 (1667).
63 MC III, 533 (1669).
64 Tuetey, 337 (1416).
65 MC III, 502 (1616).
66 So etwa in Notre-Dame in Paris, wo die Pfeiler von Grabtafeln und Altären geradezu bedeckt waren – bis zu ihrer Zerstörung auf Geheiß der Kanoniker de 18. Jahrhunderts. Vgl. O. Ranum, *Les Parisiens du XVIIe siècle*, Paris, A. Colin 1973, S. 15. Seit der Zeit Ludwigs XIV. im Chor (cf. E. Raunié, *Épitaphier a. a. O.*, Einleitung).
67 R. de Gaignières, *Tombeaux. Répertoire Buchot*, B. 3427.
68 Lenz Kriss-Rettenbeck, *Exvoto*, Zürich 1972. Das Exvoto aus dem Jahr 1767 S. 130; das von 1799 S. 60; die Soldaten Napoleons I. S. 58-59; die Soldaten des 18. Jahrhunderts S. 62. Vgl. auch für die Exvotos das Vorwort von M. Molla in *Ex-voto des marins du Ponant*, Ausstellungskatalog, Nantes-Caen, 1975–76
70 Vgl. Kapitel 4 und 10.
71 Tuetey, 55 (1400), 230 (1408).
72 AN, MC XXVI, 23 (1603).
73 MC XXVI, 33 (1617).
74 MC III, 516 (1622); XLII, 407 (1745).
75 MC XXVI, 25 (1606); LXXV, 66 (1650).

Kapitel 6: Der lange und nahe Tod (S. 379)

1 A. Corvisier, »Les Danses macabres«, *Revue d'histoire moderne et contemporai ne*, 1969, S. 537–538.
2 Dieses Kapitel war bereits abgeschlossen, als in den *Annales ESC*, 1976, Nr. 1 die Aufsätze von R. Chartier über »Les arts de mourir (1450–1600)«, S. 71-75 und von D. Roche über »La mémoire de la mort«, S. 76-119, erschienen.
3 A. Tenenti, *Il Senso ..., a. a. O.*, S. 268, Fußnote 47 und 49; S. 269, Fußnote 55 S. 242–43.

4 Bellarmin, *De arte bene moriendi.* In *Opera omnia,* Paris 1975, Frankfurt 1965, Bd. VIII, S. 551–622.

5 Zitiert nach N. L. Beaty, *The Craft of Dying,* Yale University Press, 1970, S. 150.

6 A. Tenenti, *Il Senso . . ., a. a. O.,* S. 312, Fußnote 61.

7 N. Z. Davis, *Holbein Pictures of Death and the Reformation at Lyons. Studies on the Renaissance,* Bd. VIII, 1956, S. 115.

8 A. Tenenti, *Il Senso . . ., a. a. O.,* S. 312, Fußnote 56.

9 J. de Vauzelles, zitiert nach N. Beaty, *a. a. O.,* S. 115.

10 N. L. Beaty, *a. a. O.,* S. 68.

11 A. Tenenti, *Il Senso . . ., a. a. O.,* S. 315, Fußnote 107.

12 Erasmus von Rotterdam, *Naufragium,* im Ersten Buch der *Familiarum colloquiorum formulae,* Basel 1518; dt. *Vertraute Gespräche,* übers. von H. Schiel, Köln 1947.

13 N. L. Beaty, *a. a. O.,* S. 215.

14 *Miroir de l'âme du pécheur et du juste . . ., a. a. O.,* S. 22, S. 60 und 188.

15 A. Tenenti, *Il Senso . . ., a. a. O.,* S. 361, Fußnote 99.

16 G. und M. Vovelle, *a. a. O.*

17 Ph. Ariès, *Essais sur l'histoire de la mort en Occident,* Paris, Éd. du Seuil, 1975; dt. *Studien zur Geschichte des Todes im Abendland,* München, Hanser, 1976, S. 109-116.

18 MC LXXV, 78 (1652).

19 MC LXXV, 372 (1690).

20 Vgl. oben, Kapitel 3.

21 A. Tenenti, *Il Senso . . ., a. a. O.,* S. 291.

22 A. Tenenti, ebenda, S. 364, Fußnote 124.

23 A. Tenenti, ebenda, S. 364, Fußnote 125 (30. November 1447).

24 N. L. Beaty, *a. a. O.*

25 A. Tenenti, *Il Senso, a. a. O.,* S. 213; S. 227, Fußnote 134; S. 211 ff.; S. 227, Fußnote 137; S. 228, Fußnote 140.

26 Suso, nach A. Tenenti, *a. a. O.*

27 H. de Sponde, *Les cimetières sacrez,* Bordeaux 1598.

28 BN, Ms.fr., *Papiers Joly de Fleury,* 1209.

29 Zum Gegensatz zweier Friedhöfe ein- und derselben Pfarre vgl. oben, Kapitel 2, das Beispiel aus Toulouse mit den beiden Friedhöfen von Daurade.

Kapitel 7: Nichtigkeiten (S. 412)

1 AN, S 6 160, *Dossier d'Alençon,* zitiert nach A. Fleury, *a. a. O.*

2 MC LXXV, 364 (1690).

3 MC CXIX, 355 (1708).

4 MC LV, 1156 (1723). Testament des Herzogs von Saint-Simon, 1754 (veröffentlicht in *Extraits des Mémoires* von A. Dupouy, Paris, Larousse, 1930, Bd. IV, S. 199).

5 MC LXXV, 109 (1660), 94 (1657).

6 MC LXXV, 66 (1648), CXX, 355 (1708), LXXV, 80 (1652).

7 J. B. Winslaw, *Dissertation sur l'incertitude des signes de la mort et de l'abus de enterrements et embaumements précipités*, Paris 1740 (frz. Übers. von J.-J Bruhier).

8 E. de Martino, *Morte e Pianto rituale, a. a. O.*

9 AD, Haute-Garonne, SE 11 808. Der Graf von Latresne gegen seine Schwägerin die Marquise de Noë. Testament von 1757.

10 Amsterdam, *Rijksmuseum*: Dirk Jacoby, *Porträt eines Mannes mit Totenkopf* J. Molenaer, *Porträt einer Familie* (1635 A 3). Die Kinder spielen mit Früchte und Tieren, eine junge Frau hält eine Blumenkrone in Händen und das Familien oberhaupt einen Totenkopf.

11 G. Dou, Museum von Genf, Nr. 1949-12.

12 A. Chastel, »L'Art et le sentiment de la mort au XVIIe siècle«, *Revue du XVII siècle*, Nr. 36–37, 1957, S. 293.

13 G. Weber, *Aspects of Death*, London 1918, zitiert nach Th. Spencer, *Death an Elizabethan Tragedy*, Cambridge (Mass.), Harvard University Press, 1936.

14 D. E. Stannard, *The Puritan Way of Death*, New York, Oxford University Press 1977. Reproduktionen von *mourning rings* Abb. 7, S. 114.

15 É. Mâle, *L'Art religieux de la fin du Moyen Age*, Paris, Armand Colin, 1931 S. 353.

16 M. Vovelle, *Mourir autrefois*, Paris, Gallimard, Reihe »Archives«, 1974, S. 163 ff.

17 Die Spanienreise von Saint-Simon im Jahre 1721: *Mémoires de Saint-Simon*, hgg von A. de Boislisle, Paris, Hachette, Reihe »Les grands écrivains de la France« 1927, Bd. 39, S. 59–62.

18 J.-B. Bossuet, *Sermon sur la mort pour le Samedi saint*, in *Œuvres*, ed. von Abb Velat u. Y. Champailler, Paris, Bibl. de la Pléiade, 1961 u. ö., S. 1073 ff.

19 BN, *Papiers Joly de Fleury, a. a. O.*

20 O. Ranum, *Les Parisiens au XVIIe siècle, a. a. O.*, S. 320.

21 Viviers, AD Haute-Garonne B, Verfahren Nr. 497, mitgeteilt von Y. Castan.

22 F. Burgess, *Churchyard and English Memorials*, London 1963, S. 50.

23 Ebenda.

24 Was hier in Hinsicht auf die Gräber und Friedhöfe in Virginia vorgebracht wird ist der nicht veröffentlichten Dissertation von Patrick Henry Butler entnommen – *On the Memorial Art of Tidewater, Virginia*, The Johns Hopkins University Juni 1969.

25 P. H. Butler, *a. a. O.*; D. Stannard, *Death in America*, University of Pennsylva-nia Press, 1975.

26 M. Fumaroli, »Les Mémoires du XVIIe siècle«, *Revue du XVIIe siècle*, 1971 Nr. 94–95, S. 7–37.

27 R. Balton, London 1635, zitiert nach D. Stannard, *Death in America, a. a. O.*

28 J. Rousset, *La Littérature à l'âge baroque en France*, Paris, Corti, 1954, S. 138

29 Zitiert nach Chateaubriand in *La Vie de Rancé*.

30 Reproduktion des Grabes in É. Mâle, *L'Art religieux de la fin du UXVI[e] siècle*, Paris, A. Colin, 1951, S. 221.
31 A. Bulifon, *Guida de Foresteiri*, Neapel 1708.
32 M. de Gomberville, *La Doctrine des mœurs*, 1646, S. 100–102.
33 S. Steward, zitiert nach D. Stannard, *a. a. O.* (Anm. 25).
34 Erasmus von Rotterdam, *Familiarum colloquiorum formulae, a. a. O.*
35 Vgl. unten, Kapitel 11.
36 Juli 1758, Montapalach, AD Haute-Garonne B, Verfahren 360 und 375.
37 F. Lebrun, *Les Hommes et la Mort en Anjou*, Paris/Den Haag, Mouton, 1971, S. 480.
38 Reproduziert in E. Hugues, *Histoire de la restauration du protestantisme en France au XVIIIe siècle*, Paris 1875, Bd. II, S. 424. Hinweis von Ph. Joutard.
39 G. Lely, *Sade. Étude sur sa vie et son œuvre*, Paris, Gallimard, 1966.
40 J. Potocki, *Le Manuscrit trouvé à Saragosse, a. a. O.*, S. 235.

Kapitel 8: Der tote Körper (S. 451)

1 L. C. F. Garmann, *De miraculis mortuorum*, Dresden und Leipzig 1709.
2 Siehe M. Foucault, Die Geburt der Klinik, München, Hanser, 1973.
3 Ph. Ariès, *Studien zur Geschichte des Todes, a. a. O.*, S. 121 ff.
4. E. Brontë, *Wuthering Heights*, London, Penguin Books, 1965, S. 65.
5 R. E. Giesey, *a. a. O.*
6 L. Sone, *The Crisis of Aristocracy, a. a. O.*, S. 579. Das Stroh ist wahrscheinlich ein Flechtwerk.
7 MC LXXV, 80 (1652).
8 MC CXIX, 355 (1771).
9 J.-A. Chaptal, *Mes souvenirs*, Paris, 1893, zitiert von L. Delaunay, *La vie médicale des XVIe, XVIIe, XVIIIe siècles*, Paris, 1935, S. 80.
10 MC LXXV, 142 (1669).
11 M. Aymard, »Une famille de l'aristocratie sicilienne«, *Revue historique*, Januar–März 1972, S. 31, 32.
12 Handgeschriebenes Testament des Herzogs Saint-Simon, *Mémoires*, 1754. Auszüge von A. Dupouy, Paris, Larousse, 1930, Bd. IV, S. 199.
13 Zitiert von D. E. Stannard, *a. a. O.*
14 MC LXXV, 489 (1712), CV 1156 (1723).
15 *Journal de Célestin Guittard de Floriban, bourgeois de Paris sous la Révolution*, hgg. von R. Aubert, Paris, France-Empire, 1974.
16 Artikel *»Anatomie«* der *Encyclopédie.*
17 J. Rousset, *a. a. O.*, S. 10.
18 A. Chastel, *Revue du XVIIe siécle*, 1957, S. 288–293.
19 Sade, *La Marquise de Ganges*, Paris, Pauvert, 1961, S. 237-238.
20 I. Ringhieri, *Dialoghi della vita et della morte*, Bologna, 1550, zitiert bei A. Tenenti, *Il senso, a. a. O.*, S. 327 und S. 357, Fn. 52. Siehe auch A. Chastel, *Le Baro-*

que et la Mort, IIIe congrès international des études humanistes, Rom, 1955, S. 33–46.
21 Sade, *Juliette*, Paris, Pauvert, 1954, Bd. IV, S. 21–24.
22 S. Mercier, *Tableaux de Paris*, Paris, 1789, Bd. IX, S. 177ff., S. 139-141.
23 BN, *Papiers Joly de Fleury, a. a. O.*
24 R. de Chateaubriand, *Mémoires d'Outre-Tombe*, éd. E. Biré, Paris, Garnier 1925, Bd. II, S. 122.
25 *Journal de Barbier*, Paris, Charpentier, 1858, Bd. II, S. 453–54 (März 1734).
26 Dirk Bouts: *Das Martyrium des heiligen Erasmus*, Lüttich, Kirche Saint-Pierre. Man beobachtet denselben Gleichmut bei Henkern und Opfern im *Martyrium des Heiligen Hyppolitos* desselben Malers in Brügge, im sorgfältigen Abziehen der Haut des pflichtvergessenen Richters von Gerrit Dou in Brügge.
27 J. Rousset, *a. a. O.*, S. 82–83.
28 Ebenda, S. 88.
29 R. Gadenne, »Les spectacles d'horreur de P. Camus«, *Revue du XVIIe siècle*, Nr. 92, S. 25–36.
30 J. Rousset, *a. a. O.*, S. 84.
31 Zitiert von L. Spitzer, »Das Problem der lateinischen Renaissancedichtung«, *Renaissancestudien* II, 1955, von O. Ranum angegeben.
32 Museum von Bologna.
33 Zitiert bei M. Praz, *The Romantic Agony*, London, Fontana Bücherei, S. 120 (S. 130); dt. *Liebe, Tod und Teufel*, München, Hanser, 1963.
34 Füßli, *Brünhilde*.
35 J. Rousset, *a. a. O.*, und Th. Spencer, *Death and Elizabethan Tragedy*, Cambridge (Mass.), Harvard University Press, 1936.
36 J. Rousset, *a. a. O.*
37 J.-J. Bruhier und J. B. Winslaw, *a. a. O.*, Bd. I, S. 66.
38 J.-J. Bruhier und J. B. Winslaw, *a. a. O.*
39 Sade, Juliette, *a. a. O.*, Bd. VI, S. 70ff., S. 270–271.
40 Potocki, *a. a. O.*, S. 74, 75.
41 Mme. Dunoyer, *Lettres et Histoires galantes, a. a. O.*, Bd. I, S. 275.
42 Ebenda, S. 313.
43 L. Lenormand, *Des Inhumations précipitées*, Paris, S. 34; E. Bouchot, *Traité des signes de la mort*, Paris, 1883.
44 BN, *Papiers Joly de Fleury, a. a. O.* 45; A. P. Scieluna, *The Church of Saint John, a. a. O.*, S. 161.
46 *Mémoires de Saint-Simon*, 1721, *a. a. O.*
47 Mme. Dunoyer, *a. a. O.*, siehe auch L. Stone, *The Family, Sex and Marriage in England* (1500–1800), London, Weidenfeld and Nicholson, 1977, S. 250; Besuch von Lord Spencer in der Krypta.
48 Th. Spencer, *a. a. O.*, S. 225.
49 J.-C. Herold, *Germaine Necker de Staël*, Paris, Plon, 1962, S. 561, 137, 484; M. Praz, *a. a. O.*, S. 139 (die Prinzessin Belgiojoso).

0 M. Vovelle, *L'Irrésistible Ascension de Joseph Sec, bourgois d'Aix,* Aix, EDISUR, 1975.
1 *Journal de Barbier, a. a. O.*, 1723.
2 Übers. von Hannot B. und Jeman.
3 Potocki, *a. a. O.*, S. 233, 234.
4 Sade, *Juliette, a. a. O.*, Bd. IV, Rede des Papstes Braschi, Bd. VI, S. 170, 269.

Kapitel 9: Der Scheintote (S. 504)

1 Deschambre, *Dictionnaire encyclopédique des sciences médicales,* Paris 1876, Artikel *»Mort«.*
2 H. Sauval, *Antiquités, a. a. O.*, Der junge Friese mit dem gebrochenen Arm.
3 J.-J. Bruhier und J. B. Winslaw, *a. a. O.*
4 Ebenda, S. 151. L. G. Stevenson hat den Einfall gehabt, den Beziehungen zwischen Scheintod und Anästhesie nachzugehen, in »Suspended Animation and the History of Anaesthesia«, *Bulletin of the History of Medecine,* 49, 1975, S. 482-511.
5 Foederé, *Dictionnaire médical,* Paris, 1813, III, S. 188.
6 Mme. Dunoyer, *Lettres et Histoires galantes, a. a. O.*, I, S. 177–178.
7 J.-J. Bruhier und J. B. Winslaw, *a. a. O.*, S. 49–50.
8 MC, LXXV, 117 (1662), 146 (1669), CXIX, 355 (1768), LXXV, 364 (1690), XLII, 399 (1743), AN S 6160 (1696), CXIX (21. Juni 1790), XII, 635 (1855).
9 Erlaß vom 31. Vendémiaire des Jahres IX über die Inspektion der Toten.
0 *Dictionnaire des sciences médicales* in 60 Bänden, Paris, 1818, Artikel *»Inhumation«.*
1 Deschambre, *Dictionnaire, a. a. O.*, Artikel *»Mort«* und *»Cadavre«.*
2 E. Bouchot, *Traité des signes de la mort et des moyens de prévenir les inhumations prématurées,* Paris, 1883, S. 402.

Kapitel 10: Die Zeit der schönen Tode (S. 521)

1 Caroly de Gaïx, *Œuvres,* 1912, S. 116.
2 R. de Chateaubriand, *René,* Ed. du Milieu du Monde, Genf, S. 143.
3 C. de Gaïx, *a. a. O.*, S. 61.
4 Lamartine, *Œuvres poétiques complètes,* Texte établi, annoté et présenté par Marius-François Guyard.
5 P. Craven, *Récit d'une soeur. Souvenir de famille,* 2. Bde., Paris, 1868.
6 Mme. F. de La Ferronays, *Mémoires,* Paris, 1899.
7 Mme. F. de La Ferronays, *a. a. O.*, S. 212.
8 P. Craven, *a. a. O.*, Bd. I, S. 224.
9 Ebenda, Bd. I, S. 35.
0 Ebenda, Bd. I, S. 61 und 63.
1 Ebenda, Bd. I, S. 99 und 103.

12 Ebenda, Bd. I, S. 308.
13 Ebenda, Bd. I, S. 335.
14 Ebenda, Bd. I, S. 365.
15 Ebenda, Bd. II, S. 21–22.
16 Ebenda, Bd. II, S. 125.
17 Ebenda, Bd. I, S. 446.
18 Ebenda, Bd. II, S. 317.
19 Ebenda, Bd. II, S. 327 und s.
20 Ebenda, Bd. II, S. 400-403.
21 Lamartine, »Le Crucifix«, *Nouvelles Méditations poétiques* (22. Méditation).
22 P. Craven, *a. a. O.*, Bd. II, S. 414-422.
23 C. de Gaïx, *a. a. O.*
24 C. de Gaïx, *a. a. O.*, S. 252–253.
25 Charlotte Brontë, *Jane Eyre*, Penguin Books, S. 108–114.
26 Emily Brontë: *The Complete Poems of Emily Jane Brontë*, hgg. von C. W. Ha field, New York: Morningside Heights Columbia University Press, 1941.
27 Mario Praz, *Romantic Agony, a. a. O.*
28 Emily Brontë, *Wutherings Heights*, Penguin Books; Einleitung, S. 14.
29 Ebenda, S. 319–322.
30 L. O. Saum, *Death in Pre-Civil War America*, in D. E. Stannard, *a. a. O* S. 30–48.
31 A. Douglas, *Heaven our home: Consolation litterature in the Northern U* 1830–1880, in D. E. Stannard, *a. a. O.*, S. 49-68.
32 L. O. Saum, *a. a. O.*, S. 47.
33 Charlotte Brontë, *Jane Eyre, a. a. O.*, S. 346.
34 Ebenda, S. 444.
35 Siehe oben, Kapitel 5.
36 Ch. Brontë, *Jane Eyre, a. a. O.*, Erklärung von Helen Burns.
37 Maurice Lanoire, *Réflexions sur la survie*, Paris, Nouvelle Édition Debress 1971; *Transcendances*, 1975.
38 AN, MC LXXV, 95 (1657).
39 Gilbert Grimaud, in Ch. Barthélémy, *Liturgie sacrée*, Paris, 1854, Bd. V, S. 29
40 AN, MC LXXV, 94 (1657).
41 G. und M. Vovelle, »Vision de la mort et de l'au-delà en Provence du XVe au X siècle«, *Cahiers des Annales*, A. Colin, 1970.
42 Fénelon, *Lettres spirituelles*, Nr. 224, 12. Nov. 1701, *Œuvres complétes*, 185 LVIII, S. 591, zit. nach V. Jankélévitch, *La Mort, a. a. O.*
43 Michelet, *La Sorcière* (Einl. v. R. Mandrou), Paris, Julliard, 1964, S. 33.
44 Ebenda, S. 93-95.
45 AN, MC LXXV, 987 (1811).
46 AN, MC CXIX, 355 (1774).
47 AN, MC CXIX, 355 (1778).
48 AN, MC CXIX, 355 (1775).

49 AN, MC XII, 635 (1844).
50 Siehe unten. Kap. 12.

Kapitel 11: Der Besuch auf dem Friedhof (S. 603)

1 L. F. C. Garmann, *De miraculis mortuorum, a. a. O.*
2 Ph. Ariès, *Studien zur Geschichte des Todes im Abendland, a. a. O.*, S. 121 f.
3 *La Grande et Nécessaire Police*, Paris, Nicolas Alexandre, 1619 (Auszüge daraus in Dr. Ganal, *Les cimetières de Paris*, Paris 1884, Bd. I).
4 Zitiert nach M. Foisil, vgl. Fußnote 6.
5 Abbé Poirée, *Lettres sur la sépulture dans les églises*, Caen 1745.
6 Madeleine Foisil, »Les attitudes devant la mort au XVIIIe siècle: sépultures et suppressions des sépultures dans le cimetière parisien des Saints-Innocents«, *Revue historique*, April/Juni 1974, Nr. 510, S. 303–30.
7 BN, Mss. Joly de Fleury, 1207.
8 Die Dokumente der Sammlung Joly de Fleury wie die hier benutzte medizinische Literatur sind von mehreren amerikanischen Historikern verwendet worden, so etwa von R. A. Etlin, »Landscapes of Eternity: Funerary Architecture and the Cemetery, 1793–1881«, *Oppositions* Nr. 7, 1976; ders., »L'air dans l'architecture des Lumières«, *Dix-huitième Siècle* Nr. 9, 1977; O. und C. Hannaway, »La fermeture des Innocents: Le conflit entre la Vie et la Mort«, *Dix-huitième Siècle* Nr. 9, 1977.
9 O. und C. Hannaway, *a. a.* O.
10 M. Maret, *Mémoire sur l'usage où l'on est d'enterrer les morts dans les églises et dans l'enceinte des villes*, Dijon 1773, S. 36.
11 P. Toussaint Navier, *Réflexions sur le danger des exhumations précipitées et sur les abus des inhumations dans les églises, suivies d'observations sur les plantations d'arbres dans les cimetières*, Paris 1775; Scipion Piattoli (übers. von Vicq d'Azyr), in Vicq d'Azyr, *Essais sur les lieux et les dangers des sépultures*, 1778, *Œuvres complétes*, Bd. VI.
12 Ph. Ariès, *Annales de demographie historique*, 1975, S. 107–113, erneut in *Studien zur Geschichte des Todes, a. a. O.*, S. 117–125 (»Der ›schmätzende‹ Tod«).
13 T. Navier, *a. a. O.*
14 T. Navier, *a. a. O.*
15 BN, Mss. Joly de Fleury.
16 BN. Mss. Joly de Fleury, *Mémoire des curés de Paris.*
17 *Réflexions au sujet de l'arrêt des cimetières*, BN, Mss. Joly de Fleury.
18 *Lettre de M. M.* [olé] *à M. J.* [amet le jeune] *sur les moyens de transférer les cimetières hors de l'enceinte des villes*, November 1776, Paris.
19 Verordnung von Mgr Loménie de Brienne, Erzbischof von Toulouse, vom 23. März 1775, zitiert nach Dr. Ganal, *a. a. O.*
20 M. Cadet de Vaux, *Mémoire historique sur le cimetière des Innocents*, vorgetragen vor der *Academie royale des sciences* im Jahre 1781, zitiert nach Dr. Ganal,

a. a. O., S. 86 (Belege); Dr. Thouret, *Rapport sur les exhumations du cimetière e de l'église des Saints-Innocents*, vorgetragen bei der Sitzung vom 3. März 1789 vo der *Société royale de médecine*.

21 Sébastien Mercier, *Tableaux de Paris, a. a. O.*, Bd. X., S. 190.

22 Maxime du Camp, *Paris*, 1875, Bd. III; vgl. M. Agulhon, *Pénitents et francs-ma çons, a. a. O.*

23 BN, Mss. Joly de Fleury.

24 *Rapport sur les sépultures présenté à l'Administration centrale du département d la Seine par le citoyen Cambry*, Jahr VII (1799).

25 Amaury Duval, *Des sépultures*, Paris, Jahr IX (1801).

26 Abbé Mulot, *Vues sur les sépultures à propos d'un rapport sur les sépultures d Daubermesnil*, vorgetragen vor dem Rat der Fünfhundert am 21. Brumaire de Jahres V (11. November 1796). Es war dieser Bericht, der dem Erlaß des Seine Départements vom 4. Floréal des Jahres VII (23. April 1799) über die Beerdigun gen zur Annahme verhalf.

27 C. Aulard, *Paris pendant la réaction thermidorienne*, Paris 1898–1902, Bd. V S. 698f.

28 *Rapport de l'Administration des Travaux publics sur les cimetières*, vorgetrage vor dem *Conseil général* vom Bürger Avril.

29 Bericht vor dem *Conseil général de la Seine* am 15. Thermidor des Jahres VIII (2 August 1800).

30 *Sépultures publiques et particulières*, Jahr IX.

31 A. Duval, *a. a. O.*; J. Girard, Autor von *Praxile* [sic] *des Tombeaux et de l'influ ence des institutions funèbres sur les mœurs*, Paris, Jahr IX (1801); Dr. Robine *Paris sans cimetières*, Paris 1869.

32 *Sépultures publiques, a. a. O.*

33 P. Giraud, *a. a. O.*

34 A. Duval, *a. a. O.*

35 *Sépultures publiques, a. a. O.*

36 P. Giraud, *a. a. O.*

37 G. F. Coyer, *Étrennes aux morts et aux vivants*, Paris 1768.

38 *Revue historique*, 1974, *a. a. O.*

39 L. Lanzac de Laborie, *Paris sous Napoléon. La vie et la Mort*, Paris 1906.

40 Präfektur des Seine-Départements, Leitung der Gemeindeangelegenheiten Friedhofsverwaltung, *Note sur les cimetiéres de la Ville de Paris*, 1889.

41 L. Bertoglio, *Les cimetières*, Paris 1889.

42 L. Lanzac de Laborie, *a. a. O.*

43 C. Aulard, *Paris sous le Consulat*, Bd. II, S. 735.

44 MM. Richard und XXX, *Le véritable conducteur aux cimetières du Père-Lachai se, Montmartre et Vaugirard*, Paris 1836.

45 M. Vovelle, *L'Irrésistible Ascension de Joseph Sec, a. a. O.*

46 F. R. de Chateaubriand, *Mémoires d'Outre-Tombe*, hgg. von Biré, Paris, Gar nier, Bd. I, S. XIX und 445.

47 Auf das Howard-Mausoleum hat mich ein Hinweis von I. Lavin aufmerksam gemacht. Das Mausoleum ist reproduziert bei J. Summerson, *Architecture in Britain, 1530 to 1830*, London, Penguin Books, 1953, Abb. 106 und S. 177f. L. Stone weist in *The Family ..., a. a. O.*, S. 226 und 712, Fußn. 3, auch auf West Wycombe, Buckinghamshire, hin.

48 A. Rinaldi, *La Maison des Atlantes*, zitiert nach J. Piatier in *Le Monde*, 30./31. Mai 1971.

49 S. French, »The Cemetery as cultural Institution«, in D. E. Stannard, *Death in America, a. a. O.*, S. 75.

50 J. W. Draper, *The Funeral Elegy and the Rise of English Romanticism*, New York 1929.

51 Cuyler, *The Empty Crib*, zitiert nach A. Douglas, *a. a. O.*, S. 61.

52 Mgr Gaume, *Le Cimetière au XIXe siècle*, Paris o. J. (Ende des 19. Jahrhunderts).

53 Bericht des Londoner Korrespondenten von *Le Monde*, 18. Dezember 1962.

54 P. Ferran, *Le Livre des épitaphes*, Paris, Éd. ouvrières, 1973.

55 D. E. Stannard, *a. a. O.*

56 E. V. Gillon, *Victorian Cemetery Art*, New York, Dover Press, 1972.

57 S. French, *a. a. O.*, S. 89.

58 *The Walter's Art Gallery*, Baltimore, Nr. 1520.

59 Dasselbe Motiv (Genua, Cimitero di Staglieno) hat zur Illustration des Schutzumschlages der deutschen Ausgabe meiner *Essais sur l'histoire de la mort*, München, Hanser, 1976, gedient.

60 Denkschrift (über die Pariser Friedhöfe), vorgelegt vom Präfekten des Seine-Départements beim Hotel de Ville.

61 Chenel, *Sur un projet de cimetière et de chemin de fer municipal ou mortuaire*, Paris 1867.

62 Guérard, *Visite au cimetière de l'Ouest*, Paris 1850.

63 L. Bertoglio, *Les Cimetières*, Paris 1889.

64 J.-F.-E. Chardouillet, *Les Cimetières sont-ils des foyers d'infection?*, Paris 1881.

65 Ebenda.

66 L. Bertoglio, *a. a. O.*

67 Dr. Robinet, *Paris sans cimetières*, Paris 1869; P. Laffitte, *Considérations générales à propos des cimetières de Paris*, Paris 1874.

68 P. Laffitte, *a. a. O.*

69 J. Brunfaut (ein Anhänger der Verlegung nach Méry-sur-Oise), *La Nécropole de Méry-sur Oise. De nouveaux services à créer pour les inhumations parisiennes*, Paris 1876.

70 A. Lenoir (vom *Institut de France*), *Cimetières de Paris. Œuvre des sépultures*, Paris 1864.

71 Wir haben unsere Beispiele aus dem Pariser Bereich gewählt. Dieselbe Geschichte hätte aber auch in den Großstädten der Provinz geschrieben werden können. R. Bertrand hat der gleichen Situation, diesmal in Marseille, seine Habilitationsschrift unter der Leitung von P. Guiral gewidmet. Eine Zusammenfassung daraus

findet sich in *Les Conférences d l'Institut historique de Marseille*, Jan./Febr 1970: »Une Contribution à l'histoire du sentiment. Cimetières et pratiques funé raires à Marseille du milieu du XVIIIe siècle à la fin du XIXe«, S. 264–67. »So is dieser Schreckensort des 18. Jahrhunderts weniger als hundert Jahre später zur Gegenstand des Stolzes und des Respektes geworden.«

72 Dr. F. Martin, *Les cimetières de la crémation*, Paris 1881.

73 Faucheux (Paris) und Revel (Lyon), *Les Tombes des pauvres*, 1903.

74 F. Zonabend, »Les Morts et les Vivants«, *Études rurales* Nr. 52, 1973, 23 Seiten

75 Ph. Ariès, *Studien zur Geschichte des Todes im Abendland, a. a. O.*, S. 135f.

76 *Esprit*, 1965, S. 610.

Kapitel 12: Der ins Gegenteil verkehrte Tod (S. 715)

1 L. N. Tolstoi, *Tri smerti*, 1859; dt. *Drei Tode*, Leipzig 1860 u. ö.

2 Mark Twain, *Was it heaven? or hell?*, in *The Complete Short Stories of Mar Twain*, New York, Bantam Books, 1972, S. 474–491.

3 L. N. Tolstoi, *Der Tod des Ivan Iljitsch*, 1886, *a. a. O.*

4 *Journal d'un bourgeois de Paris sous la Révolution* (Célestin Guittard), hgg. vo R. Aubert, Paris, France-Empire, 1974.

5 B. Ribes, »Éthique, science et mort«, *Études*, November 1974, S. 494, zitiert be Ph. Ariès, *Studien, a. a. O.*, S. 201.

6 G. Gorer, *Death, Grief and Mourning in Contemporary Britain*, New York Doubleday, 1965.

7 V. Jankélévitch, *La Mort*, Paris, Flammarion, 1966, S. 229.

8 Derselbe, ebenda, S. 202.

9 L. Witzel, *British Medical Journal*, 1975, Nr. 2, S. 82.

10 B. G. Glaser und A. L. Strauss, *Awareness of Dying*, Chicago, Aldine, 1965; Ph Ariès, *Studien, a. a. O.*, S. 166f.

11 G. Gorer, *a. a. O.*, Ph. Ariès, *Studien, a. a. O.*, S. 173ff.

12 *Psychology Today*, Juni 1971, S. 43–72.

13 In *Les Religions populaires*, Internationales Kolloquium im Jahre 1970, Presse de l'Université de Laval, Québec 1972, S. 29.

14 G. Gorer, *a. a. O.*, S. 128.

15 C. M. Parkes, *Bereavment Studies of Grief in Adult Life*, New York, Internatio nal Universities Press, 1973; L. Pincus, *Death and the Family*, New York, Vinta ge Books, 1974.

16 H. de Campion, *Mémoires*, hgg. von Marc Fumaroli, Paris, Mercure de France 1967.

17 Rees und Lutkins, »Mortality of Bereavment«, *Brit. Med. Journal*, 1967, Nr. 4 S. 13–16, kommentiert von L. Lasagna, in *The Dying Patient*, hgg. von O. G Brim, New York, Russel Sage Foundation, 1970, S. 80.

18 S. Harsenty, »Les Survivants«, *Esprit*, März 1976, S. 478.

19 R. S. Morrison, in *The Dying Patient, a. a. O.*

20 B. G. Glaser und A. L. Strauss, *a. a. O.*
21 *The Dying Patient, a. a. O.*, S. 207.
22 *The Dying Patient, a. a. O.*, S. 214.
23 H. Feifel, *The Meaning of Death*, New York, McGraw-Hill, 1959.
24 E. Kübler-Ross, *On Death and Dying*, New York, McMillan, 1969; dt. *Interviews mit Sterbenden*, Berlin, Kreuz Verlag, [2]1971. V. Thomas, *L'Anthropologie de la Mort, a. a. O.*
25 Ivan Illich, *Medical Nemesis*, London, Calder & Boyars, 1975; dt. *Die Enteignung der Gesundheit*, Reinbek, Rowohlt, 1975.
26 Claude Herzlich, »La travail de la mort«, *Annales ESC*, 1976, S. 214.
27 In *The Dying Patient, a. a. O.*
28 R. Caillois, *Quatre Essais de sociologie contemporaine*, Paris, Perrin, 1951.
29 J. Mitford, *The American Way of Death*, New York, Simon & Schuster, 1963; dt. *Der Tod als Geschäft*, Olten/Freiburg, Walter, 1965.
30 Boston, 1857, zitiert nach A. Douglas in *Death in America, a. a. O.*, S. 61.
31 J. Mitford, *Der Tod als Geschäft, a. a. O.*, S. 210f.
32 Dieselbe, ebenda, S. 225.

Inhalt

Register

uropa im Mittelalter

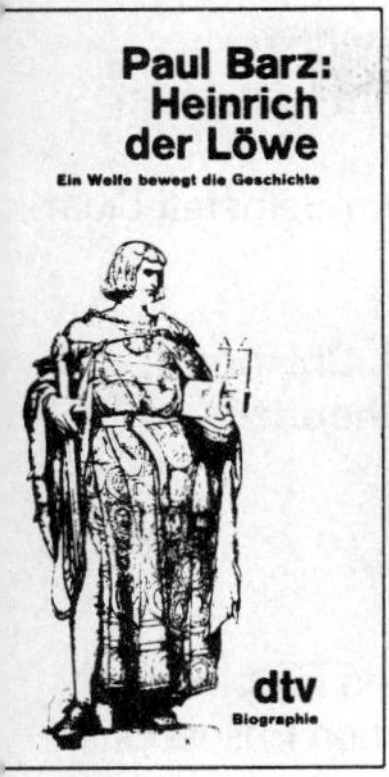

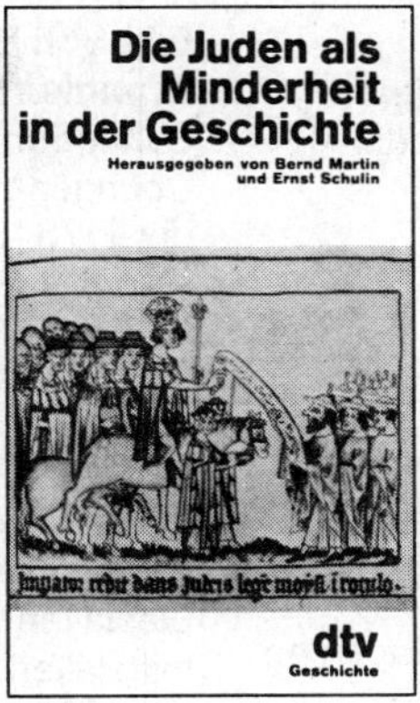

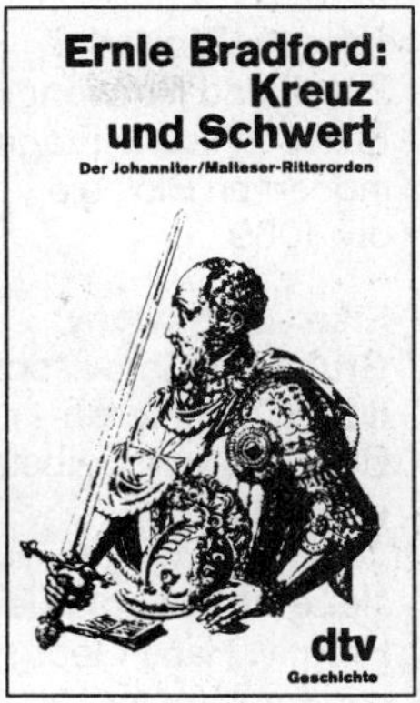

Barz:
rich der Löwe
Welfe bewegt die
chichte
512

er Friedrich II.
Leben
itgenössischen
chten
v. Klaus J. Heinisch
2091

ine Pernoud:
igin der
ıbadoure
nore von Aquitanien
1461

Prozeß Jeanne d'Arc
en und Protokolle
1 · 1456
v. Ruth Schirmer-
off
2909

Die Juden als Minderheit
in der Geschichte
Hg. v. Bernd Martin
und Ernst Schulin
dtv 1745

Das Heilige Land in
Augenzeugenberichten
Aus Berichten
deutscher Pilger
vom 10. bis zum
19. Jahrhundert
Hg. v. Peter Gradenwitz
dtv 2713

Die Kreuzzüge in
Augenzeugenberichten
Hg. v. Régine Pernoud
dtv 2700

Burgund und seine
Herzöge in
Augenzeugenberichten
Hg. v. Christa Dericum
dtv 1233

Ernle Bradford:
Kreuz und Schwert
Der Johanniter/
Malteser-Ritterorden
dtv 1620
Der Schild Europas
Der Kampf der Malteser-
ritter gegen die Türken
1565
dtv 1505

Ferdinand Gregorovius:
Geschichte der Stadt
Rom im Mittelalter
Hg. v. Waldemar Kampf
7 Bände
dtv 5960
Geschichte der Stadt
Athen im Mittelalter
dtv 6114

Steven Runciman:
Die Eroberung von
Konstantinopel 1453
dtv 4286

Philosophie